S. Geiermann, K. Gold (Hrsg.)

Pflege konkret

Neurologie Psychiatrie

Sabrina Geiermann, Kai Gold (Hrsg.)

Pflege konkret Neurologie Psychiatrie

Lehrbuch für Pflegeberufe

8. Auflage

Mit Beiträgen von: Maren Asmussen-Clausen, Flensburg (Kap. 1.5.4, 1.5.5); Gabriele Bartoszek, Essen (Kap. 1.5.1); Giulio Calia, Drensteinfurt (Kap. 14–17, 21, 23, 24); Stephanie Ferfers, Bad Zwischenahn (Kap. 23) ; Sabrina Geiermann, Wülfrath (Kap. 1.1, 1.4.3, 1.6, 1.7, 2.1-2.4, 3, 4, 5, 7, 8, 10, 11); Lena Gellern, Oldenburg (Kap. 21); Nikolaus Gerdelmann, Lingen (Kap. 1.5.2, 1.5.3); Kai Gold, Ibbenbüren (Kap. 24); Marvin Kaiser, Düren (Kap. 18–20; Claudia Kuster, CH-Bern (Kap. 1.4.1, 1.4.2, 1.4.4); Lennart Milles, Essen (Kap. 1.1, 2.1, 3, 4, 7, 8, 10); Peter Nydahl, Kiel (Kap. 1.5.1); Max-Philipp Richter, Bochum (Kap. 22); Petra Runge-Werner, Essen (Kap. 1.5.5, 6, 9, 12, 13); Rainer Sablotny, Bürgeln bei Marburg (Kap. 19); Matthias Schulte, Münster (Kap. 22); Ilka Strodthoff, Bad Zwischenahn (Kap. 14–17); Pauline Theiling, Osnabrück (Kap. 18, 20)

Autorinnen der Pflegesituationen: Christiane Bobbert, Paderborn (Kap. 8, 9, 21, 22, 23); Saskia Sandouk, Paderborn (Kap. 5–7, 10–13, 16); Christina Stüker, Delbrück (Kap. 2, 4, 18, 20, 24); Tessa Marie Weitner, Warburg (Kap. 17, 19)

Autoren und Autorinnen der Vorauflage: Kai Gold, Ibbenbüren (Kap. 15–19, 21, 23); Alexandra Janik, Mühlheim (Kap. 1.4.3, 1.7, 2.2–2.4, 3, 4, 7, 8, 10); Maike Evers, Ladbergen (Kap. 20); Autorinnen der 6. Auflage: Eva-Maria Frings, Olpe; Martina Gühne, Münster; Daniela Pierscianek, Essen; Yamela Schlegel, Essen; Ellen Uslar, Essen

ELSEVIER

Elsevier GmbH, Bernhard-Wicki-Str. 5, 80636 München, Deutschland
Wir freuen uns über Ihr Feedback und Ihre Anregungen an kundendienst@elsevier.com

ISBN 978-3-437-25297-6 eISBN 978-3-437-06531-6

Aus Gründen der Barrierefreiheit sind die Bilder in elektronischen Ausgaben dieses Buches mit Alt-Text-Beschreibungen (Alternativ-Text) versehen, die von Elsevier bereitgestellt werden. Mehr Informationen erhalten Sie unter https://www.elsevier.com/about/accessibility.

Bücher und Zeitschriften, die von Elsevier veröffentlicht werden, entsprechen den geltenden Produktsicherheitsanforderungen. Für etwaige Bedenken oder Fragen zur Produktsicherheit wenden Sie sich bitte an unseren autorisierten Vertreter, Elsevier B.V., productsafety@elsevier.com.

Elsevier nimmt eine neutrale Position in Bezug auf territoriale Meinungsverschiedenheiten oder Zuständigkeitsansprüche in seinen veröffentlichten Inhalten ein, einschließlich Landkarten und institutionellen Zugehörigkeiten.

Wichtiger Hinweis: Die medizinischen Wissenschaften unterliegen einem sehr schnellen Wissenszuwachs. Der stetige Wandel von Methoden, Wirkstoffen und Erkenntnissen ist allen an diesem Werk Beteiligten bewusst. Sowohl der Verlag als auch die Autorinnen und Autoren und alle, die an der Entstehung dieses Werkes beteiligt waren, haben große Sorgfalt darauf verwandt, dass die Angaben zu Methoden, Anweisungen, Produkten, Anwendungen oder Konzepten dem aktuellen Wissensstand zum Zeitpunkt der Fertigstellung des Werkes entsprechen.
Der Verlag kann jedoch keine Gewähr für Angaben zu Dosierung und Applikationsformen übernehmen. Es sollte stets eine unabhängige und sorgfältige Überprüfung von Diagnosen und Arzneimitteldosierungen sowie möglicher Kontraindikationen erfolgen. Jede Dosierung oder Applikation liegt in der Verantwortung der Anwenderin oder des Anwenders. Die Elsevier GmbH, die Autorinnen und Autoren und alle, die an der Entstehung des Werkes mitgewirkt haben, können keinerlei Haftung in Bezug auf jegliche Verletzung und/oder Schäden an Personen oder Eigentum, im Rahmen von Produkthaftung, Fahrlässigkeit oder anderweitig übernehmen.

Für die Vollständigkeit und Auswahl der aufgeführten Medikamente übernimmt der Verlag keine Gewähr.
Geschützte Warennamen (Warenzeichen) werden in der Regel besonders kenntlich gemacht (®). Aus dem Fehlen eines solchen Hinweises kann jedoch nicht automatisch geschlossen werden, dass es sich um einen freien Warennamen handelt.

Bibliografische Information der Deutschen Nationalbibliothek
Die Deutsche Nationalbibliothek verzeichnet diese Publikation in der Deutschen Nationalbibliografie; detaillierte bibliografische Daten sind im Internet über https://www.dnb.de abrufbar.

26 27 28 29 30 5 4 3 2 1

In ihren Veröffentlichungen verfolgt die Elsevier GmbH das Ziel, genderneutrale Formulierungen für Personengruppen zu verwenden. Um jedoch den Textfluss nicht zu stören sowie die gestalterische Freiheit nicht einzuschränken, wurden bisweilen Kompromisse eingegangen. Selbstverständlich sind **immer alle Geschlechter** gemeint.

Planung: Linda Seidl; Projektmanagement: Martina Gärtner
Redaktion: Wiltrud Haas, München
Herstellung: Dietmar Radünz, Leipzig
Satz: Thomson Digital, Noida/Indien
Druck und Bindung: EGEDSA, Sabadell (Barcelona)/Spanien
Umschlaggestaltung: SpieszDesign, Neu-Ulm
Titelfotografie: Hauptbild © iStock.com/ Einklinker © Valerii Apetroaiei, istock.com

Aktuelle Informationen finden Sie im Internet unter **www.elsevier.de**

Vorwort

Pflege konkret Neurologie Psychiatrie ist seit der 1. Auflage durch die Vernetzung von Pflege und Krankheitslehre geprägt. In dieser, mittlerweile 8. Auflage haben wir weiterhin den Schwerpunkt auf eine ganzheitliche, gesundheitsfördernde Pflege gelegt. Denn Pflege beschränkt sich nicht auf die kurativen Aspekte einer Erkrankung, sie kann gleichsam *präventiv, kurativ, rehabilitativ* und *palliativ* wirksam werden.

Die nun vorliegende 8. Auflage wurde von Expertinnen und Experten der unterschiedlichsten medizinischen, psychologischen und vor allem pflegerischen Fachbereiche erneut umfassend überarbeitet und auf den aktuellsten Stand der Wissenschaft gebracht. Hierfür wurden die neuesten wissenschaftlichen Erkenntnisse sowie aktuell gültige Leitlinien eingearbeitet und mit den persönlichen Erfahrungswerten der Autorinnen und Autoren ergänzt. Anhand von umfangreichen Fallbeispielen mit anschließenden Fragen und den entsprechenden ausführlichen Lösungen im Lösungsteil können Sie Ihr Wissen überprüfen, egal, ob allein oder in der Gruppe, und so für das Examen lernen, aber natürlich sich auch für die tägliche Pflegepraxis vorbereiten.

Wie bei jeder neuen Auflage hoffen wir, mithilfe dieses Lehrbuchs die notwendigen Lernprozesse der in der Neurologie und/oder Psychiatrie pflegerisch Tätigen zu unterstützen. Ob uns dies gelingt, können wir jedoch nur von Ihnen - unseren Leserinnen und Lesern - erfahren.

Wir bitten Sie daher herzlich um Ihre Rückmeldung. Schreiben Sie gerne dem Verlag per E-Mail, was Ihnen gefallen hat und machen gerne Vorschläge für Verbesserungen oder Ergänzungen. Nur mit Ihrer Hilfe kann die ständige Weiterentwicklung dieses Lehrbuchs gelingen!

Frühjahr 2026
Der Verlag, die Herausgeber und Autoren

Herausgeberin und Herausgeber

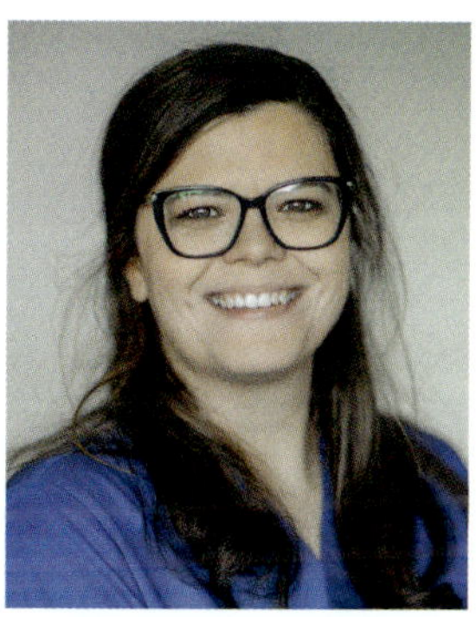

Sabrina Geiermann
arbeitet seit 2011 in Einrichtungen der Behinderten- und Krankenpflege. 2015 schloss sie die Ausbildung zur staatlich geprüften Gesundheits- und Krankenpflegerin ab. 2018 absolvierte sie ihren Bachelor of Arts in angewandter Pflegewissenschaft. Aktuell leitet sie die Stroke Unit an der Universitätsklinik in Essen. Zudem leitet sie den Qualifikationslehrgang Stroke Nurse.

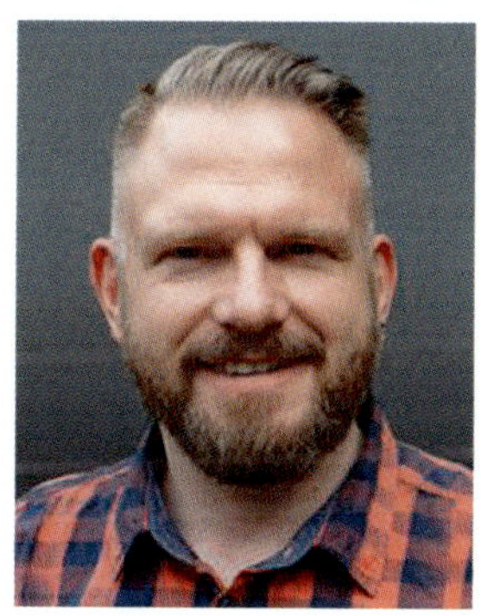

Kai Gold
seit 1992 in verschiedenen Ein- und Fachrichtungen der Behindertenhilfe und psychiatrischen Krankenpflege tätig. 1998 absolvierte er das staatliche Krankenpflegeexamen. 2001 schloss er die Weiterbildung zum Stationsleiter und 2006 zum Praxisanleiter ab. Zudem unterrichtete er in freier Tätigkeit als Dozent für psychiatrische Pflege in Kranken- und Fachpflegeschulen und arbeitet als Deeskalationstrainer.

Nutzungshinweise Pflegesituationen

Die Kapitel 2 bis 24 (ohne 14) beginnen jeweils mit einer Pflegesituation, die ausgewählte Inhalte des Kapitels beispielhaft in einen realitätsnahen Kontext – *„in eine echte Situation"* – überführt. Dabei werden theoretische Themen des Kapitels direkt und praktisch veranschaulicht, sodass Lesende einen kleinen Einblick in das erhalten, was das Kapitel vermitteln wird.

Die Pflegesituationen beginnen mit zusammenfassenden **Hintergrundinformationen** zur Ausgangssituation wie z.B. pflegerischem Setting bzw. Versorgungsbereich, zu pflegender Person und (Verdachts-)Diagnose. Hierbei werden die Versorgungsbereiche stationäre Akutpflege, stationäre Langzeitpflege und ambulante Pflege berücksichtigt. Zudem sind zu pflegende Personen aus den Altersgruppen erwachsener Mensch, älterer Mensch und Kind anzutreffen. Die nachfolgende **Pflegesituation** beschreibt auf lebendige – *und manchmal unkonventionelle Art* – typische, herausfordernde und komplexe Momente, die im pflegerischen Alltag gut vorstell- und nachvollziehbar sind.

Die zugehörigen **Lernaufgaben** ermöglichen die Anwendung von angeeignetem Wissen und die Reflexion darüber, wie man selbst in der ein oder anderen Situation gehandelt hätte.

Die **Lösungsvorschläge** im Anhang bieten Gelegenheit zur Überprüfung der eigenen Wissensbasis. Besonders praktisch: Zur Vorbereitung auf die Prüfungen zur Pflegefachperson sind diesen Kompetenzbereiche zugeordnet. Durch die zusätzliche Angabe der curricularen Einheiten kann ebenso ein direkter Bezug zu passenden Unterrichtseinheiten hergestellt werden.

Curriculare Einheiten (CEs) aus den Rahmenplänen der Fachkommission nach § 53 PflBG:

CE01	Ausbildungsstart – Pflegefachfrau/Pflegefachmann werden
CE02	Zu pflegende Menschen in der Bewegung und Selbstversorgung unterstützen
CE03	Erste Pflegeerfahrungen reflektieren – verständigungsorientiert kommunizieren
CE04	Gesundheit fördern und präventiv handeln
CE05	Menschen in kurativen Prozessen pflegerisch unterstützen und Patientensicherheit stärken
CE06	In Akutsituationen sicher handeln
CE07	Rehabilitatives Pflegehandeln im interprofessionellen Team
CE08	Menschen in kritischen Lebenssituationen und in der letzten Lebensphase begleiten
CE09	Menschen bei der Lebensgestaltung lebensweltorientiert unterstützen
CE10	Entwicklung und Gesundheit in Kindheit und Jugend in pflegerischen Situationen fördern
CE11	Menschen mit psychischen Gesundheitsproblemen und kognitiven Beeinträchtigungen personenzentriert und lebensweltbezogen unterstützen

Die vollständigen Rahmenlehrpläne sind unter folgendem Link einzusehen:

Rahmenpläne der Fachkommission nach § 53 PflBG, Rahmenlehrpläne für den theoretischen und praktischen Unterricht / Rahmenausbildungspläne für die praktische Ausbildung, 2., überarbeitete Auflage 2020; verfügbar unter: https://www.pflegeausbildung.net/fuer-ausbildungsbetriebe-und-schulen/rahmenplaene/

Schnellzugang via QR-Code:

https://www.bibb.de/dienst/publikationen/download/16560

Kompetenzbereiche für die staatliche Prüfung nach § 9 zur Pflegefachfrau oder zum Pflegefachmann aus der Ausbildungs- und Prüfungsverordnung für die Pflegeberufe:

Kompetenzbereich I	Pflegeprozesse und Pflegediagnostik in akuten und dauerhaften Pflegesituationen verantwortlich planen, organisieren, gestalten, durchführen, steuern und evaluieren.
Kompetenzbereich II	Kommunikation und Beratung personen- und situationsorientiert gestalten.
Kompetenzbereich III	Intra- und interprofessionelles Handeln in unterschiedlichen systemischen Kontexten verantwortlich gestalten und mitgestalten.
Kompetenzbereich IV	Das eigene Handeln auf der Grundlage von Gesetzen, Verordnungen und ethischen Leitlinien reflektieren und begründen.
Kompetenzbereich V	Das eigene Handeln auf der Grundlage von wissenschaftlichen Erkenntnissen und berufsethischen Werthaltungen und Einstellungen reflektieren und begründen.

Die vollständigen Kompetenzen sind unter folgendem Link einzusehen:

Ausbildungs- und Prüfungsverordnung für die Pflegeberufe* (Pflegeberufe-Ausbildungs- und -Prüfungsverordnung – PflAPrV), Anlage 2 (zu § 9 Absatz 1 Satz 2), Kompetenzen für die staatliche Prüfung nach § 9 zur Pflegefachfrau oder zum Pflegefachmann; verfügbar unter: https://www.gesetze-im-internet.de/pflaprv/anlage_2.html

Schnellzugang via QR-Code:

Hinweis zu den Patientenfällen und Pflegesituationen

Die Namen der Patientinnen und Patienten, die Beschreibungen ihrer Erkrankungen, die Orte und Situationen sind alle realitätsnah, aber frei erfunden. Jegliche Ähnlichkeiten mit echten Personen und Geschehnissen sowie Orten und Institutionen sind daher rein zufällig und nicht beabsichtigt.

Literatur und Kontaktadressen

Am Ende jedes Kapitels finden Sie Angaben zur Literatur und Kontaktadressen.

Als Erstes finden Sie den **Literaturnachweis**. Diese Angaben beziehen sich auf die Literatur, die die Autoren bei der Erstellung ihrer Texte verwendet haben. Dabei handelt es sich um Artikel aus Zeitschriften, Bücher, aber auch Webseiten und Leitlinien. Um im Text die Literaturquellen eindeutig zuordnen zu können, sind die Nachweise nummeriert. Die Nummern stehen in eckigen Klammern an den dazugehörigen Stellen im Text.

Die **Kontaktadressen** bieten Ihnen die Möglichkeit, beispielsweise zu Experten oder Selbsthilfegruppen Kontakt aufzunehmen.

Abkürzungen

Abb.	Abbildung
Abs.	Absatz
ADHS	Aufmerksamkeitsdefizit-/Hyperaktivitätsstörung
ADL	Aktivitäten des täglichen Lebens ADS
Aufmerksamkeitsdefizit-Syndrom AEP	akustisch evozierte Potenziale
ALS	amyotrophe Lateralsklerose
Art.	Artikel
ASE	atemstimulierende Einreibung
ASS	Acetylsalicylsäure
Az	Aktenzeichen
BfArM	Bundesinstitut für Arzneimittel und Medizinprodukte
BGH	Bundesgerichtshof
BSG	Blutkörperchensenkungsgeschwindigkeit Bundessozialgericht
BtMVV	Betäubungsmittel-Verschreibungsverordnung
BVK	Blasenverweilkatheter
BWS	Brustwirbelsäule
bzw.	beziehungsweise
CCT	kranielle Computertomografie
CJK	Creutzfeldt-Jakob-Krankheit
CPK	Kreatinphosphokinase
CPP	Cerebral Perfusion Pressure (zerebraler Perfusionsdruck)
CT	Computertomografie/-gramm
d. h.	das heißt
DBS	Deep Brain Stimulation (tiefe Hirnstimulation)
DSM	Diagnostic and Statistical Manual of Mental Disorders
EDSS	Expanded Disability Status Scale
EEG	Elektroenzephalografie
EKG	Elektrokardiografie/-gramm
EKT	Elektrokrampf-/-konvulsionstherapie
EMDR	Eye Movement Desensitization and Reprocessing
EMG	Elektromyografie
ENG	Elektroneurografie
engl.	englisch
ETP	epilepsietypische Potenziale
evtl.	eventuell
FEM	freiheitsentziehende Maßnahmen
fMRT	funktionelle Magnetresonanztomografie
FOTT	Fazioorale-Trakt-Therapie
frz.	französisch
GBS	Guillain-Barré-Syndrom
GG	Grundgesetz
ggf.	gegebenenfalls
GGT	Gamma-Glutamyl-Transferase
GKS	Glasgow-Koma-Skala
GOT	Glutamat-Oxalacetat-Transaminase
GPT	Glutamat-Pyruvat-Transaminase
griech	griechisch
h	Stunde(n)
HIV	humanes Immundefizienzvirus
HKS	hyperkinetisches Syndrom
HWS	Halswirbelsäule
i. m.	intramuskulär
i. v.	intravenös
i. d. R.	in der Regel
IBZM	Iodobenzamid
ICD	International Classification of Diseases
ICF	International Classification of Functioning, Disability and Health
ICP	intracranial pressure (intrakranieller Druck, Hirndruck)
ICU	Intensive Care Unit
IICP	Increased Intracranial Pressure (erhöhter intrakranieller Druck, Hirndruckerhöhung)
IMC	Intermediate Care
INR	International Normalized Ratio
IQ	Intelligenzquotient
Kap.	Kapitel
KJHG	Kinder- und Jugendhilfegesetz
lat.	lateinisch
LDH	Laktatdehydrogenase
Lig.	Ligamentum
LKD	Lewy-Körper-Demenz
LWS	Lendenwirbelsäule
MAD	mittlerer arterieller Blutdruck
MAO	Monoaminoxidase
MCV	mittleres korpuskuläres Volumen
MDK	Medizinischer Dienst der Krankenkassen
MEP	motorisch evozierte Potenziale
min	Minute(n)
Mio.	Million
MRT	Magnetresonanztomografie (auch Kernspintomografie)
MS	multiple Sklerose
MSA	Multisystematrophie
NES	Nationale Expertenstandards in der Pflege
NLG	Nervenleitgeschwindigkeit
NOAKs	neue orale Antikoagulanzien
NPH	Normal Pressure Hydrocephalus (Normaldruckhydrozephalus)
NRS	numerische Rangskala
NSAR	nichtsteroidale Antirheumatika/-phlogistika
nvCJK	neue Variante der Creutzfeldt-Jakob-Krankheit
o. Ä.	oder Ähnliches
OLG	Oberlandesgericht
PCA	patientenkontrollierte Analgesie
PCP	Phencyclidin
PCR	Polymerase Chain Reaction (Polymerasekettenreaktion)
PDA	Periduralanästhesie
PED	Pflege- und Erziehungsdienst
PEG	perkutane endoskopische Gastrostomie
PET	Positronenemissionstomografie
PKMS	Pflegekomplexmaßnahmen-Score
PML	progressive multifokale Leukoenzephalopathie
PNP	Polyneuropathie
PsychKG	Psychisch-Kranken-Gesetz
PsychPV	Psychiatrie-Personal-Verordnung
PTBS	posttraumatische Belastungsstörung
PTT	partielle Thromboplastinzeit
REM	Rapid Eye Movements
RLS	Restless-Legs-Syndrom
rtPA	recombinant tissue Plasminogen Activator
s. c.	subkutan

SCS	Spinal Cord Stimulation (Rückenmarkstimulation)
SGOT	Serum-Glutamat-Oxalacetat-Transaminase
SHT	Schädel-Hirn-Trauma
sog.	sogenannt
SSEP	somatosensibel evozierte Potenziale
SSRI	selektive Serotonin-Wiederaufnahmehemmer
StGB	Strafgesetzbuch
SU	Stroke Unit
Tab.	Tabelle
TCD	transkranielle Doppler-Sonografie
TEA	Thrombendarteriektomie
TENS	transkutane elektrische Nervenstimulation
TZI	themenzentrierte Interaktion
u. a.	unter anderem
u. U.	unter Umständen
u. Ä.	und Ähnliches
v. a.	vor allem
VAS	visuelle Analogskala
VEP	visuell evozierte Potenziale
VK	Anzahl Pflegekräfte
VRS	verbale Rangskala
VZV	Varicella-Zoster-Virus
WHO	World Health Organization (Weltgesundheitsorganisation)
z. B.	zum Beispiel
z. T.	zum Teil
ZNS	zentrales Nervensystem
ZOPA	Zurich Observation Pain Assessment
ZVK	zentraler Venenkatheter

Wichtige Fachbegriffe aus Medizin und Pflege

absorbieren	aufnehmen
Anastomose	operativ hergestellte Verbindung
Antigen	alle Moleküle, die vom Immunsystem über dessen Rezeptoren erkannt werden
Antikörper	vom Abwehrsystem als Antwort auf ein Antigen produzierter, strukturell passender Abwehrstoff, (Eiweißkörper), Immunglobulin
Aorta	Hauptschlagader
Arteriosklerose	„Gefäßverkalkung"
aspirieren	ansaugen
Auskultation	Abhören
autonom	selbstständig
Bakteriämie	vorübergehendes Vorhandensein von Bakterien im Blutstrom ohne Allgemeinsymptome, z. B. nach einer Operation
benigne	gutartig
Chromosom	Träger von Erbinformation
DNA	(engl. Abk. für Desoxyribonukleinsäure, kurz DNS) Erbsubstanz
dys…	Wortteil für krankhafte Störung eines Zustands oder einer Funktion
Elektrolyt	(gelöstes) Körpermineral, z. B. Natrium oder Kalium
endogen	im Körper selbst entstehend
exogen	von außen
extra	außerhalb von
fixieren	befestigen
gastrointestinal	den Magen-Darm-Trakt betreffend
Gen	Erbanlage
gendersensibel	sich des kulturellen Geschlechts bewusst sein
genital	zu den Geschlechtsorganen gehörend
hormonal	das innersekretorische System betreffend
hyper…	das normale Maß übersteigend
Hyperplasie	reversible Gewebszunahme
hypo…	das normale Maß unterschreitend
Hypophyse	Hirnanhangdrüse
Hypothalamus	wichtiger Abschnitt des Zwischenhirns
iatrogen	durch ärztliche Maßnahme verursacht
Immunität	erworbene Abwehrkraft gegen Krankheitserreger
Indikation	Kriterium, bei dessen Vorliegen ein bestimmtes Verfahren zu wählen ist
injizieren	einspritzen
in situ	„am Ort", 1. Bezeichnung für die korrekte Lage, z. B. einer Spirale in der Gebärmutter. 2. Bei Tumorerkrankungen (Ca in situ) die Bezeichnung für bösartige Zellen, die gerade noch nicht in das umgebende Gewebe eingewachsen sind (sozusagen die letzte Stufe vor der eigentlichen Krebserkrankung)
Insuffizienz	unzureichende Funktionstüchtigkeit
intrazellulär	innerhalb der Zellen
Ischämiezeit	Zeitdauer der Mangeldurchblutung, die das Gewebe ohne bleibende Schäden überstehen kann
ischämisch	nicht (ausreichend) durchblutet
Kapillare	kleinstes Blutgefäß
kardiovaskulär	das Herz-Kreislauf-System betreffend
Karzinom	bösartiger epithelialer Tumor
kaudal	Richtung Fuß
Kohabitation	Geschlechtsverkehr
Koitus	Geschlechtsverkehr
Koma	tiefe Bewusstlosigkeit
Kompensation	Ausgleich
komprimieren	zusammenpressen
kranial	Richtung Kopf
lateral	seitwärts, von der Medianebene entfernt
Lumen	das Innere von Hohlorganen in der Anatomie (Gefäß-, Darmlumen)
maligne	bösartig
Manifestation	Offenbar werden, zu Tage treten
Membran	dünne Scheidewand
metabolisch	durch den Stoffwechsel bedingt
Morbus	Krankheit
Motilität	Beweglichkeit
motorisch	die Bewegung betreffend
MuSchG	Mutterschutzgesetz
oral	den Mund betreffend, durch den Mund
orthograd	in physiologischer Richtung
Parasympathikus	„entspannungs"- und regenerationsorientierter Teil des vegetativen Nervensystems
Parenchym	Organfunktionsgewebe
parenteral	unter Umgehung des Magen-Darm-Trakts
Pathologie	Lehre von den erkrankten Geweben
peri…	um … herum
post…	nach, hinter
prä…	vor
Prävalenz	Häufigkeit von Erkrankungen
primär	erstrangig, auch: ursprünglich, ohne andere Ursachen
Prognose	zu erwartender Krankheitsverlauf
Protein	Eiweiß
pulmonal	die Lunge betreffend
Punktion	Einstechen
reflektorisch	auf dem Reflexweg
rektal	den Mastdarm betreffend
Remission	Rückgang der Krankheitszeichen
retro…	zurück-, dahinterliegend
Rezeptor	„Empfänger" für bestimmte Reize oder Stoffe
Rezidiv	Rückfall
Sekretion	Ausscheidung
sekundär	nachfolgend, als Folge einer Erkrankung
Senium	Greisenalter
sensibel	die Sinne betreffend, empfindungsfähig
sensorisch	die Sinne betreffend, empfindungsfähig
spinal	das Rückenmark betreffend
Sympathikus	„leistungsorientierter" Teil des vegetativen Nervensystems
Symptom	Krankheitszeichen
Syndrom	Symptomkomplex, Gruppe von Krankheitszeichen
…tomie	Schnitt
Trauma	Verletzung, Wunde
Tumor	Geschwulst
Ulcus/Ulkus	Geschwür
vegetativ	das autonome (vegetative) Nervensystem betreffend
zerebral	das Gehirn betreffend

Abbildungsnachweis

Der Verweis auf die jeweilige Abbildungsquelle befindet sich bei allen Abbildungen im Werk am Ende des Legendentextes in eckigen Klammern.

A400	Reihe Pflege konkret. Elsevier/Urban & Fischer.
E437	Salvo, S. G.: Mosby's Pathology for Massage Therapists. Elsevier Mosby. 2. Aufl., 2008
E789	Sproat, C./Burke, G./McGurk, M.: Essential Human Disease for Dentists. Elsevier Churchill Livingstone. 1. Aufl., 2006
F210-010	Teasdale G, Jennett B. Assessment of coma and impaired consciousness. A practical scale. Lancet. 1974; 2(7872): 81–84. doi:10.1016/s0140-6736(74)91639-0.
G048	Haenel, T.: Suizidhandlungen. Springer Verlag. 1. Aufl. 1989
G051	Clayton, B. D./Stock, Y. N./Cooper, S.: Basic Pharmacology for Nurses. Elsevier Mosby. 15. Aufl., 2010
G558	Damjanov, I.: Pathophysiology. Elsevier/Mosby, 2009
J747	GraphikBureau, Kronsgaard
J787	Colourbox.com
K115	Andreas Walle, Hamburg
K157	Werner Krüper, Steinhagen
K183	Eckhard Weimer, Würselen
K340	Andreas Rumpf, Höchstadt
K342	Thomas Auffahrt, Ibbenbüren
K387	Michael Recker
L104	T. Braun, Wiesbaden
L138	Martha Kosthorst, Borken
L141	Stefan Elsberger, Planegg
L143	Heike Hübner, Berlin
L157	Susanne Adler, Lübeck
L190	Gerda Raichle
L215	Sabine Weinert-Spieß, Neu-Ulm
L231	Stefan Dangl, München
L255	Irina Kart, Berlin
L271	Matthias Korff, München
M117	Prof. Dr. Gerhard Grevers, München
M123	Prof. Dr. med. Thomas Dirschka, Wuppertal
M205	Peter Nydahl, Kiel
M292	Birgit Dammshäuser, Haina-Hüttenrode
M298	Dr. M. Teepker, Marburg
M322	Kai Gold, Ibbenbüren
M325	M. Gühne, Münster
M344	Nikolaus Gerdelmann, Lingen
M457	Dr. med. Gunther Fesl, Augsburg
M459	Prof. Dr. med. Jan Rémi, München
O124	Karin Kühnel, München
O166	Maren Asmussen-Clausen, Tinglev (DK)
O179	B. Heiden, A. Berthele, München
O403	U. Sure, Marburg
O408	Martina Gärtner, Gauting
O498	M. Gühne, Münster
O499	Tanja Dreischer, Dorothea Senf, Dresden
O646	Dr. med. Jens Vater, Heidenheim a. d. Brenz
P460-1	Dipl. Psychologin Gaby Altevogt
P677	Dr. med. Caroline Klingner, Universitätsklinikum Jena
P991	Prof. Dr. med. Frank Block, Schwerin
R132	Classen, M./Diehl, V./Kochsiek, K.: Innere Medizin. Elsevier Urban & Fischer. 5. Aufl., 2003
R261	Sitzer M, Steinmetz H. Lehrbuch Neurologie, Elsevier/Urban & Fischer, 1. Aufl. 2011.
R382	Gutermuth, L., Gerstdorfer, M.: Schockraum-Management - Organisation und Patientenversorgung. Elsevier/ Urban&Fische, 1. Aufl., 2009
T112	J. Bennek, em. Ordinarius für Kinderchirurgie der Universität Leipzig
T113	G. Schuierer, Münster
T127	Prof. Dr. med. Dr. h.c. Peter C. Scriba, München
T145	Prof. Dr. med. Dr. h.c. Uwe Spetzger, Direktor Neurochirurgische Klinik, Städtisches Klinikum Karlsruhe gGmbH
T183	C. Kuster, Bern
T387	Uni Lübeck, Institut für Neuroendokrinologie
T388	Informationszentrum Epilepsie (ize) der Dt. Gesellschaft für Epileptologie, Berlin
T420	Abteilung für Neuroradiologie, Klinikum der Universität München
T422	Prof. Dr. med. Michael Forsting, Zentralinstitut für Röntgendiagnostik, Universitätsklinikum Essen
T623	Mike Sucker, Fachinformatiker für Anwendungsentwicklung, Klinik für Neurochirurgie, Universitätsklinikum Essen
T624	Prof. Dr. med. Martin Bendszus, Universitätsklinikum Heidelberg
T625	PD Dr. med. Schellenberg, Hüttenberg
U233	Mundipharma GmbH, Limburg a. d. Lahn
U244	Medtronic GmbH, Meerbusch
V121	Fa. Meyra GmbH, Kalletal-Kalldorf
V159	Reck-Technik GmbH & Co. KG, Betzenweiler
V467	Segufix®-Bandagen. Das Humane System GmbH & Co. KG, Jesteburg
V558	Arjo Deutschland GmbH, Mainz-Kastel
W188	Bundesdruckerei, Berlin
W193	Statistisches Bundesamt, Wiesbaden
W224	Deutsche Migräne- und Kopfschmerzgesellschaft e.V. (DMKG), Dresden
W329-001	Bundesinstitut für Arzneimittel und Medizinprodukte, BfArM, Neufassung der Bekanntmachung zur Betäubungsmittel-Verschreibungsverordnung (BtMVV) vom: 31.01.2013; BAnz AT 15.02.2013 B6.
W867	Bundesärztekammer, Berlin
W1383	Deutsche Gesellschaft für Bipolare Störungen e.V. (DGBS), Frankfurt am Main

Fehler gefunden?

An unsere Inhalte haben wir sehr hohe Ansprüche. Trotz aller Sorgfalt kann es jedoch passieren, dass sich ein Fehler einschleicht oder fachlich-inhaltliche Aktualisierungen notwendig geworden sind.

Sobald ein relevanter Fehler entdeckt wird, stellen wir eine Korrektur zur Verfügung. Mit diesem QR-Code gelingt der schnelle Zugriff.

https://www.elsevier.com/de-de/resources/errata

Wir sind dankbar für jeden Hinweis, der uns hilft, dieses Werk zu verbessern. Bitte richten Sie Ihre Anregungen, Lob und Kritik an folgende E-Mail-Adresse: kundendienst@elsevier.com

Inhaltsverzeichnis

KAPITEL

1 Pflege von Menschen mit neurologischen Erkrankungen

1.1 Der neurologisch erkrankte Mensch

DEFINITION

- **Neurologie:** Teilgebiet der Medizin, das sich mit der Prophylaxe, Diagnostik, *nichtoperativen* Behandlung und Rehabilitation bei Erkrankungen des zentralen und peripheren Nervensystems sowie bei Muskelerkrankungen befasst
- **Neurochirurgie:** Teilgebiet der Medizin, das sich v. a. mit der *operativen* Behandlung von Erkrankungen, Verletzungen und Fehlbildungen des zentralen und peripheren Nervensystems sowie den entsprechenden diagnostischen und rehabilitativen Maßnahmen befasst

Neurologische Erkrankungen verlaufen oft chronisch und führen nicht selten zu bleibenden Behinderungen. Bei vielen Krankheitsbildern sind die Grenzen zwischen Neurologie und Psychiatrie fließend. Alle unsere Gefühle und Gedanken sind eng mit den organischen Strukturen des Nervensystems verknüpft. Daraus ist ersichtlich, warum einerseits neurologische Erkrankungen oft auch Auswirkungen auf Psyche und Verhalten haben und weshalb auf der anderen Seite einige psychiatrische Erkrankungen auf Störungen des Gehirns zurückgeführt werden können.

Da die Nervenbahnen durch den ganzen Körper ziehen, können neurologische Erkrankungen alle Organe in Mitleidenschaft ziehen. Viele Erkrankungen des Nervensystems wiederum sind durch Krankheiten anderer Organsysteme bedingt oder Folge von Infektionen oder Entwicklungsstörungen des Gesamtorganismus. Beispielsweise führt ein Diabetes mellitus zur Schädigung der peripheren Nerven und dadurch auch zu Empfindungsstörungen und

Störungen der Magen-Darm-Bewegungen. Überschneidungen zwischen Neurologie und *Innerer Medizin* sind demzufolge häufig. In kleineren Krankenhäusern ohne neurologische Fachabteilung werden Patienten mit neurologischen Erkrankungen auf internistischen Stationen betreut, falls sie nicht verlegt werden können. Neurologische Fachabteilungen finden sich nicht nur in größeren Akutkrankenhäusern, sondern auch in vielen Rehabilitations- und Spezialkliniken.

Verflechtungen bestehen darüber hinaus insbesondere zur *Pädiatrie.* Die überaus komplexe Gehirnentwicklung kann vor, während und nach der Geburt in vielfältiger Weise beeinträchtigt werden. Die optimale Behandlung der dadurch entstehenden *kinderneurologischen Erkrankungen,* z. B. der Lähmungen infolge eines Sauerstoffmangels des Kindes während der Geburt oder etwa Epilepsien, erfordert eine enge Zusammenarbeit zwischen Neurologinnen und Kinder- und Jugendärzten.

Bei vielen neurologischen Erkrankungen ist mit dem Gehirn das Organ betroffen, das den Menschen zum Menschen macht und ihm seine Individualität und Persönlichkeit verleiht. Selbstbild, Bewusstsein, Ausdrucks- und Wahrnehmungsfähigkeit können bis hin zum Verlust der Verbindung zur Außenwelt verändert sein, z. B. bei Patientinnen mit apallischem Syndrom (➤ Kap. 8.6). Die Wesenhaftigkeit eines Menschen ist nicht mehr dieselbe und die gesamte Lebensplanung von Betroffenen und ihren Angehörigen wird infrage gestellt. Zudem ist oftmals die Bewegungsfähigkeit der Patienten, als eine Grundlage für alle anderen Lebensaktivitäten, stark eingeschränkt, was zusätzlich zu physischen, psychischen, aber auch sozialen und seelischen Problemen führen kann.

1.2 Besonderheiten der Pflege in der Neurologie

Neurologische Erkrankungen bedeuten in den meisten Fällen einen prägenden Einschnitt in das weitere Leben der Betroffenen. Dies stellt die Pflegenden vor einzigartige Herausforderungen, da die Betroffenen und oft auch die Angehörigen einer besonders umfassenden und kontinuierlichen Begleitung und Unterstützung bedürfen. Auch in der Neurologie richtet sich Pflege an der strukturierten Vorgehensweise des Pflegeprozesses aus. Zur **Pflege in der Neurologie** gehören u. a.:

- Grundpflegerische Versorgung
- Kompensatorische Pflege
- Aktivierende Pflege
- Präventive Pflege
- Kurative Pflege
- Rehabilitative Pflege
- Palliative Pflege
- Lagerung
- Mobilisation
- Grundkenntnisse der Basalen Stimulation®
- Grundkenntnisse des Bobath-Konzepts
- Grundkenntnisse in Kinaestethics®
- Umsetzung Nationaler Standard „Ernährungsmanagement“
- Umsetzung Nationaler Standard „Förderung der Harninkontinenz in der Pflege“
- Umsetzung Nationaler Standard „Sturzprophylaxe in der Pflege“
- Umsetzung Nationaler Standard „Schmerzmanagement in der Pflege“
- Unterstützung bei der Ausscheidung
- Unterstützung bei der Nahrungsaufnahme
- Überwachen der Vitalzeichen
- Bewusstseinskontrolle

1.2.1 Durchführung verschiedener Prophylaxen

Dekubitusprophylaxe

DEFINITION

Ein Dekubitus ist eine lokal begrenzte Schädigung der Haut und/oder des darunterliegenden Gewebes, üblicherweise über knöchernen Vorsprüngen, verursacht durch Druck, häufig in Kombination mit Scherkräften. Weitere Einflussfaktoren sind bekannt, ihre genaue Relevanz wird weiterhin wissenschaftlich untersucht.

NPUAP/EPUAP/PPPIA (2019)

Es ist eine wichtige Aufgabe professioneller Pflege, der Entstehung eines Dekubitus entgegenzuwirken. Ein Dekubitus ist keine eigenständige Erkrankung, sondern eine **Folgeerkrankung,** deren Hauptursache in der Immobilität der Patientin liegt.

In den letzten Jahren hat die epidemiologische Forschung zum Dekubitus erheblich zugenommen. Dies hat zu einem besseren Verständnis der Bedeutung wichtiger Risikofaktoren für die Dekubitusentstehung geführt. Ein strukturiertes Vorgehen kann durch Nutzung der Risikoeinschätzung in Kombination mit einer vollständigen Hautinspektion und der klinischen Beurteilung erzielt werden. Im Rahmen der Informationssammlung werden Hinweise zusammengetragen, die, sofern kein Dekubitus vorliegt, eine etwaige Gefährdung des Patienten erfassen. Dazu zählen verschiedene intrinsische und extrinsische Risikofaktoren.

- **Intrinsische Risikofaktoren („körperbedingt“):**
  - Reduzierte Mobilität
  - Hohes Lebensalter
  - Dehydration
  - Körpergewicht
  - Inkontinenz
  - Stoffwechselerkrankungen (z. B. Diabetes mellitus)
  - Neurologische Erkrankungen
  - Bewusstseinsstörung
  - Infektionen
  - Sensibilitätsstörungen
  - Fieber > 39 °C
- **Extrinsische Risikofaktoren („umgebungsbedingt“):**
  - Medikamente
  - Hautfeuchtigkeit
  - Körperhygiene
  - Drainagen
  - Ungeeignete Matratzen oder Lagerungshilfen

Druckentlastung durch Bewegungsförderung

Die effektivste Maßnahme bleibt die Druckentlastung durch Bewegung. Die Empfehlungen zur Lagerung (2- bis 4-stündlich) wurden in den Nationalen Expertenstandard (DNQP 2020) überführt und sollten nicht mehr pauschal nach Zeitintervallen, sondern risikoorientiert erfolgen.

Bewegungsfördernde Maßnahmen sind ein zentraler Aspekt zur Prophylaxe eines Dekubitus. Zur Bewegungsförderung gehört die Analyse der Bewegungseinschränkungen sowie der vorhandenen Ressourcen und Möglichkeiten. Im Rahmen die Analyse sind z. B. folgende Fragen wichtig:

- Welche Bewegungsmöglichkeiten bestehen?
- Kann die Patientin sich im Bett drehen?
- Kann der Patient sitzen/gehen? Allein oder mit Hilfe?
- Benutzt sie Hilfsmittel? Sind diese vorhanden?
- Hat der Patient Schmerzen?
- Werden sedierende Medikamente verabreicht?
- Hat die Patientin Angst, sich zu bewegen? (z. B. Angst vor Schmerzen oder Sturz)
- Was wünscht sich der Patient?

Das Konzept der Bewegungsförderung geht davon aus, dass Menschen sich bewegen, wenn sie ein Motiv für Bewegung haben. Die Motivation zur Bewegung kann innerlich und äußerlich sein. Sie kann durch Motivationsanreize gefördert werden. Bei jeder Patientin sollte daher folgende Frage dazukommen:

- Was könnten Motivationsanreize für Herr X./Frau Y. sein, sich zu bewegen?

Bewegung kann z. B. gefördert werden durch Musik, durch Anreize in der Umgebung des Patienten (Getränke, die selbstständig ergriffen werden könnten), durch direkte Aufforderungen zu Eigenbewegungen und durch allgemeine Aktivierung des Patienten, so viel wie möglich selbst zu tun.

Bisher ist nicht belegt, dass Konzepte wie Kinästhetik und Bobath einen Nutzen zur Dekubitusprophylaxe haben. Dennoch führen Experten diese als Beispiele für Möglichkeiten haut- und gewebeschonender Bewegungsförderung an.

Intervalle zur Bewegung

Es wird kein starres Schema für Intervalle von Bewegung und Positionswechseln mehr empfohlen. Das Intervall sollte nach der pflegerischen Einschätzung der Gefährdungslage bestimmt werden. Pauschal nachts weniger zu bewegen als tagsüber ist nicht korrekt. Nachts ist die Gefährdungslage aufgrund sedierender Medikamente evtl. sogar höher.

In regelmäßigen Abständen sollten die geplanten Maßnahmen und Intervalle zur Bewegungsförderung bzgl. ihrer Angemessenheit und Wirksamkeit hinterfragt werden. Bei jedem Positionswechsel sollten der Hautzustand überprüft sowie subjektive Befindlichkeit und Schmerzen ermittelt werden.

Das Sitzen hat diverse Vorteile für die Patientin, sollte aber nicht als Maßnahme zur Dekubitusprophylaxe verstanden werden. In der sitzenden Position ist der Druck auf das Gesäß erheblich höher als in der liegenden Position. In den Nationalen Expertenstandards in der Pflege (NES) wird eine engmaschige Überprüfung des Hautzustands gefordert. Akut Erkrankte sollten nicht länger als 2 h sitzen und danach für mindestens 1 h pausieren. [vgl. 1]

> Die Einstellung der Pflegepersonen fördert die Beweglichkeit der Patienten. Die sitzende Position ist keine Maßnahme zur Dekubitusprophylaxe.

Mikro- und Makrobewegungen

Mikrobewegungen (kleinste Positionsveränderungen) werden von gesunden Menschen sehr oft vorgenommen. Diese sollten auch bei dekubitusgefährdeten Patientinnen von Pflegenden häufiger durchgeführt werden als große Bewegungen (Makrobewegungen). Sie können z. B. dadurch erreicht werden, dass die Pflegenden den Patienten auffordern, sein Gewicht von einer Seite auf die andere zu verlagern, oder ihn hierbei unterstützen, z. B. durch ein Handtuch unter einer Gesäßhälfte im Sitzen.

Durch Druckverteilung wird die auf ein bestimmtes Areal einwirkende Belastung reduziert. Hierzu können druckverteilende Hilfsmittel unter Berücksichtigung folgender Aspekte zum Einsatz kommen:

- Primäre Pflege- und Therapieziele
- Möglichkeit zur Eigenbewegung der Patientin
- Abwägung von Kosten und Nutzen

Die 4-stündliche **Wechsellagerung** auf besonders druckverteilenden Oberflächen hat sich als ebenso effektiv erwiesen wie die 2-stündliche Wechsellagerung auf Standardmatratzen. [vgl. 2]

Prophylaktische Maßnahmen in der Pflege können nur in Zusammenarbeit mit dem Patienten und weiteren Beteiligten erfolgreich sein. Ein grundlegender Bestandteil zur Vermeidung eines Dekubitus ist daher die Anleitung und Beratung von Patienten und deren Angehörigen zu:

- Förderung der Eigenbewegung
- Durchführung der Hautinspektion
- druckentlastenden Interventionen und
- Einsatz von druckverteilenden Hilfsmitteln

Ziel ist es, Patientinnen und Angehörige für die Thematik zu sensibilisieren und zur selbstständigen Durchführung geeigneter prophylaktischer Maßnahmen zu befähigen.

> Die zu vermittelnde Prophylaxestrategie sollte auf die Fähigkeiten des Patienten und sein individuelles Risiko abgestimmt sein.
> Unterstützend kann der Patientin und ihren Angehörigen Informationsmaterial ausgehändigt werden:
> - www.dip.de
> - www.zqp.de
> - www.dpo-rlp.de
> - www.umh.de/fileadmin/Dokumente/Dokumente/Institut_GPW/Sonstige_Downloads/AgendaPflegeforschung2012.pdf

Eine wirkungsvolle Dekubitusprophylaxe muss kontinuierlich durchgeführt werden. Pflegepersonen können durch Kommunikation des Dekubitusrisikos zur Fortführung der prophylaktischen Maßnahmen beitragen. Liegt ein Dekubitusrisiko vor, werden in regelmäßigen Abständen die geplanten Maßnahmen und Intervalle zur Bewegungsförderung bzgl. ihrer Angemessenheit und Wirksamkeit hinterfragt.

Sturzprophylaxe

DEFINITION

Ein **Sturz** ist gemäß WHO (2021) wie folgt definiert:
„Ein Sturz ist ein Ereignis, bei dem eine Person unbeabsichtigt auf dem Boden oder einer tiefergelegenen Ebene landet, unabhängig davon, ob daraus eine Verletzung resultiert."

Beinahestürze, d. h. abgefangene Stürze, werden nicht als Sturz definiert. Sie können allerdings wichtige Hinweise auf Risikofaktoren liefern. **„Sturzrisiko"** ist in diesem Kontext als ein erhöhtes Sturzrisiko zu verstehen, das über das alltägliche Risiko eines Sturzes hinausgeht. [vgl. 3]

Ein Drittel aller Stürze bei älteren bzw. kranken Menschen führt zu Verletzungen. Daneben sind auch psychosoziale Auswirkungen wie erhöhte Sturzangst, Vermeidung von Aktivitäten und ein eingeschränkter Bewegungsradius wahrscheinlich. Stürze können sowohl Folge als auch Auslöser gesundheitlicher Beeinträchtigungen sein. Unter Umständen entsteht ein Teufelskreis aus gesundheitlichen Beeinträchtigungen, Sturzereignissen und weiterer Verschlechterung des Gesundheitszustands.

Die professionelle Pflege trägt eine zentrale Verantwortung bei der Sturzprävention. Die Risikoabschätzung muss individuell erfolgen und basiert auf einer Kombination personen-, medikamenten- und umgebungsbezogener Faktoren.

Einen hohen Stellenwert hat der *NES zur Sturzprophylaxe in der Pflege* (DNQP 2023). Die Risikoeinschätzung und die Auswahl der prophylaktischen Maßnahmen müssen auf den aktuellen wissenschaftlichen Erkenntnissen beruhen. Durch Forschung wird vorhandenes Wissen kontinuierlich infrage gestellt, und es werden neue Erkenntnisse generiert. Neben forschungsbasierten Erkenntnissen, die oft Unklarheiten über die Wirksamkeit von Maßnahmen zurücklassen, ist die fachlich begründete Entscheidung der Pflegepersonen im Einzelfall von enormer Bedeutung für die Patientin.

Sturzrisiko

Stürze entstehen meist aus dem Zusammenspiel verschiedener Faktoren. Die Einschätzung des Sturzrisikos ist daher eine hochkomplexe Aufgabe. Ursächliche Faktoren können einzeln oder in Kombination einen Sturz auslösen. In der Zusammenstellung von Sturzrisikofaktoren wurde von der Expertengruppe des DNQP (2023) zwischen **personen-, medikamenten- und umgebungsbezogenen Faktoren** unterschieden:

- Funktional beeinträchtigte Personen sind besonders dann gefährdet, wenn sie nur bedingt pflegeabhängig sind. Patienten, die über eine gewisse Eigenaktivität verfügen sind also eher gefährdet als Personen, die in allen Aktivitäten durch Pflegefachpersonen (zum Beispiel beim Transfer zwischen Bett und Stuhl oder beim Toilettengang) unterstützt werden.
- Vorfälle, in den sich eine Patientin an Möbeln oder anderen Personen abfängt, können auf zugrunde liegende Störungen der Sensibilität, Gang- oder Balancestörungen hinweisen.
- Gesundheitsstörungen, die mit Schwindel und kurzzeitiger Bewusstlosigkeit einhergehen (z. B. eine hypotone oder hypoglykämische Entgleisung) können kurzfristig einen Sturz provozieren.
- Zudem gelten Patienten mit demenziellen Erkrankungen und/oder akuter Verwirrtheit (Delir) durch die einhergehenden kognitiven Einschränkungen als sturzgefährdet.
- Auch Sehbeeinträchtigungen oder Anpassungen der Sehhilfen können möglicherweis das Risiko erhöhen.
- Ein erhöhtes Sturzrisiko ist auch bei Einnahme zentralnervös wirksamer Medikamente und bei Polypharmazie gegeben.
- Gut belegt ist eine erhöhte Sturzgefährdung im Rahmen freiheitsentziehender Maßnahmen.
- Ein mögliches Risiko stellen auch Gefahren in der Umgebung und unangemessenes Schuhwerk dar.

Vor- und Nachteile von sturzprophylaktischen Maßnahmen sollten umfänglich und ehrlich dargestellt werden. Die Maßnahmenplanung richtet sich nach den Wünschen der Patientin. Alle getroffenen Absprachen werden dokumentiert und an alle beteiligten Akteure kommuniziert.

Oftmals unterschätzen Patienten das eigene Sturzrisiko. [vgl. 4] Zudem wollen sie häufig (intime) Handlungen wie Toilettengänge eigenständig ausführen. Sie vermeiden es, um Hilfe zu bitten. [vgl. 5]

VORSICHT

Freiheitsentziehende Maßnahmen sind keinesfalls zur Sturzprophylaxe einzusetzen!

Die Maßnahmenplanung richtet sich nach den individuellen Risikofaktoren der Patientin und bezieht weitere beteiligte Gruppen ein. Im Vordergrund aller Bemühungen sollten der Erhalt und die Förderung einer sicheren Mobilität stehen. Unter Berücksichtigung des Mangels an belastbaren Empfehlungen und den Rahmenbedingungen der akutstationären Versorgung (z. B. kurze Verweildauer) sollen dennoch einige Aspekte benannt werden:

- **Umgebungsanpassung:**
  - Beleuchtung – ausreichend Licht, Nachtlicht
  - Fußböden – Rutschgefahr, Unebenheiten und Stolperfallen
  - Bäder – Ausstattung (z. B. Toilettenerhöhung, Duschstuhl); Rutschgefahr durch Feuchtigkeit
  - Haltemöglichkeiten
- **Hilfsmittel:**
  - Erreichbarkeit der Klingel
  - Geeignete Betthöhe
  - Gehhilfen (Gehstock/-stöcke, Rollator, Stoppersocken) etc.
- **Zusätzliche Präsenz:**
  - Hilfestellung/Begleitung bei Beeinträchtigungen; vorübergehende Beeinträchtigungen (nach Medikamenteneinnahme, Narkose etc.)
  - Assistenz/Begleitung/Übernahme von Aufstehen/Begleitung/Transfer/Toilettengang

Reduktion von freiheitsentziehenden Maßnahmen (FEM)

Da FEM das Sturz- und Verletzungsrisiko erhöhen können, ist eine kritische Auseinandersetzung im Rahmen der Entscheidungsfindung angezeigt. Programme mit dem Ziel der Vermeidung von FEM sind auf die Altenpflege ausgerichtet, können aber u. U. auch für den Krankenhausbereich hilfreiche Informationen liefern.

Pneumonieprophylaxe

DEFINITION

Pneumonie *(Lungenentzündung):* Eine Pneumonie ist eine Entzündung des Lungengewebes, verursacht meist durch bakterielle, virale oder fungale Infektionen. Sie kann auch durch chemische Substanzen oder Autoimmunreaktionen entstehen.

Die Pneumonieprophylaxe beinhaltet die Einschätzung des Pneumonierisikos, die Planung sowie Durchführung von Maßnahmen, die sich auf die Ursachen der Pneumoniegefährdung beziehen und der Entstehung einer Pneumonie vorbeugen, sowie die Evaluation der Prophylaxemaßnahmen.

Um geeignete Maßnahmen der Pneumonieprophylaxe festzulegen, ist vorab eine Einschätzung des individuellen Pneumonierisikos erforderlich. Sie erfolgt unter Berücksichtigung der allgemeinen Risikofaktoren und der Beobachtung sowie der Bewertung der aktuellen Situation des zu Pflegenden.

Maßnahmen zur Pneumonieprophylaxe:
- Einhalten von Hygieneanforderungen zur Vermeidung von Infektionen
- Frühmobilisation und Ventilationsförderung
- Maßnahmen zum Freihalten der Atemwege

Regelmäßige Frischluftzufuhr und allgemeine Mobilisation sind bei allen Menschen mit erhöhtem Pneumonierisiko wichtige Maßnahmen der Pneumonieprophylaxe. Sie sollten konsequent und frühestmöglich angeboten werden.

Auch der umfassenden Information und Beratung des pflegebedürftigen Menschen kommt eine große Bedeutung zu.
- **Atemvertiefende Maßnahmen:**
  - Atemstimulierende Einreibung (ASE)
  - Flow- oder volumenorientierte Atemtrainer (sustained maximal inspiration/SM-Trainer, Incentive Spirometer)
  - Physiotherapeutische Atemtherapie (z. B. Kontaktatmung)
- **Atemunterstützende Lagerungen:**
  - A-Lagerung
  - Halbmondlagerung
  - T-Lagerung
  - V-Lagerung
- **Freihalten der Atemwege:**
  - **Sekretolyse** (Sekretverflüssigung)
  - Anwendung von ärztlich verordneten sekretverflüssigenden Medikamenten
  - Atemgaskonditionierung (Anfeuchten und Anwärmen der Atemluft)
  - Inhalationstherapie

Bei der Anwendung sekretverflüssigender Medikamente muss eine ausreichende Flüssigkeitszufuhr sichergestellt werden. Bei einigen Erkrankungen (Herzinsuffizienz, Nierenerkrankungen) muss die Flüssigkeitsmenge nach ärztlicher Anordnung reduziert werden.

Sekretmobilisation

- Atemtechniken
- Ausatmung gegen dosierten Widerstand bei instabilem Tracheobronchialsystem
- Drainagelagerungen (z. B. Bauchlagerung, 135°-Lagerung)

VORSICHT

Perkussions- und Vibrationstherapie sind nur unter strenger Beachtung der Kontraindikationen nach Anleitung durch Atmungs- oder Physiotherapeutin anzuwenden.

Kontraindikationen (Beispiele):
- Offenes Abdomen
- Wirbelsäuleninstabilität
- Erhöhter intrakranieller Druck
- Herzrhythmusstörungen

Sekretelimination (Transport und Entfernung von Sekret)

- Absaugen von Sekret aus Mundraum und oberen Atemwegen
- Hustentechniken bei instabilem Tracheobronchialsystem
- Regelmäßiges selbstständiges Abhusten von Sekret bei vorhandener Hustenfähigkeit
- Nach ärztlicher oder atmungstherapeutischer Anordnung Einsetzen eines maschinellen Hustenassistenten

Vermeidung aspirationsbedingter Infektionen

Das Aspirationsrisiko ist bei mangelndem Husten- und Schluckreflex z. B. aufgrund von Lähmungserscheinungen mit Beteiligung der Schluckmuskulatur erhöht.
- Aspirationsvermeidende Lagerung (Oberkörperhochlagerung von 30–45° bis mindestens 30 min nach der oralen oder enteralen Nahrungsaufnahme)
- Ggf. Gabe von ärztlich angeordneten Medikamenten zur Speichelhemmung bei Hypersalivation (vermehrter Speichelfluss) und Pseudohypersalivation
- Logopädisches Schlucktraining
- Mund- und Nasenpflege, besonders nach der oralen Nahrungsaufnahme

Pneumonieprophylaxe bei bestimmten Erkrankungen

➢ Tab. 1.1

Thromboseprophylaxe

Thromboseprophylaxe bezeichnet alle Maßnahmen, die darauf abzielen, die Bildung von Blutgerinnseln (Thromben) in den tiefen Venen zu verhindern. Diese Maßnahmen richten sich nach dem individuellen Risiko der Betroffenen und sollten regelmäßig evaluiert werden. Diese wären:

1

Tab. 1.1 Pneumonieprophylaxe bei bestimmten Erkrankungen

Erkrankung	Probleme	Maßnahmen
Neuromuskuläre Erkrankungen: • Multiple Sklerose • Hemiplegie • Paraparesen • Amyotrophe Lateralsklerose (ALS) • Muskeldystrophie	• Mangelnde Belüftung der Lunge • Sekretretention durch mangelnden Hustenstoß • Aspirationsgefahr	• Ventilationsförderung • Sekretolyse/Sekretmobilisation • Hustenassistenz (z. B. Einsatz eines mechanischen In-/Exsufflators, Absaugung) • Aspirationsvermeidende Lagerung • Schlucktraining • Mundpflege
Erkrankungen des Immunsystems oder raumfordernde Prozesse	• Infektionsgefahr • Veränderte Schleimhautflora durch Zytostatikatherapie	• Berücksichtigung spezieller Hygieneregeln bei immungeschwächten Menschen • Mundpflege mit antiseptischen Substanzen
Erkrankungen, die eine Tracheotomie erforderlich machen	• Infektionsgefahr • Sekretretention • Mangelnde Belüftung der Lunge	• Allgemeine Hygiene bei der Pflege des Tracheostomas und des Tubus • Mundpflege • Atemgaskonditionierung • Sekretmobilisierende Maßnahmen (Inhalationstherapie) • Unterstützung bei der Sekretentleerung (Hustentechniken, Absaugen) • Allgemeine körperliche Aktivität • Atemvertiefende Maßnahmen

- **Frühmobilisation:** nachweislich effektiv, besonders bei postoperativen oder immobilen Personen
- **Medizinische Thromboseprophylaxestrümpfe (MTPS):** bei ausgewählten Patientengruppen sinnvoll, besonders im stationären Bereich
- **Intermittierende pneumatische Kompression (IPK):** insbesondere bei hohem Risiko (z. B. Intensivpatientinnen)
- **Pharmakologische Prophylaxe:** niedermolekulares Heparin, Fondaparinux etc., ärztliche Anordnung erforderlich

Keine der Maßnahmen kann eigenständig von Pflegenden angeordnet und durchgeführt werden. Sie bedürfen einer ärztlichen Verordnung. Die Aufgabe der Pflegenden ist es, die ärztlichen Anordnungen entsprechend umzusetzen.

Bewegungsübungen der unteren Extremitäten können trotzdem im Rahmen der Thromboseprophylaxe sinnvoll sein und werden auch ohne Studiennachweise empfohlen, da der venöse Rückfluss gesteigert wird. Hierzu zählen Übungen wie z. B. das Fußwippen, Einkrallen der Zehen im Wechsel oder Gymnastik zur Anregung der Muskelpumpe.

Aufgrund der fehlenden Wirksamkeitsnachweise ist es – neben der Durchführung der ärztlichen Verordnungen – Aufgabe der Pflegenden, im Rahmen der Krankenbeobachtung auf Anzeichen für das Vorliegen einer Thrombose zu achten und ggf. entsprechende Maßnahmen einzuleiten. Wird eine Thrombose frühzeitig erkannt, kann eine entsprechende ärztliche Behandlung eingeleitet werden, um damit etwaige weitere Komplikationen zu vermeiden.

1.2.2 Therapeutisch aktivierende Pflege in der Neurologie

Die **therapeutisch aktivierende Pflege** ist im besonderen Maße rehabilitativ ausgerichtet, wobei dies keineswegs eine kurative oder palliative Schwerpunktsetzung ausschließt.

Im Folgenden finden Sie deshalb einen Überblick über die Aufgaben sowie die strukturellen und methodischen Gegebenheiten, Voraussetzungen und Möglichkeiten in der rehabilitativen Arbeit mit den Patienten, die oftmals schon in akutstationären Einrichtungen beginnt (➤ Kap. 1.3). Des Weiteren werden mit der Basalen Stimulation® (➤ Kap. 1.5.1), dem Bobath-Konzept (➤ Kap. 1.5.2), dem therapeutischen Führen nach Affolter (➤ Kap. 1.5.3) und der Kinaesthetics (➤ Kap. 1.5.4) vier besonders relevante Ansätze für die pflegetherapeutische Arbeit vorgestellt. Außerdem wird, der zunehmenden Relevanz palliativer Maßnahmen entsprechend, der Diagnostik und Therapie des neurologischen Leitsymptoms *Schmerz* besondere Aufmerksamkeit gewidmet (➤ Kap. 12).

Im März 2008 hat die Bobath Initiative für Kranken- und Altenpflege e. V. (BIKA®) eine Definition zur therapeutisch aktivierenden Pflege verabschiedet, die den Begriff konkretisiert und inhaltlich genauer darstellt.

DEFINITION

Therapeutisch aktivierende Pflege ist ein pflegerisches Konzept, das die Selbstständigkeit und Ressourcen von Patientinnen fördert. Es zielt darauf ab, vorhandene Fähigkeiten zu erhalten oder (wieder) zu stärken und gezielt in den Pflegealltag zu integrieren – in enger Zusammenarbeit mit den Patienten, Angehörigen und dem interdisziplinären Team.

Die therapeutisch aktivierende Pflege ist gekennzeichnet durch einen Beziehungsprozess mit zielgerichteten Maßnahmen und Aktivitäten. Interventionen im Rahmen der therapeutisch aktivierenden Pflege sowie Zielsetzungen derselben werden gemeinsam mit Patientinnen, Team und Angehörigen geplant, durchgeführt und im Prozess evaluiert.

Therapeutisch aktivierende Pflege umfasst die Beziehungsebene und Handlungskompetenzen unter folgenden Aspekten:

- Einschätzung der Selbstpflegefähigkeit und des Selbstpflegebedarfs
- Anleitung, Beratung, Begleitung und Unterstützung bei der Bewältigung aller Alltagsaktivitäten unter Berücksichtigung der Ziele des zu pflegenden Menschen
- Anpassung an die jeweils aktuelle Situation
- Stärkung der Motivation zur Eigenaktivität und Autonomie

- Gestaltung von Bewegungsübergängen und Positionen, sodass für den zu pflegenden Menschen Bewegung erfahrbar wird
- Vertiefung und Festigung von Handlungsabläufen durch Wiederholungen im Rahmen von Alltagssituationen
- Individuelle Begleitung und Förderung zur Eigenverantwortung

1.2.3 Spezialstationen und -einrichtungen

Neurologische Intensivstation

Auf der Neurointensivstation werden Patienten mit schweren Erkrankungen des Nervensystems (Gehirn und Rückenmark) behandelt, u. a.:

- Ischämischer Schlaganfall (➤ Kap. 2.1)
- Intrazerebrale Blutung, Subarachnoidalblutung, Blutung im Ventrikelsystem (➤ Kap. 2.2, ➤ Kap. 2.3)
- Hirntumoren (➤ Kap. 7)
- Schädel-Hirn-Traumata (➤ Kap. 8.2)
- Krampfanfälle (Status epilepticus; ➤ Kap. 9)
- Myasthenia gravis (➤ Kap. 11.2), Guillain-Barré-Syndrom (➤ Kap. 4.5)
- Verletzungen oder Tumoren der Wirbelsäule (➤ Kap. 3)
- Alle Komplikationen, die mit neurologischen und neurochirurgischen Erkrankungen einhergehen

Das multiprofessionelle Team besteht aus Intensivärztinnen (Neurologie, Neurochirurgie, Anästhesie, Innere Medizin), Ärzten für endovaskuläre Neurointerventionen, Intensivpflegekräften, Neuropsychologinnen, Physiotherapeuten, Ergotherapeutinnen, Logopäden, Atemtherapeutinnen, Schmerztherapeuten und Sozialarbeiterinnen. Wichtig ist es, im Rahmen der multifunktionalen Teamarbeit eine gute Kommunikation und Zusammenarbeit zu fördern.

Intensivpflege wird überall da eingesetzt, wo kritisch erkrankte Patienten in ihrer Körperfunktion intensiv überwacht und unterstützt werden müssen. Das Aufgabenspektrum in der Intensivpflege ist sehr komplex und umfassend:

- Lückenlose Überwachung und Beobachtung der Patientinnen
- Sichere Bereitstellung und Bedienung der Medizintechnik (Monitore, Beatmungsgeräte usw.)
- Assistenz bei Diagnostik, Therapie und Reanimation
- Planung, Durchführung und Auswertung des Pflegeprozesses
- Fachlich korrekte Durchführung pflegerischer Maßnahmen
- Entwöhnung vom Beatmungsgerät
- Durchführung von Nierenersatzverfahren (Dialyse, Hämofiltration)
- Steuerung von Analgosedierung und Schmerztherapie
- Durchführung von Ernährungstherapie und Flüssigkeitsbilanzierung
- Einhaltung und Sicherung hygienischer Mindeststandards
- Blutentnahmen und Injektionen
- Verabreichung und Überwachung von Infusionstherapien
- Ermittlung von Laborparametern auf Station

> Voraussetzung für die Arbeit im Intensivpflegebereich sind Flexibilität, Teamfähigkeit, Geräuschtoleranz, Lernbereitschaft, hohe Frustrationsgrenze und die Bereitschaft zur Fachweiterbildung „Intensivpflege und Anästhesie".

Stroke Unit

Die Stroke Unit (SU) gilt als Organisationszentrale für die gesamte Versorgungskette des Patienten mit akutem/subakutem Schlaganfall. Wichtig sind der Einsatz eines multiprofessionellen Teams und die Kombination von Akuttherapie, früher Mobilisation- und Rehabilitationsbehandlung. Das multiprofessionelle Team besteht aus speziell zur Schlaganfallbehandlung ausgebildeten Ärztinnen, Pflegekräften, Physiotherapeutinnen, Logopäden, Ergotherapeutinnen und Sozialarbeitern. Die Einheit ist so ausgestattet, dass ein automatisiertes 72-h-Monitoring vitaler Parameter erfolgen kann.

Die unterschiedlichen Ausstattungsmerkmale einer zertifizierten, regionalen oder überregionalen SU beinhalten Folgendes:

- Die (überregionale) SU befindet sich in einer neurologischen Akutabteilung/-klinik mit Schlaganfallexpertise (regional kann es auch eine internistische Klinik mit Schlaganfallexpertise sein).
- Für die fachliche Leitung einer (überregionalen) SU muss ein neurologischer Facharzt benannt sein (regional kann auch ein internistischer Facharzt die Leitung übernehmen).
- Überregional sind mindestens sechs Betten, regional mindestens vier Betten vorhanden.
- Es handelt sich um eine geschlossene Einheit.
- Alle Bettplätze sind für das automatische Monitoring vitaler Parameter ausgerüstet.
- Im Haus sind verfügbar: eine Intensivstation, CT im 24-h-Betrieb, 24-h-Verfügbarkeit von neurovaskulärer Ultraschalldiagnostik, Angiografie (CTA, MRA, DAS) und transösophagealer Echokardiografie.
- In der überregionalen SU müssen zusätzlich eine MRT und die Möglichkeit zur intraarteriellen neuroradiologischen Intervention vorhanden sein.
- Im Haus muss eine neurochirurgische Abteilung/Klinik vorhanden sein.
- Zugang zur Gefäßchirurgie
- Schluckdiagnostik und Therapie
- Verfügbarkeit neuropsychologischer Kompetenz
- Aufnahme-, Entlass-, Überleitungsmanagement
- Hohe Pflegedichte: regional 1,5 VK pro Bett, überregional 2 VK pro Bett
- Einmal täglich fokussierte Besprechung im multiprofessionellen Team
- Regelmäßige Team-/Fallbesprechung im multiprofessionellen Team
- Regelmäßige Weiterbildung der involvierten Berufsgruppen

Wachkomastation

Das Wachkoma ist ein komplexes Krankheitsbild, das nicht einheitlich definiert ist. Nur die medizinische Beschreibung reicht nicht aus, um die Komplexität zu erfassen. Berücksichtigt werden müssen auch die subjektiven Faktoren und die Form des Erlebens.

Schwerstkranken Menschen im Wachkoma wurden noch vor wenigen Dekaden Empfindungen und Bewusstsein abgesprochen (apallisch, ohne Kortex). Spätestens durch moderne radiologische

Bildgebungsstudien (funktionelle MRT, PET) weiß man von möglichen Bewusstseinsinseln im Wachkoma. [vgl. 6, 7]

Der Neurowissenschaftler Laureys prägte hierzu den Begriff des „minimal conscious state" (MCS). Schwerste Behinderung bleibt aber auch nach Jahrzehnten noch wahrscheinlich. Der Mensch im Wachkoma kann, wenn auch in anderer Form, meist verzerrt Bewusstsein haben und am sozialen Geschehen teilhaben. Dabei müssen wir uns von unseren üblichen Vorstellungen von Kommunikation und sozialem Verhalten lösen und uns für basale, prätherapeutische Zugänge und Kommunikationsformen für Menschen im Wachkoma öffnen.

Ohne intensive Pflege und medizinische Behandlung, können die Betroffenen nicht dauerhaft überleben. Wichtig sind der Einsatz eines multiprofessionellen Teams und die Kombination von Akuttherapie, Präventions- und Rehabilitationsbehandlung.

Pflegende auf einer Wachkomastation beherrschen nicht nur den strukturierten Pflegeprozess, sie sind geschult in therapeutisch aktivierender Pflege (➤ Kap. 1.2.2), mit bewährten und modernen Beatmungsstrategien vertraut und versiert im Umgang mit tracheotomierten Patienten. Eine weitere Aufgabe ist die professionelle Beratung, Anleitung und Schulung von Angehörigen, die wir nach Wunsch aktiv in die Pflege einbeziehen. Wir vermitteln ihnen ein individuell abgestimmtes Pflegewissen und zeigen weitere Unterstützungsmöglichkeiten (z. B. familiale Pflege) auf.

Spezialkliniken (z. B. MS, Morbus Parkinson)

Diese Spezialkliniken ermöglichen den Patientinnen Zugang zu neusten Behandlungsmöglichkeiten Die Behandlung ist immer eine Kombination aus:

- Ärztlicher Behandlung
- Pflegerischer professioneller Unterstützung
- Therapeutischen Maßnahmen
- Medikamentöser Therapie
- Ernährungsberatung

Wichtig ist, dass die Teams multiprofessionell zusammenarbeiten:

- Einmal täglich fokussierte Besprechung im multiprofessionellen Team
- Regelmäßige Team-/Fallbesprechung im multiprofessionellen Team
- Regelmäßige Weiterbildung der involvierten Berufsgruppen

Rehabilitationskliniken

DEFINITION

„Rehabilitation umfasst den koordinierten Einsatz medizinischer, sozialer, beruflicher, pädagogischer und technischer Maßnahmen sowie Einflussnahmen auf das physische und soziale Umfeld zur Funktionsverbesserung zum Erreichen einer größtmöglichen Eigenaktivität zur weitestgehenden Partizipation in allen Lebensbereichen, damit der Betroffene in seiner Lebensgestaltung so frei wie möglich wird."

WHO Technical Report 668/1981: 9

Allgemeine Regelungen für das Recht auf Rehabilitation und Teilhabe behinderter Menschen enthält das Neunte Buch Sozialgesetzbuch (§ 1 SGB IX).

Die Pflege in der Rehabilitation ist darauf ausgerichtet, die Selbstständigkeit und Unabhängigkeit der Rehabilitanden unter Berücksichtigung ihrer individuellen Ressourcen und den Gegebenheiten ihrer Umwelt zu fördern. Ausgangspunkte sind dabei die gezielte Beobachtung und Unterstützung im Rahmen der aktivierenden, präventiven Pflege in Bezug auf die Aktivitäten des täglichen Lebens (ADL) sowie kontinuierliche Gesprächskontakte. Die Gespräche sollen Barrieren, welche die Aktivitäten oder die Teilhabe beeinträchtigen, fördern und verbessern. Wichtiges Element der Pflege ist auch die Motivierung und Unterstützung der Rehabilitanden im Umgang mit ihrer Erkrankung.

Hierzu gehören die Fortführung einzelner Therapieelemente (therapeutisch aktivierende Pflege, Mobilisierung, Geh- und Stehübungen, Sprechtraining, Gebrauch von Hilfsmitteln) sowie die kompetente, professionelle Mitwirkung an der Beratung und indikationsspezifischen Schulung (z. B. Selbstmessung von Blutdruck, Puls und Blutzucker, Selbstbeobachtung im Rahmen von Schmerztagebüchern, Ernährungs- oder Insulinprotokollen, Insulininjektionen).

1.3 Rehabilitative Pflege in der Neurologie

Der Aufbau einer therapeutischen Beziehung und die therapeutisch aktivierende Pflege sind die Eckpfeiler der neurologischen Pflege von Menschen nach erworbener Hirnschädigung. Dabei gilt für alle im Folgenden vorgestellten pflegerischen Konzepte, dass sie erst nach einer speziellen Schulung und im Rahmen eines kontinuierlichen rehabilitativen Gesamtkonzepts sinnvoll zur Anwendung kommen können bzw. sollten.

1.3.1 Stationen der rehabilitativen Pflege

Neurologische Rehabilitation sollte bereits mit dem Eintritt des Patienten in eine Institution beginnen. Menschen mit erworbenen Hirnschädigungen sind darauf angewiesen, dass der Gedanke der Rehabilitation schon auf der Notfall- und Intensivstation alle Überlegungen und Maßnahmen prägt und dann über Akutstation und Frührehabilitationsstation bis zur Rehabilitationsklinik weitergetragen wird. Nur so wird das Rehabilitationspotenzial bestmöglich genutzt, nur so können Komplikationen weitgehend vermieden werden.

Dieser Grundgedanke spiegelt sich auch im *Phasenmodell* der neurologischen und neurochirurgischen Rehabilitation wider (➤ Tab. 1.2), das bei der Akutbehandlung als erster Rehabilitationsphase beginnt. Nicht jeder Patient durchläuft alle Phasen. Die Einstufung in eine Phase erfolgt im Zweifelsfall durch den Medizinischen Dienst der Krankenkassen (MDK) und ist u. a. wichtig für die Höhe der gezahlten Pflegesätze in rehabilitativen Einrichtungen.

Tab. 1.2 Behandlungs- und Rehabilitationsphasen in der Neurologie und Neurochirurgie (angelehnt an das Phasenmodell der Bundesarbeitsgemeinschaft für Rehabilitation [www.bar-frankfurt.de]).

Phase A: Akutbehandlung
• Akutbehandlung auf einer Akut- oder Intensivstation im Krankenhaus • Hauptziele: Vitalerhalt, Stabilisierung, basale Pflege
Phase B: Frührehabilitation
• Individuelle, interdisziplinäre Rehabilitation schwerstpflegeabhängiger Patientinnen (z. B. komatöser Patienten) • Aufnahmevoraussetzung sind meist: stabile Vitalfunktionen, keine Beatmungs- oder Intensivpflegebedürftigkeit mehr. Im Notfall muss aber eine schnelle intensivmedizinische Behandlung möglich sein • Fortsetzung der Akutbehandlung • Hauptziele: Kommunikations- und Beziehungsaufbau, Erreichen eines Grundmaßes an Kooperationsfähigkeit, Hilfe zur Selbsthilfe, Mobilisation
Phase C: Weiterführende (postprimäre) Rehabilitation
• Individuelle, interdisziplinäre Rehabilitation nur noch wenig oder gar nicht bewusstseinsbeeinträchtigter Patientinnen, die (wenn auch eingeschränkt) fähig sind zur Kooperation, jedoch in ihren Aktivitäten weitgehend abhängig von Unterstützung • Hilfsmittelanpassung • Hauptziele: Mobilisation, Selbstständigkeit bei allen Aktivitäten, Förderung kognitiver Funktionen und Kommunikation, Hilfe zur Selbsthilfe
Phase D: „Klassische" medizinische Rehabilitation, Anschlussheilbehandlung der Langzeitrehabilitation
• Individuelle, interdisziplinäre Rehabilitation gut kooperationsfähiger und (ggf. mit Hilfsmitteln) in ihren Aktivitäten (weitgehend) selbstständiger Patienten • Hauptziele: weitere Wiederherstellung gestörter Funktionen und Hilfsmittelanpassung, Wiedereingliederung des Betroffenen in Beruf und soziales Umfeld
Phase E: Phase nach Abschluss der intensiven Rehabilitation, ambulante Rehabilitation
• Nachsorge und weitere Förderung insbesondere berufswichtiger Fähigkeiten, z. B. spezielle Therapien zur Steigerung von Konzentration, Belastbarkeit und motorischen Fertigkeiten, Umschulungen • Hauptziel: bestmögliche Wiederherstellung eingeschränkter Körperfunktionen. Wiedereingliederung in Beruf und soziales Umfeld
Phase F: Phase der Langzeitpflege
• Weitere Pflege von Patientinnen, bei denen über längere Zeit keine Rehabilitationsfortschritte zu beobachten waren • Hauptziel: höchstmögliche Selbstständigkeit und Lebensqualität

Keine der erwähnten Einrichtungen ist für die Rehabilitation des Patienten wichtiger als eine andere; alle erfüllen ihren spezifischen Auftrag auf dem Weg des Patienten vom Ereignis bis zur Entlassung. Festgehalten werden kann allerdings: Erfährt die Patientin in einer der Einrichtungen keine rehabilitative Pflege, hat dies negative Auswirkungen auf ihren Rehabilitationsprozess. Es treten vermehrt Komplikationen auf wie etwa ein Dekubitus oder Kontrakturen, die Rehabilitation dauert insgesamt länger, und nicht selten führen Versäumnisse auch zu einem schlechteren Endergebnis.

Besonderheiten der rehabilitativen Pflege in der Neurologie

In der **rehabilitativen Pflege** können viele Patienten, z. B. aufgrund einer erworbenen Hirnschädigung, nur eingeschränkt mit ihrer Umwelt kooperieren. Dem Betreuungs- und Behandlungsteam obliegt die Aufgabe, eine Basis zu schaffen, auf der es der Patientin möglich ist, an ihrem Genesungsprozess mitzuarbeiten und mitzuentscheiden. Dies im Sinne der *International Classification of Functioning, Disability and Health* (ICF), in der die Partizipation (Teilhabe) des Patienten eine wichtige Rolle einnimmt. Da die neurologische Rehabilitation mit dem (zumeist schweren) Ereignis beginnt, hat sie wesentliche akutmedizinische Anteile.

Ziel der Rehabilitation

Ziel der Rehabilitation muss es sein, die aus der erworbenen Hirnschädigung entstandenen körperlichen, sprachlichen, neuropsychologischen und sozialen Beeinträchtigungen zu vermindern. Unter Berücksichtigung der individuellen Voraussetzungen und Möglichkeiten sollen

- die verbliebenen Fähigkeiten weiter unterstützt und
- verloren gegangene Fertigkeiten wieder erworben oder durch andere kompensiert und ersetzt werden.

Auch die psychosozialen Fähigkeiten der Patientin und ihrer Angehörigen müssen in die Rehabilitationsmaßnahmen einbezogen werden.

Aufgaben der Pflegenden in der Rehabilitation

Wesentliche **Aufgaben der Pflegenden** sind:

- Eine therapeutische Beziehung zum Patienten und zu seinen Angehörigen aufbauen und weiterentwickeln
- Die Ressourcen der Patientin und ihres sozialen Umfelds erkennen und fördern
- Rehabilitationsziele festlegen
- Den Patienten zur Selbsthilfe anleiten und Hilfe zur Bewältigung von Alltagsproblemen geben

- Im interdisziplinären Team eine Koordinations- und Schnittstelle für alle Beteiligten bilden, die immer die Patientin als Individuum im Auge behält

Die folgenden Ausführungen beziehen sich zwar schwerpunktmäßig auf Einrichtungen der neurologischen (Früh-)Rehabilitation nach erworbener Hirnschädigung, vieles lässt sich jedoch auf die Arbeit in anderen Fachgebieten und auf anderen neurologischen Stationen übertragen.

Leitgedanken der Rehabilitation

Die Pflegenden leiten den Patienten so an, dass er schrittweise Handlungen teilweise selbstständig ausführen kann. Dabei achten sie einerseits darauf, die Patientin nicht zu überfordern, da Überforderung zu Frustration, Aggression und Resignation führen kann. Andererseits ist stetige Unterforderung des Patienten zu vermeiden, die ebenfalls zu Passivität und Resignation führen kann und einem Weg, der zur selbstständigen Übernahme der ADL führen soll, entgegensteht.

In diesen Anleitungsprozess zur Selbstständigkeit müssen die Angehörigen einbezogen werden. Ihnen den Sinn und den Zweck aufzuzeigen kann helfen, den Rehabilitationsprozess besser zu verstehen. Zudem können gemeinsam mit ihnen Unterstützungsmöglichkeiten für die Patientin erarbeitet werden. So haben sie die Möglichkeit, den Rehabilitationsprozess gewinnbringend zu begleiten und zu unterstützen.

Im Verlauf der Rehabilitation kommen bei der Pflege des Patienten verschiedene Konzepte wie die Basale Stimulation® (➤ Kap. 1.5.1) oder das Bobath-Konzept (➤ Kap. 1.5.2) zum Tragen, entwickeln sich weiter oder lösen sich ab. Dies macht die Pflegearbeit auf einer Rehabilitationsabteilung spannend und herausfordernd.

> **Hilfe zur Selbsthilfe**
>
> **Leitgedanke** der rehabilitativen Pflege ist, der Patientin so viel Hilfe zu geben, wie sie braucht, aber nicht mehr als nötig. Die Anleitung des Patienten zur Selbsthilfe ist daher Grundlage aller pflegerischen Überlegungen.

1.3.2 Psychische Begleitung der Patientin von der Aufnahme bis zur Entlassung

Menschen, die in einer neurologischen Rehabilitationsabteilung behandelt werden, sind oft plötzlich aus ihrem Alltag herausgerissen und mit einer schweren Erkrankung konfrontiert, die ihr Leben und das ihrer Angehörigen grundlegend verändern wird. Dieser Einschnitt ist traumatisierend und sehr schmerzhaft. Nur langsam und schrittweise können sich die Patientinnen mit dieser Situation auseinandersetzen. Die Betroffenen reagieren auf dieses Erleben dabei je nach ihrer prämorbiden (vor der Erkrankung vorhandene) Persönlichkeit und ihren aktuellen Möglichkeiten mit den verschiedensten Reaktionsmustern und *Copingstrategien* (➤ Kap. 14.7.9).

Bei der Aufnahme in der Rehabilitationsabteilung ist es Aufgabe der Pflegenden, in einem Anamnesegespräch mit dem Patienten und seinen Angehörigen zu erfassen, wo diese stehen und welche Bedürfnisse sie haben. Die Patientin und ihre Angehörigen dort abzuholen, wo sie stehen, und mit ihnen zusammen die ersten Schritte in die Rehabilitation zu gehen, führt dazu, dass sie Vertrauen und Sicherheit aufbauen und sich auf den langen Weg der Rehabilitation machen können. In einer sicheren Umgebung können sich der Patient und seine Familie ihren Gefühlen und Ängsten stellen. Finden sie diese Sicherheit nicht, ist es für sie umso schwerer, sich mit der neuen Situation auseinanderzusetzen und einen positiven Weg zu finden.

Aufbau einer therapeutischen Beziehung

Die Beziehung und die **Beziehungsgestaltung** zur Patientin sind wesentliches Instrument der Pflege in allen Phasen der Rehabilitation. Sie bilden das Fundament jeder Interaktion zwischen Patienten und Pflegenden.

Die Pflegenden müssen sich dabei auf eine Beziehung mit der Patientin einlassen. Nur wenn Pflegende und Patienten in dieser therapeutischen Beziehung ein Team bilden und zusammenarbeiten, kann das Instrument der Beziehung heilsam wirken. So wird es möglich, den oft entstehenden, z. T. sehr starken Gefühlen standzuhalten und die während der Rehabilitation unweigerlich auftretenden Probleme, die Ängste und die Unzufriedenheit gemeinsam zu bewältigen.

In der Beziehungsgestaltung zu den Patientinnen und ihren Angehörigen tragen die Pflegenden eine große Verantwortung, der sie sich bewusst stellen müssen. Gerade in der frühen Phase der Rehabilitation befindet sich der Patient in einer abhängigen Beziehung zu den Pflegenden. Dieser Abhängigkeit muss mit viel Sorgfalt begegnet werden, denn Ziel ist es, dass die Patientin ein gleichberechtigter Partner im Beziehungsprozess wird.

Im weiteren Verlauf wird das Beziehungsnetz, das zwischen dem Patienten, seinem sozialen Netz und der Pflege entsteht, von den Pflegenden immer wieder reflektiert und ggf. an neue Situationen angepasst. Nähe und Distanz sind dabei zentrale Aspekte. Die Frage: „Wie viel Nähe ist erwünscht, wie viel Distanz ist nötig?" muss im Verlauf der Rehabilitation immer wieder beantwortet werden. Hierbei ist es sinnvoll, die Patientin einzubeziehen – immer angepasst an ihre kognitiven Fähigkeiten.

In der Auseinandersetzung mit diesem Thema ist ein Austausch im Pflegeteam hilfreich. Über die eigenen Grenzen zu sprechen, eigene Grenzen akzeptieren zu lernen, aber auch die Grenzen und Reaktionen der anderen Pflegenden zu kennen und anzunehmen kann dazu beitragen, dass man sich in seinen Fähigkeiten der Beziehungsgestaltung zu den Patienten und seinen Angehörigen weiterentwickeln kann. Gemeinsam über erlebte Begegnungen mit den Patientinnen zu reflektieren kann den Pflegenden helfen, eigene Reaktionsmuster zu erkennen und diese ggf. auch zu verändern und sich selbst weiterzuentwickeln.

> **Beziehung lösen am Ende des Rehabilitationsprozesses**
>
> Ein intensiv gestalteter Beziehungsprozess zwischen Pflegenden und Patienten muss zum Ende des Rehabilitationsprozesses bewusst aufgelöst werden. Die Pflegenden müssen sich Schritt für Schritt von der Patientin lösen, ihr ermöglichen, neue Beziehungen aufzunehmen und unabhängig zu werden.

Eine bewusste Vorbereitung und Gestaltung der Entlassung kann das Lösen der Beziehung unterstützen und erleichtern. In diesem Lösungsprozess sollte die Pflegende gemeinsam mit dem Patienten die erlebte Zeit reflektieren und ihm nochmals die Möglichkeit bieten, den Rehabilitationsprozess mit all seinen Höhen und Tiefen wahrzunehmen und sich auf den neuen Schritt außerhalb der Rehabilitationseinheit vorzubereiten.

1.3.3 Pflegesystem: Bezugspflege

Jede Patientin hat eine für sie zuständige Bezugsperson aus der Pflege. Diese ist sowohl ihr als auch ihrer Familie mit Namen und Funktion bekannt. Sie ist Ansprechpartner und zuständig für die Gestaltung des Pflegeprozesses und der interdisziplinären Zusammenarbeit.

Da in der rehabilitativen Pflege die Zusammenarbeit und die therapeutische Beziehung mit dem Patienten und seiner Familie eine zentrale Rolle einnehmen, ist die **Bezugspflege** für alle Beteiligten die Pflegeform der Wahl. Bei der Arbeit im Bezugspflegesystem sollten sich die Pflegenden bewusst sein, wo die Vorteile dieses Systems liegen, welchen Nutzen die Patientinnen, das soziale Umfeld und sie selbst daraus ziehen können, was aber auch die Anforderungen an sie sind. Eine solche Auseinandersetzung mit der Thematik kann den Pflegenden helfen, sich in die Rolle der Bezugsperson einzufinden und für sich ihre Einstellungen, Erwartungen und Entwicklungsmöglichkeiten zu klären. [vgl. 8]

Patientinnen mit neurologischen Erkrankungen sind durch das Geschehene oft zutiefst verunsichert. Zudem sind sie durch ihre Grunderkrankung meist weniger anpassungsfähig als Gesunde, sie können sich nur eingeschränkt auf Neues (z. B. auf immer neue Pflegende) einstellen. Auch die Angehörigen befinden sich vielfach in einer sehr schwierigen Situation. In der Bezugsperson aus der Pflege haben der Patient und seine Angehörigen eine Ansprechperson, an die sie sich mit Unsicherheiten, Fragen und Problemen wenden können. Dies wirkt dem Gefühl des Allein-Seins entgegen und lässt stattdessen ein Gefühl des „Aufgehoben-Seins“ entstehen. Umgekehrt ist auch der Patient für die Pflegende kein Unbekannter. Seine Biografie und sein soziales Umfeld können in die Pflege einbezogen werden und so die Rehabilitationsziele beeinflussen. Die Pflegende lernt den Patienten so kennen, dass sie die Pflege individuell an ihn angepasst planen kann. Pflegende und Patient bilden im optimalen Fall ein Team und arbeiten an den gemeinsamen Rehabilitationszielen.

Das zugrunde liegende **Menschenbild** in der Bezugspflege betrachtet die Person als entscheidungsfähiges und mündiges Individuum, das aktiv an seinem Genesungsprozess mitwirkt und Entscheidungen mit trifft.

Die Bezugspflegende begleitet die Patientin und ihre Familie während der Zeit der Rehabilitation. Sie übernimmt eine zentrale Rolle und wird zur Ansprechpartnerin für alle an der Rehabilitation Beteiligten. Durch ihre besondere Beziehung zum Patienten und zu seinen Angehörigen ist sie in der Lage, mit ihnen auch schwierige Gespräche (z. B. über offene Fragen, Unzufriedenheit, Probleme und Ängste) zu führen. Dies bedingt, dass sich die Pflegende immer wieder sowohl theoretisch als auch praktisch mit ihrer eigenen Kommunikation auseinandersetzt, dazulernt und sich in ihrem Verhalten reflektiert.

Es ist die Aufgabe der Bezugsperson, die Bedürfnisse, Fragen und Ängste der Angehörigen zu erfassen und anzugehen. Die Angehörigen müssen dort abgeholt werden, wo sie stehen und schrittweise in den Rehabilitationsprozess einbezogen werden. Die Pflegende muss sich aber auch der Grenzen ihres Auftrags bewusst sein und die Angehörigen ggf. an andere Stellen wie Sozialarbeiterinnen, Psychologen oder Selbsthilfegruppen weiterleiten.
Voraussetzungen für eine Tätigkeit als Bezugspflegender sind in erster Linie der Wille und die Bereitschaft, sich auf einen Patienten und sein Familiensystem einzulassen, eine Beziehung zu ihnen aufzubauen und die Verantwortung für diesen Prozess zu übernehmen. Hierfür braucht die Pflegende sowohl praktische Fertigkeiten als auch theoretisches Wissen sowie die Fähigkeit, eigenes Handeln und Denken zu hinterfragen.

Als Bezugspflegender hat man die Möglichkeit, eine Beziehung auf einer professionellen Ebene mit der Patientin und ihrem Familiensystem einzugehen. Das **Bezugspflegesystem** erlaubt Freiräume für eine individuelle, spannende und kreative Pflege. Es bietet den Pflegenden auch die Möglichkeit, durch die Auseinandersetzung mit der Thematik „professionelle Beziehung" zu lernen und sich weiterzuentwickeln.

Mögliche Aufgaben der Bezugspflegenden

Vor der Aufnahme

Von Vorteil ist es, wenn die Bezugspflegende bereits vor der **Aufnahme** des Patienten in die Rehabilitationseinheit Kontakt mit den Pflegenden der vorbehandelnden Abteilung aufnimmt. Hierdurch kann sie alle nötigen Informationen einholen, die sie braucht, um sich ein Bild über die Situation des Patienten zu machen und die nötigen Vorbereitungen für seine Aufnahme zu treffen.

Aufnahme des Patienten

- Die Bezugspflegende ist am Aufnahmetag und an den beiden darauffolgenden Tagen anwesend.
- Sie stellt sich dem Patienten und seinen Angehörigen als Bezugsperson aus der Pflege vor und erklärt ihnen ihre Funktion.
- Sie führt die Patientin und ihre Angehörigen in den Abteilungsalltag ein.
- Sie führt ein Anamnesegespräch mit dem Patienten und seinen Angehörigen. In diesem Gespräch ist es wichtig, offene Fragen von allen Seiten zu klären, Unsicherheiten anzusprechen und Informationen über den Patienten und seine Situation zu sammeln.
- Sie erstellt eine (auch für ihre Kollegen verbindliche!) Pflegeplanung im Rahmen der therapeutischen Zielsetzung und hält wichtige Informationen im Dokumentationssystem fest.

Während des Aufenthalts auf der Station

- Die Bezugspflegende ist stets über den bisherigen Verlauf der Rehabilitation, Pflegeziele, Therapieziele, medizinische Diagnosen und alle Maßnahmen informiert und auf dem neuesten Stand.
- Sie ist Ansprechpartnerin für den Patienten, seine Angehörigen und alle an der Rehabilitation beteiligten Fachpersonen.

- Sie überprüft laufend die Pflegeplanung und passt sie unter Berücksichtigung des Rehabilitationsprozesses dem aktuellen Stand an.
- Sie pflegt den Kontakt zu den Angehörigen und steht ihnen nach Möglichkeit beratend bei.
- Abmachungen werden im Dokumentationssystem festgehalten und sind verbindlich.
- Die Bezugspflegende nimmt an den Gesprächen mit dem Rehabilitationsteam teil. Hier bringt sie die Sichtweise der Pflegenden ein und vertritt ggf. die Interessen der Patientin und/oder ihrer Angehörigen.

In der Entlassungsphase

- Die Bezugspflegende sollte sich selbst, dem Patienten und seinen Angehörigen die Möglichkeit bieten, über den Rehabilitationsverlauf, die gemeinsame Beziehung, den bevorstehenden Abschied, die erreichten Ziele und die Zeit nach der Entlassung zu sprechen.
- Wenn der Patient in eine andere Einrichtung verlegt wird, schreibt die Bezugspflegende den Übergabebericht.
- Gemeinsam sollte im Pflegeteam über die Zeit mit dem Patienten und die während der Rehabilitation entstandenen Gefühle reflektiert werden. So kann aus dieser Zeit gelernt werden, und die Pflegende kann sich in der Rolle als Bezugsperson weiterentwickeln.

1.3.4 Begleiten und Einbeziehen der Angehörigen in die rehabilitative Pflege

Die **Begleitung der Angehörigen** ist eine wichtige Aufgabe der Pflegenden und eine große Herausforderung für sie. Nur im Zusammenspiel Patientin – Angehörige – Rehabilitationsteam ist eine Rehabilitation möglich, die für alle zufriedenstellend verläuft.

In der Pflege ist die Zusammenarbeit mit dem sozialen Umfeld des Patienten eine zentrale Aufgabe. Die Unterstützung, welche die Angehörigen der Patientin geben, ist gerade in der Rehabilitationspflege von großer Bedeutung.

Angehörige sind auch Betroffene

Bei der Begleitung von Angehörigen sind sich die Pflegenden bewusst, dass Angehörige auch **Betroffene** sind. Die Krankheit eines Familienmitglieds hat einen einschneidenden Einfluss auch auf ihr Leben. Bei der Aufnahme eines Patienten in eine Rehabilitationseinheit haben die Angehörigen oft eine außergewöhnlich belastende Zeit mit Intensiv- und Überwachungsstationen hinter sich. Die Situation, in der sich die Angehörigen plötzlich befinden, überfordert sie oft auch emotional, sie fühlen sich verunsichert und haben meist ein großes Bedürfnis nach Information und Unterstützung. Um in dieser Situation mehr Sicherheit zu erlangen und Vertrauen aufbauen zu können, ist es für die Angehörigen wichtig, dass sie unaufgefordert Informationen erhalten.

Die Angehörigen befinden sich auf einem neuen Weg, und die Pflegenden bieten ihnen an, sie auf diesem Weg ein Stück zu begleiten und zu unterstützen.

Die Pflegenden suchen das Gespräch

In den ersten Tagen der Rehabilitation sollte ein **Gespräch** zwischen den Angehörigen und der Bezugspflegenden stattfinden. In diesem Gespräch gibt die Bezugspflegende den Angehörigen die Möglichkeit, über ihr Erleben und ihre Ängste zu sprechen und ihre Fragen und Bedürfnisse zu äußern. Ein solches Gespräch bietet auch Gelegenheit, Informationen (z. B. zur Abteilung, zur Pflege oder zu den Therapien) zu geben. Die Pflegenden ermuntern die Angehörigen außerdem, sich mit den Therapeutinnen und Ärzten in Verbindung zu setzen und sich spezifische Informationen direkt von diesen zu holen.

Die Pflegenden besprechen gemeinsam mit den Angehörigen, ob und inwieweit sie sich in die Pflege des Patienten einbringen wollen. Für manche ist die Möglichkeit sehr wichtig, die Kranke aktiv zu unterstützen. Einige müssen sogar eher gebremst werden, um den evtl. noch schwer beeinträchtigten Patienten (und sich selbst) nicht zu überfordern. Andere können sich wiederum eine Beteiligung gar nicht vorstellen, und der Gedanke löst bei ihnen Ängste und Befürchtungen aus. Hier streben die Pflegenden ein langsames Hineinwachsen in die neue Situation und den Umgang mit dem Angehörigen an. Die Pflegenden versuchen, auch nonverbal geäußerte Bedürfnisse und Ängste der Angehörigen wahrzunehmen und ihnen die Möglichkeit zu geben, sich nach ihrem tatsächlichen Können und Wollen in die Rehabilitation einzubringen.

Hoffnungen der Angehörigen akzeptieren

Die Pflege muss sich bewusst sein, dass es innerhalb der Familie zu einer neuen Aufteilung der Rollen kommen kann. War es z. B. bisher die Aufgabe der Patientin, für den Haushalt und die Kinder zu sorgen, sind es nun andere Menschen aus dem sozialen Netz, die dies übernehmen. Auch müssen die Pflegenden bei allem, was sie tun und sagen, daran denken, dass die Angehörigen gerade am Anfang der Rehabilitation sehr große **Hoffnungen** auf eine vollständige Heilung haben. Ein Bild darüber, welche Auswirkungen eine Hirnverletzung auf das künftige Leben des Patienten und sein soziales Umfeld haben könnte, kann sich nur langsam und schrittweise einstellen. Vor diesem Hintergrund muss beachtet werden, dass in vielen Fällen eine dauerhafte Verschiebung der Rollen im Familiensystem oft erst nach dem Austritt aus der Rehabilitation erarbeitet werden kann. Hoffnung nicht zu nehmen (sie kann ein entscheidender Motor sein, um Ziele zu erreichen), falsche Hoffnungen aber auch nicht zu schüren – dies ist eine Gratwanderung, die viel Wissen und Fingerspitzengefühl erfordert.

Angehörige nicht überfordern

Die Angehörigen sollten darauf aufmerksam gemacht werden, dass sie das Recht haben, sich abzugrenzen und dass sie ihr Leben und das Leben der Familie weiterführen dürfen, sollen und sogar müssen. Überforderte Angehörige können dem Kranken auf Dauer keine Hilfe sein. Die Angehörigen erleben eine Zeit, auf die sie nicht vorbereitet waren. Die Pflegenden weisen sie daher auf die Möglichkeiten professioneller Unterstützung (z. B. durch einen Psychologen) hin und ermuntern sie, diese Unterstützung anzunehmen. Auch Selbsthilfegruppen bedeuten für viele Angehörige eine Erleichterung. Hier können die Pflegenden z. B. durch Weitergabe von Namen und Anschriften oder Treffpunkten den ersten Kontakt anbahnen.

Regelmäßig Gespräche führen

Während der Rehabilitation sollen regelmäßig Gespräche zwischen den Angehörigen und der zuständigen pflegerischen Bezugsperson stattfinden. Diese **Gespräche** können informell sein und sich spontan ergeben oder, wenn es die Situation erfordert, offiziellen Charakter haben. In diesen Gesprächen gehen die Pflegenden auf alte und neue Fragen der Angehörigen ein, besprechen den Rehabilitationsverlauf und integrieren Fragen und Anliegen vonseiten der Pflegenden.

Im Rehabilitationsverlauf kann es für die Patientin sinnvoll sein, Wochenenden zu Hause zu verbringen. Diese „Heimurlaube" bereiten die Pflegenden zusammen mit den Angehörigen sorgfältig vor. Viele Angehörige haben zunächst Bedenken und Ängste, den Anforderungen nicht gewachsen zu sein. Die Angehörigen werden vor dem Urlaub von den Pflegenden und den behandelnden Therapeuten über die Behandlung und den Umgang mit dem Patienten geschult. Erst wenn sie sich hier sicher genug fühlen, kann der Besuch zu Hause ins Auge gefasst werden.

> Die Aufgabe der Pflege in der Begleitung der Angehörigen ist es, sie zu informieren, zu beraten, zu schulen und anzuleiten. Angehörige benötigen Unterstützung und Begleitung.

1.3.5 Entlassungsmanagement

> **Versorgungsunterbrechung verhindern**
>
> Ziel des Entlassungsmanagements muss sein, dass es keine Versorgungsunterbrechung für die Patientin gibt.

Die Entlassung des Patienten aus der Rehabilitationseinheit beginnt mit dem Eintritt des Patienten in diese Abteilung. Die Entlassung ist einer der wichtigsten Schritte im Rehabilitationsprozess der Patientin und bedarf einer individuellen und kontinuierlichen Planung. Im interdisziplinären Team muss geklärt werden, welche Bereiche welche Aufgaben im **Entlassungsmanagement** des Patienten übernehmen, weil sonst „Doppelgleisigkeiten" oder auch Versäumnisse in der Planung nicht auszuschließen sind. Gemäß dem Expertenstandard „Entlassungsmanagement" erhält jede Patientin mit poststationärem Pflege- und Unterstützungsbedarf ein individuelles Entlassungsmanagement zur Sicherung einer kontinuierlichen bedarfsgerechten Versorgung. [vgl. 10]

In das Entlassungsmanagement muss das soziale Umfeld des Patienten einbezogen werden, sofern der Patient dieses nicht ausdrücklich ablehnt.

Der Austrittstermin für die Patientin muss so früh wie möglich allen Beteiligten bekannt sein, weil nur so alle die nötigen Vorbereitungen treffen können. Der Patient und seine Familie müssen eine gezielte Schulung und Beratung im Hinblick auf die Entlassung erfahren, und u. U. sind ergänzende oder neue Unterstützungsmöglichkeiten für den Patienten und seine Familie zu organisieren. Um bei den evtl. vielfältigen Fragen zur zukünftigen sozialen Sicherung, zu staatlichen Hilfen und Unterstützungsmöglichkeiten etc. eine erste Orientierung geben zu können, sind für die Pflegenden grundlegende Kenntnisse über die diesbezügliche Gesetzeslage (z. B. Schwerbehindertengesetz, Pflegeversicherungsgesetz) unabdingbar.

Wenn die Patientin in eine weiterführende Rehabilitationseinheit verlegt wird, schreibt die Bezugspflegende einen Verlegungsbericht, in dem sie alle pflegerelevanten Maßnahmen und den bisherigen Rehabilitationsverlauf festhält. Anhand der Übergabe muss es der übernehmenden Einheit möglich sein, auf dem gleichen Stand mit der therapeutischen Pflege einzusetzen. So kommt es zu keiner Unterbrechung im Rehabilitationsprozess für die Patientin.

Anlässlich des Aus- oder Übertritts des Patienten sollte ein Entlassungsgespräch eingeplant werden. Hier muss überprüft werden, ob alle nötigen Vorbereitungen für den Patienten und seine Angehörigen getroffen worden sind. Sollten sich aus diesem Gespräch noch Unklarheiten und Unsicherheiten ergeben, müssen diese umgehend angegangen werden. Wenn es zu einer individuellen und kontinuierlichen Austrittsplanung unter Einbezug der Patientin und ihrer Angehörigen gekommen ist, können sie sich sicher fühlen, und es fällt ihnen leichter, sich auf die neue Situation nach der Entlassung einzulassen.

1.3.6 Zusammenarbeit im interdisziplinären Team

> **Interdisziplinäre Zusammenarbeit**
>
> Die interdisziplinäre Zusammenarbeit stellt die Grundlage, den Erfolgsfaktor und den Mehrwert des Rehabilitationsprozesses für den Patienten dar. Voraussetzung dafür ist die konstruktive Kooperation der verschiedenen Beteiligten.

Wertschätzung: Grundlage der Kooperation

Die Zusammenarbeit unterschiedlicher Berufsgruppen, die verschiedene Aufgabenbereiche haben und ihren spezifischen Teil zum Rehabilitationserfolg der Patientin beitragen, stellt **hohe Anforderungen** an alle Beteiligten. Nur wenn sich alle Mitarbeitenden in ihren Rollen gleichwertig wahrgenommen und anerkannt fühlen, entsteht eine konstruktive Arbeitsgemeinschaft. In dieser trägt jedes Mitglied des interdisziplinären Teams seinen Teil dazu bei, die Entwicklung des Patienten möglichst optimal zu unterstützen und zu fördern. Dadurch, dass alle Bereiche ineinandergreifen, sich ergänzen, abstimmen und aufeinander aufbauen, sind alle Disziplinen als gleichwertig zu betrachten. Ziel für alle ist es, für die Patientin individuelle Wege zu finden und zu fördern.

Transparenz: Grundlage für die Funktion

Eine weitere Grundlage der interdisziplinären Zusammenarbeit ist ein **gut funktionierender und geregelter Informationsaustausch.** Hierbei gilt es, für jede Rehabilitationseinheit spezifische Besprechungen zu vereinbaren, aufgrund derer der Prozess der Interdisziplinarität unterstützt und gelebt werden kann. Ziele für den Patienten werden, wann immer möglich, gemeinsam mit dem Patienten festgelegt. Die Ziele können für jede Berufsgruppe individuell oder für alle gleich sein. Wertvoll und wesentlich ist, dass sich die Arbeitsbereiche mit ihren spezifischen Kompetenzen gemeinsam unterstützen und ergänzen.

Die Pflege: Brückenfunktion und Knotenpunkt

Die Pflege übernimmt in der interdisziplinären Zusammenarbeit zum einen eine Brückenfunktion zum anderen bildet sie den Knotenpunkt. Sie übernimmt den **Transfer** dessen, was die Patientin in den Therapien gelernt hat, in den Alltag. Dieser nicht zu unterschätzende Faktor ermöglicht es der Patientin und ihrem sozialen Umfeld, wiedererworbene Fähigkeiten im Alltag zu üben und zu festigen. Denn was sie im Alltag gefestigt hat, kann sie auch in das Leben außerhalb der Rehabilitationseinheit mitnehmen. Hierfür benötigen die Pflegenden jedoch spezifisches pflegerisches Fachwissen aus allen Berufsbereichen, damit sie die entsprechende Vernetzung ausarbeiten können. Damit die Pflegenden dieser Aufgabe gerecht werden, müssen sie alle Abläufe überblicken können, auf diese Weise neue Vernetzungen ableiten und folglich die entsprechenden Bedürfnisse mit den richtigen Verantwortlichen zusammenführen.

1.3.7 Vernetzung im konstruktiven Prozess

Physiotherapie, Ergotherapie und Logopädie stellen die Therapiebereiche dar, die für eine neurologische Rehabilitation grundlegend sind. Je nach Einheit können weitere Disziplinen wie Neuropsychologie, Musiktherapie, Therapie mit Tieren etc. hinzukommen. Auch können unterstützende Berufsgruppen wie die Sozialberatung, Ernährungsberatung etc. ein interdisziplinäres Team wertvoll ergänzen.

Aufgaben der Physiotherapie

Das Ziel der Physiotherapie in der neurologischen Rehabilitation ist das Erreichen **größtmöglicher Selbstständigkeit der Bewegung** in den ADL. In der Wahrnehmung vieler Patienten ist die physiotherapeutische Behandlung ein sehr wichtiger Teil der Rehabilitation, da sie hier oft die ersten Erfolge wahrnehmen. Zu spüren, wie eine Funktion in der Bewegung zurückkommt, wirkt stark motivierend und bringt Schritt für Schritt Selbstständigkeit zurück.

Am Anfang der Behandlung steht eine umfangreiche Testung der unterschiedlichen Funktionen, z. B.:

- Tonusänderung
- Kraftverlust
- Koordinationsstörungen (z. B. Ataxien)
- Gleichgewichtsstörungen
- Apraxie
- Sensibilitätsstörungen

Aber auch sekundär entstandene Störungen wie Kontrakturen, Atrophien und Schmerz werden von der Therapeutin genauestens getestet und im Schweregrad diagnostiziert. Auf der Grundlage ihrer Resultate legt die Physiotherapeutin ein spezifisch auf den Patienten festgelegtes Trainings- und Therapieprogramm fest, das sich an den Fortschritten des Patienten orientiert und weiterentwickelt. In regelmäßigen Verlaufskontrollen testen die Therapeuten die Fortschritte der Patientin und passen ihr Therapieprogramm an. Das Training kann in Einzel- und Gruppentherapien oder auch in angeleiteten Selbsttrainings erfolgen.

Zusammenarbeit mit der Pflege Eine enge Zusammenarbeit mit der Pflege ermöglicht es, dass die in der Therapie erlernten Fähigkeiten im Alltag umgesetzt werden können.

- **Therapeutische Lagerung:** Eine optimale Lagerung des schwer betroffenen Patienten zur Vermeidung von Komplikationen ist v. a. in der ersten Phase der Rehabilitation ausgesprochen wichtig, aber auch im Verlauf muss das Augenmerk auf eine korrekte und therapeutische Lagerung gelegt werden. In der Zusammenarbeit zwischen Pflege und Physiotherapie kann eine individuelle und fördernde Lagerung für die Patientin entwickelt und festgelegt werden.
- **Transfer:** Der therapeutische Transfer stellt bei schwer betroffenen Patienten oft eine große Herausforderung dar. Die Physiotherapie unterstützt die Pflegenden im Erarbeiten eines Transfers, der auf die Patientin abgestimmt, fördernd und sicher ist.
- **Sturzprophylaxe:** Viele Patienten in allen Phasen der Rehabilitation sind hochgradig sturzgefährdet. Die Fähigkeiten des eigenen Korpers wiedereinschätzen zu lernen, stellt die Patientin vor eine hohe Herausforderung. Nicht einfach aufstehen zu können, um z. B. zur Toilette zu gehen, müssen viele Patienten erst lernen und wahrnehmen. Die Sturzprophylaxe mit einem vorgängigen Sturzrisiko-Assessment kann helfen, der Patientin Unterstützung und Sicherheit zu geben.
- **Kontrakturenprophylaxe:** Gerade in der frühen Phase der Rehabilitation muss bei Patienten mit sehr schweren Einschränkungen der Entstehung von Kontrakturen konsequent begegnet werden. Kontrakturen schränken die Patientin zusätzlich ein, verursachen Schmerzen und verlängern den Aufenthalt im Krankenhaus.
- **Geh- und Lauftraining:** Ein großes Ziel für alle in ihrer Bewegung eingeschränkten Patienten ist die Wiedererlangung der Möglichkeit zu gehen. Viele Patientinnen sehen hierin einen Gradmesser für ihren Rehabilitationserfolg. Die Physiotherapie übt mit den Patienten physiologische Bewegungsabläufe; erst wenn dies gesichert ist, kann das Gehen auch in den Alltag übernommen und von der Pflege geübt werden.

Aufgaben der Ergotherapie

In der Ergotherapie steht die Wiedererlangung, Erhaltung und Verbesserung **größtmöglicher Selbstständigkeit in Alltag, Beruf und Freizeit** im Zentrum des therapeutischen Handelns. Grundlage hierfür ist eine ergotherapeutische Befunderhebung unter Einbeziehung der gesamten Lebenssituation des Patienten. Mit dem Erfassen von Problemen, Teilfähigkeiten, Ressourcen und Stärken kann sie ihr therapeutisches Handeln und Vorgehen planen und individuell an den Erfordernissen eines jeden Patienten anpassen. Ergotherapie findet in allen Phasen der Rehabilitation statt. Zu Beginn steht die Verbesserung der Grundfunktionen im Vordergrund. Im weiteren Verlauf bildet die Therapie von Bewegungs- und Handlungsabläufen die Grundlage; diese werden dann in die ADL übertragen und gefestigt.

Die Ergotherapie findet im Rahmen von Einzel-, Gruppen- und Selbsttraining statt. Therapieeinheiten wie Kochen, handwerkliche Tätigkeiten oder auch die Sicherheit im Straßenverkehr stellen im Verlauf der Rehabilitation eine weitere Herausforderung für die Patientin dar. Gegen Ende der Rehabilitation und auch ggf. in einer ambulanten Therapie bildet die berufliche Integration gerade bei jungen Patienten einen wichtigen Teil der Therapie.

Zusammenarbeit mit der Pflege Da sich die therapeutischen Interventionen der Ergotherapie **nahe am Alltag** und den ADL der Patientin orientieren, ergibt sich eine enge Zusammenarbeit mit der Pflege. Beim Festlegen eines Ablaufplans für die Körperpflege ist es beispielsweise möglich, dass Abläufe durch verschiedene Berufsgruppen immer gleich ausgeführt werden. So hat der Patient die Möglichkeit, diese zu üben, in seinen Alltag zu integrieren und sie im Verlauf teilweise oder auch vollständig selbständig zu übernehmen. Ein enger Austausch zwischen Pflege und Therapie stellt hier eine Grundvoraussetzung dar. Nur wenn für alle Beteiligten ersichtlich ist, wo die Patientin steht, was sie in ihren Alltag übernehmen kann und was noch geübt werden muss, kann die Patientin einen Weg in die Selbstständigkeit finden.

Aufgabe der Pflege ist es, die Verbindung zwischen Ergotherapie und dem sozialen Umfeld des Patienten zu knüpfen. Rückmeldungen darüber, wie der Patient Erlerntes aus der Therapie im Alltag einsetzen kann, wo Probleme und Hindernisse bestehen und was nicht umgesetzt werden kann, sind wichtige Informationen für die Therapeuten, um mit dem Patienten daran arbeiten zu können. Die Patientin wird nur das, was in ihrem Alltag sinnvoll für sie ist und was sie anwenden kann, integrieren und nutzen können.

Auch die Abklärung von **Hilfsmitteln,** die dem Patienten den Alltag erleichtern sollen, fällt in den Aufgabenbereich der Ergotherapie. Hilfsmittel müssen so abgeklärt sein, dass sie die Patientin in ihrer Selbstständigkeit fördern. Es muss immer wieder überprüft werden, ob die Hilfsmittel noch dem aktuellen Zustand des Patienten entsprechen oder aufgrund seiner Fortschritte nicht mehr notwendig oder sogar eher behindernd wirken. Auch hier ist die Ergotherapie auf die Rückmeldung der Pflege angewiesen. Durch die Rückmeldung der Patientin, der Angehörigen und der Pflege können sich die Ergotherapeuten ein Bild davon machen, wie unterstützend ein Hilfsmittel im Alltag ist.

Aufgaben der Logopädie

Der Auftrag der Logopädie ist die Diagnostik und Therapie von **Sprach-, Sprech-, Stimm- und Schluckstörungen.** Für die Therapie steht die Kommunikations- und Schluckfähigkeit des Patienten im Vordergrund, um damit seine soziale Integration zu fördern. Ein Aufgabenbereich der Logopädie ist auch die Zusammenarbeit mit den Angehörigen der Patientin. Für die Patientin und ihr soziales Umfeld ist es von ausschlaggebender Bedeutung, dass ihre Einschränkung den Angehörigen erklärt wird und sie Sicherheit im Umgang damit erwerben. Verstanden-Werden und Verstanden-Sein sind menschliche Grundbedürfnisse; wenn sie nicht befriedigt werden können, sind Verzweiflung und Resignation die Folge. Hier haben Pflege und Logopädie einen gemeinsamen Auftrag: den Patienten und sein soziales Umfeld zu begleiten und zu unterstützen, um dem Patienten eine Kommunikation und somit auch ein Verstanden-Sein zu **ermöglichen.**

Zusammenarbeit mit der Pflege Zunächst ist es für die Pflege wichtig zu wissen, wie schwer die Einschränkungen der Patientin sind. Die Diagnose „Aphasie" beispielsweise gibt nicht unbedingt Aufschluss über die Fähigkeiten des Patienten. Hier müssen folgende Fragen beantwortet werden:

- Ist eine Ja-Nein-Kommunikation gesichert?
- Wie gut ist das Sprachverständnis der Patientin?
- Kann geschriebene Sprache verstanden werden?
- Können Zahlen und die Uhr gelesen werden?
- Ist ein Bildverständnis vorhanden?
- Können Mimik und Gestik richtig interpretiert werden?

Im engen **Austausch** mit der Logopädie können Antworten gefunden werden und sich auch weiterentwickeln. Stellt beispielsweise die Pflege im Alltag fest, dass der Patient vermehrt Sprechversuche unternimmt, ist dies eine wichtige Information für die Logopädie. Auf der anderen Seite kann die Logopädie die Pflege im Umgang mit der Einschränkung der Patientin beraten und unterstützen.

Es kann auch vorkommen, dass die Einschätzung von Pflege und Logopädie bezüglich der Fähigkeiten der Patienten differieren. So versteht eine Patientin im Alltag in einem für sie begreiflichen Kontext ggf. mehr als in einer strukturierten Therapieeinheit. Wenn die Pflegende z. B. zu ihr sagt „Heute ist es heiß" und dabei aus dem Fenster zeigt und sich auch noch den Schweiß von der Stirn wischt, ist dies für die Patientin oft verständlich, und sie kann auf verschiedene Weise zu verstehen geben, dass sie es verstanden hat und wie sie es empfindet. Wird sie mit diesem Satz dagegen in einem therapeutischen Setting konfrontiert, in dem es darum geht festzustellen, wie gut ihr Sprachverständnis ist, und ihr die Worte ohne Kontext dargeboten werden, ist das Verstehen der Patientin deutlich erschwert oder vielleicht auch nicht möglich.

Für die Zusammenarbeit zwischen Pflege und Logopädie ist es wichtig, dass sich beide Seiten bewusst sind, dass sie eine **unterschiedliche Wahrnehmung** eines Problems haben. Die Pflege kann die Frage beantworten, wie sich die Einschränkung im Alltag zeigt und wie der Patient und das soziale Umfeld damit umgehen können. Die Logopädie kann durch ihre Diagnostik und Therapie ein klares Bild davon zeichnen, wie schwer die Einschränkung ist und wie die Menschen, die dem Patienten begegnen, Strategien für den Umgang mit dieser Einschränkung finden können.

1.4 Ausgewählte Pflegesituationen

1.4.1 Patientinnen mit Kommunikationsstörung

Aphasie ➤ Kap. 1.6.8 sowie *Pflege eines Menschen nach einem Schlaganfall* ➤ Kap. 2.1.6

In der Rehabilitation betreuen und begleiten die Pflegenden Patientinnen mit den verschiedensten **Kommunikationsstörungen.** Über dieses Hindernis hinweg die wichtige therapeutische Beziehung zu den Patienten aufzubauen, um ihnen ein Gefühl von Sicherheit und „Wahrgenommen-Sein" zu vermitteln, ist eine große Herausforderung für die Pflegenden.

Sich verständlich zu machen, von anderen verstanden zu werden und andere zu verstehen, sind grundlegende Bedürfnisse aller Menschen. Verstanden zu werden vermittelt mir, dass ich wahrgenommen werde, dass ich sicher bin.

Wie schwierig muss das Erleben für einen Patienten mit Kommunikationsstörungen sein, wenn er plötzlich etwas so Wichtigem und „Selbstverständlichem" beraubt wird wie der Sprache und

- die Umwelt ihn nicht mehr versteht,
- er selbst seine Umwelt nicht mehr verstehen kann,
- das Lesen nicht mehr möglich ist,
- die Schrift sogar für ihn selbst unleserlich geworden ist oder er das Schreiben gar nicht mehr bewerkstelligen kann und
- das Äußern von Bedürfnissen plötzlich großer Anstrengung bedarf usw.?

Und das alles, obwohl der Patient genau weiß, was er wann, wo und wie bräuchte. Solche u. ä. Überlegungen sind in der pflegerischen Begleitung von Patientinnen grundlegend. Ziel muss sein, Patienten mit einer Kommunikationsstörung ein Gefühl von Sicherheit und Wahrgenommen-Sein zu vermitteln, ein Verstummen zu vermeiden, immer wieder Hoffnung zu wecken, immer wieder einen neuen Kommunikationsversuch zu unternehmen.

Die Gefahr ist groß, dass sich kommunikationseingeschränkte Patientinnen in sich zurückziehen, immer weniger Kontakt suchen und schließlich ganz verstummen.

Angehörige einbeziehen

Der Aufbau einer therapeutischen Beziehung, mit dem Hindernis der verbalen Kommunikationseinschränkung, kann äußerst schwierig sein.

Hilfreich dabei sind ausreichende Informationen über den Patienten, welche die Pflegenden über die **Angehörigen** einholen können. Mithilfe dieser Informationen können sich die Pflegenden ein Bild der Patientin machen und abschätzen, was für sie wichtig ist. Dieses Wissen können sie gezielt in die Pflege einbeziehen, z. B. ein Gespräch über ein Thema einleiten, von dem sie wissen, dass es der Patientin wichtig ist. So vermitteln die Pflegenden der Kranken, dass sie Interesse an ihrer Persönlichkeit haben.

Zu einem abgerundeten Bild gehört auch das Wissen über die psychosoziale Situation des Patienten und seine bisherigen Bewältigungsmuster in Krisensituationen. Das Eingehen auf bekannte Bewältigungsmuster hilft der Pflegenden, eine Beziehung zum Patienten aufzubauen.

Die Zusammenarbeit mit den Angehörigen ist von zentraler Bedeutung. Sie sind nicht nur diejenigen, die den Pflegenden mit Informationen über die Patienten weiterhelfen können. Oft übernehmen sie auch einen wichtigen Teil in der Begleitung der Patientinnen, indem es ihnen auf ihre Weise gelingt, den Betroffenen „Verstanden-Sein" zu vermitteln. Damit die Angehörigen diese Aufgabe übernehmen können, ist es entscheidend, dass sie die Kommunikationseinschränkung der Patientinnen verstehen. Sie müssen Begleitung, Information und Beratung erhalten.

1.4.2 Patienten mit Schluckstörung

Pflege eines Menschen nach einem Schlaganfall ➤ Kap. 2.1.6

Essen ist ein Grundbedürfnis des Menschen. Über längere Zeit kaum oder gar nicht essen zu können, empfinden die meisten Menschen als erhebliche Beeinträchtigung. Um die Patientinnen durch die schwierige Zeit des Nicht-essen-Könnens und des Kostaufbaus zu begleiten, bedarf es professioneller Pflege.

Neurologische Erkrankungen können zu **Schluckstörungen** während aller Phasen des Schluckens führen. Bei einem akuten Hirninfarkt und auch bei einem Schädel-Hirn-Trauma in der Akutphase sind Schluckstörungen und eine Aspirationspneumonie häufig und gefürchtete Komplikationen. Auch im Verlauf einer MS und Parkinson-Erkrankung können sich Schluckstörungen entwickeln, und bei Demenzkranken treten sie häufig im Verlauf auf. Gerade bei Erkrankungen, bei denen die Schluckstörung im Verlauf auftreten kann, ist es sehr wichtig, dass die Pflege darum weiß, im Anamnesegespräch danach fragt und den Patienten gezielt darauf beobachtet.

In der Akutphase der Erkrankung stellt die Vigilanz des Patienten einen Indikator für dessen Schlucksicherheit dar. Erst wenn die Betroffenen 15 min wach bleiben können, kann eine Schluckabklärung erfolgen. Davor muss davon ausgegangen werden, dass das Schlucken deutlich eingeschränkt und eine orale Ernährung nicht möglich ist.

- **Schwere Schluckstörungen** werden in aller Regel erkannt und können durch das Abdichten der Trachea mithilfe einer gecufften Trachealkanüle (engl. *cuff* = Manschette; aufblasbare Manschette am unteren Ende einer Trachealkanüle zur Abdichtung des Raums zwischen Tubus und Tracheawand, ➤ Abb. 1.1) sowie parenterale Ernährung oder Sondenkost behandelt werden.
- **Leichte Schluckstörungen** werden in der Akutphase der Erkrankung oft nicht diagnostiziert. Dennoch ist auch hier die Aspirationsgefahr sowohl von Speichel als auch von Nahrungsmitteln sehr groß, und auch das Risiko einer Pneumonie darf nicht unterschätzt werden.

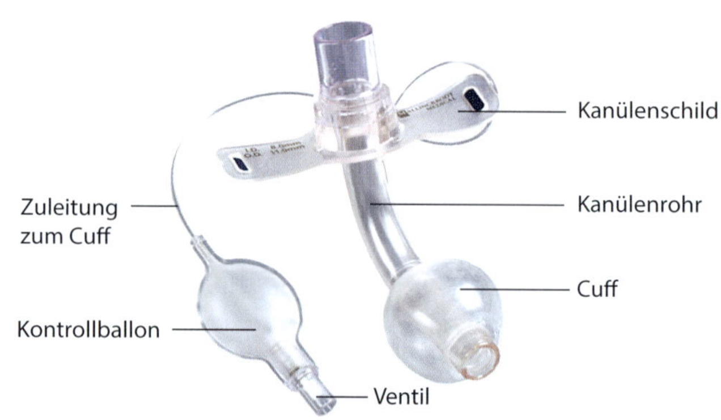

Abb. 1.1 Trachealkanüle mit Cuff zum Abdichten der Trachea [U244]

Beobachtungen, die das Erkennen von Schluckstörungen durch die Pflegenden ermöglichen:

- Die Patientin verschluckt sich an ihrem Speichel oder kann ihn gar nicht schlucken (Speichelsee im Mund-/Rachenraum).
- Der Patient verschluckt und/oder räuspert sich oder hustet während des Essens oder Trinkens.
- Die Patientin muss während des Essens niesen.
- Nahrungsreste verbleiben im Mund.
- Beurteilung der Stimmqualität, wenn der Patienten geschluckt hat. Tönt die Stimme rein?

VORSICHT

Komplikationen einer Schluckstörung, die das Leben der Patientinnen gefährden

- Verlegung der Atemwege
- Mangelernährung

Die Richtlinie des Scottish Intercollegiate Guidelines Network (SIGN) empfiehlt, dass die Pflege zum Ausschluss einer Schluckstörung einen **Wasserschlucktest** durchführt. [vgl. 11] Wichtig ist, dass dieser Test nur durch geschulte Pflegende vorgenommen wird. In vielen Institutionen übernimmt diese Aufgabe eine Schlucktherapeutin.

Liegt bei einem Patienten eine Schluckstörung vor, stellt für die Pflege eine **optimale Mundpflege** im Vordergrund. Bei einer Schluckstörung muss immer davon ausgegangen werden, dass es zu stillen Aspirationen kommt. Bei einem gut gepflegten Mund- und Rachenraum birgt eine Aspiration weniger Gefahr, dass sich eine Pneumonie entwickelt.

Für Patienten mit Schluckstörungen erarbeiten die zuständigen Therapeutinnen ein **Schlucktraining** und legen den Nahrungsaufbau fest.

Ist wegen der Schluckstörung **Sondenkost** erforderlich, achten die Pflegenden darauf, dass diese quantitativ ausreichend und qualitativ ausgewogen ist. Hier kann die Zusammenarbeit mit der Ernährungsberatung sehr hilfreich sein. Auch während des Kostaufbaus achten die Pflegenden auf Ausgewogenheit der Ernährung.

Eine **gute Sitzhaltung** (Bobath-Konzept, ➤ Kap. 1.5.2) während des Essens ist für Menschen mit Schluckproblemen sehr wichtig, da sich eine physiologische Sitzhaltung positiv auf den Schluckakt auswirkt. [vgl. 9] Deshalb wird der Patient, wann immer es sein Gesundheitszustand zulässt, für das Essen mobilisiert. Auch der Einsatz von Hilfsmitteln wie etwa Tellern mit Rand oder Bestecken mit Griffverdickungen kann hilfreich für die Patientin sein.

1.4.3 Patientinnen mit Störungen des Schlaf-Wach-Rhythmus

Obwohl der Schlaf noch nicht endgültig erforscht ist, ist sicher, dass er kein Zustand, sondern eine aktive, vom Stammhirn gesteuerte Leistung des Organismus ist. Der Schlaf ist ein aktiver Erholungsvorgang für die Stoffwechselvorgänge im Gehirn und gekennzeichnet durch eine Bewusstseinsminderung, bei der eine gewisse Wahrnehmungsbereitschaft gegenüber der Umwelt erhalten bleibt.

Der Mensch benötigt den Wechsel zwischen Tag und Nacht und den Abgleich der Uhr, um einen gleichbleibenden Tagesrhythmus zu erhalten. Bei einem Patienten mit einem gestörten **Schlaf-Wach-Rhythmus** versuchen die Pflegenden, ihm durch eine feste Tagesstruktur zu helfen, am Tag wach zu bleiben und in der Nacht zu schlafen. Durch sinnvolles und überlegtes Einsetzen von Aktivitäten, verteilt auf den ganzen Tag, kann auf einen geregelten Schlaf-Wach-Rhythmus hingearbeitet werden.

Pflegeinterventionen für Patienten auf Normalpflegestationen

- Angehörige nach Gewohnheiten und Ritualen in Bezug auf Tagesstruktur und Schlafgewohnheiten befragen.
- Eine Tagesstruktur beginnt damit, dass die Patientin den Tag nicht im Nachthemd verbringt. So ist der Unterschied zwischen Tag und Nacht auch am Körper spürbar.
- Zahnprothesen, Hilfsmittel (Brille, Hörgeräte etc.), Armbanduhr werden dem Patienten angelegt.
- Hilfreich sind eine gut lesbare Uhr und eine Anzeige des aktuellen Tagesdatums im Sichtbereich der Patientin.

Außerdem werden dem Patienten über den ganzen Tag verteilt Aktivitäten und Stimulationen angeboten, z. B.:

- Körperpflege außerhalb des Bettes
- Mobilisation für die Mahlzeiten
- Mobilisation auf die Toilette (Kontinenztraining)
- Ein Gang an die frische Luft
- Aufstehen, wenn Besuch kommt
- Weitere Therapieangebote

Hier sind viele weitere Aktivitäten vorstellbar und sinnvoll. Sie müssen auf die Patientinnen abgestimmt sein und dürfen sie nicht überfordern (weniger ist manchmal mehr). Auch das Einplanen von auf den Patienten abgestimmten Ruhepausen kann das Erreichen eines geregelten Schlaf-Wach-Rhythmus erleichtern.

Durch das Führen eines Beobachtungsblatts zur Einschätzung der Vigilanz der Patientin können Wachphasen mit guter Aufmerksamkeit erkannt und in der Folge für die Therapie genutzt werden (➤ Abb. 1.2). In einem solchen Protokoll werden vermerkt:

- Alle Handlungen des Rehabilitationsteams am Patienten
- Uhrzeit und Einschätzung der Vigilanz der Patientin
- Reaktion des Patienten auf Anregung

Verschiedene Pflegeinterventionen am Abend ermöglichen es der Patientin, zur Ruhe zu kommen:

- Gleichbleibendes „Schlafritual“: z. B. Zimmer lüften, umziehen, Zähne putzen und Toilettengang
- Entspannende Maßnahmen, z. B. beruhigende Einreibungen (➤ Kap. 1.4.1, ASE ➤ Abb. 1.7), ruhige Musik, vielleicht auch ein warmes Getränk
- Umgebungsgestaltung, z. B. Raum abdunkeln, Lärm reduzieren etc.
- Wenn möglich, den Patienten in seine gewohnte Einschlafposition bringen

Wann immer möglich, sollten die Tagesabläufe zeitlich gleich gestaltet werden.

Schlafmedikation nur nach strenger Überprüfung der Indikation!

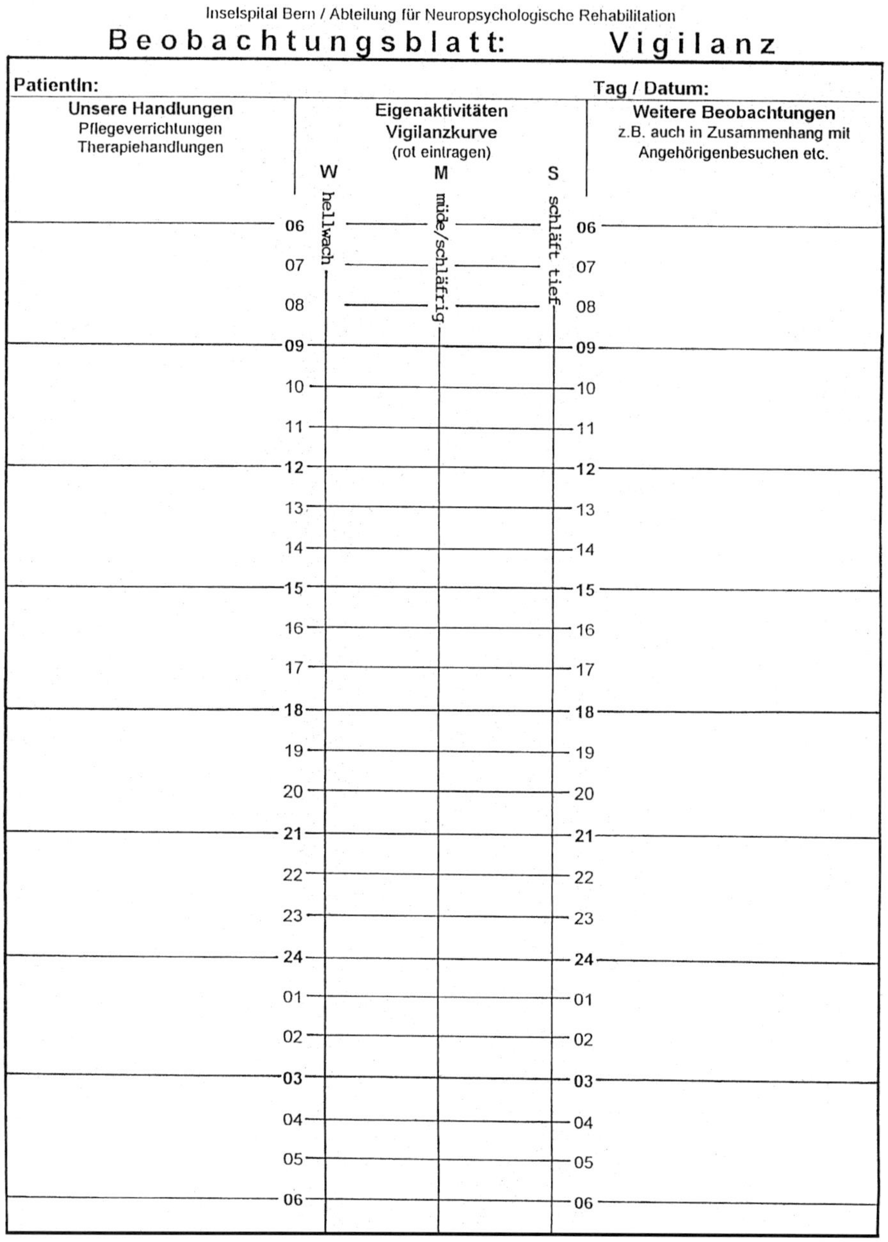
Inselspital Bern / Abteilung für Neuropsychologische Rehabilitation

Beobachtungsblatt: Vigilanz

PatientIn:

Tag / Datum:

Unsere Handlungen Pflegeverrichtungen Therapiehandlungen	Eigenaktivitäten Vigilanzkurve (rot eintragen)	Weitere Beobachtungen z.B. auch in Zusammenhang mit Angehörigenbesuchen etc.
	W hellwach – M müde/schläfrig – S schläft tief	

06, 07, 08, 09, 10, 11, 12, 13, 14, 15, 16, 17, 18, 19, 20, 21, 22, 23, 24, 01, 02, 03, 04, 05, 06

Abb. 1.2 Beobachtungsblatt zur Einschätzung der Vigilanz eines Patienten [T183]

Patienten mit Störungen des Schlaf-Wach-Rhythmus auf Überwachungseinheiten

Die Routine auf einer Überwachungsstation verläuft zumeist Tag und Nacht im selben Rhythmus. So werden auch nachts Notfälle oder Frischoperierte aufgenommen, die Monitore und medizinischen Geräte laufen rund um die Uhr, Überwachungsparameter werden unabhängig von der Tageszeit erhoben. Hier ist es noch schwieriger, einen Tag-Nacht-Rhythmus für die Patientinnen aufrechtzuerhalten.

Schlafmangel gilt als eindeutige Ursache für das **„ICU-Syndrom"**, in Verbindung mit der sensorischen Monotonie, dem Fehlen von Orientierungsmöglichkeiten und dem nicht vorhandenen Tag-Nacht-Rhythmus. Der Schlaf wird durch ständig durchgeführte Kontroll- und Therapiemaßnahmen zerstückelt. Schon nach wenigen Tagen folgen Erschöpfungszustände mit Desorientierung, Halluzinationen und depressiven Verstimmungen.

Maßnahmen:

- Soweit durchführbar Anwendung der o. g. Maßnahmen
- Monitoralarme nachts möglichst leise einstellen; einige Monitore besitzen bereits Einstellungen, bei denen die Alarme im Zimmer selbst nicht mehr hörbar sind
- Nicht benutzte Geräte wie Absaugungen und Sauerstoffanschlüsse abstellen
- Bedenken, dass die Schlafrhythmen in einem 90-min-Abstand verlaufen. Daher notwendige Überwachungen und Medikamentengaben möglichst um diesen Rhythmus herumplanen und die Aktivitäten bündeln
- Absprechen mit dem ärztlichen Dienst, in welchem Rhythmus Interventionen wie Blutentnahmen, Bilanzierungen etc. nachts nötig sind
- Leises Verhalten im Patientenzimmer

1.4.4 Patientinnen mit eingeschränkter Mobilität

In der Rehabilitation von Menschen mit neurologischen Erkrankungen werden die Pflegenden mit den verschiedensten Formen von **Bewegungseinschränkungen** konfrontiert. Wissen über die Physiologie der Bewegung und über das Erleben von Bewegung ist Grundlage für die Arbeit in einer Rehabilitationseinheit.

Die Pflegenden müssen sich in der Begleitung von Patienten mit eingeschränkter Mobilität damit auseinandersetzen, was diese Einschränkung beim Patienten auslöst. Was bedeutet es für ihn, plötzlich nicht mehr laufen oder mit seinem rechten Arm nichts mehr machen zu können? Wie geht er damit um? Wo und wie braucht und will er Unterstützung? Nur so können sie auf den Patienten eingehen und ihn da unterstützen und begleiten, wo er es wirklich braucht und will.

Lagerung, Mobilisation und Transfer von Patientinnen sind regelmäßig wiederkehrende Tätigkeiten, die zum Alltag der Pflegenden gehören. Diese werden so in den Alltag integriert, dass sie für die Patientin sinnvoll und nachvollziehbar sind und sie diese akzeptieren kann. Es soll und muss mit dem Patienten immer wieder über die Wichtigkeit und den Nutzen dieser Maßnahmen gesprochen werden, um eine möglichst lang anhaltende Motivation für seine Therapie zu erlangen.

Alle Pflegemaßnahmen werden so gestaltet, dass der Patient sich mit seinen Einschränkungen auseinandersetzen und durch die Bewegung lernen kann. Dies setzt großes Wissen, Können und praktische Fähigkeiten der Pflegenden voraus. Nur durch einen korrekten Umgang und richtige Bewegungen können Komplikationen wie etwa ein Schulter-Hand-Syndrom (➤ Kap. 2.1.6), ein schlechtes Gangmuster oder Kontrakturen vermieden werden. Zusätzlichen Handlungsspielraum bieten den Pflegenden die folgenden Pflegekonzepte:

- Bobath-Konzept (➤ Kap. 1.5.2)
- Basale Stimulation® (➤ Kap. 1.5.1)
- „Therapeutisches Führen" (➤ Kap. 1.5.3)
- Kinaesthetics (➤ Kap. 1.5.4)

In Kenntnis dieser Vielzahl pflegerischer Maßnahmen können sie gemeinsam mit den Patientinnen Möglichkeiten suchen und finden, in denen Bewegung als hilfreich, wirksam, angenehm und lernfördernd empfunden wird.

1.4.5 Palliativpatientinnen

Palliativpflege ist ein wichtiger Aspekt der Palliativversorgung. Sie bezeichnet das pflegerische Fachwissen. Palliativpflegekräfte arbeiten eng mit Palliativmedizinern und anderen Berufsgruppen wie, Seelsorgerinnen, Sozialarbeitern, Psychologinnen, Kreativtherapeuten oder Physiotherapeutinnen zusammen.

DEFINITION

„Palliativmedizin/Palliative Care ist ein Ansatz zur Verbesserung der Lebensqualität von Patienten und ihren Familien, die mit Problemen konfrontiert sind, welche mit einer lebensbedrohlichen Erkrankung einhergehen. Dies geschieht durch Vorbeugen und Lindern von Leiden durch frühzeitige Erkennung, sorgfältige Einschätzung und Behandlung von Schmerzen sowie anderen Problemen körperlicher, psychosozialer und spiritueller Art."

WHO (2002)

Palliativmedizin …

- ermöglicht Linderung von Schmerzen und anderen belastenden Symptomen.
- bejaht das Leben und erkennt Sterben als normalen Prozess an.
- beabsichtigt weder die Beschleunigung noch die Verzögerung des Todes.
- integriert psychologische und spirituelle Aspekte der Betreuung.
- bietet Unterstützung, um Patientinnen zu helfen, ihr Leben bis zum Tod so aktiv wie möglich zu gestalten.
- bietet Angehörigen Unterstützung während der Erkrankung des Patienten und in der Trauerzeit.
- beruht auf einem Teamansatz, um den Bedürfnissen der Patientinnen und ihrer Familien zu begegnen, ggf. auch durch Beratung in der Trauerzeit.
- fördert Lebensqualität und kann möglicherweise auch den Verlauf der Erkrankung positiv beeinflussen.
- kommt frühzeitig im Krankheitsverlauf zur Anwendung, auch in Verbindung mit anderen Therapien, die eine Lebensverlängerung zum Ziel haben (wie z. B. Chemotherapie oder Bestrahlung), und schließt Untersuchungen ein, die notwendig sind, um belastende Komplikationen besser zu verstehen und zu behandeln (WHO 2002).

Im Fokus palliativmedizinischer Betreuung stehen die Probleme des Patienten sowie seine damit verbundenen Bedürfnisse, nicht die Erkrankung. Ziel der palliativmedizinischen und hospizlichen Behandlung ist die Verbesserung oder Erhaltung der Lebensqualität – nicht eine Lebensverlängerung um jeden Preis.

In der **Palliativpflege** haben die nachfolgend beschriebenen Bereiche besondere Bedeutung.

Mundpflege

Der Mundpflege kommt in der palliativen Situation besondere Bedeutung zu, weil ausgeprägte Mundtrockenheit die Lebensqualität deutlich reduziert. Der Mund ist einer unserer wahrnehmungsintensivsten Bereiche: Im Vergleich zum Rücken findet man im Mund-Nasen-Dreieck mehr als die 100-fache Anzahl von Tastkörperchen. Dadurch ist dieser Bereich zentrales Sinnesorgan und gehört zum Intimbereich des Menschen. Sowohl die Nahrungsaufnahme als auch die Kommunikation über Sprache und Berührung werden über seinen Weg beschritten. [vgl. 12]

Die Patientin soll ihren Mund – auch unter extremen Umständen – positiv erfahren können. [vgl. 12] Hierzu ist eine aktivierende und positiv stimulierende Mundpflege notwendig, welche die Ressourcen und Gewohnheiten der Patientin mit den pflegerisch-therapeutischen Maßnahmen der Pflegenden vereint.

Assessment zur Beurteilung der Mundhöhle

Ein Assessment zur Beurteilung der Mundhöhle ist erforderlich, um weitere Maßnahmen, Strategien und Ziele zu erarbeiten. Eine **Inspektion der Mundhöhle** darf niemals gegen den Willen des Patienten erfolgen und wird der individuellen Situation angemessen durchgeführt.

- **Beurteilung der Mund-, Nasen, Lippen- und Rachenschleimhaut:** Beurteilung der Schleimhaut im Bereich von Wangen, Zungengrund, Gaumen und Schlund auf Ulzerationen, Bläschen, weißliche Beläge oder Blutungen
- **Beurteilung der Mund- und Nasenschleimhaut (Backentaschen, harter und weicher Gaumen, Rachen):**
  - Intakte Schleimhaut: rosa, feucht, ohne Belag
  - Geschädigte Schleimhaut: glatt, trocken, verfärbt, geschwollen, belegt, blutig
- **Beurteilung der Zunge:**
  - Intakte Schleimhaut: rosa, feucht, glatt, ohne Belag
  - Geschädigte Schleimhaut: gerötet, blass, trocken, rissig, borkig
- **Beurteilung der Lippen:** glatt, feucht, spröde, rissig, trocken
- **Beurteilung des Speichels:** wässrig, klar, zäh, trübe, gelb, Geruch

Interventionsvorschläge bei Problemen der Mund-, Nasen-, Lippen- und Rachenschleimhaut in der Palliativpflege

Neben den allgemeinen Empfehlungen können die folgenden Interventionen **zusätzliche** eingesetzt werden.

> Wichtiger als die eingesetzten Mittel sind Regelmäßigkeit, Häufigkeit und Gründlichkeit der Mund-, Nasen-, Lippen- und Rachenschleimhautpflege und das Befeuchten!

Interventionen bei Xerostomie

- Säuerliche Tees (Hagebutte, Malve): können für den Magen zu sauer sein.
- Frische Fruchtstückchen, Brotrinde, Trockenfleisch, zuckerfreier Kaugummi (z. B. V6-Kaugummi) oder zuckerfreie Bonbons.
- Eiswürfel aus Fruchtsäften zum Lutschen (z. B. Ananas): Die Eiswürfel können nach Bedarf in Kompressen eingelegt werden. Das Ende der Kompresse aus dem Mund hängen lassen. Vorsicht: Aspirationsgefahr bei wahrnehmungsgestörten Patienten!
- Nach ärztlicher Verordnung Einsatz von künstlichem Speichel (Bemerkung: nicht geeignet bei muslimischen und jüdischen Patientinnen, da sie Bestandteile aus Schweinemukosa enthalten).
- Medikamentenabgabe (Fixmedikation und/oder vor den Mahlzeiten) nach ärztlicher Verordnung.
- Luftbefeuchter sollten wegen der Gefahr von Bakterienvermehrung nicht eingesetzt werden. Die Mundpflege und das regelmäßige, kurze Lüften des Zimmers ersetzen den Einsatz eines Luftbefeuchters.

Interventionen bei Zungenbelägen

- Mechanische Reinigung mit einer weichen Zahnbürste
- Mineralwasser mit Kohlensäure
- Geschmacksneutrale kaltgepresste Öle (z. B. Rapsöl, Sonnenblumenöl): mehrmals täglich dünn auf Mundschleimhaut auftragen, einwirken lassen und anschließend Belag vorsichtig entfernen

Interventionen bei Mundgeruch

- Mundspülung/Mundpflege mit Tees (Salbei-, Thymian-, Ringelblumen- und Malventee).
- Chlorophyll® 20 mg Dragees 2- bis 4 × tägl. 1 Dragee schlucken oder unter die Zunge legen.
  - Wird die Mundpflege aufgrund des aktuellen Zustands oder auf Wunsch des Patienten mit einer Mundsprühflasche durchgeführt, kann man die Chlorophyll®-Dragees in Wasser auflösen und diese Lösung anwenden.
  - Chlorophyll® wirkt nicht nur lokal im Mund, sondern systemisch durch Resorptionsvorgänge im Magen. Chlorophyll®-Dragees verursachen eine starke grünliche Verfärbung der Zunge.

Interventionen bei Mukositis und Ulzerationen

- Mundschleimhaut nicht austrocknen lassen
- Morgens, mittags, abends nach dem Essen vorsichtige Reinigung mit weicher Zahnbürste und Zahnpasta, zusätzlich vor dem Schlafen, danach gründlich mit Wasser spülen lassen
- Nach Bedarf mit Wasser spülen lassen
- NaCl 0,9 %: Mundschleimhaut mit unverdünnter Lösung reinigen, Zunge danach gründlich mit Wasser spülen oder Belag vorsichtig entfernen
- Zahnprothesen bis zum Abheilen nur zu den Mahlzeiten einsetzen
- Ernährung: Getränke und Speisen anpassen (keine säurehaltigen Getränke und Speisen, weiche Speisen, keine heißen Getränke und Speisen)
- Wunschkost
- Ernährungsberatung involvieren
- Medikamentenabgabe (Fixmedikation und/oder vor den Mahlzeiten) nach ärztlicher Verordnung

Interventionen bei Mundsoor

- Ernährung: Getränke und Speisen anpassen (keine säurehaltigen Getränke und Speisen, weiche Speisen, keine heißen Getränke und Speisen)
- Wunschkost
- Ernährungsberatung involvieren
- Medikamentenabgabe (Fixmedikation und/oder vor den Mahlzeiten) nach ärztlicher Verordnung

Schmerzlinderung

Aus unserer täglichen Arbeit wissen wir, dass sich Patientinnen und Angehörige am meisten vor unerträglichen Schmerzen fürchten. Diese Angst können wir ihnen durch Information, Anleitung und Unterstützung nehmen.

Ebenso wichtig ist, die Wirkung der Schmerzmedikamente regelmäßig und korrekt auszuwerten (➤ Kap. 12).

Nichtmedikamentöse Maßnahmen ergänzen die medikamentöse Therapie und ermöglichen eine Stärkung der Selbstpflegekompetenz der Betroffenen. Zudem können Pflegende den Patienten anbieten, Vorlieben und Abneigungen im pflegerischen Prozess herauszufinden. Die Auswahl der geeigneten Maßnahmen obliegt dabei der Pflegefachkraft in Absprache mit der behandelnden Ärztin und dem Patienten.

Hier hilft v. a. intensive Physiotherapie (Bewegungstraining, Lymphdrainage oder Krankengymnastik). Andere – technische – Möglichkeiten der Schmerzlinderung können Bestrahlungen sein.

Atemnot

Dyspnoe oder Atemnot ist ein subjektives Symptom. Nur der Patient selbst kann die Schwere der Atemnot beurteilen. Sie zeigt sich bei den Betroffenen durch Kurzatmigkeit und Beklemmungsgefühle. 78 % aller Betroffenen mit einer fortgeschrittenen Tumorerkrankung leiden an der Symptomatik, in den letzten 24 Lebensstunden wird sie bei 80 % der Tumorkranken als Hauptsymptom beschrieben. [vgl. 13]

Im Vordergrund aller pflegerischen Bemühungen steht die individuell empfundene Atemnot; sie muss ernst genommen und gelindert werden. Wichtig ist ein ruhiges, behutsames Auftreten der Pflegefachkraft, um so Sicherheit zu vermitteln.

Eine Dyspnoe kann folgende **Ursachen** haben:
- Pulmonale, kardiale, abdominale Raumforderungen
- Mechanische Obstruktion
- Stoffwechsel-, neurologisch, muskulär, renal oder durch Husten bedingt
- Psychosoziale und spirituelle Aspekte

Es gibt verschiedene **Assessmentverfahren** zur Einschätzung von Atemnot; dabei geht es immer um eine Selbsteinschätzung, z. B.:
- Visuelle Analogskala (VAS)
- Einfache beschreibende Skala: keine Atemnot bis zu stärkster vorstellbarer Atemnot
- Numerische Ratingskala (NRS): von 0 (keine Atemnot) bis 10 (stärkste vorstellbare Atemnot)
- Schweregradeinteilung des Medical Research Council (MRC) (➤ Tab. 1.3)

Pflegerische Maßnahmen bei Dyspnoe

- Ruhe bewahren
- Den eigenen Atemrhythmus beibehalten, dieses auch den Angehörigen vermitteln
- Für Frischluftzufuhr sorgen (Fenster öffnen, regelmäßig lüften, Ventilator anstellen)
- Beengende Kleidung vermeiden
- Atemerleichternde Lagerungen durchführen (A-Lagerung, V-Lagerung, T-Lagerung, Seitenlagerung, „Nest")
- Intensive psychische Betreuung (den Patienten nicht allein lassen, nicht zu viele Leute im Raum, sehr aufgeregte Personen aus dem Zimmer bringen)

Tab. 1.3 Modifizierte MRC*-Dyspnoe-Skala

mMRC-Grad	Beeinträchtigung
0	Dyspnoe bei schweren Anstrengungen
I	Dyspnoe bei schnellem Gehen oder bei leichten Anstiegen
II	Langsameres Gehen als Gleichaltrige aufgrund von Dyspnoe
III	Dyspnoe bei Gehstrecke um 100 m
IV	Dyspnoe beim An-/Ausziehen

* mMRC = modified Medical Research Council scale (Dyspnoe-Skala in Anlehnung an die Skala des MRC)

- Angehörige und Hilfspersonen im Umfeld mit einbeziehen (gemeinsam einen Notfallplan entwickeln)
- Stressfaktoren und Ängste ansprechen (Besuch kann belastend, aber auch entlastend sein; Ängste ansprechen, um Lösungen zu finden)
- Der Patientin Angebote machen: z. B. Fußmassage, atemstimulierende Einreibung, Aromatherapie, Entspannungsübungen, Brustwickel, Musiktherapie
- Evtl. Sauerstoffgabe, diese muss allerdings gut überlegt sein, denn sie führt zum Austrocknen der oberen Schleimhäute und schränkt die Bewegungsfreiheit der Betroffenen ein; indiziert bei sehr niedrigem arteriellem Partialdruck, der an einer Zyanose erkennbar ist

Medikamentöse Therapie

- Morphium und andere Opiate (dämpfen das Atemzentrum, die Atmung wird ruhiger, entspannter)
- Lorazepam (Tavor®) bei Unruhe/Angst
- Kortikosteroide (Dexamethason) bei Tumorpatienten (antiödematöse, bronchodilatatorische, entzündungshemmende Wirkung bei tumorbedingter Obstruktion)
- Anticholinergika zur Hemmung der Bronchialsekretion
- Furosemid bei Lungenödem
- Antitussiva bei Husten

Das Sicherheits- und Vertrauensgefühl ist maßgebend für eine Linderung der Dyspnoe.

Nahrung und Flüssigkeit

Schwerkranke und sterbende Patienten haben in der Regel kaum noch oder gar nicht mehr das Bedürfnis, zu essen und zu trinken. Dies führt oftmals zur Assoziation des qualvollen „Verhungerns und Verdurstens". Ein Mensch kann aber nicht qualvoll verhungern oder verdursten, wenn er Hunger und Durst gar nicht verspürt. [vgl. 14] Das Beenden der Nahrungsaufnahme kurz vor dem Tod gehört zum natürlichen Sterbeprozess.

Ursachen Folgende Faktoren können eine orale Nahrungs- und Flüssigkeitsaufnahme beeinträchtigen: Stomatitis, Soor, Geschmacksstörungen, Schluckstörungen, Xerostomie, Hypersalivation, Verwirrung, Umgebung.

Assessment Subjektive Selbsteinschätzung der Appetitlosigkeit auf einer visuellen Analogskala (VAS 0 = kleines bis 10 = größtes Problem)

Maßnahmen
- Sekundäre Ursachen und Symptombelastungen in Bezug auf Essen und Trinken sind zu behandeln
- Mundpflege
- Flüssige Nahrung und Getränke sind anzubieten
- Der Patient kann essen, wann er möchte und worauf er Appetit hat (Wunschkost)
- Angenehme Lagerung beim Essen
- Hilfsmittel wie geeignete Trinkbecher, Strohhalm, Löffel sind anzubieten

- Allgemein
- Appetitanregend sind bestimmte Gewürze (Fenchel, Anis) oder auch Pepsinwein

In der letzten Lebensphase ist eine künstliche Ernährung selten indiziert. Eine bereits eingeleitete künstliche Ernährung sollte nach Aufklärung der Patientin und ihrer Angehörigen in gemeinsamer Zustimmung (Informed Consent) abgesetzt werden.

Eine subkutane Flüssigkeitsgabe ist kontraproduktiv. Sie erhöht das Risiko von Ödemen, Pleuraergüssen, Lungenödem, Aszites.

Eine Reduktion der künstlich zugeführten Flüssigkeit und Nahrung bedeutet für die meisten Sterbenden mehr Lebensqualität. Die Verringerung führt dazu, dass vermehrt Endorphine ausgeschüttet werden, die eine Linderung der Schmerzen und eine Stimmungsaufhellung bewirken können. [vgl. 14]

Fatigue

Fatigue ist neben Schmerzen und Kachexie mit etwa 80 % eines der häufigsten Symptome fortgeschrittener Tumorerkrankungen und wird nach der Arbeitsdefinition der European Association of Palliative Care (EAPC) als ein subjektives Gefühl von Müdigkeit, Schwäche oder Energiemangel beschrieben. Anders als bei Gesunden tritt keine Erholung nach Ruhephasen oder Schlaf auf. Deshalb wird die Schwäche als schwere dauerhafte Belastung und Einschränkung der Lebensqualität wahrgenommen.

Besonders wichtig für Tumorpatienten mit Fatigue sind die Erhaltung und der Schutz vorhandener Energiereserven sowie ein umsichtiges ökonomisches Management der täglichen Aktivitäten. Dazu gehören eine bewusste Ernährung und die Regulation des Schlaf-Wach-Rhythmus. Die Patientin muss sich an ein Aktivitäts- und Energiemanagement gewöhnen. Es müssen Prioritäten gesetzt werden, um wichtige von unwichtigen Aufgaben zu unterscheiden; die Kräfte müssen eingeteilt sowie notwendige Pausen akzeptiert und eingeplant werden.

Wunden

Ein besonderer Stellenwert kommt in der Palliativbetreuung der Versorgung von exulzerierenden, blutenden, sezernierenden und mit starker Geruchsbildung einhergehenden Wunden zu (➤ Tab. 1.4). Auch die Schwierigkeit der Verbandfixierung und kosmetischen Wunddeckung ist eine tägliche Herausforderung.

Wundassessment und Wundanamnese dienen als Basis, um gemeinsam mit der Patientin Behandlungsziele auszuloten, die ihren Wünschen und Vorstellungen entsprechen.

Kriterien für die Auswahl der individuellen Versorgung palliativer Wunden:

- Wundlokalisation
- Wünsche des Patienten
- Exsudatmenge
- Geruchsbildung
- Blutungsneigung
- Infektionszeichen
- Hautsituation
- Schmerzen

Anforderungen an das Verbandmaterial:

- Kosmetisch akzeptabel
- Bequem
- Nicht mit dem Wundgrund verkleben
- Möglichst keine folienbeschichteten Wundauflagen **(cave:** feuchtwarmes Mikroklima)

Tab. 1.4 Wundarten und Behandlungsoptionen in der Palliativpflege

Wundart	Behandlungsmöglichkeit
Trockene nekrotische Wunden	Trockener Verband
Feuchte nekrotische Wunde	Wunddistanzgitter, z. B. aus Silikon (um ein Verkleben mit dem Wundgrund zu vermeiden), sterile Wundabdeckung
Sezernierende, fistelnde Wunden	Superabsorber, nichtadhäsive Schaumverbände, Hydrofaser oder Alginate in Kavitäten Wundrandschutz (Silikonöl)
Blutende Wunde/Wundränder	Ablösen des Verbands durch feuchte Auflagen (z. B. mit salbeiteegetränkten Kompressen [die Gerbstoffe im Tee führen zur Blutstillung]) Kompressen mit Xylometazolin (z. B. Otriven®) tränken und damit die Blutungsquelle bedecken Einsatz von resorbierbaren Hämostypika (z. B. Tabotamp®), die über die Aufnahme des extravaskulären Blutes ihre Wirkung entfalten Bei gefäßnahen Wunden und drohender Gefäßruptur Sedativa im Patientenzimmer deponieren, Wunde mit einem dunklen Tuch abdecken (bei einem hellen Tuch wird die Blutungsmenge deutlicher, was Angehörige und Patient belastet)
Riechende Wunde (meist liegt eine Infektion der Tumorwunde zugrunde)	Reinigen der Wunde, Wunde mit Polihexanid oder neutraler steriler Flüssigkeit spülen Behandlung der Infektion: • Einsatz silberhaltiger Wundtherapeutika • Einsatz von Aktivkohleauflagen • Evtl. mit Metronidazol spülen • Bei weiterhin persistierendem Geruch die Wunde nach außen abdichten, z. B. Frischhaltefolie über angelegten Verband spannen • Evtl. Kräuterduftkissen oder Dufttupfer auf den Verband legen • Raumluft durch Duftlampe verbessern (herbe, frische Düfte)

- Sekret aufnehmen und im Absorbermaterial halten (geringe Rücknässung)
- Flüssigkeitsabgabe durch Verdunstung
- Geruchsbindend

Nicht immer gelingt es, eine ausreichende Linderung des durch die Tumorwunde verursachten Leidens zu erreichen. In solchen Situationen ist es bedeutsam, trotzdem präsent zu bleiben, manchmal auch nur wortlos.

Obstipation

DEFINITION

Unter Obstipation versteht man nicht nur Stuhlverhalt, sondern auch verzögerte Entleerung von hartem Stuhl und Schmerzen bei der Defäkation.

Ursachen

Obstipation kann organische sowie funktionelle Ursachen haben, wobei die Obstipation durch Arzneimittelnebenwirkungen wie z. B. Opioide zu den funktionellen Ursachen gezählt wird. [vgl. 15]

Schenk und Rieger sowie Bausewein und Hentrich weisen ferner daraufhin, dass Schmerzpatienten ein erhöhtes Risiko zur funktionellen Obstipation haben, da mehrere Faktoren auf die Stuhlentleerung einwirken [vgl. 16, 17]:

- Medikamente (z. B. Opioide, trizyklische Antidepressiva, Antiepileptika, Neuroleptika, Antazida, Diuretika, Antiemetika)
- Eingeschränkte Mobilität/Inaktivität der Patientin, Depression, Übelkeit/Erbrechen, verlangsamte Kolonpassage
- Reduzierter Allgemeinzustand
- Eingeschränkte/seltene Nahrungs-und Flüssigkeitsaufnahme (z. B. fortgeschrittene maligne Erkrankung, Entzündungen im Analbereich, Diabetes mellitus, Verlust des rektalen Dehnungsreflexes, Peritonealkarzinose, Ileus/Subileus)
- Hyper-/Hypokalzämie, Urämie

Fragen zur Defäkation

- Wie sind die Ernährungs-/Trinkgewohnheiten des Patienten?
- Seit wann besteht die Obstipation?
- Wann war der letzte Stuhlgang?
- Hat die Patientin Blähungen, ein Völlegefühl oder Übelkeit?
- Besteht ein Gefühl der unvollständigen Darmentleerung?
- Hat der Patient Schmerzen im Unterleib oder bei der Defäkation?
- Tritt die Verstopfung nach bestimmten Mahlzeiten auf?
- Ist der Stuhl hart oder weich?

Unter Umständen kann es zu paradoxer Diarrhö kommen, d. h., flüssiger Stuhl schiebt sich an vorhandenen Kotsteinen vorbei. Dieses Phänomen kann zu einer Fehleinschätzung der Obstipation kommen.

Fragen zur Medikation und zu Einflussfaktoren

- Welche Medikamente werden in welcher Dosierung genommen und könnten möglicherweise zur Obstipation führen?
- Wurde der Lebensrhythmus verändert?
- Welche weiteren Erkrankungen liegen vor?
- Hat der Patient bereits Medikamente eingenommen bzw. Maßnahmen gegen die Obstipation unternommen? Wenn ja, welche? [vgl. 18]

Dokumentation der Ausscheidung Die Dokumentation der Häufigkeit und der Stuhlform ist für die Übersicht zur Beurteilung der weiteren Behandlung wichtig.

Beurteilung der Stuhlform:

- hart
- weich geformt
- weich ungeformt
- breiig
- flüssig

Ebenso ist ein Hinweis auf extreme Gerüche für die Diagnose wichtig.

Übersicht über Maßnahmen zur Obstipationsprophylaxe und -behandlung

- Pflegeanamnese erstellen
- Regelmäßige Erfassung von Stuhlfrequenz, -menge und -konsistenz
- Individuelle Rituale/Gewohnheiten erfragen und berücksichtigen (z. B. Leinsamen, Pflaumensaft)
- Auf Begleitsymptome achten
- Auf Flüssigkeitsaufnahme achten
- Privatsphäre bei der Defäkation (z. B. ungestörten Toilettengang) ermöglichen
- Motivation zu Bewegung und Mobilisation
- Wirkweise der Laxanzien kennen, erklären und anwenden können
- Wenn möglich, Gabe von Frucht-, Rhabarber- oder Sauerkrautsäften, Pflaumenmus, Diabetikermarmelade oder -kompott (mit Sorbitol), Kaffee, Buttermilch
- Lagerung auf der linken Seite
- Einlauf verabreichen
- Manuelle Ausräumung durchführen
- Feuchtwarme Wickel und Auflagen (Fenchel-/Kümmelöl) anbieten
- Hilfsmittel zur Ausscheidung (im Bett) anbieten

Medikamentöser Stufenplan bei schwerwiegender Obstipation

- **Stufe 1:** stimulierendes Laxans und osmotisch wirksames Laxans, z. B. Lactulose (Bifiteral®), Macrogol (Movicol®)
- **Stufe 2:** stimulierendes Laxans (propulsiv), z. B. mit Bisacodyl (Dulcolax®)/Picosulfat (Laxoberal®)
- **Stufe 3:** stimulierendes Laxans und osmotisch wirksames Laxans und Gleitmittel, z. B. Paraffin (Obstinol®) [vgl. 15]

Obstipationsprophylaxe

Zur Prophylaxe der opiatbedingten Obstipation wird zu jeder Opiattherapie ein für den Patienten passendes Laxans verordnet.

Quellmittel (Weizenkleie, Leinsamen, Flohsamen) sollten in der Palliativpflege nur sehr zurückhaltend eingesetzt werden und nur, wenn die Patientin noch in der Lage ist, ausreichend zu trinken, da sonst eine Obstipation oder Obstruktion noch gefördert werden kann. [vgl. 19]

Im Finalstadium eines Patienten sollte die Symptomlast (die durch Abführmaßnahmen entstehen kann) gegen die obstipationsbedingte Belastung genau abgewogen werden. Im Team sollte gemeinsam eine patientenorientierte Entscheidung gefällt und, sofern möglich, Patientin sowie Angehörige in die Entscheidungsfindung einbezogen werden.

1.5 Pflegekonzepte

1.5.1 Basale Stimulation® in der Pflege

Das Konzept der **Basalen Stimulation**® wurde 1975 von Prof. Andreas Fröhlich (Sonderpädagogik) zur Persönlichkeitsförderung mehrfach geistig und körperlich behinderter Kinder entwickelt. [vgl. 20]

Das körperorientierte Konzept ermöglichte den Kontakt zu schwerstbeeinträchtigten Kindern und die Förderung ihrer Fähigkeiten jenseits der sprachlichen Kommunikation und der allgemein üblichen Lernstrategien. Fröhlich und Nydahl (2004) erläutern dazu:

„Das Nachmodellieren des Körpers durch behutsame Berührung lässt körperliche und auch fremde Identität erfahren.

Ein Innehalten des Betreuers während einer Tätigkeit ermöglicht dem Kind, sich auszudrücken und Zustimmung oder Ablehnung zu zeigen.

Wiederkehrende anregende Aktivitäten ermöglichen Sicherheit, Freude und Eigenbewegungen".

[vgl. 21]

Gemeinsam mit der Pflegewissenschaftlerin Prof. Christel Bienstein wurde das Konzept für die Förderung, Pflege und Begleitung schwerstwahrnehmungsbeeinträchtigter erwachsener Menschen weiterentwickelt. [vgl. 12]

Die basal stimulierende Pflege richtet sich dabei an Menschen jeden Alters mit akuten Krankheitsereignissen oder schweren traumatischen Schädigungen, z. B. nach schwerem Schädel-Hirn-Trauma oder Schlaganfall, an Menschen, die unter chronischen Abbauprozessen wie einer demenziellen Erkrankung (➤ Kap. 22.4) leiden oder eine psychische Erkrankung bzw. ein psychosomatisches Krankheitsbild (➤ Kap. 18) aufweisen, z. B. infolge einer Depression (➤ Kap. 16.2) oder bei Beeinträchtigung der Körperlichkeit, z. B. durch selbstverletzendes Verhalten (➤ Kap. 18.2.7).

Wahrnehmungsstörungen

Wahrnehmungsstörungen können vielfältige Ursachen haben. Hier spielen altersbedingte Faktoren, Mangelernährung und Erkrankungen genauso eine Rolle wie die Wirkungen, Nebenwirkungen oder der Missbrauch von Medikamenten (➤ Kap. 23.4.4).

Die stärkste Gefährdung für Wahrnehmungsstörungen, herbeigeführt durch den Mangel an Eigenwahrnehmung und Eigenbewegung, weisen apathische, immobile und bettlägerige Menschen auf. Zegelin (2025) zeigt in ihrer Studie „Festgenagelt sein – der Prozess des Bettlägerigwerdens" auf, dass es bereits nach kurzer Zeit zu *„organischen und kognitiven Liegepathologien"* kommt. [vgl. 22]

Aus der Entwicklungs- und Wahrnehmungspsychologie wissen wir, dass sich eine sensorische Unterversorgung (Deprivation) mit sinngebenden Stimuli (Informationen) auf die gesamte Persönlichkeit auswirkt, im Speziellen werden neuronale Netzwerke deaktiviert. Denn die funktionalen Systeme im neuronalen Netzwerk des Gehirns bleiben in ihrer vielfältigen Variabilität (Plastizität des Gehirns) nur erhalten, wenn sie immer wieder aktiviert und genutzt werden.

Durch die fehlende sensorische Anregung wird zur Reduktion des Körperschemas beigetragen, wie auch zu einem Orientierungs- und Identifikationsverlust. Beobachtbare Folgen einer sensorischen Deprivation können sein:

- **Autostimulationen,** die sich als stereotype, sich wiederholende Bewegungsabläufe darstellen und häufig eine selbstschädigende Auswirkung auf den Betroffenen haben (z. B. das Klopfen gegen Gegenstände, Kratzen und Kneifen auf der Haut oder Zähneknirschen).
- **Taktile Abwehr** meint z. B. das Zurückschrecken bei Berührung. Dies kann als eine Verkennung der Handlungsabsicht oder aber auch als eine mangelnde Klarheit zur Berührung selbst verstanden werden.
- **Habituation** beinhaltet die Gewöhnung an eine gleichbleibende Wahrnehmungssituation. Dabei werden gleichbleibende Informationen, die sich „wie die weiße Decke eines Krankenzimmers" nicht mehr verändern, ausgeblendet und für unbedeutend gehalten. Manchmal treten dann selbsterzeugte Wahrnehmungen an ihre Stelle, z. B. in Form von Halluzinationen.

Wir interpretieren das Auftreten von Autostimulation, taktiler Abwehr oder Habituation als ein Signal, eine Notlösung des Betroffenen, das uns darauf aufmerksam macht, „was der betroffene Mensch benötigt". Wir sind aufgefordert, den von Wahrnehmungsstörungen beeinträchtigten Menschen auf seiner Suche nach sinngebender Anregung und Abwechslung, aber auch nach körperlicher Nähe und Berührung durch gezielte Angebote zu unterstützen.

Dabei ist zu beachten, dass schwerstbeeinträchtigte Menschen oftmals in einem sozialen Vakuum leben – von daher ist es wesentlich, die Angehörigen einzubeziehen, denn sie können am besten vermitteln: „Ich meine dich!"

Veränderte Wahrnehmung: „Sich seiner selbst nicht mehr sicher sein"

Das Erleben des erkrankten Menschen ist oftmals verbunden mit „verwirrenden" Wahrnehmungserlebnissen, in denen sich der Betroffene **„seiner Selbst nicht mehr sicher sein"** kann. Eine plötzlich „einschießende" Spastik oder ein intermittierend auftretender Tremor kann dazu führen, dass ein Patient, der gerade noch selbstständig sein Essen zu sich nahm, im nächsten Moment auf Hilfe angewiesen ist. Ebenso bedingen intermittierende Verwirrtheitszustände (hervorgerufen z. B. durch Angstattacken oder plötzlich auftretende Halluzinationen) wechselnde, verwirrende Gefühlswelten. Der hier beschriebene Verlust der persönlichen Integrität (lat., Unantastbarkeit) kann zu einer schweren Orientierungskrise führen, indem der eigene Körper, die Umwelt oder die betreuenden Personen als verfremdet und bedrohlich wahrgenommen werden. Eine aktive Isolation kann die Folge sein, die sich fatal auf die gesamte Persönlichkeit und den Genesungsverlauf auswirkt.

Veränderte Wahrnehmung: Auswirkungen auf das Miteinander

Alle Menschen wollen Wirklichkeit erleben und machen ihre Wirklichkeit an den Informationen fest, die ihnen am glaubwürdigsten erscheinen. Diese Haltung der Patientin erfordert von uns ein hohes Maß an Professionalität. Denn aufgrund der unterschiedlichen Bewertung derselben Situation sind **Missverständnisse und Fehlinterpretationen** zu erwarten. Sicher haben Sie Folgendes bereits erlebt:

Ein Patient wird von Ihnen versorgt: gewaschen, gedreht, gekleidet, zurückgedreht, hochgezogen. Auf den Patienten wirken viele Informationen ein: Wärme, Kälte, Manipulation, intime Berührungen, erklärende Worte u v. m. Da der Patient aufgrund der Reizüberflutung nicht in der Lage ist, alle Informationen zu einem verständlichen Sinn zusammenzufassen, reagiert er mit Abwehr und Fluchtverhalten. Welche Auswirkungen hat dies auf unser Handeln?

Als erfahrene Pflegekraft wissen Sie, dass hier zukünftig der Sinnzusammenhang eindeutiger dargestellt werden muss. So kann dem Patienten die Waschschüssel gezeigt werden, er kann hineinfassen, das Wasser spüren sowie den Waschhandschuh und das Handtuch be-greifen, damit er verstehen kann, dass er sich in einer sicheren Umgebung befindet und gewaschen wird. Des Weiteren können Sie Ruhephasen einplanen, die einer Überforderung entgegenwirken.

Angehörige bedürfen gleichermaßen einer Unterstützung – auch sie sind durch die Veränderung des ihnen nahestehenden Menschen beeinträchtigt und verwirrt. Oftmals ist zu beobachten, wie sie mit unruhigen, wechselnden Gefühlen zu verstehen versuchen, wie die Erkrankung und die Reaktionen des Menschen in Einklang zu bringen sind. Es ist eine Aufgabe der Pflegenden, diese Zerrissenheit zu bemerken und durch vermittelnde Angebote die Beziehung zwischen dem Betroffenen und seiner Familie zu unterstützen.

Veränderte Wahrnehmung: Ich begleite dich

Wir verstehen den Betroffenen und seine Angehörigen dabei als gleichwertige **Partnerinnen,** als ganzheitliche Menschen in einem familiären System, mit einer individuellen Geschichte.

Wie sich die Basale Stimulation® in der pflegerischen Versorgung darstellen kann, soll das folgende Fallbeispiel verdeutlichen.

Fallbeispiel

Wir möchten Ihnen Herrn M. vorstellen. Er ist 67 Jahre alt und in einem guten Allgemein- und Ernährungszustand. Er hat vor 5 Tagen einen Schlaganfall der A. media auf seiner linken, dominanten Hirnhälfte mit Hemiplegie rechts und sensomotorischer Aphasie erlitten. Er ist zeitlich, örtlich und situativ fraglich orientiert. Imponierend ist seine Apraxie – sein Unvermögen, einfachste Alltagshandlungen mit seiner weniger betroffenen Seite sinngemäß zu verrichten. Er liegt die meiste Zeit im Bett. Von der Mobilisierung in den Stuhl wurde Abstand genommen, nachdem er zweimal versuchte, unbeaufsichtigt aufzustehen, und dabei gefallen ist. Gelegentlich kneift er sich in den mehr betroffenen Arm. Momentan liegt er auf der linken Seite in einer 90°-Position mit einer zusammengerollten Decke im Rücken, einem Kissen zwischen den Knien und einem weiteren unter dem plegischen Arm. Die linke Hand ist fixiert, nachdem er sich wiederholt die nasale Ernährungssonde gezogen hat. Er rüttelt an den Bettgittern und wirkt unruhig, schaut unwirsch umher.

Wie können wir uns Herrn M. annähern? Wie können wir ihn betreuen, begleiten und schließlich auch fördern? Seine Situation wirkt auf den ersten Blick verfahren und chaotisch, die Pflege mit ihm ist anstrengend und mühselig, er hat so viele Defizite, die wir ausgleichen müssen. Machen wir aber nicht. Wir fördern seine Fähigkeiten! Um seine Defizite kümmern wir uns später.

Vorher versuchen wir, mehr über Herrn M. zu erfahren, denn eigentlich wissen wir sehr wenig über ihn. Und da wir ihn momentan schlecht fragen können, warten wir auf den Besuch seiner Ehefrau, um ihr **drei zentrale Fragen** zu stellen:

Frage 1: „Wo kommt er her?" (Biografie)

Seine Ehefrau kommt kurze Zeit später. Im Gespräch mit ihr berichtet sie von ihrem Mann: „Er hat Tischler gelernt, kurz nach ihrer Heirat vor 30 Jahren seinen Meister gemacht und eine eigene Firma gegründet. Zwei Kinder, ein (selbst gebautes) Haus mit Garten – die Kinder sind aber längst ausgezogen, der „Große" hat vor 2 Jahren die Firma übernommen. Das ist schon seltsam für meinen Mann gewesen, alles abzugeben, denn er ist immer ‚der Mann' in der Firma gewesen (im Haus habe ich das Sagen). Die Übergabe des Betriebes an unseren Sohn ist ihm sehr schwer gefallen. Er mag gern herzhafte Kost und duscht sich abends, morgens nur mal schnell frisch machen. Hobbys? Nein, seitdem er in Rente ist, wirkt er … irgendwie anders: Manchmal ist er sehr aktiv, im Garten, im Freundeskreis, und dann sitzt er stundenlang nur im Sessel und denkt nach. Und ja, ich habe ein paar Sachen von zu Hause mitgebracht, die ihm hier vielleicht helfen können: Duschgel (neu gekauft, aber seine Marke), Rasierer und Rasierwasser (abends vor dem Duschen), Zahnputzzeug (morgens und abends), Pyjama (neu gekauft!), Bademantel (kaum getragen), ein Foto unserer beiden erwachsenen Kinder (20 × 30 cm, gut zu erkennen: beide auf einer Holzbank im Garten)."

Helfen uns diese Informationen weiter? Eigentlich geben die herkömmlichen Biografiegespräche zwar Informationen über ein paar Eckdaten des bisherigen Lebens, sagen aber wenig über den *Menschen* aus. Er scheint zumindest den größten Teil seines Lebens selbstbestimmt gelebt zu haben, konnte in bestimmten Bereichen seine Herrschaft auch abgeben (zu Hause) und ist seit kurzer Zeit hilfebedürftig, vielleicht orientierungslos. Und evtl. können seine eigenen Hygieneartikel ihn dabei unterstützen, die entsprechenden Situationen zu begreifen und selbst zu gestalten.

Frage 2: „Was kann er?" (Fähigkeiten fördern)

Obwohl sich Herr M. in einem eher desolaten und hilflosen Zustand befindet, verfügt er über zahlreiche **Fähigkeiten,** die wir zum Kommunikationsaufbau und auch zu seiner Unterstützung nutzen können. Er kann sehen, er kann atmen, er kann zumindest seine linke Körperhälfte spüren und bewegen. Er orientiert sich in seiner nächsten Umwelt, er hat einen Bewegungsdrang, er kann andere, bekannte Personen wiedererkennen. Er empfindet und fühlt. Auch wenn dies in unseren pflegerischen Augen keine „positiven" Fähigkeiten sind: Er kann sich Sonden ziehen, er kann hinfallen, er kann unruhig sein und rütteln.

Ob er auch seine rechte Körperhälfte spüren kann, müssen wir erst noch herausfinden – vielleicht kann er Bewegungen, Vibrationen spüren oder Temperaturunterschiede – vielleicht. Er scheint auch für einige Tätigkeiten eine Sinnhaftigkeit zu haben – sonst würde er nicht an etwas „rütteln". Ein selbstbestimmt lebender, sich bewegender Mann, der orientierungslos und sich seiner selbst nicht mehr sicher ist, liegt fixiert im Bett. Eigentlich erstaunlich, dass er „nur" am Bettgitter rüttelt.

Frage 3: „Was ist ihm jetzt von Bedeutung?" (zentrale Lebensthemen)

Um diese Frage beantworten zu können, nutzen wir eine Hilfe, die Bienstein und Fröhlich (2003) entwickelt haben: **die zentralen Lebensthemen.** Diese beschreiben Grundbedürfnisse der uns anvertrauten Menschen und können eine Hilfe sein, diese Menschen in ihrer Situation zu verstehen und die Pflege an ihre Situation anzupassen. Die zentralen Lebensthemen beschreiben mögliche Lebenswirklichkeiten des Patienten und ermöglichen damit eine Förderung in der Bedeutungswelt des betroffenen Menschen. [vgl. 12]

Zentrale Lebensthemen der Basalen Stimulation® in der Pflege

- Leben erhalten und Entwicklung erfahren
- Das eigene Leben spüren
- Sicherheit erleben und Vertrauen aufbauen
- Den eigenen Rhythmus entwickeln
- Außenwelt erfahren
- Beziehung aufnehmen und Begegnung gestalten
- Sinn und Bedeutung geben
- Sein Leben gestalten
- Autonomie und Verantwortung leben

Natürlich ist es ein Grundbedürfnis, das eigene Leben zu erhalten: Die Atmung zu sichern, sich bewegen und ernähren zu können, und in einer akuten Erkrankung kann hierfür auch eine Abhängigkeit von einer Beatmungsmaschine, fremden Menschen, die einen bewegen, oder einer Ernährungspumpe akzeptiert werden.

Man will aber nicht nur diesen Zustand erhalten, man will sich auch weiterentwickeln, und hier können ein erster eigener Atemzug, eine endlich wiedererlangte Bewegungsfähigkeit oder auch eine eigene Mahlzeit elementare Entwicklungsschritte sein.

Nicht nur die neurologische Grunderkrankung, auch die Immobilität kann das Spüren des eigenen Körpers verändern. Der eigene Körper und damit das eigene Leben werden durch das ruhige Liegen schwammig wahrgenommen. Das sonst übliche Lebensgefühl reduziert sich auf eine schmerzhafte Schulter oder den Eindruck, nunmehr ein Pflegefall zu sein. Wie kann das eigene Leben noch gespürt werden? Hier können eine Spastik, eine stereotype Kopfbewegung oder der Rückzug in die Apathie aus Sicht des Patienten durchaus Sinn machen. Die veränderte Situation, die neue Umgebung des Patientenzimmers, die fremden Menschen und nicht zuletzt die Kabel und Schläuche, die im und am eigenen Körper stecken, verunsichern zutiefst. Auch der eigene Körper ist anders: Was uns sonst so selbstverständlich ist, wird auf einmal zu einer unüberwindbaren Schwierigkeit. Am besten sucht man sich neue Sicherheiten: Man drängt sich an die Bettgitter oder rüttelt immer wieder an ihnen oder flüchtet sich in Traumwelten.

Der Tag-und-Nacht-Rhythmus ist durch die Sorge, aber auch die veränderte Umgebung verändert. Wenn alle 2 h die Augen mit etwas Hellem geblendet werden und es sowieso nie richtig dunkel ist, wann soll dann Nacht sein? Rhythmen werden nicht mehr selbst entwickelt, sondern von außen vorgegeben. Jetzt soll ich gewaschen werden, jetzt soll ich ruhen, jetzt soll ich aufstehen. Das ist schwer zu verstehen, wenn man sich selbst noch nicht einmal versteht. So etwas will verarbeitet und akzeptiert werden, und hier müssen auch Rückschritte erlebt werden.

- Wie kann man in einer solchen Situation noch selbst etwas bestimmen, wenn man in nahezu allen Aktivitäten von anderen abhängig ist? Wie kann man Kontakte aufbauen, steuern und beenden?
- Wie soll das alles weitergehen? Welche Perspektiven können entwickelt werden?
- Und was ist das, was die Schwester da in der Hand hält? Eine Bürste? Ist sie für die Haare oder die Zähne?

Vor der Erkrankung gab es zu Hause eine Tür, die man öffnen und schließen konnte. Einen Flur, ein Wohnzimmer, einen Schlafraum, eine Küche, ein Bad. Heute gibt es nur noch das Bett, das alle Räume vereint und in dem das eigene Leben gestaltet werden kann. Aber vielleicht gibt es ja auch in diesem kleinen Raum oder mit dem Stuhl daneben Möglichkeiten, weiterhin mitzubestimmen, ein Stück weit noch oder wieder Autonomie zu erleben.

Die zentralen Lebensthemen beschreiben Lebensaktivitäten von Patientinnen, nicht von Pflegenden. Aber sie helfen uns Pflegenden, unsere Aktivitäten auf die Bedürfnisse der Patientinnen abzustimmen; sie helfen uns, einen anderen Menschen in seiner Lebenswirklichkeit zu verstehen und ihn in seinen Themen zu fördern.

Für jemanden, für den *„Das eigene Leben spüren"* wichtig ist, kann eine Ganzkörperwaschung ganz anders gestaltet werden als für einen anderen, bei dem *„Sinn und Bedeutung geben"* im Vordergrund steht.

Das Selbst unterstützen

Gerade Menschen, die sich „ihrer selbst nicht mehr sicher sein" können und ihre Umwelt als verwirrend und beängstigend erleben, benötigen eine Kommunikationsform, die sie sinnvoll verstehen können. Durch basal stimulierende Maßnahmen lassen wir den Patienten seinen Körper spüren, wir fördern sein ganzheitliches Körperbewusstsein, wir vermitteln ihm Nähe und Sicherheit. Wir versuchen, ihn in seiner „unsicheren" Welt zu erreichen und zu begleiten. Wir kommunizieren auf der Wahrnehmungsebene der Patientin mit dem Ziel, dem Verlust der persönlichen Integrität und der damit verbunden persönlichen Entfremdung entgegenzuwirken und das **„Ich-Erleben"** im positiven Sinne erfahrbar zu machen.

Die Basis

Die **zentralen Lebensthemen** ermöglichen es den Pflegenden, eine gemeinsame Zielsetzung mit dem Patienten zu finden, die ihn meint/auf ihn abgestimmt ist. Dabei wird der Körper selbst zum Erlebnis-

und Lernort. Unser Körper ist die Verbindung zwischen uns selbst und unserer Umwelt.

Hier wird der Körper aus der ganzheitlichen Sicht verstanden, welche die Untrennbarkeit von Körper – Seele – Geist meint. Der Körper nimmt wahr und wird wahrgenommen, oder man könnte auch sagen: Körperliche Erfahrung ist psychische Erfahrung. [vgl. 23] So ist der Körper nicht nur der „Austragungsort" somatischer Erkrankungen, er ist auch das Spiegelbild psychischer Traumata. Dies wird gerade bei depressiven Menschen deutlich, die oftmals ihre Körperhaltung ihrem Erleben angepasst haben. Aus psychologischer Sicht machen uns muskuläre Verspannungen auf emotionale Anspannungssituationen aufmerksam: So können Kreuzschmerzen ein Symbol dafür sein, dass der Betroffene unter mangelnder Unterstützung seitens seiner Familie und/oder Eltern gelitten hat.

Nathan (2001) zeigt auf, dass positive körperbezogene Erlebnisse auch als Ausdruck von Wertschätzung empfunden werden, d. h. ggf. auch als unbewusste Erkenntnis: „Ich bin es wert, berührt zu werden." Ein gestärktes Selbstwertgefühl verleiht Stärke und vermindert somit Angst und Furcht. [vgl. 23]

Berührung

Es kann angenommen werden, dass das Bedürfnis nach Körperkontakt eines der grundlegendsten ist. Dabei stellt die **Berührung** ein sehr differenziertes Kommunikationsmittel dar. Jeder Mensch empfindet Berührung ganz individuell, er misst ihr aus seiner Erfahrung heraus eine Bedeutung zu.

In der Pflege geht es primär um Berührungen im therapeutischen und fürsorglichen Kontext. Dabei gilt eine direkte Berührung von Haut zu Haut (z. B. sich die Hände reichen) dem Beziehungsaufbau. Wird ein Medium dazwischengeschaltet, spürt sich der Betroffene eher selbst, d. h., Berührungen können also auch selbstkommunikativ und selbstinformativ sein.

Daher ist darauf zu achten, dass mit der Art der Berührung sorgsam umgegangen wird und dass bei Menschen, die sich auch unter professioneller Berührung unangenehm berührt fühlen, ein Medium (z. B. Kleidung, Waschhandschuh) zum Einsatz kommt. Denn eine Patientin kann aus ihrer Lebenserfahrung heraus gute Gründe haben, ihre Gefühle zu verbergen, um sich selbst zu schützen.

Aus diesem Grund wird in der Psychotherapie das Thema „Berührung" sehr kontrovers diskutiert. Schoppmann (2003) zeigt aber auf, dass Pflegende durch körperbezogene Konzepte zur Überwindung des Entfremdungserlebens (*Depersonalisation,* ➤ Kap. 16.1.2) beitragen können und auf die Ausmaße der oftmals damit einhergehenden selbstverletzenden Handlungen positiv Einfluss genommen werden kann, insbesondere in Situationen, die von Sprachlosigkeit begleitet sind. Sie empfiehlt z. B. das Halten von Körperkontakt (z. B. An-der-Hand-Halten) und Streichungen der Haut (da Wärme als positiv assoziiert wird). [vgl. 24]

Angebote entwickeln

In der Basalen Stimulation® werden dem Patienten gezielt einfachste, klare und eindeutige **Angebote** gemacht, mit denen die Wahrnehmung angeregt und gefördert werden kann.

Der Begriff *Basale Stimulation*® bedeutet hier eine dem Betroffenen angebotene, angenehm und eindeutig wahrnehmbare Information (Stimulation) über sich oder die Umwelt, die an bekannte und elementare (basale) Erfahrungen anknüpft. Bienstein und Fröhlich (2003) verweisen darauf, dass die sprachliche Nähe zum Begriff „Stimulus = Reiz" in keinem Falle die *Bereizung* von hilflosen Menschen meint, sondern synonym für Angebot verwendet wird. [vgl. 12]

Die basalen Stimulationsangebote sind auf die Anregung unserer Sinne ausgerichtet, als Einladung, sich mit dem Angebot im „Hier und Jetzt" zu befassen. Dabei ermöglichen uns unsere spezifischen Wahrnehmungsorgane den Zugang zur Eigenwahrnehmung ebenso wie zum Be-greifen unserer Umwelt.

Alle Pflegetätigkeiten können basal stimulierend umgesetzt werden. Die Wahrnehmung wird hierbei in verschiedene Bereiche strukturiert, mit denen die Umsetzung beschrieben wird. Im Folgenden werden einige Beispiele aufgeführt, deren konkrete Vorgehensweise Sie in der aufgeführten Literatur vertiefend nachlesen können:

- **Somatische Stimulation – sich als „Einheit" spüren:** Die körperliche Pflege, mit der Haut als Bezugsystem, hat zum Ziel, den Menschen als „Ganzes" erfahrbar zu machen. Dies kann durch therapeutische Waschungen, körperorientierende Ausstreichungen, entspannende Kopfmassage (besonders bei Intensivpatienten), atemstimulierende Einreibung oder körperbegrenzende Lagerungen erreicht werden.
- **Vestibuläre Stimulation – sich zur und in der Umwelt positionieren:** Damit die Patientin die Positionierung, Mobilisierung und Transfergestaltung nachvollziehen und mitgestalten kann, bedarf es einer nach außen gerichteten Orientierung. Dazu gehören Schwerkrafterfahrungen (z. B. durch die schiefe Ebene), das Schwingen der Extremitäten und auch die eigene Balance zu finden durch Schaukeln und Wiegen (➤ Abb. 1.3). Vestibuläre Stimuli, z. B. das vorsichtige Halten und Drehen des Kopfes, ggf. im Atemrhythmus,

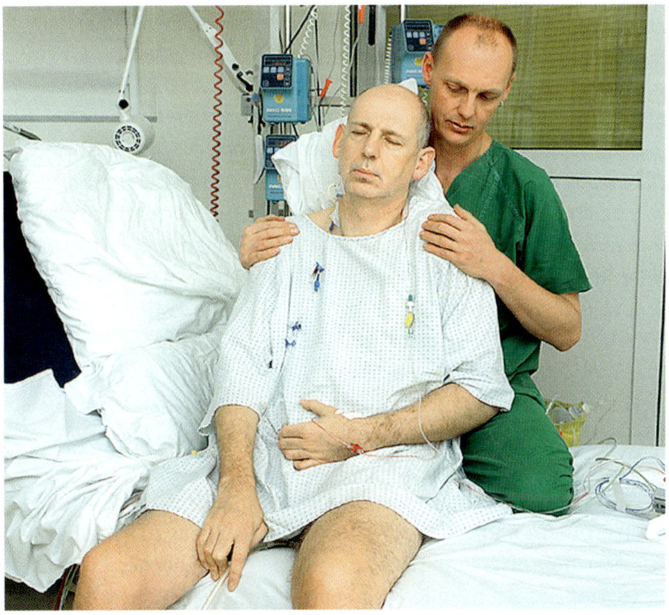

Abb. 1.3 Der Patient erfährt eine **vestibuläre Stimulation,** indem ihn der Pflegende im Bett leicht hin- und herwiegt. [K115]

werden erfolgreich für den Dialogaufbau bei Menschen im Wachkoma angewendet. Nathan (2001) beschreibt in diesem Zusammenhang, dass das „Gegen-die-Schwerkraft-gehalten-Werden" Sicherheit vermittelt und zum Vertrauensaufbau beiträgt, während die rhythmische Bewegung eher „zum Tun" auffordert. [vgl. 23]

- **Vibratorische Stimulation – sich nach „innen" spüren:** Gerade Menschen, die unter schweren Wahrnehmungsstörungen leiden (Patienten in späten Stadien der Demenz, mit Parkinson-Krankheit oder im Wachkoma), profitieren von der Durchdringlichkeit und Klarheit des Nachspürens von gezielten Vibrationen. Hier können ein Stampfen und Klopfen mit den Beinen ebenso informativ sein wie gezielte Vibrationen mit einem Massagegerät. Der audiorhythmische Anteil von vibratorischen Angeboten wie Summen oder Singen bringt den „ganzen Körper" in einen rhythmischen Einklang. Dieser Einklang bewirkt eine verbesserte Körperkoordination (z. B. beim Gehen oder Tanzen) wie auch das positive Gefühl der Freude, sich selbst zu spüren oder mit anderen in einem Dialog zu stehen.
- **Orale und olfaktorische Stimulation – Genuss und Vielfältigkeit erleben:** Das Sprichwort „Essen und Trinken hält Leib und Seele zusammen" verdeutlicht, dass Nahrungsaufnahme neben der existenziellen Notwendigkeit v. a. Genuss ist. Die Vielzahl der Gerüche und Geschmackskomponenten erinnert uns an vielfältige Ereignisse und ruft vielleicht Situationen wach, an die wir uns gern erinnern und die uns ein Stück Vertrautes wiedergeben in einer Welt voll „beunruhigender" Eindrücke. In diesem Sinne können Mundpflege, Schlucktraining und Essenreichen vielfältig und an den Vorlieben des Betroffenen ausgerichtet werden. Die Beweglichkeit der Zunge spiegelt dabei die Wachheit des Betroffenen oder seine Bestrebungen nach Wachheit wider (z. B. bei Menschen im Wachkoma). Hier ist neben Geruch und Geschmack auch die Konsistenz der oralen Angebote für den Betroffenen von Interesse. [vgl. 25]
- **Auditive Stimulation – Klangsprache:** Das klanghafte Zusammenspiel von Tönen und Worten lässt uns aufmerksam werden. Dies umfasst das Musikhören ebenso wie das Singen sowie die Neigung, sich in Gedichte zu vertiefen oder Sprichworte als „Ohrwurm" aufzunehmen.
- **Visuelle Stimulation – den Blick richten:** Hierzu gehört die Anpassung der Beleuchtung an den Tag-und-Nacht-Rhythmus bzw. an Ruhe- und Aktivitätsphasen ebenso wie die sinnhafte Umgebungsgestaltung oder das Arbeiten mit Bildern und Objekten. Farben können unsere innere Befindlichkeit zum Ausdruck bringen und so einen Raum zur Bewältigung von traumatischen Erfahrungen darstellen.
- **Taktil-haptische Stimulation – sinngebendes Be-greifen:** Die Hände eines Menschen sind von enormer Wichtigkeit. Fast aller Dinge werden wir zuerst mit unseren Händen habhaft, um sie dann zu be-greifen. Daher sind Greif- und Tastangebote, Tastpfade oder Fingerfood für Menschen mit reduzierten Wahrnehmungsfähigkeiten von hoher Wichtigkeit, um an Bekanntes zu erinnern und das „Spürbare" nachvollziehbar zu gestalten.

Die Angebote orientieren sich zum einen an den Lebenserfahrungen des Betroffenen, zum anderen an seiner aktuellen Befindlichkeit, denn Bekanntes kann vielleicht zurzeit nicht erinnert werden oder wird als der Situation unangemessen zurückgewiesen. Daneben gibt es weitere strukturelle Umsetzungsmöglichkeiten wie die Einführung erweiterter Anamnesebögen, Angehörigenintegration oder Anpassung individueller Tagesabläufe.

Angebote gestalten

Zurück zu unserem Fallbeispiel: Was ist für Herrn M. von Bedeutung, welches zentrale Lebensthema könnte er verfolgen? Wir beobachten ihn gut und stellen fest, dass er eine verstärkte Aufmerksamkeit und Aktivität immer dann zeigt, wenn es um *„Sicherheit erleben und Vertrauen aufbauen"* geht.

Er scheint sich in der neuen Umgebung nicht zurechtzufinden und hat erhebliche Schwierigkeiten in seiner eigenen Körperlichkeit – für einen Menschen, der es gewohnt war, selbstbestimmt zu leben, eine unsichere Situation.

Nun geht es darum, Herrn M. konkret zu pflegen. Wir wollen aber keine Maßnahmen an ihm verrichten – auch wenn diese gut gemeint sind –, sondern mit ihm gemeinsam pflegerische Aktivitäten entwickeln. Wir sprechen hier von **Angeboten** an ihn, Aktivitäten, die ihn einladen können, sich weiterzuentwickeln. Das beinhaltet die gute und differenzierte Beobachtung unsererseits, ob er die Angebote verstehen und annehmen kann. Es kann sein, dass wir die Tätigkeit evtl. noch in der Situation verändern und mehr auf seine Person abstimmen müssen.

Kontaktaufnahme

Wie können wir uns Herrn M. annähern? Da sein zentrales Lebensthema *„Sicherheit erleben und Vertrauen aufbauen"* ist, nähern wir uns nicht wie gewohnt über seine mehr betroffene Seite, weil er dort (noch) nicht so aufmerksam ist. Wir nähern uns über seine weniger betroffene linke Seite, sprechen ihn mit Nachnamen an und warten auf seinen Blickkontakt. Erst dann greifen wir seine linke Hand und schütteln sie auch – eine ihm sicherlich bekannte Geste, auch wenn er diese bisher mit seiner rechten Hand ausgeführt hat. Herr M. reagiert, er schaut auf, nimmt Blickkontakt auf und öffnet seine Hand ein wenig, die wir dann greifen. Wir beugen uns zu ihm hin, sodass wir auf Augenhöhe mit ihm sind, auf gleicher sozialer Ebene. Wir begegnen uns. Er schaut aufmerksam und interessiert.

Initialberührung

Wir merken uns, dass diese Form der Kontaktaufnahme für ihn angemessen wirkt, und da er Sicherheit braucht, ritualisieren wir diese Kontaktaufnahme in Form der **Initialberührung,** einer ritualisierten Begrüßung (und Verabschiedung), die wahrnehmungsveränderten Menschen eben diese Sicherheit vermitteln kann (➤ Abb. 1.4): Nur wenn ich mit Namen angesprochen, an einem festen Bereich berührt werde, dann geschieht etwas mit mir, ansonsten kann ich entspannen. Das vermittelt ein Ritual – eine Sicherheit, die helfen kann, sich in dieser ungewohnten Situation zurechtzufinden. Später werden wir einen entsprechenden Zettel an seinem Bett anbringen, damit alle im Team Beteiligten sich daran orientieren können.

Berührungen

Wenn wir Herrn M. berühren und sein Lebensthema *„Sicherheit erleben und Vertrauen aufbauen"* ist, so sollten die **Berührungen** großflä-

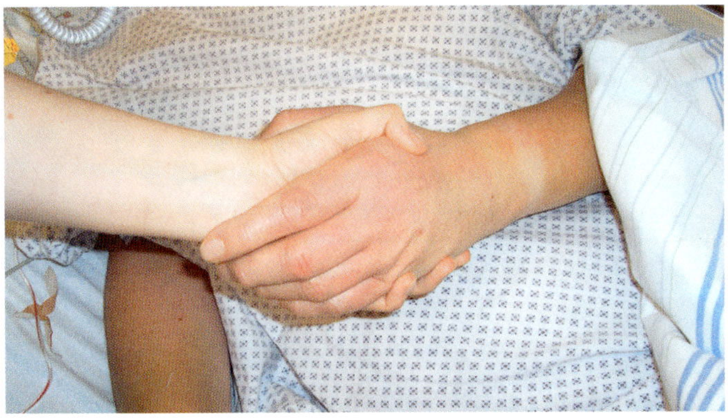

Abb. 1.4 Initialberührung [M205]

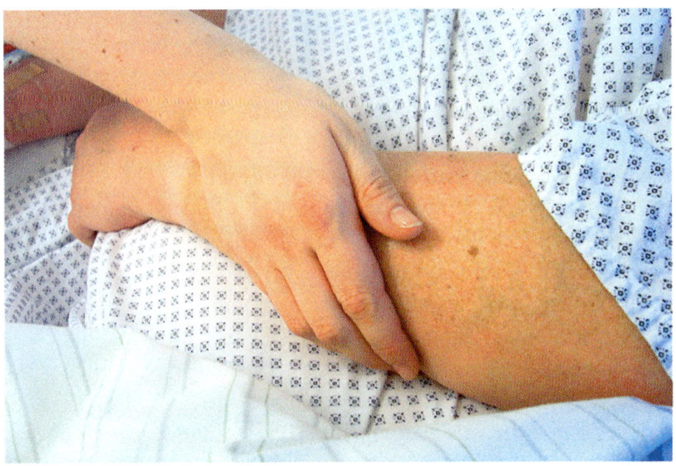

Abb. 1.5 Sichere und vertrauenswürdige Berührung [M205]

chig sein, die Hand sich an seine Körperform anpassen (➤ Abb. 1.5). Wir berühren ihn zuerst auf seiner weniger betroffenen Seite, damit er die Berührung deutlich spüren kann. Die Berührungsqualität ist behutsam, aber eindeutig; wir wollen aus seiner Sicht vertrauenswürdig wirken. Erst im weiteren Verlauf werden wir versuchen, durch unsere Berührungen seine Aufmerksamkeit und Sensibilität auch auf seine mehr betroffene Seite zu lenken.

Körpererfahrungen

Herr M. liegt immer noch auf der Seite und rüttelt am Bettgitter, fühlt sich scheinbar in seiner Situation unsicher. Also lösen wir seine Handfixierung. Wir fordern ihn sachlich auf, die Berührung unserer Hand aufmerksam zu verfolgen, und gleiten über seinen linken, weniger betroffenen Arm, über seinen Brustkorb zu seiner rechten Schulter bis hinunter zu seiner mehr betroffenen Hand. Wir wiederholen diese Berührung zweimal, um seine Aufmerksamkeit auf die mehr betroffene Seite zu lenken.

Bei der zweiten Wiederholung gleitet eine Hand an seinen Rücken und hält ihn dort, die andere umschließt seine linke Hand am Bettgitter: „Halten Sie sich kurz fest, ich nehme die Decke aus Ihrem Rücken", sprechen wir und deuten unser Vorhaben mit einer kurzen rhythmischen Bewegung an. Während er sich festhält, nehmen wir die Decke heraus und lassen ihn auf seinen Rücken gleiten. Seine Bettdecke bleibt dabei auf seinem Körper, wir wollen ihm nicht diese

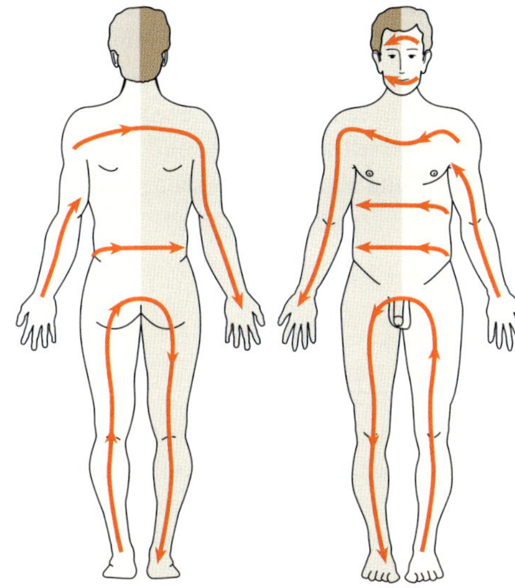

Abb. 1.6 Prinzip der neurophysiologischen Waschung [L141]

Sicherheit nehmen. Danach bieten wir ihm noch einmal die Hand an, um sich daran zu halten, und stellen das Kopfteil hoch, damit er zum Langsitz kommt. Noch einmal streichen wir über seinen weniger betroffenen Arm, dann in einer Bewegung über seinen Brustkorb und den mehr betroffenen Arm, legen diesen dann auf seinen Bauch und wiederholen dieses Bewegungsprinzip auch an seinen Beinen, damit er sein intaktes Körpergefühl auch auf seine mehr betroffene Seite übertragen kann. Er wirkt aufmerksam, greift seine rechte Hand und wiederholt dies mit seinem linken Fuß. Diese **Körpererfahrung** scheint ihn zu interessieren, und so kommt uns die Idee, ihn bei entsprechender Gelegenheit auch so zu waschen (= neurophysiologische Waschung nach Bienstein und Fröhlich, ➤ Abb. 1.6).

Wir beobachten Herrn M. Er kneift sich in die mehr betroffene Hand und tätschelt sie – auch über den Unterarm tätschelt und vibriert er sich. Er scheint sich dort in Ansätzen zu spüren, scheint aber sehr deutliche Informationen zu brauchen. Wir werden seine Frau bitten, Peelinghandschuhe aus einem rauen Material o. Ä. mitzubringen, damit wir sie für seine Körpererfahrung nutzen können. Zur Not ginge auch ein Igelball, wenn wir ihn systematisch und großflächig nach dem Prinzip der neurophysiologischen Waschung anbieten. Da Herr M. sich selbst abklopft, scheint er Vibrationen zu spüren. Diese Fähigkeit wollen wir gleich nutzen.

Vibrationen

Vibrationen können das Körpergefühl und die Körperkoordination fördern.

Um ihn in seinem vibratorischen Spüren zu unterstützen, könnten wir ihn abklopfen oder auch elektrische Geräte benutzen. Sein Rasierer böte sich an, weil er aber noch unsicher wirkt, könnte ein Rasierer am Arm (!) ihn vielleicht zusätzlich verwirren. Ein Vibrax® wäre zu stark. Wir entscheiden uns für ein kleines Handmassagegerät, da er als ehemaliger Handwerker vibrierende elektrische Geräte gewohnt ist. Kontraindikationen für Vibrationen sind erhöhter Hirndruck, Spastik oder Varizen – davon ist er nicht betroffen. Wir zeigen ihm das Massagegerät.

Er guckt erstaunt, greift dann aber interessiert zu und hält das Gerät gleich an seinen mehr betroffenen Arm. Wir unterstützen ihn dabei und zeigen ihm auch, dass er seinen Brustkorb, seinen Bauch, selbst die Beine vibrieren kann. Er scheint hierbei seinen Körper wiederzuentdecken und zunehmend selbstsicherer zu werden. Nach 2 min schaltet er das Gerät selbst ab und blickt uns erwartungsvoll an.

VORSICHT

Vibrationen sind bei erhöhtem Hirndruck, Spastik oder Varizen kontraindiziert!

Unterstützendes Begreifen

Da Herr M. keinen eigenen Impuls zeigt und uns „den Ball zuschiebt", nutzen wir die Gelegenheit, ein pflegerisches Problem anzugehen: sein wiederholtes Ziehen der Magensonde. Vielleicht begreift er nicht, was für ein Fremdkörper dort in seiner Nase ist, welchen Zweck er erfüllt? Wieder greifen wir seine linke Hand und führen diese zum Gesicht, lassen ihn sein Gesicht und v. a. die Nase begreifen. Natürlich zieht er an seiner Magensonde, wir unterbrechen sanft, aber beharrlich und lassen ihn noch einmal tasten. Wir berühren die Nase und gleiten mit der Hand bis zum Magen hinunter. Wir bitten ihn, die Magensonde zu halten, füllen währenddessen die Sondenspritze mit Sondennahrung und geben ihm davon seine übliche Menge. Er schüttelt den Kopf. So geben wir ihm noch eine Extraportion und führen seine Hand mit einer kreisenden Bewegung über seinen Bauch. Er versteht immer noch nicht, zieht aber nicht mehr an der Sonde. Vielleicht wäre das **Begreifen** eher möglich in Kombination mit dem Schlucktraining, das die Logopädin mit ihm vormittags durchführt. Wir nehmen uns dies für morgen vor. Erst einmal verabschieden wir uns von Herrn M. an seiner linken Hand, nicken, sagen „Bis nachher …". Er nickt und brummt etwas.

Beweglichkeit

Später gehen wir erneut zu Herrn M. Unser Plan ist, seine **Beweglichkeit** weiter zu fördern und zu unterstützen. Wir begrüßen ihn mit der Initialberührung und wecken seine Aufmerksamkeit. Wieder streichen wir systematisch über seinen Körper, stellen dann das Kopfteil hoch: Bewegung und Aktivität beginnen. Das Bettgitter wird heruntergelassen. Herr M. schaut interessiert, bewegt sein linkes Bein zum Bettrand. Er klopft mit seiner linken Hand auf die Matratze, so, als ob es auch mal Zeit wäre, dass es losgehe. Dieses Klopfen ist für uns ein deutliches Zeichen, ihn diesmal nicht mit einem Gerät anzuregen, sondern mit unseren Händen. Wir klopfen über seine aktive Hand, den Arm hoch, über die Brust und den anderen Arm. Gleiches wiederholen wir mit den Beinen. Da dieses Klopfen mitunter auch als Unruhe im Körper empfunden wird, schließen wir mit einer deutlichen Berührung und Streichung über seinen Körper ab. Eine rhythmische Bewegung zur Bettkante wird angedeutet; er nimmt diese Bewegung auf, und wir helfen ihm auf die Bettkante, um zu sitzen. Auf der Bettkante sitzend scheint er sein Gleichgewicht zu verlieren, so setzen wir uns an seine weniger betroffene Seite (Sicherheit aufbauen) und halten ihn an den Schultern. Er braucht einige Augenblicke, um seine Position zu finden. Hier geht es noch gar nicht um korrektes Sitzen, sondern um den Versuch, sich selbst sowie Sicherheit und Selbstvertrauen im eigenen Körper wiederzufinden.

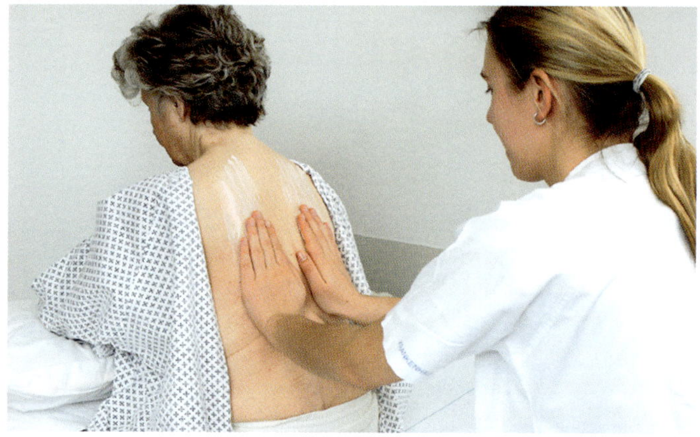

Abb. 1.7 Berührung von Haut zu Haut bei der atemstimulierenden Einreibung [K115]

Atemstimulierende Einreibung

Herr M. sitzt mit unserer Hilfe stabil, und eine Kollegin kommt hinzu. Sie begrüßt ihn, er nickt, und sie geht um das Bett herum, um ihm eine **atemstimulierende Einreibung** (ASE) anzubieten. Die ASE ist gut dazu geeignet, sich atmend und im eigenen Körper zu spüren. Durch die symmetrischen Berührungen kann oftmals ein Spüren der eigenen Mitte entwickelt werden – auch dies unterstützt Selbstvertrauen.

Die Kollegin streicht seinen Rücken aus und beginnt mit der ASE in seinem Atemrhythmus (➤ Abb. 1.7). Während der ASE lockert sich sein Haltegriff zusehends, und er sitzt stabiler. Sein Blick wirkt klarer, er atmet schließlich tief durch und seufzt.

Wir deuten dies als seinen Wunsch nach Beendigung des Angebots und helfen ihm ins Bett zurück. Wir unterstützen ihn beim Einnehmen der Seitenlage, mit einer zusammengerollten Bettdecke (wie ein Stillkissen) um seinen Kopf und seine Arme, die Decke an seinen Körper modelliert, damit er sich gut spüren kann, und verabschieden uns für heute. [vgl. 26]

Reflexion – zum Pflegeverständnis

Die Betreuung und Pflege von Herrn M. gestaltet sich interessant. Er scheint auf die Angebote zu reagieren und seinem zentralen Lebensthema zumindest heute ein Stück weit näher gekommen zu sein. Wir sind gespannt auf die weitere Entwicklung.

Lernen vom Betroffenen

Im Konzept der Basalen Stimulation® geht es darum, Patientinnen kennenzulernen und dieses **„Lernen"** wörtlich zu nehmen: Wir *lernen* viel von Patienten. Wir lernen, dass Patientinnen nicht alle möglichen Angebote brauchen, sondern eine für sie sinnvolle Auswahl. Wir lernen, dass bei Herrn M. ein bestimmtes Angebot gut akzeptiert wurde, dasselbe Angebot bei einem anderen Menschen mit gleicher Erkrankung aber verwirrend abgelehnt wird. Wir lernen aufmerksames Beobachten und vorsichtiges Anbieten. Der Patient ist der Experte und Akteur.

Diese Lernerfahrung hat uns gerade in der Zusammenarbeit mit an Chorea Huntington (➤ Kap. 5.2.4) erkrankten Menschen einen gemeinsamen Weg erschlossen, bei der wir aus pflegerischer Sicht an Grenzen stießen. Die Patientinnen zeigten uns z. B., dass sie nur zu starken Überbewegungen neigen, wenn wir ihnen das Maß an Körperspannung zu sehr reduzieren. Beispielsweise stellte sich heraus, dass es sinnvoller war, bei bettlägerigen Patienten die Morgentoilette an den Füßen statt an den Händen zu beginnen, da sie so besser ihre beweglichen Zwischenräume (Nacken, Wirbelsäule, Becken u. a.) unter Spannung halten konnten. Des Weiteren ließen sich Überbewegungen durch Vermeidung von extremen „Wärme-Kälte-Reizen" (z. B. Bettdecke entfernen) deutlich reduzieren. Wir haben dadurch gelernt, dass Pflege nicht gesund macht, aber beim Gesundwerden hilft.

1.5.2 Das Bobath-Konzept in der Neurologie

Das **Bobath-Konzept** ist ein weltweit anerkanntes Pflege- und Therapiekonzept zur Rehabilitation von Menschen mit unterschiedlichen Erkrankungen des zentralen Nervensystems. Es basiert auf den empirischen Erfahrungen der Physiotherapeutin Bertha Bobath und den wissenschaftlichen Erkenntnissen ihres Mannes, des Neurologen Karel Bobath. Die Weiterentwicklung, v. a. im wissenschaftlichen Bereich, wird heute von verschiedenen Vereinen gesichert. Gemeinsam stellen sie sich auf der Webseite www.bobath-konzept-deutschland.de vor. Das Konzept umfasst sowohl spezifische physiotherapeutische als auch pflegerische Maßnahmen. Das Bobath-Konzept umzusetzen heißt, Bewegungsübergänge individuell mit den Betroffenen zu erarbeiten. Es dient heute bei der PKMS-Dokumentation und vielen Komplexbehandlungen als Nachweis aktivierender therapeutischer Pflege. Was darunter zu verstehen ist, ist in der Definition der BIKA® festgelegt.

An dieser Stelle können lediglich theoretische Grundlagen vermittelt werden. Zum Erlernen der Methoden in der Praxis ist die Teilnahme an anerkannten Kursen erforderlich.

Anwendungsbereiche

Das Bobath-Konzept kann bei allen Patienten angewendet werden, die infolge veränderter Bewegungsmöglichkeiten therapeutisch aktivierend gepflegt werden (z. B. bei einer erworbenen Hirnschädigung), Lähmungen mit einem pathologisch veränderten Muskeltonus aufweisen und in ihrer Körperwahrnehmung beeinträchtigt sind.

Am häufigsten davon betroffen sind Patientinnen nach einem Schlaganfall (➤ Kap. 2.2). Weitere Patientengruppen, die vom Bobath-Konzept profitieren, sind z. B. Patienten nach einer Hirnblutung (➤ Kap. 2.3), einem Schädel-Hirn-Trauma (➤ Kap. 8.2), Patienten mit multipler Sklerose (➤ Kap. 6.11) oder mit einer Querschnittlähmung (➤ Kap. 3.1).

Die folgenden Ausführungen beziehen sich hauptsächlich auf erwachsene Patientinnen mit einer erworbenen Hemiparese/Hemiplegie.

Neurophysiologische Grundlagen

Das **Nervensystem** dient der Erfassung, Verarbeitung, Speicherung und Aussendung von Informationen. In Zusammenarbeit mit dem Hormonsystem regelt es die Leistungen aller Organsysteme in Abhängigkeit von den Anforderungen der Außenwelt. Es ist aber viel mehr als eine Schaltzentrale: Es ist die strukturelle Grundlage aller Gedanken, Gefühle und Wünsche eines Menschen – es macht den Menschen zum Menschen.

Die Gliederung des Nervensystems erfolgt in das **zentrale** (ZNS) und das **periphere Nervensystem** (PNS). Das ZNS umfasst die übergeordneten Zentren Gehirn und Rückenmark, das PNS alle außerhalb von Gehirn und Rückenmark liegenden Nervenzellen und Nervenbahnen (➤ Abb. 1.8).

Es wird davon ausgegangen, dass das ZNS als ein „Feedback-Feedforward-System" arbeitet. Das bedeutet: Das ZNS ist auf Reize angewiesen, um darauf reagieren zu können:

- **Äußere Reize** bietet die Umwelt; sie werden durch alle Sinne wahrgenommen, z. B. durch Sehen, Hören.
- **Innere Reize** kommen aus dem Körper (z. B. über die Stellung der Gelenke, den Dehnungszustand der Muskulatur, Druck, Schmerzen etc.) und werden über Rezeptoren gemessen. Durch diese inneren Reize werden die Körperbewegungen und die Körperlage im Raum wahrgenommen – diese Wahrnehmung bezeichnet man als **Propriozeption.**

Nach der Speicherung der Reize im ZNS werden diese verarbeitet und mit bereits gespeicherten Erfahrungen verglichen *(Feedback)*. Anschließend werden sie einem Ziel zugeordnet, und es wird eine Aktivität initiiert *(Feedforward)*. Diese Aktivität stellt durch die Veränderung der Stellung des Körpers einen veränderten Reiz dar, und der Vorgang wiederholt sich. Dieser Reiz-Reaktions-Kreislauf beruht auf der **Vernetzung** vieler Neurone in verschiedenen Systemen.

Neuronale Verbindungen …

Bewegungsgestaltung bedeutet somit nicht nur, den einen Bereich des ZNS, der für Bewegung zuständig ist, zu aktivieren, sondern neuronale Verbindungen zwischen allen Systemen zu schaffen (z. B. zwischen Systemen, die positive oder negative Erfahrungen gespeichert haben, in denen Emotionen abgerufen werden oder in denen Kognition geleistet wird). Die Systeme agieren sehr intensiv miteinander und lernen von vorherigen erfolgreichen Ausführungen.

Die Anzahl der vernetzten Neurone, welche die Systeme des ZNS verbinden, ist um ein Vielfaches höher als z. B. die Anzahl der Neurone zur Übertragung der Bewegung. Neben der Möglichkeit, diese neu zu vernetzen, haben die Neurone die Möglichkeit, ihren Phänotyp zu ändern, d. h. andere Aufgaben zu übernehmen. So können Zellen, die sensorische Aufgaben haben, motorische Aufgaben erledigen. Diesen Vorgang nennt man **Plastizität.**

… und neuronale Vernetzungen schaffen!

Es gilt: Je ausgeprägter die Vernetzung, desto bessere Leistung bzw. selektive Bewegung ist möglich. Nach einem Schlaganfall ist die neuronale Vernetzung zwischen den Systemen gestört. Das Bobath-Konzept versucht, möglichst eng wieder an die alte neuronale Vernetzung anzuknüpfen.

Grundlagen für die Anwendung

Bewegung ist der deutlichste und nachhaltigste Stimulus, der eingesetzt werden kann, um Vernetzung zu fördern, denn Bewegung

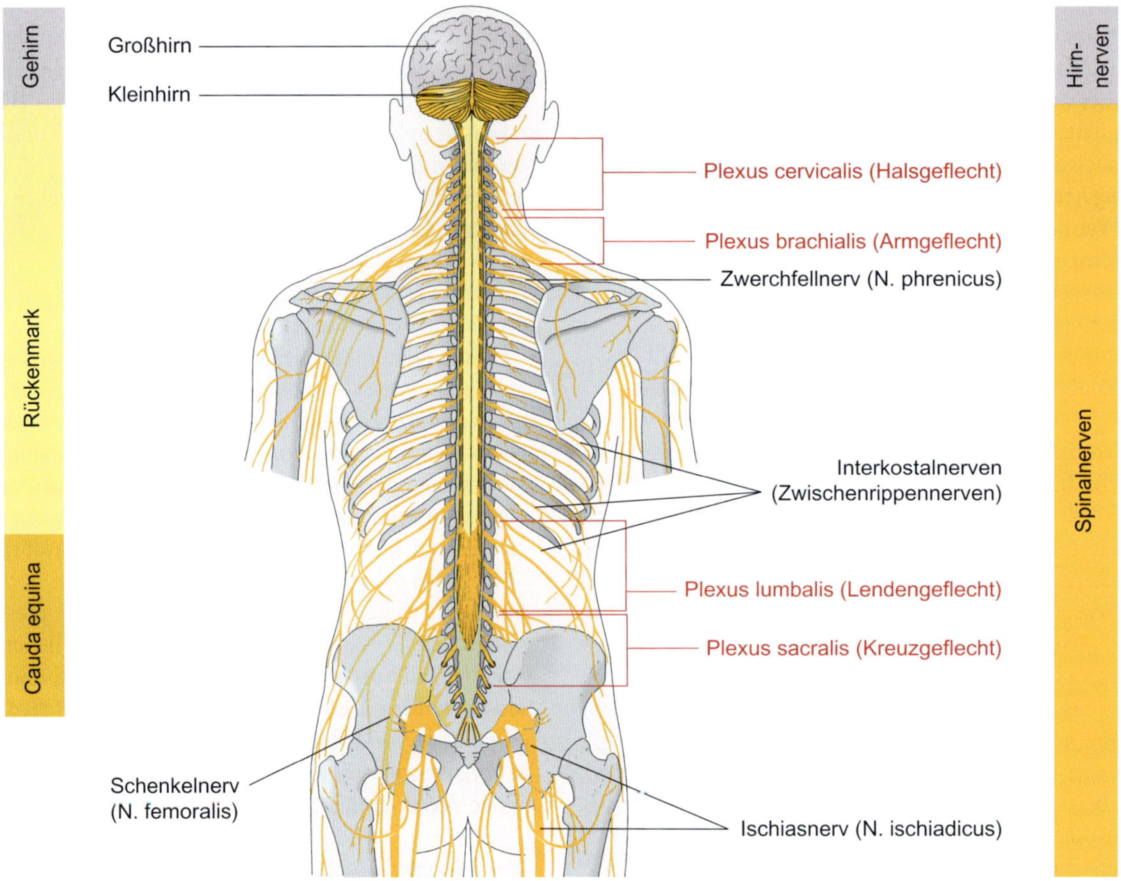

Abb. 1.8 ZNS und PNS im Überblick [L190]

findet immer statt. Das Bobath-Konzept nutzt diese Möglichkeit. Um den Prozess der Vernetzung über Bewegung zu ermöglichen, ist es wichtig, den Patienten aktiv werden zu lassen und ihn nicht nur passiv zu bewegen. Für die Pflege bedeutet dies, therapeutisch aktivierende Pflege zu leisten (➤ Kap. 1.2.2). Denn der Sinn des Bobath-Konzepts liegt nicht darin, Betroffene lediglich von A nach B zu bewegen. Mithilfe des Bobath-Konzepts wird durch gezielte Aktivitäten Einfluss auf die individuelle neurologische Vernetzung genommen. Folgende **zentrale Elemente** sind für die Anwendung des Bobath-Konzepts von Bedeutung.

- **„Therapeutisch aktivierende Pflege"** (➤ Kap. 1.2.2) bedeutet, Wahrnehmung zu gestalten, Bewegung für die Patientin erfahrbar zu machen und spüren zu lassen, sie in die Bewegung zu begleiten. Die Pflegenden lassen sich auf die Eigenbewegung der Patientin ein und führen sie mit der Patientin gemeinsam durch, ohne sie ihr komplett abzunehmen. So heben Pflegende z. B. das Becken der Patientin nicht einfach zur Seite, sondern leiten die Bewegung mit dem Einsatz ihres eigenen Körpers ein und spüren, wie viel Unterstützung die Patientin braucht. Die mehr betroffene Körperhälfte wird integriert und nicht nur die Kompensation mit der anderen Körperhälfte geübt. Klare Berührungen machen die Bewegung deutlich. Aktivierende Pflege findet auch bei der Durchführung der Lagerungen sowie der Unterstützung in allen Bereichen des Lebens statt. Die Körperpflege bietet hierzu besonders viele Möglichkeiten. Die Patientin gewinnt zunehmend an Selbstständigkeit.
- **24-h-Management:** Lernprozesse finden ununterbrochen statt, daher wird das Bobath-Konzept rund um die Uhr angewendet. Beschränkt sich die Anwendung nur auf einzelne Lagerungsmaßnahmen oder die Behandlung durch die (Physio-)Therapeuten, so könnte der Therapieerfolg geringer ausfallen, da der Betroffene während der übrigen Zeit ungünstige Bewegungsmuster ausführt (und damit erlernt).

Aus der Tatsache, dass *jede* Bewegung ein Lernangebot für das Gehirn darstellt, wird die wichtige Funktion der Pflegenden bei der Umsetzung des Bobath-Konzepts und der Rehabilitation des Patienten deutlich: Wenden die Pflegenden bei all ihren Maßnahmen das Bobath-Konzept an und gestalten sie jede Bewegung in günstigen Bewegungsmustern, hat der Patient eine viel größere Chance, physiologische Bewegungen wieder zu erlernen.

- **Therapeutisches Team:** Ein Zusammenwirken aller Berufsgruppen bei der Betreuung und Behandlung der Patientinnen ist essenziell für den Therapieerfolg. Pflegende, Therapeutinnen und Ärzte stimmen ihre Maßnahmen untereinander ab. Dies geschieht im regelmäßig stattfindenden Teamgespräch sowie durch kontinuierliche Absprachen auf der Station. Ebenfalls eine wichtige Rolle im therapeutischen Team spielen die Angehörigen der Betroffenen. Werden sie regelmäßig über förderliche Maßnahmen informiert und dazu angeleitet, können sie durch ihr Verhalten zum Therapieerfolg beitragen.

- **Motivation der Betroffenen:** Auch der Patient selbst gehört zum therapeutischen Team. Um seine Motivation zur Mitarbeit zu stärken, sind seine eigenen Ziele in einen sinnvollen Kontext zu integrieren. Ohne die Mitarbeit des Betroffenen haben alle Maßnahmen des Teams nur bedingten Erfolg. Ist ein Patient nicht motiviert, ist es Aufgabe des Teams, den Grund hierfür zu erfragen.

Neurophysiologische Gesetzmäßigkeiten

Die **normale Bewegung** stellt die wesentliche Grundlage des Bobath-Konzepts dar. Auch wenn sich kaum eine Patientin nach z. B. einem Schlaganfall wieder „normal" bewegen kann, gibt es Kriterien, mit denen sich Bewegung beeinflussen lässt. Diese Kriterien gilt es bei der Gestaltung von Bewegung, Lagerung und Pflege anzuwenden. Von einer Hemiparese/-plegie (➤ Kap. 2.2.3) betroffene Patienten werden von den Pflegenden so unterstützt, dass sie Bewegungen möglichst unter Berücksichtigung der normalen Bewegung durchführen können.

„Normale Bewegung" wird allgemein beschrieben als individuelle, automatisierte, harmonische, schmerzfreie, flüssige und ökonomische Bewegung. Für alle in diesem Kapitel beschriebenen Pflegemaßnahmen bedeutet dies, dass sie immer nur als ein grundsätzliches Beispiel angesehen werden können und nicht unreflektiert auf jeden Patienten übertragen werden dürfen.

Für jede Bewegung gibt es einen Grund. Wir haben eine Vorstellung davon, wohin, warum und wie wir uns bewegen. Wir können in unserem Leben erlernte Bewegung innerlich abrufen und Situationen danach bewerten, ob sie in der Vergangenheit positiv oder negativ erlebt wurden. Wir entscheiden uns: Wollen wir uns bewegen? Ja oder nein? Jede Bewegung ist insofern zielorientiert. Soll im nächsten Moment eine Bewegung stattfinden (z. B. das Umblättern der Buchseite, die ich gerade lese), starte ich jetzt die Handlungsplanung. Dieser Vorgang findet bei der willkürlichen Bewegung immer statt, ist aber so automatisiert, dass er uns nicht immer bewusst ist.

Stabilität für Mobilität

Muskeltonus

Für Bewegung sind Muskelaktivitäten notwendig, **Muskeltonus** genannt (➤ Abb. 1.9). Die Höhe des Muskeltonus wird ständig verändert und angepasst:

- Der Muskeltonus muss hoch genug sein, damit wir uns gegen die Schwerkraft halten können – dies wird **Stabilität** oder auch Haltungstonus genannt. Stabilität wird in der Regel von der gegenüberliegenden Körperhälfte gegeben. Dies ist auch ein Grund, warum man beim Patienten nicht von einer gesunden und einer kranken Seite sprechen sollte – es sind immer beide Seiten betroffen.

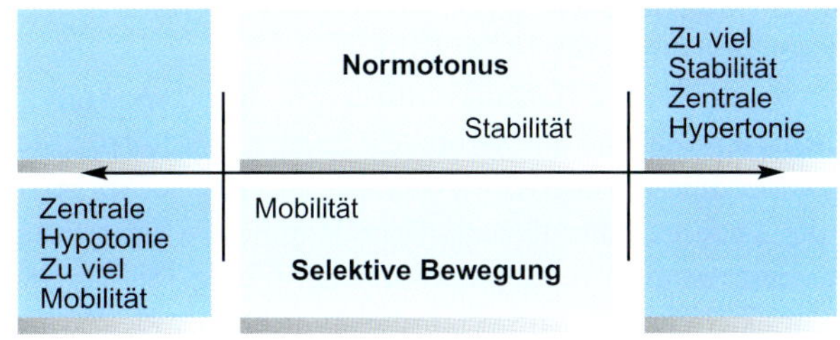

Abb. 1.9 Bandbreite des Muskeltonus [A400]

- Der Muskeltonus muss niedrig genug sein, um unsere Körperabschnitte selektiv bewegen zu können und damit Bewegung ohne viel Kraftanstrengung leicht zu machen – dies nennen wir **Mobilität.**

Die Patientin mit einer erworbenen Hemiparese/Hemiplegie hat keine „gesunde" Seite. Man bezeichnet die anfangs gelähmte Seite als *mehr betroffene* und die andere als *weniger betroffene* Seite.

- Sowohl ein hypertoner Muskeltonus (Spastik) als auch ein hypotoner Muskeltonus (schlaffe Lähmung, Paresen) verhindern physiologische Haltungs- und Bewegungsmuster. Feinmotorik ist in den hypertonen Körperabschnitten nicht mehr möglich. Hypotone Körperabschnitte sind schwer mitzubewegen und verursachen in der Regel wiederum hypertone Körperabschnitte. Die pflegerischen Maßnahmen sind daher auf die Wiederherstellung eines normalen Muskeltonus ausgerichtet:
  - Hypotone Körperabschnitte (insbesondere der Rumpf) schaffen hypertone Extremitäten.
  - Ein z. B. mithilfe eines Rumpfwickels stabilisierter Rumpf erhöht die Bewegungsmöglichkeiten des Patienten.
  - Bewegungen über Rotation schaffen Stabilität, da mehr Muskelketten genutzt werden.
  - Starke Kompensationen durch einseitige Bewegungen führen häufig zum Hypertonus in der mehr betroffenen Seite. Die Pflegenden klären deshalb die Patientin darüber auf, dass Bewegungen wie das Hochziehen am Patientenaufrichter oder am Bettgitter vermieden werden sollten.

Stabilität vor Mobilität

Stabilität wird vor Mobilität aktiviert. Pflegende haben den Auftrag, Stabilität zu unterstützen. Erst dann kann man sehen, wie viel Mobilität möglich ist.

Unterstützungsfläche

Unter **Unterstützungsfläche** wird die Kontaktfläche zwischen Körper und Umwelt verstanden. Beim Gehen besteht die Unterstützungsfläche aus der Kontaktfläche der Füße zum Boden. Beim angelehnten Sitz mit Bodenkontakt der Füße wird die Unterstützungsfläche durch die Kontaktflächen der Füße, der Oberschenkel, des Gesäßes und durch Teile des Rückens gebildet. Beim Liegen ist es die Körperfläche, der Kontakt zu Matratze und Kopfkissen. Auch der eigene Körper kann Unterstützung geben, z. B. wenn die eigene Hand unter dem Kopf liegt und dieser so gestützt wird.

Den beschriebenen **Haltungstonus** gegen die Schwerkraft zu erhalten, ist anstrengend und verbraucht Energie. Der Körper „denkt" ökonomisch und versucht daher, Gewichte abzugeben. Dies geschieht über die Größe der Unterstützungsfläche. Je größer die Unterstützungsfläche, desto weniger Haltungstonus ist notwendig. Der Vorgang ist rein physikalisch, automatisiert und wird nicht über die Motivation gesteuert.

Das Wissen um die *tonusbeeinflussende Wirkung der Unterstützungsfläche* kann im Pflegealltag vielfältig eingesetzt werden:

- Um einem Patienten z. B. die Möglichkeit zu geben, zu entspannen und zur Ruhe zu kommen, geben die Pflegenden eine größtmögliche Unterstützungsfläche. Dies kann durch die Lagerung im Bett geschehen, bei der große Körperpartien auf der Matratze oder auf einem Kissen aufliegen.
- Wollen Pflegende eine Patientin aktivieren, müssen sie die Unterstützungsfläche verkleinern. Dies kann z. B. bei der Unterstützung einer Patientin, die sich hinstellen möchte, dadurch erreicht werden, dass sie auf ihrem Stuhl weiter nach vorn rutscht. Sie kann sich auf diese Weise leichter hinstellen, da sie durch das Nach-vorn-Rutschen schon aktiver ist.

Je größer die Unterstützungsfläche, desto geringer ist der Muskeltonus. Je kleiner die Unterstützungsfläche, desto größer ist der Muskeltonus.
Im Pflegealltag entscheidet sich nach dieser Regel, ob ein Patient aktiv oder passiv bewegt wird. Beispiele:

- Die Pflegende hilft einem teilaktiven Patienten vom Liegen auf die Bettkante. Unterstützt sie ihn dabei in der Weise, dass sie mit ihrem Arm den Oberkörper des Patienten ganz unterlagert, bildet sie eine große Unterstützungsfläche und signalisiert dem Patienten, dass er nicht mitzuhelfen braucht. Automatisch nimmt er die Unterstützungsfläche an. Es hilft hier auch wenig, den Patienten mit verbalem Input zur Mitarbeit zu motivieren.
- Unterstützt die Pflegende den Patienten hingegen so, dass er sich auf seinem Arm abstützen muss, wird die Unterstützungsfläche kleiner und die Eigenaktivität höher. Die Pflegende hat es leichter.

Schlüsselpunkte

Vor jeder Bewegung richtet man die einzelnen Körperabschnitte so zueinander aus, dass man sich leichter bewegen kann. Beim Schlafen positioniert man sich z. B. immer wieder neu, um bequem liegen zu können. Im Bobath-Konzept werden die wichtigsten Körperabschnitte **Schlüsselpunkte** genannt. Über diese lassen sich Bewegungen leichter einleiten.

Bei den Schlüsselpunkten handelt es sich nicht im eigentlichen Sinn um Punkte, sondern um bestimmte Abschnitte des Körpers, durch die Haltungs- und Bewegungstonus beeinflusst, angepasst und verändert werden können (➤ Abb. 1.10).

- Der **zentrale Schlüsselpunkt** befindet sich in der Region um und hinter dem Sternum. Befinden sich die Schultern *vor* dem zentralen Schlüsselpunkt, ist unsere Haltung gebeugt, befinden sie sich dahinter, ist sie gestreckt. Gleiches gilt für das Becken: Ist es nach vorn gekippt, befinden wir uns in aufrechter Position; ist es nach hinten gekippt, sind wir gebeugt.

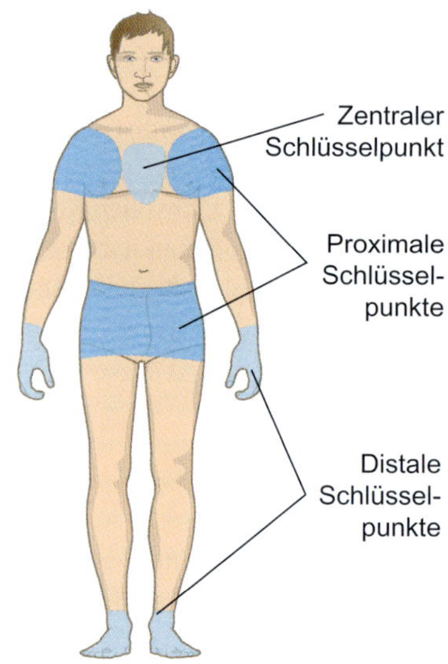

Abb. 1.10 Die verschiedenen Schlüsselpunkte [L190]

- Die **proximalen Schlüsselpunkte** werden jeweils von den beiden Schulterregionen und dem Becken mit beiden Hüften gebildet. So fällt der Patientin das Aufstehen von einem Stuhl leichter, wenn sie vor dem Aufstehen ihr Becken nach vorn kippt. Die Pflegenden können sie dabei unterstützen, indem sie ihr die Schlüsselpunkte links und rechts am Becken spürbar machen und das Kippen nach vorn durch leichten Druck der Hände anbahnen. Durch dieses Anbahnen lässt sich die Bewegung vom Sitz in den Stand einleiten. Neben der Erleichterung des Aufstehens bewirkt die beschriebene Vorgehensweise, dass die Patientin die normale Bewegung nachvollzieht. Ihre Mobilisation wird dadurch physiologisch und ökonomisch (normale Bewegung).
- Die **distalen Schlüsselpunkte** sind die Hände und Füße. Distale Schlüsselpunkte lassen sich gut zielgerichtet einsetzen. Lässt man den Patienten mit seiner Hand zu einem gewissen Ziel greifen, folgen automatisch die anderen Schlüsselpunkte.
- Der **Kopf** – ein Schlüsselpunkt, der eine eigene Zuordnung findet – hat besonders viele Rezeptoren (Augen, Ohren, Nase, Mund), die zahlreiche Informationen an das ZNS weitergeben. Der Kopf spielt bei Bewegung eine große Rolle, da er zumeist aktiv in die Richtung gedreht wird, in der etwas getan oder in die eine Bewegung eingeleitet wird, z. B. beim Hochkommen aus der Rückenlage zum Sitzen.

Gleichgewicht

Gleichgewicht ist ein ganzheitliches sensomotorisches Ziel für funktionelle Geschicklichkeit im ganzen Körper, das auf völlig automatischem Weg durch das Zusammenspiel verschiedener Sinne erreicht wird. Es wird über drei Systeme gesteuert:

- **Vestibuläres System:** der sog. Gleichgewichtssinn, der über das Gleichgewichtsorgan *(Vestibularapparat)* im Innenohr geregelt wird.
- **Propriozeptives System:** Hierdurch wird die Tiefensensibilität geregelt, der Zustand der Muskulatur zur Stellung der Gelenke gemessen. Durch die Verarbeitung im entsprechenden System

Tab. 1.5 Störungsebenen des Gleichgewichts

Ebene	Möglichkeiten der Patientin, bei denen das Gleichgewicht funktioniert
0	Beim Bewegt-Werden (passive Bewegung) im Bett treten sofort Gleichgewichtsprobleme auf
1	Patient kann sich aktiv drehen oder kann passiv gedreht werden
2	Patientin kann sich auf die Bettkante bewegen oder wird bewegt
3	Patient kann allein am Bettrand sitzen, indem er sich festhält
4	Patientin kann allein am Bettrand sitzen, ohne sich festzuhalten
5	Freier Sitz ist möglich, d. h. sitzen und Aktivitäten ausüben
6	Patient kann allein stehen (mit Festhalten)
7	Patientin kann allein stehen (ohne Festhalten)
8	Freier Stand ist möglich, d. h. stehen und Funktionen ausüben
9	Gehen mit Hilfsmitteln
10	Freies Gehen

des ZNS haben wir ein inneres Bild von unserer Position im Raum.

- **Visuelles System:** Wir richten unseren Körper durch ständiges Beobachten von Senkrechten und Waagerechten aus. Das visuelle ist das schnellste System, um Gleichgewicht zu steuern.

Alle Informationen ergänzen sich zu einem vollständigen Bild des Körpers im Raum. Alle drei Systeme brauchen Bewegung, ansonsten melden die Rezeptoren keine Informationen.

Gleichgewicht finden durch Bewegung

Der Begriff „Gleichgewicht halten" suggeriert etwas Statisches. Er bedeutet aber: Gleichgewicht finden durch Bewegung.

Selbstversuch Stellen Sie sich auf ein Bein. Sie spüren genau, in welche Richtung Sie sich bewegen müssen, um nicht zu stürzen. Alle drei genannten Systeme arbeiten zusammen. Schließen Sie zusätzlich die Augen – Sie spüren sofort, wie wichtig das visuelle System ist.

Skala der Gleichgewichtsstörungen

So gut wie jeder Patient hat Gleichgewichtsstörungen. Wichtig ist zu erkennen, auf welcher Ebene sie auftreten und wie dem Patienten geholfen werden kann, sein Gleichgewicht zu trainieren, um ihn eine Stufe weiterzubringen (➤ Tab. 1.5).

Pflegerische Befundung des Betroffenen

Die **pflegerische Befundung** dient dazu, das Potenzial des Patienten zu bestimmen. Hierzu wird der Patient beobachtet: Wie bewegt er sich? Wie führt er Handlungen aus? Wie liegt er im Bett? Wie sitzt er auf dem Stuhl? Auch die Reaktionen des Patienten auf pflegerisches Handeln werden beschrieben. Neben den motorischen Fähigkeiten werden auch die kommunikativen und kognitiven Möglichkeiten beobachtet. Der Patient wird ganzheitlich, als Persönlichkeit ernst genommen.

Im Anschluss an die Beobachtung wird die Hauptproblematik der Patientin definiert. Mit ihr gemeinsam, evtl. auch mit den Angehörigen und in Absprache mit dem therapeutischen Team, wird (orientiert an der Hauptproblematik) das derzeit wichtigste Ziel festgelegt. Es handelt sich dabei um ein funktionelles Ziel. Ein solches Ziel könnte z. B. sein, dass die Betroffene die Fähigkeit wiedererlangt, im stabilen Sitz im Bett zu sitzen, um sich das Gesicht zu waschen. Das Ziel sollte immer in einem sinnvollen Kontext zur Gesamtsituation stehen.

Die wichtigsten **Beobachtungspunkte** einer pflegerischen Befundung im Bobath-Konzept sind:

- Fähigkeit zur Kommunikation
- Selbsteinschätzung, eigene Zielsetzung
- Aktueller und zukünftiger sozialer Kontext
- Weitere Erkrankungen
- Neuropsychologische Hirnleistungen
- Stellung der Schlüsselpunkte zueinander
- Höhe des Muskeltonus in verschiedenen Körperabschnitten
- Mobilität vor dem aktuellen Ereignis
- Grad der Selbstständigkeit
- Kompensation der Schwächen
- Grad der Fähigkeit, das Gleichgewicht zu halten

Gestaltung von Bewegungsübergängen

Die **Gestaltung von Bewegungsübergängen** hat entscheidenden Einfluss auf die Rehabilitation von Patienten mit einer erworbenen Hirnschädigung. Übergeordnetes Ziel ist die schon oben beschriebene Gestaltung von therapeutisch aktivierenden Bewegungsübergängen. Auf der Grundlage der pflegerischen Befundung wird die Bewegung auf das aktuelle Bedürfnis der Patientinnen abgestimmt. Sie sollten nicht unter-, aber auch nicht überfordert sein.

Anheben des Beckens im Bett

Das **Anheben des Beckens (Bridging)** ist eine sehr gute Möglichkeit, Bewegungen aktiv als normale Bewegung zu gestalten, da die mehr betroffene Seite am Bewegungsablauf beteiligt ist (➤ Abb. 1.11). Es kann in verschiedene Bewegungsabläufe und Pflegemaßnahmen (z. B. in das Bewegen an den Bettrand vor der Lagerung oder das Anziehen der Unterwäsche) integriert werden. Außerdem ist das Anheben des Beckens eine sehr wirkungsvolle Maßnahme der Spitzfußprophylaxe.

Durchführung

- Die Patientin liegt auf dem Rücken. Die Pflegende befindet sich auf der mehr betroffenen Seite der Patientin. Sie legt eine Hand an die Fußsohle der mehr betroffenen Seite. Die andere Hand positioniert sie bei geringer Stabilität des betroffenen Beins oberhalb und seitlich der Kniekehle, ansonsten distal des Knies.
- Die Pflegende fordert die Patientin auf, ihre Beine aufzustellen. Dabei erspürt sie die Aktivität in ihrem mehr betroffenen Bein und gibt ihr gerade so viel Unterstützung, wie sie benötigt. Die Unterstützung wird vom Fuß aus aufgebaut. Sie achtet darauf, dass die Fersen nahe zum Gesäß gebracht werden.
- Danach lehnt sich die Pflegende mit der Achsel auf das kniegelenknahe Drittel des aufgestellten mehr betroffenen Oberschenkels, sodass das mehr betroffene Bein der Patientin stabilisiert wird und nicht wegrutschen kann. Mit dem gleichen Arm greift

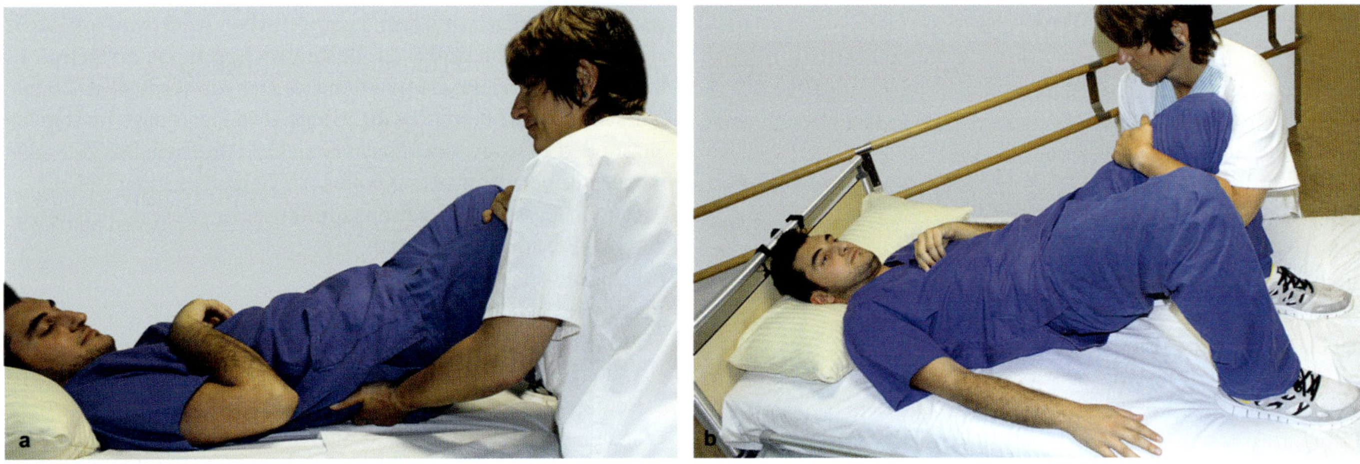

Abb. 1.11 Anheben des Beckens und Bewegen zur Seite (bei fortgeschrittener Mobilität): a) Das Becken wird nur minimal angehoben. b) Die Pflegekraft übt mit ihrer Achsel Druck auf das Knie des mehr betroffenen Beines aus, zur Bewegungsinformation sind die Hände an den Gesäßmuskeln angelegt. [T623]

sie unter dem weniger betroffenen Bein hindurch und legt ihre Hand am Becken an. Die zweite Hand liegt an der näher gelegenen, mehr betroffenen Beckenseite (➤ Abb. 1.11).
- Durch das Zurückbewegen des eigenen Körpers und Zug auf das Knie leitet die Pflegende das Anheben des Beckens ein. Dadurch wird Druck in Richtung Fuß ausgeübt. Sie spürt die Aktivität der Patientin. Mit den Händen am Becken kann sie die Bewegung der Patientin steuern. Je nachdem, ob sie die ganze Handfläche oder nur ihre Finger einsetzt, kann sie die Größe der Unterstützungsfläche variieren und so die Patientin aktiver oder passiver werden lassen.
- Die Pflegende achtet darauf, dass die Patientin ihr Becken nur minimal anhebt. Für ein zu hohes Anheben benötigt die Patientin Kraft, die sie oft nur durch Kompensationsbewegungen aufbringen kann.
- In einem zweiten Schritt kann die Pflegende die Patientin bitten, ihr Gesäß nach links oder rechts zu bewegen. Das Absenken des Gesäßes ist keine Parallel-, sondern eine Rotationsbewegung.

Bewegungsübergänge vom Liegen auf die Bettkante

Beim **Bewegen auf die Bettkante** dreht man sich als Gesunder in der Regel mit einem unterschiedlichen Ausmaß an Rotation seitwärts, stützt sich auf einem Arm ab, zieht die Beine etwas an und bewegt sich mit etwas Schwung auf die Bettkante. Dieser Weg wird im Folgenden „Weg über die Diagonale/Rotation“ genannt. Es gibt auch die Möglichkeit, sich ganz auf die Seite zu drehen und dann aufwärts zu bewegen. Beide Wege sind bei der Unterstützung eines Patienten möglich – sowohl über die mehr als auch über die weniger betroffene Körperhälfte.

Der Weg über die Diagonale/Rotation auf die Bettkante ist zu bevorzugen, da der Grad der Rotation individuell leichter angepasst werden kann und er eher dem gewohnten Weg des Patienten ähnelt.

Durchführung

- Der Patient liegt in der Mitte des Bettes. Der Pflegende hilft ihm mithilfe des Bridgings (s. o.), sich mit dem Becken zum Bettrand zu bewegen.
- Der Pflegende schaut in das Gesicht des Patienten und greift an seine Schultern (nicht an die Arme).
- Der Patient wird aufgefordert, seinen Kopf zu heben. Gleichzeitig bewegt sich der Pflegende etwas zurück. Durch die Gewichtsverlagerung wird der Patient unterstützt, seinen Oberkörper zu bewegen. Indem zuerst eine Schulter bewegt wird, rotiert der Patient, und es fällt ihm leichter, Stabilität aufzubauen.
- Diesen Vorgang wiederholen beide, bis der Patient diagonal im Bett liegt. Der Oberkörper sollte in sich gerade sein und keine C-Form bilden.
- Jetzt wird das mehr betroffene Bein aus dem Bett begleitet. Da es hierbei zu einer Überdehnung der Hüftbeuger kommen kann, ist darauf zu achten, dass der Patient keine Schmerzen zeigt und das Bein frei über der Bettkante hängt.
- Auch das zweite Bein wird in Richtung Bettkante geführt, sollte aber, wenn möglich, im Bett bleiben, damit der Patient nicht überstreckt liegt und es zum Schwungholen mit einsetzen kann. Ist dies nicht möglich, muss das Kopfteil des Bettes etwas erhöht werden. Da sich damit der obere Rumpf zum unteren Rumpf in die entgegengesetzte Richtung verschiebt, muss die weniger betroffene Schulter vorher mit einem Kissen unterlagert werden.
- Der mehr betroffene Arm wird am Oberarm am Körper gestützt.
- Stabilität für Mobilität beim Hochkommen:
  - Der Pflegende stützt mit seinem Bein das mehr betroffene heraushängende Bein.
  - Die Bauchmuskeln des Patienten werden über Rotation aktiviert. Hierzu bietet der Pflegende dem Patienten an, mit seinem weniger betroffenen Arm zur Schulter des Pflegenden zu greifen. Hält der Pflegende hierbei genügend Abstand, wird der Patient seine weniger betroffene Schulter anheben, und automatisch werden die Bauchmuskeln mit aktiviert. Ist der Patient aktiviert, wird die Bewegung fortlaufend auf die Bettkante begleitet.

VORSICHT

Der Patient darf niemals in den Nacken der Pflegenden greifen. Dies belastet enorm den Rücken der Pflegenden!

Der Transfer aus dem Bett

Es gibt mehrere Arten, Patientinnen beim Transfer aus dem Bett zu unterstützen. Grundsätzlich kann man zwischen dem **tiefen Transfer** und dem **Transfer über den Stand** unterscheiden.

Tiefer Transfer

Tiefer Transfer bedeutet, dass der Patient den Transfer im Sitzen durchführt, ohne sich hinzustellen. Der Transfer sollte immer in mehreren Etappen erfolgen, damit der Patient die Bewegung mehrmals erfährt und er mehr eigene Aktivität mit einbringen kann (➤ Abb. 1.12). Häufig sind die Patienten mit dem Transfer über die mehr betroffene Seite überfordert; dann ist der Weg über die weniger betroffene Seite zu bevorzugen.

Durchführung

- Die Ausgangsstellung wird so gestaltet, dass beide Füße in leichter Schrittstellung auf dem Boden zum Stehen kommen. Der Fuß in Richtung der Drehung steht unterhalb des Oberschenkels, berührt aber noch komplett den Boden. Dieses Bein wird am Knie durch die Pflegende stabilisiert. Sie achtet darauf, selbst in Schrittstellung zu stehen, damit sie sich gut mitbewegen kann
- Der Patient wird dabei unterstützt, den Rumpf aufzurichten, indem er den weniger betroffenen Arm zur Schulter der Pflegenden führt. Der mehr betroffene Arm kann im Schoß des Patienten liegen. Die Pflegende fasst an den zentralen Schlüsselpunkt. Eventuell kann eine Hand am Gesäß des Patienten sein, aber nicht unter ihm, da der Patient sonst passiv und getragen wird.
- Der Patient wird aufgefordert, sich nach vorn zu bewegen. Durch das Sich-zurück-Bewegen der Pflegenden wird das Gewicht des Patienten vom Bett auf die Füße verlagert. Anschließend kann die Seitwärtsbewegung mithilfe von Rotation stattfinden. Die Beine werden nachgestellt.

Transfer über den Stand

Der Transfer über den Stand ist in der Regel über die weniger betroffene Seite leichter als über die mehr betroffene Seite. Die Patientin sollte aber beide Wege erlernen, um im Alltag flexibel zu sein.

Durchführung

- Die Ausgangsstellung wird wie beim tiefen Transfer gestaltet (s. o.). Der Pflegende gibt Stabilität am mehr betroffenen Bein und steht gleichzeitig in Schrittstellung.
- Durch Unterstützung am zentralen Schlüsselpunkt und das Sich-zurück-Bewegen wird der Patientin in den Stand geholfen. Dabei zieht der Pflegende nicht die Patientin hoch, sondern erspürt ihre Eigenaktivität.
- Im Stand braucht die Patientin kurze Zeit, um ihr Gleichgewicht finden zu können. Der Pflegende baut zugleich die Unterstützung in Etappen ab.
- Das Bein, das den ersten Schritt machen soll, wird vom Gewicht entlastet. Der Pflegende unterstützt dies durch seine Hände am Beckenkamm. Durch Gewichtsverlagerung kann nun das andere Bein einen Schritt machen.
- Steht die Patientin rückwärts vor dem Stuhl, sollte sie dessen Position sehen können, um nicht das Gefühl zu haben, ins Leere

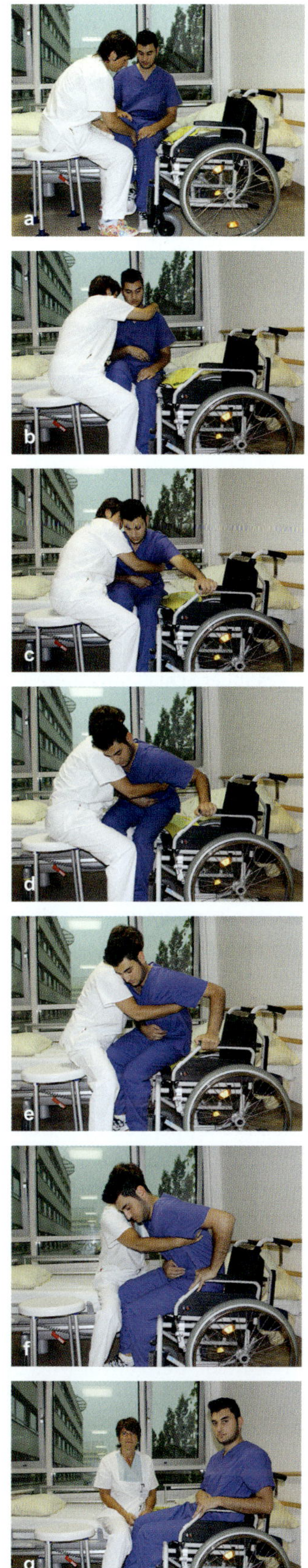

(a) Die Pflegende richtet die Beine des Patienten parallel aus.

(b–d) Sie stabilisiert mit ihrem Bein das mehr betroffene Bein des Patienten und mit den Händen den Rumpf. Gleichzeitig gibt sie ihm Aufrichtung.

(e–f) Sie geht gemeinsam mit dem Patienten in die Bewegung und verlagert das Gewicht auf die Beine.

(g) Der Patient sitzt nach dem Transfer stabil im Rollstuhl.

Abb. 1.12 Tiefer Transfer aus dem Bett in den Rollstuhl, teilaktiver Patient [T623] gesetzt zu werden. Das Hinsetzen wird durch leichten Druck in der Hüfte eingeleitet, und es wird darauf geachtet, dass der Oberkörper sich gut nach vorn beugt. Eventuell muss am mehr betroffenen Knie wieder stabilisiert werden. Die Patientin sollte sich hinsetzen, ohne das Gefühl zu haben zu fallen. [vgl. 27]

Lagerungen/Positionierungen

Jeder Mensch hat seine Lieblingsposition, in der er am besten ruhen kann. Diese ist im ZNS als positives Ereignis gespeichert. Wie schon beschrieben, möchte das Bobath-Konzept nicht nur Patienten von A nach B bewegen oder in einer bestimmten Position lagern, sondern Einfluss auf die individuelle neuronale Vernetzung nehmen. Dies ist auch bei **Lagerungen** der Fall.

Bei Patientinnen kann sich die Lieblingsseite aufgrund des aktuellen Geschehens ändern, es ist aber wichtig, dass diese individuelle Lieblingsposition im therapeutischen Team bekannt ist, um sie für eine gute Ruheposition und zugleich therapeutisch zu nutzen.

Das Bobath-Konzept verfolgt außer den allgemeinen Zielen der Lagerung (Dekubitus-, Pneumonie-, Kontrakturen- und Thromboseprophylaxe) weitere besondere Ziele:

- Bequemlichkeit, Entspannung, gesunder Schlaf, um Kräfte sammeln zu können
- Förderung der Wahrnehmung
- Regulierung des Muskeltonus (insbesondere durch genügend Stabilität und Unterstützungsfläche)
- Anbahnen physiologischer Haltungs- und Bewegungsmuster, um Aktivitäten gestalten zu können
- Verhinderung der schmerzhaften Schulter und des Schulter-Hand-Syndroms (➤ Kap. 2.1.6).

Bei Patienten mit reduziertem Allgemeinzustand oder zusätzlichen anderen Erkrankungen kann es notwendig sein, von den im folgenden Abschnitt beschriebenen Methoden abzuweichen. So kann eine bestehende Atemeinschränkung eine Abkehr von der Seitenlage erfordern.

Wichtigstes Ziel der Positionierung ist die Bequemlichkeit. Die Rehabilitation und Neuorganisation des Körpers und des Umfelds ist für die Patientin eine Höchstleistung. Deshalb braucht sie Zeiten der Ruhe, um sich zu kräftigen.

Bei der Lagerung sind alle bekannten Positionen möglich: Rückenlage, 90–110°-Seitenlage, 30–60°- und 135°-Seitenlage, Bauchlagerung, stabiler Sitz im Bett, stabiler Sitz außerhalb des Bettes (z. B. Rollstuhl) usw.

Grundsätzlich gilt, dass die Bewegungsübergänge in die jeweilige Position aktivierend durchgeführt werden. Der Patient wird beim Liegen begleitet, nicht positioniert. Und je mobiler eine Patientin ist, desto weniger Lagerungsmaterialien braucht sie. Eigenbewegung sollte immer möglich sein.

Position: 90°-Seitenlagerung

Kein Mensch liegt zu Hause in seinem eigenen Bett in einer 30- oder 60°-Lage. Es ist eine Lagerung, die Patienten nicht kennen und die nicht unserer normalen Wahrnehmung entspricht. Daher ist sie kritisch zu betrachten, und es wird im Folgenden die 90°-Lagerung beschrieben (➤ Abb. 1.13).

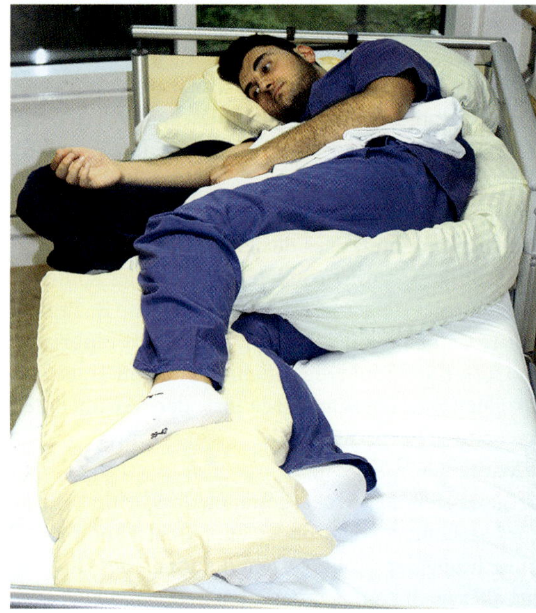

Abb. 1.13 90°-Lagerung auf der mehr betroffenen Seite: Material am Rumpf gibt viel Stabilität. Der Kopf ist genügend unterlagert, die HWS hat genügend Material, sodass sie nicht durchhängt. Die Beine sind in diesem Beispiel übereinander gelagert, können aber auch getrennt gelagert werden. Abwechslung ist in der Praxis wichtig. [T623]

- Die 90°-Seitenlagerung hat den **Vorteil,** dass sie dem normalen, gewohnten Muster des Patienten entspricht. In dieser Lage sind bei Patienten mit Hypertonus die Spastiken oft leichter zu lösen und Patientinnen mit Wahrnehmungsstörungen werden häufig ruhiger.
- Von **Nachteil** ist, dass es in dieser Lage schwierig ist, genügend Stabilität herzustellen, da nur eine Körperhälfte zur Verfügung steht und diese aufgrund der Schwerkraft ohne Lagerungsmaterialien schlecht ausgerichtet ist: Der Kopf knickt zur Matratze ab, die Halswirbelsäule (HWS) hängt durch, die unten liegende Schulter ist komprimiert, die Lendenwirbelsäule (LWS) hängt durch, das Becken ist im Vergleich zum Schultergürtel häufig verdreht. Diese Unbequemlichkeiten gilt es durch geschickten Einsatz von Lagerungsmaterialien weitestgehend zu kompensieren.

Durchführung Die Lagerung ist sowohl auf der mehr als auch auf der weniger betroffenen Seite möglich. Die hier beschriebenen Grundprinzipien gelten in jeder Lagerung.

- Der Patient liegt auf dem Rücken. Die Pflegende dreht den Patienten mit angewinkelten Beinen auf die Seite. Die Drehung kann entweder vom oberen Rumpf oder über die Drehung des Beckens eingeleitet werden. Es ist darauf zu achten, dass genügend Material unter dem Kopf liegt. Ein Kissen reicht in der Regel nicht aus. Die Arme des Patienten liegen geschützt auf seinem Bauch oder werden in Außenrotation ein wenig vom Körper abgelagert.
- Nach der Drehung werden die Schlüsselpunkte ausgerichtet. Becken und Schultern sollen nicht verdreht sein. Der Oberkör-

per darf leicht gebeugt sein. Der Patient liegt jetzt an der unten liegenden Seite meistens überdehnt. Es ist deshalb wichtig, die Rippenbögen gerade auszurichten und dann sofort zu unterlagern. Dies kann mit verschiedenen Materialien geschehen, z. B. mit der Spitze einer Decke. Schiebt die Pflegende Materialien unter den Rumpf, muss sie diese auch ein wenig zurückziehen, um die entstandenen Scherkräfte zu mildern.

- Das Gesäß wird mit einem Handtuch am Gesäß stabilisiert.
- Die Beine werden angewinkelt übereinander oder getrennt in Schrittstellung gelagert. Hierbei sollte nicht immer die gleiche Position gewählt werden, damit der Patient Abwechslung erfährt. Material zwischen den Beinen oder bei der Schrittstellung unter dem oben liegenden Bein lagern. Es muss genügend Material sein, damit das Bein ausgehend vom Becken nicht innen- oder außenrotiert ist. Liegt das Becken bei 90°, müssen Knie und Becken die gleiche Höhe haben. Bei einer Lagerung über 90° darf das Knie etwas tiefer liegen.
- Den unten liegenden Arm mit auf dem Kopfkissen positionieren oder an den Bauch legen; er muss im Ellenbogen angewinkelt sein. Die Hand in Funktionsstellung bringen, evtl. ein Handtuch zum Formen benutzen. Den oben liegenden Arm mit Kissen unterstützen, evtl. mit einem Handtuch Zug ausüben, damit die Schulter nicht zu weit nach vorn ins Gesicht fällt.
- Mit der exakten Positionierung des Kopfes die Lagerung beenden.
- Abschließend vergewissert sich die Pflegende, ob der Patient gut liegt. Neben der Kontrolle von Mimik, Atmung und Vitalzeichen ist auf Folgendes besonders zu achten:
  - Ist der Kopf genügend unterlagert und knickt nicht zur Matratze ab?
  - Hat die HWS genügend Material und hängt nicht durch?
  - Liegt die Wirbelsäule gerade zur Matratze? Und liegt der obere Rumpf zum unteren Rumpf nicht verdreht?
  - Ist das Becken stabilisiert?
  - Sind die Arme unterlagert und nicht überdehnt?
  - Ist das oben liegende Bein unterlagert, sodass es weder außen- noch innenrotiert ist?
  - Wie ist der Muskeltonus? Kann der Patient entspannen?

VORSICHT

Das früher übliche Herausziehen der Schulter gilt heute als überholt! Da die Schulter ein muskelgeführtes Gelenk und der Tonus der Muskulatur schon stark herabgesetzt ist, kommt es oftmals zur Subluxation der Schulter (➢ Kap. 2.1.6), wodurch Zug auf Kapsel und Nerven entsteht und sie instabil ist. Der Patient sollte nicht auf seinem Arm liegen. Die Schulter wird evtl. etwas nach unten gezogen, wenn sie zu sehr in Richtung Ohr liegt.

Position: Rückenlagerung

In der **Rückenlage** liegt man ohne Lagerungsmittel im Schwerkraftfeld überstreckt. Der Kopf liegt zu tief und nach hinten überstreckt. Die Schultern fallen zur Matratze, die Arme ebenfalls und üben so einen Zug auf die Schultern aus. Die Rippenbögen stehen im Vergleich zum abfallenden unteren Rumpf vor. Das Becken wird durch Zug der Beine ins Hohlkreuz gezogen oder liegt aufgrund eines hypotonen Rumpfes auf der Matratze. Die Beine sind überstreckt, und die Füße zeigen in Richtung Spitzfuß. Zusätzlich ist das mehr betroffene Bein durch fehlende Muskelaktivität des Gesäßmuskels und weitere Strukturen nach außen rotiert und abduziert.

Selbsterfahrung Legen Sie sich gerade auf den Rücken. Winkeln Sie ein Bein an und legen Sie es dann seitwärts. Berührt das Knie die Matratze, ohne dass Sie im Becken ausgleichen?

Durchführung

- Die Patientin wird mithilfe des Bridgings (s. o.) gerade im Bett ausgerichtet.
- Der Oberkörper wird mit zwei Kissen in eine A-Lagerung gebracht; dies erleichtert die Bewegung. Kopf und HWS werden zusätzlich unterlagert (➢ Abb. 1.14).
- Auch die Arme werden unterlagert und seitwärts (nicht überstreckt) oder auf dem Bauch abgelegt (➢ Abb. 1.15).
- Knie unterlagern. Die Beugung entspannt das Becken, der Rücken kann so besser die Unterstützungsfläche annehmen.
- Material von außen an den Oberschenkel legen, damit das mehr betroffene Bein nicht nach außen rotiert. Gesäß an der mehr betroffenen Seite evtl. leicht unterlagern, damit es gerade liegt (➢ Abb. 1.16).
- Zur Spitzfußprophylaxe wird Material an die Füße gelegt.

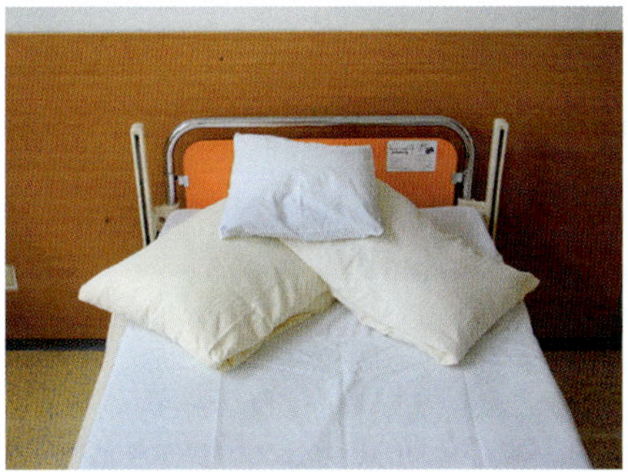

Abb. 1.14 Zur Vorbereitung der Rückenlage werden die **Kissen in A-Form** gebracht, um den Oberkörper genügend zu unterstützen. [M292]

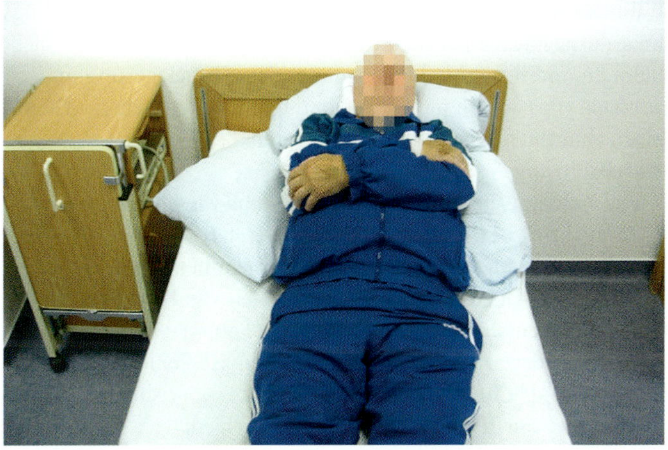

Abb. 1.15 Lagerung eines mobilen Patienten auf dem Rücken: Der Körper wird gerade ausgerichtet und eine Unterstützung besonders an den Schlüsselpunkten Kopf, Schultern, zentraler Schlüsselpunkt und Becken geschaffen. [M344]

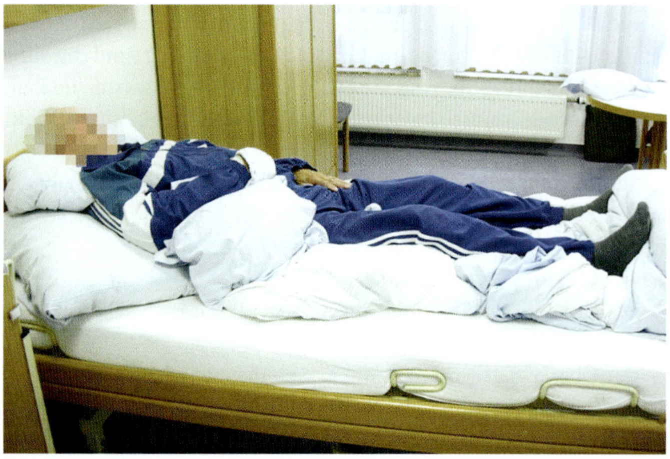

Abb. 1.16 Lagerung eines mehr betroffenen Patienten auf dem Rücken: Decken geben mehr Stabilität als Kissen. Die Decke wird an den Rumpf modelliert, um diesen zu stabilisieren. Das Becken sollte gerade liegen, die Beine zur Hüfte ausgerichtet sein. Die Knie sind zur Entspannung unterlagert. Die Füße werden gestützt. Der Kopf sollte nicht überstreckt liegen. [M344]

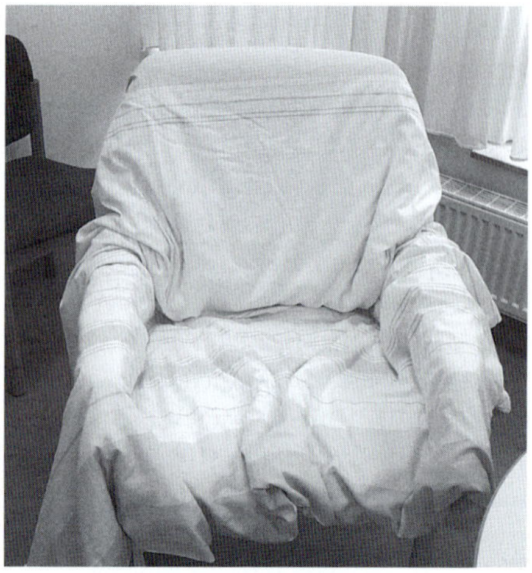

Abb. 1.17 Vorbereitung zum Sitzen im Stuhl: Eine Decke wird quer in den Stuhl gelegt. In der Mitte der Sitzfläche ist mehr Material, um es später an den Oberschenkeln besser stabilisieren zu können. [M344]

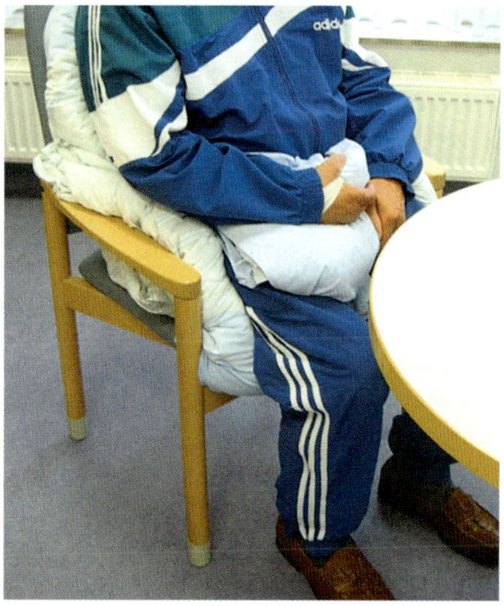

Abb. 1.18 Sitzen im Stuhl: Die Decke wird an den gesamten Rumpf des Patienten modelliert, indem sie hochgedreht wird. Gleichzeitig werden die Oberschenkel stabilisiert. Der Körper ist gerade ausgerichtet. Der mehr betroffene Fuß steht ganz auf dem Boden. Das andere Bein und der Fuß sollte der Patient frei bewegen können. [M344]

VORSICHT

Durch Unterlagerung der Knie erhöht sich der Druck auf die Ferse – Dekubitusgefahr!

Sitzen im Stuhl (am Tisch)

Das **Sitzen im Stuhl** ist aus Sicht der Patientinnen ein bevorzugtes Ziel, gibt es doch das Gefühl, nicht nur krank im Bett liegen zu müssen. Aus therapeutischer Sicht ist diese Lagerung eine gute Möglichkeit, Patienten sich einmal anders im Schwerkraftfeld wahrnehmen zu lassen und problematische Körperabschnitte anders einzustellen. Darüber hinaus stellt es eine gute Maßnahme der Spitzfußprophylaxe dar.

Um einen optimalen Therapieerfolg zu erreichen, sollte der Patient nach einem akuten Ereignis so früh und so häufig wie möglich im Stuhl sitzen. Patientinnen mit einem ischämischen Hirninfarkt können bereits am Aufnahmetag mobilisiert werden, sofern keine Kontraindikation (z. B. eine Kreislaufdysregulation) besteht. Allerdings müssen die Pflegenden auf die Belastbarkeit des Patienten Rücksicht nehmen und ihm, sobald er ermüdet, eine Ruhelagerung im Bett anbieten. Das Schlafen im Stuhl könnte unbequem sein und somit einen abnormen Muskeltonus provozieren.

Durchführung

- Die Patientin sitzt mit ihrem Gesäß so nah wie möglich an der Rückenlehne. Ein Handtuch um das Gesäß (evtl. unter den Gesäßmuskeln sowie am Trochanter des mehr betroffenen Beins) schafft ein stabiles Fundament zum Sitzen. Ein Kissen im LWS-Bereich unterstützt die Aufrichtung (➤ Abb. 1.17).
- Die Füße der Patientin stehen mit der ganzen Sohle auf dem Boden und hüftbreit nebeneinander. Das weniger betroffene Bein darf von der Patientin selbst in verschiedene Positionen gebracht werden. Winkelt sie es bis unter ihr Gesäß an, wird das Becken entspannt. Bei kleinen Patienten werden die Füße mit einer stabilen Unterlage unterstützt.
- Der mehr betroffene Arm wird mit einem Kissen unterlagert, das der Patientin das Gewicht vom Arm nimmt und so eine Subluxation der Schulter vermindert (➤ Abb. 1.18, ➤ Kap. 2.1.6). Schafft dies keine ausreichende Stabilität, wie es z. B. bei schwer betroffenen Patienten der Fall sein kann, kann man eine Bettdecke quer in den Stuhl legen und die Patientin durch das Modellieren der Decke an den Körper besser stabilisieren. Diese Patientinnen benötigen aber meist noch einen stabilisierenden Bauchgurt, um ausreichend aufrecht sitzen zu können.

Effektiver ist es häufig, der Patientin im Sitzen den Rumpf durch eine quer im Stuhl liegende Decke zu stabilisieren.

Der Rollstuhl dient in erster Linie als Transportmittel. Die meisten Rollstühle haben eine bewegliche Rückenlehne und eine weiche, durchhängende Sitzfläche. Dies führt dazu, dass der Patient ungünstige Sitzpositionen einnimmt oder gefährdet ist herauszurutschen. Daher sollte bei der Lagerung im Sitzen ein normaler Stuhl mit fester, durchgehender Rückenlehne, gerader Sitzfläche und Armlehnen dem Rollstuhl vorgezogen werden.

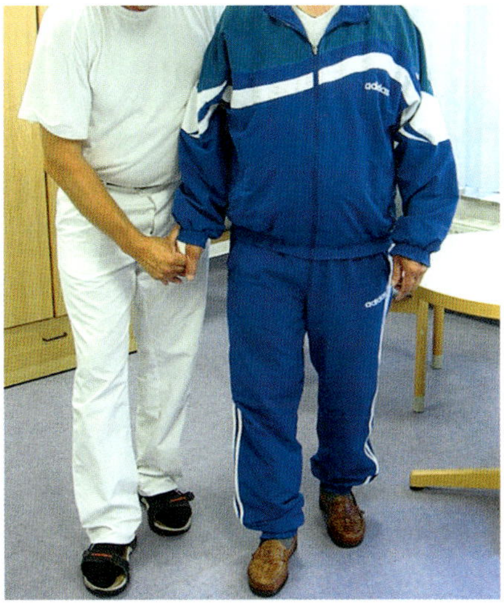

Abb. 1.19 Eine Möglichkeit der **Unterstützung beim Gehen** ist, den mehr betroffenen Arm in Streckung zu stabilisieren. Der Pflegende fasst den Arm am Oberarm und bringt ihn in leichte Außenrotation. Auf diese Weise wird Gewicht vom Rumpf genommen. Bei Patienten mit Schulterschmerzen ist diese Möglichkeit nicht gegeben. [M344]

Für das **Sitzen im Rollstuhl** gilt:

- Die Füße des Patienten stehen nur für die Dauer des Transports auf den Trittbrettern. Ansonsten stehen sie auf dem Boden, um durch gleichmäßige Belastung einer Spastik vorzubeugen.
- Die LWS des Patienten wird mit einem festen Kissen unterstützt, um den Oberkörper trotz der flexiblen Rückenlehne aufrecht zu halten.
- Der mehr betroffene Arm des Patienten wird vor dem Körper auf einem Kissen oder, wenn möglich, auf einem Rollstuhltisch gelagert.

Gehen mit der Patientin

Pflegende sollten nur dann mit der Patientin **gehen,** wenn sie ihr mehr betroffenes Bein (mithilfe der Pflegenden) belasten kann. Nach akuten Ereignissen sollten keine zu frühzeitigen Gehversuche unternommen werden.

- Die Pflegende steht hinter der Patientin und stützt mit beiden Händen flächig das Becken (➤ Abb. 1.19).
- Durch leichten Druck am Becken bahnen die Hände der Pflegenden die Bewegung an. Die Patientin verlagert ihr Gewicht auf das mehr betroffene Bein und stellt das weniger betroffene Bein voran. Bei instabilem Kniegelenk stabilisiert eine zweite Pflegende während der Standbeinphase das mehr betroffene Bein in Richtung Streckung.
- Anschließend verlagert die Patientin das Gewicht auf das weniger betroffene Bein und setzt ihr anderes Bein nach vorn. Patientin und Pflegekraft gehen im gleichen Rhythmus.

Es gibt mehrere Möglichkeiten, das Gehen anzubahnen; hier wurde lediglich ein Beispiel vorgestellt.

1.5.3 Das therapeutische Führen nach Affolter

Das **therapeutische Führen** ist ein rehabilitativer Ansatz, der auf das Konzept der schweizerischen Entwicklungspsychologin Félicie Affolter zurückgeht. Dieses Konzept wird auch als „Geführte Interaktionstherapie" bezeichnet. Affolter entwickelte es während ihrer jahrelangen Arbeit mit wahrnehmungsgestörten Kindern; heute gehört es zu den wichtigsten therapeutischen Ansätzen in der Arbeit mit wahrnehmungsgestörten Patientinnen in der Neurologie. Intention ist es, den Menschen und seine gestörte taktil-kinästhetische Wahrnehmung bzw. ihr Neu-Erlernen zu fördern. [vgl. 28]

Taktil-kinästhetische Wahrnehmung

Unter taktiler Wahrnehmung (Tastsinn oder Oberflächensensibilität) wird die Aufnahme von Reizen über Rezeptoren der Haut verstanden. Sie vermitteln Eindrücke wie Schmerz, Wärme, Kälte, v. a. aber Berührung und Druck.
Das Wort „Kinästhesie" (griech.) heißt so viel wie „Bewegungsempfindung". Über Rezeptoren in Muskeln, Sehnen und Gelenken werden durch die kinästhetische Wahrnehmung (Tiefensensibilität) die Lage einzelner Körperteile, ihre Stellung zueinander sowie ihre Bewegungsrichtung wahrgenommen und gesteuert.
Taktile und kinästhetische Wahrnehmung sind nur theoretisch voneinander abzugrenzen, da sie beim Ausführen einer Handlung immer zusammenwirken. Sind sie gestört, werden auch die Wahrnehmung und Interpretation von anderen Sinneseindrücken (vestibulär, visuell etc.) beeinflusst.

Das therapeutische Führen basiert auf der Annahme, dass bei Patienten, deren taktil-kinästhetische Wahrnehmung verändert ist, auch deren Interaktion mit der Umwelt gestört ist. Es ergibt sich eine mangelhafte Handlungskompetenz der Betroffenen zur Bewältigung von Alltagsanforderungen, die sich z. B. durch Folgendes äußern kann:

- Gegenstände können nicht sicher oder gar nicht festgehalten werden.
- Zielgerichtete Bewegungen misslingen.
- Formen können nicht taktil unterschieden werden.
- Die Verbindung von taktiler und visueller Wahrnehmung ist gestört und damit versagt die Augen-Hand-Kontrolle.
- Betroffene reagieren erst auf maximalen Widerstand (z. B. wird ein Stift so fest wie möglich auf das Papier gedrückt).

Praktisch bedeutet therapeutisches Führen, dass alltägliche Handlungsabläufe, die von den Patientinnen nicht allein durchgeführt werden können, von ihnen gemeinsam mit den Pflegenden ausgeführt werden. Diese Interaktionserfahrungen mit der Umwelt ermöglichen einen Lernprozess. Die Abläufe sollen für die Betroffenen spürbar, begreifbar und wieder vertraut werden, sodass Selbstständigkeit im Handeln wieder zurückgewonnen wird.

Therapeutisches Führen kann häufig im Rahmen der anderen in diesem Kapitel vorgestellten Konzepte angewandt werden. Vor allem in der Rehabilitation von Menschen nach Schlaganfall (➤ Kap. 2.2), Hirnblutung (➤ Kap. 2.3) und Schädel-Hirn-Trauma (➤ Kap. 8.2) hat es sich bei entsprechender Symptomatik bewährt.

Wichtig ist es zu beachten, dass die geführten Handlungen sich auf konkrete Alltagsaufgaben und Probleme der Betroffenen beziehen; es handelt sich also nicht um künstlich geschaffene Übungssituationen.

Ziele des therapeutischen Führens

- Der Patient bekommt Informationen vermittelt und die Gelegenheit, sie zu verarbeiten.
- Er erkennt Ursache-Wirkungs-Zusammenhänge („Ich verändere die Umwelt, die Umwelt verändert mich").
- Das Gehirn reorganisiert sich.
- Verbindung und Abstimmung der verschiedenen sinnlichen Informationen sind wieder möglich.
- Problemlösendes Handeln ist wieder möglich.

Das Führen kann bei zahlreichen Pflegehandlungen, wie z. B. bei der Nahrungsaufnahme (➤ Abb. 1.20), der Körperpflege (➤ Abb. 1.21) oder beim Ankleiden (➤ Abb. 2.7) eingesetzt werden. Besonders bei Patientinnen mit schweren zerebralen Schädigungen und starker Bewegungseinschränkung ist es sinnvoll, auch bei der Lagerung und Mobilisation nach den Prinzipien des Führens vorzugehen. Die Betroffenen haben Schwierigkeiten, ihre direkte Umwelt und sich selbst in dieser Umwelt wahrzunehmen. Angst und eine erhöhte Körperspannung können die Folge sein. Durch geführte Berührungen des eigenen Körpers bekommt die Patientin ein Gefühl für sich und ihre Umgebung. So wird die Betroffene aktiv in die Pflege einbezogen und erhält regelmäßige und sinnvolle Lernangebote, durch die gleichzeitig motorische, kognitive und emotionale Erfahrungen gemacht werden. Der Grundgedanke ist, dass die Patientin dabei nicht passiv bleibt, sondern die Handlung, bei der sie geführt wird, aktiv miterlebt. Es soll nicht *für,* sondern *mit* der Betroffenen etwas gemacht werden, und ihre tatsächlichen Bedürfnisse müssen im Mittelpunkt stehen *(geführte Interaktion).*

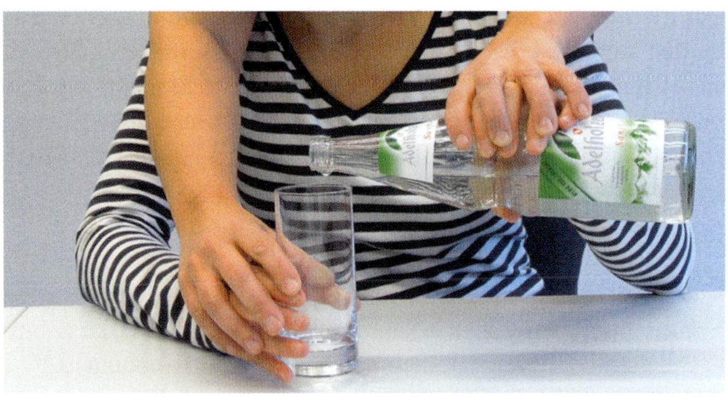

Abb. 1.20 Die **geführten Handlungsabläufe** sollten für die Betroffenen alltagsrelevant sein und eine Problemlösung ermöglichen. [O408]

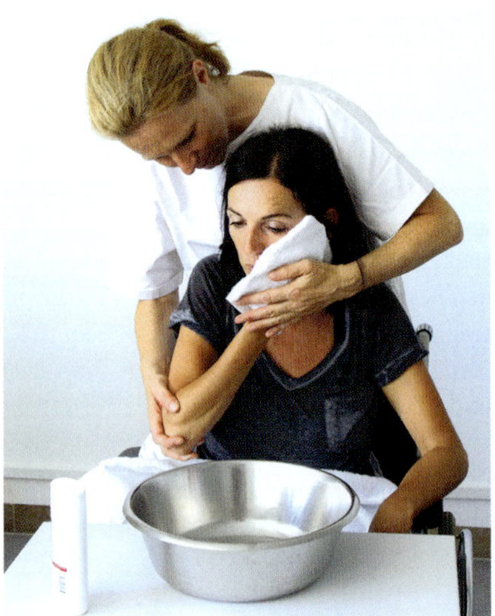

Abb. 1.21 Prinzip des **Führens eines mehr betroffenen Arms** bei Hemiplegie [M292]

Das Führen hat einen großen therapeutischen Nutzen, ist für die Pflegenden aber sehr zeitaufwendig. Deshalb ist es wichtig, dass das Konzept von allen an der Therapie Beteiligten unterstützt und kontinuierlich umgesetzt wird; von anderen Therapeuten (v. a. in der Ergotherapie ist es ein wichtiger therapeutischer Ansatz) oder, nach Anleitung, auch von den Angehörigen.

Prinzipien des therapeutischen Führens

- Geführte Handlungen sollten für die Patienten alltagsrelevant sein.
- Eine stabile Unterlage (Widerstand und Widerstandsveränderungen spüren) bildet die Grundlage, um die Bewegungen des eigenen Körpers bewusst wahrnehmen zu können und die Umgebung zu erkunden (vgl. dazu z. B. die Ausführungen zum Thema „Sitzen im Stuhl" in ➤ Kap. 1.5.2).
- Während des Führens stehen die Pflegenden, wenn möglich, hinter oder neben der Patientin (➤ Abb. 1.20 und ➤ Abb. 1.21).
- Sie setzen immer den Körperteil ein, der dem Geführten entspricht. So liegt z. B. die linke Hand der Pflegenden auf der linken Hand des Patienten (➤ Abb. 1.20).
- Wo nötig, sollten beide Körperhälften abwechselnd geführt werden.
- Ziel, Reihenfolge und die physiologischen Abläufe der einzelnen Handlungsschritte müssen den Pflegenden klar sein.
- Die Betroffenen sollten ihre ganze Aufmerksamkeit auf die Handlung richten, um so möglichst alle Spürinformationen zu erfassen. Deshalb sollte eine ruhige Umgebung (kein Fernsehen, keine Musik, keine Hektik etc.) geschaffen und während des Führens nicht gesprochen werden. Notwendige Erläuterungen erfolgen also vor der Maßnahme.
- Auch die jeweils nicht geführte Seite sollte so in die Handlung einbezogen werden, wie dies auch bei der selbstständigen Ausführung stattfinden würde (➤ Abb. 1.20).
- Zu nutzende Gegenstände sollen vom Betroffenen taktil erspürt und selbst gehalten werden – wenn nötig mit Hilfe (➤ Abb. 1.20).
- Nach jeder Handlung soll die Patientin Zeit haben, ihre Haltung und Position zu erfassen und nachzuvollziehen.
- Nimmt die Eigenaktivität des Patienten zu, sollte die Unterstützung abnehmen oder, je nach Ziel, die Herausforderung gesteigert werden und umgekehrt.

VORSICHT

… bei spastischer Symptomatik und Schulterproblemen!

Beim Führen kann es zum Auslösen oder zur Verstärkung einer spastischen Reaktion kommen, z. B. beim mehr betroffenen Arm nach einem Schlaganfall. Tritt dies auf, sollten die Sitzhaltung und die Position des Betroffenen korrigiert werden. Wenn diese Maßnahme keinen Erfolg zeigt, darf mit der Übung nicht weiter fortgefahren werden, um der Patientin kein ungünstiges Lernangebot zu machen (➤ Kap. 1.5.2, „Neurophysiologische Grundlagen"). Auch bei einem noch schlaffen Muskeltonus der Schultern ist Vorsicht geboten, um Problemen vorzubeugen (schmerzhafte und subluxierte Schulter; Schulter-Hand-Syndrom, ➤ Kap. 2.1.6).

1.5.4 Kinästhetik

DEFINITION

Kinaesthetics/Kinästhetik (griech. „kinesis" = Bewegung, „aisthesis" = Empfindung): Bewegungslehre, die sich mit der Empfindung und dem Ablauf der natürlichen menschlichen Bewegung beschäftigt. Pflegende leiten bewegungs- und wahrnehmungsbeeinträchtigte Patienten an, eigene Ressourcen wahrzunehmen und gezielt einzusetzen. [vgl. 29]

Ziele

- Bewegungsabläufe für Patientinnen und Pflegende so physiologisch und kräfteschonend wie möglich gestalten.
- Die Mobilität des Patienten derart fördern, dass er seine Bewegungskompetenz in alltäglichen Aktivitäten entwickeln und damit ein möglichst selbstbestimmtes Leben führen kann.
- Gesundheitsprophylaxe der Pflegenden durch Vermeidung von unphysiologischem Heben und Tragen.

Indikation

Positionsunterstützung bzw. Fortbewegung von Patientinnen, die in ihrer Bewegung bzw. Wahrnehmung Hilfe benötigen.

Grundlagen

- Kinästhetik liefert keine Rezepte, was in einer bestimmten Situation zu tun ist. Sie ermöglicht den Pflegenden vielmehr durch die Aufmerksamkeit für verschiedene Aspekte einer Bewegung, ihr Verhalten und ihr Angebot an die jeweilige Situation der Patienten anzupassen.
- Pflegende werden darin geschult, dem Betroffenen möglichst viel Selbstsicherheit und damit Eigenkompetenz anzubieten. Außerdem können Pflegende die Konzepte der Kinaesthetics für die Betrachtung ihrer eigenen Bewegung nutzen und somit die Achtsamkeit für ihre eigene Gesundheit erhöhen.
- Kinaesthetics geht davon aus, dass die aktive Bewegung eine Grundlage ist für Lernen, Entwicklung und Gesundheit. Pflegende können Patienten in ihrer Bewegung anleiten oder ihnen helfen, zumindest Teilaspekte ihrer Bewegung selbst zu übernehmen. Dabei spielt die eigene Bewegungswahrnehmung eine bedeutende Rolle.

Die 6 Konzepte der Kinästhetik

Die Konzepte der Kinästhetik liefern unterschiedliche Betrachtungsaspekte für die menschliche Bewegung.

1. Interaktion Im Konzept *Interaktion* geht es um die Qualität der Kommunikation, damit die Eigenaktivität der Patientin wahrgenommen und aufgegriffen wird. Es wird nicht *für* die Patientin, sondern *mit* der Patientin gehandelt. Wenn die Bewegung langsam und in kleinen Etappen durchgeführt wird, hat die Patientin die Möglichkeit, eigenaktiv mitzumachen.

Zeit nehmen

Bei hoher Arbeitsbelastung wird meist schnell und mit einem relativ hohen Anstrengungspotenzial gearbeitet. Um auf die Bewegungselemente des Patienten eingehen zu können, sollten sich die Pflegenden vor jeder körperlichen Hilfestellung für einen Moment die **Zeit nehmen,** innerlich zu entspannen und die Muskeln zu lockern. Wer bewusst die eigene Bewegung wahrnimmt, kann die Bewegungsinformationen des anderen aufgreifen, um sie für gemeinsame Bewegungsabläufe zu nutzen.

2. Funktionale Anatomie Im Konzept *Funktionale Anatomie* geht es um die anatomischen Grundlagen für die Bewegung und um den Gewichtsverlauf in der Schwerkraft, damit Menschen sich bei der Bewegung an ihren anatomischen Strukturen orientieren können. Die Knochen bieten Stabilität und übertragen das Gewicht. Die Muskeln sind für die Bewegung zuständig. Das Körpergewicht kann über die Knochen abgeleitet werden.

Die Einteilung des menschlichen Körpers in **Massen und Zwischenräume** hilft, die Bewegung gezielt anzuleiten, eindeutige Signale zu setzen und dem Patienten bei einer Bewegung Orientierung zu geben.

Kontakt mit den Massen bzw. an der stabilen knöchernen Struktur fördert Bewegung, Kontakt mit den Zwischenräumen hingegen hemmt Bewegung und die Eigenaktivität des Patienten.

3. Menschliche Bewegung Im Konzept *Menschliche Bewegung* geht es um Bewegungsrichtung und um Bewegungsmuster, damit Menschen ihrem natürlichen Bewegungsablauf folgen können. Es ist oftmals leichter, sich ein wenig beim Aufrichten zu drehen, als sich gerade, d. h. in einem parallelen Bewegungsmuster, hochzubewegen. Es kann auch hilfreich sein, die Hände unterschiedlich zu setzen oder einen Fuß vor den anderen zu stellen.

4. Anstrengung Im Konzept *Anstrengung* geht es um ein effektives Gestalten von Ziehen und Drücken, damit Menschen ihre Anstrengung passend einsetzen können. Wenn Menschen eigenaktiv sein wollen, benötigen sie ein gewisses Maß an Anstrengung. Dabei ist es wichtig, dass die Anstrengung relativ gering gehalten wird und von Klienten selbst aufgebaut werden kann. Geben Sie der Patientin Gelegenheit, selbst zu ziehen und zu drücken.

5. Menschliche Funktion Im Konzept *Menschliche Funktion* geht es um Positionen, die eingenommen werden können, und um die Durchführung der jeweiligen Aktivitäten, damit Menschen ihre Balance in der Schwerkraft entwickeln. Überlegen Sie, welche Positionen der Patient einnehmen kann und ob er für die jeweilige Tätigkeit eine ausbalancierte Position hat, sodass die Tätigkeit einfach zu gestalten ist. Oftmals lernen Menschen in tieferen Positionen grundsätzliche Funktionen, die sie in höheren Positionen nutzen können.

6. Umgebung Im Konzept *Umgebung* geht es um fördernde und behindernde äußere Faktoren für die Bewegung, damit Rahmenbedingungen geschaffen werden, um die Eigenaktivität und Selbstkontrolle zu erhalten. Gestalten Sie die Umgebung so, dass jede Fortbewegung sicher und einfach wird und die Patientin eigenaktiv sein kann.

Kinästhetik-Kurse

Kinaesthetics (Kinästhetik) ist wesentlicher Bestandteil einer rückengerechten Arbeitsweise. Das klassische Heben und Tragen entfällt, der Patient wird nicht passiv bewegt, sondern in seinen individuellen Bewegungsfähigkeiten wahrgenommen und unterstützt. Dies kann in speziellen Kinaesthetics-Kursen von den Pflegenden erlernt werden (www.kinaesthetics.de).

1.5.5 Lagerung und Mobilisation

Patientinnen im Bett an die Seite bewegen

Ziel Die Patientin kann ihr Gewicht in Etappen („Masse für Masse") an die Seite des Bettes bewegen. Die Pflegekraft unterstützt diejenigen Massen, die die Patientin nicht selbst bewegen kann (Konzept funktionale Anatomie).

Durchführung

- Die Pflegekraft steht möglichst auf derjenigen Seite des Bettes, zu der sich der Kranke hinbewegen soll.
- Der Patient wird aufgefordert, den Kopf zu der Seite zu legen, zu der er sich hinbewegen wird. Bei Bedarf wird mithilfe des Kissens diese Bewegung unterstützt (➤ Abb. 1.22).
- Dann wird der Patient unterstützt, den Brustkorb zur Seite zu bewegen. Eine Hand legt die Pflegekraft unter den Brustkorb. Wenn der Patient mit dem gegenüberliegenden Arm drücken kann, wird er gebeten, dies zu tun (➤ Abb. 1.22).
- Der Patient wird gebeten, die Beine oder zumindest ein Bein anzustellen. Das Becken ist entlastet, wenn der Patient das Körpergewicht auf die Füße verlagern kann. Die Pflegekraft kann die Seitwärtsbewegung des Beckens unterstützen, indem sie eine Hand an das Becken legt (➤ Abb. 1.22).
- Durch leichten Zug am Bein wird das Becken entlastet und kann sich so ein Stück Richtung Bettkante bewegen (➤ Abb. 1.22).
- In kleinen Schritten arbeiten. Der Vorgang wird so oft wiederholt, bis der Patient an der Bettkante liegt.

Mit Bewegungsformen vertraut werden

Die Pflegende kann den Patienten besser anleiten, wenn sie sich selbst mit der jeweiligen Bewegungsform vertraut macht. Hat sie diese verinnerlicht, übt sie sie mit dem Patienten, bis er sie ohne ihre Unterstützung durchführen kann. Im Idealfall gibt die Pflegende dann nur noch kleine Bewegungsimpulse.

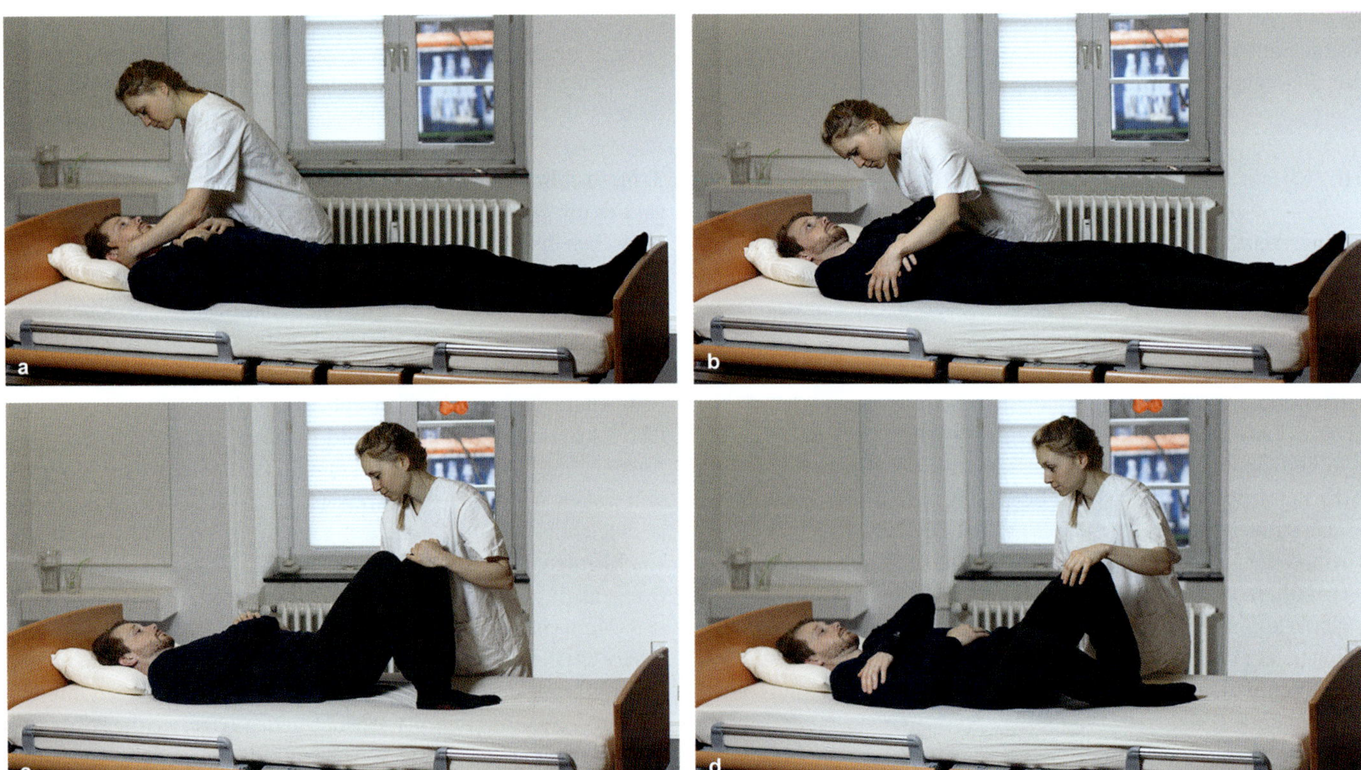

Abb. 1.22 Patienten im Bett an die Seite bewegen:
a) Kopf zur Seite bewegen.
b) Brustkorb zur Seite bewegen.
c) Hand unter das Becken legen.
d) Becken in Richtung Bettkante bewegen. [O166]

Patienten im Bett auf die Seite drehen

Ziel Die Patient kann sich mithilfe der Pflegenden selbst auf die Seite drehen. Die Pflegende unterstützt diese Bewegung (Konzept Anstrengung).

Durchführung

- Die Pflegende vergewissert sich, dass genügend Platz für die Drehung vorhanden ist. Ansonsten muss erst die Seitwärtsbewegung im Bett erfolgen.
- Die Patientin wird aufgefordert, die Beine anzuwinkeln. Bei Bedarf wird sie in dieser Tätigkeit unterstützt.
- Die Patientin wird gebeten, sich auf die Seite zu drehen. Sie beginnt mit der Bewegung und die Pflegende hilft ihr. Dabei kann die Pflegende die Bewegung an den einzelnen Massen begleiten. Die Reihenfolge ist individuell. Manche Patientinnen beginnen mit dem Oberkörper. Sie kann sich ggf. auch an der Hand der Pflegenden auf die Seite ziehen. Eine andere Patientin drückt sich gut mit den Beinen ab und dreht ihr Becken zuerst.
- Das Drehen auf die Seite ist für Patientin und Pflegende relativ anstrengungsarm. Die Pflegende begleitet diese langsame und fortlaufende Bewegung am Brustkorb oder Becken.

VORSICHT

Die Massen folgen einander. Es ist darauf zu achten, dass die Patientin nicht mit allen Massen gleichzeitig – quasi wie ein Baumstamm – zur Seite gerollt wird. Das macht der Patientin Angst und ist für die Pflegenden belastend!

„Gehendes" Bewegen im Liegen zum Kopfende

Ziel Der Patient kann sich mithilfe kleiner Bewegungen von rechts nach links in Richtung Kopfende bewegen. Er lernt eine ausgesprochen anstrengungsarme Variante, welche die Körperkoordination fördert und die Selbstständigkeit unterstützt.

Das Prinzip der „gehenden Fortbewegung" (Konzept menschliche Funktion) kann gedanklich in **drei Schritte** aufgeteilt werden:

1. Das Körpergewicht wird seitlich verlagert.
2. Nur die entlasteten Körperteile bewegen sich an einen neuen Ort.
3. Danach wird das Gewicht auf diesen neuen Ort verlagert.

Bewegungsformen in andere Tätigkeiten einbinden

Es kann relativ lange dauern, bis Pflegende oder Patienten solche Bewegungsformen gut durchführen können. Um die Geduld nicht zu strapazieren, kann die Bewegung dann angewandt werden, wenn sich der Patient zur Körperpflege oder anderen Tätigkeiten sowieso von der einen Seite auf die andere dreht.

Durchführung

- Das Kopfende ist nach Möglichkeit flach gestellt, um dem Patienten die Bewegung in Richtung des Kopfendes zu erleichtern.
- Der Patient liegt auf dem Rücken und winkelt die Beine an, um dadurch die Bewegung nach oben zu unterstützen.
- Die Pflegende bittet den Patienten, sich etwas nach rechts zu drehen, um damit die linke Seite des Brustkorbs und des Beckens zu entlasten. Sie unterstützt die Drehung am Brustkorb (➤ Abb. 1.23) oder am Arm, wenn der Patient mit dem Arm aktiv ziehen kann (Schritt 1).
- Der Patient bewegt die entlastete Seite des Brustkorbs und des Beckens etwas nach oben. Es kann hilfreich sein, wenn der Patient durch eine kleine Beugung des Kopfes nach vorn den Brustkorb etwas nach oben zieht (➤ Abb. 1.23). Die Pflegende unterstützt (je nach Ressourcen des Patienten) diese Bewegung. Es kann z. B. genügen, den Brustkorb etwas zu beugen (Schritt 2)
- Der Patient legt sich etwas oberhalb der Ausgangsposition auf den Rücken zurück. Dabei ist es hilfreich, wenn die Bewegung vom Becken ausgeht. Die Pflegende kann diese Bewegung am Becken oder Bein begleiten (Schritt 3). Die vorher entlastete Körperseite liegt etwas näher am Kopfende.
- Anschließend dreht sich der Patient nach links, um die rechte Körperseite zu entlasten, und der Vorgang wiederholt sich.
- Die Pflegende achtet darauf, dass der Patient sich dabei nicht übermäßig oder ruckhaft anstrengt und keine Scherkräfte für die Haut entstehen. Das bedeutet, sie achtet darauf, dass der Patient nicht rutscht, sondern eine „gehende" Bewegung durchführt.

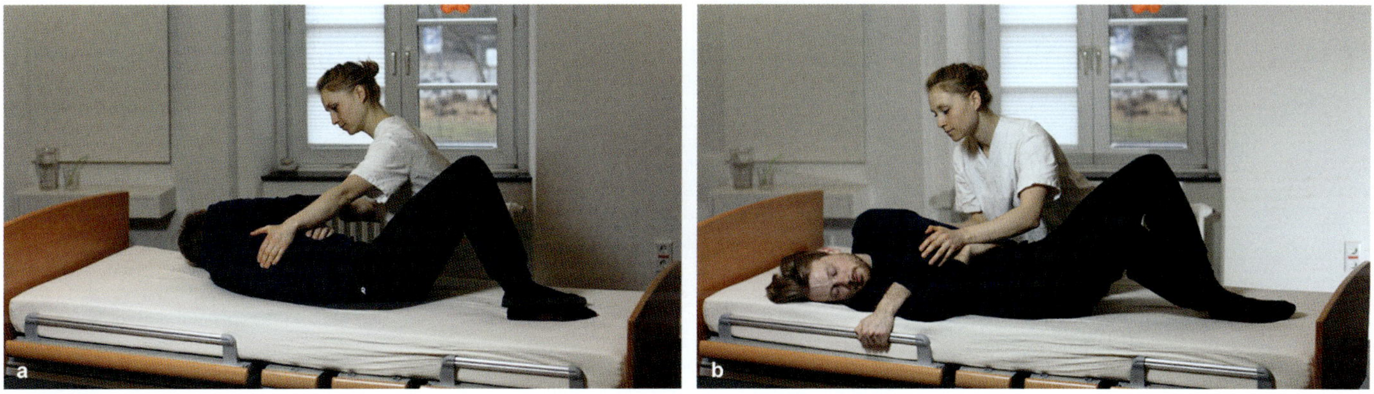

Abb. 1.23 „Gehendes Bewegen":
a) Eine Körperseite entlasten.
b) Die entlastete Körperseite nach oben bringen. [O166]

VORSICHT

Um gewebeschädigende **Scherkräfte** zu vermeiden, winkeln die Patientinnen die Beine an. Bei der Bewegung nach oben verlagern die Patientinnen das Becken und den Brustkorb, wobei die Füße der „feste" Punkt bleiben. Ein Rutschen über die Unterlage wird vermieden. Kann die Patientin die Beine nicht aufstellen, empfiehlt es sich, die Beine mithilfe einer Decke oder eines Lagerungskissens anzuwinkeln.

„Gehendes" Bewegen im Sitzen nach vorn oder hinten

Ziel Durch abwechselndes Entlasten einer Körperseite kann der Patient lernen, sich im Stuhl nach hinten zu bewegen. Nach demselben Prinzip funktioniert das Bewegen nach vorn, um z. B. das Aufstehen vorzubereiten.

Durchführung

- Der Patient wird gebeten, seinen Oberkörper nach vorn zu beugen.
- Dann wird er gebeten, sich nach links oder rechts zu bewegen, um eine Körperseite zu entlasten. Je nach Ressourcen muss er dabei gesichert werden (Schritt 1).
- Der Patient wird gebeten, die jeweils entlastete Körperseite nach vorn zu bewegen. Je nach Ressourcen des Patienten unterstützt die Pflegende die Bewegung. Sie achtet darauf, dass der Patient seine eigene Balance halten kann. Dazu ist es hilfreich, wenn er sich mit den Armen abstützen kann (Schritt 2).
- Anschließend setzt der Patient sich wieder zurück (Schritt 3).
- Der Vorgang wiederholt sich auf der anderen Seite. Der Patient entlastet sie und versucht, sie ebenfalls mithilfe der Pflegenden nach vorn zu bewegen. Schritt für Schritt nähert er sich so der vorderen Stuhlkante.
- Nach und nach kann der Patient die Bewegung selbstständig durchführen. Die Pflegende unterstützt ihn weniger aktiv, bis er Teile der Aktivität selbst übernehmen kann.
- Soll sich der Patient nach hinten bewegen, entlastet er ebenfalls abwechselnd jeweils eine Körperhälfte und bewegt diese nach hinten.

Langsam vorgehen

Sich im Sitzen balanciert und kräftesparend fortbewegen zu können, ist eine Grundlage für eine gehende Fortbewegung im Stehen. Beim Erlernen dieser Bewegung ist es wichtig, langsam und schrittweise vorzugehen, damit der Patient Sicherheit aufbauen kann. Wenn der Patient so mobil ist, dass er nur wenig Hilfestellung benötigt, gibt die Pflegende lediglich kleine Bewegungsimpulse. Bei Patienten, die durch Schwäche oder Immobilität leicht zu einer Seite neigen, steht sie auf der betroffenen Seite und sichert diese.

Patientin an die Bettkante setzen

VORSICHT

Das *En-bloc-Aufsetzen*, bei dem eine Pflegende die Patientin „als Ganzes" (frz.: „en bloc") in einem Schwung aus einer liegenden Position heraus an die Bettkante setzt, wird sehr kritisch betrachtet, weil diese Bewegungsform sowohl für die Pflegende als auch für die Patientin sehr anstrengend und schädlich sein kann (z. B. können erhebliche Rückenprobleme auftreten). Nur bei bestimmten Krankheitssituationen (z. B. nach einer Hüftoperation) ist es angezeigt, die betroffenen Regionen nicht zu bewegen.

Ziel Die Patientin lernt, sich mit wenig Hilfe hinzusetzen. Dabei kann sie ihre Arme einsetzen.

Durchführung

- Zum Aufsetzen an die Bettkante hilft die Pflegende der Patientin zunächst, sich so auf die Seite zu drehen, dass zwischen ihr und der Bettkante noch Platz zum Abstützen der Arme ist.
- Gegebenenfalls noch in liegender Position bringt sie das Becken der Patientin etwas weiter nach hinten, damit sie nachher nicht zu nah an der Bettkante sitzt (Gefahr, aus dem Bett zu rutschen). Anschließend bittet die Pflegende die Patientin, die Beine nacheinander aus dem Bett zu schieben und sich gleichzeitig mit dem unten liegenden Unterarm und der Hand des anderen Arms auf der Matratze abzustützen (➤ Abb. 1.24).
- Die Pflegende steht in Schrittstellung am Kopfende des Bettes. Ihre eine Hand liegt auf dem Rücken der Patientin, mit der anderen Hand drückt sie den unten liegenden Arm auf die Matratze.

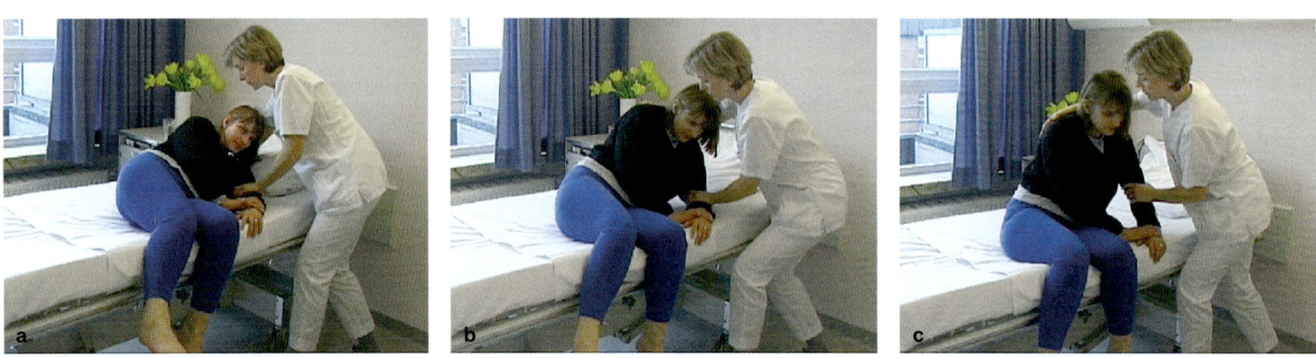

a: Zum Aufsetzen legt sich die Patientin zunächst auf die Seite und schiebt beide Beine nacheinander aus dem Bett.

b: Die Patientin drückt sich mit ihrem – hier linken – Unterarm und der rechten Hand ab und verlagert ihr Körpergewicht in Richtung Becken. Die Pflegekraft unterstützt sie dabei.

c: Die Patientin sitzt nun an der Bettkante.

Abb. 1.24 Aufsetzen an der Bettkante mit Unterstützung [O166]

Sie hebt die Patientin nicht an, sondern signalisiert ihr durch Druck auf Rücken und Arm, dass sie ihr Körpergewicht über die Arme und Oberschenkel in Richtung Becken verlagern kann (➤ Abb. 1.24).

- Dann drückt sich die Patientin mit dem – hier linken – Unterarm und der rechten Hand ab und verlagert das Körpergewicht in Richtung Becken.
- Die Pflegende unterstützt die Bewegung an Schulter und Arm, bis die Patientin zum Sitzen kommt (➤ Abb. 1.24).

Kopfteil erhöhen

Wenn der Patient zu schwach ist, diese Bewegung mit leichter Unterstützung durchzuführen, kann das Kopfteil des Bettes etwas erhöht werden, damit er sich mit den Armen leichter abdrücken kann. Es kann auch hilfreich sein, wenn die Bettdecke als Rolle im Rücken liegt; so bietet sie zusätzliche Stabilität.

1.6 Neurologische Leitsymptome und Syndrome

1.6.1 Motorische Lähmungen

Sensibilitätsstörungen (sensible Lähmungen) ➤ Kap. 1.6.2
Schlaganfall ➤ Kap. 2.1
Querschnittsyndrom ➤ Kap. 3.1

DEFINITION

Motorische Lähmung: Bewegungsminderung oder -unfähigkeit durch den Ausfall der Nervenstrukturen, die einen Skelettmuskel versorgen, oder durch Störungen der Skelettmuskulatur selbst. Je nach Ursache können sowohl einzelne Muskeln als auch Muskelgruppen und damit ganze Körperregionen betroffen sein. Je nach Schweregrad wird unterteilt in:

- **Parese:** Minderung der Funktionsfähigkeit
- **Paralyse** *(Plegie):* völliger Ausfall der Funktionsfähigkeit

Einteilung der Lähmungen nach Lokalisation der Störung

Zentrale Lähmung

Bobath-Konzept in der Neurologie ➤ Kap. 1.5.2

Bei einer **zentralen Lähmung** ist das *erste* (zentrale) motorische Neuron (Motoneuron) geschädigt, das von der motorischen Hirnrinde über die Pyramidenbahn (Bahn der Willkürmotorik von der Hirnrinde bis zum Rückenmark) bis zu den Vorderhörnern des Rückenmarks reicht. Dies trifft z. B. auf den Schlaganfall (➤ Kap. 2.1) zu. Da etwa 90 % der Pyramidenbahnfasern im verlängerten Mark zur Gegenseite kreuzen **(Pyramidenkreuzung)**, hat eine Schädigung der linken Hirnhälfte eine rechtsseitige Lähmung zur Folge und umgekehrt.

Bei einer zentralen Lähmung bleiben die Schaltkreise für die Muskeleigenreflexe im Rückenmark erhalten, doch erreichen die hemmenden Impulse aus dem Gehirn das Rückenmark nicht mehr. Folgen sind:

- Erhöhung der Muskelgrundspannung im Sinne einer *Spastik* (griech. *Krampf,* ➤ Kap. 1.6.5), daher auch der Begriff *spastische Lähmung* (➤ Abb. 1.25)
- In der Regel keine Entwicklung von *Muskelatrophien* (Muskelschwund)
- Steigerung der **Muskeleigenreflexe**
- Auslösbarkeit von **pathologischen Reflexen** (➤ Abb. 1.26)

Periphere Lähmung

Bei einer **peripheren Lähmung** ist das *zweite* motorische Neuron geschädigt. Es werden nur noch wenige Bewegungsimpulse oder gar keine mehr zu den Muskeln weitergeleitet. Die Folgen sind daher:

- Erschlaffung der betroffenen Muskeln, daher die Bezeichnung *schlaffe Lähmung*
- Wegen des fehlenden Gebrauchs der Muskeln Entwicklung einer Muskelatrophie

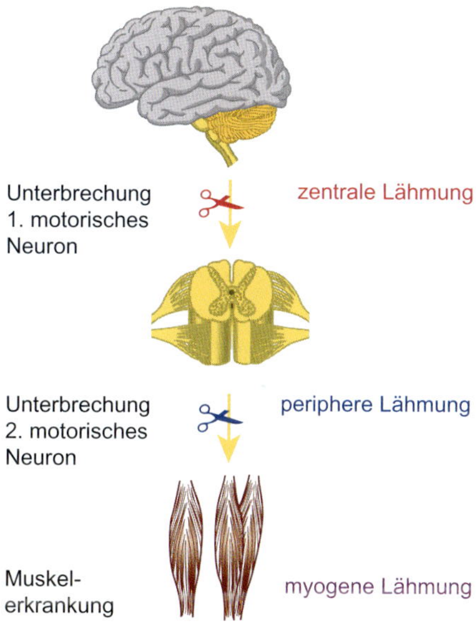

Abb. 1.25 Zentrale, periphere und myogene Lähmung: Wird das erste Neuron der motorischen Bahn unterbrochen, entwickelt sich eine spastische Lähmung. Bei Schädigung des zweiten Neurons tritt dagegen eine schlaffe Lähmung auf. Störungen der Muskeln selbst führen zu einer myogenen Lähmung. Sie ähneln klinisch der peripheren Lähmung. [L190]

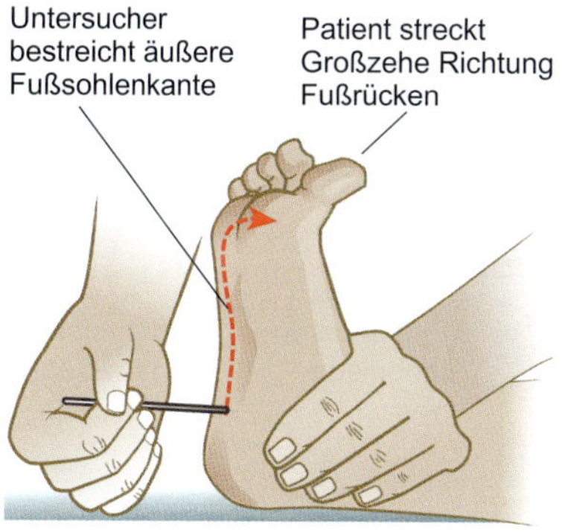

Abb. 1.26 Das **Babinski-Zeichen** gehört zu den Pyramidenbahnzeichen. Dies sind pathologische Reflexe, die bei Schädigung des ersten motorischen Neurons auftreten. [L215]

- Verminderung oder Erlöschen der Muskeleigenreflexe
- Kein Auftreten von pathologischen Reflexen

Myogene Lähmung

Myogene Lähmungen sind die Folge von Störungen in der Skelettmuskulatur selbst. Sie können bei Erkrankungen des Muskelgewebes auftreten, wenn z. B. die Erregungsübertragung im Skelettmuskel gestört ist. Die Folgen ähneln denen der peripheren Lähmung (➤ Abb. 1.25).

Einteilung der Lähmungen nach betroffenen Körperabschnitten

Lähmungen werden nicht nur nach der Lokalisation der Störung eingeteilt, sondern auch nach den betroffenen Körperabschnitten (➤ Abb. 1.27):

- **Monoparese** bzw. **Monoplegie:** unvollständige bzw. vollständige Lähmung einer einzelnen Gliedmaße (ein Arm oder ein Bein)
- **Hemiparese** bzw. **Hemiplegie:** Unvollständige bzw. vollständige Lähmung einer Körperhälfte (rechts oder links)
- **Paraparese** bzw. **Paraplegie:** unvollständige bzw. vollständige Lähmung zweier symmetrischer Gliedmaßen (in der Regel der Beine)
- **Tetraparese** bzw. **Tetraplegie:** unvollständige bzw. vollständige Lähmung aller vier Gliedmaßen (beide Arme und beide Beine)

Besonders schwere motorische Lähmungen treten bei **Querschnittläsionen** des Rückenmarks auf, bei denen das gesamte Rückenmark auf einer bestimmten Höhe geschädigt oder sogar durchtrennt ist (➤ Kap. 3.1).

Bei einem totalen Querschnitt sind die Lähmungen unterhalb der Schädigung *zentrale,* also *spastische Lähmungen.* Auf der Höhe der Schädigung kommt es durch die Zerstörung motorischer Vorderhornzellen zusätzlich zu *peripheren,* also *schlaffen Lähmungen.*

1.6.2 Sensibilitätsstörungen

DEFINITION

Sensibilitätsstörungen: Störungen der Reizwahrnehmung als Folge einer Schädigung der Sinnesrezeptoren, einer gestörten Weiterleitung der Erregungen über die sensiblen Nervenbahnen zum Gehirn oder einer beeinträchtigten Verarbeitung der Reize im Gehirn. Sie können *peripher* oder *zentral* bedingt sein.

Peripher bedingte Sensibilitätsstörungen treten u. a. nach Durchtrennung eines peripheren Nervs oder nach Verbrennungen der Haut auf. Zentral bedingte Sensibilitätsstörungen beruhen auf einer Schädigung z. B. der hinteren Zentralwindung (Teil des sensiblen Rindenfelds) oder der Hinterstränge des Rückenmarks.
Folgende Formen von Sensibilitätsstörungen werden nach ihren Auswirkungen unterschieden:

- **Sensible Reizsymptome:**
  - **Hyperästhesie:** erhöhte Berührungsempfindung
  - **Hyperalgesie:** gesteigerte Schmerzempfindung von schmerzhaften Reizen
  - **Dysästhesien:** unangenehme, abnorme Empfindungen
  - **Allodynie:** Schmerzauslösung durch einen eigentlich nicht schmerzhaften Reiz (z. B. Berührung)
  - **Parästhesien:** nicht schmerzhafte Missempfindungen (z. B. „Ameisenlaufen") ohne von außen nachvollziehbaren Reiz
- **Sensibilitätsausfälle** *(sensible Lähmungen):*
  - **Hypästhesie** bzw. **Anästhesie:** herabgesetzte bzw. fehlende Berührungsempfindung
  - **Hypalgesie** bzw. **Analgesie:** herabgesetzte bzw. fehlende Schmerzempfindung

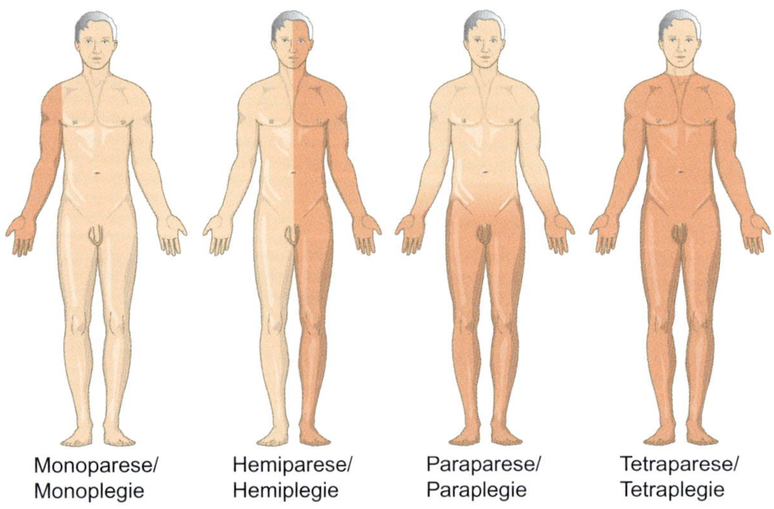

Abb. 1.27 Einteilung der **Lähmungen** nach den betroffenen Gliedmaßen [L190]

1.6.3 Schwindel

DEFINITION

Schwindel *(Vertigo):* eine gestörte Wahrnehmung der Bewegung des eigenen Körpers („innerer Schwindel") bzw. seiner Umgebung („äußerer Schwindel"), eine Störung der räumlichen Orientierung sowie das Gefühl der Stand- und Gangunsicherheit

Einteilung

Schwindel kann in *drei Teilaspekten* unterschieden werden:

- Das Gefühl der Eigenbewegung (Bewegungsillusionen) des Körpers: Dazu zählen:
  - Eigenempfindungen wie „Drehen", „Schwanken" und „Kippen" (engl. „vertigo")
  - Visuelle Scheinbewegungen aus der Umwelt
- „Benommenheit" (engl. „dizziness"): die gestörte Wahrnehmung der räumlichen Orientierung ohne Bewegungsillusionen
- Stand- und Gangunsicherheit: Probleme beim Stehen, Gehen und im Sitzen

Diagnostisch sinnvoll kann *nach der Ätiologie* unterschieden werden:

- Vestibulär-peripherer Schwindel
- Nichtvestibulärer Schwindel
- Zentraler Schwindel

Es existiert weiterhin die wenig aussagekräftige Unterscheidung zwischen systematischem und unsystematischem Schwindel. Dabei entspricht der systematische Schwindel (gerichteter Schwindel) im Wesentlichen den vestibulären Erkrankungen. Der unsystematische Schwindel (ungerichteter Schwindel) beinhaltet Gefühle von Benommenheit bis zur drohenden Ohnmacht, häufig bei kardialen Beschwerden.

Ursachen

Schwindel kann ausgelöst werden, wenn eine der beteiligten Komponenten erkrankt oder gestört ist (z. B. ein Lagerungsschwindel, Gleichgewichtsausfall, Migräne-Schwindel, Morbus Menière) oder wenn es „Missverständnisse" („Kollisionen") der verschiedenen Komponenten untereinander gibt (Höhenschwindel, Seekrankheit, neue Brille, seelische Konfusionen).

Neurologisch interessieren v. a. Störungen der zentralen Verarbeitung im Stammhirn (z. B. bei Parkinson-Krankheit, Multipler Sklerose, vielen Formen zentraler Degenerationen) und Kleinhirn sowie Erkrankungen der efferenten und afferenten Weiterleitung (Polyneuropathien). Häufig tritt Schwindel bei einer „vestibulären Migräne" auf. Akut muss immer auch ein Apoplex ausgeschlossen werden (➤ Tab. 1.6).

Ursächlich können auch – eher mit Ohnmachtsgefühlen – Epilepsien oder Synkopen sein. Das Gehirn – und damit das Gleichgewichtsempfinden – kann aber häufig auch durch eine – meist vorübergehende Mangelversorgung – bei kardiopulmonalen Problemen „kollabieren" (zu schnelles Aufstehen mit Schwarzwerden vor den Augen).

Geschätzt in 30–50 % aller Gleichgewichtsstörungen tritt Schwindel bei seelischen und manchen psychiatrischen Erkrankungen auf. Das sind v. a. solche Erkrankungen, bei denen für den Betroffenen

Tab. 1.6 Schwindel

Symptome (Krankheitszeichen)	Mögliche Erkrankungen	Mögliche Behandlung
Drehschwindel für Sekunden bis 1 Minute **beim Umdrehen** im Bett, Hinlegen und Aufrichten	Benigner paroxysmaler Lagerungsschwindel (BPLS)	Lagerungsmanöver und -übungen
Länger anhaltender Drehschwindel (Tage bis zu 2–3 Wochen)	Ausfall des Gleichgewichtsorgans (mit oder ohne Otolithenbeteiligung)	Am Anfang Ruhe, ggf. stationäre Behandlung mit Kortison sinnvoll, dann sich steigerndes Gleichgewichtstraining
Schwindel beim Aufstehen, nichtdrehend, „Schwarzwerden" vor den Augen, kurze Benommenheit, evtl. kurze Ohnmacht	Kreislaufprobleme (meist niedriger Blutdruck) Herzrhythmusstörungen mit kurzer Minderdurchblutung des Gehirns ggf. Medikamentennebenwirkungen	Bewegung und ausreichend Flüssigkeit, bei niedrigem Blutdruck: Übungen für die Venenpumpe, bei hohem Blutdruck: Ernährung und Kontrolle von Gewicht, Alkohol- und Nikotinkonsum, ggf. Medikamente! Herzschrittmacher
Wiederholte Schwindelattacken **ohne** fortschreitende Hörstörung, ggf. mit häufigen Kopfschmerzen	Migräne	Medikamente im Akutanfall; ggf. medikamentöse Vorbeugung und progressive Muskelentspannung
Wiederholt Drehschwindelanfälle **mit** fortschreitender Hörstörung und Ohrgeräuschen	Menière-Krankheit, andere Innenohrerkrankungen	Medikamente im Akutanfall (HNO-)Stufenplan, ggf. Ausschaltung
Schwindel in subjektiv unguten Situationen (Bus, U-Bahn, Fahrstuhl, Menschenmengen, Beziehungsgestaltungen) Zittern, katastrophisierende Gedanken	Angst- oder Depressionserkrankung, Somatisierungsstörung Panik und Angsterkrankungen	Psychotherapie
Unsicherheit beim Gehen	Bestimmte neurologische Erkrankung (z. B. Parkinson-Syndrom, Polyneuropathie)	Je nach Grunderkrankung: Medikamente, Krankengymnastik, Gleichgewichtstraining, Gehhilfe
F *(face nerve palsy)* = Gesichts(nerven)lähmung **A** *(Arms move)* = Arme unterschiedlich beweglich **S** *(slurred speech)* = Sprache verwaschen oder unklar	Verdacht auf einen Schlaganfall	**T** *(Time)* = möglichst zeitnahe Einlieferung in eine Stroke-Unit (spezialisierte neurologische ITS)

„die Welt aus den Fugen gerät“ oder „der Boden unter den Füßen weggezogen wird“. Dies ist oft mit Ängsten und depressiven Entwicklungen verbunden.

Sicher ist, dass sich bei einem häufigeren Schwindelgeschehen der Schwindel nicht nur auf das Brechzentrum, die Augen und die Muskelaktivitäten auswirken kann, sondern auf das Befinden des ganzen Menschen. So können körperliche und seelische, aber auch moralische und soziale Komponenten beteiligt sein. Dann reagiert das ganze „System“ Mensch mit Körper, Seele und Geist in und mit seiner Umgebung.

Glücklicherweise sind die meisten Schwindelformen gutartig und lassen sich behandeln. Manchmal ist der Schwindel aber – ähnlich wie der Schmerz – ein Alarmzeichen für eine Erkrankung, die der Abklärung bedarf. Dies können relativ häufig harmlose Blutdruckschwankungen sein; es können aber auch – deutlich seltener – dauerhafte neurologische Erkrankungen sein.

- Die häufigste Ursache für eine einzelne Schwindelattacke ist der Gleichgewichtsausfall aufgrund einer Entzündung des Gleichgewichtsorgans oder des Gleichgewichtsnervs.
- Der häufigste Grund für einen wiederholten spontanen Schwindel ist die Migräne, im Alter ist es der gutartige, mit Lagerungsmanövern behandelbare (!) Lagerungsschwindel.
- Eine permanente Gangunsicherheit kann von einem beidseitigen Gleichgewichtsverlust stammen, ist aber meist mit neurologischen Erkrankungen wie Kleinhirnerkrankungen (Parkinson-Krankheit), Myelopathien, Neuropathien oder Erkrankungen der kleinen Gefäße im Gehirn verbunden.
- Eine nicht spezifische Übelkeit oder Dauerschwindel werden oft durch Medikamentennebenwirkungen, chronische Intoxikationen, verminderte Gleichgewichtsfunktion oder psychologische Faktoren hervorgerufen.

Wichtige Gleichgewichtsstörungen

Benigner (gutartiger) paroxysmaler Lagerungsschwindel (BPLS)

Der BPLS ist häufig, bewegungsabhängig, kurz und heftig, aber – im Prinzip – gut heilbar. Typisch sind bewegungsabhängige kurze Drehschwindelattacken mit spezifischen Augenzitterbewegungen (Nystagmen), die nach Kopfbewegungen in der Ebene der betroffenen Bogengänge auftreten (z. B. beim Bücken oder Hinlegen). Meist vergehen nach einer Lageänderung einige Sekunden, bevor der Schwindel einsetzt. Die Attacken selbst dauern dann zwischen 30 und 60 Sekunden an.

Betroffen sind überwiegend Menschen nach Unfallereignissen sowie Patienten in der zweiten Lebenshälfte. In etwa einem Drittel der Fälle geht dem BPLS ein Schädel-Hirn-Trauma (etwa nach einem Unfall) oder ein Ausfall des Gleichgewichtsorgans voraus.

In aller Regel führt schon die Schilderung der Beschwerden zum Krankheitsbild: „Immer wenn ich mich zu einer Seite im Bett umdrehe, dreht sich schlagartig der Raum“, „Beim Aufstehen und beim Hinlegen wird mir kurz und heftig ganz plötzlich schwindlig“.

Es stehen zwei Lagerungsmanöver nach Semont (1988) und nach Epley (1992) zur Verfügung, die auf unterschiedliche Weise helfen, die Kalksteinchen aus dem hinteren Bogengang wieder in das Gleichgewichtssäckchen (Utriculus) zurückgleiten zu lassen.

Morbus Menière

Die Menière-Krankheit ist selten, wird zu oft falsch diagnostiziert, ist aber peripher. Betroffen ist das *Gleichgewichtsorgan zusammen mit dem Hörorgan*. Charakteristisch dafür ist, dass der Drehschwindel hier wiederholt und anfallsweise auftritt. Er variiert von mindestens 20-minütigen Anfällen bis zu stundenlangen schweren Drehschwindelattacken mit Erbrechen. Betroffen sind schätzungsweise 0,1 % der Bevölkerung in Industrienationen. Bei konservativem Vorgehen tritt nach ca. 9–12 Jahren ein Funktionsausfall beim Gleichgewichtsanteil und beim Höranteil ein, womit auch der Schwindel endet. Dies entspricht einem Zustand wie nach einem kompletten Gleichgewichtsausfall. In dieser Zeit stehen effektive Maßnahmen zur Kupierung des Schwindels und zum Ausgleich des Hörvermögens zur Verfügung, ohne kurativ wirksam sein zu können.

Vestibulärer Migräneschwindel

Der Migräneschwindel ist einer der häufigsten Gründe für einen *wiederholt spontan* auftretenden Schwindel, auch wenn allgemein vermutet wird, dass Kopfschmerzen das alleinige oder führende Symptom sind. Er kann in drei Varianten auftreten:

- als Drehschwindel,
- als Lageschwindel oder
- als diffuser Schwindel ohne Bewegungserscheinungen.

Diese unterschiedlichen Erscheinungen können allein, gleichzeitig oder nacheinander auftreten. Lang anhaltende Attacken über Stunden oder Tage können mit Drehschwindel und Erbrechen beginnen. Dies wird durch Lagerungswechsel und Kopfbewegung verstärkt, wobei die Symptome sich unterschiedlich ausgeprägt zeigen können.

Psychogener Schwindel

Psychogener Schwindel kann durch ein Verarbeitungsproblem entstehen. Dies kann eintreten, wenn Sinnesreizungen und Erwartungsmuster nicht oder nicht mehr übereinstimmen. Häufig schildern die Patientinnen Schwank- oder diffusen Schwindel (Benommenheitsgefühl, Leeregefühl im Kopf, Unsicherheit beim Gehen, Gefühl zu kippen). Besteht schon eine „vorbestehende Schwachstelle“ (z. B. nach einem Gleichgewichtsausfall), so kann ein psychogenes Geschehen dort einen „schon bekannten“ Wirkmechanismus treffen und eine „entsprechende“ Symptomatik – auch Drehschwindelgefühle – auslösen, obwohl die eigentliche Ursache zentraler zu suchen ist.

Reaktiver psychogener Schwindel

Oft treten psychogene Schwindelformen reaktiv auf, z. B. nach oder bei organischen Erkrankungen wie Vestibulopathien, nach Kopfverletzungen und anderen mit Instabilität einhergehenden Erkrankungen. Dann findet sich zwar ein organisch „fassbarer“ Befund, er kann aber das Ausmaß und die Ausprägung der empfundenen Schwindelzustände zumindest nicht allein erklären.

Ein großer Teil der Entstehung und insbesondere der Aufrechterhaltung der reaktiven psychogenen Schwindelproblematik ist durch Mechanismen der klassischen und der operanten Konditionierung im Sinne der Lerntheorie gut erklärbar. In seinem klassischen Experiment bewirkte Pawlow bei seinen Hunden, dass diese auf eine Glocke wie auf einen Futterreiz reagierten.

Schwindel bei älteren Patienten – Schwindel im Alter

Das normale Altern ist „per se" kein Grund zum Schwinden, Schwindeln oder Fallen. Dennoch häufen sich mit dem Altern die Möglichkeiten, an Schwindel zu erkranken. Dies hat seinen Grund darin, dass mit zunehmender Lebensdauer naturgemäß viele einzelne Teile des Gleichgewichtssystems oder auch mehrere gleichzeitig erkranken können. Auch ohne große Auffälligkeiten können viele kleinere Schäden schließlich zu einer doch beträchtlichen Einschränkung des Gleichgewichtsvermögens führen: So kann eine kleine Sehstörung oder eine abgeschwächte Empfindlichkeit der Körpereigenfühle oder ein kleiner Ausfall im Gleichgewichtsorgan zu einem „multisensorischen Schwindel" führen. Dieser kann dann als erheblicher Schwankschwindel, als ein meist diffuses, vages Gefühl von den Betroffenen wahrgenommen werden. Wer dabei über seine – über die Jahre veränderten – Grenzen geht, kann aus der Bahn geworfen werden. Ebenso können Fähigkeiten verloren gehen, wenn sie nicht (mehr) (aus-)geübt werden.

Am häufigsten sind:
- Gutartiger Lagerungsschwindel (s. o.)
- Sehprobleme
- Orthopädische Probleme
- Neurologische Einschränkungen

Medikamentenwirkungen und -nebenwirkungen Viele ältere Menschen nehmen – ärztlich verordnet – oft mehr als drei Medikamente gleichzeitig; hinzu kommen noch die, die ohne Verordnung genommen werden. Unnötige Verschreibungen, unbekannte Eigenmedikation, Unkenntnis der möglichen Interaktionen sowie eine Unterschätzung des veränderten Stoffwechsels beim älteren Patienten verstärken häufig den Schwindel. Dabei fördern verschiedene Medikamentennebenwirkungen wie Sedierung, Verlangsamung der Reaktion und Gleichgewichtsstörungen die Fallneigungen. Man sollte den Arzt ansprechen, ob alle Medikamente wirklich nötig sind.

Sturzprophylaxe Wegen der berechtigten Angst vor Stürzen vermeiden viele alte Menschen es zunehmend, sich überhaupt fortzubewegen. Indem sie das Ausüben unterlassen, wird ihr Gleichgewichtssystem geschwächt. Dann können schon kleinere, eigentlich banale Störungen der Raumorientierung tatsächlich zum Schwindel, zum Stolpern und schließlich auch zu Stürzen führen.

Oft müssen einige Dinge zu Hause verändert werden, um die Fallneigung zu verhüten. Dazu gehören Beweglichkeit und Gymnastik, aber auch Dinge ohne Aufregung zu tun. Wichtig sind aktivierende Interventionen. Aufklärung allein reicht – auch bei den Älteren – meist nicht aus.

Eine professionell angeleitete Umgebungsanpassung zeigt sich als wirksam, insbesondere bei Menschen mit Sturzvorgeschichte.

Gleichgewichtstraining

Während beim Lagerungsschwindel tatsächlich bis zur Symptomfreiheit therapiert werden kann, müssen manche Einschränkungen und Ausfälle kompensiert werden. Nichts ist dann falscher, als darauf zu warten, dass „es schon wieder gut wird". Je früher ein Gleichgewichtstraining beginnt, desto schneller gelingt die Erholung und desto weniger entwickelt sich ein „Schwindelgedächtnis". Dies kann im Bett z. B. schon mit leichten Kopfbewegungen – auch im Liegen – bei Fixieren des ausgestreckten Daumens beginnen. Systematische Trainingsprogramme umfassen:
- Willkürliche Augenbewegungen und Fixationen zur Verbesserung der gestörten Blickstabilisation, z. B. Fixieren des ausgestreckten Daumens beim Nach-links-und-rechts-Gucken
- Aktive Kopfbewegung zur Neueichung des vestibulookulären Reflexes (Nicken, Neinsage-Bewegung mit Fixieren des ausgestreckten Daumens beim Kopfdrehen)
- Balancebewegungen und Gehübungen zur Verbesserung des Zusammenspiels zwischen Gleichgewichtsorgan und Haltungsregulation

Wichtig ist, dass die Gleichgewichts- und Balanceübungen Stück für Stück gesteigert werden und die Patientinnen wieder die Bewegungsmuster ausüben, die für ihr Leben wichtig sind.

> Gleichgewichtsübungen beschleunigen die Erholung durch die Förderung der zentralen Kompensation.

Die Entwicklung hin zu einem wieder funktionierenden Gleichgewicht kann verzögert werden bei:
- zu langer Schonung bzw. zu wenig Übung
- gleichgewichtshemmenden Medikamenten „gegen den Schwindel" statt Gleichgewichtsübungen
- wenig eigener und professionell vermittelter Zuversicht in den Erfolg
- Übersehen einer möglicherweise vorbestehenden oder sich mit dem Schwindel entwickelnden psychischen Beeinträchtigung wie etwa dem reaktiven psychogenen Schwindel

1.6.4 Tremor

DEFINITION

Tremor: unwillkürliches, in der Regel rhythmisches Zittern durch abwechselnde Kontraktionen gegensätzlich wirkender Muskelgruppen. Meist Folge einer neurologischen oder internistischen Erkrankung.

Je nachdem, wie häufig und ausladend das Zittern ist, wird ein **Tremor** als *grob-*, *mittel-* oder *feinschlägig* bezeichnet. Ein Tremor macht es dem Patienten schwer oder unmöglich, feine Arbeiten zu verrichten (z. B. Ankleiden, Essen). Oft isoliert sich der Kranke. Er wagt sich z. B. nicht mehr zu Bekannten, weil er nicht aus einer Tasse oder einem Glas trinken kann, ohne etwas zu verschütten.

Die wichtigsten Arten des Tremors sind der Ruhe- und der Aktionstremor.

Ruhetremor

Der **Ruhetremor** tritt in Ruhe v. a. an den körperfernen Armabschnitten auf, kann aber prinzipiell auch Gesichts-, Hals-, Rumpf- oder Beinmuskulatur betreffen. Bei gezielten Bewegungen wird er oft geringer.

Besonders typisch ist der *Pillendreher-* oder *Münzenzählertremor* des Parkinsonkranken (➤ Kap. 5.2.1). Hierbei betrifft der Tremor insbesondere die Daumen- und Zeigefingermuskeln. Die entstehenden Bewegungen erinnern an diejenigen beim Pillendrehen oder Geldzählen.

Aktionstremor

Man unterteilt den Aktionstremor in Halte- und Intentionstremor:

- Der **Haltetremor** kann bei Aktivität gegen die Schwerkraft beobachtet werden und ist in der Regel hochfrequent (6–12 Hz).
- Der eher niederfrequente **Intentionstremor** (5 Hz) tritt bei zielgerichteten Bewegungen auf, wird mit näher kommendem Ziel immer heftiger und ist typisch für Kleinhirnerkrankungen, wie sie z. B. auch bei Alkoholabusus entstehen (➤ Abb. 1.28).

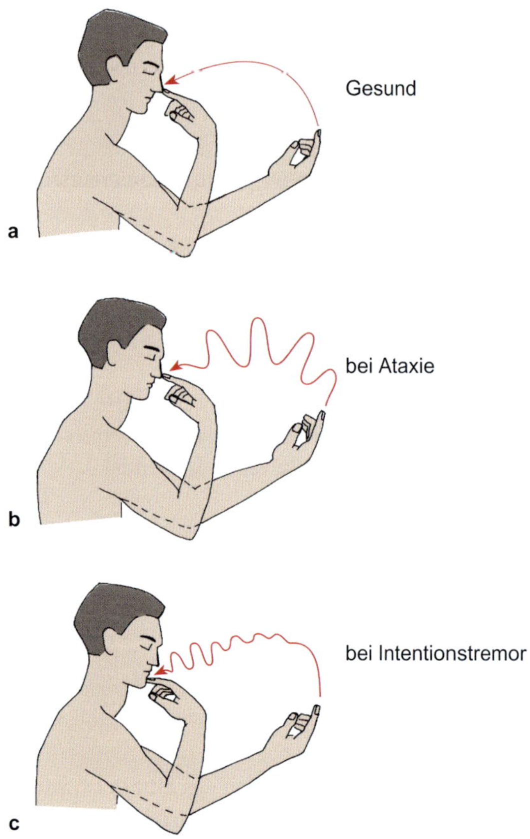

Abb. 1.28 Finger-Nase-Versuch:
a) normal
b) bei Ataxie, die z. B. bei Schädigungen der Hinterstränge im Rückenmark oder bei Kleinhirnerkrankungen auftritt
c) bei Intentionstremor, der ebenfalls häufig bei Kleinhirnerkrankungen zu beobachten ist [L215]

Der **essenzielle Tremor** stellt die häufigste Bewegungsstörung des Erwachsenenalters dar. Er ist familiär gehäuft und imponiert als meist beidseitiger Haltetremor (ggf. auch als – geringer ausgeprägter – Bewegungs- bzw. Intentionstremor). Gelegentlich können auch Kopf, Stimme und Kinn betroffen sein. Typisch sind eine Verbesserung des Tremors nach Einnahme kleiner Mengen Alkohol sowie eine Zunahme unter psychischer Belastung. Der essenzielle Tremor spricht in der Regel gut auf den Betablocker Propranolol an.

1.6.5 Bewegungs- und Koordinationsstörungen

Ataxie

DEFINITION

Ataxie: gestörter Bewegungsablauf durch mangelhafte Koordination der Muskeln als Folge einer Schädigung des Kleinhirns, des Rückenmarks (insbesondere der Hinterstränge) oder der peripheren Nerven

Häufige Ursache einer *vorübergehenden Ataxie* ist übermäßiger Alkoholkonsum. Auch Sehstörungen (z. B. durch Augenmuskellähmung) können zu Koordinationsstörungen führen. Nach Ausschluss organischer Erkrankungen ist stets auch an eine *psychogene Ataxie* zu denken.

Die genaue Symptombeobachtung gibt wichtige Hinweise auf die zugrunde liegende Ursache.

Kleinhirnataxie

Die **Kleinhirnataxie** *(zerebelläre Ataxie)* ist durch eine Kleinhirnschädigung bedingt, etwa bei chronischem Alkoholkonsum, Hirninfarkt oder Hirntumor. Infolgedessen kann das Kleinhirn seine Aufgaben im Rahmen der Bewegungskoordination nicht mehr erfüllen (➤ Abb. 1.28).

Typischerweise leidet der Kranke unter einer **Rumpfataxie,** durch die er nicht gerade sitzen oder stehen kann, sondern nach hinten oder zur Seite umfällt, sowie einer **Gangataxie** mit breitbeinigem, taumelndem Gang, oft mit Abweichtendenz zu einer Seite. Der Kranke kann keine feinen Bewegungen mehr ausführen. Die Bewegungen sind verwackelt und schießen oft über das Ziel hinaus. Die Störungen sind im Wesentlichen unabhängig davon, ob die Augen geschlossen oder geöffnet sind.

Hinterstrangataxie

Die **Hinterstrangataxie** *(spinale Ataxie)* tritt bei Erkrankungen der sensiblen Leitungsbahnen in den Hintersträngen des Rückenmarks auf, z. B. bei Multipler Sklerose (➤ Kap. 6.11) oder funikulärer Myelose (➤ Kap. 5.4.2). Informationen, z. B. über die Beschaffenheit des Untergrunds oder die Stellung der verschiedenen Körperteile zueinander *(Tiefensensibilität),* werden nicht mehr ausreichend zum Gehirn weitergeleitet.

Bei geöffneten Augen ist die Hinterstrangataxie wesentlich geringer ausgeprägt als bei geschlossenen, da die Informationen des Sehsinns einen Teil der Informationen der Tiefensensibilität ersetzen. Beispielsweise geht die Patientin verhältnismäßig sicher, solange sie auf ihre Füße blicken kann. Soll sie aber mit geschlossenen Augen gehen, muss sie sich festhalten.

Begleitend bestehen oft Sensibilitätsstörungen (➤ Kap. 1.6.2), da auch die Berührungs- und Druckempfindung über die Hinterstränge zum Gehirn geleitet wird.

Ein weiteres Zeichen für eine Ataxie ist die **Dys-** oder **Adiadochokinese,** eine Störung der Feinmotorik. Es handelt sich um die Unfähigkeit, antagonistische Bewegungen in rascher Folge auszuführen. Man prüft dies z. B. durch schnelle Drehbewegungen der Hände („Glühbirnen einschrauben") oder durch rasches Trommeln der Finger auf einen Untergrund.

Spastik und Rigor

Häufige Ursache von Bewegungsstörungen ist eine **Muskelhypertonie,** d. h., der Spannungszustand des Muskels *(Tonus)* ist krankhaft erhöht (➤ Abb. 1.29). Dies äußert sich in einem erhöhten Widerstand des Muskels bei passiver Dehnung. Die zwei Hauptformen der Muskelhypertonie sind *Spastik* und *Rigor.*

Spastik Die **Spastik** (griech., Krampf) wird durch eine Schädigung des ersten Motoneurons hervorgerufen und ist dadurch gekennzeichnet, dass die betroffenen Muskelpartien einer passiven Dehnung v. a. zu Beginn der Bewegung einen erhöhten Widerstand entgegensetzen, der im weiteren Verlauf der Bewegung nachlässt *(Taschenmesserphänomen).* Betroffen sind insbesondere Muskelgruppen, die der Schwerkraft entgegenwirken. Bei schnellen Bewegungen, einseitigen Anstrengungen, Schmerzen oder Angst ist die Spastik besonders stark. Im Gegensatz zum Rigor bleibt die Spastik bei vorsichtigem Bewegen sehr gering.

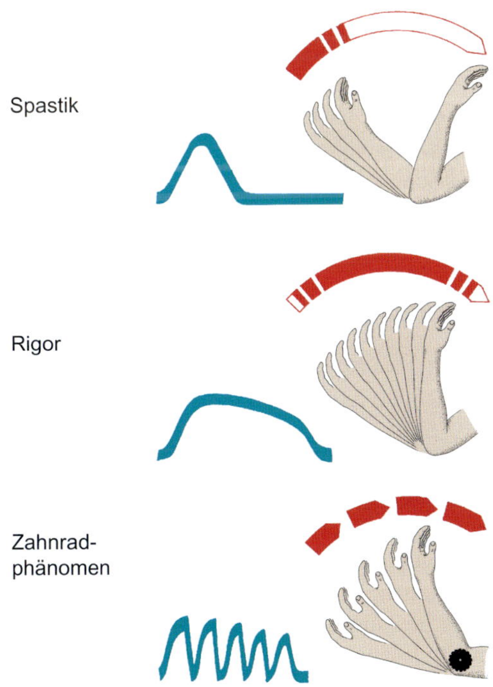

Abb. 1.29 Bei **Spastik und Rigor** ist der Muskeltonus auf charakteristische Weise erhöht. [L190]

Rigor Beim **Rigor** (lat., Steifheit) liegt die Ursache in einer Störung des extrapyramidalen Systems; dies ist z. B. beim Morbus Parkinson der Fall (➤ Kap. 5.2.1). Der Muskelwiderstand bleibt während der ganzen Bewegung gleich, vergleichbar dem „wächsernen" Widerstand beim Biegen einer Kerze. Außerdem kann es zum *Zahnradphänomen* kommen, d. h. zum ruckartigen Nachlassen des Widerstands beim passiven Bewegen.

Hypokinese, Akinese

Kennzeichen einer **Hypokinese** ist eine allgemeine **Bewegungsarmut** mit starrer Mimik *(Maskengesicht),* dem Fehlen von normalen Mitbewegungen (Patient schwingt beim Gehen die Arme nicht mit), kleinschrittigem Gang (Patientin trippelt), immer kleiner werdender Schrift *(Mikrografie)* und leiser, monotoner Stimme. Zu beobachten ist dies v. a. bei Patienten mit Parkinson-Krankheit (➤ Kap. 5.2.1) und kann bis zur Bewegungslosigkeit **(Akinese)** führen.

Unter **Hyperkinese** versteht man ganz allgemein eine pathologische Steigerung der Motorik, die sowohl körperliche als auch psychische Ursachen haben kann.

Ballismus

Beim **Ballismus** (griech. „ballismos" = das Tanzen) führt die Patientin spontane schleudernde Extremitätenbewegungen aus, die auf eine Schädigung des extrapyramidalen motorischen Systems im Bereich des Nucleus subthalamicus zurückgehen. Der Ballismus tritt meist einseitig *(Hemiballismus)* oder nur an einer Extremität auf.

Choreatisches Syndrom

Chorea Huntington ➤ Kap. 5.2.4

Beim **choreatischen Syndrom** kommt es zu unwillkürlichen, arrhythmischen, schnellen und distal betonten Muskelkontraktionen im ganzen Körper. Bei leichteren Formen kann dies faxenhaft anmuten. Schwerere Formen können zu Grimassieren, Beeinträchtigung des Sprechens und Gehunfähigkeit führen.

Dystonie

Dystone Bewegungsstörungen ➤ Kap. 5.2.5

Bei der **generalisierten Dystonie** (gelegentlich auch als *Torsionsdystonie* bezeichnet) führen unwillkürliche tonische Muskelkontraktionen zu meist ziehenden und drehenden, gequält aussehenden und oft schmerzhaften Zwangsbewegungen bis hin zu bizarren Verdrehungen. Zurückgeführt werden die Dystonien auf ursächlich unterschiedliche Störungen der Basalganglien. Betroffen sind v. a. Kopf und Rumpf. Häufigste *lokalisierte* Dystonie ist der **Torticollis spasticus** *(zervikale Dystonie)* im Nacken-Hals-Bereich (➤ Kap. 5.2.5). Beim **Blepharo-**

spasmus sind die Mm. orbicularis oculi betroffen; der Kranke schließt anhaltend die Augen.

Myoklonien

Myoklonien sind unspezifische Muskelkontraktionen an den Extremitäten und im Gesicht mit und ohne Bewegungseffekt. Sie kommen bei zahlreichen Erkrankungen des ZNS vor. Es existieren auch gutartige Variationen, z. B. Einschlafzuckungen und Zuckungen während des REM-Schlafs.

Dysarthrie

Bei der **Dysarthrie** handelt es sich um eine Störung der *Sprechmotorik.* Der Patient weiß genau, was und wie er etwas sagen möchte, die Ausführung der motorischen „Befehle“ der Großhirnrinde ist aber infolge von Veränderungen der an der Sprechmotorik beteiligten nervalen und/oder muskulären Strukturen gestört.

Die Schwere der Dysarthrie ist sehr unterschiedlich. Die Umgebenden erleben das Sprechen des Betroffenen als besonders auffällig oder verstehen ihn überhaupt nicht. Am deutlichsten ist ganz überwiegend die Beeinträchtigung der Lautbildung. Meist sind jedoch auch Sprechgeschwindigkeit, -melodie, -atmung und Stimmbildung verändert.

- Bei einer **Störung im Bereich der Hirnnerven** (V, VII, IX, X, XII) kommt es als Folge schlaffer Lähmungen zu verwaschener, verlangsamter Sprache und Heiserkeit.
- Bei einer **Kleinhirnschädigung** ist die Sprache der Betroffenen durch die unzureichende Koordination typischerweise gedehnt und abgehackt *(skandierende Sprache),* auch die Lautstärke schwankt.
- Bei einer **Störung des extrapyramidalen Systems** wird die Sprache monoton und leise, ohne Variationen der Stimmhöhe und der Sprachmelodie.
- Bei **Schädigungen der Pyramidenbahn** kommt es zu einer gepressten oder gehauchten Stimme bei verwaschener und näselnder Sprache.

Durch die Störung des motorischen Systems sind bei Dysarthriepatientinnen außerdem das Kauen, das Schlucken und die Mimik beeinträchtigt. Im Gegensatz zur Aphasie (➤ Kap. 1.6.8) sind bei der Dysarthrie die sog. höheren Hirnleistungen und damit Satzbau, Wortfindung, Lesen und Schreiben intakt.

Ursächlich können einer Dysarthrie die verschiedensten Erkrankungen zugrunde liegen. Eine sehr häufige Ursache ist der Schlaganfall, wobei hier Dysarthrie und Aphasie nicht selten gemeinsam auftreten. Weitere Ursachen sind frühkindliche Hirnschäden, unterschiedliche entzündliche Prozesse (Enzephalitis, Meningitis, Poliomyelitis, MS), Schädel-Hirn-Traumen, Hirntumoren, degenerative Erkrankungen (Morbus Parkinson, Chorea Huntington) oder Intoxikationen (z. B. Alkoholmissbrauch). Auch Erkrankungen der peripheren Nerven oder der Muskeln (z. B. Myasthenia gravis, ➤ Kap. 11.2) können zu einer Dysarthrie führen.

Dysphagie

Pflege von Menschen nach einem Schlaganfall/Fazioorale-Trakt-Therapie ➤ Kap. 2.1.6

Unter einer **Dysphagie** versteht man Störungen des Schluckaktes. Dieser ist komplex und besteht aus den vier funktionellen Bestandteilen Bolusvorbereitung, oraler Transport, Schluckreflex und ösophagealer Transfer. [vgl. 31]

Es gibt viele Ursachen für Schluckstörungen; die häufigsten aus neurologischer Sicht sind:

- Schlaganfall (insbesondere im Bereich des Hirnstamms) (➤ Kap. 2.1)
- Schädel-Hirn-Trauma (➤ Kap. 8.2)
- Erkrankungen des extrapyramidalen Systems (z. B. Morbus Parkinson, ➤ Kap. 5.2.1)
- Motoneuronerkrankungen (z. B. amyotrophe Lateralsklerose) (➤ Kap. 5.3)
- Muskelerkrankungen wie Muskeldystrophien oder Myasthenia gravis (➤ Kap. 11)

Neurologisch bedingte Schluckstörungen treten selten isoliert, sondern meist in Kombination mit anderen Symptomen wie z. B. einer Dysarthrie auf.

> Als Folge einer Dysphagie kann es zu **Mangelernährung** oder **Dehydrierung** kommen. Da der Speichel nicht geschluckt werden kann, läuft er den betroffenen Patienten häufig aus dem Mund. Eine sehr gefürchtete Komplikation der Schluckstörung ist das Verschlucken von Speichel, Flüssigkeit oder Nahrung in die Luftröhre *(Aspiration).* Hierdurch können schwere Lungenentzündungen entstehen, die den Krankheitsverlauf zusätzlich beeinträchtigen.

1.6.6 Bewusstseinsstörungen

DEFINITION

Bewusstseinsstörung: Störung des menschlichen Gesamterlebens, unterteilt in quantitative Bewusstseinsstörungen *(Vigilanzstörungen)* mit Minderung der Wachheit und qualitative Bewusstseinsstörungen mit psychisch bedingter Veränderung der Bewusstseinsinhalte

Qualitative Bewusstseinsstörungen ➤ Kap. 14.6.2

Quantitative Bewusstseinsstörungen

In der Neurologie besonders wichtig ist die exakte Einstufung **quantitativer Bewusstseinsstörungen.** Schädigungen des Gehirns durch Verletzung oder Tumor, aber auch durch Vergiftungen oder Sauerstoffmangel können zu einer Beeinträchtigung oder gar zur völligen Ausschaltung des Bewusstseins führen. Im deutschen Sprachgebrauch werden zur anschaulichen Beschreibung meist folgende Begriffe benutzt:

- **Benommenheit:** leichteste Form der Bewusstseinsstörung mit verlangsamtem Denken und Handeln; der Patient ist noch relativ wach sowie örtlich, zeitlich und zur eigenen Person (Name, Wohnort, Geburtstag) orientiert.

- **Somnolenz:** abnorme Schläfrigkeit; die Patientin ist für kurze Zeit erweckbar und gerade noch zu Ort, Zeit und Person orientiert, vermag aber nur noch einfache Fragen zu beantworten.
- **Sopor:** schlafähnlicher Zustand; der Patient ist durch Ansprache nicht mehr erweckbar, reagiert aber auf Schmerzreize gezielt und mit kurzzeitigen Orientierungsversuchen.
- **Koma:** Bewusstlosigkeit; die Patientin ist nicht erweckbar. Oft unterschieden in *leichte Bewusstlosigkeit* mit ungezielter Reaktion auf Schmerzreize und *tiefe Bewusstlosigkeit,* bei welcher der Kranke nicht einmal mehr auf Schmerzreize reagiert.

Die Ursache für ein **Koma** liegt bei etwa 50 % der Patienten im ZNS selbst (z. B. Schlaganfall, Hirnblutung, Tumor, Entzündung, Verletzung). Bei den übrigen 50 % sind Vergiftungen, Stoffwechselentgleisungen (z. B. bei Diabetes mellitus) oder Schockzustände für die Bewusstlosigkeit verantwortlich.

Eine Möglichkeit, den Schweregrad einer quantitativen Bewusstseinsstörung exakt einzustufen, bietet die **Glasgow Coma Scale** (GCS, ➤ Tab. 1.7), bei der sprachliche und motorische Reaktionen sowie Augenöffnung der Patientinnen mit Punkten bewertet werden. Der Schweregrad der Bewusstseinsstörung ergibt sich aus der Summe aller Punkte **(Coma-Score).** Zu beachten ist, dass andere Beeinträchtigungen der Patientin zu einem falsch niedrigen Wert führen können, weil z. B. eine (unbekannt) hörbehinderte Patientin auf Ansprache nicht oder kaum reagiert.

In der Pflege von Menschen mit quantitativen Bewusstseinsstörungen spielt das Konzept der **Basalen Stimulation**® (➤ Kap. 1.5.1) eine herausragende Rolle.

Tab. 1.7 Glasgow Coma Scale [F210-010]

Neurologische Funktion	Reaktion des Patienten	Bewertung (Punkte*)
Augen öffnen	Spontanes Öffnen	4
	Öffnen auf Ansprechen	3
	Öffnen auf Schmerzreiz	2
	Kein Öffnen der Augen	1
Verbale Reaktion	Orientiertes Antworten	5
	Verwirrt, desorientiert	4
	Unzusammenhängende Worte	3
	Unverständliche Laute	2
	Keine verbale Reaktion	1
Motorische Reaktion/Reaktion auf Schmerzreize	Befolgen von Aufforderungen	6
	Gezielte Schmerzabwehr	5
	Massenbewegungen (ungezielte Schmerzabwehr)	4
	Beugesynergien (Beugehaltung)	3
	Strecksynergien (Streckhaltung)	2
	Keine motorische Reaktion	1

* Die Summe der Punkte ergibt den GCS-Score und ermöglicht eine standardisierte Einschätzung des Schweregrads einer Bewusstseinsstörung.

Wachkoma und Hirntod

Zu den Bewusstseinsstörungen zählen auch das Wachkoma und der Hirntod. Da sie sehr häufig Folge eines Schädel-Hirn-Traumas sind, werden sie ausführlich in ➤ Kap. 8.6 bzw. ➤ Kap. 8.7 dargestellt.

1.6.7 Vegetative Störungen

Zu den wichtigsten **vegetativen Syndromen** in der Neurologie gehören die Störung der Schweißsekretion, der Darm- und Blasenentleerung sowie der Sexualfunktion.

Störung der Schweißsekretion

DEFINITION

- **Hyperhidrose:** vermehrte Schweißsekretion
- **Hypohidrose:** verringerte Schweißsekretion
- **Anhidrose:** fehlende Schweißsekretion

Eine Störung der **Schweißsekretion** beruht auf einer gestörten Sympathikusfunktion. Es kommt lokal oder generalisiert zu **Hyper-, Hypo-** oder **Anhidrose.** Der Ort der Schädigung kann dabei in der zentralen Sympathikusbahn, im Rückenmark, im Grenzstrang, im Plexus oder in den sensiblen bzw. gemischten Nerven liegen.

Die Hyperhidrose ist leicht zu erkennen, die Hypo- oder Anhidrose wird jedoch leicht übersehen. Die Haut ist bei Letzterer nicht nur trocken, sondern auch warm und gerötet. Außerdem bleibt auf einen Kältereiz die „Gänsehaut" aus, da das Aufrichten der Haare (*Piloarrektion,* lat. „pilus" = Haar, „arrectus" = aufgerichtet) durch die gleichen Nervenbahnen vermittelt wird wie die Schweißsekretion und deshalb ebenfalls gestört ist.

Bestätigen lässt sich der Verdacht auf eine Schweißsekretionsstörung durch verschiedene Laboruntersuchungen. Am einfachsten ist der **Ninhydrin-Test:** Finger- oder Fußabdrücke auf einem Spezialfilterpapier färben sich mit Ninhydrin in wässriger Lösung blau, wenn Schweiß abgesondert wird. Schwieriger durchzuführen, aber am ganzen Körper möglich, ist der **Minor-Schweißtest,** bei dem die Haut des Patienten zuerst mit einer jodhaltigen Tinktur bestrichen, nach dem Trocknen mit Kartoffelstärkepuder bestreut und schließlich durch einen Lichtbogen erwärmt wird. Durch Schwitzen kommt es zu einer Jod-Stärke-Reaktion und dunkler Verfärbung, die bei Schweißsekretionsstörungen geringer ausfällt oder fehlt. Das Schwitzen kann durch vorheriges Trinken von Lindenblütentee verstärkt werden.

Störung der Blasen- und Darmentleerung

Die normale **Blasen- und Darmentleerung** ist ein komplexer Vorgang, der an die Intaktheit der sensiblen Bahnen aus Blase bzw. Darm, der motorischen Bahnen zu den Mm. sphincter externi, des zentralen und peripheren Sympathikus und Parasympathikus und der zentralnervösen Steuerung gebunden ist.

Bei Schädigungen in einem dieser Bereiche kann es zu Störungen der Blasen- und (seltener) der Darmentleerung kommen. Die Patienten leiden an schmerzhaftem oder schmerzlosem **Harn-** bzw. **Stuhlverhalt** *(Retentio urinae* bzw. *alvi),* d. h. an der Unfähigkeit, Blase bzw. Darm spontan zu entleeren, oder an einer **Harn-** bzw. **Stuhlinkontinenz.**

- **Kortikal ungehemmte Blase:** Bei der kortikal ungehemmten Blase ist infolge einer Hirnschädigung die zentrale Hemmung der Blasenentleerung aufgehoben. Charakteristisch ist ein starker Harndrang schon bei mäßig gefüllter Blase (evtl. mit Dranginkontinenz) bei vollständiger Blasenentleerung.
- **Spastische Blase** *(Reflexblase, obere Blasenlähmung):* Infolge einer Querschnittlähmung oberhalb des Reflexzentrums im Rückenmark kommt es zunächst zu einer schlaffen Blasenlähmung mit Harnverhalt. Mit der Entwicklung einer Spastik tritt ein spinaler Reflexbogen in Gang. Bei Dehnung der Harnblase entleert sich unkontrolliert Harn, gleichzeitig ist der Widerstand durch den M. sphincter externus erhöht, sodass sich Restharn bildet.
- **Autonome Blase** *(denervierte Blase, untere Blasenlähmung):* Bei Ausfall des spinalen Reflexzentrums im kaudalen Rückenmark oder Schädigung der peripheren Nerven kommt es zwar bei zunehmender Blasendehnung durch die Ganglienzellen in der Blasenwand zu geringen Kontraktionen, diese reichen jedoch bei Weitem nicht aus, um die Blase zu entleeren. Die Blase füllt sich immer mehr mit Restharn, bis sie schließlich „überläuft" *(paradoxe Inkontinenz, Überlaufinkontinenz).*

Zu einer **Stuhlretention** kann es bei Läsionen des Sakralmarks oder der tiefen Sakralwurzeln kommen; die Folge ist eine Denervierung des M. sphincter ani internus, womit der reflektorische Darmschluss ausfällt und es zur Stuhlinkontinenz kommt. Die Funktion des willkürlich kontrollierten M. sphincter ani externus kann erhalten sein.

Störung der Sexualfunktion

Zu den **Sexualfunktionen** gehören bei Männern Erektion und Ejakulation, bei Frauen Lubrikation (Feuchtwerden der Vagina) und Kontraktionen des Uterus. Es handelt sich hierbei um vegetative und zentralnervöse reflektorische Vorgänge. Das **sexuelle Empfinden** und die **Orgasmusfähigkeit** dagegen hängen von der intakten Funktion des Hypothalamus, des limbischen Systems und deren Verbindungen zu den spinalen Zentren ab. Sind diese unterbrochen, kann trotz intakter Sexualfunktionen das sexuelle Erleben gestört sein.

Bei einer *Querschnittlähmung* (➤ Kap. 3.1) kommt es anfangs durch den plötzlichen Wegfall aller zentral erregenden Impulse zu einer Lähmung der Gefäßinnervation. Dadurch kann bei Männern eine unwillkürliche Erektion auftreten. Kommt der spinale Reflexbogen in Gang, sind bei Männern Erektion und Ejakulation bzw. bei Frauen Lubrikation sowie Uterus- und vaginale Kontraktionen möglich, ohne dass eine emotionale und sensible Empfindung oder ein Orgasmuserleben beteiligt wären. Von einer Querschnittlähmung betroffene Frauen sind nach Wochen bis Monaten wieder zu Ovulation und Menstruation befähigt. Schwangerschaft und schmerzlose Entbindung sind möglich.

Bei der *Multiplen Sklerose* (➤ Kap. 6.11) kommt es im Verlauf der Rückenmarksbeteiligung zu Harninkontinenz und bei Männern auch häufig zu Erektionsstörungen.

1.6.8 Neuropsychologische Syndrome

Aphasie

Pflege von Menschen nach einem Schlaganfall ➤ Kap. 2.1.6

DEFINITION

- **Aphasie:** zentrale *Sprach*störung bei intakten Sprechorganen. Das Sprachverständnis und die sprachnahen Fähigkeiten Lesen und Schreiben sind in aller Regel ebenfalls betroffen. Die Aphasie ist eine der häufigsten *Werkzeugstörungen.* [vgl. 32]
- **Werkzeugstörung:** zentralnervös bedingte Störung „höherer" Hirnleistungen (komplexer Handlungen und Gedankengänge), wobei die ausführenden Organe intakt sind.

Im Gegensatz hierzu sind bei einer **Sprechstörung** (Artikulationsstörungen, Stottern) Sprachverständnis, Wortfindung und Satzbau intakt. Weiter abzugrenzen sind **Sprachentwicklungsstörungen,** etwa bei geistig behinderten Kindern.

Bei einer **Aphasie** durch eine zentralnervöse Störung (z. B. Schlaganfall oder Gehirntumor) ist das System „Sprache" gestört. Sprachverständnis und sprachnahe Fähigkeiten sind je nach Aphasieform in unterschiedlichem Ausmaß mit betroffen (➤ Tab. 1.8). Man unterscheidet *motorische, sensorische, amnestische* und *globale Aphasie.* [vgl. 33]

Tab. 1.8 Die wichtigsten Unterscheidungskriterien verschiedener Aphasieformen

	Motorische Aphasie (Broca-Aphasie)	Sensorische Aphasie (Wernicke-Aphasie)	Amnestische Aphasie	Globale Aphasie
Schädigungsort im ZNS*	Broca-Sprachzentrum im Stirnlappen	Wernicke-Sprachzentrum im Schläfenlappen	Scheitel- und Schläfenlappen	diffuse Lokalisationen
Sprachverständnis	wenig beeinträchtigt	erheblich beeinträchtigt	wenig oder nicht beeinträchtigt	erheblich beeinträchtigt
Sprache				
Sprachproduktion	stark vermindert	meist gesteigert	wenig oder gar nicht verändert	stark vermindert
Sprachanstrengung	groß	gering (müheloses Sprechen)	Wortfindungsstörungen, sonst nicht verändert	groß
Sprachmelodie	erheblich beeinträchtigt	unverändert	unverändert	erheblich beeinträchtigt

Tab. 1.8 Die wichtigsten Unterscheidungskriterien verschiedener Aphasieformen (*Forts.*)

	Motorische Aphasie (Broca-Aphasie)	Sensorische Aphasie (Wernicke-Aphasie)	Amnestische Aphasie	Globale Aphasie
Satzbau	erheblich beeinträchtigt (kurze Sätze, Telegrammstil, evtl. nur einzelne Worte)	durcheinander	Satzunterbrechung oder -abbruch durch Suche nach Wörtern, sonst nicht beeinträchtigt. Viele Floskeln und Füllwörter	erheblich beeinträchtigt (Sprechen nur einzelner Wörter)
Laute und Wörter	v. a. Lautvertauschung	Bildung neuer Laute, Silben und Wörter, z. B. durch Umstellung oder Wiederholung, Wortvertauschung	Suchen von Wörtern, Umschreiben des nicht gefundenen Begriffs	Stereotypien
Lesen	erheblich beeinträchtigt	erheblich beeinträchtigt	wenig oder nicht beeinträchtigt	praktisch nicht möglich
Schreiben	erheblich beeinträchtigt	erheblich beeinträchtigt	beeinträchtigt	praktisch nicht möglich

* Bezogen auf die dominante Hemisphäre (Hirnhälfte), d. h. bei ca. 90 % aller Menschen die linke

Motorische Aphasie

Bei der **motorischen Aphasie** *(Broca-Aphasie)* ist das Sprachverständnis der Patientinnen im Wesentlichen erhalten, mündliche Aufforderungen werden also verstanden und ausgeführt. Der Patient kann aber nur unter großer Anstrengung im Telegrammstil sprechen. Dabei werden Wörter ohne Satzrahmen aneinandergereiht, z. B. „Krankenhaus gefahren, Schlaganfall, gelähmt". Das Ringen um Wörter ist oft an einem gequälten Gesichtsausdruck abzulesen.

Sensorische Aphasie

Die **sensorische Aphasie** *(Wernicke-Aphasie)* ist gekennzeichnet durch ein gestörtes Sprachverständnis bei gleichzeitig flüssigem Sprechen. Die Patientin spricht viel, und die einzelnen Wörter sind meist auch verständlich, ergeben aber kaum einen Sinn. Da der Patient seine Fehler selbst nicht erkennt, wird er oft zornig, wenn ihn seine Umwelt nicht versteht.

Eine Patientin mit einer sensorischen oder globalen **Aphasie** kann Handlungsaufforderungen meist nicht verstehen und ihren Sprachverlust nicht durch schriftliche Mitteilungen kompensieren. Doch können auch Patienten mit schwerer Aphasie die Bedeutung von Mimik oder Gestik erfassen, sodass den Pflegenden eine Kontaktaufnahme mit den Patientinnen möglich ist.

Amnestische Aphasie

Typisch für die **amnestische Aphasie** sind *Wortfindungsstörungen* bei nur leicht gestörtem Sprachverständnis und flüssiger Sprachproduktion. Der Patient kann einen ihm gezeigten Gegenstand nicht benennen. Beispielsweise umschreibt er einen ihm gezeigten Schlüssel mit „das, womit man die Tür aufmacht", da ihm das Wort „Schlüssel" nicht einfällt.

Globale Aphasie

Bei der **globalen Aphasie** sind Sprachverständnis *und* Sprachproduktion erheblich gestört. Die Kranken sprechen oft nur einzelne Wörter oder Silben, die sie evtl. immerzu wiederholen, z. B. „Do do do, meine Güte, meine Güte, meine Güte …".

Die **Rehabilitation** bei Aphasien ist schwierig und meist sehr langwierig, allerdings werden besonders im ersten ½ Jahr nach Auftreten der Störung spontane (Teil-)Rückbildungen beobachtet. Immer wird so früh wie möglich die Logopädie eingeschaltet, mit der die Pflegenden eng zusammenarbeiten sollten, um so regelmäßige und koordinierte Übungen zu gewährleisten. Die Unfähigkeit, sich adäquat mitteilen zu können, wird oft als sehr quälend erlebt, und die psychische Belastung für die Patientinnen ist außerordentlich hoch. Angehörige und Pflegende brauchen bei der Betreuung der Betroffenen viel Geduld.

Weitere neuropsychologische Syndrome

Aufgrund zentralnervös bedingter Störungen können noch eine Reihe weiterer neuropsychologischer Syndrome auftreten.

Weitere Werkzeugstörungen

- **Agnosie:** Störung des Erkennens, wobei die verschiedenen Sinneswahrnehmungen betroffen sein können. Bei der *visuellen Agnosie* etwa sieht der Patient einen Gegenstand zwar, erkennt ihn aber nicht als solchen. Beispielsweise beschreibt der Patient eine Banane völlig richtig als gelben, gebogenen Gegenstand. Es gelingt ihm aber nicht, den Zusammenhang zur essbaren Frucht herzustellen. Durch Betasten oder Schmecken hingegen erkennt der Patient die Banane sofort. Zu den Agnosien zählt auch die **Anosognosie.** Dabei ist der Patient unfähig, seine eigene Erkrankung als solche zu erkennen. Beispielsweise ist ein Gelähmter der festen Überzeugung, er könne aufstehen, wenn er nur wolle. In der Pflege von Anosognosie-Patienten hat sich das Bobath-Konzept (➤ Kap. 1.5.2) bewährt.
- **Agrafie:** Unfähigkeit zu schreiben
- **Alexie:** Unfähigkeit zu lesen
- **Akalkulie:** Unfähigkeit zu rechnen
- **Apraxie:** Unfähigkeit, willkürlich-gezielte Handlungen bei intakter Koordination und Motorik auszuführen, da zentrale Bewegungsabläufe und Handlungen gestört sind. Die Patientin ist z. B. nicht in der Lage, sich zu kämmen, obwohl keine Lähmungen vorliegen und auch die Wahrnehmung intakt ist.

1

Neglect-Phänomen

Besonders bei *rechtshemisphärischen* (die rechte Hirnhälfte betreffenden) *Läsionen* tritt oft eine erhebliche Vernachlässigung **(Neglect-Phänomen)** der Gegenseite auf, die unterschiedliche Ausmaße annehmen kann. Die Patienten nehmen z. B. die linke Körperhälfte nicht oder nur eingeschränkt wahr **(sensibles Neglect-Phänomen)**, bewegen sie nicht **(motorisches Neglect-Phänomen)** oder reagieren nicht spontan auf Reize im linken Gesichtsfeld **(visuelles Neglect-Phänomen)**. Das Neglect-Phänomen betrifft in schweren Fällen alle Modalitäten. [vgl. 34, 35]

Bei einem **Neglect-Phänomen** stimulieren die Pflegenden so früh wie möglich die von der Patientin nicht oder nur eingeschränkt wahrgenommene Körperseite, etwa indem sie Pflegemaßnahmen immer von dieser Seite aus durchführen, unterstützen oder bei der Anleitung von Patientinnen („Beispiel Grundpflege") integrierend führen. Die Umgebung (das Zimmer) sollte so gestaltetet werden, dass die Aufmerksamkeit auf die betroffene Seite gelenkt wird (➤ Kap. 1.5). Nur der Umgang mit der Patientenklingel bildet eine Ausnahme von dieser Regel. Es ist wichtig, die Klingel stets auf die weniger betroffene Seite des Patienten zu legen oder sie ihm direkt in die Hand zu geben. Auf der mehr betroffenen Seite würde er nicht danach suchen.

1.6.9 Schmerzen

Pflege von Menschen mit Schmerzen ➤ Kap. 12

1.7 Die neurologische Untersuchung

1.7.1 Anamnese und körperliche Untersuchung

Erhebung des psychopathologischen Befunds ➤ Kap. 14.6

Die neurologische Untersuchung beginnt mit der Erhebung der **Anamnese.** Gerade in der Neurologie ist dabei oft neben der *Eigen-* oder *Patientenanamnese* auch eine *Fremdanamnese* notwendig, etwa wenn der Patient bewusstlos ist, nach einem Schlaganfall nicht sprechen kann oder psychische Störungen die Angaben des Patienten verzerren.

Es schließt sich eine gründliche **neurologische Allgemeinuntersuchung** an. Dadurch lassen sich wertvolle Hinweise auf eine evtl. zugrunde liegende Erkrankung oder auch auf eine zusätzliche Störung anderer Organsysteme gewinnen. Eine neurologische Untersuchung ist auch obligater Bestandteil der Patientenuntersuchung in der Psychiatrie, um keine neurologischen (Mit-)Ursachen psychischer Veränderungen zu übersehen.

- **Prüfung des Bewusstseins:** Ist die Patientin wach, wird bereits während der Anamneseerhebung deutlich, inwieweit sie z. B. zeitlich und räumlich orientiert ist und ob eine Sprachstörung (*Aphasie,* ➤ Kap. 1.6.8) vorliegt. Bei bewusstseinsgetrübten Patienten wird der Grad der Bewusstseinseinschränkung anhand des Koma-Scores genau protokolliert (➤ Kap. 1.6.6).
- **Prüfung der Hirnnervenfunktionen:** Die Patientin wird zu verschiedenen körperlichen Aktionen aufgefordert, deren Ausführung von bestimmten Hirnnerven abhängt. Der *N. facialis* kann z. B. durch Aufforderung zum Stirnrunzeln, Augenschließen, Pfeifen und Grimassenschneiden geprüft werden. Im Rahmen dieser Prüfung werden auch die *Pupillenreflexe* getestet (➤ Tab. 1.9), um den Zustand von Bewusstlosen und Patienten mit Schädel-Hirn-Trauma zu beurteilen.

VORSICHT

Die Pupillenkontrolle ist bei weitgetropften Pupillen, nach Augenoperationen und nach Augenverletzung/-verätzung nicht aussagekräftig! Des Weiteren ist es wichtig, auf Augenprothesen zu achten und bei Abweichungen vom Vorbefund immer sofort die Ärztin zu benachrichtigen.

- **Prüfung der Bewegung:** Der Gang des Patienten wird beobachtet, indem man ihn in Unterwäsche mehrere Meter durch den Raum gehen lässt. Für den Kraftvergleich der Extremitäten wird z. B. geprüft, ob der Patient Arme und Beine anheben und gegen die Schwerkraft bzw. den Druck des Untersuchers halten kann.
- **Koordinationsprüfungen:** Die Patientin führt spezielle Steh-, Geh- und Zeigeversuche aus, z. B. den *Finger-Nase-Versuch* (➤ Abb. 1.28), bei dem die Patientin mit dem Zeigefinger in weitem Bogen ausholend auf die Nasenspitze zeigen soll, zuerst mit geöffneten, dann mit geschlossenen Augen.
- **Reflexprüfung:** Es werden insbesondere solche Reflexe geprüft, die sich leicht von außen auslösen lassen; hierzu gehört z. B. der *Patellarsehnenreflex.* Bei Muskeleigenreflexen führt eine Reizung zur Kontraktion desselben Muskels. Dazu findet eine Umschaltung im Rückenmark statt, sodass Fehlreaktionen Rückschlüsse auf die Lokalisation der Störung zulassen. Wichtige Hinweise auf eine neurologische Erkrankung sind Unterschiede zwischen Reflexen auf der rechten und linken Seite, völliges Fehlen eines physiologischen Reflexes oder Auslösbarkeit eines pathologischen Reflexes (➤ Kap. 1.6.1).
- **Sensibilitätsprüfung:** Etwaige Schmerzen und Parästhesien (Missempfindungen) werden vom Patienten erfragt. Für die Sensibilitätsprüfung werden die Unterscheidungsfähigkeit von spitz/stumpf (die Haut wird etwa mit der spitzen und stumpfen Seite einer geöffneten Kanüle berührt), warm/kalt (Röhrchen mit unterschiedlich warmem Wasser werden auf die Haut gehalten) oder das Erkennen von auf die Haut gezeichneten Buchstaben untersucht.
- **Neuropsychologische Untersuchung:** Mit Kurztests macht sich die Untersucherin ein Bild von der Merkfähigkeit und dem Kurzzeitgedächtnis des Patienten *(Mini-Mental-Status-Test);* außerdem werden mit orientierenden Untersuchungen auch die höheren Gehirnfunktionen (z. B. Sprache, Rechnen, Orientierung) geprüft (➤ Kap. 1.6.8).

Kontrolle der quantitativen Bewusstseinslage durch die Pflegenden

Es gibt eine Vielzahl von Symptomen, die auf eine Veränderung im Gehirn hinweisen können. Die exakte Krankenbeobachtung und

Tab. 1.9 Pupillenreaktion beim Gesunden und wichtige krankhafte Pupillenreaktionen. Vor der Pupillenreaktion müssen solche lokalen Erkrankungen des Auges ausgeschlossen werden, die eine (Mit-)Reaktion des Auges verhindern. Entrundete Pupillen sind praktisch immer ein Alarmsignal. [F210-010]

	Ohne Lichtreiz	**Einseitige direkte Belichtung**	**Belichtung des Gegenauges**
Normal	Re Li Pupillen gleich weit	Re Li Prompte Verengung beider Pupillen auf gleiche Endgröße	Re Li Prompte Verengung beider Pupillen auf gleiche Endgröße
Amaurotische Pupillenstarre (z.B. rechtes Auge blind)	Re Li Pupillen gleich weit	Re Li Nichtwahrnehmung des Lichtreizes durch das blinde rechte Auge, daher keinerlei Reaktion auf beiden Augen	Re Li Prompte Verengung beider Pupillen auf gleiche Endgröße (Reizaufnahme durch das gesunde linke Auge, der efferente Reflexschenkel des rechten Auges ist intakt)
Okulomotorius-Lähmung beidseitig, z.B. bei Hirndruck, oder einseitig – hier rechts –, z.B. bei Tumor, wenn der N. oculomotorius gegen die Schädelbasis gedrückt wird	Re Li Rechte Pupille weiter als linke, da der pupillenverengende N. oculomotorius (parasympathische Fasern) gestört ist. Oft auch beeinträchtigte Augenbeweglichkeit rechts	Re Li Lichtstarre Pupille rechts, links normale Verengung (normale Reizwahrnehmung durch das rechte Auge, jedoch nur links normale Verengung, da rechts der efferente Reflexschenkel gestört ist)	Re Li Lichtstarre Pupille rechts, links normale Verengung (normale Reizwahrnehmung durch das linke Auge, jedoch nur links normale Verengung, da rechts der efferente Reflexschenkel gestört ist)

eine Dokumentation von Zuständen und Veränderungen sind daher extrem wichtig!

Auf Normalpflegestationen wird häufig nicht routinemäßig mit der Glasgow Coma Scale (➤ Tab. 1.7) gearbeitet. Um auch hier die Kontrolle der Bewusstseinslage bei neurologisch erkrankten Patienten durchführen zu können, beantworten die Pflegenden die nachfolgenden Fragen.

Ist der Patient wach oder schläft er?

Je nach Wachheit unterscheidet man folgende Bewusstseinszustände (vgl. auch ➤ Kap. 1.6.6):

- **Benommenheit:** Der Patient ist verlangsamt im Denken und Handeln, aber orientiert.
- **Somnolenz:** Der Patient ist schläfrig, kann jedoch geweckt und durch Berührung oder andere Reize wachgehalten werden. Ohne Stimulation verliert der Patient wieder das Bewusstsein.
- **Sopor:** Der Patient kann z. B. durch Schmerzreiz kurz geweckt werden, verliert aber sofort wieder das Bewusstsein.
- **Koma:** Der Patient ist bewusstlos und zeigt keine Reaktionen, evtl. noch ungezielte Abwehr auf Schmerzreize.

Kann die Patientin ihre Motorik kontrollieren?

- **Bewegt die Patientin alle Extremitäten** seitengleich, spontan und auf Aufforderung (➤ Abb. 1.30)?
- **Hat sie Lähmungen?** Wenn ja, welcher Art/wie stark? Besteht eine Absinktendenz, Kraftminderung, deutliche Kraftminderung, oder ist keine sichtbare Motorik feststellbar? Ist das Gefühl erhalten oder nicht?
- Bei Hemiparesen (Halbseitenlähmungen): Besteht ein **Neglect** (➤ Kap. 1.6.8) oder eine **Gesichtslähmung?** Hängt der Mundwinkel herunter, hat die Patientin Schluckstörungen, schließt das Auge richtig? Ist die Parese schlaff oder spastisch?

Um die Motorik bei bettlägerigen Patienten zu überprüfen, fasst die Pflegende mit überkreuzten Armen die Hände des Patienten. Der Patient drückt nun die Hände der Pflegenden mit seiner vorhandenen Kraft (➤ Abb. 1.30). Man erkennt auch leichte Paresen gut, wenn man die Patientin bittet, die Augen zu schließen und beide Arme gestreckt, mit nach oben gerichteten Handflächen, hochzuhalten.

Zur einfacheren Dokumentation der Ausprägung einer Lähmung, kann man auf die Kraftgradeinteilung zurückgreifen (➤ Tab. 1.10). Es handelt sich dabei um eine semiquantitative klinische Einteilung.

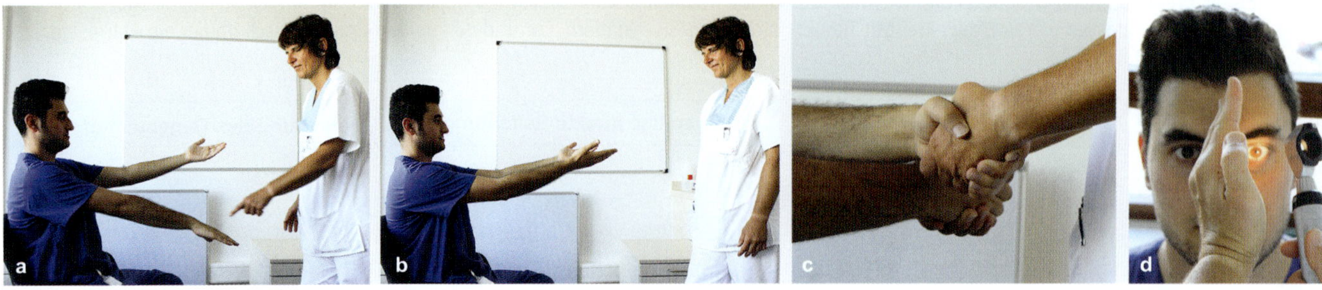

a–b Der Patient versucht, mit geschlossenen Augen beide Arme gestreckt mit nach oben geöffneten Händen hochzuhalten.

c Die Pflegekraft drückt die Hände des Patienten, nachdem einer von beiden die Arme gekreuzt hat.

d Prüfung der Pupillengröße, -symmetrie und -reaktion mit einer Lichtquelle.

Abb. 1.30 Überprüfung von Motorik und Pupillenreaktion des Patienten [T623]

Tab. 1.10 Kraftgradeinteilung

Kraftgrad	Beschreibung
0/5:	Keine muskuläre Aktivität, komplette Lähmung
1/5:	Sichtbare und/oder tastbare Kontraktion ohne Bewegung
2/5:	Bewegung unter Ausschaltung der Schwerkraft möglich
3/5:	Bewegung gegen die Schwerkraft gerade noch möglich
4/5:	Bewegung gegen leichten Widerstand
5/5:	Normale Kraft

So lässt sich mit einfachen Zahlen die Ausprägung gut dokumentieren.

Die Kontrolle der **Beinmotorik** gestaltet sich etwas schwieriger. Hier lässt man den Patienten die Beine einzeln anwinkeln oder je nach Allgemeinzustand auch einzeln anheben. Wichtig ist die gute Krankenbeobachtung, da sich Feinmotorikstörungen häufig erst in Bewegungsabläufen bemerkbar machen: Die Patientin hat Probleme, Knöpfe zuzumachen, lässt öfter etwas fallen, schafft es nicht problemlos, in seine Schuhe zu schlüpfen etc.

Kontrolle der Pupillenreaktion

Hier werden **Pupillengröße, -symmetrie und -reaktion** überprüft. Verschiedene Kombinationen weisen auf bestimmte Syndrome hin, die schwere Schädigungen in bestimmten Hirnarealen beschreiben.

- Für die Kontrolle benötigt man eine helle Lichtquelle, idealerweise eine Pupillenlampe (➤ Abb. 1.30).
- Der Patient sollte auf dem Rücken liegen.
- Pflegende achten auf gleichmäßige Lichtverhältnisse. Einseitige Lichtquellen (Nachttischlampe) sind zu vermeiden, ebenso ist ein Fenster, durch das die Sonne hereinscheint, abzudunkeln.
- Dem Patienten frontal ins Gesicht schauen, zuerst, ohne die Lampe zu benutzen: Sind die Pupillen rund oder entrundet, sind sie gleich oder unterschiedlich groß?
- Den Patienten dann bitten, auf die Nase der Pflegenden zu blicken; dies gewährleistet, dass der Patient geradeaus blickt und der Lichteinfall seitengleich ist. Dann die Hand mit der Kante auf den Nasenrücken des Patienten legen, um auch die indirekte Lichtreaktion zu testen.
- Nun jeweils von der Außenseite her in die Augen leuchten. Man sieht im Normalfall, dass sich die Pupillen durch den Lichteinfall verkleinern, auch die Pupille der Seite, in die nicht direkt geleuchtet wird. Eine genaue Aufstellung der unterschiedlichen gesunden und krankhaften Pupillenreaktionen enthält ➤ Tab. 1.9.

VORSICHT

Hatte eine Patientin immer beidseitig gleich große lichtreagente Pupillen und zeigt sich plötzlich einseitig eine größere Pupille oder sind beide Pupillen plötzlich weit und reagieren nicht auf Lichteinfall bei gleichzeitiger Zustandsverschlechterung der Patientin, liegt der klassische Notfall von Nachblutung oder Hirnschwellung vor! Das bedeutet: sofortige Einleitung von Notfallmaßnahmen.

Weitere wichtige Beobachtungspunkte

- Bietet der Patient **psychische Auffälligkeiten?** Ist er auffällig in seinem Verhalten/seinen Reaktionen (aggressiv, enthemmt, antriebsarm etc.)?
- Ist sie nicht mehr in der Lage, einfachen Aufforderungen oder Tätigkeiten nachzukommen (sog. **Apraxie,** ➤ Kap. 1.6.8)?
- Zeigt er **Sprachstörungen** (bekommt er keine Worte heraus oder erzählt er unverständlich oder hat eine verwaschene Sprache)?
- Ist sie **motorisch ungeschickt** (ataktisch) und schafft es z. B. nicht, den Becher gezielt zum Mund zu führen?

1.7.2 Lumbalpunktion und Liquoruntersuchung

Viele neurologische Erkrankungen führen zu einer veränderten Zusammensetzung des *Liquors.* Die Laboruntersuchungen des Liquors können deshalb entscheidende diagnostische Hinweise geben. Der Liquor wird durch eine *Punktion* gewonnen, die zumeist im Bereich der Lendenwirbelsäule durchgeführt wird. Dabei können auch Medikamente zu diagnostischen oder therapeutischen Zwecken in den Liquorraum eingebracht werden, etwa Kontrastmittel, Antibiotika oder Zytostatika.

Lumbalpunktion

DEFINITION

Lumbalpunktion (LP): Punktion des liquorhaltigen Duralsacks im LWS-Bereich mit einer langen Hohlnadel zu diagnostischen und/oder therapeutischen Zwecken

Indikationen und Kontraindikationen

Hauptindikationen von Lumbalpunktionen sind der Verdacht auf infektiöse oder entzündliche Erkrankungen des ZNS (insbesondere eine Meningitis, ➤ Kap. 6.2 oder Enzephalitis, ➤ Kap. 6.3) und der Verdacht auf Tumoren, und zwar sowohl ZNS-Tumoren als auch extrakranielle Tumoren mit häufiger Streuung ins ZNS, wie z. B. Leukämien (➤ Kap. 7).

Wegen der Einklemmungsgefahr von Gehirnteilen darf die Lumbalpunktion nicht bei erhöhtem Hirndruck (➤ Kap. 10) durchgeführt werden, da das Gehirn dann infolge der Druckentlastung im Lumbalbereich nach unten in Richtung Wirbelkanal „rutschen" würde und lebenswichtige Zentren im großen Hinterhauptsloch eingeklemmt würden. Daher spiegelt der Arzt vor der Lumbalpunktion den Augenhintergrund, um eine Stauungspapille als Hinweis auf eine solche Erhöhung des Hirndrucks (➤ Kap. 10.2) auszuschließen. Der Nachweis bzw. Ausschluss einer Hirndruckerhöhung gelingt am sichersten mittels bildgebender Diagnostik (z. B. kranielle Computertomografie oder MRT des Schädels, s. u.).

VORSICHT

Eine Lumbalpunktion darf unter keinen Umständen bei antikoagulierten Patientinnen (Marcumar- oder Heparintherapie) oder bei Patienten mit Gerinnungsstörung durchgeführt werden, da die Gefahr einer Blutung in den Spinalkanal und damit der akuten Querschnittläsion besteht!

Vorbereitung einer Lumbalpunktion

Vor der Punktion stellen die Pflegenden sicher, dass der Patient von der Ärztin aufgeklärt wurde und – von Haus zu Haus unterschiedlich – eine Einverständniserklärung unterschrieben hat. Zu einer guten Aufklärung gehört auch die Vorbereitung des Patienten auf den Schmerz, der mit einer immer wieder vorkommenden Berührung einer Nervenwurzel durch die Punktionsnadel verbunden ist (die Nervenwurzel nimmt hierdurch keinen Schaden) sowie Informationen über notwendige Verhaltensweisen nach der Punktion. Dann legen sie die Materialien zurecht und bereiten den Patienten auf den Eingriff vor. Aktuelle Gerinnungswerte sollten vorliegen.

Vorbereitung der Materialien ➤ Abb. 1.31:

- Evtl. Rasierer, wenn das Punktionsgebiet behaart ist
- Sterile Handschuhe, steriles Tuch/Tücher, steriles Pflaster, sterile Tupfer
- Punktionsnadel 19 G (meist gelb), wenn möglich noch kleiner, da die Kopfschmerzinzidenz mit dem Durchmesser der Nadel steigt (➤ Abb. 1.35). Bei adipösen Patienten ist allerdings eine Nadel mit größerem Lumen auszuwählen (rosafarben). Wenn möglich, eine Sprotte-Punktionsnadel verwenden (s. u., „Risiken einer Lumbalpunktion")

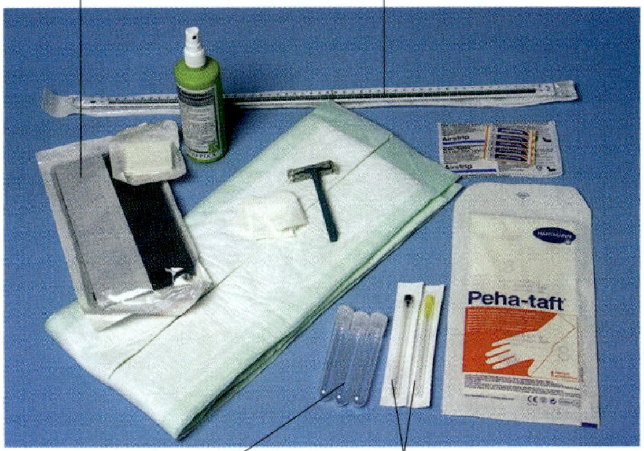

Abb. 1.31 Lumbalpunktionsset: Soll ein Eiweißschnelltest durchgeführt werden, müssen noch ein Reagenzglas oder Blockschälchen und die Reagenzien hinzugefügt werden. [K183]

- Blutabnahmesystem mit zwei Serumröhrchen für Laboruntersuchungen, meist Blutzuckerbestimmung und Serologie aus dem Blut
- Desinfektionsmittel
- Normalerweise drei sterile Liquorröhrchen
- Evtl. ein graduiertes Queckenstedt-Steigrohr mit Ansatz für die Liquordruckmessung
- Evtl. Material für einen Eiweißschnelltest (z. B. Reagenzglas und *Pandy-Reagenz,* s. u.) und einen Blutzucker-Stix

Vorbereitung der Patientin

- Die Patientin bitten, noch einmal die Blase zu entleeren
- Da der Glukosespiegel im Liquor blutzuckerabhängig ist, kurz vor oder nach der Punktion Blutzucker-Stix durchführen, sofern keine venöse Blutentnahme zur Blutzuckerbestimmung im Labor erfolgt ist
- Die Patientin den Rücken frei machen lassen
- Auf Ängste der Patientin eingehen

Durchführung

Die Lumbalpunktion erfolgt am liegenden oder sitzenden Patienten, wobei die Lendenwirbelsäule maximal gebeugt sein soll, damit die Dornfortsätze auseinanderweichen.

- Bei Punktion *im Sitzen* sitzt der Patient am seitlichen Rand der Untersuchungsliege, stellt die Füße auf einen Hocker, beugt Kopf und Schultern möglichst weit nach vorn und macht einen Rundrücken („Katzenbuckel"). Zur Unterstützung dieser Lage umfasst er außerdem seine Beine mit den Armen (➤ Abb. 1.32).
- Der *liegende Patient* ist auf der Seite, mit dem Rücken nahe dem seitlichen Rand der Untersuchungsliege, an dem sich der Arzt befindet, gelagert und macht einen Rundrücken, indem er seinen Kopf und die Schultern nach vorn neigt, die Knie anzieht und sie evtl. mit seinen Armen umfasst (➤ Abb. 1.33).
- Nach der Hautdesinfektion sticht die Ärztin die Lumbalpunktionsnadel zwischen dem 3. und 4. (alternativ 4. und 5.)

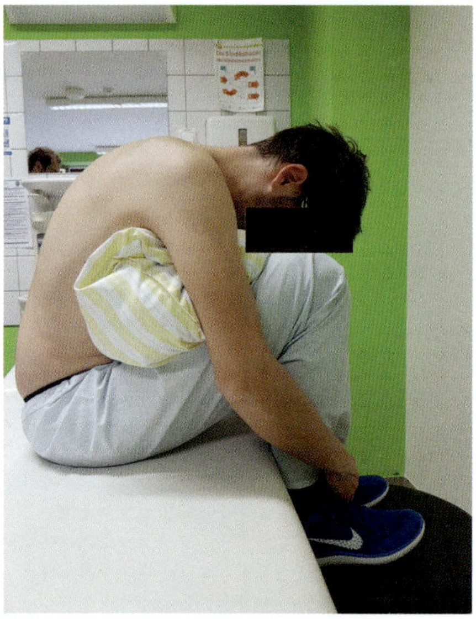

Abb. 1.32 Positionierung eines Erwachsenen für eine **Lumbalpunktion im Sitzen.** [P677]

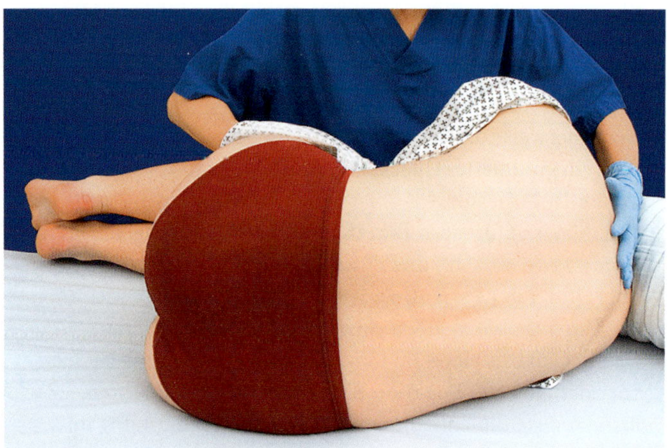

Abb. 1.33 Lagerung eines Erwachsenen für eine **Lumbalpunktion im Liegen:** Die Pflegende unterstützt die Krümmung der Wirbelsäule durch Halten der Patientin im Nacken und in den Kniekehlen. [K115]

LWS-Dornfortsatz ein und schiebt sie vor, bis Liquor fließt (➤ Abb. 1.34).
- Währenddessen weicht die Pflegende nicht von der Seite des Patienten, unterstützt seine korrekte Position und verhindert Abwehrbewegungen. Viele Patienten tolerieren die Punktion besser, wenn sie über jeden Schritt informiert werden. Besonders hilfreich ist es, dem Patienten zu sagen, wenn der Liquor fließt und dass nun „das Schlimmste" überstanden sei, es aber noch ein paar Minuten dauern werde, da der Liquor nur langsam heraustropfe.
- Die benötigte Liquormenge wird aufgefangen, die Punktionsnadel entfernt und ein steriles Pflaster aufgeklebt.
- Bei Verdacht auf einen erhöhten Liquordruck oder eine behinderte Liquorzirkulation (etwa bei einem Rückenmarkstumor) wird während der Punktion im Liegen ein Steigrohr zur Liquordruckmessung angesetzt. Erfolgt bei Kompression der V. jugularis oder Bauchpresse des Patienten *kein* Anstieg des spinalen Drucks, besteht der Verdacht auf ein Hindernis *(Queckenstedt-Versuch).*

Nachsorge

- Die Patientin nach ihrem Befinden fragen und die Vitalzeichen kontrollieren, wobei eine einmalige Kontrolle bei stabilem Allgemeinzustand ausreicht.
- Den Liquor rasch ins Labor transportieren lassen.
- Die Patientin zu reichlichem Trinken animieren (ca. 1 l in den ersten 1–2 h nach der Punktion), da dies erfahrungsgemäß dem *postpunktionellen Kopfschmerz* vorbeugt.
- Die Patientin flach lagern, Flüssigkeit und bei Bedarf ausreichend Schmerzmittel sowie ggf. Antiemetika zuführen.
- Die Patientin auffordern, sich in den ersten Stunden nach der Punktion zu schonen und bis auf den Toilettengang Bettruhe einzuhalten.

Risiken einer Lumbalpunktion

- Während der Punktion kann es zu blitzartigen, elektrisierenden, in die Beine ausstrahlenden **Schmerzen** kommen, die durch Berührung einer Nervenwurzel mit der Nadel verursacht werden. Diese Schmerzen sind sehr unangenehm, eine Verletzungsgefahr der Nervenwurzel besteht aber nicht.
- Häufigste Komplikation nach einer Lumbalpunktion ist das **postpunktionelle Syndrom:** Ungefähr ein Drittel der Patienten bekommt nach der Punktion **Kopfschmerzen,** deren Ursache letztlich noch unklar ist, die aber von vielen Wissenschaftlern auf einen Liquorverlust durch den Stichkanal zurückgeführt wird. Manche leiden auch unter **Übelkeit.** Der Nutzen einer 24-stündigen strengen Bettruhe nach der Punktion, davon die ersten 2 h in Bauchlage, wird bei einer einfachen Punktion ohne Einbringen von Medikamenten von Klinik zu Klinik unterschiedlich beurteilt. Deshalb beachten die Pflegenden diesbezüglich die hausinternen Regelungen und die Arztanordnungen. Bei sehr starken Kopfschmerzen kann die Schmerzmittelgabe in Form einer Infusion sinnvoll sein, da hierdurch gleichzeitig die Flüssigkeitszufuhr gesteigert wird. Ein signifikant reduziertes Auftreten des postpunktionellen Syndroms wird durch die Verwendung einer Sprotte-Kanüle berichtet. Bei dieser Nadel ist das Punktionsende des Mandrins konisch stumpf (atraumatisch), sodass es nicht zum Einreißen oder Durchschneiden der Dura (harte Hirnhaut) kommen kann. Aus dem gleichen Grund ist bei Verwendung der herkömmlichen Nadeln darauf zu achten, dass der Schliff senkrecht zur Wirbelsäulenachse steht, da so die längs verlaufenden Durafasern nicht quer durchschnitten, sondern längs auseinandergedrängt werden.
- Die Lumbalpunktion ist ein invasiver Eingriff. Deshalb besteht prinzipiell das Risiko einer Blutung und einer Infektion sowohl lokal an der Einstichstelle als auch der Hirnhäute durch Keimverschleppung in den Spinalkanal.
  - Eine **Blutung** in den Spinalkanal kann zu einer akuten Querschnittläsion und damit zu einem neurochirurgischen Notfall führen. Deshalb informieren die Pflegenden bei postpunk-

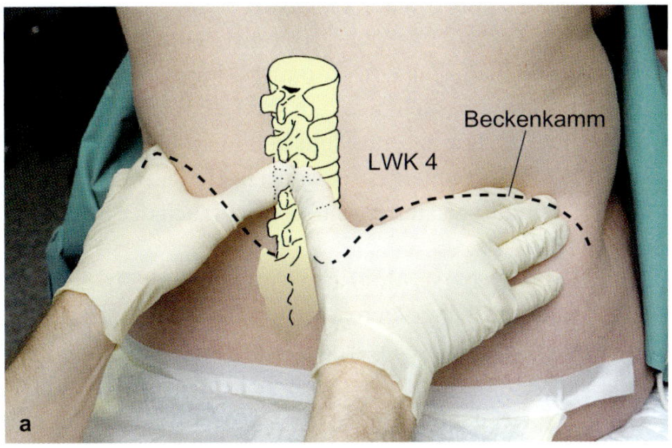

Ertasten der Einstichstelle für die Lumbalpunktion. In Höhe der Beckenkämme befindet sich der Dornfortsatz des LWK 4. Darunter ist der Einstich ungefährlich, weil das Rückenmark beim Erwachsenen bereits auf der Höhe des zweiten Lendenwirbels endet.

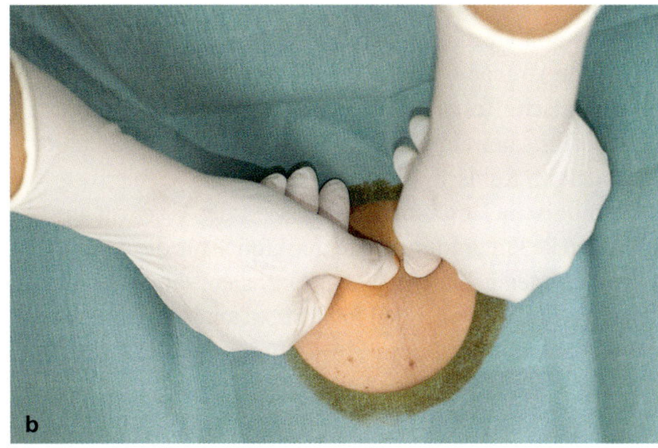

Mehrmalige Desinfektion der Punktionsstelle.

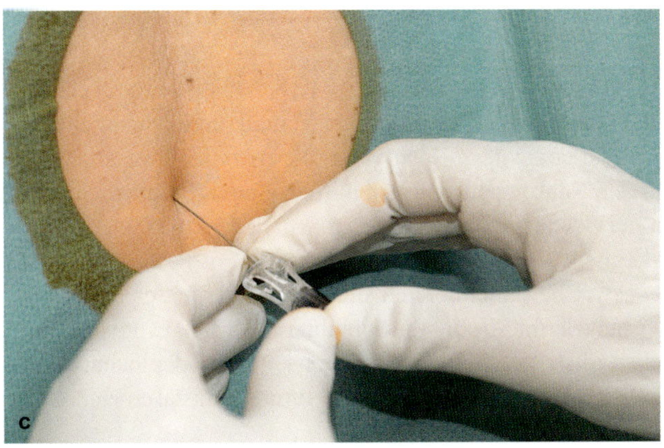

Einstechen der Spinalnadel mit innen liegendem Mandrin. (> Abb. 1.35)

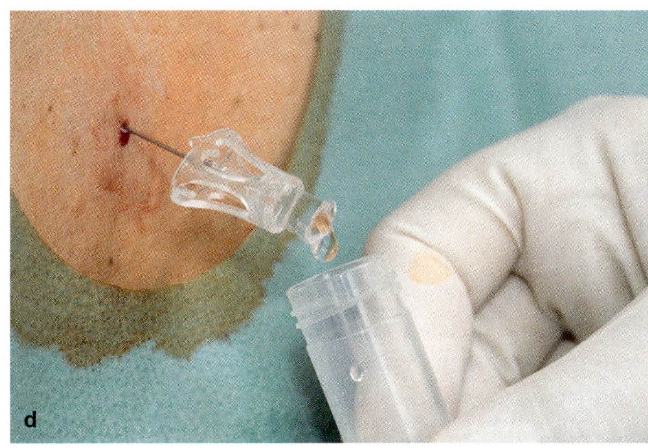

Zurückziehen des Mandrins. Abtropfen des Liquors in das Laborröhrchen.

Abb. 1.34 Lumbalpunktion [K115, L190]

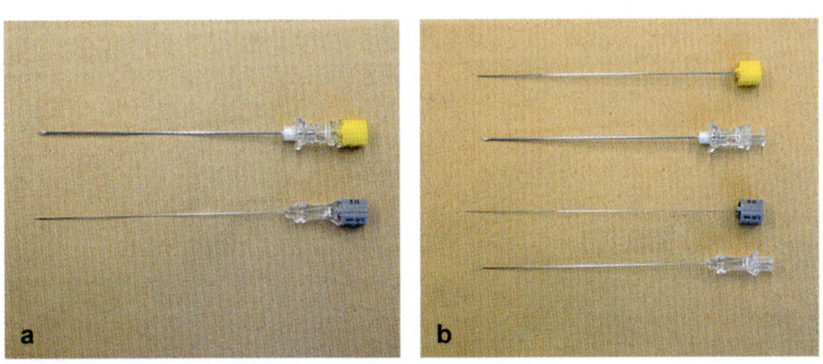

Abb. 1.35 Spinalnadeln zur Lumbalpunktion:
a) mit innenliegendem Mandrin
b) mit herausgezogenem Mandrin
Die Nadeln haben einen Durchmesser von 0,7–0,9 mm (20–22 G) und eine Länge von 6–8 cm. [O124]

tionellen Beschwerden der Patienten (z. B. Gefühlsstörungen oder Lähmungen an den Beinen) stets die Ärztin.

- Eine durch die Punktion verursachte **Meningitis** zeigt sich erst nach 1–2 Tagen und kann zu Beginn durchaus mit dem postpunktionellen Kopfschmerz verwechselt werden. Diese ernste Komplikation ist aber bei sorgfältigem und sterilem Arbeiten sehr selten.

Liquoruntersuchungen

- **Eiweißschnelltest:** Direkt nach der Punktion führen die Pflegenden den Eiweißschnelltest durch (evtl. eine zweite Pflegende hinzu bitten). Dazu geben sie 1 ml Pándy-Reagenz in ein Schälchen oder Reagenzglas und fügen einige Tropfen Liquor hinzu. Bei krankhaft hohem Eiweißgehalt des Liquors trübt sich die Mischung, oder es fallen sogar Bestandteile aus. Die Beurteilung erfolgt vor dunklem Hintergrund.
- **Lichtmikroskopische Untersuchung:** Unmittelbar nach der Liquorentnahme wird eine geringe Menge Liquor lichtmikroskopisch auf das Vorhandensein von Zellen untersucht.
- **Neuropathologische Untersuchung:** Für die neuropathologische Untersuchung (meist nach einigen Stunden) fixieren die

Pflegenden oder die Mitarbeiter des Labors einige Milliliter Liquor (z. B. mit Formalin), damit sie später eingehend untersucht werden können.

- **Immunologische Tests:** Für evtl. später erforderliche immunologische Tests bewahren die Pflegenden etwa 2–3 ml Liquor unbehandelt im Kühlschrank auf.
- **Mikrobiologische Untersuchung:** Besteht der Verdacht auf eine bakterielle Entzündung, wird der Liquor für die mikrobiologische Untersuchung in einem speziellen Nährmedium aufgefangen und anschließend in entsprechende Kulturgefäße ausgebracht, damit ein Keimnachweis für eine gezielte antimikrobielle Therapie gelingen kann.

Liquorbefunde

Normalbefunde

- **Inspektion:** Der Liquor sieht klar aus und nicht trübe, blutig oder gelblich.
- **Druckmessung:** Der normale Liquordruck beträgt im Liegen 50–200 mm H_2O, im Sitzen 150–250 mm H_2O. Puls und Atmung führen zu rhythmischen Schwankungen von ca. 20 mm H_2O.
- **Mikroskopische Untersuchung:** Die Auszählung der im Liquor befindlichen Zellen erfolgt im Labor in einer speziellen Zählkammer unter dem Mikroskop. Bei Gesunden enthält der Liquor keine oder nur sehr wenige Zellen (bis 5/mm^3 = 5/µl). Da die Zählkammer gut 3 µl fasst, wird die Zellzahl häufig auch in Drittelzellen angegeben (normal bis 15/3).
- **Laboruntersuchung:** Der Normalwert für den Eiweißgehalt beträgt ca. 0,2–0,45 g/l, für den Liquorzucker ca. 20–30 % des Blutzuckers. Diese Abhängigkeit des Liquorzuckers vom Blutzucker ist der Grund, weshalb vor der Punktion der Blutzucker bestimmt wird.
- **Mikrobiologische/serologische Untersuchung:** In der Liquorkultur wachsen keine Bakterien. Antikörper (z. B. gegen Syphilis) können nicht nachgewiesen werden.

Häufige pathologische Befunde

- **Inspektion:** Der Liquor sieht trübe oder bei einer schweren bakteriellen Entzündung sogar eitrig aus. Blutiger Liquor tritt z. B. bei einer Subarachnoidalblutung (➤ Kap. 2.3) auf. Liegt eine solche Blutung bereits einige Zeit zurück, ist der Liquor gelblich gefärbt (xanthochrom). Bei blutigem Liquor ist eine artifizielle Blutbeimengung durch Zentrifugation des Liquors oder durch die Drei-Gläser-Probe (➤ Kap. 2.3.4) auszuschließen.
- **Mikroskopische Untersuchung:** Pathologisch sind eine erhöhte Zellzahl (Pleozytose) bei entzündlichen Erkrankungen des Gehirns, ein Auftreten abnormer Zellen, z. B. bei Meningeosis carcinomatosa (diffuse Metastasierung eines Karzinoms in die Meningen), oder bei bakteriellen Entzündungen der Nachweis von Bakterien.
- **Laboruntersuchung:** Der Eiweißgehalt des Liquors ist bei einem Hindernis im Rückenmarkskanal (z. B. einem Tumor) erhöht (Sperrliquor). Ein erhöhter Eiweißwert findet sich auch bei entzündlichen Erkrankungen des Nervensystems, typischerweise z. B. beim Guillain-Barré-Syndrom (➤ Kap. 4.5). Zur genauen Differenzierung werden nicht nur das Gesamteiweiß, sondern auch Albumin, IgA, IgG und IgM in Blut und Liquor bestimmt. Ein erniedrigter Liquorzucker ist bei bakteriellen und tuberkulösen Entzündungen durch Glukoseverbrauch der Bakterien zu beobachten.
- **Mikrobiologische/serologische Untersuchung:** In der Liquorkultur wachsen Bakterien bzw. es können Antikörper gegen Bakterien nachgewiesen werden. Für eine zunehmende Zahl von Erregern steht auch die Polymerasekettenreaktion (PCR) zur Verfügung, bei der das Erbgut des Erregers zunächst kaskadenförmig vermehrt wird und dann nachgewiesen werden kann.

1.7.3 Radiologische bildgebende Verfahren

Röntgenleeraufnahmen

Die **Röntgenleeraufnahme** der Wirbelsäule oder des Schädels zeigt die knöchernen Strukturen oder Verkalkungen, nicht aber das Rückenmark oder das Gehirn selbst. Diese Art der Röntgenaufnahme ist für den Neurologen dennoch hilfreich, um z. B. Knochenmetastasen in der Schädelkalotte oder eine Schädelfraktur (➤ Abb. 1.36) zu erkennen.

Im Wirbelsäulenbereich sind z. B. Verschleißerscheinungen der Wirbelgelenke, die auf die Spinalnerven drücken und zu neurologischen Ausfallerscheinungen führen können, oder lochartige Defekte im Wirbelkörper als Zeichen von Tumormetastasen von Bedeutung.

Röntgenaufnahmen mit Kontrastmittel

Oft reichen bei Röntgenleeraufnahmen die natürlichen Dichteunterschiede der Gewebe nicht zur zuverlässigen Differenzierung der verschiedenen Organe und Strukturen aus. Dann können Röntgenkontrastmittel durch Kontrastverstärkung eine bessere Darstellung ermöglichen.

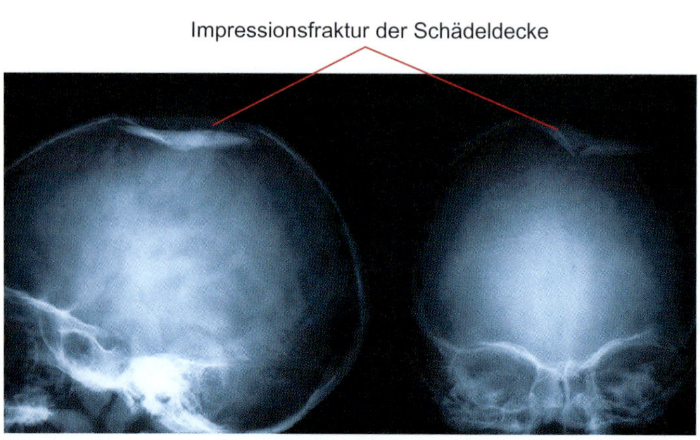

Abb. 1.36 Röntgenleeraufnahme [T113]

Risiken

Hauptrisiken der Röntgenaufnahmen mit Kontrastmittel sind:

- **Kontrastmittelallergie,** meist als Sofortreaktion bis hin zum anaphylaktischen Schock
- Auslösung einer **thyreotoxischen Krise** bei vorbestehender (nicht erkannter) Schilddrüsenüberfunktion (jodhaltiges Kontrastmittel)
- **Akutes Nierenversagen** bei Patienten mit eingeschränkter Nierenfunktion
- Komplikationen durch die Punktion, z. B. Durchblutungsstörungen nach thrombotischem Gefäßverschluss

Alle Kontrastmitteluntersuchungen setzen daher eine sorgfältige Anamneseerhebung mit Blick auf mögliche Risikofaktoren und eine angemessene Aufklärung durch die Ärztin sowie eine schriftliche Einverständniserklärung des Patienten voraus.

Pflegemaßnahmen vor und nach Kontrastmitteluntersuchungen

- Der Patient muss in der Regel nicht nüchtern bleiben. Ausnahmen sind Patientinnen mit bekannter Kontrastmittelallergie oder besonderen Risiken. Bei diesen Patienten wird in der Regel der Arzt nach der Aufklärung des Patienten dies anordnen.
- Die Patientin erhält einen venösen Zugang.
- Während und auch noch 15 min nach der Untersuchung wird der Patient auf mögliche Reaktionen hin überwacht. Hierzu gehören nicht nur Lähmungen, Bewusstseins- und Sprachstörungen, sondern auch Blutdruckveränderungen, Herzrhythmusstörungen, Schwindel, Übelkeit, Fieber und Juckreiz. Diesen Zeitraum verbringt der Patient in der Regel in der Funktionsabteilung.

VORSICHT

Eine Äußerung wie „Mir wird so komisch" sollte unbedingt ernst genommen werden, da sich dahinter eine lebensbedrohliche Kontrastmittelreaktion verbergen kann. Die Kontrastmittelzufuhr muss sofort unterbrochen und Hilfe geholt werden!

- Bei einer Kontrastmitteluntersuchung müssen immer Sauerstoffgerät, Notfallwagen mit Reanimations- und Intubationsbesteck sowie ein Notfallkoffer mit Notfallmedikamenten (Glukokortikoide, Antihistaminika) im Untersuchungsraum bereitstehen.
- Nach der Untersuchung bekommt der Patient (nach Rücksprache mit der Ärztin, wegen möglicher Herzinsuffizienz) ausreichend zu trinken, um einer Nierenschädigung durch das Kontrastmittel vorzubeugen.
- Ferner wird der Patient auf Nachblutungen an der Punktionsstelle und Infektionen beobachtet.

Myelografie

DEFINITION

Myelografie: Darstellung des spinalen Subarachnoidalraums im Röntgenbild durch Injektion eines Kontrastmittels

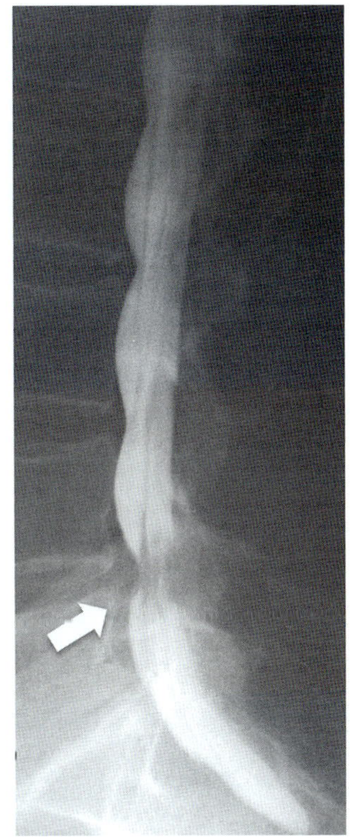

Abb. 1.37 Myelografie [R261]

Bei der **Myelografie** wird nach einer Lumbalpunktion Kontrastmittel in den spinalen Subarachnoidalraum injiziert. Nach entsprechender Lagerung des Patienten können die Nervenwurzeln und die Weite des Spinalkanals in einer Röntgenaufnahme dargestellt werden (➤ Abb. 1.37).

Die Myelografie ist heute weitgehend durch CT und MRT verdrängt worden. Für einige Indikationen ist sie aber nach wie vor unverzichtbar, etwa wenn eine MRT wegen Metallimplantaten nicht möglich ist oder die CT keine eindeutige Klärung gebracht hat. Vielfach wird die Myelografie dann mit der CT kombiniert *(Myelo-CT,* ➤ Abb. 1.38).

Nach der Myelografie klagen viele Patientinnen über **Kopfschmerzen.** Diese sind jedoch nicht durch das Kontrastmittel bedingt, sondern als postpunktionelle Kopfschmerzen (➤ Kap. 1.7.2) anzusehen. Allergische Reaktionen durch das Kontrastmittel und zerebrale Krampfanfälle sind selten.

Die Nachsorge entspricht derjenigen nach Lumbalpunktion (➤ Kap. 1.7.2). Anstelle der Flachlagerung ist die Hochlagerung des Oberkörpers erforderlich, damit kein Kontrastmittel in Richtung Gehirn abfließt. Eine vermehrte Flüssigkeitszufuhr soll nicht nur einen etwaigen Liquorverlust durch die Punktion ersetzen, sondern auch die Ausscheidung des Kontrastmittels beschleunigen.

VORSICHT

Auch hier gilt: Eine Äußerung wie „Mir wird so komisch" sollte unbedingt ernst genommen werden, da sich dahinter eine lebensbedrohliche Kontrastmittelreaktion verbergen kann.

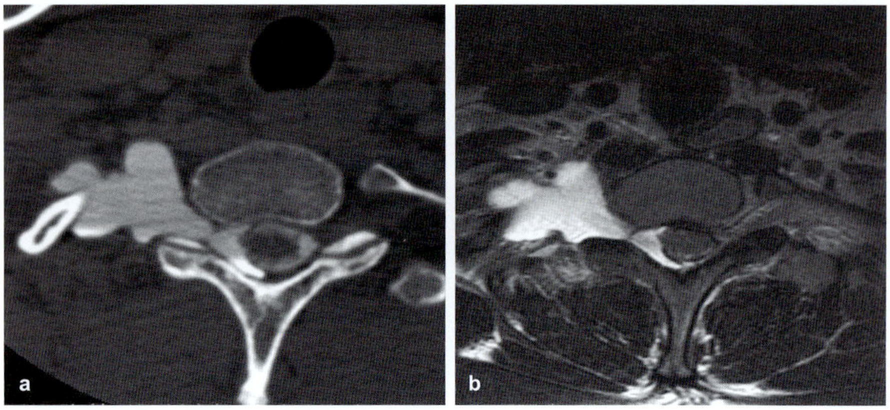

Abb. 1.38 Myelo-CT [E1509]

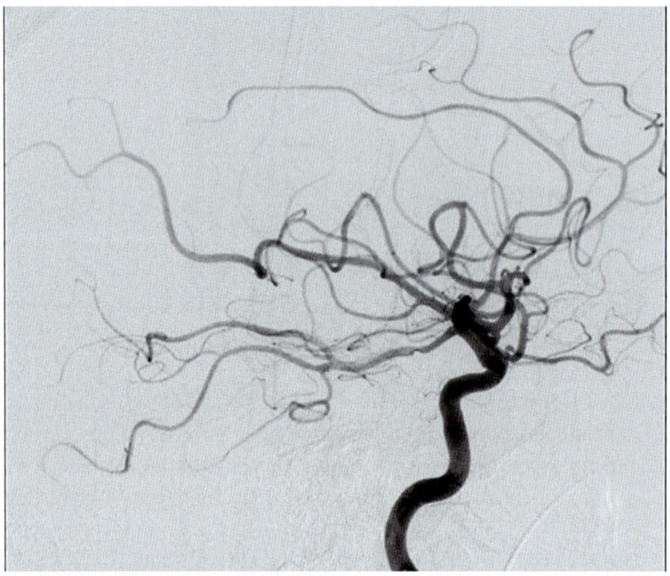

Abb. 1.39 Unauffälliges Angiogramm [T422]

Zerebrale Angiografie

DEFINITION

Angiografie: Darstellung der Blutgefäße im Röntgenbild nach Injektion eines Kontrastmittels. Bezeichnet im klinischen Sprachgebrauch meist die Arteriografie – die Darstellung der Arterien. In der Neurologie am häufigsten ist die *zerebrale Angiografie* mit Darstellung der extra- und intrakraniellen Hirngefäße (➤ Abb. 1.39), weitaus seltener ist die *spinale Angiografie*.

Die zerebrale Angiografie dient der genauen Gefäßdarstellung, beispielsweise bei Verdacht auf Gefäßaneurysmen (➤ Kap. 2.3.3) oder hochgradige Stenosen, um über die weitere Therapie entscheiden zu können. Möglich sind minimalinvasive Gefäßuntersuchungen mithilfe der Computertomografie *(CT-Angiografie,* ➤ Abb. 1.40) oder der Magnetresonanztomografie *(MR-Angiografie).*

Die beste Gefäßdarstellung gelingt jedoch mit einer intraarteriellen digitalen **Subtraktionsangiografie** *(i. a. DSA):* Dazu wird ein Katheter über die A. femoralis eingebracht und unter Röntgenkontrolle bis zu den hirnversorgenden Arterien vorgeschoben *(transfemorale Katheterangiografie).* Sowohl *vor* als auch *nach* Kontrastmittelgabe werden Röntgenbilder erstellt und die Nativaufnahmen (nativ = natürlich, d. h. vor Kontrastmittelgabe) von den Kontrastmittelaufnahmen mithilfe eines Computers gewissermaßen subtrahiert (= abgezogen), sodass die Gefäße nahezu überlagerungsfrei von anderen Strukturen abgebildet werden.

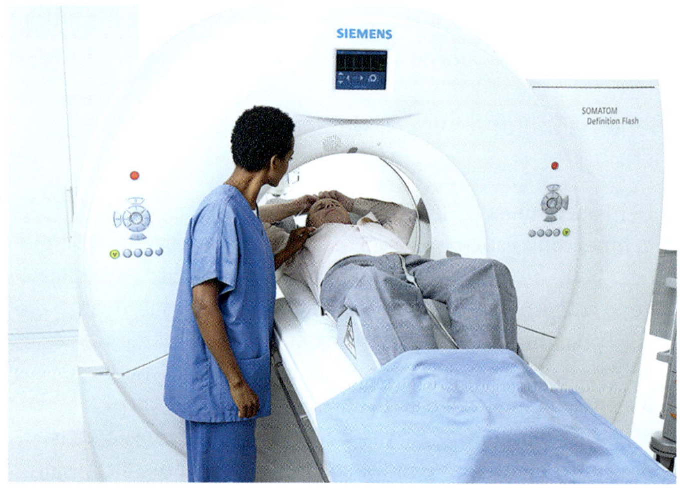

Abb. 1.40 Anfertigung eines CT [V137]

Neben der rein diagnostischen Angiografie sind heute interventionelle radiologische Therapien im Rahmen einer arteriellen Angiografie möglich (interventionelle Neuroradiologie), etwa lokale Fibrinolysen (➤ Kap. 2.1.5) bei Gefäßverschlüssen, Angioplastien bei Gefäßverengungen oder die Behandlung zerebraler Aneurysmen (➤ Kap. 2.3.6) oder Angiome.

Risiken der Angiografie

Die Angiografie ist eine invasive Methode, die mit Risiken für den Patienten behaftet ist. Die wichtigsten **Komplikationen** sind:

- (Nach-)Blutungen und Hämatome an der Punktionsstelle
- Infektionen
- Gefäßverletzungen beim Vorschieben des Katheters
- Thrombembolien durch Ablösung von Gefäßablagerungen
- Kontrastmittelbedingt (s. o., „Risiken der Röntgenaufnahmen mit Kontrastmittel")

VORSICHT

Auch hier gilt: Eine Äußerung wie „Mir wird so komisch" sollte unbedingt ernst genommen werden, da sich dahinter eine lebensbedrohliche Kontrastmittelreaktion verbergen kann.
Bei livider Verfärbung des Punktionsbeins, Kältegefühl und/oder Pulslosigkeit muss sofort der Arzt benachrichtigt werden, da es sich hier um einen Notfall handelt. Entweder verschließt ein Thrombus die Femoralarterie, oder es handelt sich um eine schwere innere Nachblutung mit Kompression der Gefäße.

Pflegemaßnahmen vor und nach Angiografien

Vorbereitung

- In der Regel muss der Punktionsort vor der Untersuchung rasiert werden. Für eine Angiografie sollten beide Leisten rasiert werden.
- Nüchtern bleiben muss der Patient nur noch in Ausnahmefällen, etwa bei Vorliegen einer Kontrastmittelunverträglichkeit. Ist dies nötig, wird die Ärztin dies anordnen.
- Der Patient sollte bei Abruf ein OP-Hemd anziehen. Ein Identifikationsbändchen sollte ebenfalls angelegt sein. Schmuck muss der Patient ablegen, eine Prothese kann er tragen.
- Der Patient wird im Bett zur Untersuchung gebracht. Auf vollständige Unterlagen wie Akte, Blutbefunde, Patientendokumentation muss geachtet werden.

Nachsorge

- Nach der Untersuchung wird die Patientin angehalten, mindestens 2–3 l zu trinken, um einer Nierenschädigung durch das Kontrastmittel vorzubeugen. Schafft sie dies nicht oral, wird nach Rücksprache mit dem Arzt mit Infusionen ergänzt.
- Die Neuroradiologin schickt eine schriftliche Anordnung über die durchzuführende Nachsorge mit. Bei der klassischen Angiografie wird der Patient 24 h Bettruhe einhalten müssen. Der Oberkörper darf nicht höher als 30° gelagert werden, um eine Belastung der Punktionsstelle zu vermeiden. Aus dem gleichen Grund sollte der Patient an der Punktionsseite das Bein nicht anwinkeln oder aufstellen.
- In der ersten Stunde nach der Angiografie werden alle 15 min Blutdruck und Puls gemessen, die Fußpulse und die Einstichstelle kontrolliert, zudem wird die Patientin befragt. Hier ist es wichtig, nach Kältegefühl, Missempfindungen im Punktionsbereich und Kopfschmerzen oder Sehstörungen zu fragen. So kann man eine Nachblutung, eine Thrombembolie oder Reaktionen auf das Kontrastmittel zeitnah erkennen. Nach der ersten Stunde kann man bei unauffälligen Ergebnissen die Messabstände verlängern, erst auf 30 min, dann auf 60 min. Manchmal sind Fußpulse nicht so einfach zu tasten. Solange die Patientin warme Füße und Beine hat und keine Gefühlsstörungen im Punktionsbein angibt, reicht es, die normale Überwachung weiterzuführen.
- Nach ca. 6 h kann die Kompression entfernt werden, während der Druckverband 24 h verbleibt. Bei unauffälligen Befunden kann auch ein evtl. liegender venöser Zugang dann entfernt werden.
- Nach 24 h kann der Druckverband entfernt werden, und der Patient kann sich in der Regel problemlos selbst mobilisieren.
- Eine Besonderheit stellt der Verschluss der Femoralisarterie mit Vasoseal® dar; hier kann der Patient je nach Anordnung schon nach 2–3 h mobilisiert werden. Er muss für 90 Tage seinen ausgestellten Pass über die Verwendung des Vasoseal® bei sich tragen.

Computertomografie

DEFINITION

Computertomografie (CT): Röntgenverfahren zur Erstellung von Schichtaufnahmen des Körpers mithilfe eines Computers, der die Querschnittsbilder errechnet.

Die **kranielle Computertomografie** (cCT; CT des Gehirns) und die spinale Computertomografie (CT des Rückenmarks) sind wegen der Möglichkeit von Mehrschichtbildern in hoher Auflösung heute von überragender Bedeutung in der Neurologie.

Hauptindikationen sind Schlaganfälle und Gehirnblutungen, Verdacht auf Tumoren, Notfallsituationen, z. B. Schädel- oder Rückenmarksverletzungen oder unklare Bewusstlosigkeit, und – im Bereich des Rückenmarks – der Verdacht auf einen Bandscheibenvorfall. Möglich ist auch bei gerontologischen Patienten und Suchtkranken (v. a. bei alkoholabhängigen Patienten) der Ausschluss bzw. die Diagnose organischer Veränderungen wie etwa einer Hirnatrophie.

Im CT erscheinen der Liquor schwarz, knöcherne Strukturen weiß und Hirn- oder Rückenmarkgewebe grau (➤ Abb. 1.41). Bestimmte pathologische Veränderungen wie Blutungen, Verkalkungen, Infarkte oder Ödeme weichen in den Grauabstufungen vom gesunden Hirn- oder Rückenmarkgewebe ab (hyperdens bzw. hypodens) und können so erkannt werden. Eine zusätzliche intravenöse Kontrastmittelgabe verbessert die Aussagekraft bei einigen Krankheitsbildern erheblich; da es sich hierbei um jodhaltige Kontrastmittel handelt, ist die Überprüfung von z. B. Schilddrüsen- und Nierenwerten notwendig. Weiterhin ist eine Kombination mit der Myelografie möglich (Myelo-CT). Die Spiral-CT mit nachfolgender aufwendiger Datenverarbeitung im Computer erlaubt heute sogar dreidimensionale Darstellungen und kann der Patientin bei gleichzeitiger Kontrastmittelgabe als CT-Angiografie (*CTA*, s. o.) bei einigen Fragestellungen die mit mehr Risiken behaftete diagnostische Angiografie ersparen.

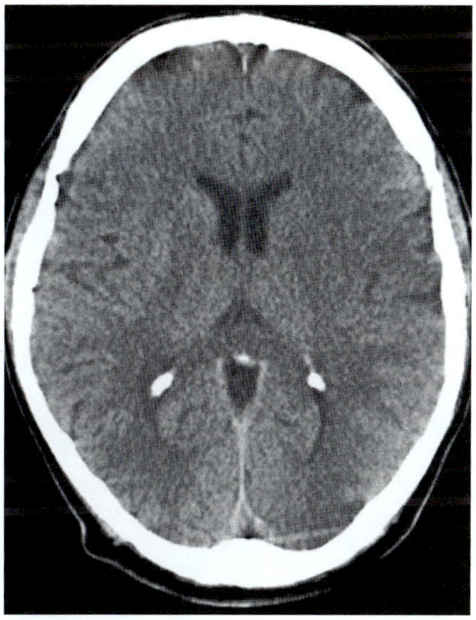

Abb. 1.41 Unauffälliges CT [T422]

1

Patientenberatung

Manche Patienten haben Schwierigkeiten, sich in die räumliche Enge eines Tomografen zu begeben (➤ Abb. 1.40), oder einfach Angst vor der Technik. Hilfreich können hier ausführliche Gespräche mit dem Patienten über den Ablauf oder Gespräche mit einem Mitpatienten sein, der die Untersuchung bereits hinter sich hat.
Da die Patientin ruhig liegen muss, kann es sinnvoll sein, bei unruhigen Patientinnen und Kindern ein Beruhigungsmittel zu geben.

Magnetresonanztomografie

DEFINITION

Magnetresonanztomografie (MRT; auch *Kernspintomografie*, MR, NMR von engl. „nuclear magnetic resonance"): leistungsstarkes bildgebendes Verfahren zur Erzeugung von Schnittbildern des Körpers unter Verwendung eines Magnetfeldes anstelle von Röntgenstrahlen (➤ Abb. 1.42).

Die **MRT** hat in den letzten Jahren in der Neurologie zunehmend Bedeutung erlangt. Durch die guten Weichteilkontraste lassen sich bei der MRT Gewebsveränderungen im Gehirn und in der Wirbelsäule besonders gut erkennen, und es wird der Nachweis auch kleiner Tumoren oder entzündlicher MS-Herde möglich. Die knöchernen Kontraste sind allerdings schlechter als bei der CT. Die MRT ergänzt die CT v. a. bei Erkrankungen der schädelbasisnahen Gehirnabschnitte und des Rückenmarks (➤ Abb. 1.43).

Wesentliche Vorteile gegenüber der CT sind die fehlende Strahlenbelastung (die MRT arbeitet mit Magnetfeldern) und die gute Verträglichkeit spezieller, nichtjodhaltiger MRT-Kontrastmittel *(Gadolinium)*. Spezielle Untersuchungstechniken erlauben den sehr frühen Nachweis von selbst sehr kleinen Schlaganfällen *(Diffusionswichtung)* oder die Darstellung von minderdurchbluteten Hirnregionen nach einem Schlaganfall *(Perfusionswichtung)*.

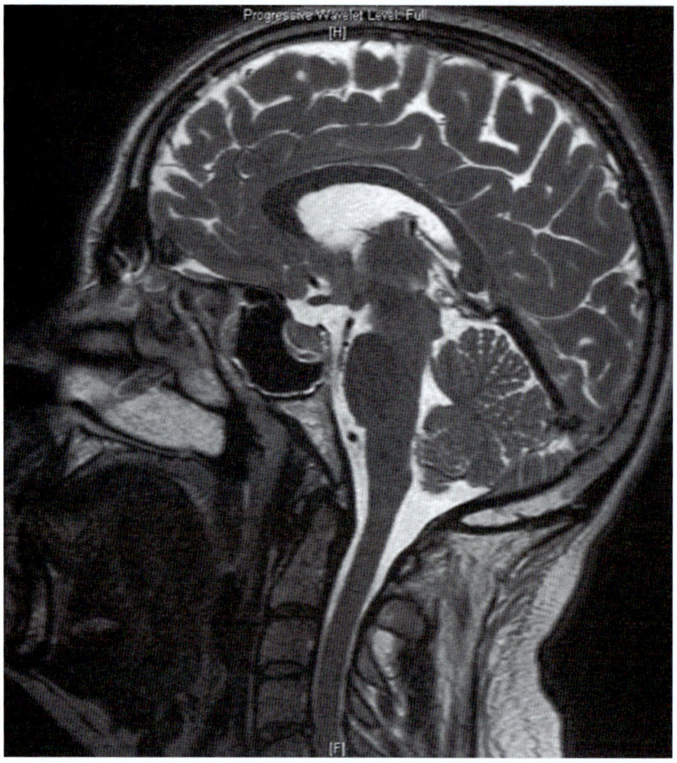

Abb. 1.43 Unauffälliges MRT [T422]

Nachteilig für den Patienten sind die lange Untersuchungsdauer (½ h), während der er ruhig liegen muss, die im Vergleich zur CT noch größere räumliche Enge in der längeren Untersuchungsröhre sowie die Lärmbelastung durch den Tomografen. Hilfreich sind auch hier ausführliche Vorgespräche mit der Patientinn über den Ablauf der Untersuchung und bei Bedarf die Gabe eines leichten Beruhigungsmittels.

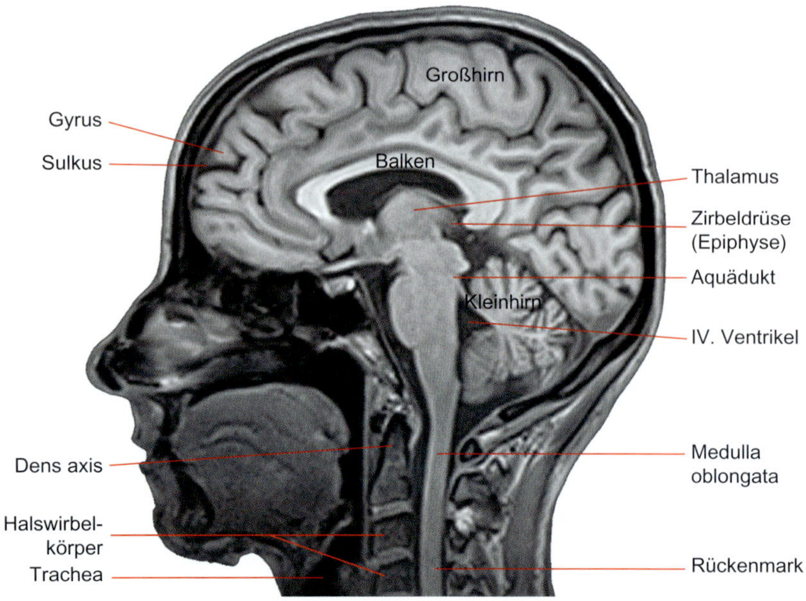

Abb. 1.42 Magnetresonanztomografie [V137]

VORSICHT

Die MRT darf nicht bei Patientinnen angewandt werden, die ferromagnetisches **Metall im Körper** haben (z. B. Hüftgelenkprothese, Herzschrittmacher, Metallclips auf Gefäßnähten, Granatsplitter, Herzklappen), da es durch Erhitzung des Metalls zu Verbrennungen bzw. zu Funktionsstörungen kommen kann. Edelmetalle wie Zahngold stellen kein Hindernis dar. Viele medizinische Implantate werden aus diesem Grund heutzutage aus Titan gefertigt. Insbesondere bei liegenden Shunts wegen eines Hydrozephalus (➤ Kap. 10.3.3) werden transkutan mithilfe von Magneten verstellbare Ventile implantiert, die sich bei einer MRT verstellen können. Die korrekte Einstellung dieser Ventile muss nach der Durchführung der Untersuchung unbedingt geprüft werden.

Spezielle Weiterentwicklungen erlauben heute die Darstellung des Blutflusses und damit der Hirngefäße **(MR-Angiografie)** sowie funktionelle Untersuchungen.

Single-Photon-Emissions-Computertomografie und Positronenemissionstomografie

DEFINITION

Single-Photon-Emissions-Computertomografie (SPECT) und **Positronenemissionstomografie (PET):** Kombination von Szintigrafie und Computertomografie; durch die Injektion von radioaktiv markierten Substanzen Möglichkeit der Darstellung von stoffwechselaktiven Körperarealen in Schichtaufnahmen

SPECT und **PET** sind eine Kombination aus Szintigrafie und Computertomografie. Radioaktiv markierte Substanzen reichern sich in Abhängigkeit von ihrer Verstoffwechselung unterschiedlich in den verschiedenen Hirnarealen an. Durch die Tomografie kann die Verteilung dieser Substanzen im Gewebe sichtbar gemacht werden.

Beide Methoden kommen derzeit v. a. bei zerebralen Durchblutungsstörungen, degenerativen Erkrankungen und zur Klärung von Epilepsien zur Anwendung, wobei insbesondere die PET derzeit noch wenig verfügbar ist.

In der neurophysiologischen Forschung erhält die SPECT eine besondere Bedeutung. Radioaktiv markierter Zucker dient dabei als Indikator einer erhöhten Stoffwechselaktivität. So kann man z. B. erkennen, welche Hirnareale aktiv sind, während ein Mensch liest, Musik hört oder spricht.

1.7.4 Elektrophysiologische Verfahren

Viele Vorgänge im menschlichen Körper gehen mit elektrischen Phänomenen einher. Die entstehenden elektrischen Potenziale sind messbar, können mithilfe entsprechender Geräte aufgezeichnet und diagnostisch genutzt werden (➤ Abb. 1.44).

Elektroenzephalografie

DEFINITION

Elektroenzephalografie (EEG): kontinuierliche Registrierung und Aufzeichnung der durch die Aktivität der Nervenzellen bedingten Potenzialschwankungen im Bereich der Hirnrinde

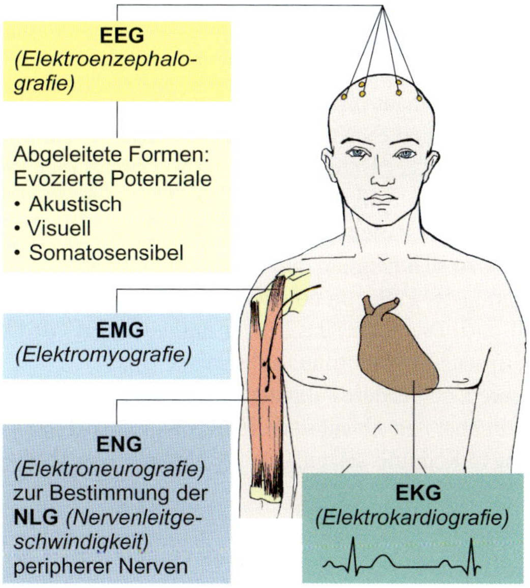

Abb. 1.44 **Elektrische Potenziale** lassen sich an vielen Stellen des Körpers messen. Klinisch bedeutsam sind neben dem EKG – insbesondere in der Neurologie – das EEG, das EMG und die Messung der NLG. [L215]

Die **EEG** hat heute ihre Domäne in der Epilepsiediagnostik (➤ Kap. 9.3) und der Hirntodbestimmung (➤ Kap. 8.7.1). Auch in der Psychiatrie gehört sie zu den Routineverfahren.

Für ein EEG werden an festgelegten Positionen der Schädeldecke zahlreiche Kopfhautelektroden angebracht, über welche die elektrischen Spannungen der Hirnrinde aufgezeichnet werden. Im Elektroenzephalografen werden die Potenzialschwankungen verstärkt und sichtbar gemacht. Die Untersuchung ist völlig nebenwirkungsfrei und schmerzlos, für viele Patientinnen aber wegen der notwendigen Befestigung der Elektroden und der zahlreichen Kabel zum Aufzeichnungsgerät unangenehm (➤ Abb. 1.45).

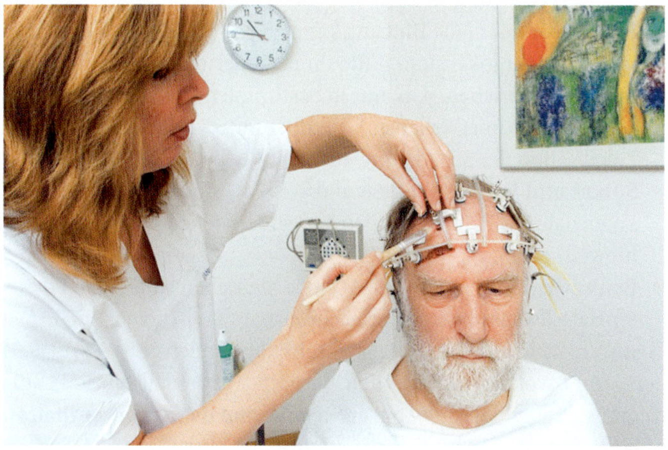

Abb. 1.45 Ein Patient wird für ein **EEG** vorbereitet. Wegen der vielen zu befestigenden Elektroden und der zahlreichen Kabel erscheint die Untersuchung zunächst unangenehm, bringt aber objektiv keinerlei Beeinträchtigungen für den Patienten mit sich. [K115]

Pflegemaßnahmen und Patientenberatung vor einer EEG-Untersuchung

- Haare und Kopfhaut vor der Untersuchung säubern, evtl. waschen, da Fett und Haarsprayreste die Ableitung behindern.
- Mahlzeiten vor der Untersuchung normal einnehmen lassen, da Unterzuckerung das EEG verändern kann; aus dem gleichen Grund wird der Patient aufgeklärt, dass er keine anregenden Getränke zu sich nehmen darf (z. B. Cola, Kaffee oder Tee).
- Medikation der Patientin notieren, da verschiedene Medikamente (z. B. auch Diazepam) das EEG beeinflussen; ggf. Medikamente vorher nach Arztanordnung absetzen.
- Vermerken, ob bei dem Patienten eine Epilepsie bekannt ist.
- Patientin über den Ablauf und die Ungefährlichkeit der Untersuchung in Kenntnis setzen; evtl. zur Untersuchung begleiten.

Auswertung

Beim Gesunden wird ein typisches, altersabhängiges Wellenmuster abgeleitet (➤ Abb. 1.46):

- **α-(Alpha-)Wellen:** beim wachen Erwachsenen mit geschlossenen Augen, normalerweise Grundaktivität beim wachen und entspannten Gesunden, Frequenz 8–12/s
- **β-(Beta-)Wellen:** beim wachen Erwachsenen mit geöffneten Augen; höherfrequente Wellen, Frequenz 13–20/s
- **θ-(Theta-)Wellen:** beim gesunden Erwachsenen nur im Schlaf nachweisbar; niedrige Frequenz mit 4–7/s
- **δ-(Delta-)Wellen:** beim gesunden Erwachsenen nur im Schlaf nachweisbar, niedrigste Frequenz mit 0,5–3/s

Typische pathologische Befunde

- **Allgemeinveränderungen** (meist eine Verlangsamung) können in allen Ableitungen vorkommen. Sie sind ohne lokalisatorische Bedeutung und z. B. bei diffusen Gehirnentzündungen, Stoffwechselentgleisungen oder Vergiftungen zu beobachten.
- Ein **Tumor** oder eine **Blutung** kann zu sog. Herdbefunden (z. B. in Form einer lokalisierten Rhythmusänderung) führen. Hierbei treten umschrieben, d. h. nur in bestimmten Ableitungen, gehäuft langsame Wellen auf. Herdbefunde weisen oft auf die Lokalisation der Schädigung hin.
- **Spikes und Waves** („Zacken und Wellen") sind epilepsietypische Potenziale (ETPs) und können auf eine bestehende Epilepsie hinweisen.
- Beim **Hirntod** (➤ Kap. 8.7.1) eines Menschen sind keine Potenzialschwankungen mehr nachweisbar (Null-Linien-EEG).

Beim Verdacht auf eine Anfallserkrankung (Epilepsie, ➤ Kap. 9.3) werden **Provokationsmethoden** eingesetzt, um anfallstypische Kurvenmuster auszulösen. Wenig aufwendig sind die **Hyperventilation** (für etwa 5 min) und die **Fotostimulation** mit Flickerlicht. Das **Schlafentzugs-EEG** ist eine weitere Methode zur Provokation von Krampfpotenzialen. Der Patient muss dazu eine Nacht aufbleiben, was die generelle Krampfbereitschaft des Gehirns erhöht. Abgeleitet wird am nächsten Morgen, wobei der Patient am besten einschlafen soll. Gerade in der Einschlafphase gelingt häufig die Registrierung von ETPs.

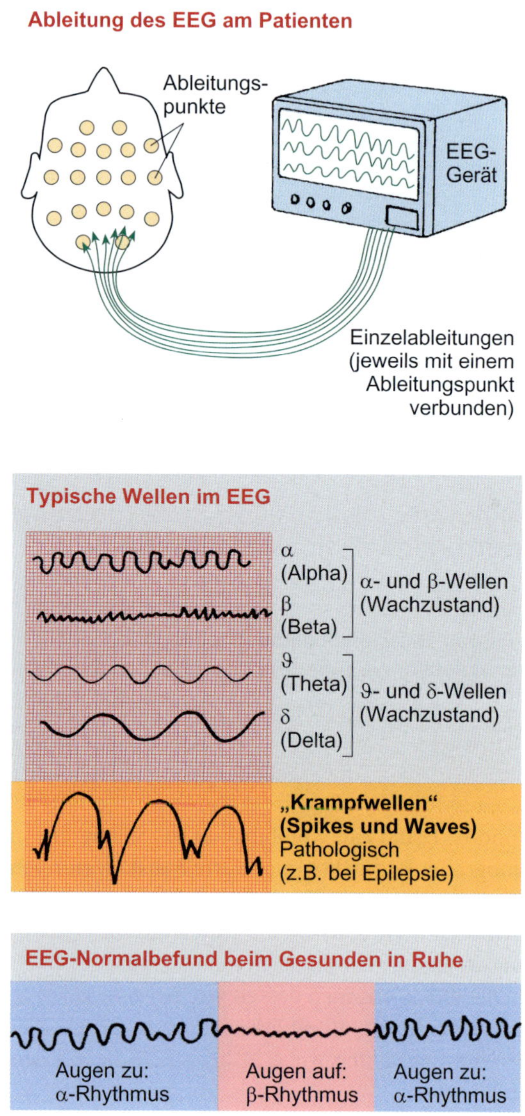

Abb. 1.46 Ableitung eines EEG und Darstellung einiger typischer Wellenmuster [A400]

Zur erweiterten EEG-Diagnostik bei Epilepsie gehören das **Video-EEG** zum simultanen Aufzeichnen des EEG und der Körperbewegungen während eines Anfalls sowie das **Schlaflabor,** das neben dem EEG eine Vielzahl von Parametern (EKG, Atemfrequenz, Körperlage, Muskeltonus, Thoraxexkursion etc.) misst (➤ Abb. 1.47).

Evozierte Potenziale

DEFINITION

Evozierte Potenziale (EPs): an der Schädeloberfläche abgeleitete Reizantwort des ZNS auf sensible, visuelle oder akustische Reize bzw. Reizantwort eines Muskels auf Stimulation der motorischen Hirnrinde

Bei der Untersuchung der **evozierten Potenziale** wird das zu untersuchende Sinnesorgan durch einen entsprechenden Reiz erregt. Die

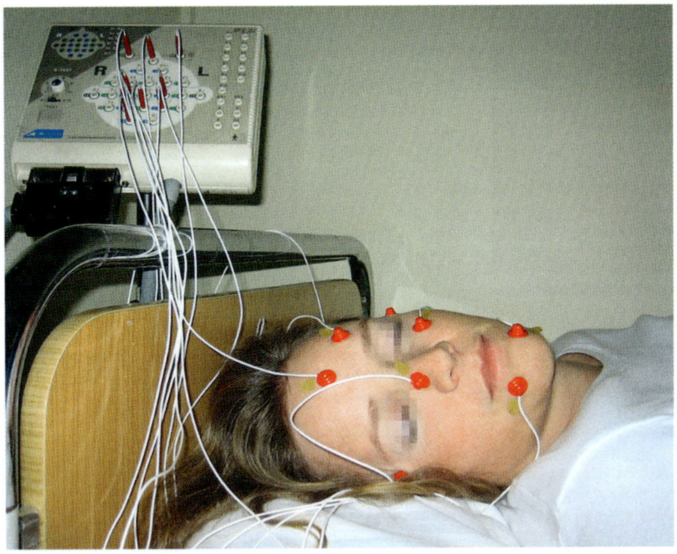

Abb. 1.47 Im **Schlaflabor,** wie hier an der Lübecker Uniklinik, können Schlafstörungen identifiziert werden. Kieler Physiker fanden jetzt einen Hinweis darauf, wie Schlaf besser durch äußere Signale beeinflusst werden kann. [T387]

aus diesem Reiz resultierende Aktivitätssteigerung des Gehirns wird über das EEG registriert und durch einen Computer ausgewertet.

- **Visuell evozierte Potenziale (VEPs):** Der Sehsinn wird z. B. durch das Betrachten von Schachbrettmustern oder durch Lichtblitze erregt. Diese Untersuchung wird oft bei Verdacht auf MS zum Nachweis einer Sehnervenentzündung eingesetzt, die ein häufiges Erstsymptom ist.
- **Akustisch evozierte Potenziale (AEPs):** Einem Ohr werden definierte Schallreize zugeführt, z. B. immer wiederkehrende Klicklaute, das andere Ohr wird durch Rauschen ausgeschaltet („vertäubt"). Diese Untersuchung ist z. B. bei Verdacht auf Hirnstammschädigung angezeigt und dient auch zur objektiven Gehörprüfung.
- **Somatosensibel evozierte Potenziale (SSEPs):** Diese Potenziale werden meist durch elektrische Reize an peripheren Nerven ausgelöst. Sie dienen der Beurteilung der sensiblen Nervenbahnen und werden bei Verdacht auf eine Störung der sensiblen Leitung im Rückenmarks- oder Gehirnbereich abgeleitet.
- **Motorisch evozierte Potenziale (MEPs):** Die motorische Hirnrinde, ein Hirnnerv oder eine Nervenwurzel wird von außen durch ein Magnetfeld stimuliert (transkranielle Magnetstimulation). Die daraus resultierende Muskelzuckung kann über Hautelektroden abgeleitet werden. Diese Methode wird z. B. bei MS oder Rückenmarksprozessen angewendet, um eine Schädigung der zentral-motorischen Leitungsbahnen nachzuweisen.

Bei schlecht entspannten Patienten sind die Kurven oft nicht eindeutig reproduzierbar (wiederholbar), weshalb zum Ableiten der EPs die Patienten gelegentlich sediert werden.

Elektromyografie

DEFINITION

Elektromyografie(EMG): Ableitung und Registrierung der elektrischen Aktivität eines Muskels mittels Nadelelektroden

Im Gegensatz zum EEG erfordert die **Elektromyografie** einen oder mehrere Nadeleinstiche, wobei meist konzentrische (um einen Mittelpunkt herum angeordnete) Nadelelektroden in die Muskulatur eingebracht werden. Man registriert die willkürlich aktivierbare und spontane elektrische Muskelaktivität (Potenzialschwankungen im Muskel) und untersucht die Potenzialform der motorischen Einheiten. Eine motorische Einheit besteht aus dem α-Motoneuron, seinem Neuriten und dessen terminalen Aufzweigungen sowie den dazugehörigen motorischen Endplatten und Muskelfasern. Somit ist es die kleinste funktionelle Einheit der Willkürmotorik.

Die Elektromyografie erlaubt:

- Differenzierung zwischen neurogener und myogener Muskelatrophie
- Aussagen über die Beteiligung bestimmter Muskeln an einer Lähmung
- Bestimmung von Grad und Erfolg der „Reparaturvorgänge" nach einer Nervenschädigung
- Registrierung und Quantifizierung von Impulsübertragungsstörungen, z. B. bei Myasthenie (➤ Kap. 11.2)

Kontraindikation der Elektromyografie ist eine Antikoagulanzientherapie (z. B. mit Marcumar®). Eine Vollheparinisierung wird mindestens 2 h vor der Untersuchung abgestellt.

Elektroneurografie

DEFINITION

Elektroneurografie (ENG): Ableitung und Registrierung der Aktionspotenziale eines Nervs zur Bestimmung der Nervenleitgeschwindigkeit (NLG)

Mithilfe der **Elektroneurografie** wird die Fortleitung eines elektrischen Impulses in einem peripheren Nerv mittels elektrischer Stimulation untersucht. Die Ableitung des Potenzials erfolgt in der Regel mit Oberflächenelektroden.

Sie erlaubt die Berechnung der **Nervenleitgeschwindigkeit** (z. B. bei Verdacht auf *Polyneuropathie,* ➤ Kap. 4.4) nach der Formel Geschwindigkeit = Weg/Zeit. Die normale Nervenleitgeschwindigkeit ist u. a. von Nerv, Temperatur und Alter der Patientin abhängig und ist entsprechenden Normwerttabellen zu entnehmen. In die Beurteilung fließen außerdem die Latenz (Zeit von der Reizung bis zum Ableiten eines Antwortpotenzials) und die Größe der Amplitude ein. Diese korreliert mit Zahl und Größe der motorischen Einheiten.

Läsionen der Markscheiden von schnell leitenden Nervenfasern führen zu einer Verlangsamung der Leitgeschwindigkeiten. Bei Schädigungen der Axone bleibt die Nervenleitgeschwindigkeit lange Zeit normal, lediglich die Amplitude der abgeleiteten Muskel- und Nervenantwortpotenziale verringert sich.

Gemessen werden die motorische und die sensible Nervenleitgeschwindigkeit, wobei sowohl eine sensibel orthodrome (= Richtung der normalen Reizausbreitung) als auch eine sensibel antidrome (= entgegengesetzte Richtung der normalen Reizausbreitung) Messung möglich sind.

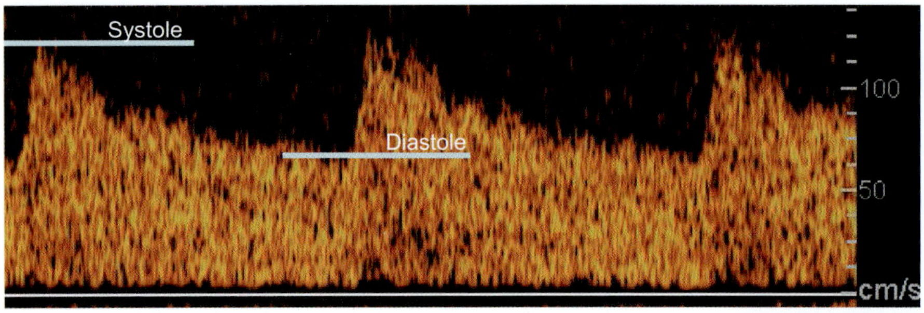

Abb. 1.48 Darstellung der arteriellen Strömungsgeschwindigkeit durch **Doppler-Sonografie:** Farbcodierte Spektrumanalyse der A. femoralis superior: oben normales Strömungssignal, unten ein pathologisches Strömungssignal bei einem vorgeschalteten Strömungshindernis [M459]

Patientenberatung

Viele Patienten bekommen auf die Aussage hin, dass sie mit Stromstößen untersucht werden, **Angst.** Zur Verdeutlichung dessen, was den Patienten erwartet, ist der Vergleich mit dem Stromschlag durch einen Weidezaun hilfreich. Betonen Sie dabei, dass die verwendeten Stromstärken beim Weidezaun jedoch noch stärker sind – die Untersuchung insgesamt also nur wenig belastend ist.

1.7.5 Doppler-Sonografie

DEFINITION

Doppler- und Duplexsonografie: Ultraschallverfahren zur nichtinvasiven Diagnose von Gefäßverengungen oder Gefäßverschlüssen

Bei der **Doppler-Sonografie** wird eine bleistiftgroße Ultraschallsonde mit einem Kontaktgel auf die Haut aufgebracht; Strömungsgeschwindigkeit und -richtung in Venen und Arterien werden als Kurve und/oder Ton dargestellt (➤ Abb. 1.48). Es ist für die Patientin eine nicht belastende Untersuchung, die beliebig oft wiederholt werden kann.

Während früher lediglich die großen hirnversorgenden Gefäße außerhalb des knöchernen Schädels (z. B. die A. carotis) darstellbar waren, können heute auch die intrakraniellen Gefäße dopplersonografisch dargestellt werden (**transkranielle Doppler-Sonografie,** TCD). Spezielle Ultraschallkontrastmittel verstärken den Kontrast.

Die **Duplexsonografie** ist eine Weiterentwicklung der Doppler-Sonografie. Sie kombiniert ein bildgebendes Ultraschallverfahren zur Darstellung von Stenosen und Ablagerungen mit dem Doppler-Ultraschall zur Darstellung von Strömungsgeschwindigkeiten.

Neue Geräte ermöglichen zusätzlich eine farbliche Darstellung unterschiedlicher Flussgeschwindigkeiten und Turbulenzen (**Farbduplex,** ➤ Abb. 1.49). Auch die Duplexsonografie ist mittlerweile transkraniell möglich bis hin zur Beurteilung des Circulus arteriosus Willisii.

Hauptindikationen von Doppler- und Duplexsonografie sind die diagnostische Abklärung bei Verdacht auf Minderdurchblutung des Gehirns, z. B. Schlaganfallsymptomatik (➤ Kap. 2.1.2). Insbesondere die Sonografie der großen hirnversorgenden Gefäße wird auch ohne konkreten Verdacht bei gefährdeten Patienten eingesetzt.

1.7.6 Intrakranielle Druckmessung

DEFINITION

Intrakranieller Druck: Druck innerhalb der Schädelhöhle. Beim Gesunden < 15 mmHg mit kurzzeitigen Spitzen bis 60 mmHg (z. B. beim Pressen)

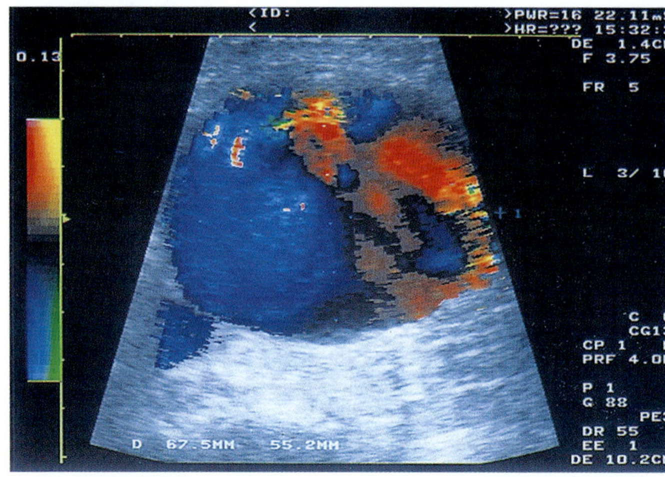

Abb. 1.49 Farbduplexsonografie einer dilatierten Arterie: Der größte Teil des Blutflusses ist von der Sonde weg gerichtet (blau), ein geringerer Anteil des Blutes fließt auf die Sonde zu (rot). Die Farbzwischentöne zeigen den turbulenten Fluss, die grauen Stellen den Bereich, in dem kein Fluss vorhanden ist (Thrombusanteile). [R132]

Einige zentralnervöse Erkrankungen (etwa Schädel-Hirn-Traumen oder Hirntumoren) gehen mit einem erhöhten intrakraniellen Druck einher (➤ Kap. 10), der das empfindliche Gehirn zusätzlich zur Grunderkrankung schädigt. Bei solchen Erkrankungen kann es erforderlich sein, den intrakraniellen Druck genau zu bestimmen und Möglichkeiten der Beeinflussung durch therapeutische oder pflegerische Maßnahmen (Lagerung!) einzuleiten.

Bei der intraparenchymatösen Messung wird der Messkatheter über ein meist rechts frontales Bohrloch in das Hirngewebe implantiert. Bei der intraventrikulären Messung wird ein Gehirnventrikel über ein Bohrloch punktiert. Der Druckaufnehmer befindet sich außerhalb des Patienten am Krankenbett. Vorteilhaft ist hier die Möglichkeit zur Hirndrucksenkung durch Ablassen von Liquor.

1.7.7 Biopsien

In der Neurologie sind v. a. **Muskel-** und **Nervenbiopsien** von Bedeutung. Da es sich bei der Entnahme von Gewebe jedoch um einen invasiven Eingriff handelt und bei der Nervenbiopsie stets (wenn auch kleine) Ausfälle zurückbleiben, steht die Biopsie am Ende aller möglichen Untersuchungen.

Dies gilt noch mehr für die **Hirnbiopsie,** also die Entnahme von Hirngewebe durch offene oder stereotaktische Eingriffe (➤ Kap. 1.7.8).

Sie wird meist nur bei unklaren Raumforderungen im Gehirn durchgeführt, um die genaue Beschaffenheit eines Tumors histologisch zu klären und eine optimale Behandlungsplanung zu ermöglichen.

1.7.8 Stereotaktische Eingriffe

DEFINITION

Stereotaktischer Eingriff: neurochirurgische Operation an (tiefer gelegenen) Strukturen des Gehirns über ein kleines Bohrloch im Schädel, unter größtmöglicher Schonung des übrigen Hirngewebes, zu diagnostischen und/oder therapeutischen Zwecken

Konventionelle operative Eingriffe an tiefer gelegenen Hirnstrukturen wie etwa den Basalganglien haben oft schwerwiegende neurologische Ausfälle zur Folge, da oberflächlich gelegene Hirnstrukturen bei der Freilegung des erkrankten Gebietes zwangsläufig in Mitleidenschaft gezogen werden.

Bei **stereotaktischen Operationen** hingegen (➤ Abb. 1.50, ➤ Abb. 1.51) wird zunächst ein Ring am Kopf der Patientin operativ fixiert. Durch spezielle Lokalisationseinrichtungen kann mittels CT jeder Punkt innerhalb des Schädels definiert und über ein kleines Bohrloch z. B. mit Sonden oder Punktionsnadeln sehr gezielt angesteuert werden. Dies ermöglicht eine Schonung der umliegenden gesunden Gewebe und damit eine deutliche Verringerung des Operationsrisikos.

Risikofrei sind stereotaktische Eingriffe jedoch nicht: So kann trotz aller Vorsichtsmaßnahmen ein Blutgefäß durch das vorgeschobene Instrument verletzt werden und eine schwere intrazerebrale Blutung hervorrufen. Außerdem können trotz spezieller Biopsiespiralen kleinere, aber hochmaligne und damit prognoseentscheidende Tumoranteile übersehen werden.

Diagnostisch werden stereotaktische Verfahren insbesondere zur Gewinnung von Gewebeproben aus tiefer gelegenen, operativ nicht zugänglichen Tumoren eingesetzt (Biopsie, ➤ Kap. 1.7.7). Therapeutisch dienen stereotaktische Verfahren v. a. der gezielten Implantation von Stimulatoren in bestimmten Hirnregionen, etwa bei sonst nicht beherrschbaren chronischen Schmerzen oder Morbus Parkinson sowie der Implantation radioaktiver Substanzen in einen anderweitig nicht sinnvoll zu resezierenden Hirntumor (➤ Kap. 7.1). [vgl. 36, 37]

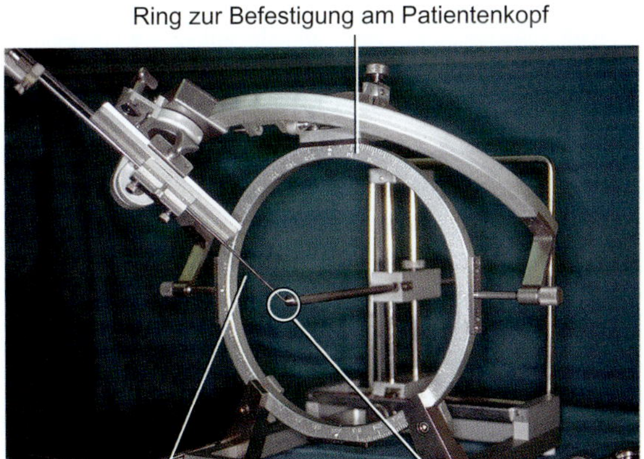

Abb. 1.50 Für eine stereotaktische Operation wird der Ring am Kopf des Patienten befestigt. Er dient zur Fixierung des Kopfes und erlaubt durch die Führungsschienen ein exaktes Einbringen und Vorschieben der Sonde zur Zielregion. [T145]

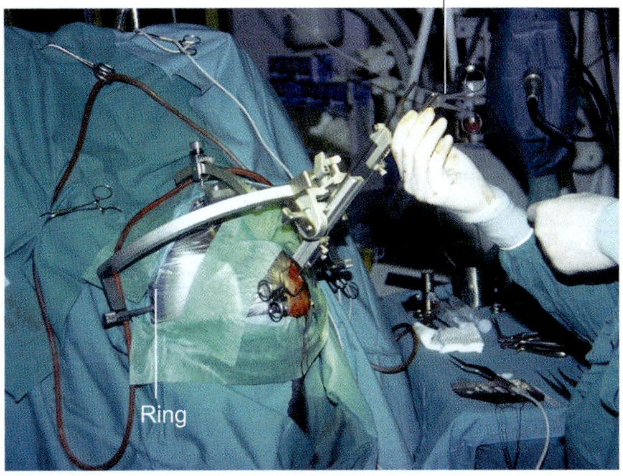

Abb. 1.51 Stereotaktische Operation [T145]

LITERATUR UND KONTAKTADRESSEN

Literaturnachweis

1. Clark M. Guidelines for seating in pressure ulcer prevention and management. Nursing Times 2008; 105(16): 40–41.
2. Krapfl LA, Gray M. Goes regular positioning prevent pressure ulcers? J Wound Ostomy Continence Nurs 2008; 35(6): 571–577.
3. DNQP–Deutsches Netzwerk für Qualitätsentwicklung in der Pflege (Hrsg.). Expertenstandard Sturzprophylaxe in der Pflege. 2. Aktualisierung. Osnabrück: DNQP 2022.
4. Wolf L, Hignett S. Are patients at risk of falling? Not if you ask them! Proceedings of the 19th Triennial Conference of the international Ergonomics Association, Melbourne, Australia 2015.
5. Nyman SR, Victor CR. Older people's recruitment, sustained participation, and adherence to falls preventing interventions in institutional settings. A supplement to the Cochrane systematic review. Age Ageing 2001; 40(4): 430–436.
6. Zieger A. Zur Persönlichkeit des Wachkomapatienten. FRAGILE 2003; Heft 2; online zugänglich unter http://bidok.uibk.ac.at/library/zieger-persoenlichkeit.html (letzter Zugriff: 24.10.2017).
7. Laureys St. Hirntod und Wachkoma. Spektrum der Wissenschaft Q, Februar 2006; www.coma.ulg.ac.be/papers/german/05_spektrum_hirntod.pdf (letzter Zugriff: 20.10.2017).
8. Thiele H. Bezugspflege in der neurologischen Rehabilitation: miteinander in Beziehung treten. Pflegezeitschrift 2002; 55(10): 701–704.
9. Van Keeken P. Schluckstörungen nach einem Schlaganfall: worauf in der Pflege der Betroffenen zu achten ist. Pflegezeitschrift 2002; 55(10): 2–4.
10. DNQP–Deutsches Netzwerk für Qualitätsentwicklung in der Pflege (Hrsg.). Expertenstandard Entlassungsmanagement in der Pflege. 2. Aktualisierung. Osnabrück: DNQP 2020.
11. Scottish Intercollegiate Guidelines Network. SIGN 119 Management of patients with stroke: identification and management of dysphagia. A national clinical guideline 2010. www.sign.ac.uk/pdf/sign119.pdf (letzter Zugriff: 23.8.2017).
12. Bienstein Ch, Fröhlich A. Basale Stimulation® in der Pflege. Die Grundlagen. 9. A. Bern: Hogrefe 2021.

13. Graf G. Dyspnoe. In: Knipping C (Hrsg.). Lehrbuch Palliativ Care. 2., durchges. und korr. A. Bern: Huber 2006, S. 324–329.
14. Bayerischer Landespflegeausschuss. Künstliche Ernährung und Flüssigkeitsversorgung. Leitfaden des bayerischen Landespflegeausschusses. Stand 6.1.2013; www.verwaltung.bayern.de/egov-portlets/xview/Anlage/3987048/K%FCnstliche%20Ern%E4hrung%20und%20Fl%FCssigkeitsversorgung.pdf (letzter Zugriff: 20.10.2017).
15. Schubert B, Schuler U. Obstipation und Diarrhoe. In: Knipping C (Hrsg.). Lehrbuch Palliativ Care. 2., durchges. und korr. A. Bern: Huber 2006, S.280.
16. Schenk M, Rieger A. Multimodale Tumorschmerztherapie. Bremen: unimed 2008, S. 85.
17. Bausewein C, Hentrich M. Obstipation. In: Aulbert E, Nauck F, Radbruch L (Hrsg.). Lehrbuch der Palliativmedizin. 3. akt. A. Stuttgart: Schattauer 2012, S. 277–281.
18. Dörschug D, Kern M. Obstipation. Fachliche Kompetenz. Abführtee, Weizenkleie und Co. Definition, Ursachen, Behandlungsmöglichkeiten. 2006, www.dgpalliativmedizin.de/pflege/palliative-care-lehren-lernen-leben.html (letzter Zugriff: 20.10.2017).
19. Bader S, Weber M, Becker G. Ist die pharmakologische Therapie der Obstipation in der Palliativmedizin evidenzbasiert? Schmerz 2012; 3: 568–585.
20. Nydahl P, Bartoszek G (Hrsg.). Basale Stimulation: Neue Wege in der Pflege Schwerstkranker. 7. A. München: Elsevier Urban & Fischer 2020.
21. Fröhlich F, Nydahl A. Basale Stimulation. In: Kellnhauser E et al. Thiemes Pflege. Professionalität erleben. 10. A. Stuttgart: Thieme 2004, S. 84.
22. Zegelin A. Festgenagelt sein. Der Prozess des Bettlägerigwerdens. Bern: Huber 2025.
23. Nathan B. Berührung und Gefühl in der manuellen Therapie. Bern: Huber 2001.
24. Schoppmann S. Dann habe ich ihr einfach meine Arme hingehalten. Selbstverletzendes Verhalten aus Sicht der Betroffenen. Bern: Huber 2003.
25. Biedermann M. Essen als Basale Stimulation. 2. A. Hannover: Vincentz 2004.
26. Schiff A. Die Atemstimulierende Einreibung als schlaffördernde Intervention. Pr-InterNET 2009; 11(3): 151–155.
27. Schieberle D. Pflege nach Bobath – Hüftschmerzen vorbeugen: pflegerischer Umgang mit der Hüftproblematik bei Patienten mit Halbseitenlähmung nach Schlaganfall. Die Schwester, der Pfleger 2005; 44(5): 352–354.
28. Affolter F. Wahrnehmung, Wirklichkeit und Sprache. 10. unveränd. A. Villingen-Schwenningen: Neckar-Verlag 2007.
29. Hatch F, Maietta L. Kinästhetik. Gesundheitsentwicklung und menschliche Aktivität. 2. A. Jena, München: Urban & Fischer 2002.
30. Schaaf H. Psychotherapie bei Schwindelerkrankungen. 2.A. Kröning: Asanger 2007.
31. Dreischer T, Senf D. Dysphagie rechtzeitig erkennen–Schluckscreening und Schluckprobe. Heilberufe 2008; 60(5): 24–26.
32. Franke U. Arbeitsbuch Aphasie. 6. A. München: Elsevier Urban & Fischer 2007.
33. Tacke D. Schlagartig abgeschnitten: Aphasie: Verlust und Wiedererlangen der Kontrolle. Bern: Huber 2006.
34. Frenger L. Plötzlich sieht alles anders aus: Die Bedeutung des Neglect-Syndroms für die Pflege heute. 3. A. München: Elsevier Urban & Fischer 2004.
35. Kerkhoff G. Neglect und assoziierte Störungen. Göttingen: Hogrefe 2003.
36. Schirmer M. Neurochirurgie. 10. A. München: Elsevier Urban & Fischer 2005.
37. Thome U. Neurochirurgische und neurologische Pflege. 2. A. Berlin, Heidelberg: Springer 2003.
38. DNQP–Deutsches Netzwerk für Qualitätsentwicklung in der Pflege (Hrsg.). Expertenstandard Erhaltung und Förderung der Mundgesundheit in der Pflege. DNQP 2023.

Leitlinien

Aktuelle Leitlinien Deutsche Gesellschaft für Neurorehabilitation e.V. (DGNR) https://register.awmf.org/de/leitlinien/aktuelle-leitlinien/fachgesellschaft/080 (letzter Zugriff 04.12.2025)

Kommission Leitlinien der Deutschen Gesellschaft für Neurologie. S1-Leitlinie Multiprofessionelle neurologische Rehabilitation. 2012. https://dgn.org/leitlinien/ll-87-multiprofessionelle-neurologische-rehabilitation/ (letzter Zugriff: 15.10.2021)

Kommission Leitlinien der Deutschen Gesellschaft für Neurologie. S1-Leitlinie Delir und Verwirrtheitszustände inklusive Alkoholentzugsdelir. 2020. https://dgn.org/wp-content/uploads/2020/12/030006_LL_Delir_2020.pdf (letzter Zugriff: 15.10.2021)

Deutsche Gesellschaft für Pneumologie und Beatmungsmedizin e.V. (DGP). S3-Leitlinie Epidemiologie, Diagnostik und Therapie erwachsener Patienten mit nosokomialer Pneumonie. 2024. AWMF-Registernummer 020/013. https://register.awmf.org/assets/guidelines/020-013l_S3_Epidemiologie-Diagnostik-Therapie-erwachsener-Patienten-nosokomiale-Pneumonie__2024-03.pdf (letzter Zugriff: 29.09.2025)

AWMF Arbeitsgem. der Wiss. Medizin. Fachgesellschaften e.V. S3-Leitlinie Prophylaxe der venösen Thromboembolie (VTE). 2015. AWMF 003/001. https://register.awmf.org/assets/guidelines/003-001l_S3_VTE-Prophylaxe_2015-10-abgelaufen_01.pdf (letzter Zugriff: 29.09.2025)

Weiterführende Literatur

Clark ME. Angewandte Anatomie. 2.A. Pähl: Jolandos 2015.

Kontaktadressen

Bundesarbeitsgemeinschaft für Rehabilitation Solmstr. 18 60486 Frankfurt am Main Tel.: 0 69/6 05 01 80 www.bar-frankfurt.de

Fachhochschule Osnabrück Deutsches Netzwerk für Qualitätsentwicklung in der Pflege (DNQP) Postfach 1940 49009 Osnabrück Tel.: 05 41/9 69 40 04 www.dnqp.de

BIKA – Bobath Initiative für Kranken– und Altenpflege e.V. Vorstand: Gabriele Jacobs Wikingerstraße 28 76307 Karlsbad-Langensteinbach Tel.: 0 72 02/14 31 www.bika.de

Förderverein Basale Stimulation e.V. Kiefernweg 11 67691 Hochspeyer Tel.: 0 63 05/20 67 03 2 www.basale-stimulation.de

Maietta Hatch Kinaesthetics® Maietta-Hatch Inc. Institute for Kinaesthetics Santa Fe, NM Sunlit Drive West, 87508, USA www.kinaesthetics.com

KAPITEL

2 Pflege von Menschen mit vaskulären Veränderungen

Pflegesituation

Hintergründe zur Pflegesituation

Pflegerisches Setting: von häuslicher Umgebung in stationäre Akutpflege
Patient: Herr Marius Kaiser, 25 Jahre, Sportstudent
Diagnose: Subarachnoidalblutung durch rupturiertes Aneurysma

Sport ist manchmal Mord

Marius Kaiser ist 25 Jahre alt und studiert Sport auf Lehramt an der Universität Paderborn. Seine Leidenschaft gilt dem Squashspielen. Da hat er auch seine Freundin, Ariane Getting, kennengelernt. Jeden Freitagabend spielen sie im Sportpark gegeneinander. An diesem Freitag nimmt das Spiel allerdings ein plötzliches Ende. Marius hat von einer Sekunde auf die andere starke Kopfschmerzen und muss sich an den Rand setzen. *„Oh Gott, solche Kopfschmerzen hatte ich noch nie"*, flüstert Marius und übergibt sich neben seine Sporttasche. *„Marius! Ich rufe sofort einen Krankenwagen!"* Ariane tippt hastig die Nummer des Notrufs in ihr Smartphone.

30 Minuten später sind sie auf dem Weg ins Krankenhaus. Auf der Fahrt muss sich Marius noch zweimal übergeben. In der Notaufnahme werden sie von Frau Dr. Jiera Scharma erwartet. Nach Übergabe durch den Rettungsdienst bittet sie Marius Kaiser, den Kopf etwas nach vorne zu beugen. Er versucht es, schreit dann aber sofort vor Schmerzen auf und sinkt mit dem Kopf zurück auf die Trage. *„Herr Kaiser, für mich sieht es so aus, als ob Sie eine subarachnoidale Blutung haben. Ist bei Ihnen ein Aneurysma bekannt?"*, fragt Dr. Scharma. Marius verneint. *„Nun, um sicher zu sein, werden wir ein cCt bei Ihnen machen."*

„Tun Sie, was sie tun müssen, damit diese Schmerzen endlich aufhören. Ich halte das nicht mehr aus." Dr. Scharma nickt und veranlasst die weitere Diagnostik. Eine Stunde später wird Marius Kaiser auf seine OP vorbereitet, da sich im cCT ein blutendes Aneurysma zeigt.

Am nächsten Tag kann Ariane ihren Freund auf der Intensivstation besuchen. Die Operation ist gut verlaufen und Ariane kann es kaum erwarten, Marius zu sehen. Als sie in sein Zimmer kommt, erschrickt sie. Marius ist blass und hat einen dicken Verband um den Kopf. Als er sie sieht, versucht er kurz zu lächeln, aber es schießen ihm direkt Tränen in die Augen. *„Schön, dass du da bist. Nach dieser Sache bekommt der Satz ‚Sport ist Mord' eine völlig neue Bedeutung"*. Er lacht bitter, während er sich die Tränen wegwischt. Ariane kennt ihn so gar nicht. *„Hey, was ist los mit dir?"*, fragt sie besorgt und nimmt seine Hand. *„Was los ist? Ich hatte eine Hirnblutung. Ich bin die nächsten Tage und Wochen ans Bett gefesselt, und ob ich je wieder Sport machen kann, weiß ich nicht. Ich kann meine komplette rechte Seite nicht mehr bewegen. Mein ganzes Leben ist gerade zu Ende, wie soll es mir da bitte gehen? Ich weiß nicht, ob die Schäden bleiben. Was möchtest du denn dann noch mit mir?"* Seine Stimme klingt wütend, aber auch verzweifelt.

In diesem Moment kommt Pflegefachkraft Luis Fernandez herein und stellt sich vor. *„Guten Tag, mein Name ist Luis, und ich bin heute im Spätdienst für Sie zuständig, Herr Kaiser. Oh, geht es Ihnen nicht gut? Brauchen Sie etwas?"* Marius schüttelt den Kopf und schaut zum Fenster. Ariane sieht das und wendet sich an Luis: *„Hallo, ich bin seine Freundin, Ariane, und wir haben uns gerade darüber unterhalten, dass wir gar nicht wissen, wie es weitergeht. Wird er seine rechte Körperseite je wieder benutzen können? Das macht schon Angst."* Luis nickt verständnisvoll. *„Natürlich, das ist erstmal keine leichte Situation. Ich werde schauen, wie ich Ihnen die Informationen zukommen lassen kann".* Mit diesen Worten verabschiedet sich Luis und verlässt das Zimmer.

Später am Tag kommt er in Begleitung von Dr. Sharma wieder in Marius' Zimmer und hat einige Broschüren dabei. *„Herr Kaiser, Sie haben vorhin geäußert, dass Sie unsicher sind, wie es weitergeht. Ich habe Ihnen hier Informationsbroschüren mitgebracht. Außerdem war Dr. Sharma so nett, mich zu begleiten, sodass Sie ihr alle Fragen stellen können, die Sie haben."* Marius seufzt, dann schaut er Dr. Scharma fest in die Augen und fragt: *„Werde ich meine rechte Körperseite jemals wieder bewegen können? Werde ich je wieder Sport machen können? Mein Studium beenden? Wie sieht mein Leben denn jetzt aus?"* Dr. Scharma nimmt sich einen Stuhl und setzt sich zu ihm. *„Das kann ich Ihnen jetzt noch nicht sagen. Das wird die Zeit zeigen. Die nächsten Tage verbringen Sie erstmal hier auf der Intensivstation. Danach werden wir Sie in eine Rehabilitation verlegen. Dort wird sich zeigen, inwieweit die Schädigungen sich zurückbilden."* Marius' Blick wird finster und er wendet sich ab: *„Das hilft mir gar nicht weiter. Danke für das Gespräch."* Er dreht sich zum Fenster. Luis und Dr. Scharma verstehen die Geste und verlassen das Zimmer.

Im Dienstzimmer fragt Luis: *„Mensch Jiera, was können wir tun, um ihm zu helfen?"* Dr. Scharma runzelt die Stirn und denkt nach: *„Im Moment können wir ihn nur begleiten und für ihn da sein. Alles andere wird die Zeit zeigen."*

Lernaufgaben

1. Erläutern Sie die Entstehung der Subarachnoidalblutung im Fall von Herrn Kaiser.
2. Nennen Sie die Symptome, die in der Pflegesituation von Herrn Kaiser auf eine Subarachnoidalblutung hindeuten. Ergänzen Sie die Symptome aus dem Kapitel.
3. Erläutern Sie, welchem Schweregrad nach Hunt und Hess Herrn Kaisers Subarachnoidalblutung zuzuordnen ist.
4. Erläutern Sie, warum eine empathische Kommunikation bei Herrn Kaiser unabdingbar ist.
5. Erläutern Sie die Pflegemaßnahmen, die bei Herrn Kaiser auf der Intensivstation durchgeführt werden.
6. Welche Berufsgruppen werden an der Therapie von Herrn Kaiser wahrscheinlich beteiligt sein?

DEFINITION

Zerebrovaskuläre Veränderungen manifestieren sich als meist plötzlich auftretendes, fokal-neurologisches Defizit wechselnder Ausprägung (Schlaganfall, engl „stroke"). Unterschieden wird dabei zwischen zerebraler Ischämie als Folge einer Durchblutungsstörung des Gehirns und intrazerebralen Blutungen bzw. Blutungen in andere intrakranielle Kompartimente *(Subarachnoidalblutung, Subdural- oder Epiduralhämatom).*
Eine klinische Differenzierung zwischen einer Durchblutungsstörung und einer Blutung ist ohne weitere apparative Diagnostik nicht möglich.

Epidurale und akute/chronische subdurale Hämatome ➤ Kap. 8.3, ➤ Kap. 8.4, ➤ Kap. 8.5

2.1 Schlaganfall

2.1.1 Einführung

Der **Schlaganfall** ist eine sehr häufige Erkrankung. Nach dem Herzinfarkt und bösartigen Neubildungen (Krebs) ist der Schlaganfall mit ca. 8 % aller Todesfälle die dritthäufigste Todesursache in Deutschland. Zudem ist der Schlaganfall die häufigste Ursache mittlerer und schwerer Behinderung im Erwachsenenalter. Mehr als die Hälfte aller Schlaganfälle betrifft die Altersgruppe der über 75-Jährigen.

Eine potenziell kurative Therapie des Schlaganfalls ist v. a. in den ersten Stunden nach Therapiebeginn möglich. Dabei kam es in den letzten Jahrzehnten zu stetigen Verbesserungen der Therapie. Im Jahr 1994 wurde die erste Stroke Unit Deutschlands in Essen eröffnet, und 2002 wurde in Europa die systemische Thrombolyse mit rtPA zugelassen, die zu einer deutlichen Verbesserung der Prognose nach Schlaganfall führte. Der große Durchbruch in der Akuttherapie des Schlaganfalls mit Hauptstammverschlüssen gelang mit der mechanischen Thrombektomie. Seit Dezember 2014 konnten mehrere positive Studien den Nutzen dieser Methode nachweisen.

2.1.2 Ursachen

Dem klinischen Bild eines Schlaganfalls liegt in ca. 80 % der Fälle eine verminderte Blutversorgung (Ischämie) des Gehirns zugrunde, die zum nekrotischen Untergang von Hirngewebe (Hirninfarkt) führt. Mögliche Ursachen einer Hirnischämie sind:

- **Makroangiopathie:** Arteriosklerose der großen hirnversorgenden Gefäße mit Ausbildung von Plaques, Stenosen oder Verschlüssen
- **Mikroangiopathie:** Erkrankung der kleinen intrazerebralen Gefäße, Ursache kleiner lakunärer Infarkte
- **Embolie aus dem Herzen:** z. B. bei Vorhofflimmern oder Endokarditis, die zu einem embolischen Verschluss von Hirngefäßen führt
- Seltenere Ursachen: z. B. **entzündliche Gefäßerkrankungen (Vaskulitis), Einriss der Gefäßwand (Dissektion), Gerinnungsstörungen**

Risikofaktoren für eine Hirnischämie sind:
- Hohes Alter
- Arterielle Hypertonie
- Diabetes mellitus
- Rauchen (Nikotin)
- Herzerkrankungen, z. B. Vorhofflimmern
- Fettstoffwechselstörungen
- Hyperkoagulabilität (erhöhte Gerinnungsbereitschaft des Blutes)
- Ovulationshemmer („Pille")
- Übergewicht und Bewegungsmangel
- Gefäßdissektionen

Hauptrisikofaktor für einen Schlaganfall durch Gehirnblutung ist die arterielle Hypertonie.

2.1.3 Symptome

Symptome und Untersuchungsbefund

Typisch für einen Schlaganfall ist der plötzliche, „schlagartige" Ausfall von Hirnfunktionen. Die Kombination der Symptome kann sehr verschieden sein und ist davon abhängig, welches Gefäßversorgungsgebiet (welche Hirnarterie) betroffen ist und welche Hirnzentren deshalb ausfallen. Eine Übersicht gibt ➤ Tab. 2.1. Die nachfolgenden Ausführungen konzentrieren sich auf den häufigsten Typ, den Cerebri-media-Schlaganfall.
Beim häufigsten Schlaganfall, dem *Cerebri-media-Infarkt,* sind zu erwarten:
- **Halbseitenlähmung:** vollständige oder teilweise Lähmung der Muskulatur einer Körperseite. Ist die Lähmung vollständig, spricht man von einer **Hemiplegie,** ist sie unvollständig, von einer **Hemiparese.** Eine Lähmung kann anfangs *schlaff* sein und nach Tagen bis Wochen *spastisch* werden (➤ Abb. 2.1). Pathologischer **Babinski-Reflex** (Anheben der Großzehe und Beugung der übrigen Zehen bei Bestreichen des seitlichen Fußrandes) oft im Verlauf auslösbar
- **Hemihypästhesie:** halbseitige Sensibilitätsstörungen wie Taubheitsgefühl, Kribbelparästhesien („Ameisenlaufen")
- **Aphasie** (*Sprachstörung* durch Schädigung des ZNS, ➤ Kap. 1.6.8) bei Verschluss der A. cerebri media der dominanten Hirnseite (also meist links): Störung des Sprachverständnisses und/oder der Sprachproduktion, die abzugrenzen sind von **Dysarthrie** (*Sprechstörung)* bei behinderter Artikulation durch Lähmungen
- **Apraxie:** Unfähigkeit zu zweckgerichteten Handlungen trotz erhaltener Beweglichkeit
- **Bewusstseinstrübung** bis hin zu tagelanger Bewusstlosigkeit *(Koma)*
- **Akute Verwirrtheit** mit Orientierungsverlust und Teilnahmslosigkeit
- **Harninkontinenz** oder **-verhalt**

Aufgrund der Kreuzung sowohl der (absteigenden) Pyramidenbahn als auch der (aufsteigenden) sensiblen Bahnen ist bei einem Verschluss der rechten A. cerebri media die linke Körperhälfte betroffen und umgekehrt.

Tab. 2.1 Schlaganfall ist nicht gleich Schlaganfall: neurologische Ausfälle

Betroffene Arterie	Dominierende neurologische Ausfälle*
A. cerebri media oder **A. carotis interna** → Großhirninfarkt	• Kontralaterale Hemiparese/Hemiplegie, gesichts- und armbetont • Kontralaterale halbseitige Empfindungsstörungen • Bei Befall der dominanten Hemisphäre**: Neglect, Aphasie, Dyskalkulie, Dyslexie, Dysgrafie*** • Bei Befall der nichtdominanten Hemisphäre: Neglect, Anosognosie, Verwirrtheit***
A. cerebri anterior → Großhirninfarkt	• Hemiparese/Hemiplegie, beinbetont • Inkontinenz
A. cerebri posterior → Großhirninfarkt	• Halbseitiger Gesichtsfeldausfall kontralateral • Häufig Desorientiertheit, Kopfschmerzen • Bei Befall der dominanten Hemisphäre: Dyslexie
A. vertebralis oder **Kleinhirnarterien** → Kleinhirninfarkt	• Schwindel, Erbrechen • Hemiataxie ipsilateral*** • Nystagmus
A. basilaris → Hirnstamminfarkt	• Drehschwindel • Übelkeit und Erbrechen • Drop Attacks (plötzliches Hinfallen) • Schluck-, Sprech-, Sehstörungen • Okulomotorikstörungen, Doppelbilder, Nystagmus • Bei komplettem Basilarisverschluss: – Para- und Tetraparese (untere Extremität bzw. alle vier Extremitäten gelähmt) – Locked-in-Syndrom (➤ Kap. 8.6)
A. cerebelli inferior posterior → Hirnstamminfarkt	Wallenberg-Syndrom: Drehschwindel, Erbrechen, Heiserkeit, Nystagmus, Trigeminusparese, Gaumensegelparese, dissoziierte Schmerz- und Temperaturempfindungsstörung

* Bei allen Gefäßen: Bewusstseinstrübung unterschiedlichen Ausmaßes, psychische Veränderung des Patienten.
** Die dominante Hemisphäre ist bei Rechtshändern meist die linke, bei Linkshändern häufig die rechte Hirnhälfte.
*** Aphasie = Sprachstörung, Dyslexie = Lesestörung, Dysgrafie = Schreibstörung, Dyskalkulie = Rechenstörung, Anosognosie = Unfähigkeit, die eigene Erkrankung bzw. Funktionsausfälle zu erkennen, Hemiataxie = halbseitige Störung der Bewegungskoordination, Neglect = halbseitige Vernachlässigung des Körpers (➤ Kap. 1.6.8).

Ein *„rechtshirniger"* Schlaganfall führt zu *linksseitigen* Symptomen (und umgekehrt).

2.1.4 Diagnostik

Zur **Erstdiagnostik** bei Schlaganfallsymptomen gehören neben der (Gefäß-)Anamnese und neurologischen Untersuchung:
- **Computertomografie des Gehirns** (cCT, kranielles CT), ggf. mit **CT-Angiografie** (➤ Kap. 1.7.3) (Gefäßdarstellung) zum Ausschluss einer Hirnblutung (eine Blutung ist sofort als Bereich erhöhter Dichte im cCT erkennbar) und zum Nachweis/Ausschluss eines Gefäßverschlusses. Bei einem Hirninfarkt ist das im Initialstadium angefertigte cCT noch unauffällig, allerdings lassen sich selbst kleine ischämische Hirninfarkte sehr früh in

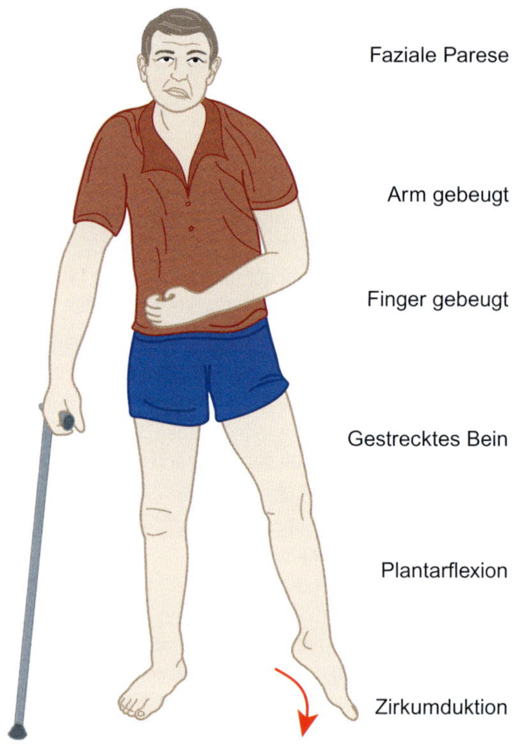

Abb. 2.1 Bei fehlender oder mangelhafter Rehabilitation bildet sich nach einem Schlaganfall mit spastischer Hemiparese typischerweise eine **charakteristische Körperhaltung** aus, beim Gehen ergibt sich das Wernicke-Mann-Gangbild. [L231]

diffusionsgewichteten MRT-Aufnahmen nachweisen. Auch zum Nachweis eines Hirnstamminfarkts ist eine MRT besser geeignet (➤ Abb. 2.2, ➤ Abb. 2.3).

- **Blutzuckermessung,** da auch ein hypoglykämisches Koma zu Bewusstlosigkeit und Zeichen einer (vorübergehenden) Halbseitenlähmung führen kann und außerdem eine behandlungsbedürftige Hyperglykämie ausgeschlossen werden muss
- **EKG,** um z. B. Vorhofflimmern zu erkennen, das die Gerinnselbildung im Herzen begünstigt

Die **weiterführende Diagnostik** besteht in:

- Langzeit-EKG, um permanente oder intermittierende Herzrhythmusstörungen nachzuweisen (insbesondere Vorhofflimmern)
- Ultraschall des Herzens (transösophageale und transthorakale Echokardiografie, um in den Herzhöhlen „schwimmende" Blutgerinnsel zu erfassen)
- **Doppler- und Duplexsonografie** (➤ Kap. 1.7.5) der extra- und intrakraniellen hirnversorgenden Arterien, um Gefäßverschlüsse sowie -stenosen, arteriosklerotische Plaques oder Gefäßdissektionen (als Emboliequellen) festzustellen
- Gerinnungsphysiologische Untersuchungen

Warnzeichen

Bei nur kurzzeitig gestörter Hirndurchblutung zeigen sich die **Schlaganfallsymptome (zunächst) lediglich stundenweise** (je nach Dauer der Durchblutungsstörung) und bilden sich danach zurück. Vor allem im außerklinischen Bereich (ambulante Pflege, Altenheim) sind das Erkennen dieser Symptome, die als Warnzeichen einem Schlaganfall vorausgehen, und die unverzügliche Information des behandelnden Arztes durch die Pflegenden besonders wichtig, weil die Betroffenen oftmals keine anderen Bezugspersonen haben, denen die Symptomatik ebenfalls auffallen könnte. Früher sprach man hier häufig von einer **transitorischen ischämischen Attacke** *(TIA),* also einer Durchblutungsstörung mit vollständiger klinischer Rückbildung der Symptome innerhalb von 24 h. Bei vielen Patientinnen kann im Nachhinein jedoch ein Schlaganfall im MRT nachgewiesen werden. Der Begriff TIA sollte nur bei Patienten ohne strukturellen Schädigungshinweis in der Bildgebung und einer Symptomdauer von < 1 h angewendet werden.

2.1.5 Therapie

VORSICHT

Erstmaßnahmen bei Verdacht auf einen Schlaganfall

- Vitalzeichen kontrollieren, Atmung sichern
- Arzt verständigen (lassen)
- Venösen Zugang legen (lassen)
- Notfall-Labor organisieren: Blutbild, Blutzucker, Kreatinin, Elektrolyte, Gerinnungsstatus (INR, PTT)
- EKG (Rhythmusstörungen?)

Schon während der Akuttherapie beginnt die **Frührehabilitation** der Betroffenen, denn schon jetzt kann der Lernprozess zur Wiedererlangung verloren gegangener Fähigkeiten beginnen. Diagnostik, Therapie, Rezidivprophylaxe und Rehabilitation gehen dabei Hand in Hand, was sehr hohe Ansprüche an die interdisziplinäre Zusammenarbeit stellt. [vgl. 1]

Behandlungsstrategie

Jeder Schlaganfall ist ein Notfall!

Ein möglichst früher Therapiebeginn hat großen Einfluss auf die Überlebenschancen der Patientinnen und die Rückbildung der neurologischen Ausfälle. Eine Akuttherapie des ischämischen Schlaganfalls mittels systemischer Lysetherapie ist innerhalb der ersten 4,5 h nach Symptombeginn möglich, eine mechanische Rekanalisation (Thrombektomie) innerhalb von 6 h. Wenn in der zusätzlichen Perfusionsmessung in CT oder MRT noch rettbares Gehirngewebe detektiert wird, können diese Zeitfenster ausgedehnt werden, u. U. kann z. B. nach 24 h immer noch thrombektomiert werden. Weiterhin gilt jedoch: „Time is brain!" [vgl. 2, 3, ➤ Leitlinie]
Ein Schlaganfall ist daher stets als Notfall zu betrachten und erfordert die umgehende Einweisung der Betroffenen in eine Klinik mit CT und einer speziellen **Stroke Unit** (Schlaganfallstation). Diese gewährleisten rund um die Uhr die räumlichen, apparativen und personellen Voraussetzungen zur Durchführung einer Lysetherapie und intensiven Betreuung von Schlaganfallpatienten einschließlich der Frührehabilitation. [vgl. 4, 5]

Basistherapie

Um das abgestorbene Hirngewebe herum gibt es eine Zone, in der die Minderdurchblutung zwar so erheblich ist, dass die Funktion der Nervenzellen binnen kurzer Zeit gestört ist, die Zellen aber noch nicht unwiderruflich geschädigt sind: das *Periinfarktgebiet* oder die **Penumbra.** Wird die Durchblutungsstörung rechtzeitig behoben,

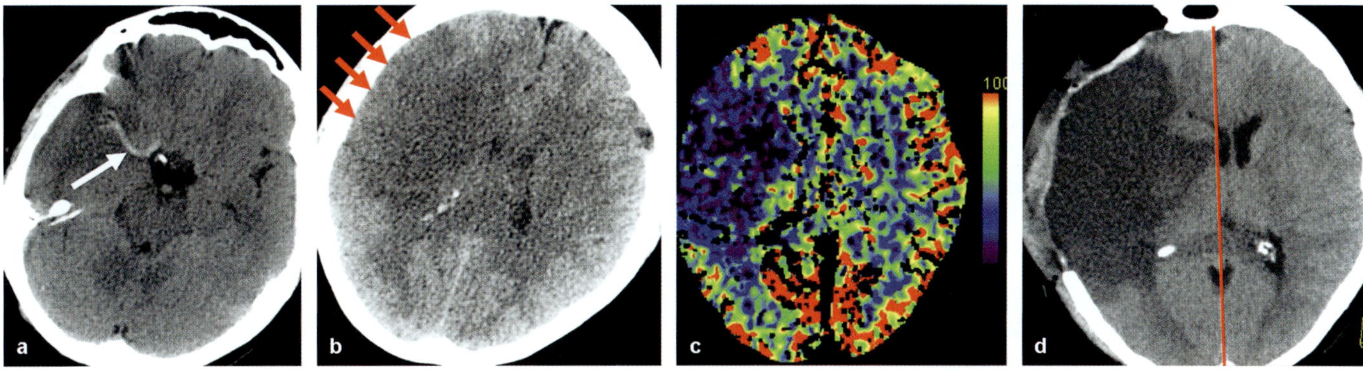

Abb. 2.2 Oben links u. rechts: Diffusionsgewichtete MRT-Untersuchungen. **Unten links u. rechts:** Eine kranielle Computertomografie (cCT) einer Schlaganfallpatientin. In den MRT-Untersuchungen zeigen sich mehrere Diffusionsstörungen in Form von hellen Punkten (rote Pfeile). In der kurz vorher durchgeführten cCT findet sich eine hypodense Struktur im Bereich des Thalamus (weißer Pfeil), die sich auch im MRT-Bild (oben links) nachweisen lässt. Die kleineren, punktförmigen Diffusionsstörungen im MRT (oben rechts) lassen sich nicht in der cCT-Untersuchung (unten rechts) reproduzieren. [M457, T420]

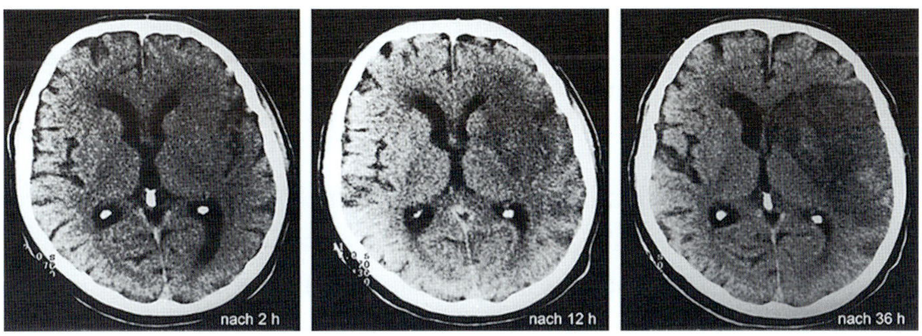

Abb. 2.3 Alter Schlaganfall im cCT: Die rechtsseitige dunkle „Höhle" entspricht abgestorbenem Hirngewebe infolge eines Schlaganfalls. Als weiteren Befund erkennt man eine Erweiterung der äußeren Liquorräume infolge einer Atrophie der Großhirnrinde. [R261]

erholen sich diese Nervenzellen wieder, hält sie jedoch an, sterben sie ab. Demzufolge ist eine früh beginnende Basistherapie für das Überleben dieser Nervenzellen und damit für die Prognose des Patienten ganz entscheidend. Folgende Maßnahmen müssen umgehend ergriffen werden:

- **Sicherung der Atmung:** Die Atmung der Patientin wird in den ersten Tagen engmaschig überwacht. Bei Ateminsuffizienz sind Intubation und Beatmung erforderlich.
- **Sicherung der Herz- und Kreislauftätigkeit:** Herzinsuffizienz und Herzrhythmusstörungen müssen unbedingt behandelt werden, da sonst eine Verschlechterung der Hirndurchblutung droht. Ausgeprägte Blutdruckschwankungen sollten vermieden werden: Zu hohe Blutdruckwerte werden, falls keine anderen Begleiterkrankungen vorliegen, nur bei einem systolischen Druck > 220 mmHg oder diastolischen Werten > 120–140 mmHg langsam gesenkt, da eine abrupte Senkung des Blutdrucks die Hirndurchblutung ebenfalls verschlechtert. Nicht selten bilden sich hypertone Blutdruckwerte innerhalb weniger Tage wieder zurück. Dauerhaft erhöhte Blutdruckwerte sollten entsprechend behandelt und im Verlauf kontrolliert werden.
- **Regulation des Blutzuckers:** Da ein erhöhter Blutzuckerspiegel mit einer schlechteren Prognose verbunden ist, wird der Blutzuckerspiegel in den ersten 3 Tagen engmaschig kontrolliert und anfangs moderat und später strenger korrigiert, um gefährliche Hypoglykämien zu vermeiden.
- **Normalisierung der Körpertemperatur:** Fieber erhöht den Sauerstoffbedarf und wirkt sich ungünstig auf das Überleben der Zellen in den Infarktrandgebieten aus. Deshalb werden Temperaturen > ca. 37,5 °C physikalisch, solche > 38 °C medikamentös gesenkt. Gleichzeitig wird nach der Ursache der Temperaturerhöhung gesucht und diese möglichst beseitigt.
- **Kontrolle des Wasser- und Elektrolythaushalts, Sicherstellen der Ernährung:** Störungen des Wasser- und Elektrolythaushalts werden ausgeglichen. Um diese zu erkennen, kann zur Flüssigkeitsbilanzierung das Legen eines Blasendauerkatheters (BDK) nötig sein. Eine enterale Ernährung ist anzustreben. Bei Bewusstseinstrübung und/oder Schluckstörung wird der Patient zunächst über eine Sonde oder durch Infusionen ernährt, bei einer länger andauernden Beeinträchtigung ist ggf. eine PEG-Sonde *(PEG = perkutane endoskopische Gastrostomie)* notwendig.
- **Thromboseprophylaxe** durch Low-Dose-Heparinisierung.
- Ggf. **Hirndruckbehandlung:** Vor allem Patientinnen mit großem Hirninfarkt entwickeln ein Hirnödem mit nachfolgendem Anstieg des Hirndrucks. Dann wird der Oberkörper des Patienten um ca. 30° hochgelagert; dabei befindet sich der Kopf in Mittelstellung, um den venösen Rückfluss aus dem Kopf nicht zu behindern. In schwersten Fällen kann unter bestimmten Voraussetzungen eine *neurochirurgische Dekompression* zur Druckentlastung des Gehirns durch eine Hemikraniektomie versucht werden (➤ Kap. 10.4.3).
- Ggf. **Gabe von Antiepileptika** (➤ Pharma-Info 9.1): Im Rahmen eines Schlaganfalls können epileptische Krampfanfälle auftreten, die teils einer medikamentösen Therapie bedürfen.
- **Intensive Frührehabilitation:** Ebenso wichtig wie die genannten medikamentösen Maßnahmen ist eine intensive Frührehabilitation der Patientinnen, die bereits kurz nach der Kranken-

hausaufnahme beginnt. Eine neurophysiologisch ausgerichtete Pflege, die sich am Bobath-Konzept orientiert (➤ Kap. 1.5.2), Krankengymnastik (ebenfalls auf neurophysiologischer Grundlage) sowie Logopädie und Ergotherapie sollen die bleibenden neurologischen Ausfälle und die spastische Tonuserhöhung der Muskulatur mit typischem Haltungsmuster (➤ Tab. 2.2) möglichst gering halten [vgl. 6]

Tab. 2.2 Das typische spastische Muster bei einem Schlaganfall (Wernicke-Mann-Muster). Varianten sind häufig!

Spastisches Muster	Typische Haltung
Kopf	
Lateralflexion	Kopf zur stärker betroffenen Seite geneigt
Rotation	Kopf zur weniger betroffenen Seite gedreht
Extension	Kopf gestreckt
Schulterblatt	
Retraktion	Schulterblatt der stärker betroffenen Seite nach hinten an die Wirbelsäule gezogen
Depression	Schulterblatt der stärker betroffenen Seite heruntergezogen
Schultergelenk	
Adduktion	Oberarm der stärker betroffenen Seite an den Körper herangezogen
Innenrotation	Oberarm der stärker betroffenen Seite nach innen gedreht
Flexion	Oberarm der stärker betroffenen Seite etwas nach vorne angebeugt
Ellenbogen	
Flexion	Unterarm der stärker betroffenen Seite gebeugt
Pronation	Unterarm der stärker betroffenen Seite zur Kleinfingerseite gedreht
Handgelenk	
Flexion	Hand der stärker betroffenen Seite gebeugt
Ulnarabduktion	Hand der stärker betroffenen Seite zur Kleinfingerseite abgeknickt
Daumen	
Flexion	Daumen der stärker betroffenen Seite gebeugt
Adduktion	Daumen der stärker betroffenen Seite zur Handinnenfläche gezogen
Fingergelenke	
Flexion	Finger der stärker betroffenen Seite gebeugt
Rumpf	
	Verkürzt
Becken	
Retraktion	Becken der stärker betroffenen Seite nach hinten gedreht
Elevation	Becken der stärker betroffenen Seite hochgezogen
Hüftgelenk	
Adduktion	Oberschenkel der stärker betroffenen Seite an den Körper herangezogen
Innenrotation	Oberschenkel der stärker betroffenen Seite nach innen gedreht
Extension	Oberschenkel der stärker betroffenen Seite gestreckt
Knie	
Extension	Knie der stärker betroffenen Seite gestreckt
Sprunggelenk	
Plantarflexion	Fußspitze der stärker betroffenen Seite nach unten gestreckt
Inversion/ Supination	Fußfläche der stärker betroffenen Seite nach innen gedreht
Zehen	
Flexion	Zehen der stärker betroffenen Seite gebeugt
Adduktion	Zehen der stärker betroffenen Seite zur Fußsohle gezogen

- **Verhindern weiterer Komplikationen:** Vorgebeugt werden muss durch die entsprechenden Prophylaxen bzw. Therapiemaßnahmen insbesondere einer Pneumonie, einem Dekubitus, Kontrakturen und einer (bleibenden) Harninkontinenz.

Maßnahmen zur Wiederherstellung der Gehirndurchblutung

Häufigste Ursache des ischämischen Hirninfarkts ist der Gefäßverschluss einer hirnversorgenden Arterie. Die zeitnahe **Lysetherapie** mit rtPA, d. h. die medikamentöse Auflösung des Blutgerinnsels, kann die Prognose eines ischämisch bedingten Schlaganfalls deutlich verbessern. Bei Verschluss eines großen hirnversorgenden Gefäßes oder eines Gefäßhauptstammes war die **Lysetherapie** bisher wenig erfolgreich. Inzwischen ist die mechanische Thrombektomie als Therapieoption hier fest etabliert. Unterschieden werden:

- Bei der **systemischen Lyse** wird rtPA gewichtsadaptiert appliziert (*recombinant tissue plasminogen activator,* rekombinanter Gewebeplasminogenaktivator, z. B. Actilyse®). Zunächst erhält der Patient 10 % der Dosis als Bolus durch die behandelndene Ärztin und die restlichen 90 % über einen Perfusor über 1 h. Die systemische Lyse kann innerhalb der ersten 4,5 h in einer Dosierung von 0,9 mg/kg KG nach Auftreten der Schlaganfallsymptome durchgeführt werden. Als alternatives Präparat wurde 2024 Tenecteplase (Metalyse®) für den Schlaganfall zugelassen. Auch dieses Präparat wird innerhalb von 4,5 h gewichtsadaptiert, jedoch als Einmalgabe verabreicht.
- Sofern in der Gefäßdarstellung ein Verschluss eines großen gehirnversorgenden Gefäßes oder eines Gefäßhauptstamms nachweisbar ist, sollte zusätzlich schnellstmöglich eine **mechanische Rekanalisation (Thrombektomie)** erfolgen, was bis zu einem Zeitfenster von 6 h möglich ist. Die mechanische Thrombektomie sollte dabei nicht die Einleitung der i. v. Thrombolyse verzögern und die i. v. Thrombolyse darf die mechanische Thrombektomie nicht verzögern.
- Sofern die Akutversorgung des Patienten mit einem relevanten Gefäßverschluss in einer Klinik ohne Möglichkeit zur Thrombektomie erfolgt, soll ein **„Bridging-Konzept"** verwendet werden. Nach Beginn der i. v. Thrombolyse mit rtPA soll unverzüglich die

Verlegung in ein Zentrum mit endovaskulärer Therapiemöglichkeit erfolgen.
- Patientinnen mit einem akuten Verschluss der **A. basilaris** können auch außerhalb des 6-h-Zeitfensters systemisch lysiert und mechanisch thrombektomiert werden, da ein bleibender Verschluss dieses Gefäßes mit einer sehr schlechten Prognose verbunden ist.

Die Lysebehandlung muss schnell erfolgen („Time is brain"). Nach der Lysetherapie wird der Patient auf einer Stroke Unit oder neurologischen Intensivstation betreut und sein Zustand engmaschig kontrolliert. Eine Gefäßoperation ist im Akutstadium selten indiziert.

Durchführung der systemischen Lyse bei zerebraler Ischämie

Der Blutdruck sollte vor Beginn und während der Thrombolyse < **185/110 mmHg** betragen.

Einige der früheren Ausschlusskriterien der systemischen Lysetherapie sind nicht mehr allgemein gültig. Die zunehmende Erfahrung mit dieser Therapie erlaubt nach sorgfältiger Nutzen- und Risiko-Analyse auch eine Therapie mit rtPA bei Patientinnen mit „relativen Kontraindikationen".

Einige absolute Kontraindikationen:
- Störungen der Blutgerinnung (INR > 1,7, Thrombozytopenie < 100.000/mm³)
- Zerebrale Amyloidangiopathie (eine Erkrankung des Gehirns mit stark erhöhter Neigung zu Hirnblutungen)
- Manifeste lebensbedrohliche Blutungen

Einige relative Kontraindikationen:
- Epileptische Anfälle im Rahmen des Schlaganfalls
- Schlaganfall oder größere Operationen in den letzten 3 Monaten

Pflegemaßnahmen und Beobachtungen während und nach Lysetherapie

- Arzneimittel in verordneter Verdünnung über Perfusor geben.
- Patienten während der Infusion nicht allein lassen und genau auf Nebenwirkungen beobachten. Dies sind besonders allergische Reaktionen (z. B. Hautrötung), Blutungen (Bewusstseinsstörungen als Zeichen einer Hirnblutung!) und Temperaturanstieg. Bei Verdacht auf Nebenwirkungen sofort Ärztin informieren.
- Tritt eine Tachykardie auf?
- Entwickelt der Patient hypertone oder hypotone Blutdruckwerte?
- Leidet die Patientin an Übelkeit und/oder Erbrechen?
- Verschlechtert/verändert sich die neurologische Symptomatik?
- Verschlechtert sich die Vigilanz?
- Hat der Patient Schmerzen?
- Stuhl auf Blut untersuchen (Haemoccult®).
- Bei Bedarf aufgrund der Gefahr von Blutungen keine i. m. Spritzen und keine NSAR (z. B. Voltaren®) oder Acetylsalicylsäure bei Schmerzen verabreichen.

Bei Auffälligkeiten jeglicher Art muss sofort die Ärztin informiert werden. Aufgrund der erhöhten Blutungsgefahr sollen während der Lysetherapie und bis 6 h danach invasive Maßnahmen (z. B. Legen einer Magensonde oder eines Dauerkatheters) nur in Ausnahmefällen und nach Rücksprache mit dem ärztlichen Dienst erfolgen.

Pharma-Info 2.1

Fibrinolytika

Fibrinolytika *(Thrombolytika)* aktivieren die *Fibrinolyse* (Lyse = Auflösung), d. h. den Abbau von Fibrin. In der Medizin werden sie zur **Thrombolyse** (medikamentöse Auflösung eines Thrombus oder Embolus) v. a. bei einem Herzinfarkt, einer massiven Lungenembolie, einer tiefen Bein- oder Beckenvenenthrombose oder einem akuten Arterienverschluss eingesetzt.

Schlaganfallskalen

Für den Therapieentscheid und zur Bewertung der Wirksamkeit der Therapien gibt es spezielle **Schlaganfallskalen,** bei denen – ähnlich wie bei der Glasgow-Koma-Skala – nach bestimmten Kriterien Punkte vergeben werden. Beispiele sind:
- Der **Barthel-Index,** der die Einschränkungen des Patienten in den Alltagsaktivitäten erfasst. Für die Bereiche Essen, Waschen, Baden, Kleiden, Toilettenbenutzung, Stuhlkontrolle, Urinkontrolle, Gehfähigkeit, Treppensteigen und Rollstuhltransfer bzw. Aufsitzen im Bett werden jeweils 0, 5 oder 10 Punkte vergeben. *„Ein Mensch mit einem Barthel-Index von 100 ist kontinent, isst selbstständig, kleidet sich selbstständig an und aus, geht allein aus dem Bett, steht selbstständig vom Stuhl auf, badet selbstständig, geht mindestens alleine um den Häuserblock und kann Treppen steigen. Das heißt noch lange nicht, dass er alleine leben kann: Vielleicht kann er nicht kochen, die Wohnung sauber halten, den öffentlichen Verkehr benutzen. Aber er kommt ohne begleitende Pflege zurecht."* [vgl. 7]
- Der **erweiterte Barthel-Index,** der zusätzlich die kognitiven und kommunikativen Fähigkeiten des Patienten ermittelt.
- Der **Frühreha-Index,** mit dem Bereiche wie Beatmungspflicht, Absaugpflicht und notwendige Beaufsichtigung bei Verwirrtheit, Schluckstörung etc. dargestellt werden.
- Die **Schlaganfallskala der NIH** (*National Institutes of Health Stroke Scale* des US-amerikanischen Bundesgesundheitsamts), die das Ausmaß der Gehirnschädigung beschreibt. Kriterien sind hier Bewusstsein (0–3 Punkte), Orientierung zur Person (0–2 Punkte), Augenöffnen und -schließen auf Aufforderung (0–2 Punkte), beste horizontale Augenbewegungen (0–2 Punkte), Gesichtsfeldeinschränkung (0–3 Punkte), faziale Parese (0–3 Punkte), motorische Armfunktion (0–4 Punkte), motorische Beinfunktion (0–4 Punkte), Extremitätenataxie (0–2 Punkte), Sensibilität (0–2 Punkte), Aphasie (0–3 Punkte), Dysarthrie (0–2 Punkte) und Neglect (0–2 Punkte).
- Der **European Stroke Score** *(ESS),* der die Kraft der Arme, Beine und des Gesichts, die Sprache und das Gesichtsfeld beurteilt.

Um die Veränderungen während der Rehabilitation zu dokumentieren, ist für die Pflegenden der **Barthel-Index** besonders wichtig. Er findet auch bei anderen neurologischen Erkrankungen Anwendung. Oft verlangen Krankenkassen Angaben über die Veränderungen im Barthel-Index, um über die evtl. Verlängerung von Rehabilitationsmaßnahmen zu entscheiden.

Verhütung von Rezidivschlaganfällen

Die konsequente Behandlung von Grunderkrankungen und die Beseitigung von Risikofaktoren nach der Akutphase vermindern das Wiederholungsrisiko erheblich **(„Sekundärprophylaxe"):**

- Um einer Thrombozytenaggregation und somit weiteren **Durchblutungsstörungen entgegenzuwirken,** ist das Mittel der ersten Wahl Acetylsalicylsäure (ASS), meist 100 mg/Tag (z. B. Aspirin® 100). Bei ernsten Unverträglichkeitserscheinungen (z. B. Magenblutung) oder wenn eine zerebrale Durchblutungsstörung unter ASS aufgetreten ist, kann auf Clopidogrel (z. B. Iscover®) ausgewichen werden.
- Bei **erhöhtem Blutdruck** ist eine Blutdrucksenkung zwingend erforderlich, da eine Hypertonie einen erneuten Schlaganfall begünstigt.
- Die Behandlung von **Herzrhythmusstörungen** verringert das Risiko der Gerinnselbildung in den Herzhöhlen.
- Bestehen **Blutgerinnsel** in den Herzhöhlen oder ist das Risiko einer solchen Gerinnselbildung hoch (z. B. bei Vorhofflimmern), wird eine langfristige orale Hemmung der Blutgerinnung eingeleitet, eine sog. Antikoagulation. Neben der Antikoagulation mit Marcumar® stehen die direkten oralen Antikoagulanzien (DOAK, auch NOAK – neue orale Antikoagulanzien) zur Verfügung. Dazu gehören z. B. Eliquis® (Apixaban), Pradaxa® (Dabigatran), Xarelto® (Rivaroxaban) und Lixiana® (Edoxaban). Vorteil dieser Medikamente ist, dass keine regelmäßigen INR-Kontrollen erfolgen müssen, jedoch ist die Nierenfunktion regelmäßig zu überprüfen.
- Eine **Hypercholesterinämie** soll sowohl diätetisch als auch medikamentös mit Statinen behandelt werden. Ziel ist dabei eine Senkung des LDL-Cholesterins („böses Cholesterin") auf < 70 mg/dl nach stattgehabtem Schlaganfall. Statine haben neben den fettsenkenden Eigenschaften auch einen positiven Effekt auf die Plaquebildung bzw. -stabilisierung.
- Eine **diabetische Stoffwechsellage** muss sowohl diätetisch als auch medikamentös konsequent behandelt werden.
- Ein evtl. vorhandener **Nikotinkonsum** muss eingestellt werden.
- Hochgradige **Stenosen** der A. carotis interna sollten innerhalb von 14 Tagen behandelt werden, sofern sie für den Schlaganfall verantwortlich sind („symptomatische Stenose"). Auch Patientinnen mit asymptomatischen Karotisstenosen können unter bestimmten Voraussetzungen von der Beseitigung einer Stenose profitieren. Abhängig von Ausmaß bzw. Lokalisation der Gefäßverengung und des Allgemeinzustands des Patienten stehen hierfür das Stenting der A. carotis (*perkutane transluminale Angioplastie der Karotis mit Stenting, Stent-PTA)* oder eine Operation der A. carotis (Karotis-*Thrombendarteriektomie*) **(Karotis-TEA)** zur Verfügung.

Die Low-Dose-Heparinisierung ist die sicherste einzelne Vorbeugungsmaßnahme gegen Thrombosen bei Immobilität. Sie ist deshalb bei allen Patientinnen indiziert, die das Bett für weniger als 6 h am Tag verlassen.

Weitere Rehabilitation

Im Anschluss an den stationären Aufenthalt im Krankenhaus ist oft die **Weiterbehandlung in einer Reha-Klinik** angezeigt. Durch intensive Bewegungs- und Sprachübungen gelingt es häufig, die Fähigkeiten der Patienten so zu verbessern, dass eine Rückkehr nach Hause möglich ist. Alternativ kommt auch eine Förderung im Rahmen einer neurologischen rehabilitativen Tagesklinik in Wohnortnähe in Betracht.

2.1.6 Pflege eines Menschen nach einem Schlaganfall

Durch den oft weitreichenden Ausfall der Hirnfunktionen zeigen Patientinnen nach einem Schlaganfall häufig gleichzeitig verschiedenste neurologische Symptome (➤ Kap. 2.1.3). Vor allem die Bewegungs-, Wahrnehmungs-, Orientierungs- und Kommunikationsfähigkeiten sind eingeschränkt, was zwangsläufig Auswirkungen auf alle Lebensaktivitäten hat. Zudem droht eine Vielzahl schwerer Folgeprobleme, die teils direkt durch die nervliche Schädigung bedingt sind (z. B. Ateminsuffizienz, Harnverhalt und/oder -inkontinenz) oder indirekt als Folge der Symptomatik auftreten (z. B. Pneumonie, Dehydratation).

Zu Beginn der Therapie steht deshalb eine ausführliche **Pflegeanamnese,** um sowohl die Ressourcen als auch bestehende potenzielle Pflegeprobleme umfassend festzustellen und auf dieser Basis eine von vornherein rehabilitativ-aktivierend orientierte Pflege zu planen. [vgl. 7] Die Pflegende muss sich darüber im Klaren sein, dass ihre Pflegehandlungen und ihre persönliche Einstellung vom Patienten erfasst werden und sich positiv auswirken können, wenn beides übereinstimmt. Bewusstseinsgetrübte Schlaganfallpatienten nehmen die Einstellung der Pflegenden zu den Pflegemaßnahmen wahr. Sie spüren z. B. die Qualität, mit der sie berührt werden.

Der Pflegeprozess wird kontinuierlich durchgeführt. Für die **Stroke Unit** bedeutet das aufgrund kurzer Liegezeiten, einem hohen Aufkommen an Diagnostik und häufigen Therapiezeiten eine besondere Herausforderung. Die raschen Veränderungen der Patientinnen können den Pflegeprozess daher nur im interdisziplinären Team gelingen lassen.

Der direkte Einbezug von Angehörigen ist dabei zwingend notwendig, denn oft können die Betroffenen notwendige Informationen selber gar nicht mitteilen. Auch im gesamten Verlauf der Rehabilitation sollten die Angehörigen eine wichtige Rolle spielen und soweit wie möglich in das direkte Pflegehandeln einbezogen werden. Häufig sind sie die stärkste Motivationsquelle für die Betroffenen und können seelischen und sozialen Halt bieten. Zudem sind sowohl ein fachlich korrektes Handling wie auch ein kontinuierliches Vorgehen aller an der Therapie Beteiligten unerlässlich, um die Chancen für eine erfolgreiche Rehabilitation zu optimieren. Dies macht eine bewusst geplante, zielgerichtete und interdisziplinär abgesprochene Anleitung der Angehörigen erforderlich (*zur Rolle der Angehörigen* ➤ Kap. 1.3.4).

In der Pflege von Schlaganfallpatienten handeln die Pflegenden bewusst nach den im ersten Kapitel beschriebenen Therapiekonzepten. Die Pflege nach dem Bobath-Konzept (➤ Kap. 1.5.2) ist dabei speziell auf diese Zielgruppe ausgerichtet. Auch Elemente der Basalen Stimulation® (➤ Kap. 1.5.1) sowie des Affolter-Konzepts (➤ Kap. 1.5.3) und der Kinästhetik (➤ Kap. 1.5.4) können gut in die Pflege des Schlaganfallpatientinnen eingebracht werden. Grundlegend ist dabei ein therapeutisches Pflegeverständnis, ein Bezugspflegesystem und ein struktureller Rahmen, wie sie in Kapitel ➤ Kap. 1.3 beschrieben werden. [vgl. 8]

Die Pflegemaßnahmen zielen immer auf das Erreichen weitestgehender Unabhängigkeit in den Lebensaktivitäten ab. Die Annäherung an Unabhängigkeit ist bei vielen Schlaganfallpatienten gerade in der Akutphase ein weit entferntes Ziel. [vgl. 9]

Prävention und Patientenberatung

Generell sollten alle Patienten, bei denen ein erhöhtes Schlaganfallrisiko festgestellt wird, und solche, die bereits einen Schlaganfall erlitten haben, über die Risikofaktoren, welche die Entstehung eines Schlaganfalls begünstigen, aufgeklärt werden (➤ Kap. 2.1.2). Gleiches gilt für die mögliche Symptomatik, die v. a. in leichteren Fällen oft wenig eindeutig ist (z. B. Schwindel, Doppelbilder, Gesichtsfeldausfälle), und die Notwendigkeit, schon bei einem Verdacht den Notarzt zu informieren („Jeder Schlaganfall ist ein Notfall!"). Bezugspersonen der Patientin sollten dabei immer einbezogen werden.

Aufgrund der tragenden Rolle der Angehörigen im Rehabilitationsprozess (➤ Kap. 1.3.4) werden sie in die Therapiekonzepte eingeführt sowie in zahlreichen Pflegemaßnahmen (Prophylaxen, korrektes Handling) angeleitet. Dies ist nicht zuletzt deshalb notwendig, weil sie bei bestehender Pflegebedürftigkeit später häufig die Pflege zu Hause übernehmen. Dabei gilt es, sie auf die starke psychische und körperliche Belastung vorzubereiten, welche die Pflege eines Angehörigen immer bedeutet. Um schon vor den ersten Anzeichen von Überlastung gut vorbereitet zu sein, erarbeiten die Pflegenden gemeinsam mit den Angehörigen Mittel und Wege, die ihnen den Umgang mit der zukünftigen Situation erleichtern sollen. Dies kann von Angeboten wie der Rückenschule über psychologische Betreuung bis zur Information über Hilfen aller Art in der häuslichen Pflege reichen.

Beobachten, Beurteilen und Intervenieren

Bewegung

Ein Hauptziel bei der Pflege des Schlaganfallpatienten ist es, dass der Kranke eine normale Körperhaltung wiedererlangt und möglichst viele physiologische Bewegungsabläufe wieder erlernt. Um dieses Ziel möglichst frühzeitig zu erreichen, sollte jede Handlung an und mit der Patientin gleichzeitig ein positives Lernangebot beinhalten. Einen Schwerpunkt der pflegerischen Aktivitäten bilden dabei die Bereiche Lagerung, Transfer und Mobilisation von Betroffenen. Hier ist das **Bobath-Konzept** von herausragender Bedeutung (➤ Kap. 1.5.2).

Natürlich ist bei Menschen mit stark eingeschränkter Beweglichkeit die Vorbeugung von Folgeproblemen ebenso wichtig wie die rehabilitativen Maßnahmen. Auch in der Pflege von Schlaganfallbetroffenen lassen sich die meisten Prophylaxen hervorragend mit anderen Pflegemaßnahmen verbinden. Dabei können sie vielfach so gestaltet werden, dass sie gleichzeitig die individuell festgelegten therapeutischen Ziele unterstützen. So dient die atemstimulierende Einreibung (➤ Kap. 1.5.1) gleichzeitig der Pneumonieprophylaxe, entspannt den Patienten und fördert seine Wahrnehmungsfähigkeit.

Allerdings ist es wichtig zu beachten, dass manche prophylaktisch sinnvolle Maßnahme therapeutisch kontraindiziert sein kann und umgekehrt. Bestes Beispiel ist die Lagerung eines wahrnehmungsgestörten Hemiplegikers auf einer ultraweichen Unterlage zur Vermeidung eines Dekubitus – zur Vorbeugung einer Druckstelle mit Sicherheit eine sehr sinnvolle Maßnahme. Jedoch wird die Wahrnehmungsfähigkeit der Patientin durch einen Mangel an Spürinformationen noch zusätzlich entscheidend vermindert (➤ Kap. 1.5.1, *somatische Stimulation*), und diese Störung des eigenen Körperbildes schränkt wiederum die Beweglichkeit ein. In einem solchen Fall ist es hilfreich, die Fragen, welche Maßnahme Priorität hat und welche Alternativen es vielleicht gibt, im interdisziplinären Team zu klären.

Im Folgenden wird solchen spezifischen **Komplikationen** nach einem Schlaganfall verstärkte Aufmerksamkeit gewidmet, die in direktem Zusammenhang mit der Bewegungsfähigkeit von Patienten stehen: der subluxierten Schulter, der schmerzhaften Schulter, dem Schulter-Hand-Syndrom, möglichen Hüftkomplikationen sowie dem Pusher-Syndrom.

Komplikation: die subluxierte Schulter

Beim Gesunden wird das Schulterblatt durch den Ruhetonus aller ansetzenden Muskelgruppen in seiner physiologischen Lage gehalten. Da bei Hemiplegie nach einem Schlaganfall anfänglich auch die Schultergürtelmuskulatur (schlaff) gelähmt ist, fehlt dieser aktive Muskelzug: Das Schulterblatt steht nicht mehr parallel zur Wirbelsäule, das *Lig. coracohumerale* (Verstärkungsband der Schultergelenkkapsel) erschlafft, und der Humeruskopf rutscht unter Einwirkung der Schwerkraft teilweise aus der Gelenkpfanne (➤ Abb. 2.4). Dieses Phänomen heißt **subluxierte Schulter** und tritt häufig bei halbseitengelähmten Patientinnen auf der betroffenen Seite auf. Sichtbar ist die subluxierte Schulter durch eine Abflachung des Oberarms am Schulterdach, tastbar durch eine Lücke zwischen Schulterdach und Humeruskopf.

Die subluxierte Schulter ist im Allgemeinen nicht schmerzhaft. Werden die Richtlinien des Bobath-Konzepts (➤ Kap. 1.5.2) beachtet, bedarf sie keiner weiteren besonderen Therapie. Mit der Rückkehr von Hand- und Armfunktionen bildet sich die Subluxation meist zurück.

Pflegemaßnahmen bei subluxierter Schulter

Pflegefehler und falsche Verhaltensweisen des Patienten können Mikrotraumen setzen und zu einer schmerzhaften Schulter (s. u.) führen. Folgende Regeln sind daher bei der Pflege von Schlaganfallpatientinnen hinsichtlich der Schulter besonders zu beachten:

- Den Arm bei subluxierter Schulter erst bewegen, nachdem der Humeruskopf in neutraler Stellung in der Gelenkpfanne positioniert wurde.

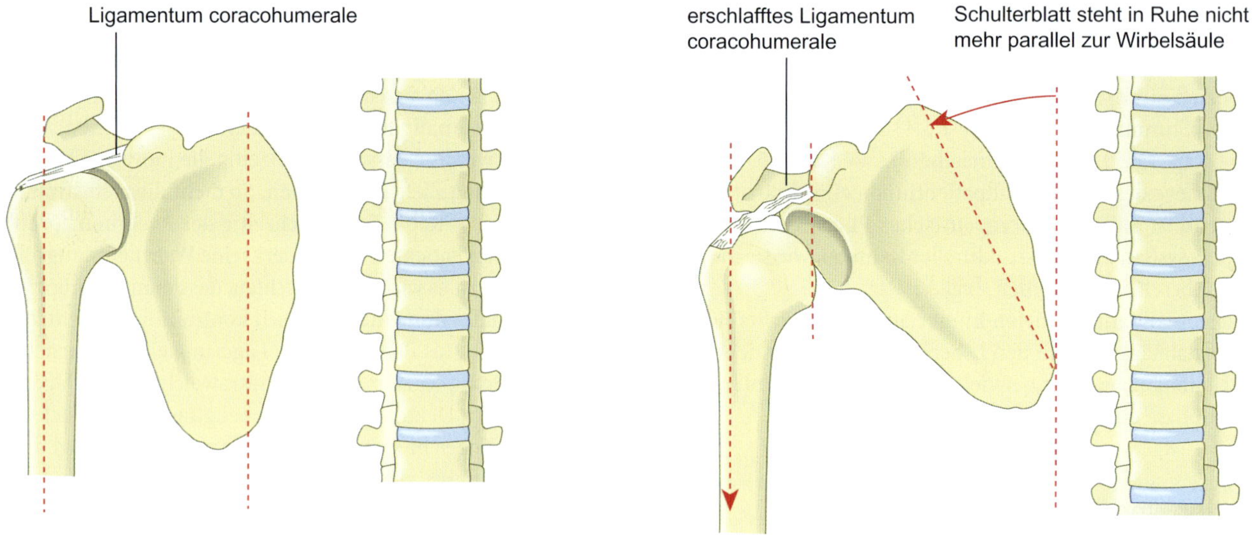

Abb. 2.4 Stellung von Schulterblatt und Humerus beim Gesunden (links) und bei einem hemiplegischen Schlaganfallpatienten mit **Subluxation der Schulter** (rechts). [L190]

Dazu wird der betroffene Arm gelenknah am Oberarm unterstützt. Die Pflegende führt die flache Hand zwischen Rumpf und Arm nahe der Achsel hindurch, der Handrücken berührt den Rumpf, die Hand umfasst den Oberarm, wobei der Zeigefinger die Achselhöhle berührt. Die Pflegende nimmt den Oberarm außenrotierend in die Hand und korrigiert ihn ggf. wenige Millimeter nach oben, ohne dass der Schultergürtel angehoben wird. Sie achtet darauf, dass der betroffene Arm nicht abduziert wird (➤ Abb. 2.5).

- Den stärker betroffenen Arm in alle Bewegungsabläufe einbeziehen und den Patienten hierzu anleiten.
- Um zu verhindern, dass der stärker betroffene Arm durch sein Eigengewicht der Schwerkraft entsprechend aus der Gelenkpfanne rutscht, ist es wichtig, ihn vom Unterarm bis zum Ellenbogen zu unterlagern, im Sitzen z. B. auf einem Tisch oder einem Kissen auf dem Schoß. Für ganz kurze Zeit (etwa beim Transfer über den Stand) darf der stärker betroffene Arm herabhängen.

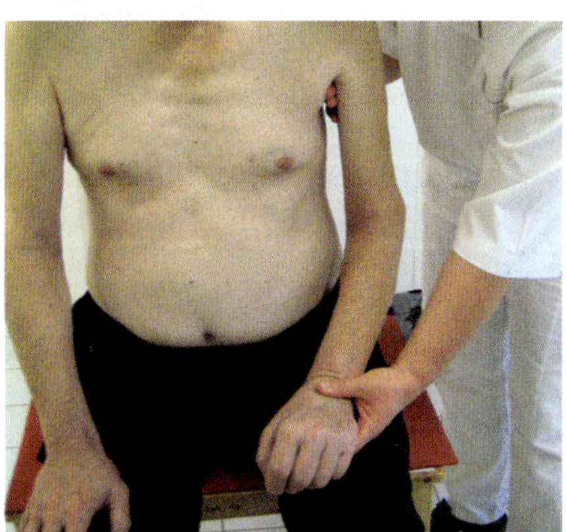

Abb. 2.5 Armführung bei subluxierter Schulter [M292]

Komplikation: die schmerzhafte Schulter

Ursachen einer **schmerzhaften Schulter** sind eine Traumatisierung und eine damit verbundene Ödembildung in der Gelenkkapsel. Im Anfangsstadium verspürt die Patientin bei bestimmten Bewegungen nur ein leichtes Ziehen, bei anhaltender Belastung verstärkt sich dieses Ziehen zu starken Schmerzen bei allen Bewegungen. Manche Patienten haben sogar in Ruhe Schmerzen, sodass selbst das Lagern Probleme bereitet. Auslöser dieser Traumatisierung können sowohl ein falsches Handling und (ungewollte) Bewegungen der Patientin als auch ein abnorm hoher spastischer Muskeltonus der Schultergürtelmuskulatur sein.

Pflegemaßnahmen zur Vorbeugung und Behandlung einer schmerzhaften Schulter

Die Schmerzen in der Schulter können so weit führen, dass Betroffene Therapie- oder Pflegemaßnahmen vollständig ablehnen. Für die Rehabilitation des Schlaganfallpatienten ist es deshalb wichtig, dass die Pflegenden durch geeignetes Handling und durch Anleitung des Patienten und seiner Angehörigen einer Traumatisierung vorbeugen:

- Schmerzmitteilungen der Patientin ernst nehmen und ggf. Pflegemaßnahmen (Transfer, Lagerung) so variieren, dass sie schmerzfrei möglich sind (auf Schmerzäußerungen achten). Zur Vermeidung weiterer Traumatisierung müssen Aktivitäten evtl. vorübergehend von den Pflegenden übernommen werden, obwohl sie die Patientin schon (teil) aktiv durchführen kann.
- Bei einer Lagerung auf der stärker betroffenen Seite den (bewegungseingeschränkten) Patientin immer so lagern, dass das Gewicht ihres Oberkörpers nicht ausschließlich auf dem Schultergelenk lastet, sondern auch auf Schulterblatt und Oberarm.
- Bei allen Pflegemaßnahmen Zug am stärker betroffenen Arm und/oder der Schulter vermeiden.
- Im Sitzen den stärker betroffenen Arm stets unterlagern, z. B. auf einem Tisch oder auf einem Kissen auf dem Schoß.
- Bei einem Transfer des Patienten den stärker betroffenen Arm nicht auf die Schulter der Pflegenden auflegen; der Arm kann beim Transfer

herunterfallen oder durch eine (ungewollte) Bewegung des Patienten förmlich aus der Gelenkpfanne gehebelt werden. Sinnvoll ist es, bei einem (tiefen) Transfer den Arm auf dem Schoß des Patienten zu lagern oder ihn passiv oder aktiv mit einer Hand zu „fixieren".
- Bei Patientinnen, die sich selbstständig immer wieder auf die stärker betroffene Seite drehen, darauf achten, dass die Schulter ausreichend entlastet wird; dies gilt insbesondere für Patienten mit einem *Neglect-Phänomen* (➤ Kap. 1.6.8).
- Auf korrektes Handling aller Berufsgruppen achten. Nicht alle Berufsgruppen sind in das korrekte Handling eines Schlaganfallpatientinnen eingewiesen; evtl. ist eine systematische Einführung aller Berufsgruppen und Berufsanfänger in das korrekte Handling sinnvoll. Es kann u. U. auch notwendig sein, dass die Pflegenden der Station den Transport zu und von Untersuchungen und die dort notwendigen Transfers durchführen.
- Solange der Patient sich noch nicht atraumatisch bewegt, ihn konsequent zur Eigenverantwortlichkeit führen, ihn zum Schulterschutz anleiten bzw. den Schulterschutz so lange übernehmen, bis der Patient dazu selbst in der Lage ist.

VORSICHT

Die **bilaterale Armführung** in Form des Händefaltens beim Transfer war früher verbreitet, findet im Pflegealltag aber keine Anwendung mehr, da es dabei zu abnormen Bewegungen etwa beim Aufstehen des Patienten kommt (der Oberkörper wird gebeugt statt gestreckt). Stattdessen lernt der Patient zur Vorbeugung von Schulterschmerzen oder einer Subluxation, den betroffenen Arm mithilfe des weniger betroffenen Arms beim Anheben am Oberarm zu unterstützen. Die bilaterale Armführung wird nur noch in der physio- oder ergotherapeutischen Behandlung eingesetzt.

Komplikation: das Schulter-Hand-Syndrom

Die stärker betroffene Hand neigt aus noch nicht in allen Einzelheiten bekannten Gründen (Veränderungen von Muskeltonus und Innervation, Mikrotraumen?) zum ödematösen Anschwellen. Diese Schwellung bildet sich bei korrekter Lagerung des Arms am Tisch oder im Bett zurück. Unter ungünstigen Bedingungen entsteht ein **Schulter-Hand-Syndrom** mit irreversibler Schädigung der Hand. Gefährdet sind v. a. Patientinnen, die Schmerzen nicht mehr spüren.

Pflegemaßnahmen zur Vorbeugung eines Schulter-Hand-Syndroms

Ein wichtiges Ziel bei der Pflege ist die Förderung des venösen und lymphatischen Rückflusses. Aus diesem Grund achten die Pflegenden darauf, dass
- die Hand des Patienten nicht zur Handinnenfläche abgeknickt wird *(Volarflexion);*
- die Kleidung der Patientin keine Gefäße einschnürt, z. B. durch zu enge Bündchen am Ärmel einer Bluse oder zu enge Kleidung im Achselbereich;
- am stärker betroffenen Arm keine Infusionen gelegt werden, da sie zu Paravasaten (Infusionsflüssigkeit dringt in das umgebende Gewebe ein) und Hämatomen führen können, die nur schlecht resorbiert werden;
- es am stärker betroffenen Arm nicht zu Verletzungen kommt, etwa durch das Herunterhängen des Arms im Rollstuhl mit Einklemmen in den Speichen;
- die Gefäße in Arm und Schulter nicht durch eine spastische Innenrotation des Arms und eine subluxierte Schulter komprimiert werden (Oberarm daher in eine leicht außenrotierte Position bringen);
- der stärker betroffene Arm, wo möglich, leicht erhöht gelagert wird.

Komplikationen der Hüfte

Aufgrund der zu Beginn hypotonen Muskulatur kann es zu einem Absinken des Beckens auf der stärker betroffenen Seite und einer verminderten Stabilität des Hüftgelenks kommen. Durch sein Eigengewicht rutscht das Bein in eine abduzierte, außenrotierte Position. Die Gesäß- und Oberschenkelmuskulatur kann sich verkürzen und verstärkt dann bei zunehmender Muskelspannung zusätzlich die Fehlstellung. Ähnlich wie bei der schmerzhaften Schulter kann es zu Schädigungen an Gelenkkapsel und Bändern sowie zum Aneinanderreiben von Gelenkkopf und -pfanne kommen. Die Folge sind Schmerzen in der **Hüfte,** v. a. beim Anbeugen des stärker betroffenen Beins, die ebenso wie die Schulterkomplikationen die Rehabilitationsfähigkeit und Motivation der Patientinnen stark einschränken können.

Pflegemaßnahmen zur Vorbeugung von Hüftkomplikationen

Hüftkomplikationen lassen sich durch ein geeignetes Handling bei der Lagerung und beim Transfer von Patienten verhindern:
- Das Bein sollte zur Lagerung und vor weiteren Pflegemaßnahmen in die physiologische Mittelstellung gebracht werden.
- Zur Bewegungsunterstützung greift die Pflegekraft seitlich an das betroffene Hüftgelenk und fixiert das Bein nahe dem Sprunggelenk (➤ Abb. 2.6).
- Um in der Rückenlage oder im Sitzen eine Außenrotation zu verhindern, sollte der Trochanter major (nicht der Fuß!) mit einem Handtuch oder einem kleinen Kissen unterlagert werden.
- Zur Lagerung auf der Seite stellt der Patient mit entsprechender Hilfestellung beide Beine auf, das Becken wird versetzt und erst jetzt wird der Patient gedreht.

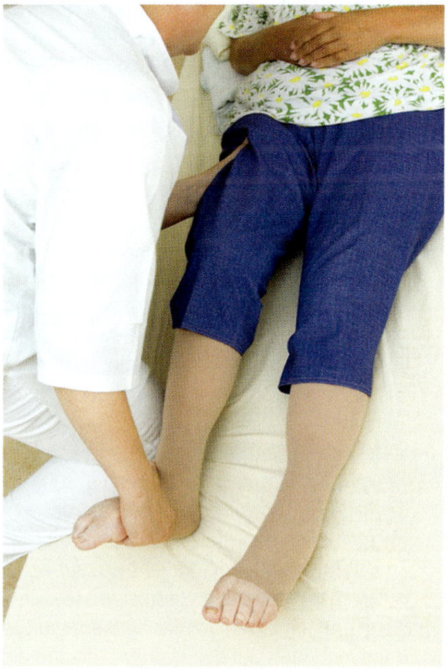

Abb. 2.6 Unterstützung beim Aufstellen des stärker betroffenen Beins [K115]

Komplikation: das Pusher-Syndrom

Bei ca. 30 % aller linksseitig gelähmten Patientinnen tritt das **Pusher-Syndrom** (engl. „push" = drücken, schieben) auf. Die Patienten drücken sich mit ihrer weniger betroffenen rechten Seite auf die stärker betroffene linke Seite. Befragt man eine Pusher-Patientin, wann eine ihm gegenüberstehende Person einen Stab (Besenstiel) senkrecht hält, glaubt er erst bei einer Neigung von ca. 7° nach links, dass der Stab senkrecht stehe. Der Patient empfindet also eine objektiv aufrechte Haltung als schief und eine Neigung der Körperlängsachse um ca. 7° nach links als aufrecht. Deshalb drücken sich die Patientinnen im Liegen, Sitzen, Stehen und Gehen nach links, um ihre subjektive Vertikale zu erreichen.

Weitere **Merkmale** des Pusher-Syndroms sind:

- Überaktivität der weniger betroffenen rechten Seite: Der Kranke hält sich überall fest oder stößt sich mit der hyperaktiven Seite ab.
- Häufiges Herausrutschen aus dem Rollstuhl, weil sich die Patientin im Sitzen nach links (zur stärker betroffenen Seite) drückt.
- Häufige Stürze, da der Kranke im Stehen das stärker betroffene linke Bein in Beugestellung anzieht, ohne das Gewicht mit dem rechten Bein zu übernehmen.
- Unfähigkeit, im Liegen den Kopf abzulegen (die Patientin liegt wie ein großes „C" im Bett). Durch das ständige Wegdrücken besteht die Gefahr eines Dekubitus an Trochanter, Knie und Fersen auf beiden Seiten.

Pusher-Patienten haben in der Regel erhebliche **neuropsychologische Störungen,** die sich bemerkbar machen durch:

- Fehlendes Wahrnehmen und Erkennen der stärker betroffenen linken Körperhälfte (Neglect-Phänomen)
- Mangelnde Krankheitseinsicht (Anosognosie)
- Gestörte Orientierung im Raum
- Konzentrations-, Gedächtnis- und Planungsstörungen

Rehabilitation der Pusher-Patientinnen

Die **Rehabilitation** eines Pusher-Patienten ist infolge der fehlenden Krankheitseinsicht und der Komplexität der Störungen schwierig [vgl. 10]:

- Bei Pusher-Patientinnen sind mehr noch als bei den übrigen Schlaganfallpatienten *beide* Seiten betroffen. Zu Beginn richten sich die therapeutischen Aktivitäten auf die weniger betroffene Seite: Reduktion der Hyperaktivität, Lernen der Gewichtsübernahme, z. B. durch Transfer über die weniger betroffene Seite. Später erfolgt die Hilfestellung dann wie bei den anderen Schlaganfallpatienten von der stärker betroffenen Seite aus.
- In der Anfangsphase ist ein tiefer Transfer (➤ Abb. 1.13) über die weniger betroffene Seite notwendig; sobald die Pusher-Patientin in der Lage ist, kontrolliert Gewicht auf der weniger betroffenen Seite zu übernehmen, ist ein Teil- bzw. auch aktiver Transfer möglich.
- Zu Beginn benötigt der Patient v. a. auf der weniger betroffenen Seite Hilfen zur Orientierung. Beispielsweise dient es seiner Orientierung, wenn er beim Sitzen auf der Bettkante mit seiner weniger betroffenen Hand mehrmals auf der Matratze entlangfährt, damit er Stück für Stück mehr Gewicht auf seine weniger betroffene Seite bekommt.
- Beim Sitzen im Stuhl wird die Orientierung gefördert, wenn sie mit der weniger betroffenen Seite zur Wand sitzt. Noch besser ist es, wenn der Stuhl parallel zum Bett steht (die weniger betroffene Seite zum Bett hin) und die Betthöhe so angepasst wird, dass die Kranke sich mit ihrem weniger betroffenen Arm auf der Matratze aufstützen kann. Dagegen bringt es in aller Regel keinen Erfolg, der Patientin auf der stärker betroffenen Seite ein Kissen anzubieten.
- Kommandos wie „1, 2, 3" scheitern, weil der Patient durch seine Hyperaktivität und Planungsstörung die Handlung häufig bereits bei „1" nach dem Alles-oder-nichts-Prinzip startet, ohne die notwendigen Zwischenschritte zu berücksichtigen. Besser ist körpernahes, nonverbales Arbeiten in kleinen Schritten und mit kurzen Arbeitsaufträgen statt ausführlichen Erklärungen (Einzelschritte kann der Patient besser ausführen).

VORSICHT

Bei allen Formen des Transfers gilt, dass **mindestens zwei Personen** Hilfestellung leisten. Ist dies nicht gewährleistet, wird ohne Ausnahme kein Transfer durchgeführt!

Körperpflege

Die **Körperpflege** hat einen sehr hohen Stellenwert in der Rehabilitation der Schlaganfallpatientinnen, da sowohl grob- als auch feinmotorische Fähigkeiten intensiv trainiert werden. Die Rückkehr verloren gegangener Funktionen geschieht dabei nicht über das stupide Wiederholen von Einzelbewegungen, sondern durch das Einüben alltäglicher Handlungen wie Körperpflege sowie An- und Ausziehen. Deshalb sollte der Patient möglichst früh beginnen, diese Aktivitäten selbst auszuüben. Ziel ist es jedoch nicht, dass er alles kompensatorisch mit der weniger betroffenen Seite durchführt. Im Gegenteil: Er soll lernen, seine hemiplegische Seite in die Handlungsabläufe einzubeziehen.

Kann die Patientin die stärker betroffene Seite noch nicht einbeziehen, übernehmen die Pflegenden dies in Form des *therapeutischen Führens* (➤ Kap. 1.5.3), wobei konsequent die normalen Bewegungsabläufe eingeübt werden. Soweit möglich, sollten kurze Selbsthilfesequenzen im Stehen erfolgen, weil dies die aktivierendste Form des Trainings ist.

So früh wie möglich erfolgt die Körperpflege außerhalb des Betts. Nicht selten dauert es allerdings einige Tage, bis eine Mobilisation an die Bettkante oder an das Waschbecken möglich ist. Voraussetzung für den Sitz an der Bettkante ist, dass der Patient bereits über eine ausreichende Rumpfstabilität verfügt, um sich eigenständig in sitzender Position zu halten, oder eine zweite Pflegekraft anwesend ist, die seine Position unterstützt. Selbstverständlich wird aber auch die Zeit bis zur Mobilisationsfähigkeit für die Rehabilitation der Patientin genutzt, etwa wenn Pflegende nach Prinzipien der Basalen Stimulation® (➤ Kap. 1.5.1) die Patientin im Bett waschen oder sie bei der Körperpflege unterstützen.

Der stärker betroffene Arm wird dadurch einbezogen, dass Pflegende die notwendigen Bewegungsabläufe, wie etwa das Waschen des Gesichts, therapeutisch führen. Dies gilt auch für feinmotorische Handfunktionen wie etwa das Halten einer Zahncremetube zum Öffnen.

Besonderes Augenmerk sollte der **Mundpflege** gewidmet werden. Vor allem bei Patienten mit Schluckstörungen hat sie nicht nur eine hygienische und das Wohlbefinden fördernde Funktion, sondern dient auch einer Steigerung der Wahrnehmungsfähigkeit (s. u.).

Tägliche Ganzkörperwäsche ist kein Merkmal für Pflegequalität!

Vor allem in Bezug auf die Körperpflege von Patientinnen halten viele Pflegende immer noch eine möglichst vollständige hygienische Waschung für ein pflegerisches Qualitätsmerkmal.
Nicht zuletzt angesichts des allgegenwärtigen Zeitmangels in der Pflege sollten aber bei der Rehabilitation von Menschen nach einem Schlaganfall in erster Linie therapeutische Gesichtspunkte Priorität haben. So ist einem Betroffenen durch eine langwierige, aber selbstständig vorgenommene Reinigung des Gesichts deutlich mehr geholfen als durch jede passive Pflegehandlung. Fällt dann wegen mangelnder Zeit z. B. das Waschen der Beine aus, so ist dies in den meisten Fällen problemlos vertretbar. Absprachen mit den Kollegen und eine flexible Pflegeplanung ermöglichen ein effizientes Zeit- und Tätigkeitsmanagement, bei dem auch hygienische und sonstige Aspekte nicht zu kurz kommen.

An- und Ausziehtraining

Aufgrund der beeinträchtigten Gleichgewichtsreaktionen ist das Bett mit seiner weichen Matratze für das **An- und Ausziehtraining** ungeeignet. Die Übungen werden deshalb auf einem Stuhl sitzend durchgeführt (➤ Abb. 2.7).
Mehr noch als Lähmungen bereiten Handlungs- und Planungsstörungen (*Apraxien* ➤ Kap. 2.1.3) Schwierigkeiten bei der Körperpflege und beim An-/Auskleiden. So kann es z. B. sein, dass die Patientin die Unterhose über den Kopf oder das Hemd mit der Innenseite nach außen anzieht. Deshalb sollte das Selbsthilfetraining jeden Tag gleich ablaufen. Vorlieben und Gewohnheiten des Patienten werden dabei berücksichtigt.

Beim Anziehen wird immer mit der stärker betroffenen Extremität begonnen. Bei Pullovern oder T-Shirts lässt die Patientin ihren stärker betroffenen Arm in die vorbereitete Mulde des Ärmels gleiten, streift den Ärmel bis zur Schulter hoch und schlüpft mit dem weniger betroffenen Arm in den anderen Ärmel. Dann wird das Kleidungsstück über den Kopf gezogen. Zum Anziehen von Unterhose, Hose, Strümpfen und Schuhen werden die Beine nach Möglichkeit übereinandergeschlagen. Sind Unterhose und/oder Hose über die Knie gezogen, stellt sich der Patient hin und zieht die Kleidungsstücke hoch. Die Pflegenden achten auf den korrekten Sitz der Kleidung, da einschnürende Kleidung im Achselbereich das Schulter-Hand-Syndrom fördert. Das Ausziehen erfolgt in umgekehrter Reihenfolge. Wegen der Rutschgefahr sollte die Patientin nicht in Strümpfen, sondern immer barfuß oder mit Schuhen stehen. Eine Antirutschfolie auf dem Boden verhindert das Ausrutschen in Strümpfen.

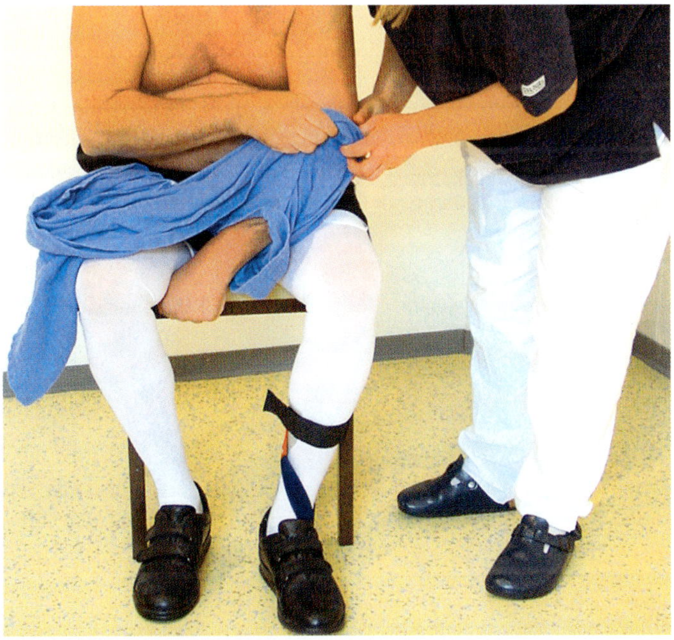

Abb. 2.7 Selbsthilfetraining zum Anziehen: Der Patient sitzt auf einem stabilen Stuhl, die Füße haben flächig Bodenkontakt. Zuerst zieht er das Kleidungsstück über den stärker betroffenen Arm. Die Pflegende unterstützt das Anziehtraining durch Führen der Bewegung. [M292]

Wegen der erhöhten *Ablenkbarkeit* braucht der Patient beim Selbsthilfetraining Ruhe und erhält nur die absolut notwendigen Anweisungen.

Ernährung

Viele Schlaganfallpatientinnen entwickeln Schluckstörungen (*Dysphagie,* ➤ Kap. 1.6.5), die zu rezidivierenden Aspirationen mit nachfolgender Aspirationspneumonie bis hin zur Beatmungspflicht führen können. Daher ist es wichtig, Schluckstörungen rechtzeitig zu erkennen. [vgl. 11] Bei leichteren Schluckstörungen kann der Patient vorübergehend über eine Magensonde ernährt werden. Ist allerdings absehbar, dass die Störung über einen längeren Zeitraum anhalten wird, sollte bereits frühzeitig die Anlage einer PEG-Sonde erwogen werden.

In erster Linie neigen Patientinnen mit großen Schlaganfällen zu Schluckstörungen. Auch Patienten mit Hirnstammläsion sind häufig davon betroffen, da die Hirnnerven, welche die Muskeln von Zunge und Schlund versorgen, hier entspringen und zudem das Schluckzentrum (Koordination des Schluckvorgangs) im Hirnstamm liegt (*Dysarthrie* ➤ Kap. 1.6.5). Besonders gefährdet sind solche Patientinnen, die sich bereits an ihrem eigenen Speichel verschlucken (erkennbar an Speichelseen im Mund). „Verdächtig" sind außerdem Patienten mit einer belegten Stimme (evtl. Zeichen für einen unzureichenden Stimmlippenverschluss) sowie Kranke, die seit dem Schlaganfall noch nicht gehustet haben. Bei Fehlen des Hustenreflexes können Nahrungsreste evtl. unbemerkt in die Trachea laufen, ohne dass die Patientin darauf reagiert. Schwere Aspirationspneumonien sind die mögliche Folge.

In vielen Kliniken wird bei Verdacht auf eine Schluckstörung vor der ersten Nahrungsmittelgabe eine Schluckdiagnostik von in **FOTT**- *(Fazioorale-Trakt-Therapie)* ausgebildeten Logopäden, Ergotherapeutinnen, Physiotherapeuten oder Pflegenden durchgeführt (➤ Abb. 2.8). Oft kommen sie auch bei der Therapie der Fazialisparese zum Einsatz. Die **Ziele** der FOTT sind:

- Stimulation des Schluckvorgangs
- Wiedererlernen von Kaubewegungen
- Förderung der Sensibilität im Gesichts- und Mundbereich
- Wiederherstellung der natürlichen Mimik
- Unterstützung der Sprachtherapie

Der FOTT-Therapeut diagnostiziert Form und Ausprägung der Schluckstörung und empfiehlt die weitere Vorgehensweise. Er stellt

SCHLUCKSCREENING DURCH DAS PFLEGEPERSONAL

Zeitpunkt der Untersuchung: ______________________

Durchgeführt durch: ______________________

Name des Patienten: ______________________

Geb.-Datum: ______________________

Hinweis: Patient muss zur Untersuchung aufrecht sitzen; es sollte für eine ruhige Umgebung gesorgt sein!

Fragestellung

1. Sitzt der Patient eigenständig aufrecht im Bett/im Stuhl: ☐ ja ☐ nein

2. Bisherige Nahrungsaufnahme: ☐ fest ☐ breiig ☐ flüssig

3. Kooperationsbereitschaft: ☐ vorhanden ☐ nicht vorhanden

4. Klang der Stimme: ☐ normal ☐ heiser ☐ rau ☐ brodelnd
Nach Räuspern besser: ☐ ja ☐ nein

5. Mundinspektion:
Sind Nahrungsreste vorhanden? ☐ ja ☐ nein
Speichelfluss: ☐ vermehrt ☐ normal

6. Zahnprothese: ☐ vorhanden ☐ nicht vorhanden ☐ ausschl. eigene Zähne
Falls Zahnprothese vorhanden: ☐ guter Halt ☐ schlechter Halt

7. Zungenpumpenbewegungen: ☐ ja ☐ nein
(vermehrte Zungenpumpenbewegungen deuten auf einen verzögerten Schluckvorgang hin)

8. Husten:
spontan: ☐ ja ☐ nein
willkürlich (nach Aufforderung): ☐ ja ☐ nein ☐ kräftig ☐ schwach

9. Mundmotorik (Lippen- und Zungenbewegungen nach Aufforderung):
vorhanden: ☐ ja ☐ nein
Zungenmotorik: ☐ regelrecht ☐ erschwert

10. Schluckreflex:
spontan: ☐ ja ☐ nein
durch Stimulation auslösbar ☐ ja ☐ nein
a) Zungengrund anheben oder
b) kalten Kaffeelöffel in Apfelsaft eintauchen und in den Mund einführen

11. Kehlkopfanhebung regelrecht: ☐ ja ☐ nein ☐ reduziert
(3 Finger des Untersuchenden werden oberhalb des Kehlkopfes angelegt; beim Schlucken muss der Kehlkopf den mittleren Finger übersteigen)

12. Schluckprobe möglich: ☐ ja ☐ nein

Schluckprobe nach Erheben des Screenings durch das Pflegepersonal

1. Schluckprobe mit kaltem Apfelmus oder Götterspeise:
☐ positiv/ohne Auffälligkeiten
☐ positiv/aber mit folgenden Auffälligkeiten
☐ Patient muss zum Nachschlucken aufgefordert werden
☐ Patient muss zum Räuspern aufgefordert werden/nach Schluckprobe belegte Stimme
☐ Patient isst hastig/Essen muss unter Aufsicht gereicht werden
☐ ______________________
____
(Freitextmöglichkeit)

☐ negativ (Begründung): ______________________
____
____

Achtung!
Eine negative Schluckprobe oder eine Schluckprobe mit Auffälligkeiten bedarf einer Berücksichtigung in den Pflegemaßnahmen!

2. Schluckprobe mit 3 Teelöffeln kalten Wassers: ☐ positiv ☐ negativ

3. Schluckprobe mit einer Tasse kalten Wassers: ☐ positiv ☐ negativ

Abschließende Beurteilung:

____
____
____

Abb. 2.8 Diagnosebogen zur Schluckdiagnostik. Aus: Dreischer T, Senf D. Dysphagie rechtzeitig erkennen. Heilberufe 2008; 5: 24 ff. [O499]

fest, ob vorübergehend eine Magen- oder sogar PEG-Sonde erforderlich ist, wann ein Beginn mit der FOTT sinnvoll ist und wann bei Fortschritten bzw. bei nicht ganz so schweren Schluckstörungen mit der therapeutischen Verabreichung von Speisen begonnen werden kann.

Bei verbessertem Schluckakt delegiert die FOTT-Therapeutin die Nahrungsmittelgabe an die Pflegenden. Dabei wird zuvor festgelegt, welche Speisekonsistenz für den Patienten am besten geeignet ist. Meist können Patientinnen mit Schluckstörungen eher Speisen mit fester Konsistenz schlucken, während das Trinken lange Zeit Probleme bereitet. Für die **therapeutische Nahrungsverabreichung** gilt:

- Während der Phase der therapeutischen Nahrungsverabreichung kann der Patient nicht ausreichend essen und trinken. Parallel dazu ist weiterhin die Nahrungs- und Flüssigkeitssubstitution über Magensonde oder PEG erforderlich.
- Zu Anfang kann es noch notwendig sein, dass eine zweite Pflegende anwesend ist, die in Absaugbereitschaft (alle Materialien und Geräte zum endotrachealen Absaugen sind vorhanden und betriebsbereit) die Nahrungsverabreichung unterstützt.
- Patientin und Angehörige werden darüber aufgeklärt, dass keine Zusatznahrung oder Flüssigkeit von der Patientin selbst zu sich genommen oder von den Angehörigen verabreicht werden darf.
- Der Patient wird zur Nahrungsverabreichung in eine optimale Ausgangsposition gebracht. Am besten eignet sich das Sitzen in einem (Pflege-)Stuhl.
- Die Essgewohnheiten der Patientin sind bekannt und werden, wo möglich, berücksichtigt.
- Eventuell ist eine Stimulation des Mundbereichs vor der Nahrungsverabreichung erforderlich: Dazu zieht sich die Pflegende Handschuhe an. Alle Gegenstände, auch der Finger, müssen immer angefeuchtet sein. Die Pflegende teilt sich den Mund in vier Quadranten ein und geht immer nach demselben Schema vor:
  - Damit die Wahrnehmung des Patienten verbessert wird, ist es sinnvoll, mit der Stimulation auf der weniger betroffenen Seite zu beginnen und sie dann auf der stärker betroffenen Seite fortzusetzen.
  - Eine häufig benutze Variante der Stimulation ist, mit dem angefeuchteten Finger von der Oberkiefermitte auf dem Zahnfleisch zur Backentasche zu fahren, dies 1- bis 2-mal zu wiederholen und unter Dehnung der Wangenmuskulatur die Stimulation des jeweiligen Quadranten zu beenden.
  - Nach der Stimulation der äußeren Mundhöhle kann die Stimulation der Zunge erfolgen. Es können z. B. Zungenbewegungen in die verschiedenen Richtungen angebahnt werden, auch eine gezielte Spürinformation auf der Zunge kann einen erhöhten Tonus der Zunge normalisieren. Anschließend kann der harte Gaumen bis in den Übergangsbereich zum weichen Gaumen durch feste Spürinformation in 2–3 Schritten bewusst gemacht werden.

VORSICHT

Einige Schlaganfallpatientinnen wie auch Patienten nach einem Schädel-Hirn-Trauma neigen bei einer Manipulation in ihrem Mund zum **Beißreflex.** Für die Pflegende wäre es bei solchen Patientinnen zu gefährlich, mit dem Finger in die innere Mundhöhle zwischen die Zähne zu gehen!

- Nach der Nahrungsverabreichung muss in jedem Fall eine Mundpflege erfolgen. Unterbleibt sie, können in den Backentaschen verbliebene Nahrungsmittelreste direkt in die Trachea fallen, wenn sich der Patient ins Bett legt. Der Patient sollte nach dem Essen mindestens 20 min aufrecht sitzen bleiben.

Mundpflege

Die Mundpflege erfolgt nach dem gleichen Schema wie die Stimulation für die Nahrungsverabreichung (➤ Tab. 2.3). **Sie sollte grundsätzlich nicht mit einer Klemme durchgeführt werden!** Für die Mundpflege bei Schlaganfallpatienten mit einer Neigung zum Beißreflex eignen sich dicke Watteträger oder – noch effektiver – eine weiche Kinderzahnbürste, mit der sich gut die Zunge reinigen lässt.

Tab. 2.3 Mundpflege bei Patienten nach Schlaganfall

	Patientengruppe	Hilfsmittel	Vorgehen
1	Pat., die wach und ansprechbar sind und sprechen können		Pat. werden nach ihren Wünschen gefragt und diese werden, soweit es geht, berücksichtigt
2	Bewusstseinsgestörte und/oder. tracheotomierte Pat., die eigene Zähne und keine Schluckstörungen haben	Absaugzahnbürste oder eigene *weiche* Zahnbürste, etwas Zahnpasta, rote Schwämmchen, H_2O, Salbe AS/NS	Zähne werden mit geringer Menge Zahnpasta mit der Absaugzahnbürste geputzt, bei Hypersalivation Zahnbürste an den Absauger anschließen, danach mit wasserbefeuchteten Schwämmchen Mundhöhle von Resten reinigen. Lippenpflege mit Salbe
3	Bewusstseinsgestörte u. o. Pat. die eigene Zähne und Schluckstörungen haben	Absaugzahnbürste o. eigene *weiche* Zahnbürste, rote Schwämmchen, H_2O, Salbe AS/NS	Zähne werden ohne Zahnpasta mit der Absaugzahnbürste geputzt, bei Hypersalivation Zahnbürste an den Absauger anschließen, danach mit wasserbefeuchteten Schwämmchen Mundhöhle von Resten reinigen. Lippenpflege mit Salbe
4	Pat., die essen können, aber relativ locker sitzende Zahnprothesen haben	Zahnbürste, je nach Gewohnheit Kukident, Zahnpasta etc., rote Schwämmchen, H_2O, Salbe AS/NS bzw. lauwarmes Wasser und Nierenschale/Spuckbeutel	Zahnprothesen nach jedem Essen unter fließendem Wasser reinigen, Mundhöhle mit feuchten Schwämmchen reinigen oder Mund mit lauwarmem Wasser spülen lassen Zahnprothesen ansonsten möglichst immer im Mund belassen Lippenpflege mit Salbe

Tab. 2.3 Mundpflege bei Patienten nach Schlaganfall (*Forts.*)

	Patientengruppe	Hilfsmittel	Vorgehen
5	Pat., die sehr fest sitzenden Zahnersatz, bzw. mit viel Haftcreme fixierten Prothesen haben und/oder Sondenkost erhalten	Zahnbürste, je nach Gewohnheit Kukident, Zahnpasta etc., rote Schwämmchen, H_2O, Salbe AS/NS, bzw. lauwarmes Wasser und Nierenschale/Spuckbeutel	Zahnprothese 1 × tgl. herausnehmen, gründlich reinigen und neu einsetzen, je nach Pat. Gewohnheit entweder abends herausnehmen und über Nacht „schwimmen" lassen und morgens neu einsetzen, ansonsten nach dem Frühstück herausnehmen, reinigen und wieder einsetzen Des Weiteren nach jeder Mahlzeit bzw. 3 × tgl. Mundhöhle durch Ausspülen oder Auswischen reinigen Lippenpflege mit Salbe
6	Pat. ohne eigene Zähne bzw. ohne Prothesen mit ausreichend feuchter Mundhöhle	Rote Schwämmchen, H_2O, Salbe AS/NS, bzw. lauwarmes Wasser und Nierenschale/Spuckbeutel	Mindestens 3 × tgl. Mundhöhle mit feuchten Schwämmchen reinigen oder Mund mit lauwarmem Wasser spülen lassen Lippenpflege mit Salbe
7	Pat. mit trockener Mundschleimhaut	Rote Schwämmchen, H_2O oder Dexpanthenol-Lösung, Salbe AS/NS bzw. lauwarmes Wasser und Nierenschale/Spuckbeutel	Mindestens 2 ×/Schicht, Mundhöhle mit feuchten Schwämmchen (je nach Trockenheit mit Dexpanthenol-Lösung getränkt) reinigen oder Mund mit lauwarmem Wasser spülen lassen **Wichtig:** Auf ausreichende Flüssigkeitszufuhr achten, trockene Schleimhäute deuten auf Exsikkose hin! Lippenpflege mit Salbe
8	Pat. mit Borken	Salbe AS/NS	Borken im Mund mit Salbe aufweichen, dann weiter wie unter 7 beschrieben

Ausscheidung

Stuhl- und (viel häufiger) **Harninkontinenz** sind meist nur in der Akutphase ein Problem. Ursachen sind oft die lähmungsbedingte Immobilität oder, infolge von Wahrnehmungsstörungen, die Unfähigkeit, die volle Blase bzw. den vollen Enddarm zu spüren. Auch eine Apraxie oder Aphasie begünstigt durch die Unfähigkeit, gezielt zu handeln bzw. sich mitzuteilen, eine Inkontinenz. Durch frühzeitige Mobilisation bildet sich die Inkontinenz meist rasch zurück. Zusätzlich kann der Patient nach den Mahlzeiten auf die Toilette geführt werden. Besteht die Harninkontinenz länger als einige Tage, ist ein suprapubischer Dauerkatheter das geeignete Mittel zur vorübergehenden Harnableitung. [vgl. 12]

Dauerkatheter ist keine Dauerlösung

Der transurethrale **Dauerkatheter** als Dauerlösung gehört der Vergangenheit an, da er die Wahrnehmungsfähigkeit des Schlaganfallpatientinnen zusätzlich einschränkt und das Risiko einer Blasenentzündung stark erhöht. Er sollte nur noch zu einer kurzfristig notwendigen Flüssigkeitsbilanzierung angewendet werden.

Bei unzureichender Mobilisation, Breikost und nicht ausreichender Flüssigkeitszufuhr kommt es häufig zu einer **Obstipation.** Dagegen helfen reichliches Trinken oder eine i. v. Flüssigkeitsgabe (mit Flüssigkeitsbilanz), ballaststoffreiche Kost und Mobilisation.

Kommunikation

Viele Patienten mit einem Schlaganfall haben eine Aphasie (*zentrale Sprachstörung,* ➤ Kap. 1.6.8), die je nach Form und Schweregrad auch das Lesen und Schreiben beeinträchtigt.

Auch eine Dysarthrie (➤ Kap. 1.6.5), bei der die Sprechmotorik betroffen ist, führt zu einer Veränderung der Sprachfähigkeit. Hier sind allerdings das Wortverständnis und die Fähigkeit, zu lesen und zu schreiben, nicht betroffen, was die Kommunikationsfähigkeit der Patientinnen im Vergleich zu Aphasikern deutlich erleichtert. Leider treten beide Symptome oft gemeinsam auf. Der plötzliche Verlust der Sprache bedeutet für die Betroffenen eine erhebliche Einschränkung im Umgang mit anderen Menschen, belastet sie psychisch stark und kann zu seiner völligen Isolation von der Umwelt führen. Die folgenden Ausführungen konzentrieren sich auf den Umgang mit Aphasikern.

Regeln für die Kommunikation mit Aphasikern

- Den Patienten oft ansprechen, auf Erfolge hinweisen und zum Sprechen motivieren.
- Ruhig und deutlich sprechen und einfache, kurze Sätze verwenden (aber keine „Kindersprache"!).
- Der Patientin helfen, wenn sie nicht die richtigen Worte findet („Meinen Sie die Tasse auf dem Tisch?").
- Nachfragen, wenn Sie nicht verstanden haben, was der Patient sagen möchte
- Nicht für die Patientin antworten, sondern ihr eine Antwort ermöglichen (auch z. B. durch Nicken).
- Sich bei der Kommunikation mit dem Patienten Zeit nehmen und Geduld aufbringen, da sich der Kranke sonst unter Druck gesetzt fühlt.
- Gesagtes mit Mimik und Gestik untermauern.
- Die Patientin über alle pflegerischen Handlungen informieren (nicht „stumm" pflegen).
- Schlechte Stimmungen des Patienten akzeptieren. Nicht selten ist z. B. Fluchen die einzige noch verbliebene Möglichkeit des Patienten, Emotionen auszudrücken.
- Eng mit den Sprachtherapeutinen zusammenarbeiten und Ihr Vorgehen mit ihnen absprechen.

Viele Patienten, insbesondere solche, die vor der Erkrankung sehr selbstständig gelebt haben, möchten den Pflegenden „nicht zur Last fallen" und neigen dazu, alles geschehen zu lassen, ohne an die eigenen Bedürfnisse zu denken. Um dem vorzubeugen, treten die Pflegenden den Patientinnen offen und ehrlich entgegen. Sie sprechen mögliche Probleme frühzeitig an, um zusammen mit dem Patienten schnellstmöglich zu einer Lösung zu gelangen und dem Patienten die Angst vor dem Versagen zu nehmen.

Psychosoziale Begleitung

Neben den körperlichen Beeinträchtigungen hat ein Schlaganfall auch psychosoziale, emotionale und spirituelle Folgen. Betroffene stürzen nicht selten in eine tiefe Lebens- und Identitätskrise. Oft stehen das individuelle Rollenverständnis und die gesamte Lebensplanung auf dem Spiel. Eine ganzheitliche Betrachtung der Situation des Pflegebedürftigen darf hier keine Floskel sein, sondern ist zwingend notwendig und muss im Pflegeprozess berücksichtigt werden. Angst macht Patientinnen depressiv, antriebslos und vielfach aggressiv. Die Betroffenen verlieren evtl. jegliche Motivation, zur Verbesserung ihres Zustands selbst beizutragen, was die gesamte Rehabilitation infrage stellt. [vgl. 13, 14]

Die Pflegenden zeigen Verständnis für den Patienten und vermitteln ihm Sicherheit durch einen offenen Umgang mit seinen Einschränkungen. Werden Probleme durch die Pflegenden überspielt oder nicht ernst genommen, bekommt die Patientin das Gefühl, dass sie mit ihren Einschränkungen und Ängsten nicht angenommen wird. Lob und positive Kritik geben dem Patienten ein Gefühl für seine erhaltenen Fähigkeiten und motivieren ihn, weiter an sich zu arbeiten. Dabei ist es wichtig, gemeinsam mit der Patientin sowie kleinschrittig vorzugehen und sich absehbar erreichbare Ziele zu setzen. Erfolg, Hoffnung und Motivation gehen oft Hand in Hand.

Schon zu Beginn der Behandlung sprechen die Pflegenden mit dem Patienten über seine Ängste, um einen offensiven Umgang damit zu erreichen. Angehörige sollten dabei direkt einbezogen werden, weil sie meist die wichtigsten Bezugspersonen sind und soziale Konsequenzen oft auch sie betreffen. Eine psychologische Betreuung kann dabei für Patientinnen wie Angehörige hilfreich sein.

Alle Maßnahmen erfordern viel Geduld, Ausdauer und Disziplin bei Pflegenden wie Betroffenen.

2.2 Intrazerebrale Blutung

DEFINITION

Intrazerebrale Blutung: Blutung in das Hirngewebe *(intraparenchymatös).* Ursache von etwa 15 % der Schlaganfälle, häufig auf der Grundlage einer zerebralen Arteriosklerose

VORSICHT

Alle akuten intrakraniellen Blutungen, d. h. Blutungen in den Schädelinnenraum, sind **lebensbedrohliche Krankheitsbilder,** weil jede größere Blutung wegen der Volumenbegrenzung des Schädels schnell einen starken Druck auf das empfindliche Gehirn ausübt. Außerdem führen intrakranielle Blutungen oft zu einem Hirnödem, das den Hirndruck weiter erhöht (➤ Kap. 10).

2.2.1 Krankheitsentstehung

Intrazerebrale Blutungen sind zumeist Folge einer arteriellen Hypertonie und entstehen durch das Zerreißen von durch die Hypertonie vorgeschädigten Arterien. Typische Lokalisationen *(loco typico)* einer solchen **hypertensiven Blutung** sind die Stammganglien (➤ Abb. 2.9), das Marklager, das Kleinhirn und seltener der Pons. Als Risikofaktoren gelten Gerinnungsstörungen, Arteriosklerose und arterielle Hypertonie.

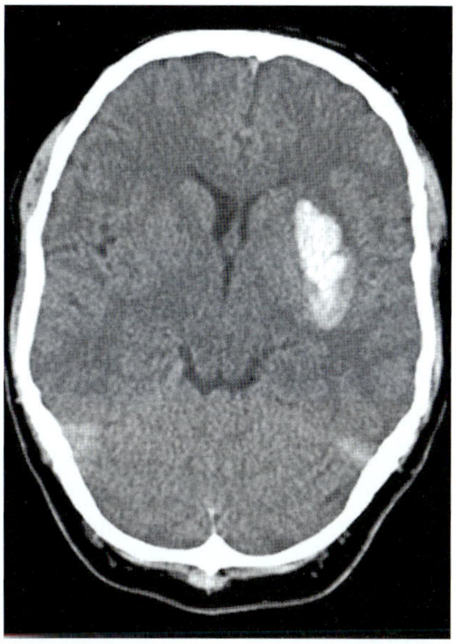

Abb. 2.9 Stammganglienblutung links an typischer Stelle, „loco typico" [T422]

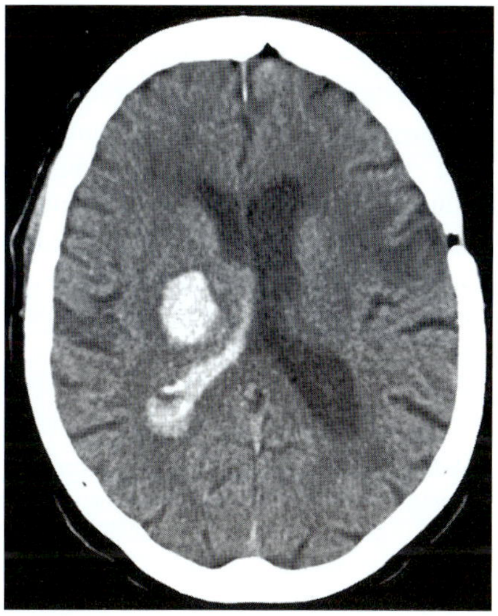

Abb. 2.10 Intrazerebrale Blutung aus den linken Stammganglien mit Ventrikeleinbruch und daraus resultierendem akutem Hydrozephalus [P991]

Die Blutung selbst und eine nachfolgende Ödembildung können über eine Steigerung des intrakraniellen Drucks zu einer verminderten Hirndurchblutung bis hin zur Ischämie führen (Hirndruck, Hydrozephalus; ➤ Abb. 2.10).

2.2.2 Symptome

Die intrazerebrale Blutung führt meist zum klinischen Bild eines Schlaganfalls (➤ Kap. 2.1.2). Die Symptome variieren je nach Lokalisation und Größe der Blutung. Infolge der raumfordernden Wirkung einer Blutung treten häufiger als bei einer Ischämie Kopfschmerzen, Übelkeit und eine frühe Abweichung der Augen zur Seite der Blutung hin auf **(Déviation conjuguée).** Bei größerer Blutung kann es zu einer raschen Bewusstseinstrübung kommen. Die Symptome geben jedoch nur Hinweise – eine sichere Unterscheidung zwischen Ischämie und Blutung ist klinisch nicht möglich.

2.2.3 Diagnostik

Nach der Primärversorgung des Patienten wird eine cCT durchgeführt, um zwischen Blutung und Ischämie zu unterscheiden und Lokalisation sowie Größe der Blutung auszumachen. Nur selten ist das Blut in den ersten Stunden nach Symptombeginn noch nicht sichtbar. In diesen Fällen muss die cCT später wiederholt werden.

Bei vorbestehender Hypertonie und typischer Lokalisation der Blutung ist keine weitere Diagnostik zur Ursachenforschung erforderlich.

Atypische Blutungen bedürfen dagegen einer weiteren Abklärung. Differenzialdiagnostisch muss dabei an eine Tumorblutung, Sinusvenenthrombose oder an Gefäßveränderungen (Aneurysma, AV-Malformation, AV-Fistel, Kavernom) gedacht werden. In diesen Fällen wird eine CT-Angiografie bzw. eine konventionelle Katheterangiografie durchgeführt, um die der Blutung zugrunde liegende Quelle zu erfassen. Ergibt auch die Angiografie keine eindeutige Ursache, kann ein MRT angefertigt werden. Bei unauffälligen Befunden ist es sinnvoll, die jeweiligen Untersuchungen nach der Resorption der Blutung (meist wenige Wochen) zu wiederholen.

AV-Malformation

DEFINITION

AV-Malformation (arteriovenöse Malformation): Gefäßfehlbildungen mit direktem Übergang von Blut aus Arterien in Venen über ein unterschiedlich groß ausgeprägtes zwischengeschaltetes Gefäßgeflecht *(Nidus)* aus pathologischen Gefäßen (➤ Abb. 2.11)

Diese auch als Angiome bezeichneten Malformationen sind vermutlich angeborene Anlagestörungen der vorgeburtlichen Entwicklungsperiode. Neben einer Blutung kann ein Angiom auch durch einen Krampfanfall oder neurologische Ausfälle auffällig werden. Abhängig von Lokalisation und Beschwerdebild stehen an therapeutischen Möglichkeiten allein oder in Kombination zur Verfügung: endovaskuläre „Verklebung" *(Embolisation),* chirurgische Entfernung, Strahlentherapie oder auch ein konservatives Vorgehen.

AV-Fistel

DEFINITION

AV-Fistel (arteriovenöse Fistel): Gefäßfehlbildung mit direktem Kurzschluss von Arterie und Vene ohne zwischengeschaltetes Gefäßbett, häufig duraassoziiert und daher auch als durale AV-Fistel bezeichnet.

AV-Fisteln sind zumeist erworbene Fehlbildungen und können u. a. nach Sinusvenenthrombosen oder Traumen entstehen. Nicht selten beklagen die Patientinnen ein pulssynchrones Ohrgeräusch, aber neben einer Blutung kann es auch zu Krampfanfällen kommen. Die Behandlungsnotwendigkeit richtet sich nach dem Aufbau der Fistel, und die Behandlung kann wiederum radiologisch, endovaskulär und/oder chirurgisch erfolgen.

Kavernom

DEFINITION

Kavernom: Diese auch als kavernöses Hämangiom bezeichnete Fehlbildung besteht aus einem brombeer- oder maulbeerartig erscheinenden Gefäßknäuel, wird von kleinsten kapillären Arterien gespeist und von ebenso großen Venen entsorgt.

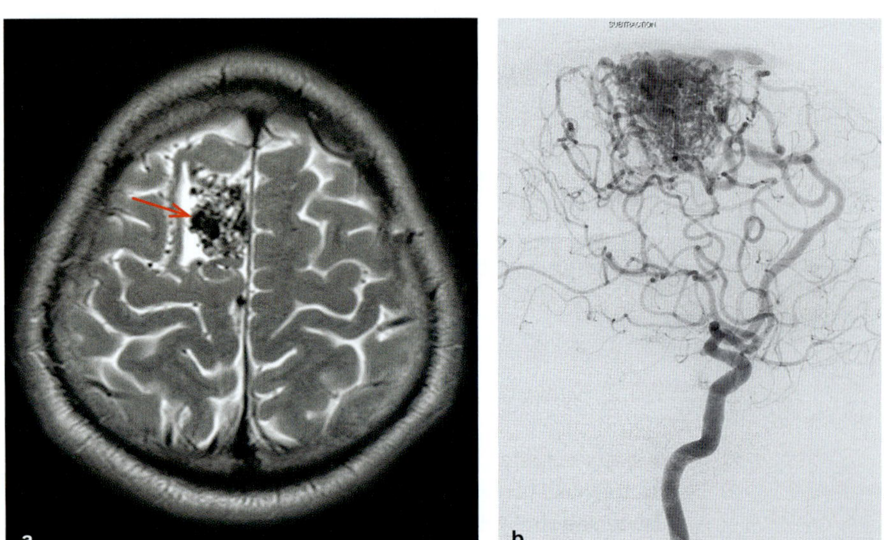

Abb. 2.11 AV-Malformation rechts frontal:
a) MRT
b) Angiogramm [T422]

Kavernome sind nur selten in der Angiografie zu sehen und am besten im MRT zu erkennen. Die meisten Kavernome sind asymptomatisch und werden als Zufallsbefunde diagnostiziert. Die häufigsten Symptome sind Kopfschmerzen, Krampfanfälle und neurologische Defizite durch Blutungen. Kavernome können sporadisch oder familiär gehäuft sowie einzeln (singulär) oder zu mehreren (multipel) auftreten.

2.2.4 Behandlungsstrategie

Konservative Therapie

Behandlung bei akuter intrakranieller Druckerhöhung ➤ Kap. 10.4.3

Die **allgemeine Therapie** bei intrazerebraler Blutung entspricht weitgehend der Therapie bei zerebraler Ischämie (➤ Kap. 2.1.5). Der systolische Blutdruck muss rasch (über ca. 2 h) und konsequent auf ca. 110–140 mmHg gesenkt werden. Um Blutdruckspitzen zu vermeiden, wird eine Obstipationsprophylaxe durchgeführt.

Infolge der raumfordernden Wirkung der Blutung leiden die meisten Patienten mit intrazerebraler Blutung unter starken Kopfschmerzen und Übelkeit. Deshalb achten Ärztinnen und Pflegende auf ausreichende **Analgesierung** und evtl. Sedierung sowie die Gabe von Antiemetika.

24 h nach der Blutung wird bei den meisten Patienten mit einer **Low-Dose-Heparinisierung** zur Thrombose- und Lungenembolieprophylaxe begonnen.

Wird als Ursache für eine intrazerebrale Blutung eine Sinusthrombose nachgewiesen (➤ Kap. 2.4), wird die Patientin trotz Blutung sofort vollheparinisiert. War die intrazerebrale Blutung hingegen durch Gerinnungsstörungen bedingt, so werden diese schnellstmöglich korrigiert.

Invasive Therapien

Je nach Lokalisation und Größe der Blutung sowie in Abhängigkeit vom klinischen Zustand des Patienten entscheidet der Arzt, ob ein invasives Vorgehen notwendig ist. Da das ins Hirngewebe ausgetretene Blut im Verlauf von Tagen bis Wochen resorbiert wird, ist ein invasives Vorgehen nur in folgenden Situationen indiziert:

- Primär raumfordernde Blutungen
- Verschlechterung der Bewusstseinslage infolge zunehmender Schwellung
- Liquorzirkulationsstörungen

Operative Dekompression bzw. Blutungsausräumung Abhängig vom Lebensalter und Allgemeinzustand des Patienten entscheidet die Ärztin zusammen mit den Angehörigen, ob in Anbetracht der Gesamtsituation eine operative Therapie sinnvoll ist. Prinzipiell sind sowohl eine reine Dekompression, d. h. eine Druckentlastung über eine Entfernung des Knochendeckels, als auch die Ausräumung der Blutung möglich. Manchmal ist die operative Therapie bei sekundärer Verschlechterung oder zunehmender Hirnschwellung, hier besonders im Bereich der hinteren Schädelgrube, zwingend erforderlich.

Blutungsdrainage Bei größeren supratentoriellen (oberhalb des Kleinhirnzeltes liegenden) Blutungen kann eine **Drainage** in der Blutungshöhle Entlastung schaffen (stereotaktisch oder mittels Neuronavigation geführte Eingriffe ➤ Kap. 1.7.8). Noch flüssiges Blut kann hierüber abfließen, evtl. kann die Blutungshöhle mit Fibrinolytika (z. B. rtPA; ➤ Pharma-Info 2.1) gespült werden.

Externe Ventrikeldrainage Bei Einbruch der Blutung ins Ventrikelsystem oder bei primär infratentorieller (unterhalb des Kleinhirnzelts liegender) Blutung mit Kompression des IV. Ventrikels kommt es häufig zur Liquorzirkulationsstörung mit innerem Liquoraufstau. Der entstehende akute *Hydrocephalus internus occlusivus* (➤ Kap. 10.3.1) wird durch die Anlage einer **externen Ventrikeldrainage** in einen Seitenventrikel behandelt. Hierüber kann die *intrathekale* Gabe von Fibrinolytika erwogen werden.

2.2.5 Prognose und Rezidivprophylaxe

Die **Prognose** hängt von der Lokalisation und der Größe der Blutung ab. Bei kleinen oberflächlichen Blutungen ist sie am besten, bei Blutungen im Hirnstamm- oder Thalamusbereich oder bei massivem Bluteinbruch in die Ventrikel sehr schlecht. Die Gesamtsterblichkeit liegt bei etwa 30–50 %, viele der Überlebenden behalten dauerhafte Behinderungen.

Bei hypertensiv bedingter Hirnblutung ist zur **Rezidivprophylaxe** eine dauerhafte antihypertensive Therapie einzuleiten. Bei Blutungen aus anderer Ursache und insbesondere bei atypischen Blutungen ist die Blutungsquelle nach Möglichkeit zu diagnostizieren und zu beseitigen (z. B. Operation einer Gefäßfehlbildung, immunsuppressive Therapie bei einer Vaskulitis).

2.3 Subarachnoidalblutung

Intrazerebrale Blutung ➤ Kap. 2.2

DEFINITION

Subarachnoidalblutung (kurz *SAB*): meist akute Blutung in den Subarachnoidalraum zwischen *Arachnoidea* und *Pia mater*

2.3.1 Krankheitsentstehung

Häufigste Ursache einer spontanen SAB ist die **Ruptur eines Hirnarterienaneurysmas** *(zerebrales Aneurysma)*. Dabei führt eine vermutlich anlagebedingte Gefäßwandschwäche der Hirnbasisarterien zu einer Gefäßwandaussackung. Die Gefäßwand dieser Aussackung ist derart ausgedünnt, dass sie z. B. während einer Blutdruckspitze (z. B. bei Stuhlgang oder Beischlaf) einreißt. Das Aneurysma rupturiert, und es kommt zu einem Blutaustritt in der Umgebung der Hirnbasisarterien in die sog. basalen Zisternen. Nicht zu verwechseln ist diese basale spontane SAB mit einer traumatischen SAB infolge eines Schädel-Hirn-Traumas, wobei diese beiden Entitäten meist durch die Blutungsverteilung radiologisch und aufgrund der Anamnese klinisch zu unterscheiden sind. Seltener kann es aber auch bei einer AV-Malformation, AV-Fistel, einem Kavernom (➤ Kap. 2.2.3) oder einem eingebluteten Tumor zu einer SAB kommen.

2.3.2 Symptome und Untersuchungsbefund

Bevor ein Aneurysma blutet, können durch Kompression benachbarter Strukturen Symptome wie Doppeltsehen oder andere Hirnnervenbeeinträchtigungen auftreten. Außerdem geht einer massiven Aneurysmablutung nicht selten (von 25 bis zu 50 % der Fälle) eine kleinere **Warnblutung** mit vergleichbaren, aber leichteren Beschwerden voraus. Bei 20 % der heute therapierten Aneurysmen handelt es sich um Zufallsbefunde, die wegen anderer Beschwerden (z. B. Tinnitus) im CT oder MRT gefunden wurden.

Typische **Symptome** und Befunde sind:
- Plötzliches Auftreten stärkster, oft hinterkopfbetonter Kopfschmerzen („Solche Kopfschmerzen habe ich noch nie zuvor in meinem Leben gehabt!")
- Übelkeit und Erbrechen
- Bewusstseinstrübung bis hin zur Bewusstlosigkeit (bei ca. ⅔ aller Patienten)
- Tachy- oder Bradykardie
- Arterielle Hyper- oder Hypotonie
- Ggf. Hirndruckzeichen

Der bewusstseinsklare Patient mit einer SAB macht einen schwer kranken, schmerzgeplagten Eindruck. Im neurologischen Untersuchungsbefund fällt ein **Meningismus** als Ausdruck einer Reizung der Hirnhäute auf (➤ Kap. 6.2). Anfangs und beim Bewusstlosen kann der Meningismus jedoch fehlen. Bei schwereren Verläufen sind neben einer Bewusstseinstrübung auch fokalneurologische Ausfälle wie Halbseitenlähmung oder Hirnnervenausfälle möglich. Evtl. besteht eine Hirndrucksymptomatik. Der klinische Schweregrad der SAB wird nach Hunt und Hess eingeteilt (➤ Tab. 2.4).

2.3.3 Komplikationen

Die Hauptgefahren für den Patienten mit SAB sind:
- *Vor* der Behandlung:
  - Erneute **Blutung** aus dem unbehandelten Aneurysma (in bis zu 20 % der Fälle innerhalb der ersten 3 Tage)
  - Akuter Hydrozephalus infolge von Verstopfung der Liquorabflusswege durch das ausgetretene Blut
  - Akute Hirndrucksymptomatik durch den Hydrozephalus oder eine nicht selten begleitende intrakranielle Blutung
- Im weiteren Verlauf und *nach* der Behandlung:
  - **Vasospasmen** (arterielle Gefäßkrämpfe), vermutlich durch Freisetzung vasoaktiver Substanzen (z. B. Serotonin) oder Hämoglobinabbauprodukte. Typischer Zeitraum für die Entstehung von Vasospasmen: 5. bis 11. Tag nach Blutung
  - Fortbestehender, chronischer posthämorrhagischer Hydrozephalus mit Shuntpflichtigkeit
  - Seltener Einblutungen in die Glaskörper des Auges *(Terson-Syndrom)* mit Sehverschlechterung und Notwendigkeit einer ophthalmologischen Behandlung

Tab. 2.4 Schweregrade der Subarachnoidalblutung nach Hunt und Hess [nach 19]

Schweregrad	Symptome
I	Kopfschmerzen, leichter Meningismus
II	Schwerste Kopfschmerzen, deutlicher Meningismus, Hirnnervenausfälle
III	Somnolenz, Psychosyndrom, leichte Herdsymptome
IV	Sopor, Hemiparese/-plegie, vegetative Dysregulation
V	Koma

2.3.4 Diagnostik

Der Verdacht auf eine SAB stellt eine Notfallsituation dar und zieht folgende sofortige Diagnostik nach sich:
- **cCT:** Sie vermag die Blutung bei 95 % aller Patientinnen mit einer frischen SAB darzustellen (➤ Abb. 2.12). Häufig kann auch eine **CT- oder MR-Angiografie** bereits ein Aneurysma, das geblutet hat, nachweisen.
- **Lumbalpunktion:** Eine Lumbalpunktion wird nur bei fehlendem Blutungsnachweis im cCT und anamnestischem Verdacht auf eine SAB durchgeführt. Sie ergibt blutigen Liquor bei einer frischen SAB und xanthochromen (gelblichen) Liquor bei einer älteren Blutung (12 h bis 14 Tage). Zur Differenzierung von einer artifiziellen (künstlichen) Blutbeimengung wird die **Drei-Gläser-Probe** durchgeführt: Nach der Punktion des Subarachnoidalraums wird Liquor in drei verschiedenen Gläsern aufgefangen. Ist der Liquor im dritten Glas deutlich weniger blutig als im ersten Glas, spricht das für eine artifizielle Blutbeimengung. Außerdem wird der Liquor unmittelbar nach Entnahme zentrifugiert. Ein wasserklarer Überstand spricht gegen eine SAB.
- **Zerebrale Angiografie:** Sie ist bei Patienten der Stadien Hunt-Hess I–IV (bei Patientinnen < 50 Jahren auch im Stadium V, ➤ Tab. 2.5) indiziert und ermöglicht eine Darstellung der Blutungsquelle in ca. 90 % der Fälle (➤ Abb. 2.13).
- **Transkranielle Doppler-Sonografie** (TCD) zum Nachweis von Vasospasmen, die sowohl während einer Angiografie als auch bei

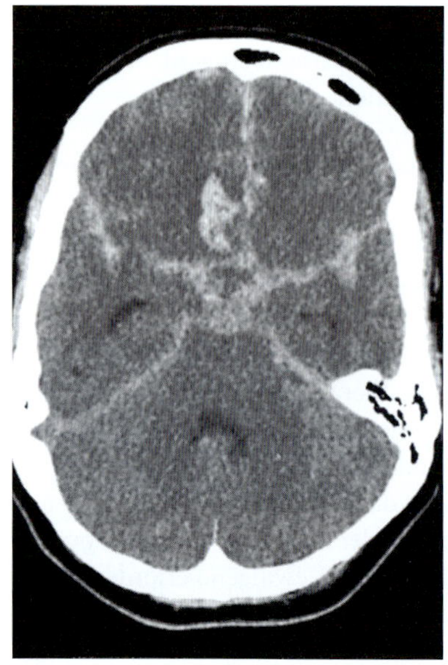

Abb. 2.12 Schwere basale **Subarachnoidalblutung** mit auch geringen intrazerebralen Blutungsanteilen [T422]

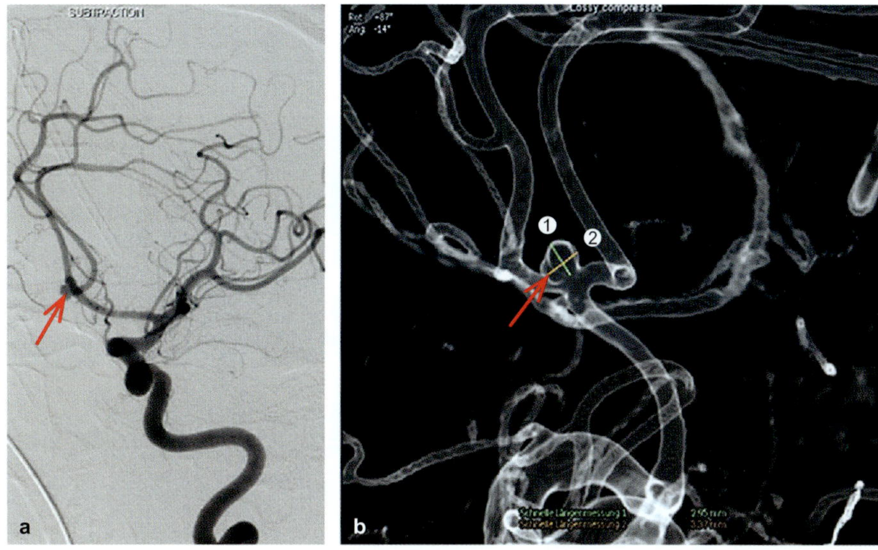

Abb. 2.13 Angiografie der intrakraniellen Gefäße mit Nachweis eines zweifach-gelappten Aneurysmas an der A. communicans anterior [T422]

einer Operation zu einem hohen Risiko eines Gefäßverschlusses mit resultierendem ischämischem Infarkt führen.
- **MR-Angiografie** bei negativer Angiografie, da ein Aneurysma nach Ruptur thrombosieren kann und sich dann in der klassischen Angiografie evtl. nicht mehr darstellt.

2.3.5 Differenzialdiagnose

Differenzialdiagnostisch kommen bei einem bewusstseinsklaren Patienten alle akut auftretenden Kopfschmerzformen (v. a. der akute postkoitale Kopfschmerz) in Betracht. Bei komatösen Patientinnen wiederum muss an alle Ursachen eines akut aufgetretenen Komas gedacht werden. Letztlich ist bis zum Beweis des Gegenteils und bei entsprechender Anamnese und klinischem Bild immer auch an eine akute intrakranielle Blutung zu denken. In einigen Fällen kann trotz nachgewiesener SAB keine Blutungsquelle gefunden werden (z. B. bei präpontiner SAB). Bei diesen Patienten ist dann eine angiografische Zweituntersuchung im Verlauf notwendig.

Die spontane aneurysmatische SAB muss von der **traumatischen SAB** infolge eines Schädel-Hirn-Traumas unterschieden werden. Die traumatische SAB ist in der Regel über der Hirnoberfläche lokalisiert, selten von Komplikationen wie Vasospasmen oder Hydrozephalus begleitet und prognostisch in erster Linie von den Begleitverletzungen abhängig.

2.3.6 Behandlungsstrategie

Initiale Behandlungsziele sind die zeitnahe Ausschaltung des Aneurysmas und die Therapie der Primärkomplikationen.

Eine frühzeitige Aneurysmabehandlung innerhalb der ersten 72 h vor Auftreten der Vasospasmusphase bringt meist die besten Erfolge. Dabei wird das Aneurysma je nach Lokalisation und Konfiguration entweder während der Angiografie superselektiv dargestellt und mit kleinen Platinspiralen ausgefüllt (engl. *coils*, ➤ Abb. 2.14, ➤ Abb. 2.15) oder neurochirurgisch freigelegt und durch spezielle Clips an seinem Gefäßursprung von der Blutzirkulation abgeschnitten. Ist dies nicht möglich, kann die

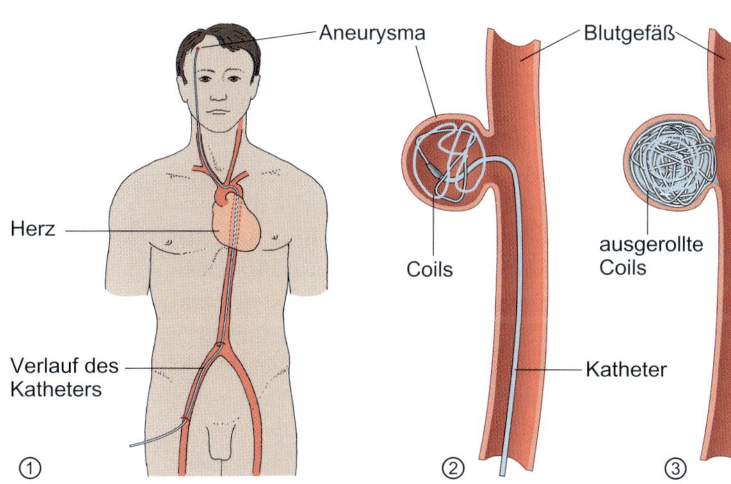

Abb. 2.14 Beim sog. **Coiling** führt die Neuroradiologin einen Mikrokatheter unter Durchleuchtungskontrolle über die Leiste durch die Bauch- und Brustschlagader bis ins Gehirn (1). Durch den Katheter werden dann weiche, feine Platinspiralen *(Coils)* in das Aneurysma geschoben (2). Dort füllen die weichen Spiralen die Aussackung aus und schließen es so vom Blutstrom aus (3). [L190]

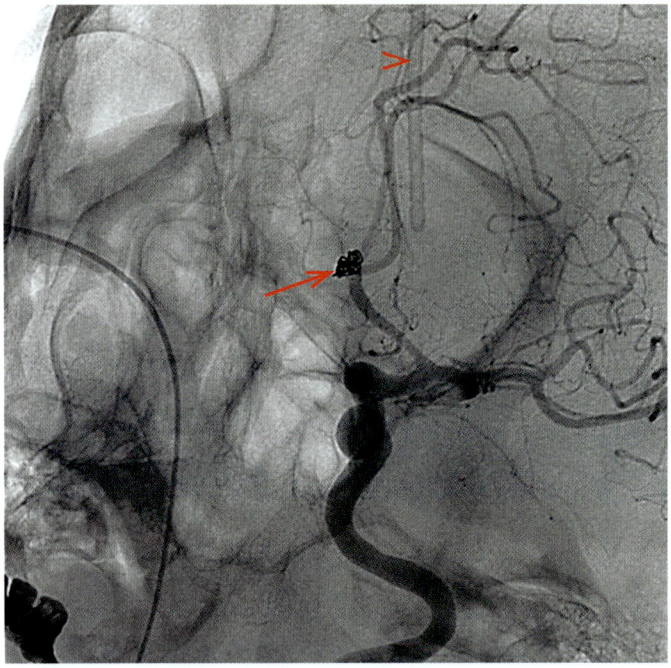

Abb. 2.15 Angiografie nach erfolgreicher Aneurysmatherapie mittels Coiling. Zu sehen ist zusätzlich auch eine zuvor eingebrachte externe Ventrikeldrainage. [T422]

Aneurysmawand auch operativ durch Muskel- oder Kunststoffgewebe verstärkt werden *(Wrapping).*

Die Entscheidung für die Behandlung nichtgebluteter Aneurysmen kann mitunter schwierig sein. Sie ist in jedem Fall eine Individualentscheidung und von der Größe, Konfiguration und Lokalisation des Aneurysmas abhängig. Auch der Zustand des Patienten (Alter, Nebenerkrankungen), die Familienanamnese für Aneurysmen sowie das Vorliegen mehrerer Aneurysmen fließen in die Indikationsstellung ein.

Bei akutem Hydrozephalus kann eine **lumbale Liquordrainage** angelegt werden. Besteht aber ein Verschlusshydrozephalus (akuter Hydrocephalus internus occlusus, ➤ Kap. 10.3.1), wird dieser durch eine **externe Ventrikeldrainage** entlastet. Eine lumbale Liquordrainage ist in diesem Fall kontraindiziert, da die Gefahr einer Hirnstamm-Einklemmung besteht. Oft verbessert bereits das Senken des Liquordrucks den klinischen Zustand der Patientin so sehr, dass die Patientin stabilisiert werden kann und eine endovaskuläre oder operative Therapie besser möglich wird.

Nach der Ausschaltung des Aneurysmas ist die Verhinderung von Vasospasmen von elementarer Bedeutung. Die zerebrale Blutflussgeschwindigkeit wird täglich mittels TCD kontrolliert. Beim Auftreten von erhöhten Flussgeschwindigkeiten geht man von Gefäßspasmen aus. Zur Vasospasmusprophylaxe kann eine Behandlung mit *Kalziumantagonisten* durchgeführt werden (z. B. Nimodipin, z. B. Nimotop®). Ferner kann es notwendig werden, den Blutdruck medikamentös auf Werte anzuheben, die den Spasmen entsprechend einen adäquaten zerebralen Blutfluss garantieren. Neben vasoaktiven Medikamenten wie Noradrenalin und Adrenalin kann dies auch durch Volumengabe mit Hypervolämie und Hämodilution geschehen. Diese Therapieform Hypertonie – Hypervolämie – Hämodilution wird auch als **Triple-H**-Behandlung bezeichnet, aber nur noch in ausgesuchten Fällen angewandt. Bis zum Abklingen der Gefäßspasmen – meist 14 Tage nach dem Blutungsereignis – sollte jegliche körperliche und psychische Anstrengung vermieden werden. Die intensivmedizinische Betreuung auf einer neurochirurgischen Intensivstation mit strenger Bettruhe und permanenter invasiver Blutdruckmessung ist in dieser Zeit unbedingt notwendig.

Ist eine Frühoperation (z. B. bei älteren Patientinnen in sehr schlechtem klinischem Zustand) nicht möglich, so erfolgt die Behandlung zunächst konservativ (u. a. mit Kalziumantagonisten), bis nach etwa 2 Wochen die Vasospasmen nachgelassen haben und eine Therapie des Aneurysmas möglich ist.

2.3.7 Prognose

Die Sterblichkeit bei allen Patienten liegt bei ca. 27 %. Je besser der Status nach Hunt und Hess vor der Behandlung ist, desto günstiger ist die Prognose. Dennoch gelingt nur bei ⅓ der Überlebenden die Reintegration in das Berufsleben. Zwar weisen ¾ aller Überlebenden keine oder nur geringe Defizite auf. Bei vielen Patientinnen bleibt aber insbesondere eine Hirnleistungsschwäche mit Leistungsminderung und Konzentrationsschwäche zurück.

2.3.8 Pflege von Menschen mit einer SAB

Patienten mit einer aneurysmatischen SAB verbleiben bis zum Überdauern der akuten Vasospasmusphase auf der Intensivstation. Erst nach klinischer Stabilisierung werden die Patientinnen auf die Normal- bzw. IMC-Station verlegt. Eine Ausnahme hiervon ist die präpontine SAB (➤ Kap. 2.3.5).

Pflegemaßnahmen bei präpontiner SAB

Auf die Normalstation oder in die IMC kommt der Patient erst, wenn die Diagnose gesichert ist und der Patient stabile Vitalparameter aufweist. Bis zu diesem Zeitpunkt ist der Patient intensivpflichtig:

- Die behandelnde Ärztin entscheidet, wie engmaschig Neurologie und Vitalparameter überwacht werden müssen. Blutdruck und Blutzuckervorgaben müssen weiter beachtet werden.
- In der Regel wird der Patient mit einem Blasenverweilkatheter und einem zentralvenösen Katheter (ZVK) versorgt sein. Hier sollte der Anspruch gelten „So lange wie nötig, so kurz wie möglich", um zusätzliche Infektionsrisiken zu vermeiden.
- Insgesamt sollte sich der Patient bis zum Ergebnis der Reangiografie schonen. In enger Absprache mit der Ärztin wird entschieden, in welchem Rahmen der Patient sich mobilisieren darf.
- Die Haut- und Körperpflege sollte unterstützend durchgeführt werden, d. h., anstrengende Tätigkeiten (z. B. Beine und Füße waschen) sollte das Pflegepersonal übernehmen. Häufig darf der Patient entweder zu Fuß oder mithilfe eines Toilettenstuhls an das Waschbecken mobilisiert werden. Dies ist für das Wohlbefinden des Patienten von großer Bedeutung.

- Ebenfalls darf der Patient häufig zur Ausscheidung auf die Toilette oder zumindest auf den Toilettenstuhl mobilisiert werden. Ein weicher Stuhlgang soll Pressvorgänge reduzieren. Da Patientinnen sehr unterschiedlich auf Laxanzien reagieren, sollte man die Anordnungen in enger Absprache mit dem Patienten vornehmen lassen.
- Der Schlaf-Wach-Rhythmus ist häufig gestört, mit Schlafmedikation ist allerdings vorsichtig umzugehen.
- Strikte Einhaltung der Nimodipin®-Einnahmezeiten, in der Regel 60 mg alle 4 h für 21 Tage ab dem ersten Blutungstag.

Pflege bei SAB-Patientinnen nach operativ behandeltem Aneurysma

Nach der Operation wird der Patient intensivmedizinisch betreut, da lebensbedrohliche Komplikationen auftreten können:

- Der behandelnde Arzt entscheidet, wie engmaschig Neurologie und Vitalparameter überwacht werden müssen. Blutdruck und Blutzuckervorgaben müssen weiter beachtet werden. Bei Veränderungen in der Vigilanz muss bei Patientinnen nach SAB immer an einen Liquoraufstau gedacht werden.
- Da die neurologischen Defizite durch die SAB verursacht sind, bleiben sie auch nach erfolgreicher Operation des Aneurysmas bestehen. Somit kann es sein, dass eine Patientin mit schweren neurologischen Defiziten auf die Station übernommen wird, die tracheotomiert und mit Magensonde versorgt ist. Hier wird wieder die **therapeutisch aktivierende Pflege** angewendet, um die Patientin gut vorbereitet in eine neurologische Frührehabilitation zu verlegen.
- Die Pflege geringer betroffener Patientinnen gestaltet sich annähernd wie bei Patienten mit SAB unbekannter Ursache, allerdings ist die Gefahr einer erneuten SAB durch Ausschaltung der Blutungsquelle sehr viel geringer, sodass die Patientin sich häufig deutlich schneller mobilisieren und auch stärker belasten darf.
- Zusätzlich ist die Wundpflege der Operationswunde zu beachten und die damit verbundenen Komplikationen (Nachblutung, Infektion, Liquorkissen). Die Naht wird alle 1–2 Tage aseptisch verbunden. Die Entfernung des Nahtmaterials wird durch den Arzt angeordnet.
- Nach Stabilisierung wird die Patientin je nach Zustand auf die Normalpflegestation oder in die IMC übernommen.

Pflege bei SAB-Patienten mit invasiv behandeltem Aneurysma

Pflegemaßnahmen wie oben beschrieben.

Abhängig von der endovaskulären Prozedur müssen einige Patienten vorübergehend oder dauerhaft antikoaguliert werden. Bei diesen Patienten müssen sorgfältig die Angiografie-Einstichstelle und – zusätzlich zu den üblichen Vitalparametern – die Fußpulse kontrolliert werden. Hier bedarf es der engen Abstimmung mit den behandelnden Ärzten und der Aufklärung der Patienten über entsprechende Risiken.

2.4 Sinusthrombose und andere venöse Thrombosen des Gehirns

DEFINITION

- **Sinusthrombose** *(Sinusvenenthrombose):* Thrombose eines venösen Hirnsinus.
- **Hirnsinus** *(Sinus durae matris):* nicht zusammenpressbare, klappenlose venöse Blutleiter zwischen den beiden Durablättern; nehmen u. a. das venöse Blut des Gehirns und der Hirnhäute auf.
- **Hirnvenenthrombose:** Thrombose einer intrazerebralen Vene.

Gelegentlich werden die Begriffe Sinus- und Hirnvenenthrombose auch synonym gebraucht.

2.4.1 Krankheitsentstehung

Weitaus am häufigsten sind **blande** (nichtentzündliche) **Sinusthrombosen.** Ihre Ätiologie entspricht in etwa derjenigen anderer venöser Thrombosen. Risikofaktoren sind Schwangerschaft, Wochenbett, Hormoneinnahme bei Frauen (z. B. Ovulationshemmer, insbesondere in Kombination mit Nikotinabusus oder Kortikosteroidtherapie) sowie Gerinnungsstörungen und Infekte.

Demgegenüber sind **septische Sinusthrombosen** heute nur noch selten. Sie entstehen als Folge lokaler Entzündungen im Kopfbereich, etwa nach Manipulationen an Furunkeln oberhalb der Oberlippe, da das venöse und dann kontaminierte Blut hier nach innen in den Sinus cavernosus abfließen kann.

Durch die Blockade des venösen Abflusses kann es zu einem Hirnödem mit Ausbildung einer sekundären Ischämie oder gar zu einer **Stauungsblutung** *(Diapedeseblutung)* in das Hirngewebe kommen.

2.4.2 Symptome

Die Symptome einer **Sinusthrombose** hängen von der Ausdehnung der Thrombose und vom betroffenen Sinus ab. Sie entwickeln sich in der Mehrzahl der Fälle schleichend und fluktuieren im Erkrankungsverlauf. Hauptsymptom sind meist starke, quälende Kopfschmerzen, die der Entwicklung neurologischer Ausfälle Tage bis Wochen vorausgehen können. Neben fokalen Störungen wie Halbseitenlähmungen und Sehstörungen können zerebrale Krampfanfälle, Verwirrtheit, Übelkeit und Erbrechen, psychotische Zustände sowie Bewusstseinsstörungen jeden Schweregrades auftreten.

Die primäre Thrombose eines großen Sinus führt meist zu diffuser neurologischer Symptomatik mit Bewusstseinsstörung. Die Thrombose einer Hirnvene zieht meist fokale neurologische Ausfälle nach sich.

In der neurologischen Untersuchung können neben fokalen Ausfällen manchmal auch ein Meningismus und Stauungspapillen gefunden werden.

Das klinische Bild zerebraler Thrombosen ist sehr vielgestaltig. Daher wurden sie noch vor wenigen Jahren oft nicht diagnostiziert und in ihrer **Häufigkeit unterschätzt.** Bei septischen Thrombosen treten die Symptome der Grunderkrankung (z. B. Fieber) hinzu.

2.4.3 Diagnostik

Das cCT kann bei blanden Sinusthrombosen ein völlig unauffälliges Bild zeigen. In Abhängigkeit von der Schwere der Thrombose finden sich ein Hirnödem, das fokal betont sein kann, sowie Stauungsblutungen oder Stauungsinfarkte, die typischerweise keinem Gefäßterritorium zuzuordnen sind. Stellen sich im nativen cCT die Hirnsinus primär verdichtet *(hyperdens)* dar, wird Kontrastmittel gegeben. Oft lässt sich dann das sog. **Empty-Triangle-Zeichen** feststellen, das durch den im Sinus befindlichen, von Kontrastmittel umflossenen Thrombus entsteht.

Diagnosesichernd ist die zerebrale Angiografie. CT- und MR-Angiografie in der nichtinvasiven Diagnostik gewinnen jedoch zunehmend an Bedeutung.

Bei der Hirnvenenthrombose fallen im cCT ein Ödem sowie eine Dichteminderung *(Hypodensität)* im Bereich der Thalami und des Zwischenhirns auf. Infolge einer Liquorzirkulationsstörung kann ein *Hydrocephalus internus* (➤ Kap. 10.3.1) bestehen.

2.4.4 Behandlungsstrategie

Blande Thrombosen

In den letzten Jahren hat sich bei blanden Sinusthrombosen die sofortige **Vollheparinisierung** der Patientinnen durchgesetzt. Eine Lysetherapie ist dagegen nicht angezeigt, da die Thrombose oft schon älter ist und die Erfolgschancen gering sind, das Risiko einer zerebralen Blutung hingegen hoch ist. Die Therapie mit Heparin i. v. kann keine bereits bestehenden Thromben auflösen. Allerdings wird die Entstehung neuer Thromben sowie der Verschluss bereits rekanalisierter Thromben verhindert. Der kapilläre Druck und damit das Risiko der Entstehung von Diapedeseblutungen (➤ Kap. 2.4.1) werden gesenkt. Der venöse Blutstrom wird vom Körper selbst durch Rekanalisierung wiederhergestellt.

> Patienten mit Sinusthrombose werden auch bei bestehenden intrazerebralen Stauungsblutungen sofort PTT-wirksam mit Heparin i. v. antikoaguliert.

Zerebrale Krampfanfälle, Kopfschmerzen und eine etwaige Hirndruckerhöhung werden symptomatisch behandelt.

Als orale Antikoagulation im Anschluss an die i. v. Heparintherapie hat sich die Einstellung auf Marcumar® bewährt. Die Umstellung sollte lückenlos erfolgen. Je nach Thromboseursache wird die Therapie für 6–12 Monate durchgeführt. Dabei wird ein INR-Wert von 2,0–2,5 angestrebt (entspricht einem Quick-Wert zwischen 30 und 35 %). Eine umfangreiche Ursachenforschung ist ebenso notwendig wie das Vermeiden von Risikofaktoren. Vor Absetzen der oralen Antikoagulation wird eine Kontrollangiografie oder Kontroll-MRT durchgeführt.

Septische Sinusthrombose

Bei septischen Sinusthrombosen wird sofort eine i. v. **Antibiotikatherapie** eingeleitet, der Entzündungsherd schnellstmöglich saniert und eine Antikoagulation durchgeführt.

Rezidivprophylaxe

Nach einer zerebralen Venenthrombose während einer Schwangerschaft oder unter der Einnahme von oralen Ovulationshemmern sollten die betroffenen Frauen auf die weitere Einnahme von Hormonpräparaten verzichten, da sie mit hoher Wahrscheinlichkeit ursächlich beteiligt waren. Die Frage nach dem Rezidivrisiko während einer (erneuten) Schwangerschaft ist noch ungeklärt.

2.4.5 Prognose

Die **Prognose** der blanden Sinusthrombose ist besser als früher angenommen. Unter maximaler Therapie mit sofortiger Heparinisierung erholen sich 80–90 % der Betroffenen komplett, und die Sterblichkeit liegt bei ca. 5 %. Das Vorhandensein zerebraler Blutungen verschlechtert die Prognose. Die Prognose der septischen Sinusthrombose und der Thrombose tiefer Hirnvenen ist demgegenüber wesentlich schlechter.

> **Pflegemaßnahmen nach Blutungen im Schädel-Hirn-Bereich**
>
> In der Akutphase der verschiedenen Blutungsereignisse stehen für die Pflegenden die Unterstützung der ärztlichen Diagnostik und Therapie sowie die Früherkennung und Prophylaxe von Komplikationen im Vordergrund. Weitergehende rehabilitative Maßnahmen richten sich nach dem Ausmaß der bleibenden neurologischen Symptomatik. Hier gelten die gleichen Grundsätze wie bei der Pflege und Behandlung von Menschen nach einem Schlaganfall (➤ Kap. 2.1.6).

LITERATUR UND KONTAKTADRESSEN

Literaturnachweis

1. Rettke H, Lyrer P. Lernfähigkeit akuter Schlaganfallpatienten – Eine Pilotstudie. Pflege 2002; 15(2): 53–60.
2. Kohl R. Therapie bei Schlaganfall – „Je früher die Behandlung beginnt, desto wirksamer ist sie". Die Schwester, der Pfleger 2007; 46(2): 104–119.
3. Glahn J. Jeder Schlaganfall ist ein Notfall – Time is brain. Heilberufe 2008; 60(5): 21–23.
4. Einhäupl KM. Weiterbildung „Stroke Unit" – spezialisiert auf Schlaganfall. Die Schwester, der Pfleger 2007; 46(2): 104–119.
5. Gliem U. Stroke Unit: Pflege bei Schlaganfall. Die Schwester, der Pfleger 2002; 41(8): 648–651.
6. Grandke B. Patienten bei „Hausaufgaben" richtig unterstützen – Logopädie in der neurologischen Rehabilitation. Pflegezeitschrift 2005; 58(4): 222–223.
7. Allgeier Ch, Kämmerle-Hofrichter I. Studie zur Ermittlung des Unterstützungsbedarfes von Patientinnen und Patienten, die nach einem Schlaganfall zu Hause leben. Pflege 2005; 18(6): 373–380.
8. Kirkevold M. Die Rolle der Pflege in der Rehabilitation akuter Hirnschlagpatienten. Pflege 1999; 12(1): 21–27.
9. Fiedler Ch, Köhrmann M, Kollmar R. Pflegewissen Stroke Unit – Für die Fortbildung und die Praxis; Berlin, Heidelberg: Springer, 2013; S. 129 und 138 f.
10. Brötz D, Karnath H-O. Die objektive Senkrechte finden – Patienten mit Pusher-Symptomatik. Pflegezeitschrift 2005; 58(4): 226–230.
11. van Keeken P. Schluckstörungen nach einem Schlaganfall – Worauf in der Pflege der Betroffenen zu achten ist. Pflegezeitschrift 2002; 55 (10): 2–4.
12. Wilbert-Herr IS. Urininkontinenz nach Schlaganfall – Review & Forschungsanwendungsprojekt: Assessment und Guideline-gesteuerte Kontinenzförderung. Pr-InterNET 2007; 9(3): 172–183.

13. Immenschuh U. Ein Schlaganfall ist eine Katastrophe für die Betroffenen – (Wie) wird die Pflege den Bedürfnissen jüngerer Betroffener gerecht? Pflege 2000; 13(3): 180–186.
14. Kerres B. Leben nach einem Schlaganfall. Pflegemagazin 2004; 5(6): 9–12.
15. Ellenbogen RG, Abdulrauf SI, Sekhar LN. Principles of Neurological Surgery. 3rd ed. Philadelphia, PA: Elsevier 2012.
16. Greenberg MS. Handbook of Neurosurgery. 8th ed. New York: Thieme 2016.
17. Steiner T, Unterberg A et al. Behandlung von spontanen intrazerebralen Blutungen, S2k-Leitlinie, 2021, in: Deutsche Gesellschaft für Neurologie (Hrsg.), Leitlinien für Diagnostik und Therapie in der Neurologie. www.dgn.org/leitlinien (letzter Zugriff: 01.08.2025)
18. Deutsche Gesellschaft für Neurologie. Subarachnoidalblutung (SAB). www.awmf.org/uploads/tx_szleitlinien/030-073l_S1_Subarachnoidalblutung_2012_verlaengert.pdf
19. Hunt WE, Hess RM. Surgical risk as related to time of intervention in the repair of intracranial aneurysms. J. Neurosurg; 1968. 28: 14–19

Leitlinien

Ringleb P, Köhrmann M, Jansen O et al. Akuttherapie des ischämischen Schlaganfalls, S2e-Leitlinie, 2022, in: Deutsche Gesellschaft für Neurologie (Hrsg.), Leitlinien für Diagnostik und Therapie in der Neurologie. www.dgn.org/leitlinien (letzter Zugriff: 01.08.2025)

Weiterführende Literatur

Krohwinkel M. Fördernde Prozesspflege mit integrierten ABEDLs: Forschung, Theorie und Praxis. Bern: Huber 2013.

Kontaktadressen

Stiftung Deutsche Schlaganfall-Hilfe, Carl-Miele-Str. 210, 33311 Gütersloh; Tel.: 0 52 41/9 77 00; www.schlaganfall-hilfe.de

Deutsche Schlaganfall-Gesellschaft (DSG), Reinhardtstr. 27C, 10117 Berlin; Tel.: 030/5 31 43 79 31; www.dsg-info.de

Stiftung Schlaganfall, Oberföhringer Str. 123, 81925 München; Tel.: 089/95 94 90 22; www.stiftung-schlaganfall.de

KAPITEL

3 Pflege von Menschen mit Wirbelsäulen- und Rückenmarkserkrankungen

Pflegesituation

Hintergründe zur Pflegesituation

Pflegerisches Setting: Rehabilitationsklinik
Patientin: Frau Daria Moretti, 27 Jahre
Diagnose: inkomplette Querschnittlähmung

Und plötzlich war alles anders

Die 27-jährige Daria Moretti sitzt gemeinsam mit ihrem Partner und ihren Schwiegereltern im Café „Am Deich". Von dort aus genießt sie den weiten Blick auf das Meer. Die Sonne scheint, Möwen kreisen am Himmel, es ist ein friedlicher Tag. *„Warum musste das ausgerechnet mir passieren?"*, fragt sie sich, während sie die vielen Menschen beobachtet, die an der Strandpromenade entlang spazieren. *„Wie gerne würde ich da jetzt einfach mitlaufen."*

Es geschah beim Training am Stufenbarren, ihrer Paradedisziplin. In einem kurzen Moment der Unachtsamkeit stürzte sie schwer. Die Diagnose: inkomplette Querschnittlähmung ab dem 6. Brustwirbel (Th6). Vor dem Unfall trainierte Daria Moretti auf hohem sportlichem Niveau und träumte von einer Teilnahme an den Olympischen Spielen. Doch der Unfall hat ihr Leben schlagartig verändert.

Nach der Akutversorgung im Krankenhaus wird sie nun in einer Rehabilitationsklinik an der Küste weiterbehandelt. Frau Moretti ist motiviert, aktiv am Rehabilitationsprozess teilzunehmen, dennoch sieht sie sich großen körperlichen und emotionalen Herausforderungen gegenüber. *„Ich will das schaffen, irgendwie. Aber manchmal habe ich einfach Angst."* Die inkomplette Lähmung hat ihre Beine stark geschwächt, aber nicht vollständig gelähmt. Erste Bewegungsansätze sind durch intensive Physiotherapie bereits möglich. Trotzdem ist sie im Alltag auf einen Rollstuhl angewiesen und die eingeschränkte Rumpfstabilität erschwert vieles zusätzlich, vom Zähneputzen bis zum Umsetzen auf die Toilette. Auch die neurogene Blasenentleerungsstörung ist eine tägliche Belastung. Ein besonders sensibles Thema ist für sie die intermittierende Einmal-Katheterisierung. *„Ich möchte, dass das nur von Frauen gemacht wird"*, bittet sie. Ein Wunsch, den das Pflegeteam der Rehaklinik annimmt und verlässlich umsetzt.

Pflegefachfrau Johanna Kaiser unterstützt Frau Moretti regelmäßig. Sie hilft ihr bei der täglichen Körperpflege und beim Transfer mit dem Rutschbrett in den Rollstuhl. Großen Wert legt die junge Pflegefachfrau vor allem auf eine konsequente Dekubitusprophylaxe, was besonders wichtig ist bei Frau Morettis vermindertem Schmerzempfinden und dem bereits bestehenden Dekubitus der Kategorie 2 am Gesäß. Sie erinnert sich an die Worte der Patientin: *„Ich merke oft nicht, wenn etwas drückt oder wund ist."* Pflegefachfrau Johanna Kaiser führt tägliche Hautkontrollen durch, übernimmt die Wundversorgung und leitet Frau Moretti zur Selbstbeobachtung an. Mit gezielter Positionierung und passenden Hilfsmitteln versuchen sie gemeinsam, eine Verschlechterung zu verhindern. Frau Moretti will verstehen, was mit ihrem Körper passiert: *„Ich will nicht einfach nur versorgt werden, ich will mithelfen!"* Johanna Kaiser setzt konsequent das Modell der aktivierenden Pflege um, was Frau Morettis Selbstständigkeit fördert und ihr das Gefühl gibt, die Kontrolle über den eigenen Körper zurückzugewinnen. Auch seelisch hat Frau Moretti bereits Fortschritte gemacht. *„In der Akutklinik hatte ich ständig Angst zu stürzen, mental war ich völ-*

lig am Ende. Ich habe mich tagelang kaum aus dem Bett getraut". Heute erlangt sie langsam und Schritt für Schritt wieder Vertrauen in ihren Körper. Noch ist der Weg lang und nicht frei von Rückschlägen, aber Frau Moretti weiß, dass sie nicht allein ist: *„Ich lerne, geduldig mit mir zu sein. Und jeder Fortschritt, so klein er auch ist, zählt."*

Lernaufgaben:

1. Erklären Sie die Diagnose „inkomplette Querschnittlähmung ab Th6" und zählen Sie die damit verbundenen körperlichen Einschränkungen von Frau Moretti auf.
2. Beschreiben Sie die Auswirkungen der Diagnose auf die Mobilität und Selbstversorgung von Frau Moretti.
3. Nennen und erklären Sie, welche rechtlichen Aspekte und ethischen Prinzipien bei dem Wunsch nach weiblichem Pflegepersonal bei der Katheterisierung beachtet werden müssen.
4. Frau Moretti weist am Gesäß einen Dekubitus der Kategorie 2 auf. Erläutern Sie, wie Johanna Kaiser Frau Moretti im Sinne des Expertenstandards „Dekubitusprophylaxe in der Pflege" beraten und zur Selbstbeobachtung der Haut sowie zur Positionierung und Mobilisation anleiten kann, um die Entstehung weiterer Druckstellen zu vermeiden.
5. Schildern Sie, wie Johanna Kaiser das wissenschaftlich fundierte Konzept der aktivierenden Pflege unter Einbeziehung weiterer Berufsgruppen im Rehabilitationsprozess anwendet und inwiefern dies zur Förderung der Ressourcen von Frau Moretti im Rehabilitationsprozess beiträgt. Nennen Sie konkrete Beispiele aus der Pflegesituation.

3.1 Querschnittlähmung

DEFINITION

Querschnittlähmung *(Querschnittsyndrom):* komplexe neurologische Symptomkombination mit komplettem oder inkomplettem Ausfall der Rückenmarksfunktion ab der Höhe der Querschnittläsion. Ein Querschnitt kann akut oder subakut entstehen. Häufigste Ursache ist das Trauma.

Die meisten Querschnittlähmungen (etwa 85 %) sind traumatisch bedingt. In Deutschland erleiden jährlich etwa 2.000 Menschen eine **traumatische Querschnittlähmung** – meist infolge eines Verkehrs-, Arbeits- oder Sportunfalls. Selten sind Schuss- oder Stichverletzungen die Ursache. Über 60 % der Patienten mit einer traumatischen Querschnittläsion haben Zusatzverletzungen, in ca. 50 % der Fälle besteht ein *Polytrauma* (Mehrfachverletzung). Männer sind mit 70 % häufiger betroffen.

Die selteneren **nichttraumatischen Querschnittlähmungen** sind meist inkomplett. Häufige Ursachen sind:

- Rückenmark- und Wirbelsäulentumoren (➤ Kap. 3.4)
- Degenerative Einengungen des Spinalkanals (➤ Kap. 3.3.2)
- Entzündungen des Rückenmarks (Myelitis) durch Viren (Poliomyelitis, Kinderlähmung) oder Bakterien (Syphilis oder Tuberkulose, eitrige Einschmelzung, spinaler Abszess)
- Multiple Sklerose (➤ Kap. 6.11)
- Durchblutungsstörungen (Blutungen, spinale Ischämie, spinale durale AV-Fisteln).

3.1.1 Symptome und Untersuchungsbefund

Die **Symptomatik** hängt zum einen davon ab, ob es sich um eine komplette oder eine inkomplette Querschnittläsion handelt, zum anderen von der Höhe der Läsion.

Bei Querschnittläsionen mit Schädigung des gesamten Rückenmarkquerschnitts fällt auch die gesamte Rückenmarksfunktion ab der Läsionshöhe aus. Bei inkompletten Querschnittläsionen bleibt die Rückenmarksfunktion teilweise erhalten.

- **Plegie**: vollständige *(komplette)* Lähmung
- **Parese**: unvollständige *(inkomplette)* Lähmung
- **Paraparese**: Lähmung der beiden unteren Extremitäten (Schädigung des Rückenmarks unterhalb BWK1)
- **Tetraparese**: Lähmung aller 4 Extremitäten (Schädigung des Rückenmarks oberhalb BWK1)
- **Konussyndrom**: Symptomkombination durch Schädigung des *Conus medullaris* (spitz zulaufendes unteres Ende des Rückenmarks in Höhe LWK 1/2)
- **Kaudasyndrom**: Symptomkombination durch Schädigung der *Cauda equina* („Pferdeschweif", Bündel der lumbalen und sakralen Nervenwurzeln im Spinalkanal)

Leitsymptome

Die **Leitsymptome** einer Querschnittläsion sind:

- Teilweiser oder kompletter motorischer **Ausfall der Nervenfunktionen** in dem von dem betroffenen Rückenmarkssegment versorgten Körpergebiet mit *schlaffen Lähmungen*
- **Sensibilitätsausfälle** und spastische Lähmungen in Körperregionen unterhalb des Verletzungsniveaus durch Schädigung der aufsteigenden sensiblen und absteigenden motorischen Bahnen
- **Trophische Störungen** (Stoffwechselstörungen) der Haut durch Beeinträchtigung vegetativer Rückenmarksnervenzellen und vegetativer Nervenbahnen
- **Vegetative Störungen** mit typischen Blasen-Darm-Störungen je nach Höhe der Schädigung

Einen Überblick über wichtige Leitsymptome verschiedener Querschnittsyndrome gibt ➤ Tab. 3.1. Die Symptome beziehen sich jeweils auf die Körperregionen unterhalb des Verletzungsniveaus.

Höhe der Rückenmarkschädigung

Die Auswirkungen einer Querschnittläsion sind davon abhängig, in welcher **Höhe** des Rückenmarks die Schädigung lokalisiert ist (➤ Abb. 3.1). Dabei sind folgende Höhen zu unterscheiden:

- **Halsmarkverletzung**: Ist das Halsmark betroffen, spricht man von einer *hohen Querschnittlähmung*. Charakteristisch hierfür ist

Tab. 3.1 Überblick über die **Leitsymptome wichtiger Querschnittssyndrome**

	Motorische Lähmung	Muskeleigenreflexe	Pyramidenbahnzeichen	Tiefensensibilität	Schmerz-/Temperaturempfinden	Blasenstörung
Komplettes Querschnittsyndrom*	ja	initial nicht auslösbar; später: auslösbar, meist gesteigert	ja	vermindert oder fehlend	vermindert oder fehlend	ja
Spinaler Schock *(Trauma)*	ja	vermindert oder fehlend	evtl.	vermindert oder fehlend	vermindert oder fehlend	ja
Zentrales Rückenmarksyndrom *(Tumor, Blutung)*	ja	auslösbar	ja	meist vorhanden	evtl. vermindert oder fehlend (kontralateral)	evtl.

* ohne Konus-Kauda-Syndrom

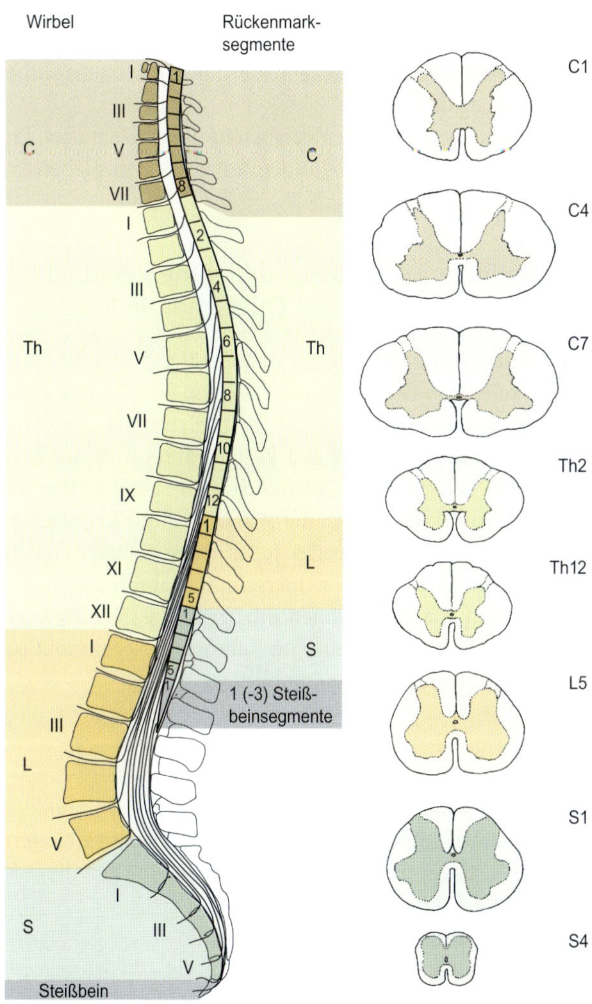

Abb. 3.1 Rückenmark und Spinalnerven in der Seitenansicht: Das Rückenmark erstreckt sich im Wirbelkanal vom 1. Halswirbel bis zur Höhe des 2. Lendenwirbels. Es endet im Conus medullaris und läuft in der Cauda equina aus, einem Bündel von Spinalnerven, die zu ihrem jeweiligen Zwischenwirbelloch ziehen. Da das Rückenmark auf Höhe des 2. Lendenwirbels endet, sind somit alle Rückenmarksegmente gegenüber den zugehörigen Wirbelkörpern nach oben versetzt. Beispiel: Bei einer Wirbelsäulenverletzung des 9. Brustwirbels ist nicht das 9. Brustwirbelsegment gefährdet, sondern das auf dieser Höhe liegende 1. Lendenwirbelsegment. [L190]

die motorische **Tetrasymptomatik.** Entscheidende motorische Höhe ist dabei C6/7. Hier entscheidet sich, ob der Patient ggf. auch selbstständig mit Muskelkraft rollstuhlmobil bleibt. Da für das Fortkommen im Rollstuhl sowohl Armbeugung als auch Armstreckung notwendig sind, ist eine Läsion unterhalb C7 prognostisch günstiger.

- Besonders bedrohlich ist eine hohe **Querschnittlähmung oberhalb C4.** In diesen Fällen droht eine Zwerchfelllähmung (Hauptatemmuskel) durch Lähmung des *N. phrenicus.* Aber auch bei tieferen Läsionen im tiefen Halsmark (unterhalb C4) oder im hohen Brustmark droht eine Ateminsuffizienz durch eine Schwäche der Atemhilfsmuskulatur *(Interkostalmuskulatur).* Folge können Infektionen der Atemwege (Pneumonie) bei unzureichender Belüftung der Lunge sein.
- **Brustmarkverletzung**: Charakteristisch hierfür ist die motorische Parasymptomatik. Die Betroffenen können Arme und Hände uneingeschränkt gebrauchen.
- **Verletzungen von Lumbalmark und Cauda equina** führen zu einem Konus- (*Conus medullaris,* d. h. unteres Ende des Rückenmarks) und Kaudasyndrom.

Die meisten Querschnittssyndrome werden von vegetativen Symptomen begleitet. In Abhängigkeit der Läsionshöhe tritt neben Stuhlinkontinenz infolge Analsphinkterversagens auch eine *Blasenareflexie* (Überlaufblase) oder eine *Blasenhyperreflexie* auf. Zusätzlich bestehen bei Männern Potenzstörungen (Erektionsstörungen, Dauererektion).

Durch die Einschränkung der Bewegungsfähigkeit und Sensibilitätsstörungen sind Patientinnen mit einer hohen Querschnittlähmung stark dekubitusgefährdet.

3.1.2 Diagnostik und Behandlung

VORSICHT

Jede Querschnittläsion ist ein **neurologischer Notfall** und bedarf unverzüglicher Diagnostik!

Diagnostik und Differenzialdiagnose

Die **Diagnose** Querschnittläsion ist bereits nach Erhebung der Anamnese und einer neurologischen Untersuchung zu stellen. Differenzialdiagnostisch ist dann wichtig, die genaue Ursache der Querschnittläsion zu ermitteln, da abhängig davon unterschiedliche Behandlungsstrategien erforderlich sind.

Zur Bestimmung der Schädigungshöhe des Rückenmarks steht neben der differenzierten neurologischen Untersuchung die **MRT** (➤ Kap. 1.7.3) an erster Stelle. Diese weist nicht nur morphologische Veränderungen des Rückenmarks selbst nach, sondern stellt auch Veränderungen der umgebenden Weichteilstrukturen und der Wirbelsäule dar. Falls keine MRT durchgeführt werden kann (z. B. aufgrund eines Herzschrittmachers), kann auch eine Myelografie (➤ Kap. 1.7.3) zur Höhenbestimmung eingesetzt werden, die dann meist durch eine Myelo-CT (➤ Kap. 1.7.3) in Höhe der Läsion ergänzt wird.

Falls die MRT ohne und mit Kontrastmittel keine Auffälligkeiten ergibt, wird eine Lumbalpunktion (➤ Kap. 1.7.2) durchgeführt, um einen akut entzündlichen Prozess (z. B. eine Myelitis) aufzudecken. Zeigen alle durchgeführten Untersuchungen keine pathologischen Befunde, könnte eine ischämische Läsion die Ursache sein. Dann wird die MRT nach einigen Tagen wiederholt.

Behandlungsstrategien und Komplikationen

Allgemeine Therapieüberlegungen

- **Bei spinalen Tumoren** entscheidet der Neurochirurg, ob eine operative Therapie (mit Dekompression des Rückenmarks, ggf. stabilisierenden Maßnahmen wie etwa Wirbelkörperersatz und evtl. anschließender Radio-/Chemotherapie) möglich ist oder die Patientin konservativ behandelt wird, etwa mit Radiotherapie und/oder Chemotherapie.
- Bei **spinalen infektiösen Entzündungen** steht die Gabe von Antibiotika, zunächst als Breitbandantibiose, und im Verlauf nach Erreger- und Resistenzbestimmung als gezielte Antibiose im Vordergrund. Zusätzlich kann auch bei spinalen Entzündungen eine Operation erforderlich sein, etwa wenn infolge der Infektion eine Raumforderung (z. B. ein Abszess) entstanden ist oder die Infektion zu einer Instabilität der Wirbelsäule geführt hat. Bei nichtinfektiösen Entzündungen kann die Gabe von Glukokortikoiden und anderen immunmodulierenden Medikamenten notwendig werden.
- **Einengungen des Spinalkanals** mit (beginnender) Querschnittsymptomatik bedürfen der operativen Dekompression, die möglichst innerhalb von 24 h nach Symptombeginn erfolgen sollte.
- **Intraspinale Blutungen und spinale Subarachnoidalblutungen** werden konservativ behandelt, sub- oder epidurale Hämatome im Spinalkanal können innerhalb der ersten 24 h nach Auftreten der Lähmungserscheinungen operativ ausgeräumt werden. Eine Ischämie des Rückenmarks infolge einer Embolie kann mit Vollheparinisierung und anschließender Marcumarisierung behandelt werden. In jedem Falle gilt es, bei spinalen Blutungen einen behandelbaren Gefäßprozess auszuschließen (Kavernom, AV-Fistel, AV-Malformation, ➤ Kap. 2.2.3).

Allgemeine Behandlungsziele

Ziele der Erstbehandlung sind Stabilisation, Mobilisation, Komplikationsmanagement und Hilfe zur Selbsthilfe. Diese noch heute gültigen **Grundprinzipien der Erstbehandlung** wurden in den 1940er-Jahren von Ludwig Guttmann (Neurochirurg) erarbeitet:

- Das Überleben sichern und das Leben verlängern
- Den somatischen Zustand verbessern, zumindest jedoch eine Verschlechterung einschließlich möglicher Komplikationen verhindern und ggf. behandeln
- Den funktionellen Zustand verbessern, mindestens jedoch eine Verschlechterung vermeiden, um bestmögliche Selbstständigkeit zu erzielen
- Den psychischen Zustand verbessern, zumindest jedoch eine Verschlechterung vermeiden, da dies u. a. eine unverzichtbare Bedingung für eine somatische Besserung, mindestens jedoch eine Stabilisierung ist

Diese Behandlungsziele ergeben sich bereits unmittelbar nach Eintritt der Querschnittlähmung, bleiben aber Bestandteil einer lebenslangen Behandlung.

Besondere Behandlungsziele im Rahmen der Erstversorgung nach Eintritt der Querschnittlähmung

Art und Dauer der Erstversorgung sind abhängig vom Ausmaß und von der Lokalisation der Rückenmarksläsion sowie von möglichen Begleitverletzungen und -erkrankungen (Polytrauma und Polymorbidität). Von einem langwierigen Verlauf muss insbesondere bei gleichzeitigem Vorliegen von Brustkorb- und Schädel-Hirn-Verletzungen oder Vorerkrankungen der Atmungs- und Kreislauforgane ausgegangen werden. Frisch verletzte Patienten sollten möglichst in einem Behandlungszentrum für Querschnittgelähmte aufgenommen werden. Zwar sind die Patientinnen anfangs häufig nur eingeschränkt rehabilitationsfähig, werden aber im Rahmen der Frühmobilisation oft schon in den ersten Wochen mobilisiert.

Komplikationen

Eine Querschnittlähmung gefährdet den Patienten auf vielerlei Weise. Geeignete Pflege- und Therapiemaßnahmen sollen diese Komplikationen von vornherein verhindern.
Wichtige **Frühkomplikationen** sind:

- Kreislaufstörungen (Hypotonie, Bradykardie), da das vegetative Nervensystem mitbetroffen ist. Grundsätzlich gilt: je höher die Läsion lokalisiert ist, umso stärker ausgeprägt Kreislaufstörungen
- Ateminsuffizienz
- Druckschäden der Haut
- Pneumonie
- Atelektasen
- Harnwegsinfektionen
- Magen- und Duodenalulzera
- Paralytischer Ileus

Wichtige **Spätkomplikationen** und Folgezustände sind:
- Druckschäden der Haut; Dekubitusgefährdung bei Patientinnen im Rollstuhl: v. a. Gesäß und Fersen
- Chronische, evtl. aufsteigende Harnwegsinfekte
- Kontrakturen
- Muskel- und Knochenatrophie, dadurch evtl. pathologische Frakturen
- Spastik
- Chronische Schmerzen, die therapeutisch oft schwer beherrschbar sind
- Ausbildung einer Skoliose oder Kyphoskoliose, insbesondere bei Para- oder Tetraplegie im Wachstumsalter
- Sexuelle Funktionsstörungen
- Depressive Stimmungslage (➤ Kap. 16.2)

3.1.3 Pflege von Menschen mit einer Querschnittlähmung

VORSICHT

Keine Querschnittlähmung ist wie die andere! Insbesondere bei inkompletten Querschnittsyndromen können Lähmungen und Empfindungsstörungen sehr unterschiedlich ausgeprägt sein. Aus diesem Grund sollte eine Prognose gegenüber dem Patienten niemals zu Beginn der Erkrankung erfolgen!

Beobachten, Beurteilen und Intervenieren in der Akutphase

Trotz der bestehenden Unterschiede gilt in der Akutphase der Erkrankung eine Reihe von grundsätzlich durchzuführenden Pflegemaßnahmen, die dazu dienen, Komplikationen frühzeitig zu erkennen und Folgeschäden zu vermeiden. Die pflegerische Therapie im weiteren Verlauf der Erkrankung richtet sich nach dem klinischen Bild. Ziel ist es, den Betroffenen ein in allen Bereichen möglichst eigenständiges Leben zu ermöglichen, wobei körperbezogenes Training inkl. einer intensiven Anleitung und Beratung und die Unterstützung des Patienten bei der Krankheitsbewältigung Hand in Hand gehen müssen.

Patientenbeobachtung

- **Puls, Blutdruck, ggf. ZVD**
- Körpertemperatur
- Bewusstseinslage
- Atmung (Frequenz, Tiefe, evtl. Sauerstoffsättigung)

In der Akutphase können massive Kreislaufstörungen auftreten, insbesondere Bradykardie und Hypotonie. Diese sind meist umso ausgeprägter, je höher die Läsion lokalisiert ist, d. h., Patienten mit hoher Querschnittlähmung sind besonders stark betroffen.

Atmung

Bei hohen Querschnittläsionen droht eine Ateminsuffizienz, bei Läsionen oberhalb C4 eine Atemlähmung mit Notwendigkeit der maschinellen Beatmung. Um der Versorgung atemgelähmter Tetraplegikerinnen gerecht zu werden, bedarf es daher der Versorgung auf Spezialstationen. Es handelt sich hierbei um moderne Beatmungsstationen, die trotz Beatmungsgeräten und Überwachungsmonitoren keinen Intensivstationscharakter, sondern eine annähernd häusliche Umgebung vermitteln sollen.
Schwerpunkte der Pflege sind:
- Beatmung
- Monitoring
- Spezielle Lungenpflege
- Sprachtraining
- Atmungs- und Spontanatmungstraining
- Konditionierung mit Zwerchfellschrittmachern

VORSICHT

Klagen des Patienten über „zu wenig Luft" stets ernst nehmen. Den Patienten engmaschig auf Zeichen einer **Ateminsuffizienz** (infolge der Lähmungen und/oder einer Pneumonie) überwachen und bei Verschlechterung umgehend eine Ärztin informieren!

Lagerung

Insbesondere bei der traumatischen Querschnittläsion kommt in der Akutphase der **Lagerung** des Patienten große Bedeutung zu.

Besteht aufgrund der Verletzung oder Grunderkrankung eine Instabilität der Wirbelsäule, ist bei jeder Lageveränderung die Gefahr einer Frakturverschiebung und damit einer zusätzlichen Rückenmarksschädigung gegeben. Zur Hautkontrolle und zu Pflegemaßnahmen bedarf es der regelmäßigen achsengerechten Umlagerung. Wegen der Gefahr von Kreislaufkomplikationen bei Haltungsveränderungen wird bei der Lagerung sehr behutsam vorgegangen, und es werden möglichst Pulsfrequenz und Blutdruck überprüft.

Besteht *keine* Instabilität der Wirbelsäule (mehr), kann die Patientin in individuellen Zeitabständen im normalen Klinikbett gelagert werden. Das regelmäßige Umlagern dient dabei gleichzeitig der Dekubitus-, Thrombose-, Kontrakturen- und Pneumonieprophylaxe. Durch die Rückenmarksläsion hervorgerufene Funktionsstörungen in Form von verändertem Muskeltonus, Sensibilitätsverlust und verminderter Durchblutung wird ein konsequenter Positionswechsel nötig.
Ziele der Positionswechsel sind:
- Aufrechterhaltung der Gelenkbeweglichkeit
- Förderung der Körperwahrnehmung
- Förderung und Erhalt einer intakten Haut durch optimale Druckverteilung und -entlastung
- Sekrettransport und Unterstützung der Atembewegung
- Ausgleich muskulärer Dysbalancen, Reduktion der Spastik

Neben Seitenlagerung können Bauch- und 135°-Lagerung angewandt werden, mit der eine besonders gute Belüftung der Lunge und die Sekretmobilisation unterstützt werden. Die Bauchlagerung kann darüber hinaus bei Spastik lindernd sein. Die Haut an Gesäß, Rücken und Fersen wird entlastet, und das Hüftgelenk kommt in Nullstellung, was wiederum der Kontrakturenprophylaxe dient. Ganz wichtig ist die Mobilisation in den Rollstuhl, die allerdings – aufgrund der Gefahr von Kreislaufkomplikationen – anfangs unter Monitorkontrolle stattfinden sollte.

Mobilisation

So früh wie möglich (je nach Verletzungsmuster evtl. schon auf der Intensivstation) wird der Patient mobilisiert. Dies erfolgt durch langsames Aufrichten des flach auf dem Rücken liegenden Patienten im Bett oder auf dem Stehbrett (flache Liege, auf welcher der Patient mit Gurten fixiert wird und die senkrecht aufgerichtet werden kann). Der Grad der Aufrichtung wird täglich etwas gesteigert, bis der Patient am Ende in annähernd aufrechter Körperhaltung ist. Anfangs kommt es dabei häufig zu Kreislaufstörungen mit Tachykardie und Blutdruckabfall, da der Muskeltonus und die Gefäßregulation fehlen. Um dem entgegenzuwirken, legen die Pflegenden dem Patienten in den ersten Tagen jeweils *vor* dem Aufrichten Kompressionsstrümpfe an beiden Beinen an; sie sind Wickeln vorzuziehen, da hiermit nur schwer ein optimales Anlegen gelingt. Später erfüllen medizinische Thromboseprophylaxestrümpfe (MTS) diesen Zweck. Abhängig von der Verletzung ordnet die Ärztin evtl. zusätzliche Hilfsmittel zur äußeren Stabilisierung während der **Mobilisation** an, z. B. eine Zervikalstütze oder ein Korsett.

VORSICHT

Mobilisation und Transfers müssen von mindestens zwei Pflegenden unterstützt werden – zumindest bis die Kreislaufsituation der Patientin sich langfristig stabilisiert hat und sie selbstständig mithelfen kann.

Körperpflege

Im Akutstadium ist evtl. eine völlige Ruhigstellung der Wirbelsäule erforderlich. Dann wird die **Körperpflege** des Patienten in dieser Phase vollständig von den Pflegenden übernommen. Ansonsten können paraplegische Patienten bald mit dem Einüben der selbstständigen Körperpflege beginnen.

Durch den Ausfall der Wärmeregulation droht eine rasche Auskühlung der Patientinnen. Manche Patienten mit hoher Querschnittläsion leiden unter übermäßig starkem Schwitzen. Dann sind häufigere kühle Waschungen angenehm.

Urinausscheidung

Die Blase kann nach Eintritt einer Querschnittlähmung nicht willkürlich entleert werden. Anfangs besteht in der Regel eine schlaffe Blasenlähmung, die eine Urinableitung entweder über intermittierenden Katheterismus oder eine transurethrale Katheterableitung erfordert. Eine transurethrale Dauerkatheterableitung birgt ein erhöhtes Risiko für Harnwegsinfektionen und sollte zeitnah durch eine suprapubische Ableitung ersetzt werden.

Das weitere Leben des Querschnittgelähmten wird wesentlich von urologischen Komplikationen beeinflusst. Infektionen der oberen Harnwege und damit einhergehende renale Komplikationen müssen daher vermieden werden.

Ziel der Behandlung der neurogenen Blase ist es, eine druckarme Blasenfüllung mit Kontinenz zu erreichen, wozu es eingehender neurourologischer Erfahrung und Behandlungskonzepte bedarf.

VORSICHT

Auch die Darmtätigkeit kann gestört sein. Im Akutstadium droht infolge der Darmlähmung ein **paralytischer Ileus.** Die Pflegenden achten auf Zeichen eines Ileus (Stuhl- und Windverhalt, fehlende Darmgeräusche, Meteorismus, Übelkeit, Erbrechen, evtl. Zeichen des Volumenmangels) und führen in regelmäßigen Abständen Abführmaßnahmen durch. [vgl. 1]

Psychosoziale Betreuung

Insbesondere von der traumatischen Querschnittlähmung sind meist junge Menschen betroffen, deren Lebenspläne mit einem Unfall schlagartig zunichte gemacht wurden. Viele der Betroffenen sind zunächst sehr verzweifelt angesichts ihrer Hilflosigkeit und der Aussicht auf ein Leben im Rollstuhl. In dieser Phase benötigen die Patienten rasch professionelle **psychosoziale Betreuung,** sehr viel Verständnis und Einfühlungsvermögen vonseiten der Pflegenden sowie Ermutigung und Unterstützung, um die Herausforderung annehmen und mit der Behinderung so „normal" wie möglich leben zu können.

Zu Beginn des Querschnittsyndroms ist die endgültige Prognose nicht zu stellen, da in den ersten Monaten noch sehr viele klinische Veränderungen im neurologischen Befund möglich sind. Pflegende sollten stets die Möglichkeit positiver Veränderungen betonen, ohne den Patientinnen illusorische Hoffnungen zu machen. Daraus kann sich ein hohes Motivationspotenzial für die Patienten ergeben, das in der Rehabilitation genutzt werden kann. Um falsche und v. a. widersprüchliche Angaben zu vermeiden, sind enge Absprachen innerhalb des Teams sehr wichtig.

Beobachten, Beurteilen und Intervenieren in der Postakutphase

In der Postakutphase findet die **rehabilitative Pflege** statt. Das Ziel in dieser Versorgungsphase ist es, größtmögliche Selbstständigkeit und Eigenverantwortung bis hin zur psychischen und sozialen Reintegration zu erreichen; hierfür sind bestimmte Voraussetzungen erforderlich:

- Stabile Atmung
- Stabiler Kreislauf
- Minimierung typischer Komplikationen
- Abgeschlossene Primärdiagnostik
- Mobilisationsfähiger Patient
- Physische und psychische Belastbarkeit

Die heutige Rehabilitationspflege ist durch ganzheitliches Denken geprägt. Das Ziel eines multiprofessionellen Teams ist es, mit dem Patienten Möglichkeiten und Techniken zu entwickeln, die ihm die Teilhabe am gesellschaftlichen Leben ermöglichen. Hier hat die partnerschaftliche Patientenedukation unter Einbeziehung der Angehörigen die wichtigste Bedeutung. **Rehabilitationspflegebereiche** in der Postakutphase sind:

- Körperpflege
- Ernährung
- Atmung
- Lagerung

- Bewegung
- Bekleidung
- Ausscheidung
- Schlaf-Wach-Rhythmus
- Regulierung der Körpertemperatur
- Prophylaxen
- Reagieren bei Komplikationen
- Erkennen von Gefahren
- Sexualität
- Psychologische Aspekte
- Überleitung/Entlassungsmanagement [vgl. 2]

Bewegung

Entwicklung einer Funktionshand

Bei Menschen mit Tetraplegie und einer Schädigung im Bereich der Segmente C5/C6 wird häufig die Entwicklung einer **Funktionshand** angestrebt. Durch eine funktionsgerechte Lagerung wird eine Einsteifung der gelähmten Hand in Beugestellung anvisiert. Neben dem aktiven und passiven Bewegen der Hand kommen speziell angefertigte Schienen oder Handgelenkmanschetten sowie Klebetechniken zum Einsatz. Da bei einer Läsion in dieser Höhe ein Teil der Unterarmmuskulatur noch funktionsfähig ist, kann die Patientin durch Streckung im Handgelenk die Faust schließen, durch Beugung öffnen sich die Finger wieder. Trotz gelähmter Muskulatur der Finger kann sie so wieder eingeschränkt Dinge greifen und auch loslassen. Die Koordination der Bewegungen erfolgt dabei über die Augen.
Man unterscheidet zwischen einer aktiven und einer passiven Funktionshand:
- Bei der **aktiven Funktionshand** kann durch Streckung des Handgelenks ein passiver Faustschluss erzeugt werden, die Beugung des Handgelenks führt zum Öffnen der Hand.
- Eine **passive Funktionshand** wird ausgebildet, wenn keine aktive Bewegung im Handgelenk mehr möglich, aber Aktivität des M. biceps brachii vorhanden ist.

VORSICHT
Alle Manipulationen an der Hand dürfen nur bei flektiertem Handgelenk durchgeführt werden!

Rollstuhltraining

Im **Rollstuhltraining** erlernt der Patient den möglichst selbstständigen Gebrauch des Rollstuhls. Dabei stehen neben dem Fahren im Rollstuhl bei Patienten mit Lähmung der Beine anfangs das Erlernen des Transfers vom Bett in den Rollstuhl, vom Rollstuhl auf die Toilette und jeweils zurück im Vordergrund. Paraplegische Patientinnen sollen das Gesäß regelmäßig (etwa alle 15 min) druckentlasten, indem sie sich mit beiden Armen auf den Armlehnen des Rollstuhls abstützen und den Körper für wenige Sekunden leicht nach oben drücken. Bei tetraplegischen Patienten übernehmen die Pflegenden die Druckentlastung, indem sie diese für einige Sekunden auf die eine und danach auf die andere Körperseite kippen, sodass jeweils eine Gesäßhälfte druckentlastet ist. Alternativ stehen für tetraplegische Patientinnen spezielle Sitzkissen zur Verfügung, die den Druck gleichmäßig auf die gesamte Sitzfläche verteilen.

Ernährung

In der Akutphase richtet sich die Art der **Ernährung** nach dem Zustand der Patienten und den intensivmedizinischen Erfordernissen. Langfristig, also postakut können Betroffene normalerweise ohne Einschränkungen nach Wunsch essen und trinken. Sie sollten allerdings auf ballaststoffreiche Kost und reichlich Flüssigkeitszufuhr achten, um einer Obstipation vorzubeugen und dementsprechend von den Pflegenden informiert und geschult werden. Aufgrund ihrer Immobilität neigen Querschnittpatientinnen zu Übergewicht. Untergewicht wird meist durch Appetitlosigkeit als Nebenwirkung von Medikamenten hervorgerufen und ist ebenfalls häufig. Sowohl Unter- als auch Übergewicht können zu Komplikationen führen (z. B. Dekubitus).

Für Menschen, die ihre Arme komplett nicht mehr nutzen können (Läsionen oberhalb C5), ist es notwendig, dass die Pflegenden (bzw. nach Anleitung auch die Angehörigen) das Essen anreichen und die Patienten entsprechend lagern, die Mundpflege durchführen etc. Tätigkeiten können sie nur noch mithilfe einer Mundbedienung durchführen. Durch entsprechendes Positionieren von Getränken ist aber immerhin das Trinken mithilfe von Strohhalmen möglich. Menschen mit einer Schädigung des Halsmarks unterhalb von C5 können je nach Schädigungshöhe zumindest eingeschränkt ihre Arme und/oder Hände und/oder Finger bewegen. Mit Hilfsmitteln, z. B. einem Funktionshandschuh, der als Halterung für Besteck, Stifte, Zahnbürste o. Ä. dient, können die Patientinnen selbstständig essen und trinken. Hier muss dann evtl. noch das Essen vorbereitet und die Umgebung entsprechend gestaltet werden.
In der Rehabilitation sollten mit einer angemessenen Ernährung folgende **Ziele** erreicht werden:
- Komplikationen durch falsche Ernährung vermeiden
- Idealgewicht erreichen und halten
- Mangelernährung durch adäquate Energiezufuhr vorbeugen
- Für eine geregelte Blasen- und Darmfunktion sorgen
- Selbstpflegedefizit im Rahmen der Ernährung ausgleichen

Ausscheidung

Blasenmanagement

Blasenentleerungsstörungen stellen ein großes Problem für die Betroffenen dar. Je nach Höhe der Schädigung liegen charakteristische Symptome vor:
- Läsionen oberhalb des Miktionszentrums (das in den Rückenmarkssegmenten S2 bis S4 liegt, ➤ Abb. 3.1) verursachen eine **spastische Blasenstörung** (auch *Reflexblase* oder *obere Blasenlähmung*). Dabei kommt es zum unwillkürlichen Abgang von Spontanurin ab einer bestimmten Blasenfüllung. Wegen der Infektionsgefahr sollte möglichst kein Dauerkatheter gelegt, son-

dern der intermittierenden Einmalkatheterisierung der Vorzug gegeben werden. Von kooperativen und in der Bewegung nicht zu sehr eingeschränkten Patienten kann sie auch selbst durchgeführt werden. Die Anleitung obliegt den Pflegenden.
- Bei Läsionen unterhalb des Miktionszentrums kommt es zur Ausbildung einer **hypo-** oder sogar **atonen Blasenstörung** (auch *autonome Blase* oder *untere Blasenlähmung*). Auch hier eignet sich am besten die intermittierende Einmalkatheterisierung. Sobald die Patientin die Technik erlernt hat, soll sie sich im Abstand von ca. 4–6 h selbst katheterisieren. Ist sie dazu nicht in der Lage, können evtl. ihre Angehörigen angeleitet werden.

VORSICHT

Kein Beklopfen der Blase

Das rhythmische Beklopfen oder vorsichtiger Druck auf die Blase als Hilfe beim Wasserlassen gelten heute nicht mehr als die Mittel der Wahl. Beide Techniken bergen die Gefahr, dass Urin zu den Nieren hochgedrückt wird und Restharn in der Blase verbleibt, der Harnwegsinfekte auslösen kann. Als Folge kann es zu einem Nierenversagen kommen. Die intermittierende Einmalkatheterisierung ist daher stets das Mittel der Wahl.

Diagnostik und Therapie der Blasenfunktionsstörungen erfolgen durch den Neurourologen. Ziel aller Interventionen ist eine druckarme Entleerung und größtmögliche Infektfreiheit. Im Anschluss an die Erstrehabilitation ist eine urologische lebenslange Nachsorge unerlässlich. Urologische Komplikationen sind der zweithäufigste Wiederaufnahmegrund. Um Komplikationen zu vermeiden, sollten zusätzlich urologische Kontrollen zunächst alle 3–6 Monate, später alle 1–2 Jahre durchgeführt werden.

Darmmanagement

Im Rückenmark befindet sich auf Höhe BWK12/LWK ein *Reflexzentrum.* Für die veränderte Darmentleerung ist es entscheidend, ob die Verletzung des Rückenmarks ober- oder unterhalb dieses Zentrums liegt. Liegt sie oberhalb, ist keine bewusste Wahrnehmung von Füllung und Entleerung mehr möglich, der Schließmuskel ist spastisch und die Darmentleerung reflektorisch auslösbar. Bei Schädigungen unterhalb des Reflexzentrums ist ebenfalls keine bewusste Wahrnehmung möglich, der Schließmuskel ist schlaff und dadurch ist auch keine reflektorische Darmentleerung mehr auslösbar. Die Behandlung erfolgt den Diagnosen entsprechend individuell angepasst.

In der Akutphase geht es primär um eine erste posttraumatische Darmentleerung. In der postakuten und Rehabilitationsphase steht das Erlernen eines individuellen Darmmanagements, das in die häusliche Umgebung übertragen werden kann, im Mittelpunkt (➤ Tab. 3.2).

Das Darmmanagement erstreckt sich über sechs individuell angepasste Phasen. Die Phasen 1–4 sind eher im stationären Bereich zu sehen, die Phasen 5–6 werden eher erst poststationär erreicht.

Den Betroffenen fällt es häufig schwer, sich mit der veränderten Darmfunktion auseinanderzusetzen; erschwerend kommen Obstipation, Inkontinenz und Blähungen hinzu. Pflegende kontrollieren daher regelmäßig Flüssigkeitszufuhr, Ernährung und Medikamenteneinnahme und stärken – soweit möglich – die Bewegungen der Patientin. Um eine Stuhlentleerung zu erreichen, stehen verschiedene Möglichkeiten zur Verfügung, wie z. B. rektale digitale Stimulation, Ausräumung, medikamentöse Stimulation mit Suppositorien/Mikroklistier/Klistier/oralen Laxanzien.

Tab. 3.2 Phasen des Darmmanagements nach Geng et al. [10]

Phase 1	Erreichen einer ersten Darmentleerung
Phase 2	Erreichen einer regelmäßigen, geplanten, ausreichenden sowie zeitlich begrenzten Darmentleerung unter Berücksichtigung der individuellen Situation des Betroffenen
Phase 3	Informationen und Instruktionen für Betroffene und/oder Betreuungsperson zum eigenverantwortlichen Darmmanagement und unter Anleitung der Pflegeperson
Phase 4	Betroffener beherrscht das Darmmanagement im Rahmen seiner Möglichkeiten (kognitiv/funktionell)
Phase 5	Anpassung auf die individuellen Lebensumstände zu Hause
Phase 6	Sekundäre Stuhlkontinenz, regelmäßige und ausreichende Stuhlentleerung und lebenslange Nachsorge

Umgang mit Scham

Das **Darm- und Blasentraining** kann für Betroffene und ihre Angehörigen außerordentlich belastend sein. Scham und daraus folgende psychische, aber auch ethisch-moralische Probleme erfordern einen sehr feinfühligen Umgang durch die Pflegenden. Die Information und Anleitung der Patienten und ebenso die Schulung von Angehörigen sollten konzeptuell geplant werden und ohne jeden Zeitdruck erst dann starten, wenn die Beteiligten ihre Bereitschaft dazu signalisieren.

Atmung

Insbesondere Patientinnen mit hohem Querschnitt sind stark pneumoniegefährdet, weshalb auch nach der Akutphase eine regelmäßige **Pneumonieprophylaxe** erforderlich ist. Die dazu notwendigen Atemübungen kann der Patient evtl. selbstständig durchführen.

Die Lagerung ist eine der wichtigsten pflegerischen Interventionen bei einer schlechten Lungensituation. Umlagerung dient sowohl der Verbesserung der Lungenbelüftung als auch der Sekretmobilisation. Hier bieten sich Bauch-, Halbmond- und VATI-Lagerung zur Verbesserung der Lungenbelüftung an. Bei sehr hohem Querschnitt mit Zwerchfelllähmung ist meist eine dauerhafte maschinelle Beatmung erforderlich. Eine solche Beatmung kann auch in der häuslichen Umgebung der Patientin mit speziell dafür konzipierten Beatmungsgeräten durchgeführt werden *(Heimbeatmung).*

Körperpflege

Paraplegische Patienten können nach der Akutphase lernen, sich weitgehend selbstständig zu versorgen. Ob und inwieweit Hilfsmittel sinnvoll sind, hängt von der individuellen Situation des Patienten – insbesondere vom Ausmaß seiner Einschränkung – ab. Möglich sind z. B.:
- Spezielle Pflegeutensilien, z. B. gekrümmte Bürste mit Griff, überlanger Schuhlöffel

- Kippbarer Spiegel
- Höhenverstellbares Waschbecken
- Mit dem Rollstuhl befahrbare Dusche

Im Rahmen der **Körperpflege** soll die Patientin regelmäßig gefährdete Hautstellen auf Anzeichen eines Dekubitus kontrollieren. Die Pflegenden leiten die Patientin dazu an, diese Kontrolle mithilfe von Handspiegeln durchzuführen.

Sinnvoll sind leicht anzuziehende Kleidung und Schuhe, die wegen der Dekubitusgefahr nicht zu eng sein dürfen.

Tetraplegische Patienten sind bei der Körperpflege meist dauerhaft auf Hilfe angewiesen. Planen die Angehörigen des Patienten, die Pflege selbst zu übernehmen, erfolgt baldmöglichst deren schrittweise Anleitung, sodass sie zum Zeitpunkt der Entlassung des Patienten umfassend über die notwendigen Pflegemaßnahmen und mögliche Komplikationen informiert sind.

Regulation der Körpertemperatur

Die **Regulation der Körpertemperatur** kann dauerhaft gestört sein, d. h., die Patientin kühlt evtl. rasch aus oder schwitzt übermäßig. Dies muss bei der Auswahl der Kleidung (leicht zu wechseln, warm genug für jemanden, der sich nicht bewegen kann) und der Umgebungsgestaltung (keine Zugluft) mit bedacht werden.

VORSICHT

Auf die Verwendung von Heiz- und Kühlelementen sollte verzichtet werden! In Körperregionen mit fehlender Sensibilität können dabei Verbrennungen oder Kälteschäden entstehen!

Verletzungsgefahr vorbeugen

Durch die eingeschränkte Beweglichkeit und evtl. zusätzliche neurologische oder anderweitig bedingte Ausfälle wie Koordinations-, Seh- oder Wahrnehmungsstörungen besteht eine erhöhte **Verletzungsgefahr,** und der Patient fühlt sich oft unsicher. Schutz und Sicherheit bieten:

- Festes Schuhwerk (keine offenen Pantoffeln oder lange Schnürsenkel)
- Stützmöglichkeiten (feste Tische, Haltegriffe) im (Bade-) Zimmer, Möbel mit abgerundeten Ecken, ausreichend Platz zum Manövrieren, Blockieren beweglicher Möbelstücke
- Hinweise auf Gefahrenquellen
- Häufiges Training in Anwesenheit einer Vertrauensperson, falls sich die Patientin in der Ausführung einer bestimmten Tätigkeit noch nicht sicher genug fühlt (z. B. ein abschüssiges Wegstück mit dem Rollstuhl bewältigen)

Psychosoziale Betreuung

Eine Querschnittlähmung bedeutet für viele Betroffene das „Aus" für den bisher ausgeübten Beruf bzw. die Berufsausbildung oder das Studium. Für jeden ist es ein gravierender Einschnitt ins Leben sowie in die eigene Zukunftsplanung und erfordert meist eine grundlegende Neuorientierung, die bereits in der Reha-Klinik beginnt: Zusammen mit dem Patienten versuchen die Therapeutinnen, einen geeigneten neuen Beruf für den Betroffenen zu ermitteln, und leiten entsprechende Umschulungsmaßnahmen ein. Tetraplegische Patienten bleiben evtl. zeitlebens berufsunfähig. Auch seine bisher ausgeübten Hobbys kann die querschnittgelähmte Patientin meist nicht mehr wahrnehmen, d. h., auch die Möglichkeiten der Freizeitgestaltung sind plötzlich stark eingeschränkt. Dies ist für viele Betroffene äußerst schmerzlich, insbesondere wenn sie ein Hobby, etwa eine bestimmte Sportart, sehr intensiv betrieben haben. Analog zur beruflichen Rehabilitation zeigen die Therapeuten in der Reha-Klinik den Patientinnen Möglichkeiten der Freizeitgestaltung auf, die ihren Neigungen und Möglichkeiten entsprechen.

Dies kann alles nur gelingen, wenn der Patient seine Situation schrittweise akzeptiert. Eine langwierige **Krisenbewältigung** mit wechselnden Phasen der Trauer, Resignation, Depression, aber auch der Hoffnung erfordert dabei viel Geduld von allen Beteiligten und eine gute Zusammenarbeit des therapeutischen Teams. Die Phase der Bewältigung ist ein wichtiger Prozess, damit sich bei zunehmenden Fortschritten wieder mehr Selbstsicherheit und Optimismus für die Zukunft entwickeln können. Auch wenn eine psychotherapeutische und vielleicht medikamentös-antidepressive Therapie oftmals angebracht sind, sollte die Krankheitsbewältigung damit unterstützt und nicht unterdrückt werden.

Die Angehörigen spielen in der Rehabilitation eine sehr große Rolle. Vielfach hängt es von ihnen ab, ob eine psychosoziale Stabilisierung gelingt. Außerdem übernehmen sie zu Hause meist die Pflegeaufgaben, wenn es zu einer andauernden Pflegebedürftigkeit kommt. Sie sollten deshalb frühestmöglich in den gesamten Pflegeprozess einbezogen werden, wenn sie und der Erkrankte dazu bereit und in der Lage sind. [vgl. 3, 4]

Sexualität

Vor allem jüngere Patientinnen empfinden sich mit einer bleibenden Querschnittlähmung als nicht mehr attraktiv, oft als Belastung und wenig liebenswert. Hinzu kommen oft organische Probleme wie Gefühlsstörungen im Genitalbereich und die Beeinträchtigung der Erektions-/Orgasmusfähigkeit bis hin zur Impotenz/Frigidität.

Die **Sexualität** stellt ein sehr schwieriges und gleichzeitig wenig oder gar nicht angesprochenes Thema dar, da sie einen sehr persönlichen und intimen Bereich betrifft, über den zu sprechen vielen schwerfällt. Manche Patienten trauen sich nicht, Ängste zu schildern, da sie fürchten, missverstanden zu werden, oder aber selbst Angst vor der Auseinandersetzung mit diesem Thema haben. Oft ergibt sich auch nicht die passende Situation bzw. fehlt die Vertrauensperson. Dennoch ist es vielen Patientinnen ein großes Anliegen, über die Veränderungen bezüglich ihrer Sexualität zu sprechen.

Hier können die Pflegenden und Ärztinnen helfen, indem sie sensibel und einfühlsam mit dem Patienten umgehen und auch kleine Hinweise und Andeutungen des Patienten zu seiner Sexualität ernst nehmen und ihm die Möglichkeit zu Gesprächen, evtl. auch mit Fachleuten, anbieten. Vielen Betroffenen hilft es auch, gleichgeschlechtliche Gesprächspartnerinnen zu haben und in einem geschützten Rahmen (keine Zuhörer, keine Störungen) über dieses sehr intime

Thema zu reden. Auch der Erfahrungsaustausch mit in gleicher Weise Betroffenen, z. B. in Selbsthilfegruppen oder im Rahmen einer psychotherapeutischen Betreuung, kann sehr hilfreich sein, um die Ängste des Patienten bezüglich seiner Sexualität nach und nach abzubauen. Grundsätzlich ist es möglich, dass ein querschnittgelähmter Mann Kinder zeugt und eine querschnittgelähmte Frau ein Kind bekommt.

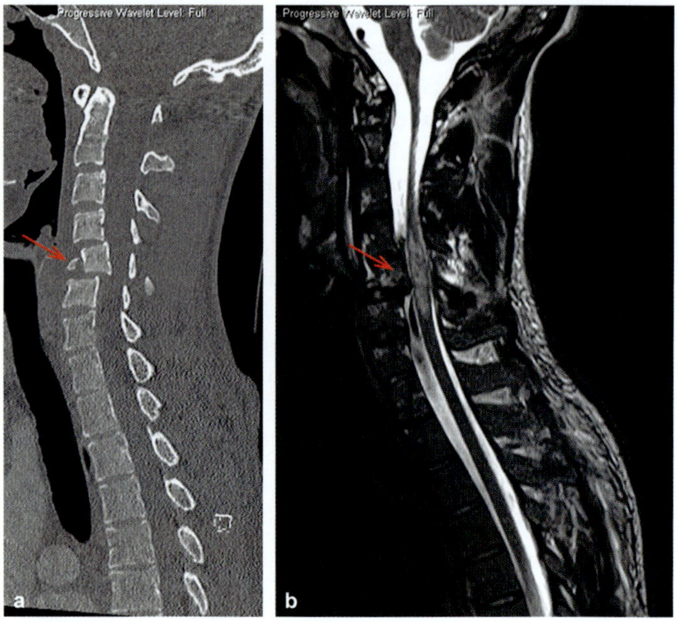

Abb. 3.2 Patient mit Berstungsfraktur HWK 5 und 6 nach ungebremstem Sturz auf den Kopf aus 2 m Höhe:
a) **CT-HWS**: Im CT ist insbesondere die Fehlstellung des 5. Wirbelkörpers mit Einengung des Spinalkanals zu erkennen.
b) Das **MRT** zeigt die begleitende Kompression und Kontusion des Rückenmarks. Der Patient wurde mit einer hochgradigen Tetraparese sub C6 vorstellig. [T422]

3.2 Verletzungen von Wirbelsäule und Rückenmark

3

Verletzungen von Wirbelsäule und Rückenmark sind – wie auch Schädel-Hirn-Traumen – meist durch Verkehrs- oder Sportunfälle verursacht. Seltene Ursachen sind Schuss- oder Stichverletzungen. Meist liegt eine kombinierte Verletzung der knöchernen Wirbelsäule und des Rückenmarks vor. Eine traumatische Schädigung des Rückenmarks kann jedoch auch ohne gleichzeitige Wirbelsäulenfraktur auftreten, z. B. durch Überdehnung des Rückenmarks oder traumatisch bedingte Einblutungen in den Spinalkanal.

3.2.1 Symptome und klinischer Befund

Commotio spinalis

Bei einer **Commotio spinalis** kommt es direkt nach dem Trauma zu neurologischen Funktionsstörungen, die sich innerhalb von 72 h völlig zurückbilden. Bei vollständiger Querschnittsymptomatik ist die Commotio spinalis nicht vom anfänglichen spinalen Schock bei schweren Rückenmarksverletzungen zu unterscheiden.

Contusio spinalis

Bei einer **Contusio spinalis** ist eine morphologische Rückenmarksschädigung (z. B. Quetschung durch Knochenfragmente) nachweisbar (➤ Abb. 3.2). Die neurologische Symptomatik tritt ebenfalls unmittelbar nach der Verletzung auf, ihre Rückbildung ist verzögert und oft unvollständig. Initial kann das Bild eines *spinalen Schocks* (s. u.) bestehen.

Compressio spinalis

Compressio spinalis bezeichnet die (fortgesetzte) Druckschädigung des Rückenmarks. Sie führt zu einem Querschnittsyndrom (➤ Kap. 3.1), das sich je nach Ursache der Druckschädigung schnell oder langsam entwickelt.

Spinaler Schock

Der **spinale Schock** hat nichts mit einem hämodynamischen Schock (z. B. Tachykardie, Hypotonie) gemein. Er beschreibt den funktionellen Zustand des Rückenmarks nach dem Trauma mit (vorübergehendem) völligem Funktionsverlust unterhalb der Läsion; er ist gekennzeichnet durch:

- Komplette schlaffe Lähmung und völligen Sensibilitätsausfall unterhalb des verletzten Niveaus (Patientin spürt z. B. beide Beine nicht mehr)
- Ausfall der Reflexe
- Fehlenden Nachweis von Pyramidenbahnzeichen
- Ausfall der Wärme- und Gefäßregulation (Blutdruckabfall)
- Lähmung von Blase (Harnretention) und Mastdarm (Subileus oder Ileus)

Je nach Höhe der Rückenmarksverletzung kommen Störungen der Atmung durch Lähmung des Zwerchfells und der Interkostalmuskulatur hinzu, die eine künstliche Beatmung erforderlich machen kann.

Nach Tagen bis Wochen klingt der spinale Schock ab, und die Nervenzellen des Rückenmarks, die nicht irreversibel geschädigt sind, können ihre Funktion teilweise wiedererlangen, d. h., das Symptombild kann sich bessern. Deshalb ist erst in dieser **Postprimärphase** das genaue Ausmaß der Schädigung erkennbar. Die Postprimärphase ist gekennzeichnet durch:

- Beidseitige schlaffe Lähmungen *auf Höhe* des Verletzungsniveaus
- Beidseitige spastische Lähmungen und Sensibilitätsstörungen *unterhalb* des Verletzungsniveaus, da die im Rückenmark absteigenden Pyramidenbahnen geschädigt oder zerstört sind
- Wiederkehr (und später Steigerung) der Muskeleigenreflexe unterhalb des Verletzungsniveaus und Auftreten von Pyramidenbahnzeichen
- Trophische Störungen v. a. der Haut infolge der Beeinträchtigung der vegetativen Zentren und Fasern

- Blasen-, Mastdarm- und Sexualstörungen in Abhängigkeit von der Höhe der Läsion, da die Reflexzentren im Rückenmark je nach Verletzungshöhe entweder zerstört oder von den höheren Zentren abgeschnitten sind

Sind nur Teile des Rückenmarksquerschnitts geschädigt, können Teilfunktionen des Rückenmarks erhalten bleiben und – evtl. erst nach Monaten – wiederkehren *(unvollständige Querschnittläsion).*

3.2.2 Behandlungsstrategie und Diagnostik

Erstversorgung am Unfallort

VORSICHT

Bei einem Patienten mit Wirbelsäulenfraktur kann die Rückenmarksverletzung erst infolge der Bergung an der Unfallstelle entstehen oder verstärkt werden. So kann es durch ungeeignete Lagerungsmaßnahmen zur Verschiebung von Frakturfragmenten in Richtung Rückenmark kommen. Bei Verdacht auf eine Wirbelsäulenfraktur kommt daher der Erstversorgung der Patientin am Unfallort größte Bedeutung zu. Die HWS wird umgehend mit einem *Stifneck®* (steife Halskrawatte) stabilisiert und die Patientin unter leichtem axialem Zug auf einer Vakuummatratze gelagert (➤ Abb. 3.3). Bei allen Lagerungsmaßnahmen achten die Ersthelfer darauf, den Rumpf des Patienten (und damit seine Wirbelsäule) nicht zu verdrehen.

Nach primärer Versorgung unter den o. g. Prämissen sollte der Patient möglichst erschütterungsfrei *(Schonung vor Schnelligkeit)* in eine Klinik, idealerweise ein Querschnittzentrum, transportiert werden, wo auch entsprechende chirurgische Eingriffe an der Wirbelsäule und am Rückenmark durchgeführt werden können. Die Gabe von Glukokortikoiden am Unfallort und in der Folgezeit kann aufgrund der wissenschaftlichen Datenlage nicht mehr allgemein empfohlen werden.

Erstversorgung in der Klinik

In der Klinik entscheiden die Ärztinnen nach der gründlichen neurologischen Untersuchung und der bildgebenden Diagnostik, ob eine Operation indiziert ist. Während der Diagnostik und der evtl. Operationsvorbereitung achten Ärzte und Pflegende darauf, die Immobilisation der Wirbelsäule beizubehalten (Wirbelsäule keinesfalls drehen oder beugen!).

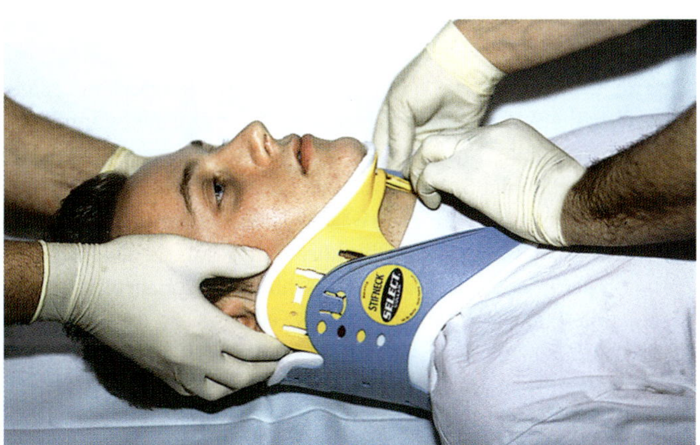

Abb. 3.3 Patient mit angelegter **Stifneck®-Halskrause** zur Erstversorgung am Unfallort [J747]

Diagnostik

Die sorgfältige neurologische Untersuchung wird bei der **Diagnostik** ergänzt durch:

- **Röntgennativaufnahmen** der Wirbelsäule: Bereits hier können Frakturen ausfindig gemacht werden. Insbesondere zur Beurteilung stabiler oder instabiler Frakturen sind konventionelle Röntgen-Funktionsaufnahmen v. a. im Bereich der HWS hilfreich.
- **CT**: schnelles und nahezu überall erhältliches Diagnoseverfahren. Im Rahmen der Traumaabklärung, z. B. polytraumatisierter Patienten *(CT-Trauma-Spirale),* bekommt man so auch rasch Informationen über Verletzungen der Wirbelsäule. Außerdem ist auf diesem Wege im Rahmen einer CT-Angiografie eine mögliche Mitverletzung von Halsgefäßen (Karotiden, Vertebralarterien) zu erfassen.
- **MRT**: heute Mittel der Wahl zur Diagnose von Rückenmarksverletzungen oder diskoligamentären Verletzungen (Verletzungen von Bandscheiben und Bandapparat). Steht dieses Diagnoseverfahren nicht zur Verfügung, kann eine Myelografie notwendig sein.
- Evtl. **elektrophysiologische Untersuchungen.**

Frakturbehandlung

Wichtigstes Kriterium der **Frakturbehandlung** ist die Einstufung in stabile oder instabile Fraktur. Stabile Frakturen können in der Regel konservativ mit externer Stützung und ohne Operation behandelt werden. Instabile Frakturen hingegen bedürfen bis auf wenige Ausnahmen der operativen Versorgung, um nicht sekundär durch Abgleiten der Fraktur eine Rückenmarks- und Nervenschädigung zu riskieren. In der Folge nun die Behandlungsstrategie ausgesuchter Wirbelsäulenfrakturen:

- **Stabile Frakturen der Halswirbelsäule** (HWS) werden in der Regel mit einer Zervikalstütze behandelt (➤ Abb. 3.4).

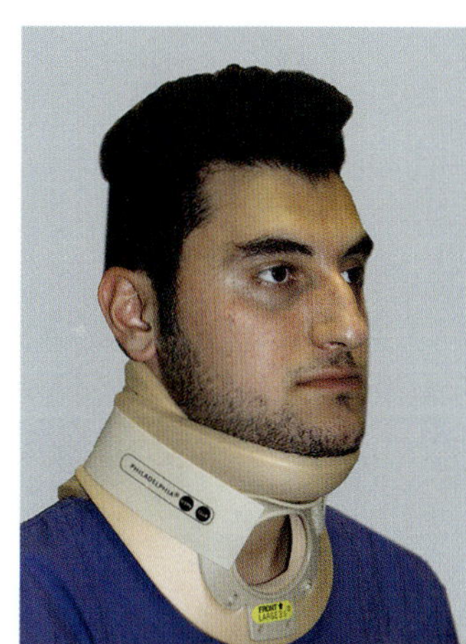

Abb. 3.4 Patient mit **Stifneck®-Halskrause** zur moderaten Immobilisation und Entlastung [T623]

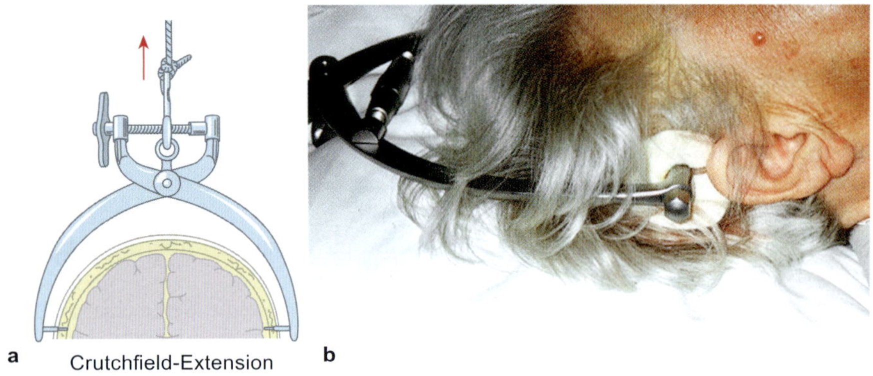

Abb. 3.5 Crutchfield-Extension:
a) Funktionsprinzip
b) Patientin mit angelegter Crutchfield-Extension
[L138]

3

- Bei **instabilen HWS-Frakturen** mit verschobenen Frakturfragmenten oder bei Luxationsfrakturen ist zunächst eine Extensionsbehandlung notwendig (Extension nach *Crutchfield* oder Gardner-Wells). Dabei wird ein Metallbügel fest mit dem Schädelknochen verschraubt und ein axialer Zug ausgeübt, um die Fragmente zu reponieren (➤ Abb. 3.5). Während dieser Prozedur kann die Patientin nur auf dem Rücken liegen. Je nach Verletzungsmuster, Zustand und Alter des Patienten kann dann eine operative Versorgung oder die Anlage eines externen Fixateurs erfolgen. Der *Halo-Fixateur* ist eine Möglichkeit der externen Ruhigstellung (➤ Abb. 3.6). Dabei wird ein Ring fest an der Kalotte fixiert. Dieser Ring ist über ein Stabsystem mit einem Thoraxkorsett verbunden und führt so zu einer Immobilisierung von über 90 %. Der Fixateur muss in der Regel für 3 Monate kontinuierlich und ohne Unterbrechung getragen werden. Die operative Versorgung an der HWS ist sowohl von ventral (Spondylektomie und Spondylodese mit Plattenosteosynthese und Beckenkamm-Interponat) als auch von dorsal (dorsale Schrauben-Stab-Spondylodese) möglich (➤ Abb. 3.7). Häufig ist eine Kombination erforderlich.
- **Instabile Frakturen der Brust- und Lendenwirbelsäule** werden meist mittels einer *dorsalen Spondylodese* versorgt, wobei auch hier die Stabilisierung durch Einbringen von Implantaten von ventral notwendig werden kann (➤ Abb. 3.8).

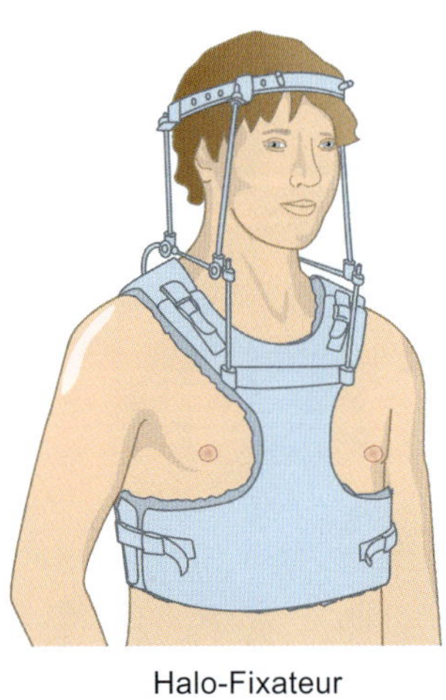

Abb. 3.6 Halo-Fixateur zur externen Stabilisierung der HWS [L138]

- Bei **Frakturen mit Wirbelkörperhinterkantenbeteiligung** (kurz: *Hinterkantenbeteiligung*) und daraus resultierender Einengung des Spinalkanals können weiter eine Dekompression von hinten *(Laminektomie)* und der Versuch einer Fragmentreposition nötig sein.

Pflegemaßnahmen bei angelegtem Halo-Fixateur

- Da das Thoraxkorsett nur abgenommen werden darf, wenn dies medizinisch unvermeidlich ist, achten die Pflegenden darauf, dass das Fellfutter des Korsetts so sauber wie möglich gehalten und v. a. nicht nass wird, da dies zu Schädigungen der darunter liegenden Haut führen kann.
- Ein Vollbad ist nicht möglich, ein Duschbad nur im Bereich der unteren Körperhälfte. Für die Betroffenen am angenehmsten ist das Waschen mit einem leicht feuchten Waschlappen. Der Patient wäscht die für ihn erreichbaren Körperteile selbst. Brust und Rücken werden durch die Pflegenden versorgt. Um die Brust zu waschen, legt sich die Patientin flach auf den Rücken, eine Pflegende lockert den Gurt und hält sie stabil (die Patientin darf sich in diesem Moment keinesfalls bewegen!). Eine weitere Pflegende wäscht vorsichtig unter dem Fell und trocknet die Region gründlich ab. Dann wird das Korsett wieder verschlossen. Zum Waschen des Rückens stützt sich der Patient z. B. auf eine Stuhllehne, während die Pflegende mit einem dünnen Waschlappen über den Rücken wäscht. Hierbei darf das Korsett wegen der Gefahr der Frakturverschiebung auf keinen Fall geöffnet werden.
- Regelmäßiges Waschen der Haare und die Pflege der Schraubeneintrittsstellen sind sehr wichtig, um Infektionen an den Eintrittsstellen der Schrauben zu verhindern. Kurze Haare erleichtern die Pflege. Zur Haarwäsche kniet sich der Patient z. B. vor einer Badewanne, sein Oberkörper und Hals werden mit Handtüchern geschützt. Bei der anschließenden Haarwäsche achtet die Pflegende darauf, dass das Fell des Korsetts nicht nass wird. Zur Haarpflege werden nur pH-neutrale Haarwaschmittel verwendet. Haarsprays, Haargel o. Ä. sind wegen der Gefahr der Verklebung zu vermeiden. Waschen und anschließendes Trocknen der Haare erfolgen behutsam, um die Verschraubungen nicht zu lockern.

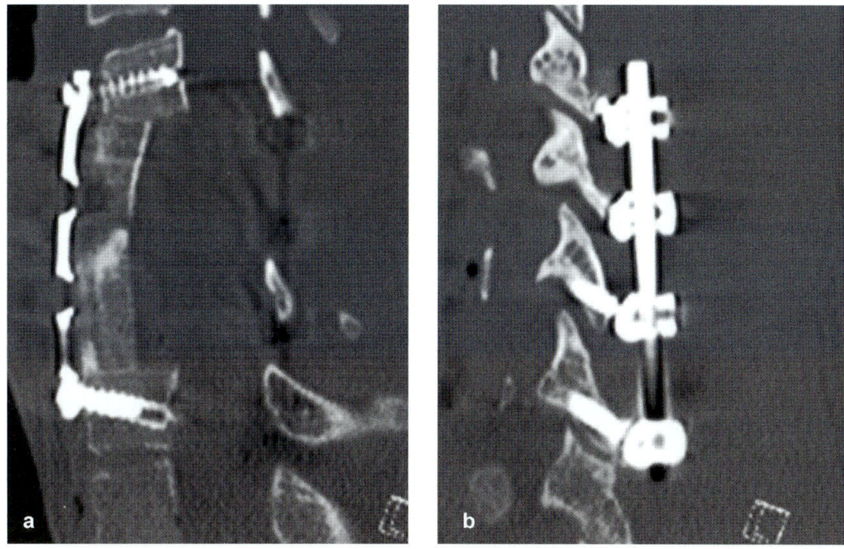

Abb. 3.7 Frakturversorgung der HWS nach Berstungsfraktur HWK 5 und 6 von ventral und dorsal:
a) Entfernung der frakturierten Wirbelkörper *(Spondylektomie),* Interposition eines autologen Beckenkammstücks und ventrale Stabilisierung *(Spondylodese)* HWK 4 auf HWK 7 mit Schrauben-Platten-System
b) Anschließende dorsale Stabilisierung von hinten mit Schrauben-Stab-System [T422]

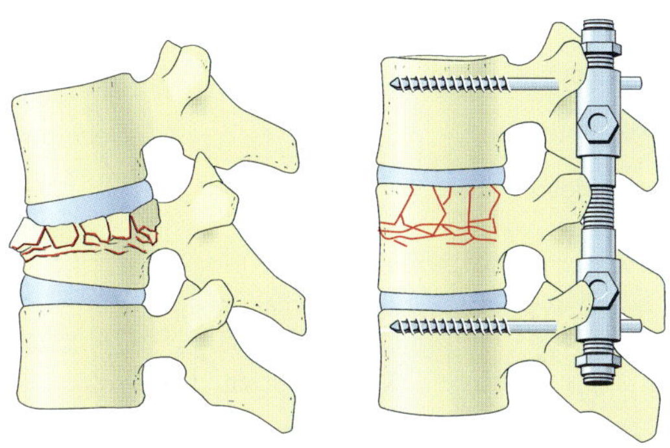

Abb. 3.8 Instabile Wirbelkörperfraktur der LWS, links *vor,* rechts *nach* der Stabilisierung mit einer dorsalen transpedikulären Stabilisierung *(Spondylodese).* Dieser Fixateur interne ist völlig von Weichteilen bedeckt und von außen nicht sichtbar. Ist die Fraktur nach Einbringen des Fixateur interne stabil, kann der Patient bereits nach wenigen Tagen mobilisiert werden. [L190]

Weiterbehandlung und Rehabilitation

In der weiteren **Behandlung** stehen die korrekte Lagerung der gelähmten Körperteile (evtl. Lagerung im Spezialbett), physiotherapeutische Maßnahmen sowie die Dekubitus-, Thrombose- und Stressulkusprophylaxe im Vordergrund. Wichtig ist eine frühzeitige psychologische Mitversorgung, um die häufig auftretenden depressiven Verstimmungen abzufangen.

So früh wie möglich beginnt dann die **Rehabilitation,** die eine weitestmögliche berufliche und soziale Integration des Patienten zum Ziel hat. Hier erlernt die Patientin z. B. das Selbstkathetern oder die Handhabung des Rollstuhls.

Prognose

Anfangs ist die Abgabe einer **Prognose** sehr schwierig, da sich die Symptome des spinalen Schocks und schwerer struktureller Rückenmarksschädigung gleichen. Ungünstig sind aber vollständige Lähmungen ohne Rückbildungstendenz innerhalb der ersten 3 Tage.

3.3 Degenerative Wirbelsäulenerkrankungen

Rückenschmerzen und **Wirbelsäulenerkrankungen** gehören wie in vielen Industrieländern auch in Deutschland zu den häufigsten Beschwerden, derentwegen eine vertragsärztliche Behandlung in Anspruch genommen wird. In einer Querschnittsbefragung gaben 61,3 % an, in den vergangenen 12 Monaten unter Rückenschmerzen gelitten zu haben. [11] Bei 10 % der Fälle kommt es zu einer Chronifizierung des Schmerzsyndroms. Allerdings kann nur in 20 % der Fälle eine anatomische und strukturelle Ursache an Wirbelsäule und Begleitstrukturen gefunden werden. Vielmehr ist der überwiegende Anteil chronischer Rückenschmerzen eine Folge komplexer Wechselwirkungen von körperlichen, psychischen, sozialen, beruflichen und auch iatrogenen Faktoren.

3.3.1 Bandscheibenvorfall

DEFINITION

Bandscheibenvorfall *(Bandscheibenprolaps, Diskusprolaps, Nucleus-pulposus-Prolaps,* kurz NPP): Vorwölbung bzw. Austritt von Bandscheibengewebe in die Zwischenwirbellöcher oder den Wirbelkanal mit Kompression der Spinalnervenwurzeln oder des Rückenmarks selbst

Krankheitsentstehung

Die Bandscheibe (➤ Abb. 3.9) besteht aus einem Faserring *(Anulus fibrosus)* und einem gallertartigen Kern *(Nucleus pulposus).* Um das 25. Lebensjahr nimmt der Wassergehalt des Nucleus pulposus zusehends ab. Dies ist deshalb von Bedeutung, da die Bandscheibe

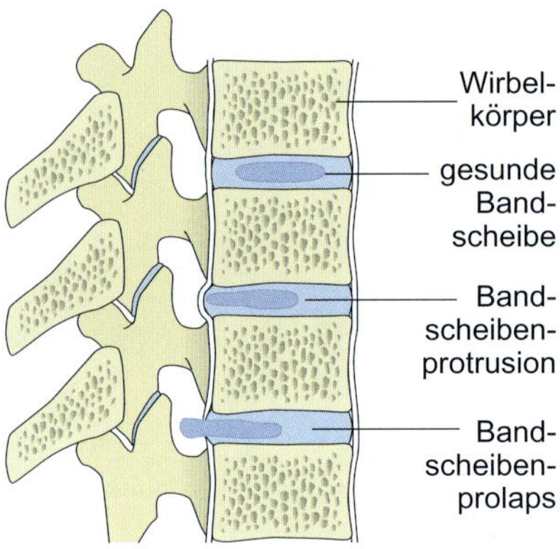

Abb. 3.9 Schematische Zeichnung einer gesunden Bandscheibe (oben), Protrusion (Mitte) und eines Prolaps (unten) [L190]

per Diffusion und nicht durch eigene Blutgefäße mit Nährstoffen versorgt wird. Mit Abnahme des Wassergehalts ist die Ernährung der Bandscheibe erschwert, es kann zu einer Gewebedegeneration kommen. Missverhältnisse zwischen Belastung und Belastbarkeit verstärken diesen Prozess. Zunächst kommt es zu einer Bandscheiben**vorwölbung** *(Protrusion)* (➤ Abb. 3.9), was durch Anheben des stark innervierten hinteren Längsbandes auch schon zu erheblichen Beschwerden führen kann. Wird der Anulus fibrosus vom Nucleus pulposus durchbrochen, entsteht ein **Vorfall** *(Prolaps)* (➤ Abb. 3.9). Löst sich ein Teil der Bandscheibe ganz, so spricht man von einem Bandscheiben**sequester.** Reicht der Bandscheibenvorfall in den Wirbelkanal oder die Zwischenwirbellöcher und bedrängt die hier abgehenden Nerven, so kommt es zu einem Nervenwurzelkompressionssyndrom. An der Hals- und Brustwirbelsäule kann infolge von Druck auf das Rückenmark eine Myelopathie entstehen.

Häufigste Lokalisation für Bandscheibenvorfälle sind die Bereiche der Wirbelsäule, auf welche die größte Hebelwirkung wirkt. Über 70 % aller Vorfälle sind lumbal lokalisiert (LW 4/5, LW 5/SW 1), gefolgt von zervikalen Vorfällen (HW 5/6, HW 6/7). Thorakale Bandscheibenvorfälle sind außerordentlich selten.

Symptome und Untersuchungsbefund

Die typischen **Symptome** bei Bandscheibenvorfällen entstehen durch die Kompression einer Nervenwurzel durch das vorgefallene Bandscheibengewebe. Je nach Ausprägung und Lokalisation des Bandscheibenvorfalls kann es auch zur Kompression des Rückenmarks oder der *Cauda equina* kommen.

DEFINITION

Nervenwurzelkompressionssyndrom *(radikuläres Syndrom):* typische Symptomkombination durch Druck auf eine Nervenwurzel. Gekennzeichnet durch Schmerzen und optional auch Sensibilitätsstörungen im entsprechenden *Dermatom* (von diesem Rückenmarkssegment und der daraus entstammenden Wurzel versorgter Hautabschnitt) sowie motorische Ausfälle der segmentalen Kennmuskeln. Häufigste Ursache von Nervenwurzelsyndromen sind **Bandscheibenvorfälle** und degenerative Wirbelsäulenveränderungen, die eine Wurzel komprimieren. Weitere Ursachen sind z. B. Entzündungen und Abszesse oder Tumoren (z. B. Neurinome). Es können eine oder mehrere Wurzeln betroffen sein.

Ein akutes Nervenwurzelsyndrom bei **lateralem Bandscheibenvorfall** (➤ Abb. 3.10) ist gekennzeichnet durch:

- **Akut auftretende Rückenschmerzen** (sog. *Hexenschuss*): Insbesondere nach ruckartigen Körperbewegungen oder schwerem Heben bei gebeugtem Rumpf Schmerzen in entsprechender Höhe mit Ausstrahlung in das Versorgungsgebiet der betroffenen Wurzel. Charakteristischerweise verstärken sich die Schmerzen bei Husten, Pressen oder Niesen, weil dabei durch den erhöhten intraspinalen Druck die Kompression der Wurzel zunimmt. Auch bei Dehnung der Wurzeln, z. B. durch den Handgriff nach Lasègue, kommt es zur Schmerzverstärkung.
- **Muskelhartspann** und **Schonhaltung der Wirbelsäule**: entwickelt sich schmerzbedingt reflektorisch und ist bei lumbalen Vorfällen (➤ Abb. 3.11) sehr ausgeprägt.
- **Hypästhesie** (herabgesetztes Empfindungsvermögen) bzw. **Dysästhesie** (schmerzhafte Missempfindung) im betroffenen Dermatom (➤ Tab. 3.3).

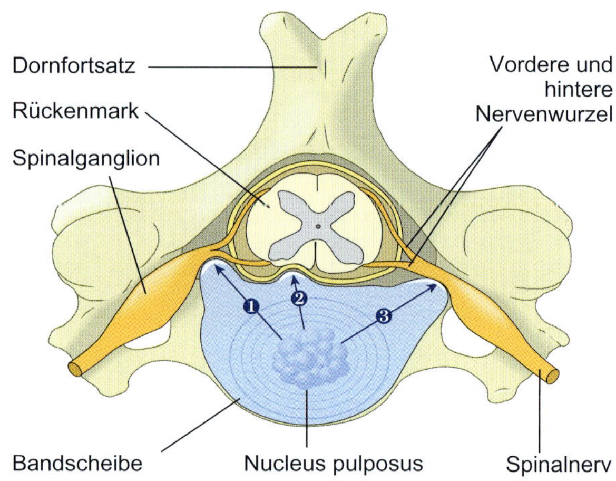

Abb. 3.10 Bandscheibenvorfall: Abhängig von der Richtung des Bandscheibenvorfalls (1: mediolateral, 2: medial, 3: lateral) werden unterschiedliche Strukturen abgeklemmt und in ihrer Funktion beeinträchtigt. [L190]

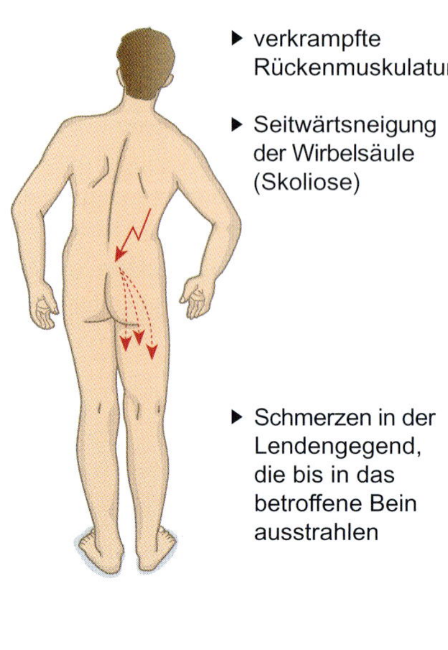

Abb. 3.11 Typische **Fehlhaltung** bei lumbalem Bandscheibenvorfall [L215]

Tab. 3.3 Neurologische Ausfälle bei Bandscheibenvorfall in Abhängigkeit von der betroffenen Nervenwurzel [Grafik: L190]

Sensibilitätsstörung	Befallene Nervenwurzel	Reflexstörung: Abschwächung oder Ausfall von	Motorische Ausfälle: Funktionseinschränkung bei
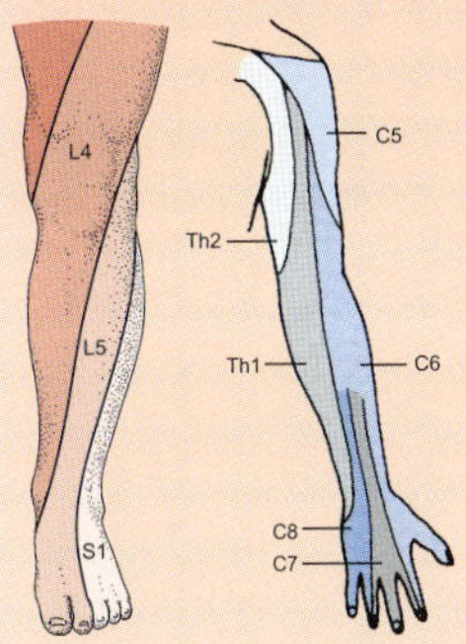	**C6**	Bizepssehnenreflex (BSR), Radius-Periost-Reflex (RPR)	Armbeugung (M. biceps brachii)
	C7	Trizepssehnenreflex (TSR)	Armstreckung (M. triceps brachii)
	C8	Trizepssehnenreflex (TSR)	Kleine Handmuskeln, z. B. Kleinfingerabduktion
	L4	Patellarsehnenreflex (PSR)	Hebung und Supination des Fußes, Fersenstand
	L5	Tibialis-posterior-Sehnenreflex (TPR)	Großzehenhebung gegen Widerstand, Fersenstand
	S1	Achillessehnenreflex (ASR)	Zehenstand

- **Parese entsprechender Kennmuskeln**: Die motorischen Fasern der Nervenwurzeln sind relativ unempfindlich gegenüber Druck. Daher weisen Paresen von Muskeln, die von der betroffenen Wurzel versorgt werden, auf schwere, ggf. operationsbedürftige Bandscheibenvorfälle hin. Da die meisten Muskeln von mehreren Nervenwurzeln versorgt werden, ist die Kenntnis bestimmter *Kennmuskeln* wichtig, um Hinweise auf die Höhe der betroffenen Bandscheibe zu erhalten.
- Abschwächung oder Ausfall entsprechender **Muskeleigenreflexe** (➤ Tab. 3.3).

Bei einem **medialen Bandscheibenvorfall** (➤ Abb. 3.10) kann es letztlich auch zu einem Nervenwurzelkompressionssyndrom kommen. Abhängig von der Lokalisation sind die Beschwerden und Symptome aber vielfältiger und in ihren Auswirkungen häufig sehr viel gravierender:

- An der *Lendenwirbelsäule* kann es durch Druck auf die Cauda equina oder den Konus zu einem **Kauda- oder Konussyndrom** kommen. Leitsymptome sind Blasen-Mastdarm-Störungen mit Überlaufblase und Analsphinkterschwäche mit Stuhlinkontinenz. Ferner können Sensibilitätsstörungen lumbaler und sakraler Dermatome hinzutreten (Analregion und Oberschenkelinnenseite, *Reithosenanästhesie*). Bei Kauda- und Konussyndrom kann sich in der Folge aber auch ein Querschnittsyndrom (➤ Kap. 3.1) entwickeln.
- An der *HWS* droht dagegen eine **Druckschädigung des Rückenmarks.** Typischerweise kommt es zu einer zervikalen Myelopathie. Auf Höhe des geschädigten Segments kommt es einerseits zu radikulären oder pseudoradikulären Schmerzen. Andererseits kann es an oberen wie unteren Extremitäten zu einer spinalen Ataxie mit Gefühls-, Koordinations- und Feinmotorikstörungen sowie zu einer spastischen Muskeltonuserhöhung kommen. Eine Spastik und eine spinale sensorische Ataxie führen allein oder in Kombination zu einer oft erheblichen Gangstörung. Wie auch an der BWS kann die zervikale Myelopathie in ihrer äußersten Ausprägung auch zu einem (inkompletten) Querschnittsyndrom (➤ Kap. 3.1) führen.

VORSICHT

Neurologischer Notfall!

Kauda- und Konussyndrom sind Notfallsituationen mit nur sehr kurzem therapeutischem Zeitfenster. Patienten müssen unverzüglich in eine neurochirurgische Klinik verlegt und möglichst sofort operiert werden, da die Schäden sonst irreversibel sind!

Diagnostik

Heutiger Standard in der Bildgebung der zentralnervösen (Rückenmark und Nervenwurzeln) und bindegegewebigen (Bandscheiben und Bänder) Strukturen im Bereich der Wirbelsäule ist die **MRT** (➤ Abb. 3.12; ➤ Abb. 3.13). Eine CT bietet Vorteile, wenn die rein knöchernen Strukturen von Interesse sind (z. B. zum Nachweis

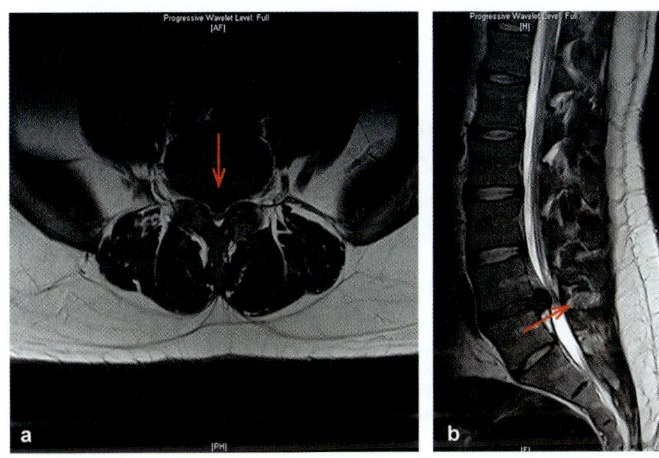

Abb. 3.12 MRT eines großen medialen, subligamentären Bandscheibenvorfalls LWK 4/5 [T422]

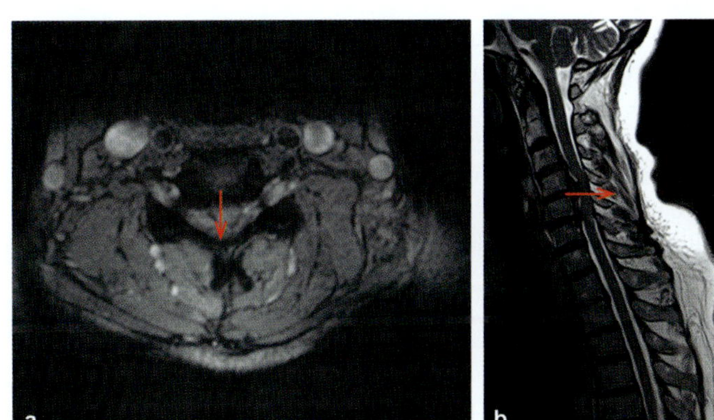

Abb. 3.13 MRT eines großen Bandscheibenvorfalls HWK 4/5. Beachte die erhebliche Komprimierung und Verlagerung des Rückenmarks auf dieser Höhe. Die Patientin wurde mit einer hochgradigen Tetraparese vorstellig. [T422]

von Frakturen oder knöchernen degenerativen Veränderungen). Aber auch auf Röntgenübersichtsaufnahmen der Wirbelsäule lassen sich häufig degenerative Veränderungen wie z. B. ein Wirbelgleiten *(Spondylolisthesis)* darstellen. Zur Darstellung der Wurzeltaschen kann eine Kontrastmitteldarstellung des Wirbelkanals *(Myelografie)*, ggf. in Kombination mit einer CT *(Myelo-CT)*, weitere wertvolle Informationen liefern.

Therapie

Konservativ

Bei fehlenden oder nur geringen neurologischen Ausfällen erfolgt die Behandlung **konservativ.** Der Zeitraum sollte dabei mindestens 6 Wochen betragen. Therapeutische Ansätze sind:

- Analgesie: z. B. NSAR wie Ibuprofen oder Diclofenac. Die gleichzeitig entzündungshemmende (antiphlogistische) Wirkung ist dabei ausdrücklich gewünscht. Ggf. und bei Bedarf in Kombination mit Opioiden (z. B. Tramal®) oder weiteren Schmerzmedikamenten wie Novalgin®
- Medikamentöse Muskelrelaxation (z. B. Methocarbamol: Ortoton®)
- Lokale Infiltrationstherapie: sehr kontrovers diskutiert, da ein nicht geringes Behandlungsrisiko besteht. Periradikulärtherapie (PRT) mit Lokalanästhesie und/oder Glukokortikoiden
- Körperliche Schonung
- Physikalische Maßnahmen

Pflegemaßnahmen bei konservativer Therapie des Bandscheibenvorfalls

- Anfangs soll der Patient Bettruhe einhalten, wobei sich beim lumbalen Prolaps die konsequente Stufenbettlagerung (➤ Abb. 3.14) bewährt hat.
- Je nach individueller Verträglichkeit werden Kälte- oder Wärmebehandlungen der betroffenen Rückenpartien nach Arztanordnung durchgeführt.
- Initial können evtl. Massagen helfen. Mit Besserung des akuten Beschwerdebildes rückt die aktive Physiotherapie in den Vordergrund.
- Die Pflegenden beobachten die Patientin bei allen Tätigkeiten bei ihren Bewegungen und korrigieren ungünstige Bewegungsabläufe (z. B. falsches Bücken).
- Bei Verdacht auf einen medialen Bandscheibenvorfall ist auf Miktionsstörungen zu achten (regelmäßiges Wasserlassen? Überlaufblase?).
- Rückenschule (➤ Abb. 3.15).

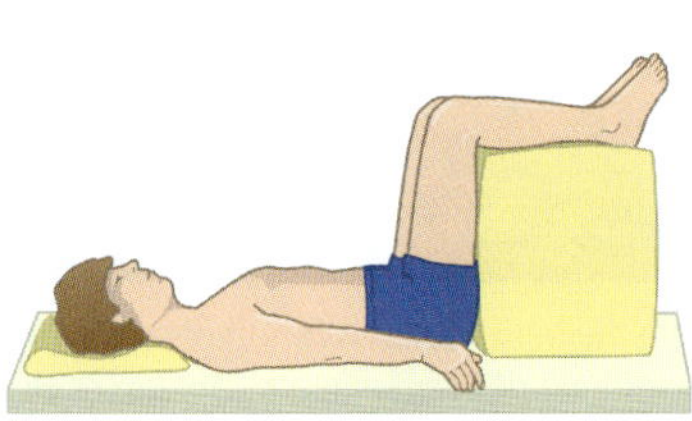

Abb. 3.14 Stufenbettlagerung bei lumbalem Bandscheibenvorfall [L215]

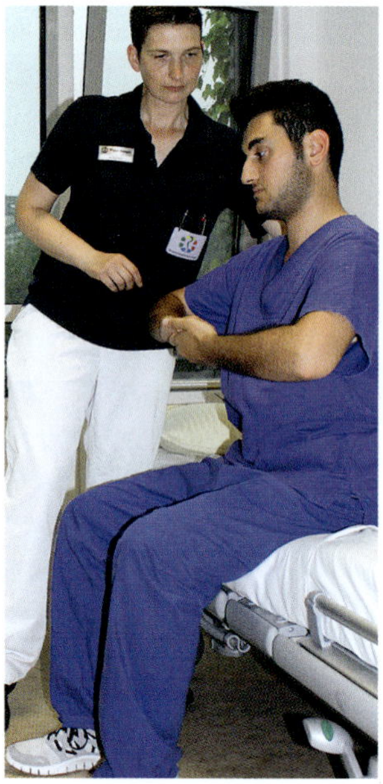

Abb. 3.15 Rückenschule [T623]

VORSICHT

Wenn der Patient freudig berichtet, die Schmerzen seien plötzlich verschwunden, kann dies auch einen Sensibilitätsausfall durch Nervenschädigung anzeigen!

Operativ

Droht das oben beschriebene Kauda- oder Konussyndrom und besteht eine hochgradige oder rasch fortschreitende Lähmung, so sollte der Bandscheibenvorfall **operativ** versorgt werden. Man spricht dann auch von einer *absoluten* oder dringlichen OP-Indikation. Sind die neurologischen Ausfälle gering und bleibt die konservative Behandlung trotz konsequenter Durchführung erfolglos, liegt eine *relative* Operationsindikation vor. Auch bei sehr großen Vorfällen an der Lendenwirbelsäule („Massenvorfall") oder Bandscheibenvorfällen mit Kompression des thorakalen oder zervikalen Rückenmarks kann eine relative OP-Indikation gestellt werden. Standard sind dabei heutzutage **mikrochirurgische Operationsverfahren** sowohl an Hals-, Brust- als auch Lendenwirbelsäule:

- An der **HWS** wird der Bandscheibenvorfall meist von ventral operiert. Die betroffene Bandscheibe wird samt Vorfall vollständig entfernt und anschließend das Segment versteift *(ventrale Fusion)*. Dabei gibt es viele unterschiedliche Verfahren, um das in diesem Fall komplett ausgeräumte Bandscheibenfach wieder aufzufüllen. Diese reichen von eigenem Knochen aus dem Beckenkamm über Knochenzement (z. B. Palacos®) bis hin zu sog. *Cages* (industriell geformte Platzhalter für den Zwischenwirbelraum). Künstliche Bandscheiben (Bandscheibenprothesen) sollten nur nach sehr strenger Prüfung und nur bei monosegmentalem weichem Vorfall ohne relevante Degenerationen implantiert werden.
- An der **BWS** muss der für die Lendenwirbelsäule praktikable dorsale Zugang nach lateral ausgedehnt werden. Dabei muss teils auch das Rippenköpfchen entfernt werden *(Kostotransversektomie)*. Da die Entfernung thorakaler Bandscheibenvorfälle aber nicht selten sehr risikoträchtig ist, kann sie auch auf die alleinige

dorsale Dekompression ohne Entfernung des Bandscheibenvorfalls *(Laminektomie, Hemilaminektomie)* beschränkt werden.
- An der **LWS** wird der Bandscheibenvorfall über einen dorsalen Zugang operiert (erweiterte interlaminäre Fensterung, *Hemilaminektomie*). Neben der Entfernung des Vorfalls kann auch eine Ausräumung des Bandscheibenfachs *(Nukleotomie)* erwogen werden. Das Einbringen eines Bandscheibenersatzes oder einer Bandscheibenprothese ist nicht indiziert.

Neben diesen mikrochirurgischen Verfahren, die in den meisten Fällen indiziert sind und auch die besten Langzeitergebnisse aufweisen, gibt es noch eine Reihe von weiteren, sog. minimalinvasiven Verfahren, die aber nur bei sehr speziellen (und seltenen) Indikationen angewendet werden sollten. Dazu zählen **perkutane Verfahren** wie die *perkutane Nukleotomie* oder die aktuell immer häufiger durchgeführte *endoskopische Bandscheibenentfernung.*

Pflegemaßnahmen nach einer lumbalen Bandscheibenoperation

- Schon vor der Operation sollte der Patient über notwendige postoperative Verhaltensregeln informiert werden. Soweit möglich, gehört auch das Üben des „En-bloc-Aufstehens und -Drehens“ zu den Aufgaben vor der Operation.
- Nach Operationen im Wirbelsäulenbereich ist postoperativ v. a. auf Störungen der Blasenfunktion, der Sensibilität und der Motorik zu achten.
- Postoperative Überwachung der Vitalparameter, nach schriftlicher Anordnung der Anästhesistin.
- Bei Übernahme aus dem OP wird der Patient „en bloc“ gedreht, um eine Beurteilung des Wundbereichs durchführen zu können. Hier muss natürlich auf Nachblutungen, Infektionszeichen, Wundschwellungen bzw. Liquorfluss geachtet werden.
- Haben die Patientinnen eine Wunddrainage in Form einer Redon-Drainage einliegen, werden die Menge und das Aussehen des Sekrets beobachtet und dokumentiert.
- Im Lendenwirbelbereich operierte Patienten werden am Operationstag möglichst auf den Rücken gelagert.
- Nach ca. 12 h kann sich die Patientin mit Hilfe „en bloc“ auf die Seite lagern. Unter Anleitung lernt der Patient, dies selbst durchzuführen. Wichtig bei der Seitenlage ist ein möglichst waagerecht gestelltes Bett ohne Kopf- oder Beinerhöhungen. Auch ein Kissen zwischen den Beinen empfinden viele Patientinnen bei der Seitenlagerung als entlastend. Vielen Patienten fällt es schwer, ihr Gesäß zu korrigieren, um gerade zu liegen. Hier hilft es oft, wenn man die Patientinnen anleitet, dies mit Unterstützung ihrer Handflächen zu versuchen, die – unter das Gesäß geschoben – helfen, dieses zu korrigieren.
- Routinemäßig können die Patienten nach Entfernung der Redon-Drainage „en bloc“ mobilisiert werden. Nach Rücksprache mit der Ärztin dürfen Patienten häufig zum Ausscheiden auch am OP-Tag schon vorsichtig mobilisiert werden.
- Die Patientin wird dahingehend angeleitet, in der ersten Woche nach der Operation möglichst viel zu liegen, etwas zu laufen und möglichst wenig zu sitzen. Zu den Mahlzeiten und auch sonst sollte der Patient nur auf Stühlen mit Rückenlehne, ggf. mit Unterstützung eines Kissens im Rücken, gerade und angelehnt sitzen. So wird Unruhe im Wundgebiet vermieden und die Narbenbildung so gering wie möglich gehalten.
- Als hilfreich für ein angstfreieres Bewegen hat sich eine Analgesie für die ersten 3 postoperativen Tage bewährt.
- Die Patientin wird vom Pflegepersonal konsequent auf rückengerechtes Verhalten kontrolliert und angeleitet.
- Besonders wichtig ist die Physiotherapie, bei der dem Patienten neben rückenmuskelkräftigenden Übungen auch Bewegungen unter Geradehaltung des Rückens gezeigt werden. Die Aktivität wird langsam und ohne Schmerzen gesteigert.
- In der Regel wird die Patientin am 7. postoperativen Tag entlassen.
- In vielen Fällen schließt sich ein Aufenthalt in einer Reha-Klinik an. [vgl. 5, 6]

VORSICHT

Bei jedem Wirbelsäuleneingriff kann es intraoperativ zu **Liquorfluss** kommen. Der postoperative Umgang muss in solchen Fällen genauestens festgelegt werden:
- Engmaschige Kontrolle der eingebrachten Wunddrainagen (Liquor im Redon?)
- Postoperativ Bettruhe? Bei intraoperativem Liquorfluss müssen Patientinnen häufig für 3 Tage Bettruhe einhalten, um den liquorgefüllten Duraschlauch zu entlasten.
- Liquorunterdrucksyndrom (Liquorverlustsyndrom) in den Tagen nach der OP? Klagen die Patienten postoperativ nach Mobilisation in die Senkrechte über Kopfschmerzen, die sich im flachen Liegen prompt legen, so kann dies ein Hinweis für eine Liquorleckage sein.

Pflegemaßnahmen nach einer zervikalen Bandscheibenoperation

- Die postoperative Vitalwertkontrolle gestaltet sich wie nach lumbalen Operationen.
- Hier wird besonders auf Motorik und Sensibilität in den oberen Extremitäten geachtet.
- Patientinnen nach zervikalen Bandscheibenoperationen liegen postoperativ gern in leichter Oberkörperhochlagerung.
- Eine Komplikation kann eine erschwerte Atmung und Verschleimung durch Schwellung im Wundgebiet sein. Deshalb ist auch bei diesen Patienten eine engmaschige Kontrolle des Wundgebiets erforderlich.
- Häufig klagen die Patientinnen auch über Halsschmerzen und Schluckbeschwerden.
- Die Patienten können häufig schon am OP-Tag vorsichtig mobilisiert werden.
- In den ersten Tagen klagen die Patientinnen oft über Muskelverspannungen im Nacken-/Schulterbereich.
- Mobilisation ab dem ersten postoperativen Tag ist erwünscht und soll durchgeführt werden. Wichtig ist es für die Patienten, dass sie in der ersten Zeit nicht mehr als 2 kg heben und ruckartige Kopfbewegungen vermeiden.
- Auch hier kommt der Physiotherapie eine entscheidende Rolle bei der Unterstützung der Genesung zu.
- Die Entlassung kann häufig schon am 4. postoperativen Tag erfolgen.

Prävention und Patientenberatung

Auch nach der Krankenhausentlassung sollen die Patientinnen längeres Stehen oder Sitzen vermeiden. Sport ist frühestens 6 Wochen nach der Operation erlaubt, wirbelsäulenbelastende Sportarten (z. B. Tennis) erst nach 6 Monaten. Heben von Lasten über 5–10 kg ist nach etwa 3 Monaten wieder möglich.

Viele Patienten haben ihr Leben lang „Probleme mit dem Rücken". Jede unvorsichtige Bewegung oder einseitige Belastung rächt sich durch Rückenschmerzen. Um solchen Patientinnen zu helfen – und auch zur Vorbeugung – werden mittlerweile vielerorts sog. **Rückenschulen** (➤ Abb. 3.15) angeboten. In diesen Kursen lernen (noch) Gesunde und Patienten mit chronischen Rückenschmerzen, wie sie durch richtiges Heben und spezielle Rückengymnastik die Rückenmuskulatur stärken und so die Wirbelsäulenstabilität verbessern können. Diese Übungen müssen allerdings auch zu Hause regelmäßig durchgeführt werden und erfordern daher eine hohe Motivation des Patienten. Grundregel für Patientinnen mit Rückenproblemen ist, dass Ruhe und Aktivität einander abwechseln sollten. Langes Sitzen, angespannte Körperstellungen und Hyperlordose („Durchdrücken") der LWS verstärken die Rückenschmerzen.

Prognose

Das Bandscheibenleiden ist zumeist ein chronisch-rezidivierendes Geschehen. Durch konsequente konservative Therapie gelingt es zwar oft, eine Operation zu vermeiden, aber nicht zuletzt aufgrund der notwendigen hohen Selbstdisziplin vernachlässigen Patienten das anschließend und lebenslang notwendige rückenfreundliche Verhalten und Training. Ist eine Operation indiziert, so ist bei ca. 90 % der Patientinnen mit einem sehr guten bis zufriedenstellenden Operationsergebnis zu rechnen.

3.3.2 Spinalkanalstenose

DEFINITION

Spinalkanalstenose (Wirbelkanalverengung, kurz *SKS).* Zumeist degenerative Einengung des Spinalkanals und seiner Nervenstrukturen an Hals-, Brust- und Lendenwirbelsäule. Häufig Mehr-Etagen-Phänomen (multisegmental).

Krankheitsentstehung

Die Spinalkanalstenose ist typischerweise eine Erkrankung des älteren Menschen und beruht auf einem degenerativen Verschleiß der Wirbelsäule. Durch eine Degeneration und Höhenminderung der Bandscheibe *(Chondrose)* kommt es zu einer Fehlbelastung und Mikroinstabilität des gesamten segmentalen Wirbelsäulengefüges aus Knochen, Gelenken, Bändern und Muskeln. Der Knochen versucht diesem Prozess durch reaktive Umbaumaßnahmen *(Spondylose)* entgegenzuwirken und bezieht auch die kleinen Wirbelgelenke mit ein *(Spondylarthrose).* Die Folge ist eine Verdickung der Wirbelgelenke mit daraus resultierender Einengung des Spinalkanals und der Nervenwurzelkanäle. Verstärkt wird diese strukturelle Einengung durch ein „Wuchern" der Bandstrukturen *(Ligamenthypertrophie),* ein optionales, mehr oder minder ausgeprägtes Wirbelgleiten *(Spondylolisthese)* sowie auch eine mögliche Bandscheibenprotrusion. An der HWS kann auch ein verdicktes und verkalktes hinteres Längsband die Stenose verstärken. Zusammengefasst entsteht die typische Spinalkanalstenose durch:

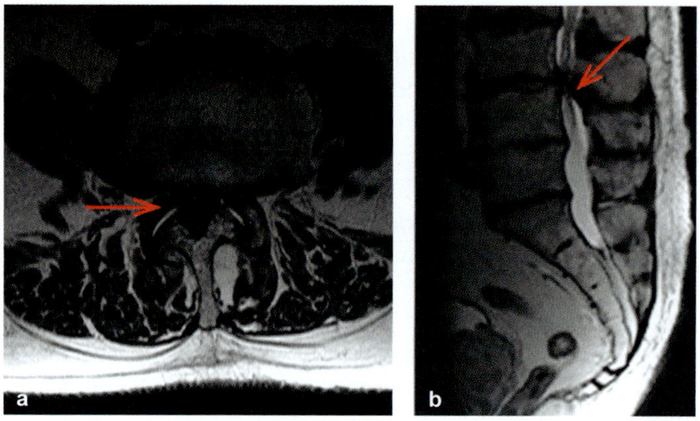

Abb. 3.16 Monosegmentale **Spinalkanalstenose** LWK 3/4 bei massiver Hypertrophie des gelben Bandes [T422]

- Arthrose der kleinen Facettengelenke mit konsekutiver Gelenkhypertrophie
- Hypertrophie der Bänder (v. a. des gelben Bandes, *Lig. flavum;* ➤ Abb. 3.16)
- Bandscheibenvorfall oder Bandscheibenprotrusion
- Mobiles oder immobiles Wirbelgleiten *(Listhese)*

Symptome und Untersuchungsbefund

Aufgrund des chronischen und degenerativen Ursprungs entstehen die Beschwerden und **Symptome** meist langsam, schleichend und über einen längeren Zeitraum.

- Bei einer Stenose an der **Lendenwirbelsäule** entsteht das typische Bild einer *Claudicatio spinalis:* Die Patienten berichten von belastungsabhängigen Schmerzen in Rücken und Beinen, die sich bei Pausieren der Belastung prompt bessern. Typischerweise werden die Schmerzen beim Hinsetzen und Vornüberbeugen (Kyphosierung der Lendenwirbelsäule und damit Erweiterung des Spinalkanals) prompt besser. Fahrradfahren ist aufgrund der nach vorn gebeugten Haltung häufig noch gut möglich.
- An der **HWS** entsteht durch eine Stenose zumeist das Bild einer zervikalen Myelopathie (➤ Abb. 3.17).

Therapie

Da die Beschwerden auf einer strukturellen, knöchernen und ligamentären Einengung beruhen, schlagen konservative **Therapien** langfristig meist fehl. Therapeutisches Ziel ist die operative Dekompression der Nervenstrukturen unter weitestmöglicher Schonung des (knöchernen) Wirbelsäulengefüges, um eine (weitere) Instabilität zu verhindern.

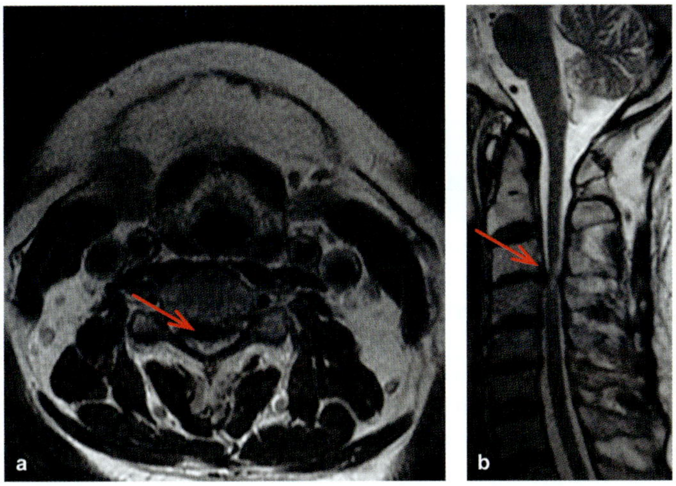

Abb. 3.17 Spinalkanalstenose HWK 3/4 mit hochgradiger Kompression des Rückenmarks. Zu beachten ist das „helle" (hyperintense) Signal des Rückenmarks auf dieser Höhe als radiologisches Zeichen der zervikalen Myelopathie. [T422]

Der überwiegende Anteil der Patientinnen profitiert gut von einer alleinigen dorsalen Dekompression. Standardverfahren ist die mikrochirurgische Hemilaminektomie mit Undercutting (Dekompression) zur Gegenseite. In ausgewählten Fällen kann unter Schonung der Gelenke auch eine Laminektomie erwogen werden. Ist die Stenose maßgeblich durch eine Listhese verursacht, wird nach der dorsalen Dekompression das betroffene Segment instrumentierend stabilisiert und in den Zwischenwirbelraum ein Implantat (meist ein Cage) eingebracht (PLIF, *posterior lumbar interbody fusion*). Häufig ist dabei auch wieder eine gute Korrektur des Gefüges möglich.

An der HWS kann bei einsegmentaler Stenose die Dekompression im Sinne einer ventralen Fusion durchgeführt werden. Bei einer multisegmentalen Stenose ist die Laminektomie mit oder ohne anschließende Stabilisierung oder die „Open-Door"-Laminoplastie eine adäquate chirurgische Strategie. Bei der Open-Door-Laminoplastie werden die Bögen auf einer Seite durchtrennt, wie eine Tür zur Gegenseite gedrückt und in dieser Position fixiert. Dadurch erweitert sich der Querschnitt des Spinalkanals zur Entlastung des eingeengten Rückenmarks ausreichend und nachhaltig.

Prognose

Die Erwartung der Patienten an eine Operation muss im Vorhinein klar formuliert werden. Da das Beschwerdebild auf einem degenerativen Verschleiß der Wirbelsäule beruht, sind die Symptome vielschichtig und nicht auf ein einzelnes Wirbelsäulensegment beschränkt. Eine Behandlung kann aber fokussiert erfolgen und muss auf den Bereich mit dem Hauptbefund beschränkt bleiben. Daher sind in der Regel nicht alle Beschwerden in Gänze operativ zu nehmen. Da die Patientinnen aber häufig einen langen Leidensweg hinter sich haben und in ihrem Alltag zuvor hochgradig eingeschränkt waren, wird schon ein Wiedererlangen der Mobilität für das alltägliche Leben dankbar angenommen. Vor diesem Hintergrund ist die **Prognose** gut.

An der HWS erfolgt die operative Dekompression zumeist unter dem Aspekt der Bewahrung des aktuellen Ist-Zustands. In den meisten Fällen kommt es zu einer Besserung der Myelopathie unter intensiver postoperativer Physiotherapie und Rehabilitation. Aber auch ein Fortschreiten der Rückenmarksschädigung trotz operativer Entlastung ist möglich.

3

3.4 Spinale Tumoren

3.4.1 Primäre spinale Tumoren

DEFINITION

Primäre spinale Tumoren: vom Rückenmark selbst *(Astrozytom, Ependymom)*, seinen Hüllen *(Meningeom,* ➤ Abb. 3.19) oder Nervenfaserscheiden sensibler Nervenfasern *(Neurinome)* ausgehende, überwiegend gutartige Tumoren. Sehr seltene Tumorentitäten

Symptome

Da überwiegend gutartiger Natur, wachsen diese intraduralen, entweder extra- oder intramedullär lokalisierten Tumoren sehr langsam und verdrängend (➤ Abb. 3.18). Die folgenden **Symptome** sind charakteristisch:

- **Lähmungen** (je nach Lokalisation periphere Lähmung, Para- oder Tetraparese) mit oft vom Patienten nicht bemerkten Sensibilitätsstörungen
- Gürtelförmige oder ins Bein ausstrahlende **Schmerzen,** die von vielen Patienten als „Ischias" bezeichnet und oft als „Bandscheibenvorfall" fehldiagnostiziert werden
- **Blasen-Darm-/(Rektum-)Störungen**
- **Zentrales Rückenmarkssyndrom** (➤ Tab. 3.1)

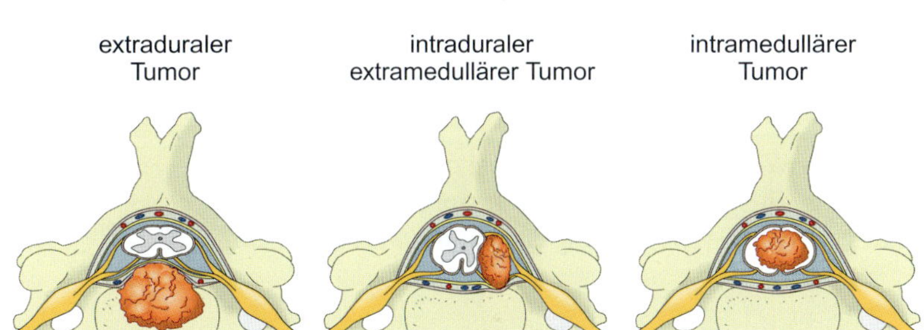

Abb. 3.18 Tumoren des Spinalkanals, unterteilt in ihrem Bezug zu Dura und Rückenmark. Trotz unterschiedlichen Ursprungs und unterschiedlicher Lage können diese verschiedenen Tumoren zu den gleichen Symptomen führen. [L190]

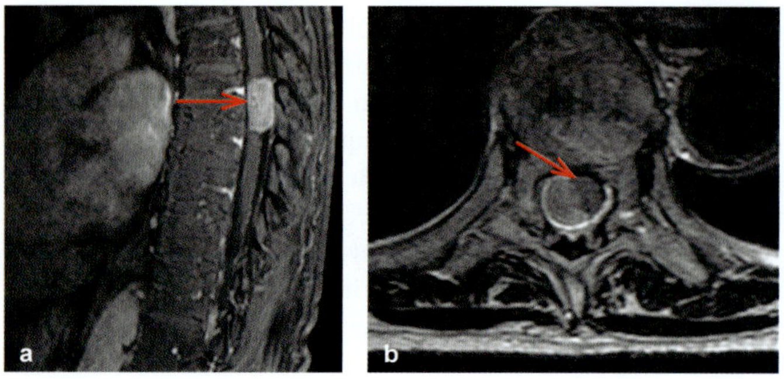

Abb. 3.19 Bild eines intraspinalen, intraduralen, extramedullären **Meningeoms** der Brustwirbelsäule [T422]

Therapie und Prognose

Gutartige Tumoren sollten, wenn möglich, operativ entfernt werden. Allerdings ist der Eingriff mit seinen möglichen Folgen ausführlich mit dem Betroffenen zu besprechen. So kann es bei Tumoren im Rückenmark zu einer (vorübergehenden) postoperativen Verschlechterung kommen, da bei der Operation die Spaltung von gesundem Rückenmark im Zugangsweg notwendig sein kann. Auf der anderen Seite können sich auch hochgradige neurologische Ausfälle wieder (teilweise) zurückbilden. Neurologische Ausfälle werden durch konsequente physiotherapeutische Behandlungen, die in der Regel in spezialisierten Rehabilitationszentren durchgeführt werden, gut verbessert. Die weitere **Prognose** ist dann meist gut.

3.4.2 Metastasen

Wirbelsäulenmetastasen sind ein häufiges Begleitphänomen maligner Grundleiden. Tumoren mit der größten Tendenz zu Wirbelsäulenmetastasen sind das Prostatakarzinom, das Mammakarzinom sowie das Nierenzell- und Schilddrüsenkarzinom. Auch hämatologische Erkrankungen wie das multiple Myelom manifestieren sich häufig an der Wirbelsäule.

Symptome

Die **Symptome** entsprechen überwiegend den Beschwerden primärer spinaler Tumoren. Die Anamnese ist jedoch meist kürzer. Sehr häufig berichten die Patientinnen retrospektiv über seit Monaten schrittweise zunehmende lokale Rückenschmerzen, die anfangs nicht selten falsch interpretiert werden.

Therapie und Prognose

Metastasen der Wirbelsäule müssen nur bei drohender Instabilität oder neurologischen Defiziten operativ versorgt werden. Im Vordergrund steht die Wiedererlangung der Stabilität. Im Falle neurologischer Ausfälle ist das Ziel die Dekompression der Nerven und nicht die vollständige Tumorentfernung. Der Resttumor wird dann im weiteren Verlauf z. B. strahlentherapeutisch nachbehandelt. Aber auch im Fall einer solitären Wirbelsäulenmetastase kann im Rahmen eines onkologisch-kurativen Gesamtkonzepts die Entfernung asymptomatischer Läsionen erwogen werden. Allerdings muss in den meisten Fällen bei Auftreten von Wirbelsäulenmetastasen von einem fortgeschrittenen Tumorgeschehen ausgegangen werden.

Metastasen im Rückenmark (intramedulläre Metastasen) haben eine sehr schlechte **Prognose** und werden nicht operiert.

Eine Sonderform stellen „spinale Abtropfmetastasen" primärer hirneigener Tumoren *(Glioblastom, Medulloblastom, Ependymom)* dar, die sich über den Liquorraum spinal absiedeln. In den meisten Fällen geht dieses Phänomen ebenfalls mit einer schlechten Prognose einher.

LITERATUR UND KONTAKTADRESSEN

Literaturnachweis

1. Haas U. Das Darmmanagement von Patienten mit Querschnittlähmung. Bern: Huber 2005.
2. Zäch GA, Koch von Karger HG (Hrsg.). Paraplegie. Ganzheitliche Rehabilitation. Basel: Karger 2005.
3. Kallenbach K (Hrsg.). Körperbehinderungen: Schädigungsaspekte, psychosoziale Auswirkungen und pädagogisch-rehabilitative Maßnahmen. 2. A. Bad Heilbrunn: Klinkhardt 2006.
4. Knecht Ch, Junge W. Auf den Punkt gebracht: Betreuung und Überleitung querschnittgelähmter Menschen. Pflegezeitschrift 2003; 56 (8): 563–566.
5. Dietz V (Hrsg.). Querschnittlähmung: Physiopathologie, Klinik und Therapie von Blasenfunktion, Bewegung und Vegetativum. Sonderausgabe. Stuttgart: Kohlhammer 2000.
6. Georg A. Pflege nach Bandscheibenoperation: wenn der Rücken nicht mehr will. Pflegezeitschrift 2002; 55(10): 709–712.
7. Ellenbogen RG, Abdulrauf SI, Sekhar LN. Principles of Neurological Surgery. 3rd ed. Philadelphia, PA: Elsevier 2012.
8. Greenberg MS. Handbook of Neurosurgery. 8th ed. New York: Thieme 2016.
9. Weidner N, Scheel-Sailer A et al., Diagnostik und Therapie der akuten Querschnittlähmung, S3-Leitlinie, 2024; in: Deutsche Gesellschaft für Neurologie; Deutschsprachige Gesellschaft für Paraplegiologie (Hrsg.), Leitlinien für Diagnostik und Therapie in der Neurologie. www.dgn.org/leitlinien (letzter Zugriff: 01.08.2025)
10. Geng V, Böthig R, Hildesheim A et al. Leitlinie: Neurogene Darmfunktionsstörung bei Querschnittlähmung (Langfassung). Coloproctology 2020; 42: 375–389.
11. Von der Lippe E, Krause L, Porst M et al. (2021). Prävalenz von Rücken- und Nackenschmerzen in Deutschland. Ergebnisse der Krankheitslast-Studie BURDEN 2020. Aus: https://www.rki.de/DE/Aktuelles/Publikationen/Journal-of-Health-Monitoring/GBEDownloadsJ/JoHM_S3_2021_Rueckenschmerz_Nackenschmerz.html (letzter Zugriff: 12.11.2025)

Weiterführende Literatur

Pohlmann KJ. Funktionales Verhaltensmuster „Ernährung und Stoffwechsel"– Haut. In: Haas U (Hrsg.). Pflege von Menschen mit Querschnittlähmung. Bern: Huber 2012, S. 103–108.

Kontaktadressen

Bundesverband Selbsthilfe Körperbehinderter e.V., Altkrautheimer Str. 20, 74238 Krautheim; Tel.: 0 62 94/42 81 0; www.bsk-ev.org

Fördergemeinschaft der Querschnittsgelähmten in Deutschland e.V., Silcherstr. 15, 67591 Mölsheim; Tel.: 0 62 43/52 56; www.fgq.de

KAPITEL

4 Pflege von Menschen mit Erkrankungen des peripheren Nervensystems

Pflegesituation

Hintergründe zur Pflegesituation

Pflegerisches Setting: stationäre Rehabilitationspflege
Patientin: Frau Valerie Florés, 20 Jahre
Diagnose: Guillain-Barré-Syndrom

Von 100 auf 0

Katharina Jablonski ist Auszubildende zur Pflegefachassistentin. Heute hat sie ihren ersten Tag in ihrem Orientierungseinsatz. Ihr Ausbildungsträger ist eine große Klinik, die sich auf neurologische Erkrankungen spezialisiert hat. In der Klinik gibt es auch eine Station für neurologische Frührehabilitation. Dort beginnt Katharinas Einsatz und sie wird von ihrer Praxisanleiterin Fabienne Markus bereits erwartet. *„Hallo Frau Jablonski, schön, dass Sie heute da sind"*, begrüßt Fabienne sie freundlich. Katharina lacht und winkt ab: *„Du musst mich nicht siezen, nur weil ich vom Alter her wahrscheinlich deine Mutter sein könnte. Ich bin Katharina und ich freue mich, hier lernen zu dürfen."* Fabienne nickt: *„Alles klar, ich zeige dir erstmal die Station, und dann mache ich dich mit unserer ersten Patientin vertraut. Sie heißt Valeri Florés, ist 20 Jahre alt und bei uns aufgrund des Guillain-Barré-Syndroms."* Katharina runzelt die Stirn: *„Wie hieß die Krankheit? Ach Mensch, so ein junges Küken."* Die beiden gehen über die Station. Nach einer Stunde betreten sie zusammen das Zimmer von Frau Florés. *„Hallo Frau Florés, wie geht es Ihnen heute? Ich habe mir Unterstützung mitgebracht, das ist Katharina Jablonski. Sie ist Auszubildende bei uns und hat heute ihren ersten Tag"*, stellt Fabienne Katharina vor. Im Bett vor ihnen liegt eine zierliche junge Frau, die versucht, ihnen ein freundliches Lächeln zu schenken. *„Guten Morgen, mir geht es gut. Jeden Tag klappt alles ein wenig besser. Entschuldigen Sie mein schiefes Lächeln, die eine Gesichtshälfte möchte noch nicht so, wie ich gern möchte."*

„Frau Florés, wir würden Sie jetzt gerne bei der Körperpflege unterstützen, ist das in Ordnung?", fragt Fabienne Markus und Valerie nickt. *„Nehmen Sie bitte heute das Zitronenduschgel? Damit fühle ich mich immer so frisch"*, bittet Valerie. Fabienne nickt, bevor sie im Bad verschwindet. Katharina bleibt betroffen und schweigend zurück. So etwas hätte sie nicht gedacht. Was ist das für eine Krankheit, die einen so jungen Menschen so hilfsbedürftig macht? Automatisch denkt sie an ihre eigene Tochter, die nur drei Jahre älter ist als Frau Florés.

Da öffnet sich die Tür, und eine Frau tritt in das Zimmer. *„Valerie Liebes, ich hoffe, ich bin nicht zu spät? Ich bin hier, um dir beim Waschen zu helfen." „Nein Mama, alles gut. Aber komm doch erstmal an und nimm dir einen Kaffee. Fabienne ist hier und hilft mir. Du kannst mir später die Haare waschen, wenn du möchtest."* Die Frau wendet sich zum Gehen, als ihr Blick auf Katharina fällt. *„Sie müssen neu sein, ich bin Margarita Florés, die Mutter von Valerie. Und Sie sind?"* Katharina antwortet: *„Ich bin Katharina Jablonski. Ich bin Auszubildende hier und habe heute meinen ersten Tag."*

„Auszubildende in Ihrem Alter? Na gut, wieso auch eigentlich nicht? Schatz, ich gehe Kaffee holen, bis gleich." Damit verlässt sie das Zimmer.

Valerie schaut verlegen zur Seite. *„Entschuldigen Sie bitte, meine Mutter ist manchmal etwas direkt. Die Zeit im Krankenhaus hat das leider nicht besser, sondern eher schlimmer gemacht."* Katharina winkt ab und lacht: *„Da bin ich hart im Nehmen, ich höre das öfters. Wie lange sind Sie denn schon im Krankenhaus, Frau Florés?"* Valerie überlegt. *„Es müssten jetzt so an die drei Monate sein. Dieses Syndrom hat mich ganz schön aus der Bahn geworfen."* Fabienne kehrt aus dem Badezimmer mit der Waschschüssel zurück. *„Ist es für Sie ok, wenn ich Katharina Ihren Krankheitsverlauf beschreibe?"*, fragt sie. Valerie nickt: *„Natürlich, sie soll ja was lernen."*

Fabienne beginnt zu erzählen: *„Bei Frau Florés wurde das Guillain-Barré-Syndrom festgestellt. Begonnen hat es mit Rücken- und Gliederschmerzen. Sie dachte, das käme von der Erkältung, die sie einige Tage zuvor hatte. Dann spürte sie eine zunehmende Schwäche in den Beinen, die sich rasch zu einer vollständigen Lähmung des ganzen Körpers entwickelte. Hinzu kamen eine Fazialisparese, also eine Gesichtslähmung, und eine Schluckstörung, eine sogenannte Dysphagie. Sie wurde mit dem Rettungswagen zu uns in die Klinik gebracht und nach der Diagnosestellung wurde sie für drei Wochen intensivmedizinisch überwacht. Langsam haben sich ihre Symptome zurückgebildet, aber zwischenzeitlich war es so schlimm, dass sie für einige Tage künstlich beatmet werden musste. Nach drei Wochen auf der Intensivstation wurde sie dann auf die Normaltstation verlegt, und nach weiteren zwei Wochen kam sie zu uns."* Valerie grinst: *„Jap, und seitdem werde ich jeden Tag von der Physiotherapie und der Logopädie gequält. Aber ich mache immerhin Fortschritte, also bleibe ich dran."*

Katharina fragt nach: *„Und werden Sie wieder ganz gesund?"* Valerie antwortet: *„Das wird die Zeit zeigen. Die Prognose ist an sich gut, 46 % der Patienten haben sich nach dieser Erkrankung vollständig erholt. Ein kleiner Teil jedoch behält Ausfallerscheinungen zurück. Aber ich gehöre zu den 46 %. Das spüre ich. Allerdings liegt noch ein gutes Stück Arbeit vor mir. Aber wie gesagt, es funktioniert jeden Tag besser".* Sie reckt das Kinn siegessicher nach oben: *„Jetzt sollten wir uns beeilen, bevor meine Mutter wieder hier ist und alles durcheinanderbringt."*

Lernfragen

1. Erläutern Sie die Krankheitsentstehung des Guillain-Barré-Syndroms (GBS), die bei Frau Florés höchstwahrscheinlich abgelaufen ist.
2. Erläutern Sie, warum eine intensivmedizinische Überwachung bei Frau Florés im akuten Stadium des GBS unabdingbar war.
3. Nennen Sie die Schwerpunkte der Patientenbeobachtung bei der Pflege von Menschen mit GBS.
4. Erläutern Sie, warum das GBS für Frau Florés und ihre Mutter eine enorme psychische Belastung darstellt.
5. Nennen Sie die Berufsgruppen, die an der Versorgung von Frau Florés beteiligt sind.

4.1 Erkrankungen einzelner Hirnnerven

Die Stämme der **Hirnnerven** (HN) liegen an der Hirnbasis eng beieinander. Nach unterschiedlich langem subarachnoidalem und extraduralem Verlauf verlassen sie die knöcherne Schädelhöhle einzeln oder zu mehreren an verschiedenen Durchtrittsstellen und ziehen zu den von ihnen versorgten Organen (➤ Abb. 4.1).

Entsprechend dieser Lagebeziehung und abhängig von der zugrunde liegenden Ursache können die Hirnnerven *einzeln* oder *in Kombination* erkranken (➤ Tab. 4.1), wobei die Differenzialdiagnostik zwischen zentralen und peripheren Läsionen manchmal sehr schwierig ist. Die wohl bekanntesten und häufigsten Hirnnervenerkrankungen sind die **Fazialisparese** (➤ Kap. 4.1.1) und die **Trigeminusneuralgie** (➤ Kap. 4.1.2).

4.1.1 Periphere Fazialisparese

DEFINITION

Periphere Fazialisparese: Lähmung der vom N. facialis (HN VII) versorgten Muskeln einer Gesichtshälfte durch Schädigung des N. facialis. Je nach Lokalisation und Grad der Schädigung zusätzlich gesteigertes Hörempfinden, Störungen des Geschmacks, der Tränen- und Speichelsekretion. Häufigste isolierte Hirnnervenläsion.

Krankheitsentstehung

Mit ca. 75 % aller Fazialisparesen am häufigsten ist die **idiopathische periphere Fazialisparese** *(Bell-Lähmung).* Ihre Ursache ist nicht geklärt, am ehesten aber wohl infektiös oder parainfektiös. **Symptomatische periphere Fazialisparesen** sind demgegenüber seltener und können entzündlich (Zoster oticus ➤ Kap. 6.9.2, Borreliose ➤ Kap. 6.6.2, Mittelohrentzündung), traumatisch (auch iatrogen), diabetisch oder tumorbedingt sein.

Symptome und Untersuchungsbefund

Bei der idiopathischen peripheren Fazialisparese stellt sich innerhalb von Stunden eine halbseitige Gesichtslähmung (➤ Abb. 4.2) ein, deren Maximum meist nach 1–2 Tagen erreicht wird. Teilweise haben Betroffene auch Geschmacksstörungen, ein gesteigertes Hörempfinden *(Hyperakusis)* sowie Störungen der Tränen- und Speichelsekretion. Stirnrunzeln ist nur noch einseitig möglich, der Mundwinkel hängt herab, der Lidschluss bleibt häufig unvollständig **(Lagophthalmus),** sodass die Drehung des Augapfels nach oben sichtbar wird **(Bell-Zeichen).** Der übrige neurologische Befund ist unauffällig.

Bei symptomatischen Fazialisparesen weisen in aller Regel weitere Symptome und Befunde auf die Ursache hin, etwa Ohrenschmerzen und Bläschen im äußeren Gehörgang bei Zoster oticus (➤ Kap. 6.9.2).

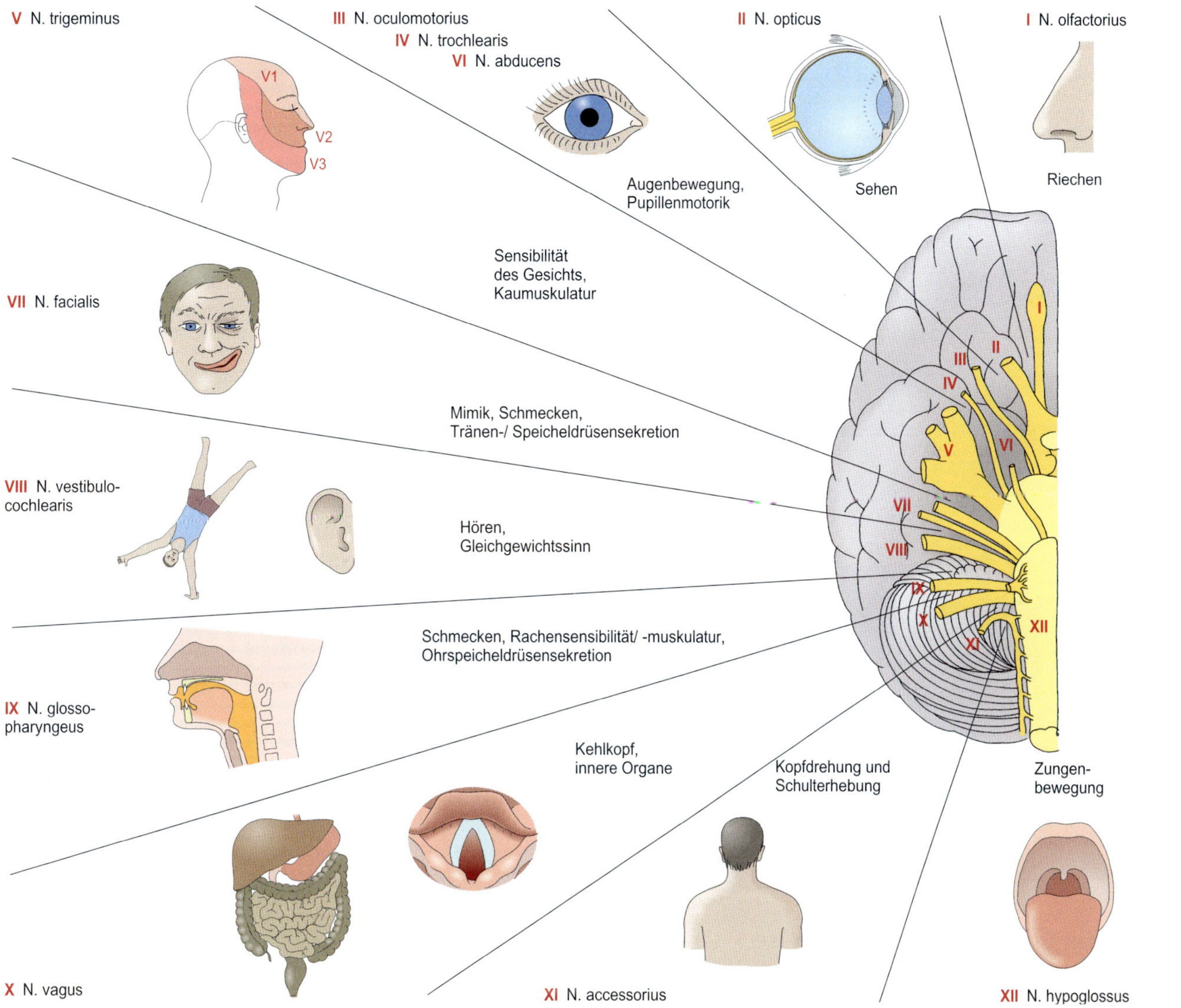

Abb. 4.1 Die 12 Hirnnerven im Überblick [L190]

Tab. 4.1 Die 12 Hirnnerven und ihre wichtigsten Schädigungsmuster

Nerv	Symptome	Ursachen (Beispiele)
N. olfactorius (I)	Riechstörung, Anosmie (Verlust des Geruchsinns)	Erkrankung der Nasenschleimhaut, Schädel-Hirn-Trauma, frontobasaler Tumor
N. opticus (II)	Sehstörung, Stauungspapille	Ischämie, Kompression, Infektionen, multiple Sklerose, Keilbeinflügel- oder orbitaler Tumor
N. oculomotorius (III)	Pupillenstörung, Doppelbilder, Ptosis (Herabhängen des Oberlids); meist kombiniert mit Schädigung von HN IV und VI	Kompression (z. B. durch Aneurysma), Subarachnoidalblutung, Schädelbasisfrakturen, Sinus-cavernosus-Tumor, ophthalmoplegische Migräne
N. trochlearis (IV)	Doppelbilder; meist kombiniert mit Schädigung von HN III und VI	Schädel-Hirn-Trauma, Sinus-cavernosus-Tumor, Diabetes mellitus, Infektion, ophthalmoplegische Migräne
N. trigeminus (V)	Hypästhesie (herabgesetztes Empfindungsvermögen), Hypalgesie (herabgesetztes Schmerzempfinden) einer Gesichtshälfte	Trauma, Kompression z. B. durch Tumor im Sinus cavernosus, multiple Sklerose, Trigeminusneuralgie ➤ Kap. 4.1.2
N. abducens (VI)	Doppelbilder; meist kombiniert mit Schädigung von HN III und IV	Schädelbasisfrakturen, Sinus-cavernosus-Tumor, parainfektiös, multiple Sklerose, erhöhter Hirndruck
N. facialis (VII)	Fazialislähmung ➤ Kap. 4.1.1	➤ Kap. 4.1.1

Tab. 4.1 Die 12 Hirnnerven und ihre wichtigsten Schädigungsmuster (*Forts.*)

Nerv	Symptome	Ursachen (Beispiele)
N. vestibulocochlearis (VIII)	Hypakusis (Schwerhörigkeit), Schwindel	Kleinhirnbrückenwinkeltumor, Otitis media, Zoster oticus, Trauma
N. glossopharyngeus (IX)	Pharyngeale Hypästhesie, Störungen des Würgereflexes, Dysphagie (Schluckstörung), Geschmacksqualität „bitter" wird nicht wahrgenommen	Tumor des Foramen jugulare, Trauma
N. vagus (X)	Bei einseitiger Störung Heiserkeit, bei beidseitiger Aphonie, Schluckstörungen, Gaumensegel hängt auf der gesunden Seite herab, Störungen des Würgreflexes	Tumor des Foramen jugulare, am Kehlkopf oder im Mediastinum, perioperative Läsion
N. accessorius (XI)	Parese des M. trapezius und des M. sternocleidomastoideus	Tumor des Foramen jugulare
N. hypoglossus (XII)	Zungenparese (weicht zur betroffenen Seite ab)	Tumor des Foramen magnum, Trauma

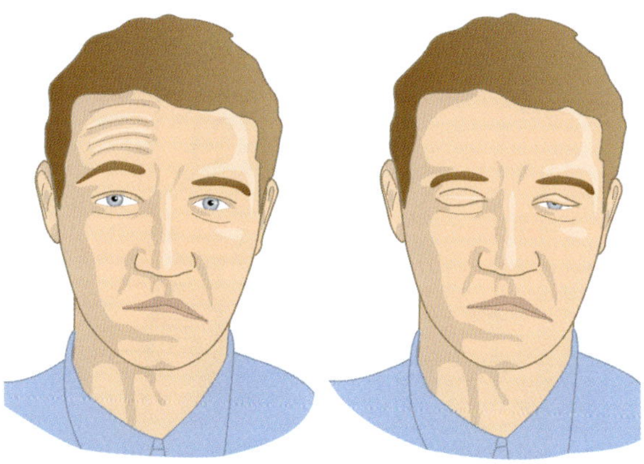

Abb. 4.2 Linksseitige periphere Fazialislähmung. Im linken Teil der Abbildung sollte der Patient die Stirn runzeln, rechts die Augen schließen. Typisch sind unvollständiger Lidschluss, hängender Mundwinkel und fehlendes Stirnrunzeln auf der erkrankten Seite. [L138]

Diagnostik und Differenzialdiagnose

Die **Verdachtsdiagnose** einer idiopathischen Fazialisparese ist klinisch möglich. Stets müssen jedoch symptomatische Formen durch gründliche neurologische und HNO-ärztliche Untersuchung sowie ggf. bildgebende Diagnostik, Blutuntersuchungen (BSG, Blutbild, Blutzucker, Borrelien-Antikörper) und Liquoruntersuchung ausgeschlossen werden. Elektroneurografie und -myografie können zur Verlaufskontrolle und Abschätzung der Prognose herangezogen werden.

Behandlungsstrategie

Die idiopathische Fazialisparese wird wegen ihrer mutmaßlich entzündlichen Entstehung mit Glukokortikoiden behandelt. Die **Behandlungsstrategie** bei symptomatischen Fazialisparesen hängt von der Ursache ab.

Pflege

Nach dem akuten Auftreten der Parese sind die Patientinnen oft noch sehr verunsichert. Essen und Trinken fallen schwer, evtl. ist die Sprache verwaschen, jeder Blick in den Spiegel erschreckt den Patienten. Aufgrund der guten Prognose kann den Betroffenen mit gutem Gewissen eine baldige Besserung in Aussicht gestellt werden, um damit möglicherweise bestehende Zukunftsängste zu zerstreuen.

Die mimische Muskulatur muss möglichst häufig unter physiotherapeutischer Anleitung vor dem Spiegel trainiert werden. Dabei sollten die Berufsgruppen eng zusammenarbeiten, damit die Patientinnen auch durch die Pflegenden bei eigenständigen Übungen unterstützt, angeleitet und evtl. korrigiert werden können. Entsprechende Übungsprogramme liegen in neurologischen Kliniken in schriftlicher Form vor.

Pflegerisch ist weiter zu beachten, dass die Augenhornhaut durch Augentropfen bzw. -salben und einen Uhrglasverband vor dem Austrocknen geschützt werden muss, falls der Lidschluss unvollständig ist. Die Patienten sollten auf Kosmetika und Rauchen verzichten, da beides zu Hornhautreizungen führen kann.

Prognose

Die **Prognose** der idiopathischen peripheren Fazialisparese ist gut. Bei 80 % der Patienten bleiben keine störenden Schäden zurück. In einem Teil der Fälle kommt es allerdings zu pathologischen Mitbewegungen durch *Fehlinnervationen,* d. h., dass z. B. beim Zähnezeigen gleichzeitig ungewollt der Lidschluss erfolgt. Bleibt auch noch nach ½ Jahr der Lidschluss unvollständig oder bilden sich entstellende Kontrakturen aus, sollte eine Operation erwogen werden.

4.1.2 Trigeminusneuralgie

DEFINITION

Trigeminusneuralgie: Schmerzerkrankung im Versorgungsgebiet des N. trigeminus (➤ Abb. 4.3). Betrifft fast ausschließlich Menschen im Alter > 50 Jahren.

Krankheitsentstehung

Angenommene Ursache für die idiopathische Trigeminusneuralgie ist die Kompression des N. trigeminus an seinem Austritt aus dem Hirn-

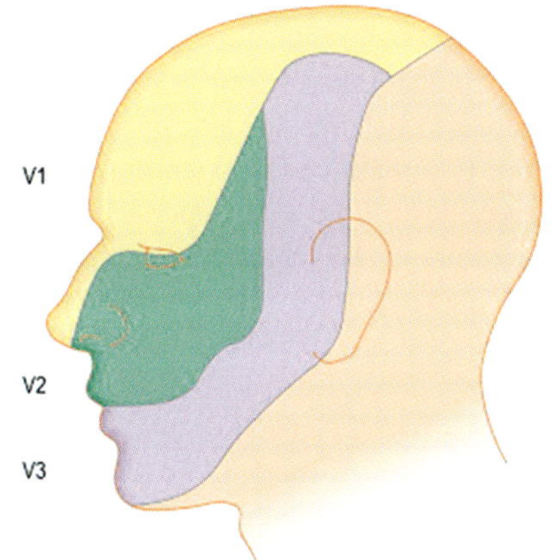

Abb. 4.3 Die drei Äste des N. trigeminus versorgen unterschiedliche Bereiche des Gesichts. [E789]

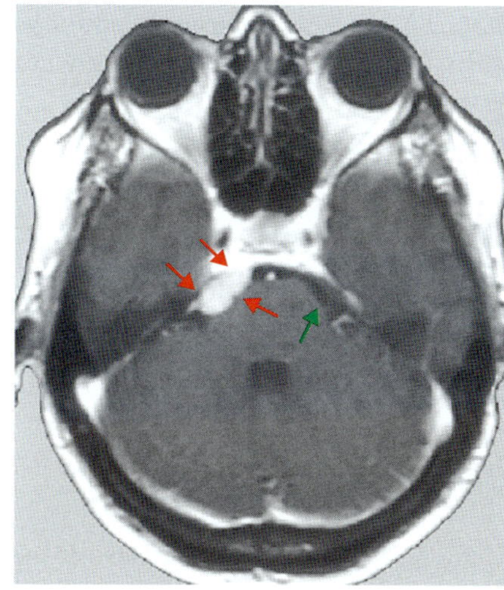

Abb. 4.4 MRT einer Patientin mit symptomatischer Trigeminusneuralgie rechts. Die roten Pfeile zeigen ein kleines Meningeom der Schädelbasis im Verlauf des N. trigeminus. Der grüne Pfeil zeigt den Abgang des N. trigeminus auf der nicht betroffenen Seite. [O403]

stamm durch einen Ast oder den Hauptstamm der oberen Kleinhirnarterie. Die Pulsation dieses Gefäßes führt zu einer lokalen Demyelinisierung und damit zu einer gestörten Reizweiterleitung. Diese Art der Nervenalteration wird unter der Bezeichnung mikrovaskuläres Kompressionssyndrom zusammengefasst.

Trigeminusschmerzen infolge von Tumoren, Entzündungen oder multipler Sklerose (➤ Kap. 6.11) werden abgrenzend als **symptomatische Trigeminusneuralgie** bezeichnet.

Symptome

Bei der **idiopathischen Trigeminusneuralgie** sind meist der Ober- oder Unterkieferast betroffen. Die Patienten leiden unter blitzartig einsetzenden reißenden Schmerzen, ausgelöst durch bestimmte Bewegungen wie Kauen oder Sprechen, aber auch durch leichte Berührung bestimmter Gesichtspartien. Die einseitigen Schmerzen dauern nur wenige Sekunden an, können sich aber innerhalb weniger Minuten wiederholen. Viele Patientinnen vermeiden schließlich wegen der quälenden Schmerzen das Essen und magern ab. Betroffene werden nicht selten suizidal.

Symptomatische Trigeminusneuralgien zeigen meist einen anderen Schmerzcharakter (z. B. dauern die Schmerzen länger an).

Diagnostik und Differenzialdiagnose

Der neurologische Untersuchungsbefund ist bei der idiopathischen Trigeminusneuralgie normal. Hingegen deckt eine gründliche neurologische Untersuchung bei symptomatischen Trigeminusneuralgien meist zusätzliche neurologische Auffälligkeiten wie z. B. Sehminderung oder Sensibilitätsstörungen auf. Kernspintomografisch (➤ Abb. 4.4) muss eine Raumforderung im Verlauf des N. trigeminus ausgeschlossen werden. Mithilfe derselben Untersuchung kann man ggf. bereits einen Gefäß-Nerven-Konflikt im Bereich des Kleinhirnbrückenwinkels darstellen, den aber nicht immer nachgewiesen werden kann. In jedem Fall gehört auch der Ausschluss einer kieferchirurgischen Erkrankung zur Diagnosestellung einer typischen Trigeminusneuralgie.

Behandlungsstrategie

Die Behandlung erfolgt in **drei Phasen** und beginnt konservativ analgetisch:

- **Phase 1:** medikamentöse Behandlung mit Antiepileptika wie Carbamazepin (z. B. Tegretal®), Oxcarbazepin (z. B. Trileptal®), Lamotrigin (z. B. Lamictal®), Gabapentin (z. B. Neurontin®) oder dem zentralen Muskelrelaxans Baclofen.
- **Phase 2:** Bei Versagen der medikamentösen Therapie oder bei zu hohem Nebenwirkungsprofil der Medikamente besteht die Indikation zur mikrochirurgischen Operation. Dabei wird über einen subokzipitalen Zugang der N. trigeminus exploriert, die komprimierende Gefäßschlinge gelöst und der Nerv z. B. mit einem Stück Teflon abgepolstert (Operation nach Janetta).
- **Phase 3:** Ist eine Operation aufgrund des Alters oder Allgemeinzustands des Patienten nicht möglich, so kann eine Thermokoagulation eingesetzt werden, um das sensorische Ganglion des N. trigeminus im Bereich der Felsenbeinspitze selektiv zu zerstören.

Die Pflegenden berücksichtigen bei allen pflegerischen Maßnahmen, dass der Patient von den teils seit Jahren bestehenden, fast unerträglichen Schmerzen völlig zermürbt ist und psychische Auffälligkeiten Folge, nicht Ursache der Schmerzen sind. Manchmal besteht sogar **Suizidgefahr.**
In schweren Fällen lehnen die Patientinnen fast jede Nahrungsaufnahme und v. a. das Kauen ab, weil dies zu erneuten Schmerzen führt. Diesen Betroffenen bieten die Pflegenden flüssige oder breiige Nahrung an. Die Pflegenden schützen den Patienten vor Zugluft und berühren ihn, wenn irgend möglich, nicht in den Triggerzonen des Schmerzes (➤ Abb. 4.3). Ist wegen der Schmerzen eine verbale Kommunikation nicht oder nur eingeschränkt möglich, stellen die Pflegenden möglichst Fragen, die die Patientin auch z. B. durch Nicken (also ohne Aktivierung der Triggerzonen) beantworten kann.

4.2 Plexusläsionen

Die zervikalen und lumbosakralen Nervenwurzeln vermischen sich zunächst in Nervengeflechten (**Armplexus** oder *Plexus cer-*

vicobrachialis bzw. **Beinplexus** oder *Plexus lumbosacralis*), aus denen dann die größeren peripheren Nerven des Armes und Beines hervorgehen.

4.2.1 Armplexusläsionen

Beim Armplexus unterscheidet man einen **oberen Armplexus** mit Anteilen aus den Wurzeln C5–C6 (C7) von einem **unteren Armplexus** (C8–Th1).

Krankheitsentstehung

Häufigste Ursache **akuter Armplexusläsionen** ist die traumatische Plexusschädigung; bei Erwachsenen z. B. nach einem Motorradunfall, bei Neugeborenen geburtstraumatisch (häufigste Nervenläsion im Kindesalter). Entzündlich bedingt ist die **neuralgische Schulteramyotrophie** *(Armplexusneuritis)*, die meist den oberen Armplexus betrifft und auf immunologische Mechanismen zurückgeführt wird (z. B. Impfungen).

Chronische Armplexusläsionen durch chronische Druckschädigung *(Kompressionssyndrome)* treten insbesondere an anatomischen Engstellen auf. So kann z. B. eine zusätzliche Halsrippe im Bereich der *Skalenuslücke* zwischen den Mm. scalenus anterior und medius zu einer Kompression des unteren Armplexus führen. Auch Tumoren der Lungenspitze *(Pancoast-Tumor)* manifestieren sich häufig mit einer Plexussymptomatik, insbesondere der unteren Anteile. Chronische Plexusparesen können auch Spätfolgen von z. T. Jahre zurückliegenden Bestrahlungen lokaler Lymphknotenmetastasen, besonders bei Mammakarzinomen, sein.

Symptome, Befund und Diagnostik

Eine **obere Armplexusläsion** *(Erb-Lähmung, Duchenne-Erb-Lähmung)* führt zu einer Parese der Abduktoren, Außenrotatoren und Beuger des Oberarms mit Abschwächung des Bizepssehnenreflexes (BSR) sowie – selten – zu Sensibilitätsstörungen über dem lateralen Oberarm und radialen Unterarm. Der betroffene Arm hängt schlaff und innenrotiert herab, die Handfläche zeigt dabei nach hinten.

Die **untere Armplexusläsion** *(Déjerine-Klumpke-Lähmung)* zeigt sich durch eine Parese der kleinen Handmuskeln und eine Sensibilitätsstörung des ulnaren Unterarms und der Hand. Bei einer Schädigung der sympathischen Fasern tritt außerdem ein *Horner-Syndrom* auf. Die typischen Symptome sind *Miosis* (Verengung der Pupille), *Ptosis* (Herabhängen des Oberlids), *Enophthalmus* (Zurücksinken des Augapfels in die Augenhöhle) und Schweißsekretionsstörung.

Die Diagnose wird durch Anamnese, Klinik, Provokationstests bei Kompressionssyndromen, elektrophysiologische Untersuchungen (EMG, NLG, SSEP) sowie bildgebende Verfahren gestellt. Blut- und Liquoruntersuchungen können z. B. zum Ausschluss einer entzündlichen Ursache (z. B. Borreliose) erforderlich sein.

Medizinische Behandlungsstrategie und Pflege

Nach traumatischen Läsionen wird der Arm in Abduktion gelagert, die übrigen Gelenke werden zunächst nur passiv durchbewegt. Erst später treten aktive Übungen hinzu. Bei Schnittverletzungen des oberen Plexus wird sofort operiert, ansonsten – wenn überhaupt – später und nur bei fehlenden Rückbildungszeichen.

Die neuralgische Schulteramyotrophie wird konservativ mit Schmerzmitteln (NSAR), Glukokortikoiden und physikalischen Therapien behandelt.

Bei (nachgewiesenen) Kompressionssyndromen wird bei Versagen der konservativen Therapie die zugrunde liegende Ursache beseitigt, z. B. eine Halsrippe reseziert.

Bei tumor- oder strahlenbedingten Plexusläsionen ist meist nur eine symptomatische Therapie möglich.

Pflegerisch ist außerdem eine Dekubitusprophylaxe an der betroffenen Extremität wichtig.

Prognose

Die **Prognose** hängt von der Ursache ab. Die Prognose der neuralgischen Schulteramyotrophie ist gut, auch wenn der Verlauf langwierig sein kann. Am schlechtesten ist die Prognose tumor- und strahlenbedingter Plexusschäden.

4.2.2 Beinplexusläsionen

Der **Beinplexus** setzt sich aus den Wurzeln L1–S3 zusammen. Die oberen Anteile aus L1–L4 heißen *Plexus lumbalis*, die unteren aus L4–S3 *Plexus sacralis*. Die ventralen Äste der Spinalnerven S_2–S_4 schließen sich zum *Plexus pudendus* zusammen und versorgen die Anogenitalregion motorisch und sensibel.

Krankheitsentstehung

Die Ursachen der Beinplexusläsionen entsprechen im Wesentlichen denen der Armplexusläsionen, wobei Tumoren, insbesondere maligne Lymphome, Uterus- oder Zervixkarzinome oder retroperitoneale Hämatome im Vordergrund stehen. Aufgrund der hohen Stabilität des Beckenrings sind traumatische Ursachen seltener. Auch die neuralgische Amyotrophie ist bei Weitem nicht so häufig wie beim Armplexus. Bei Frauen sind außerdem Plexusschäden als Komplikation von Schwangerschaft und Geburt möglich.

Symptome und Untersuchungsbefund

Bei **Läsionen des Plexus lumbalis** kommt es zu Lähmungen der Hüftbeuger, Kniestrecker, Außenrotatoren und Adduktoren des Oberschenkels sowie Sensibilitätsstörungen oder Schmerzen in der Leiste und am vorderen Oberschenkel.

Läsionen des Plexus sacralis machen sich durch Lähmungen der Hüftstrecker, Kniebeuger sowie des gesamten Unterschenkels und Fußes bemerkbar. Es liegen Gefühlsstörungen an der Oberschenkelrückseite sowie des Unterschenkels und Fußes vor.

Läsionen des Plexus pudendus führen zu Harn- und Stuhlinkontinenz, Erektionsstörungen sowie sensiblen Ausfällen im Anogenitalbereich.

Diagnostik und Behandlungsstrategie

Das diagnostische Vorgehen und die grundsätzlichen therapeutischen Überlegungen entsprechen denen bei Armplexusläsionen.

Prognose

Die Prognose ist ursachenabhängig, insgesamt aber ungünstiger als die der Armplexusläsionen.

4.3 Schädigungen einzelner peripherer Nerven

Krankheitsentstehung

Schädigungen einzelner peripherer Nerven sind meist auf anhaltenden Druck (z. B. bei fehlerhafter Lagerung paretischer Gliedmaßen), Dehnung, Quetschung oder Schnittverletzung zurückzuführen. Es können aber auch toxische, entzündliche *(Herpes zoster)* oder tumorbedingte Schädigungen auf einzelne Nerven beschränkt sein.
Periphere Nervenverletzungen werden am häufigsten nach *Seddon* eingeteilt:

- **Neurapraxie:** reversible Nervenblockade ohne anatomische Nervenunterbrechung
- **Axonotmesis:** Unterbrechung des Axons bei erhaltenen Hüllstrukturen
- **Neurotmesis:** komplette Durchtrennung des Nervs

Symptome, Befund und Diagnostik

Die **Symptome** bestehen in sensiblen und motorischen Ausfällen sowie vegetativen Störungen (z. B. Schweißsekretionsstörungen, trophische Störungen), evtl. auch in Parästhesien und Schmerzen im Versorgungsgebiet des betroffenen Nervs. Elektroneurografische und -myografische Untersuchungen ermöglichen Aussagen zu Lokalisation, Schädigungsgrad, Prognose, Differenzialdiagnose und Operationsindikation.

Der **Phantomschmerz** kann nach Amputationen auftreten. Der nicht mehr vorhandene Körperteil wird vom Gehirn weiterhin als in vollem Ausmaß vorhanden wahrgenommen. Als Ursache gelten die bei der Amputation durchschnittenen Nerven, deren Endigungen z. B. durch Druck am Amputationsstumpf weiter gereizt werden. Das Gehirn projiziert gewissermaßen die erhaltenen Nervenimpulse zurück auf die früheren Gliedmaßenanteile, deren Schmerzsignal der zerschnittene Nerv zum Gehirn transportiert hat.

Behandlungsstrategie

Die meisten Nervenverletzungen werden konservativ durch Ruhigstellung mittels Schienen und Physiotherapie behandelt. Nur bei kompletten Nervendurchtrennungen und sekundärer Verschlechterung sowie evtl. bei erfolgloser konservativer Therapie wird operiert (mikrochirurgische Nervenrekonstruktion). Bei druckbedingten Schäden ist eine Druckentlastung notwendig (z. B. Gipsabnahme, Operation eines Engpasssyndroms). Eine medikamentöse Förderung der Nervenregeneration ist nicht möglich. Später ist evtl. eine Hilfsmittelanpassung erforderlich. [vgl. 1]

Prognose

Leichte Nervenläsionen zeigen häufig eine spontane Rückbildung der Symptome unter konservativer Therapie, häufig auch noch nach einigen Monaten. Bei schweren Nervenschädigungen ist die Prognose insgesamt ungünstig.

4.3.1 Schädigungen des N. medianus

Die sensible Versorgung der drei Handnerven ist ➤ Abb. 4.5 zu entnehmen.

Häufigste **Schädigung des N. medianus** ist eine chronische Druckschädigung im Karpaltunnel am Handgelenk (➤ Abb. 4.6). Dieses **Karpaltunnelsyndrom** tritt bei Menschen mit Diabetes oder Gicht sowie in der Schwangerschaft vermehrt auf. Typisch sind zunächst nächtlich auftretende schmerzhafte Parästhesien besonders in den ersten drei Fingern, die sich nach Schütteln oder Massieren der Hand bessern. Im weiteren Verlauf kommt es auch tagsüber zu Beschwerden, und es entwickeln sich eine bleibende Hypästhesie der genannten Finger, eine Schwäche der Daumenabduktion (**positives Flaschenzeichen** – Betroffenen können eine runde Flasche nicht mehr umschließen) – sowie eine Atrophie der Daumenballenmuskulatur.

Die Diagnose wird durch elektrophysiologische und bildgebende Untersuchungen gesichert. In Anfangsstadien ist die Behandlung konservativ. Bestehen auch tagsüber Beschwerden oder sind neurologische Ausfälle nachweisbar, wird die Engstelle operativ beseitigt.

Schädigungen des N. medianus am Oberarm (z. B. bei Humerusfrakturen) sind seltener. Sie führen zu Paresen der pronierenden Muskeln und zur **Schwurhand** (➤ Abb. 4.8).

4.3.2 Schädigungen des N. radialis

Aufgrund seiner im Unterarmbereich gut geschützten Lage wird der N. radialis meist am Oberarm geschädigt, z. B. durch Druck („Parkbanklähmung") oder Fraktur. Auch ohne direkte Schädigung kann eine Humerusfraktur im weiteren Verlauf durch knöcherne

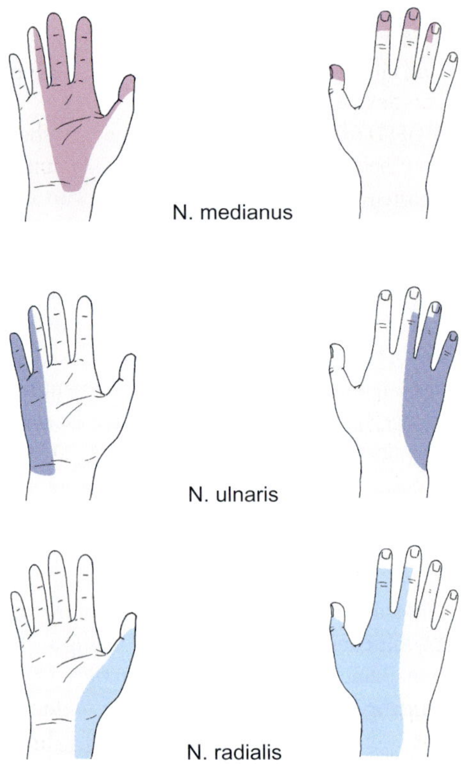

Abb. 4.5 Sensible Versorgungsgebiete der drei Handnerven N. radialis, N. ulnaris und N. medianus [L190]

Ummauerung im Sulcus radialis den Nerv beeinträchtigen. Dabei besteht das klinische Bild einer **Fallhand** (➤ Abb. 4.8) zusammen mit einer abgeschwächten Supination und einer Sensibilitätsstörung über der volaren Seite des Daumens und über dem Daumenballen.

Eine Läsion des N. radialis in der Axilla (wegen der früher üblichen bis zur Axilla reichenden Krücken auch *Krückenlähmung* genannt) führt zusätzlich zu einer Trizepsparese mit Ausfall oder Abschwächung des Trizepssehnenreflexes (TSR). Zu einer Schädigung am proximalen Unterarm kann es z. B. bei einer Radiusköpfchenfraktur oder durch eine Kompression des Nervs beim Durchtritt durch den M. supinator kommen. Das hieraus resultierende **Supinator(logen) syndrom** zeigt sich durch rein motorische Ausfälle mit Parese v. a. der Finger- und Daumenstrecker.

4.3.3 Schädigungen des N. ulnaris

Schädigungen des N. ulnaris gehören zu den häufigsten peripheren Nervenläsionen überhaupt.

- Am häufigsten wird der N. ulnaris im **Ellenbogenbereich** geschädigt. Hauptverantwortlich ist eine chronische Druckschädigung (Lagerungsschaden, knöcherne Veränderungen, rezidivierende Luxation) im Sulcus ulnaris des Ellenbogens, wo der Nerv nahe der Oberfläche und gleichzeitig in direkter Nachbarschaft zum Knochen verläuft. Der Patient kann den Daumen nicht mehr adduzieren und beugt ihn stattdessen *(positives Froment-Zeichen),* außerdem hat er Sensibilitätsstörungen des IV. und V. Fingers. Dem Untersucher fällt eine Atrophie der kleinen Handmuskeln am Handrücken auf (➤ Abb. 4.7), je nach Ursache auch Schmerzen an der Ellenbogeninnenseite.
- Zweithäufigster Schädigungsort des N. ulnaris ist der **Handgelenksbereich,** etwa durch Schnittverletzungen, wobei klinisch eine Parese der Fingerspreizung und Daumenadduktion im Vordergrund steht.

Leitsymptom bei Läsionen des Nervs im Bereich des Oberarms ist die **Krallenhand** (➤ Abb. 4.8), die an Ring- und Kleinfinger am ausgeprägtesten ist.

4.3.4 Weitere Nervenschädigungen

Schädigungen des N. femoralis

Schädigungen des N. femoralis, z. B. durch Leistenhämatome oder bei der diabetischen Mononeuropathie, äußern sich in einer Schwäche der Kniestreckung durch Quadrizepsparese (Treppensteigen!), einer Sensibilitätsstörung am vorderen Oberschenkel und bei hohen Läsionen auch einer Parese der Hüftbeuger. Der Patellarsehnenreflex (PSR) ist häufig abgeschwächt.

Schädigungen des N. ischiadicus

Der N. ischiadicus kann bei intramuskulären Glutealinjektionen oder Hüftgelenkoperationen betroffen sein. Eine hochgradige Schädigung zeigt sich in einer Lähmung des gesamten Fußes und Unterschenkels

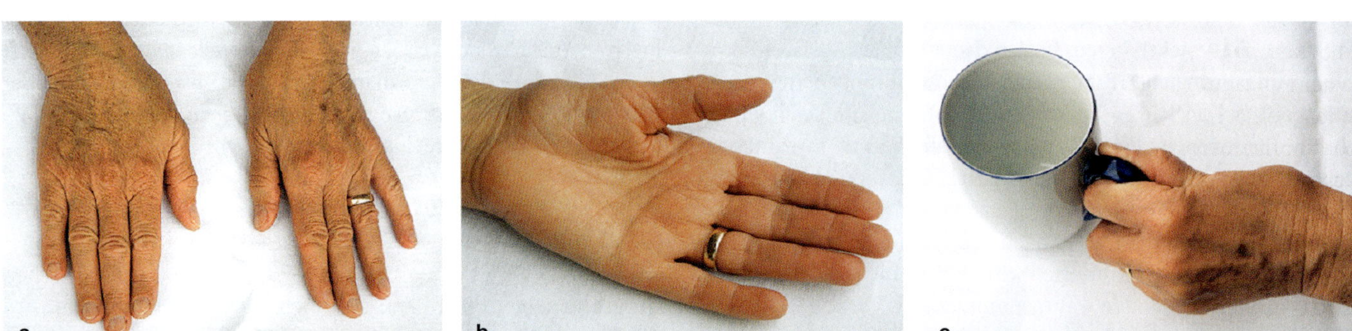

Abb. 4.6 Im Rahmen eines **Karpaltunnelsyndroms** kam es bei dieser 60-jährigen Frau zu einer Schädigung des N. medianus und dadurch zu einer Atrophie der Daumenballenmuskulatur (a, b). Die Patientin ist in ihrem Alltag erheblich eingeschränkt (c). [O179]

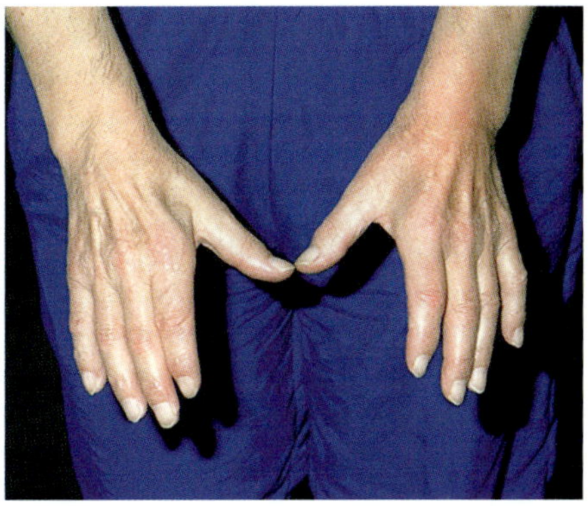

Abb. 4.7 Atrophie der kleinen Handmuskeln bei Schädigung des N. ulnaris [K183]

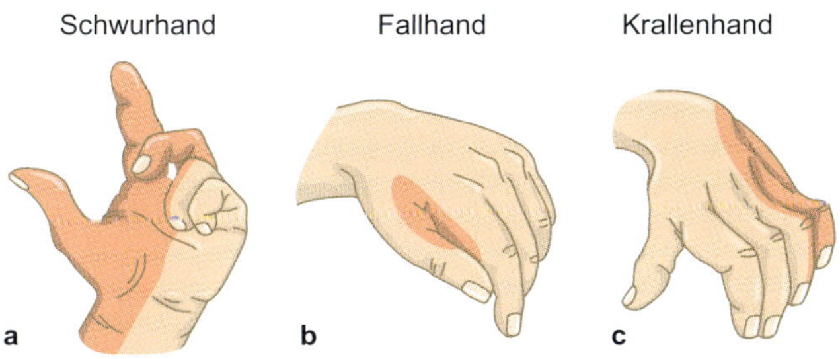

Abb. 4.8 Nervale Ausfallmuster:
a) Bei einer hohen Medianusläsion kommt es zur **Schwurhand** (➤ Kap. 4.3.1): Beim Versuch, die Hand zur Faust zu ballen, werden nur die ulnaren Finger gebeugt.
b) Bei einer Schädigung des N. radialis im Oberarmbereich kommt es zur **Fallhand** (➤ Kap. 4.3.2); dabei kann die Patientin Handgelenk und die Fingergrundgelenke nicht mehr gegen die Schwerkraft strecken.
c) Die **Krallenhand** ist kennzeichnend für eine proximale Läsion des N. ulnaris. Ring- und Kleinfinger sind im Grundgelenk überstreckt und im Mittelgelenk gebeugt. [L138]

mit Abschwächung oder Ausfall des Achillessehnenreflexes (ASR) und einer Sensibilitätsstörung des Beins mit Ausnahme des vom N. femoralis versorgten Gebiets.

Schädigungen des N. peroneus

Die sehr häufige Läsion des N. peroneus ist meist durch eine Druckexposition am Wadenbein (Fibulaköpfchen) bedingt, z. B. nach längerem Übereinanderschlagen der Beine oder durch einen intraoperativen Lagerungsschaden. Dabei entwickelt sich eine Fuß- und Zehenheberparese, die zum charakteristischen **Steppergang** führt: Da der Fuß herabhängt, beugt der Patient das betroffene Bein beim Gehen verstärkt im Knie. Es besteht eine Sensibilitätsstörung im Spatium interosseum der 1. und 2. Zehe, bei Beteiligung des oberflächlichen Astes des N. peroneus auch am lateralen Unterschenkel. Die Reflexprüfung ist unauffällig.

Schädigungen des N. tibialis

Eine vollständige Schädigung des N. tibialis zeichnet sich durch eine Atrophie der Wadenmuskulatur und Sensibilitätsstörungen an Wade, Fußsohle und am lateralen Fußrand aus. Auffällig ist eine Krallenstellung der Zehen. Den Betroffenen ist es nicht möglich, auf den Zehen zu laufen, außerdem fehlen der Tibialis-posterior- sowie der Achillessehnenreflex.

Als Ursache für einen Tibialisschaden kommen insbesondere ein hinteres Tarsaltunnelsyndrom bzw. Kniegelenk-, Sprunggelenk- und Tibiaschaftfrakturen infrage.

4.4 Polyneuropathie

DEFINITION

Polyneuropathie (PNP): nicht verletzungsbedingte Erkrankung mehrerer peripherer Nerven mit Beeinträchtigung sensibler, motorischer und vegetativer Funktionen. Häufigste Ursachen sind in Europa der Diabetes mellitus und Alkoholabusus.

4.4.1 Krankheitsentstehung und Symptome

Krankheitsentstehung

Die genauen Vorgänge bei der Entstehung einer PNP sind noch unklar.

Am häufigsten werden die Polyneuropathien nach ihrer (mutmaßlichen) Ursache eingeteilt. Die wichtigsten Ursachen sind mit jeweils 30 % der Diabetes mellitus und der Alkoholabusus. 10 % der Polyneuropathien bleiben ätiologisch ungeklärt. Bei weiteren 30 % der Betroffenen mit einer PNP finden sich folgende Ursachen:

- Infektiös (z. B. Borreliose, Diphtherie, Typhus)
- Autoimmun (z. B. Guillain-Barré-Syndrom)
- Toxisch (z. B. Drogen, Schwermetalle)
- Medikamentös (z. B. Zytostatika)
- Mangelernährung oder Resorptionsstörungen (z. B. Vitamin-B_{12}-, Folsäuremangel)
- Stoffwechselerkrankungen (z. B. Urämie)
- Hereditär (erblich; z. B. hereditäre motorisch-sensible Neuropathie)
- Vaskulitisch (durch Entzündungen von Gefäßen bedingt; z. B. Kollagenosen)
- Paraneoplastisch (mit einem Malignom einhergehend; z. B. Bronchialkarzinom)

Weitere Einteilungen berücksichtigen die Verteilung der Symptome (z. B. distal symmetrische PNP), die dominierenden neurologischen Störungen (z. B. motorische, sensible, autonome PNP) oder die Art der Nervenschädigung (primär axonal = das Axon betreffend oder demyelinisierend = die Markscheiden zerstörend).

Symptome und Untersuchungsbefund

Trotz verschiedener Ursachen und einzelner Unterschiede zwischen den verschiedenen Formen ähneln sich die Hauptsymptome der Polyneuropathien:

- **Sensibilitätsstörungen, Parästhesien und Schmerzen** meist symmetrischer Ausprägung mit Betonung der körperfernen

Abschnitte, wobei die untere Extremität stärker betroffen ist als die obere. Häufig ist eine socken- oder handschuhförmige Verteilung. Die Kranken sagen oft, es kribbele überall an den Beinen oder die Füße seien „taub“ und „wie in Eis“.
- **Periphere schlaffe Lähmungen** mit Muskelatrophie und verminderten oder fehlenden Reflexen. Diese sind ebenfalls symmetrisch und beginnen an den unteren Gliedmaßen. Die motorischen Ausfälle sind insgesamt seltener und für Betroffene weniger störend als die sensiblen Störungen. Auch Hirnnervenbeteiligungen sind möglich.
- Bei Beteiligung des vegetativen Nervensystems **trophische Hautveränderungen** bis zum Ulkus, verminderte Schweißsekretion, Magen-, Blasen- und Darmentleerungsstörungen.
- **Sensible Ataxie** bei ausgeprägten Störungen der Tiefensensibilität (➤ Kap. 1.6.5).

4.4.2 Diagnostik und Behandlungsstrategie

Diagnostik und Differenzialdiagnose

- **Blutuntersuchungen** zur Klärung einer zugrunde liegenden Erkrankung: Als „Routine“ gelten in den meisten Häusern BSG, Blutbild (Entzündung?), Kreatinin, Harnstoff im Serum (Niereninsuffizienz?), Blutzuckertagesprofil, HbA_{1C}, Glukosebelastungstest (Diabetes mellitus?), γ-GT und Transaminasen im Serum (alkoholische Leberschädigung), Serumspiegel von Eisen, Vitamin B_{12} und Folsäure (wichtig, weil behandelbar!), Schilddrüsenwerte, Elektrophorese, Immunelektrophorese, Autoantikörper, Rheumaserologie (Kollagenosen) und Borrelien-Antikörper. Weitere Untersuchungen wie etwa die Bestimmung toxischer Stoffe hängen von evtl. Verdachtsmomenten ab.
- **Tumorsuche,** z. B. durch Röntgen-Thorax, Abdomensonografie, Tumormarker.
- Evtl. **Lumbalpunktion** zum Ausschluss einer entzündlichen oder tumorbedingten Ursache im ZNS.
- **Elektroneurografie** zur Differenzierung von primär axonalen Polyneuritiden (z. B. viele toxisch bedingte, paraneoplastische und alkoholbedingte Formen) und primär demyelinisierenden Polyneuropathien (z. B. diabetische oder urämische Polyneuropathie, hereditäre Formen).
- **Elektromyografisch** sind Zeichen einer neurogenen Schädigung, insbesondere in den distalen Muskeln, nachweisbar (➤ Kap. 1.7.4).
- Eine **Nervenbiopsie** zur histologischen Untersuchung sollte bei ätiologisch unklarer PNP durchgeführt werden, insbesondere bei Verdacht auf entzündliche, vaskulitische oder hereditäre Formen.

Bei ätiologisch unklarer, rasch fortschreitender PNP ist zur Diagnoseklärung auch eine Muskel- und/oder Nervenbiopsie erforderlich.

Schwierig kann die Diagnosestellung bei PNP-Formen sein, bei denen nur wenige Nerven betroffen sind (häufig bei Diabetes mellitus), da der Untersucher dabei oft zuerst an eine lokale Schädigung denkt. Außerdem ist bei der häufigsten PNP-Form mit Bevorzugung der unteren Extremität auch an ein **Restless-Legs-Syndrom** *(Syndrom der unruhigen Beine)* zu denken, bei dem die Patientinnen über eine Gefühlsstörung hinaus ein vorwiegend abends auftretendes quälendes Unruhegefühl in den unteren Extremitäten beschreiben (➤ Kap. 5.2.3).

Behandlungsstrategie

Die Behandlung richtet sich in erster Linie nach der Grunderkrankung, z. B. Alkoholkarenz, Vitamin-B_{12}-Gabe oder optimale Einstellung eines Diabetes mellitus. Eine symptomatische medikamentöse Behandlung insbesondere sensibler Reizsymptome kann mit α-Liponsäure (z. B. Thioctazid®), Carbamazepin (z. B. Tegretal®), Gabapentin (Neurontin®) und trizyklischen Antidepressiva wie etwa Amitriptylin (z. B. Saroten®) erfolgen. Insgesamt ist die Behandlung der PNP sehr schwierig und langwierig, wobei die Patienten häufig auch unter medikamentöser Therapie nicht schmerzfrei werden.

4.4.3 Pflege von Menschen mit Polyneuropathie

Pflege bei alkoholbedingter PNP ➤ Kap. 23.4.2

Die Anforderungen an die Pflegenden sind sehr unterschiedlich und abhängig davon, welche Nerven betroffen sind:
- Häufiges Üben der im häuslichen und beruflichen Alltag notwendigen Bewegungen, ggf. mit physiotherapeutischer Hilfe
- Übungen zur Verbesserung der Feinmotorik und der Koordination
- Bei Magenentleerungsstörungen mehrere kleine Mahlzeiten statt weniger großer
- Bei orthostatischer Hypotonie langsames Aufstehen über das Sitzen, evtl. Wickeln der Beine oder Anziehen von Kompressionsstrümpfen; generell sollte eine Kompressionstherapie bei Polyneuropathie aufgrund fehlender Wahrnehmung z. B. von Falten oder Fremdkörpern mit großer Vorsicht durchgeführt werden
- Fußpflege wie bei Diabetikern
- Evtl. Blasentraining

Bei bettlägerigen Patienten sind die Prophylaxemaßnahmen sorgfältig durchzuführen. Die Patienten müssen immer wieder zur Beseitigung der auslösenden Ursache motiviert werden. Dabei werden die Angehörigen möglichst einbezogen. Viele Patientinnen sind entmutigt, wenn sich nicht innerhalb kürzester Zeit Erfolge einstellen. Dann hilft es zu erklären, dass die Erholung eines geschädigten Nervs sehr lange dauern kann. [vgl. 2]

VORSICHT

Die **Dekubitusgefahr** ist bei Menschen mit einer PNP sehr hoch, da der Kranke nicht nur trophische Störungen hat, sondern zusätzlich – infolge der Sensibilitätsstörungen – Druckstellen oft nicht bemerkt!

Prognose

Die **Prognose** hängt in erster Linie von der Grunderkrankung und dem Grad der Schädigung ab. Unter optimaler Therapie kann es zu einer langsamen Besserung der Symptome über Wochen bis Monate kommen, meist jedoch nicht zur vollständigen Rückbildung.

4.5 Guillain-Barré-Syndrom

DEFINITION

Guillain-Barré-Syndrom (GBS, Landry-Paralyse, Landry-Guillain-Barré-Strohl-Syndrom, akute idiopathische Polyneuritis): autoimmun bedingte Entzündung der peripheren Nerven (Polyneuritis) und der Nervenwurzeln (Polyradikulitis). Die Letalität beträgt heute unter 5 %, meist kommt es zu einer weitgehenden oder völligen Wiederherstellung des Patienten.

4.5.1 Krankheitsentstehung

Ursächlich wird heute eine evtl. viral induzierte Autoimmunreaktion gegen periphere Nerven und Nervenwurzeln angenommen, bei der v. a. die Markscheiden geschädigt werden.

4.5.2 Symptome, Befund und Diagnostik

Typischerweise beginnt die Erkrankung mit Rücken- und Gliederschmerzen sowie distalen Parästhesien, wobei häufig etwa 1–3 Wochen zuvor ein Infekt aufgetreten ist (bei Atemwegsinfekten *Mycoplasma pneumoniae,* bei Gastroenteritiden *Campylobacter jejuni*). Es folgen rasch zunehmende schlaffe Paresen, die von den Beinen aus nach oben fortschreiten (oftmals bis zur Tetraparese). Die Muskeleigenreflexe erlöschen früh. Eine Hirnnervenbeteiligung (z. B. als Fazialisparese, Dysphagie oder Dysarthrie, ➤ Kap. 1.6.5) kann hinzutreten, die Sensibilitätsstörungen bleiben in aller Regel gering.

VORSICHT

Sind vegetative Fasern betroffen, kann es zu vital bedrohlichen **Herzrhythmusstörungen** kommen. Eine mögliche **Parese der Atemmuskeln** kann eine akute respiratorische Insuffizienz mit Beatmungspflicht zur Folge haben.

Der typische **Verlauf** des GBS gliedert sich in drei Phasen:

- Phase 1: rasche Entwicklung der Symptome
- Phase 2: Plateau-Phase, die bis zu Wochen dauern kann
- Phase 3: langsame, meist aber vollständige Erholung

Im Frühstadium der Erkrankung wird die Diagnose klinisch gestellt. Zu diesem Zeitpunkt lässt sich die Diagnose nur elektroneurografisch untermauern, wobei *pathologische F-Wellen* Hinweise auf eine motorische PNP mit Betonung der Nervenwurzeln geben. Typischerweise kommt es zu einer Verlangsamung der Nervenleitgeschwindigkeit als Hinweis auf einen demyelinisierenden Prozess. Laborchemisch lassen sich **GM1-Antikörper** nachweisen.

Erst nach einigen Tagen zeigt der Liquor die für diese Erkrankung charakteristische Veränderung der **zytoalbuminären Dissoziation** mit deutlich erhöhtem Eiweiß bei meist noch normaler Zellzahl.

Aufgrund der möglichen lebensbedrohlichen kardialen und respiratorischen Komplikationen bedarf jeder Patient mit akutem GBS einer **intensivmedizinischen Überwachung.** Nicht selten ist eine Intubation mit Beatmung oder die Anlage eines passageren Herzschrittmachers erforderlich.

Das GBS wird auch als *akute inflammatorische demyelinisierende Polyneuropathie* (AIDP) bezeichnet. Analog hierzu gibt es eine chronische Verlaufsform (*chronische inflammatorische demyelinisierende Polyneuropathie,* CIDP), bei der die Patientinnen über einen Zeitraum von mindestens 8 Wochen eine progrediente symmetrische Muskelschwäche und Gefühlsstörungen entwickeln. Wie beim GBS zeigen sich verlangsamte Nervenleitgeschwindigkeiten sowie eine Eiweißerhöhung im Liquor. Manchmal ist diese Erkrankung mit einer monoklonalen Gammopathie (gesteigerte klonale Bildung von Immunglobulinen) assoziiert. Der klinische Verlauf kann fluktuieren. Eine Behandlung ist mit Kortison, Immunglobulinen oder Plasmapherese möglich.

Eine Unterform des GBS ist das **Miller-Fisher-Syndrom,** bei dem es klinisch zu Augenmuskelparesen *(Ophthalmoplegie),* zu fehlenden Muskeleigenreflexen *(Areflexie)* sowie einer schweren Ataxie kommt. Möglich sind weiterhin Störungen des N. facialis, N. glossopharyngeus und N. vagus (➤ Kap. 4.1).

4.5.3 Behandlungsstrategie

Eine kausale Therapie ist bislang nicht bekannt, doch bilden sich in der Regel die Paresen innerhalb von einigen Monaten weitgehend zurück. Die unverzügliche i. v. Gabe von Immunglobulinen oder eine Plasmapherese kann die Krankheitsdauer verkürzen. Wichtig ist die Behandlung der Komplikationen (z. B. Intubation und Beatmung bei Ateminsuffizienz; Therapie der Herzrhythmusstörungen); bei Immobilität ist die Heparingabe zur Thromboseprophylaxe indiziert.

4.5.4 Pflege von Menschen mit GBS

Je nach Symptomatik sind Hilfestellungen bei allen Aktivitäten des Patienten erforderlich. Oft können Betroffene nicht einmal die Rufanlage betätigen, sodass hier Alternativen gefunden werden müssen. Es sind Lagerungen zur Pneumonie- und Dekubitusprophylaxe nötig, evtl. muss der Patient in einem Rotationsbett gelagert werden. Da die Patientinnen keine Kraft zum Stehen haben, müssen zur Mobilisation Hilfsmittel (z. B. Lifter) verwendet werden. Ein sorgfältig geführter Pflegeplan dokumentiert die Fortschritte und motiviert so alle Beteiligten. Neben den personenbezogenen Pflegehandlungen steht die **Patientenbeobachtung** im Mittelpunkt der Pflege:

- Atmung: auf Zyanose und Dyspnoe achten
- Messung der Vitalkapazität: Wenn sie unter 800 ml beträgt, den Patienten nüchtern lassen, BGA veranlassen und O_2-Sättigung bestimmen
- Haut: Schwitzen aufgrund vegetativer Störungen
- Vitalzeichen: Hypo-/Hypertonie
- Herzfrequenz: bei Frequenzstarre durch Herzkreislaufdysregulation ggf. Anlage eines externen Herzschrittmachers
- Ausscheidung: Sphinkter-, Blasenfunktionsstörungen, ggf. Legen eines Blasenkatheters, gute Hautpflege bei Inkontinenz
- Paresen: bei aufsteigender Lähmung Gefahr der Ateminsuffizienz
- Kontrolle der Handkraft zur Beurteilung des Verlaufs

- Bei Kribbelparästhesien ggf. Analgetikagaben vor Physiotherapie oder Pflegemaßnahmen

Die Arbeit mit GBS-Patientinnen erfordert eine konsequente Zusammenarbeit aller beteiligten Berufsgruppen. Sie ist kleinschrittig und langwierig, jedoch oft von Erfolg gekrönt. Da die Patienten kognitiv nicht eingeschränkt sind, können sie entscheidend zum Therapieerfolg beitragen. Die Physiotherapie hat bei der weitergehenden Behandlung eine zentrale Bedeutung.

Patientin ist bei vollem Bewusstsein

Die psychische Belastung der Patientin – Bewusstsein und Sensibilität sind trotz der hochgradigen Paresen vollständig erhalten – und ihrer Angehörigen ist während der Zeit der Intensivpflege enorm hoch.

4.5.5 Prognose

4

Die **Prognose** ist verhältnismäßig gut. Bei den meisten Patienten kommt es innerhalb von 1–6 Monaten zur weitgehenden oder vollständigen Wiederherstellung, wobei die Rehabilitationsphase äußerst langwierig ist. Nach 1 Jahr haben sich 46 % der Patientinnen vollständig erholt, 42 % zeigen milde Residuen, 4 % mäßige bzw. 6 % schwere Ausfallerscheinungen.

LITERATUR UND KONTAKTADRESSEN

Literaturnachweis

1. Mummenthaler M, Stöhr M, Müller-Vahl H. Läsionen peripherer Nerven und radikuläre Syndrome. 8. A. Stuttgart: Thieme 2003.
2. Stark S. Psychosoziale Aspekte der diabetischen Polyneuropathie. Verhaltenstherapie und Verhaltensmedizin 2009; 30(2): 155–168.
3. Deutsche Gesellschaft für Phlebologie. AWMF Leitlinien-Register Nr. 037/007.
4. Hacke W. Neurologie. 14. A. Heidelberg: Springer 2015.
5. Greenberg MS. Handbook of Neurosurgery. 8th ed. New York: Thieme 2016.
6. Ellenbogen RG, Sekhar LN, Kitchen ND. Principles of Neurological Surgery. 4th ed. Philadelphia, PA: Elsevier 2018.

Leitlinien

Deutsche Gesellschaft für Neurologie (Hrsg.), Leitlinien für Diagnostik und Therapie in der Neurologie. S1-Leitlinie Diagnostik bei Polyneuropathien. 2024. www.dgn.org/leitlinien (letzter Zugriff: 01.08.2025)

Deutsche Gesellschaft für Neurologie (Hrsg.), Leitlinien für Diagnostik und Therapie in der Neurologie. S2k-Leitlinie Diagnostik und Therapie myasthener Syndrome. 2024. www.dgn.org/leitlinien (letzter Zugriff: 01.08.2025)

Kommission Leitlinien der Deutschen Gesellschaft für Neurologie. S2k-Leitlinie Diagnostik und Therapie der Myasthenia gravis und des Lambert-Eaton-Syndroms. 2014. https://dgn.org/leitlinien/ll-68-ll-diagnostik-und-therapie-der-myasthenia-gravis-und-des-lambert-eaton-syndroms/ (letzter Zugriff: 15.10.2021)

Kontaktadresse

GBS-Selbsthilfegruppe der BRD Sinsheim e. V., Kreuzäcker 103, 74889 Sinsheim-Hilsbach; Tel.: 0 72 60/15 84; www.gbs-shg.de

KAPITEL

5 Pflege von Menschen mit degenerativen Erkrankungen des Nervensystems

Pflegesituation

Hintergründe zur Pflegesituation

Pflegerisches Setting: ambulante Pflege
Patientin: Frau Margret Schult, 72 Jahre
Diagnose: Morbus Parkinson

Der Alltag fiel immer schwerer

Pflegefachfrau Fauzia Begum arbeitet bei dem ambulanten Pflegedienst „Pflegebienen". Vor Kurzem wurde eine neue Kundin, Margret Schulz, aufgenommen und heute besucht Fauzia Begum sie das erste Mal. Sie hat sich extra ein bisschen mehr Zeit genommen, um sie kennenzulernen. Bevor Fauzia zu Frau Schulz fährt, liest sie sich den Anmeldebogen und die Anamnese des Erstgesprächs durch. Die 72-jährige Dame ist vor zwei Wochen zu Hause gestürzt. Sie hat sich nichts gebrochen, aber verschiedene Prellungen und Hämatome erlitten. Im Krankenhaus wurde außerdem ein Morbus Parkinson diagnostiziert und es wurde eine medikamentöse Therapie gestartet. Frau Schulz hat den Pflegedienst gebucht, damit ihre Tabletten einmal in der Woche gestellt werden und sie täglich bei der morgendlichen Grundpflege unterstützt wird.

Fauzia fährt zu Frau Schulz und klingelt. Eine kleine, zierliche Frau öffnet die Tür. *„Guten Morgen, Sie sind bestimmt von den Pflegebienen. Schön, dass Sie da sind. Kommen Sie herein!"*, begrüßt Frau Schulz Fauzia mit monotoner Stimme. *„Schön, Sie kennenzulernen. Sie haben mich schon richtig erkannt. Ich bin Fauzia Begum von den Pflegebienen."* Frau Schulz läuft in Richtung des Wohnzimmers vor. Fauzia Begum fällt sofort auf, dass Frau Schulz sehr kleine Schritte macht und sich beim Laufen weit nach vorne beugt. Außerdem hält sie ihre Arme eher steif vor dem Oberkörper. Frau Schulz zeigt Fauzia die Tablettenschachteln und Blister. *„Ach wissen Sie, im Krankenhaus hat man mir ein neues Medikament verschrieben, und das zu vielen verschiedenen Uhrzeiten. Die muss ich immer punktgenau einnehmen. Aber ich nehme ja noch die Tabletten fürs Herz und den Diabetes. Da komme ich durcheinander. Am besten schreiben Sie mir die Uhrzeiten auf den Blister."* Fauzia stellt die Tabletten und beschriftet den Tablettendispenser mit Uhrzeiten.

Anschließend gehen Fauzia und Frau Schulz ins Badezimmer. Frau Schulz setzt sich vor das Waschbecken, putzt sich die Zähne selbstständig und wäscht sich den vorderen Oberkörper. Fauzia fällt auf, dass Frau Schulz sich sehr langsam bewegt und ihr feinmotorische Tätigkeiten, wie das Öffnen einer Zahnpastatube und das Halten einer Zahnbürste, schwerfallen. Ihre Hände zittern. Manchmal scheint sie am Anfang einer Bewegung zu stocken. Die Pflegefachkraft überlegt, ob sie Frau Schulz mehr Handlungen abnehmen sollte. Frau Schulz erzählt: *„Ach wissen Sie, mir ist schon öfter aufgefallen, dass manche Dinge nicht mehr so klappen wie früher. Manchmal muss ich auch beim Loslaufen noch mal extra Schwung nehmen. Ich dachte immer, das ist halt so, wenn man älter wird. Im Krankenhaus hat dann der Arzt mit mir gesprochen, dass sie Parkinson vermuten. Ja, und dann hatte ich schon die Diagnose. Es ist schon etwas besser, aber ich nehme die Tabletten ja noch nicht so lange. Früher habe ich hier zu Hause alles allein gemacht. Seit dem Sturz traue ich mich nicht mehr, mich allein zu waschen. Ich bin froh, dass Sie da sind."*

Lernfragen:

1. Identifizieren Sie die typischen Symptome von Morbus Parkinson bei Frau Schulz und nennen Sie zwei weitere.
2. Bei Frau Schulz wurde im Krankenhaus ein Morbus Parkinson festgestellt. Bitte nennen Sie Möglichkeiten der Diagnostik von Morbus Parkinson.
3. Benennen Sie drei pflegerische Schwerpunkte bei der Versorgung von Frau Schulz.
4. Frau Schulz ist schon einmal gestürzt. Beschreiben Sie mögliche Inhalte eines Beratungsgesprächs sowie Maßnahmen der Sturzprophylaxe bei Frau Schulz.
5. Der Expertenstandard „Sturzprophylaxe" bietet Pflegefachkräften eine Art Leitfaden für eine evidenzbasierte und qualitativ hochwertige Versorgung von Patientinnen. Benennen Sie die Institution, die den Expertenstandard entwickelt, und ein Ziel des Expertenstandards „Sturzprophylaxe".

5.1 Demenz

DEFINITION

Demenz: erworbenes, organisch bedingtes komplexes Krankheitsbild mit psychischen Störungen und fortschreitender Minderung vorher vorhandener intellektueller Leistungen

Es gibt zahlreiche Ursachen einer Demenz, die z. T. auch jüngere Menschen betreffen können. Da jedoch überwiegend ältere Menschen erkranken und die Pflege eines Demenzkranken unabhängig von der genauen Form und Ursache der Erkrankung ist, werden Demenzkranke fast immer auf gerontopsychiatrischen Stationen gepflegt. Aus diesem Grund werden die verschiedenen Demenzformen und die Pflege von Menschen mit Demenz zusammenhängend in ➤ Kap. 22.4 (Pflege in der Gerontopsychiatrie) dargestellt.

5.2 Erkrankungen der Stammganglien

5.2.1 Parkinson-Syndrom

DEFINITION

Parkinson-Syndrom *(Schüttellähmung):* meist degenerative Stammganglienerkrankung mit den Leitsymptomen Akinese, Rigor (➤ Kap. 1.6.5) und Tremor (➤ Kap. 1.6.4). Betrifft ca. 1 % aller über 60-Jährigen, 10 % der Patienten erkranken vor dem 40. Lebensjahr.

Krankheitsentstehung

In ca. 80–90 % der Fälle handelt es sich um den ätiologisch unklaren **Morbus Parkinson** *(idiopathisches oder primäres Parkinson-Syndrom, Paralysis agitans).* Dabei kommt es zu einer vorzeitigen Degeneration Dopamin produzierender Zellen in der Substantia nigra (einer Struktur im Mittelhirn), deren Axone den Botenstoff in das Striatum transportieren. Daraus folgt dort ein Mangel des Neurotransmitters Dopamin und ein relatives Übergewicht des Neurotransmitters Acetylcholin. Nach heutigem Kenntnisstand ist die Erkrankung nur bei einem kleinen Teil der Patienten erblich bedingt. Für den Großteil der Patientinnen vermuten die Wissenschaftler ein Zusammenspiel aus genetischen Faktoren und Umwelteinflüssen.

Abzugrenzen hiervon sind **symptomatische Parkinson-Syndrome** *(sekundäre Parkinson-Syndrome)* unterschiedlicher Ursachen. So können arteriosklerotische Veränderungen der Hirngefäße, Schwermetallvergiftungen (z. B. Mangan), virale Enzephalitiden, wiederholte Kopftraumen (Boxer!) und Arzneimittel, insbesondere Dopamin-Antagonisten (Neuroleptika oder Metoclopramid [Paspertin®]) zu einem Parkinson-Syndrom führen. [vgl. 1]

Symptome

Entsprechend der Funktion der Stammganglien und des extrapyramidalen Systems kommt es bei Funktionseinschränkungen nicht zu Lähmungen, sondern zu Störungen der Bewegungsabläufe. Dabei treten drei charakteristische **Symptome** auf:

- **Brady-, Hypo- oder Akinese:** Verlangsamung der Bewegungen, Bewegungsarmut mit reduzierter Mimik **(Maskengesicht),** Fehlen der normalen Mitbewegungen (Patient schwingt beim Gehen die Arme nicht mit), kleinschrittiger Gang (Patientin trippelt, ➤ Kap. 1.6.5; ➤ Abb. 5.1). Häufig beobachtet man einen verzögerten Beginn zielgerichteter Bewegungen **(Starthemmung),** eine immer kleiner werdende Schrift **(Mikrografie)** und eine leise, monotone Stimme. Typisch sind außerdem beeinträchtigte Halte- und Stellreflexe mit **Propulsion, Retropulsion** oder seltener **Lateropulsion** (überschießende Bewegung nach vorn, hinten bzw. zur Seite, verbunden mit erhöhtem Sturzrisiko).
- **Rigor:** erhöhter Muskeltonus mit wächsernem Widerstand beim passiven Durchbewegen, ggf. Zahnradphänomen (➤ Kap. 1.6.5).

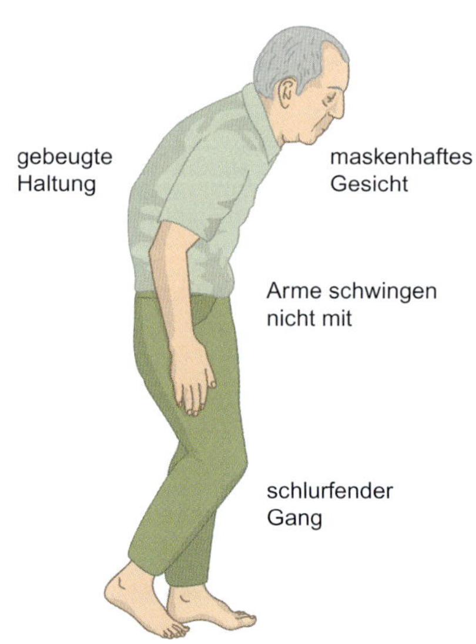

Abb. 5.1 Charakteristische Körperhaltung beim **Morbus Parkinson** [L138]

- **Tremor:** grobschlägiger, relativ langsamer Ruhetremor v. a. der Hände, Frequenz 4–6/s (Pillendreher- oder Münzenzählertremor), der bei zielgerichteten Bewegungen abnimmt (➤ Kap. 1.6.4).

Dabei werden Rigor und Akinese auch als **Minus-Symptome** (verminderte Aktivität), der Tremor dagegen als **Plus-Symptom** (gesteigerte Aktivität) bezeichnet. Die einzelnen Symptome können bei Betroffenen sehr unterschiedlich ausgeprägt sein, z. B. kann der Tremor ganz im Vordergrund stehen *(Tremordominanztyp),* aber auch fehlen oder nur minimal ausgeprägt sein *(akinetisch-rigider Typ).* Weiterhin gibt es eine Mischform, bei der klinisch Rigor, Akinese und Tremor annähernd gleich ausgeprägt sind *(Äquivalenztyp).*

Unter einer **akinetischen Krise** versteht man die erhebliche Zunahme des Rigors („bretthart") und der Akinese, sodass der Patient sich nicht mehr bewegen kann. Außerdem kommt es in diesem Zustand zu Schluckstörungen, die Betroffenen die orale Einnahme ihrer Medikamente unmöglich machen. [vgl. 2]

VORSICHT

PatientInnen mit **akinetischer Krise** bedürfen einer sofortigen stationären Behandlung, da die Regulierung des Flüssigkeits- und Elektrolythaushalts (vitalbedrohende Exsikkose, Hypokaliämie) sowie die i. v. Gabe von Amantadin erforderlich sind!

Weitere Anzeichen der Erkrankung sind:

- **Vegetative Störungen:** Speichelfluss, Schwitzen, abnorme Talgsekretion, die sich u. a. in einer öligen Gesichtshaut niederschlägt (sog. *Salbengesicht*)
- **Psychischen Störungen:** depressive Verstimmung, Denkverlangsamung, Demenz

Vom idiopathischen Parkinson-Syndrom sind sog. atypische Parkinson-Syndrome abzugrenzen, die klinisch aufgrund einer deutlichen Bewegungsarmut bzw. eines Rigors *(hypokinetisch-rigides Syndrom)* wie ein Morbus Parkinson imponieren können. Hierzu gehören:

- **Multisystematrophien** (➤ Kap. 5.2.2).
- **Progressive supranukleäre Blickparese** (Steele-Richardson-Olszewski-Syndrom), bei der zusätzlich eine Blickparese nach unten, eine deutliche Gang- und Standunsicherheit, Schluck- bzw. Sprechstörungen sowie eine emotionale Labilität in Verbindung mit einem demenziellen Syndrom vorliegen können. Auffällig ist ein „erstaunter Blick" durch nach oben gezogene (retrahierte) Oberlider. Im MRT findet man eine Atrophie des Mittelhirns.
- Bei der **Lewy-Körper-Demenz** fällt neben einer eher leichtgradig ausgeprägten Parkinson-Symptomatik ein fortschreitendes demenzielles Syndrom mit fluktuierenden kognitiven Störungen oder Störungen der Vigilanz auf. Häufig sind auch visuelle Halluzinationen (➤ Kap. 14.6.8) zu beobachten.

Diagnostik

Die **Diagnose** wird hauptsächlich anhand der Anamnese und des klinischen Bildes gestellt. Zum Ausschluss anderer Ursachen sind verschiedene Untersuchungen sinnvoll.

Zur differenzialdiagnostischen Abgrenzung eines Normaldruckhydrozephalus (➤ Kap. 10.3.1), eines vaskulär bedingten Parkinson-Syndroms oder eines atypischen Parkinson-Syndroms (➤ Kap. 5.2.1) ist (neben einer ausführlichen Anamnese) die Durchführung einer CT- oder einer MRT-Untersuchung des Schädels angezeigt.

Sinnvoll ist häufig die Durchführung eines L-Dopa-Tests. Dabei wird eine einzelne Dosis eines schnell wirksamen L-Dopa-Präparats (150–250 mg) verabreicht. Vorher und 1 h nach Einnahme wird mittels eines standardisierten Motoriktests die Wirkung des Präparats getestet und beurteilt.

Schwierigkeiten können v. a. die Anfangsstadien der Erkrankung bereiten, wenn z. B. Muskelschmerzen und -steife durch die Tonuserhöhung oder häufige Stürze infolge beeinträchtigter reflektorischer Ausgleichsbewegungen zunächst die einzigen Symptome der Erkrankung sind oder die Parkinson-Symptomatik nur einseitig ausgebildet ist *(Hemiparkinson).*

Zudem können bestimmte nuklearmedizinische Untersuchungen (DaTSCAN und IBZM-SPECT, ➤ Kap. 1.7.3) die Beurteilung des Dopaminstoffwechsels ermöglichen und damit die Diagnosestellung und Differenzialdiagnostik unterstützen. Allerdings können diese Untersuchungen nur in spezialisierten Zentren durchgeführt werden und sind für die Diagnosestellung nicht zwingend notwendig.

Behandlungsstrategie

Zwar steht bislang keine kausale Therapie zur Verfügung, jedoch lässt sich medikamentös meist eine sehr gute Besserung der Symptome erreichen. Die medikamentöse Therapie des Morbus Parkinson kann die Erkrankung zwar nicht heilen, aber die Prognose und die Lebensqualität der Betroffenen deutlich verbessern. Die Therapie hat zum Ziel, das Ungleichgewicht zwischen den Botenstoffen Dopamin und Acetylcholin zu verbessern. Dies kann auf folgende Weise erreicht werden:

- Direkte Substitution von **Dopamin** (*L-Dopa* oral oder als kontinuierliche Applikation über eine Duodenalsonde) und durch Hemmung des Abbaus von Dopamin (z. B. der COMT-Hemmer Entacapon), sodass dessen Konzentration ansteigt
- Gabe von Substanzen, die an den Dopamin-Rezeptor binden und diesen aktivieren (**Dopamin-Agonisten,** z. B. Pramipexol oder Cabergolin)

Meist werden bei jüngeren Betroffenen zuerst Dopamin-Agonisten eingesetzt, während bei älteren L-Dopa bevorzugt wird. Oft ist die medikamentöse Therapie eine Gratwanderung zwischen Wirkung und Nebenwirkung, und auch aufgrund der im weiteren Verlauf auftretenden speziellen Probleme muss die Medikation regelmäßig überdacht und ggf. angepasst werden.

Zeitlich genaue Verabreichung und Patientenbeobachtung sind existenziell

Die Medikamente sind häufig sehr fein abgestimmt, und die regelmäßige und zeitlich sehr exakte Einnahme ist von besonderer Wichtigkeit. Oft müssen die Pflegenden die Medikamenteneinnahme des Parkinson-Kranken überwachen und dabei auf die **zeitlich genaue Verabreichung** achten. Wirkung und Nebenwirkungen müssen aufmerksam beobachtet und der Verlauf der Symptomatik fortlaufend dokumentiert werden (Bewegungsprotokolle). Bei Auffälligkeiten ist die Ärztin zu informieren, damit die Medikamentengabe evtl. verändert bzw. angepasst werden kann.

Bei therapieresistenten Formen des Morbus Parkinson kommen auch stereotaktische neurochirurgische Therapien (➤ Kap. 1.7.8) in Betracht. Die früher üblichen stereotaktischen Operationen, bei denen gezielt Gewebe im Bereich der Stammganglien zerstört wurde, werden heute nicht mehr durchgeführt, da sie einen irreversiblen Zustand herbeiführen. Heutzutage werden Elektroden stereotaktisch meist in den **Nucleus subthalamicus** eingebracht. Mittels Stimulation durch einen subkutanen Generator, den der Patient von selbst transkutan ein- und ausschalten kann, gelingt es, insbesondere den Tremor von Patienten gut zu behandeln. Diese Methode der **tiefen Hirnstimulation** wird nach dem engl. „deep brain stimulation" auch kurz *DBS* genannt. [vgl. 3]

Spezielle Probleme im Behandlungsverlauf

Im weiteren Verlauf der Erkrankung treten vielfach typische und sehr belastende Probleme auf, die z. T. mit der medikamentösen Behandlung in Zusammenhang gebracht und/oder durch eine Umstellung der Arzneimittel gebessert werden können:

- **On-off-Phänomen:** Beim On-off-Phänomen wechseln sich eine gute und schlechte Beweglichkeit ganz abrupt ab. Der Patient kann sich z. B. von einer Sekunde auf die andere nicht mehr bewegen (was ihm von Nichtinformierten nicht selten als Unwilligkeit ausgelegt wird, da er die gleiche Bewegung kurz zuvor noch ausführen konnte). Einige Patientinnen erhalten daher ein schnell resorbierbares Dopa-Präparat oder Apomorphin s. c. für Off-Phasen.
- **End-of-Dose-Akinese** *(Wearing-off-Phänomen):* Nach mehrjähriger Behandlung mit L-Dopa wird dessen Wirkdauer immer kürzer, und mit Abklingen der Wirkung wird die Akinese dann stärker. Hier hilft es, zur Stabilisierung der Spiegel die L-Dopa-Dosis auf viele kleine Gaben (z. B. alle 2 h) zu verteilen und zur Nacht ein Retard-Präparat zu verabreichen.
- **Peak-Dose-Dyskinesen:** Hierunter sind Dyskinesien bei hohen L-Dopa-Spiegeln zu verstehen, die ebenfalls oft durch eine Veränderung der Medikation (z. B. Dopaminagonisten oder Fraktionierung der L-Dopa-Gaben) gebessert werden können. Sie sind zwar sehr auffällig, belasten Betroffene in aller Regel aber weniger als Akinesen.
- **Off-Dystonie:** v. a. frühmorgens auftretende, schmerzhafte unwillkürliche Muskelkontraktionen insbesondere der Füße.
- **Dopa-Psychosen:** Wenn es irgendwie möglich ist, wird die Dosis der dopaminergen Medikation reduziert. „Erkauft" wird die Besserung der Psychose dann allerdings durch eine Verschlechterung der Parkinson-Symptomatik. Oft müssen jedoch atypische Neuroleptika (➤ Pharma-Info 15.1) wie Clozapin (Leponex®) oder Quetiapin (Seroquel®) verabreicht werden.

Pflege von Menschen mit einem Parkinson-Syndrom

Die Unterscheidung zwischen den oben dargestellten verschiedenen Formen des Parkinson-Syndroms ist für die Pflege der Patientinnen meist nur von nachrangiger Bedeutung. Daher wird im Folgenden vereinfachend nur von Parkinson-Syndrom oder Parkinson-Krankheit gesprochen.

Die **Pflege** von Parkinson-Kranken ist wegen der Verlangsamung der Betroffenen und der häufigen depressiven Verstimmungen nicht einfach. Aufgrund von Zeitmangel und Ungeduld seitens aller an der Therapie Beteiligten werden den Patienten Tätigkeiten häufig abgenommen. Dabei ist gerade bei Parkinson-Kranken ein geduldiges Selbsthilfetraining wichtig und oft die einzige Interventionsmöglichkeit. Physiotherapie und ständiges Üben sind für den Erhalt der Selbstständigkeit von herausragender Bedeutung, denn bei den meisten Kranken lässt die Wirksamkeit der Medikamente mit der Zeit nach. [vgl. 4, 5]

Es gelten die folgenden pflegetherapeutischen Grundsätze (Definition therapeutisch aktivierende Pflege, ➤ Kap. 1.2.2):

- **Selbstständigkeit fördern:** Generell gilt, dass der Patientin nur so viel abgenommen wird, wie es ihr momentaner Status erfordert, und dass sie zu einer möglichst selbstständigen Lebensführung angeleitet und ermutigt wird. Bewegungsabläufe, zu denen sie momentan nicht in der Lage ist, sollten von den Pflegenden geführt werden, sodass die Patientin die Möglichkeit hat, aktiv beteiligt zu sein, um die eigenständige Bewegung zu erleichtern und wieder anzubahnen (➤ Kap. 1.5.1).
- **Motivieren:** Gemeinsam mit den Betroffenen erarbeiten die Pflegenden kleinschrittig realistische Ziele. Abhängig vom körperlichen, aber auch psychischen Zustand der Patienten müssen sie – konsequentes tägliches Üben vorausgesetzt – in absehbarer Zeit zu erreichen sein. Eine zu langfristige Zielsetzung würde die Patienten durch (vorhersehbare) ständige Misserfolge frustrieren und demotivieren. Ohne dass dabei unehrliches und übertriebenes Verhalten an den Tag gelegt wird, ist es sehr wichtig, dass die Betroffenen bei Erfolgen eine positive Rückmeldung erhalten und so in ihren Bemühungen bestärkt werden. Gezielte Übungen sollten in einer ruhigen, konzentrationsfördernden Umgebung stattfinden. Bei Ablenkung unterbrechen die Pflegenden die Aktivität und setzen sie erst fort, wenn die Konzentrationsfähigkeit des Patienten wiederhergestellt ist. [vgl. 6]
- **Stimmungsschwankungen auffangen:** Schwankungen im Befinden und Verhalten der Patientinnen erschweren den Menschen in ihrer Umgebung eine richtige Einschätzung ihres Zustands und den angemessenen Umgang mit ihnen. Es liegt in der Natur der Erkrankung, dass die Betroffenen etwas, was sie gestern oder vor kurzer Zeit noch konnten, nicht auch heute oder in diesem Augenblick wieder können müssen. Den Patientinnen ein bewusstes Nicht-wollen zu unterstellen wäre falsch, würde nur den Stress erhöhen und eine Verschlechterung der Symptomatik nach sich ziehen. Um eine Überforderung zu vermeiden, sollte stets die aktuelle Situation den Rahmen der pflegerischen Unterstützung bestimmen.
- **Langsamkeit akzeptieren:** Fast alle Parkinson-Kranken sind verlangsamt und vertragen zunehmend schlechter Zeitdruck und Hetze. Sie reagieren irritiert und mitunter völlig blockiert auf hektische Situationen und hektische Personen. Nimmt man darauf Rücksicht und bewahrt Ruhe und Geduld, geht die gesamte Handlung im Endeffekt deutlich schneller.
- **Bevormundung vermeiden:** Häufig spüren die Parkinson-Patienten auch, dass man sie ihrer Langsamkeit und ihrer krankheitsbedingten Verarmung in Mimik und Gestik wegen für

geistig eingeschränkt hält, was sie noch stärker verunsichert. Die Intelligenz der oft teilnahmslos aussehenden Patienten ist jedoch in der Regel erhalten, daher bevormunden die Pflegenden den Patienten nie oder sprechen mit ihm wie mit einem Kind. Häufige und angemessene Gespräche bessern auch die depressive Verstimmung.

- **Angehörige einbeziehen:** Die Pflegenden vermitteln den Angehörigen das Grundlagenwissen über die Erkrankung und den Umgang mit Betroffenen und schulen sie ausführlich bezüglich des Bewegungs- und Kommunikationstrainings. Angehörige sollten von Beginn an in den Pflegeprozess eingebunden werden, v. a., wenn sie im häuslichen Bereich die Pflege der Betroffenen ganz oder teilweise übernehmen. [vgl. 7]
- **Kontakte herstellen:** Vor der Entlassung der Patientin bieten die Pflegenden den Kontakt zu Selbsthilfegruppen an.

Prävention von Krankheitsfolgen und Patientinnenberatung

- **Über Sekundärerkrankungen aufklären:** Betroffene und ihre Angehörigen müssen über das Risiko von Sekundärerkrankungen und die Möglichkeiten ihrer Prophylaxe sowie über die Gefahren und Folgen von Stürzen informiert werden.
- **Medikamenteneinnahme steuern:** Die Überwachung und Beobachtung der Einnahme und Wirkung der Medikamente, gerade im fortgeschrittenen Stadium der Erkrankung, ist eine maßgebliche Aufgabe von Pflegenden und pflegenden Angehörigen. Oft können die Pflegebedürftigen die Tabletten nur schwer schlucken, oder sie fallen ihnen einfach auf den Boden. Um zu verhindern, dass sich Tabletten nach Stunden in den Wangentaschen wiederfinden, werden die Medikamente mit genügend Flüssigkeit gegeben und anschließend der Mundraum kontrolliert.
- **Über Symptome im Zusammenhang mit der Medikamenteneinnahme aufklären:** Patienten und ihre Angehörigen benötigen Kenntnisse über Krankheitssymptome, die in engem Zusammenhang mit der Medikamenteneinnahme stehen. Dies sind Überbeweglichkeit, psychische Veränderungen bis hin zur Psychose sowie das Nachlassen der L-Dopa-Wirkung nach einer gewissen Therapiezeit. Die Kenntnis dieser Symptome ermöglicht es den Angehörigen, ihre Beobachtungen einzuordnen und zeitnah an den behandelnden Neurologen weiterzugeben.
- **Eiweißzufuhr steuern:** Eine Diät, die das Fortschreiten des Parkinson-Syndroms verzögert, gibt es nach heutigem Kenntnisstand nicht. Allerdings wird die Resorption von L-Dopa durch gleichzeitige Aufnahme eiweißreicher Kost vermindert. Nicht wenige Patienten beobachten eine enge Beziehung zwischen dem Proteingehalt einer Mahlzeit und der Wirksamkeit ihrer Medikamente. Es hilft dann, die Tabletten deutlich vor oder nach den Mahlzeiten einzunehmen und die tägliche Proteinzufuhr über den Tag zu verteilen. Manche Patientinnen kommen auch gut zurecht, wenn sie ihre Hauptportion Protein zum Abendessen einplanen, da eine schlechtere Beweglichkeit nachts weniger einschränkt. Einige Patienten vertragen auch andere Nahrungsmittel schlecht, insbesondere zuckerhaltige (Gleichgewichtsstörungen) und solche mit dem Geschmacksverstärker Glutamat (Verschlechterung der Beweglichkeit).

Beobachten, Beurteilen und Intervenieren

Bewegung

Die Bewegungsfähigkeiten und -möglichkeiten eines Parkinson-Kranken sind durch alle drei Kardinalsymptome betroffen bzw. eingeschränkt. Die Einschränkungen in der Beweglichkeit können dann sekundär zur Beeinträchtigung aller Lebensaktivitäten führen.

Sturzprophylaxe

Die spezielle Symptomatik und die daraus resultierenden Einschränkungen in der Bewegungs- und Reaktionsfähigkeit führen zu einer deutlich erhöhten **Sturzgefährdung,** weshalb sturzprophylaktischen Maßnahmen und einer entsprechenden Umgebungsgestaltung besondere Bedeutung zukommt (Expertenstandard „Sturzprophylaxe", [vgl. 8]).

- **Bewegungsübungen.** Für den Erhalt und die Förderung von Selbstständigkeit und Lebensqualität sind regelmäßige gezielte Bewegungsübungen entscheidend. Sie beugen außerdem Sekundärerkrankungen und Symptomen wie einer Obstipation vor und fördern die Kreislauffunktion. Unter physiotherapeutischer Anleitung erlernen Betroffene Übungen, die sie danach täglich selbst durchführen sollten. Für viele (noch) leicht Erkrankte eignet sich Gruppengymnastik, die gleichzeitig Kontakte mit anderen Betroffenen vermittelt und dadurch einer sozialen Isolation entgegenwirkt. Später ist oft eine Einzeltherapie erforderlich. Pflegebedürftige Erkrankte profitieren von körperlicher Betätigung mithilfe eines Bettfahrrads (➤ Abb. 5.2) und werden bei der Durchführung der Übungen, wo nötig, unterstützt und motiviert. Dies setzt einen regen interdisziplinären Austausch zwischen Physiotherapeutinnen und Pflegenden voraus. Da sich

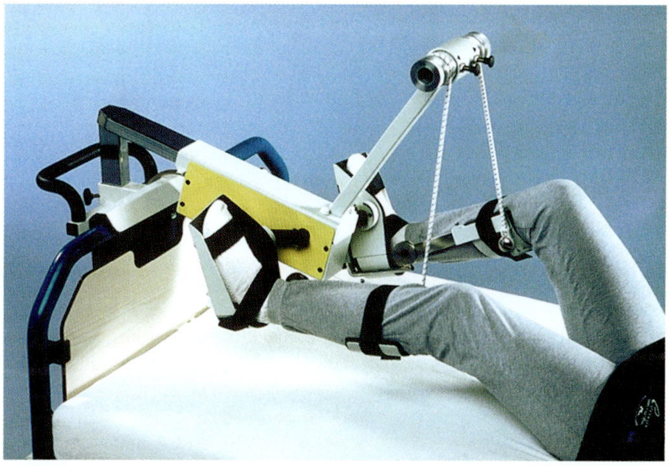

Abb. 5.2 Auch bettlägerige Patienten profitieren von körperlicher Betätigung. Dieses Gerät mit stabiler Beinführung ist z. B. für Patientinnen mit multipler Sklerose oder Morbus Parkinson geeignet. [V159]

die Beweglichkeit unter Stress oft verschlechtert, ist es hilfreich, wenn die Patienten Entspannungstechniken erlernen, die sie in „kritischen“ Situationen (z. B. in einem vollen Geschäft) anwenden können, um steigende Unruhe selbst abzufangen.

Schon erwähnt wurde, wie wichtig eine **regelmäßige Medikamenteneinnahme** ist. Oft sind die Patienten vor der ersten L-Dopa-Gabe morgens noch sehr unbeweglich. Meist werden die Medikamente deshalb bereits zu einem festen Zeitpunkt *vor* der morgendlichen Mobilisation verabreicht, um so den Patientinnen das Aufstehen zu erleichtern oder überhaupt erst zu ermöglichen.

- **Gehtraining:** Der Patient soll festes Schuhwerk tragen und aufrecht stehen, Oberkörper und Füße zeigen in die gleiche Richtung, die Füße sind gleichmäßig belastet, die Fersen stehen fest auf dem Boden. Beim Laufen berühren die Fersen den Boden zuerst, die Beine sind leicht gespreizt. Der Patient sollte nicht „schlurfen“. Falls die Pflegenden die Patientin stützen, gehen sie an der Seite, von der sich die Patientin weg neigt (➤ Abb. 5.3). Evtl. lassen die Pflegenden den Bewegungsablauf mitsprechen oder geben Kommandos („Eins, zwei, eins …“, „Links, rechts, links …“), um die Schrittfolge zu erleichtern. Ob und welche Gehhilfen sinnvoll sind, hängt vom Einzelfall ab.
- **Blockaden:** Häufiges Problem sowohl zu Beginn als auch während des Gehens sind die sog. Blockaden (Startverzögerung bzw. *Freezing*), die den Patienten z. B. daran hindern, durch eine Tür zu gehen (häufiger Auslöser!). Blockaden sind nicht gleichzusetzen mit dem *On-off-Phänomen.* Bei vielen Patienten wird die Blockade durch gesprochene Kommandos, das Anschauen des gewünschten Gegenstands, die Konzentration z. B. auf die Fugen zwischen den Fliesen, eine Schwelle oder „Beinstellen“ mit Übersteigen des jeweiligen Hindernisses gelöst. Dies ist so typisch, dass es einen „Anti-Freezing-Stock“ im Handel gibt, der das „Beinstellen“ imitiert (➤ Abb. 5.4). In der Wohnung kann an bekanntermaßen kritischen Stellen z. B. ein farbiger Streifen auf den Boden gemalt werden. Auch einen Ball vor sich her zu rollen hilft oft, ist aber nicht immer praktikabel.
- **Mobilisation von der Rückenlage an die Bettkante:** Zur Erleichterung der Mobilisation kann man dem Patienten noch in der Rückenlage zu mehr Beweglichkeit verhelfen, indem man seine Beine anstellt und diese langsam und zunächst passiv zu beiden Seiten bewegt *(Wirbelsäulenrotation).* Diese Bewegung soll mit einer Dehnung des seitlichen Rumpfes verbunden sein und nicht schmerzen. Die Arme können ggf. seitlich neben dem Kopf abgelegt werden, um die seitliche Dehnung zu verstärken. Diese Vorbereitung verhilft dem Patienten häufig zu einer Lockerung des Rigors. Er kann deshalb leichter an die Bettkante gesetzt werden.
- **Mobilisation vom Sitzen zum Stand:** Häufig haben Parkinson-Patientinnen die Tendenz, sich sowohl im Sitzen als auch im Stehen nach hinten zu drücken *(Retropulsion).* Hinzu kommt die Angst zu fallen. Diese beiden Gründe erschweren das Aufstehen erheblich bzw. machen es ohne Unterstützung oft unmöglich. In diesem Fall ist es hilfreich, sich vor der Patientin zu setzen oder zu knien und die Rumpfbeugung nach vorn passiv oder mithilfe der Patientin einzuleiten. Das Kommando lautet dabei: „Nase geht in Richtung Boden.“ Danach gibt man der Patientin Unterstützung beim Aufstehen:
  - Dazu stellt sich die Pflegende seitlich neben die Patientin und unterstützt sie am Arm und an der Hand, oder
  - sie stellt sich vor die Patientin, greift an der einen Seite unter der Achsel der Patientin zu ihrem Schulterblatt durch und greift an der anderen Seite am Sitzbein.

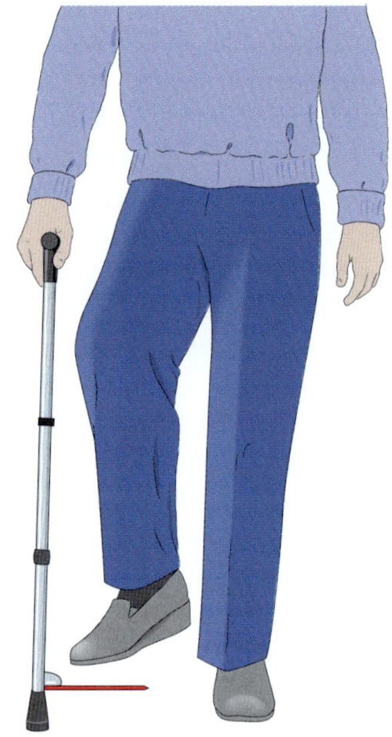

Abb. 5.4 Der **Anti-Freezing-Stock** ist ein spezielles Hilfsmittel für Parkinsonpatienten. Das Übersteigen der auf Knopfdruck ausklappbaren Querleiste löst bei vielen Betroffenen die sehr unangenehmen Blockaden. [L190]

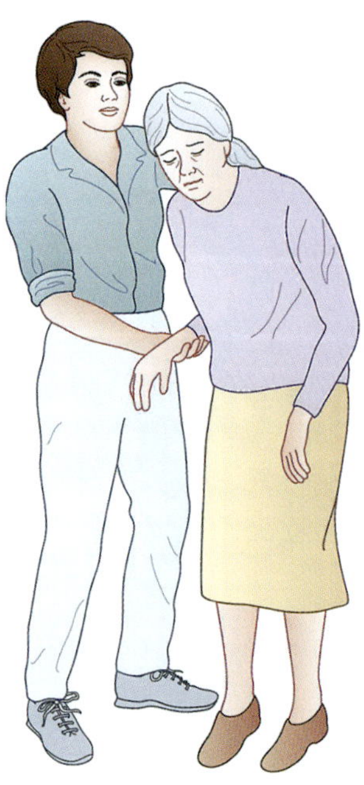

Abb. 5.3 Im Verlauf der Parkinson-Krankheit wird die Bewegungsfähigkeit durch Akinese und Rigor zunehmend eingeschränkt. Regelmäßiges **Gehtraining** kann dem erheblich entgegenwirken. [G051]

In beiden Fällen kann der Bewegungsübergang mit mehrmaligem Schwungholen und evtl. Zählen („Eins und zwei und drei“) initiiert werden. Dabei muss auf die Oberkörpervorlage („Nase geht in Richtung Boden und dann nach vorne oben“) geachtet werden.

Körperpflege

Wie bei allen Pflegemaßnahmen im Umgang mit Parkinson-Kranken gilt, dass der Patient alle nötige Hilfe erhält, aber trotzdem möglichst viel selbst durchführt oder zumindest entscheidet. Beim Waschen bezieht sich das sowohl auf die Ausführung als auch auf die Wahl der Art der **Körperpflege** und der Pflegemittel. Für die Mundpflege ist oft eine elektrische Zahnbürste sinnvoll.

Die Pflegenden achten beim Waschen darauf, dass der Raum gut beheizt ist, damit die Patientin, die ja länger für die Körperpflege braucht als ein Gesunder, nicht auskühlt. Hilfreich sind oft spezielle Pflegeutensilien wie etwa eine Bürste mit Griff oder Vorrichtungen, welche die Sicherheit des Patienten auch bei eingeschränkter Mobilität gewährleisten (z. B. Duschstuhl). Wegen der erhöhten Talgsekretion der Haut sollten spezielle Waschzusätze verwendet sowie die Haare oft und regelmäßig gewaschen werden, um der häufigen Seborrhö und Schuppenbildung vorzubeugen.

Patientinnen, die übermäßig schwitzen, sind besonders gefährdet, an einem Hautpilz und Intertrigo zu erkranken. Das sorgfältige Reinigen und Abtrocknen von Hautfalten und eine gründliche Intimpflege beugen dem vor. Auch eine mehrfach tägliche Körperpflege kann notwendig sein. So lange wie möglich wird sie am Waschbecken oder in Bad/Dusche durchgeführt, da eine Immobilisierung durch Bettlägerigkeit das Komplikationsrisiko erhöht.

Bei der Auswahl der **Kleidung** wählen die Pflegenden solche Kleidungsstücke, die der Patient selbst aus- und anziehen kann; ggf. beraten sie Betroffene und deren Angehörige diesbezüglich. Die Kleidung sollte ausreichend weit sein, Reißverschlüsse sind meist besser als Knöpfe, Klettverschlüsse leichter zu handhaben als Schnürsenkel. Auch hier gibt es einige Hilfsmittel, die dem Kranken den Alltag sehr erleichtern können, etwa Knöpfhilfen (➤ Abb. 6.10) oder Strumpfanzieher.

Sichtkontrolle durch den Patienten ermöglichen

Waschen und Kleiden stellen stets eine wichtige Ergänzung des Mobilisationstrainings dar. Um der Patientin dabei die Eigenaktivität zu erleichtern, hilft vielen ein großer **Spiegel,** da die Bewegungen oftmals „mit dem Ziel vor Augen" leichter fallen.

Ernährung

Häufige Probleme im Bereich der **Ernährung** sind Schluckstörungen, Flüssigkeitsmangel und Mangelernährung. Die Pflegenden erfragen oder beobachten, bei welcher Kost sich der Patient am wenigsten verschluckt und welche ihm am besten schmeckt. Sie gehen auf individuelle Wünsche ein, da die ausreichende Ernährung der Patientinnen manchmal schwer sicherzustellen ist. Aufgrund von Tremor und Akinese hat der Patient oft massive Probleme, die gefüllte Gabel zum Mund zu führen. Hier können die Pflegenden Hilfsmittel wie z. B. Warmhalteteller zur Verfügung stellen. Nach jedem Essen erfolgt eine sorgfältige Mundpflege.

Sie achten auch auf ausreichende Flüssigkeitszufuhr. Trinken bereitet oft noch mehr Schwierigkeiten als Essen, ist aber sehr wichtig, da eine Exsikkose die Symptomatik verschlimmert und zudem die ohnehin häufige Obstipation fördert. Für den Krankenhausaufenthalt kann es angebracht sein, den Flüssigkeitsbedarf über Infusionen zu sichern. Eventuell kann auch zu Hause oder im Heim eine PEG notwendig sein. Stimulierende Getränke wie etwa Kaffee sollten Betroffene meiden, da sie den Tremor oft verstärken.

Ausscheidung

Bei vielen Parkinsonpatienten treffen mehrere, eine **Obstipation** begünstigende Faktoren zusammen: Der Bewegungsmangel fördert die Obstipation ebenso wie eine zu geringe Trinkmenge, auch die Medikamente können zu einer Obstipation führen. Daher ist meist eine Obstipationsprophylaxe angezeigt.

Viele Patientinnen mit einem Parkinson-Syndrom leiden unter einer Dranginkontinenz, wobei das Problem durch die Bewegungsstörung noch verstärkt wird. Die Pflegenden achten auf eine gute Erreichbarkeit der Toilette, ggf. stellen sie einen Toilettenstuhl bereit. Vielfach bessert regelmäßiges Toilettentraining das Problem.

Schlaf

Das Dekubitusrisiko ist beim Parkinson-Kranken durch weniger spontane Drehbewegungen im **Schlaf** erhöht. Die Pflegenden beobachten daher, ob die Patientin von sich aus im Schlaf unterschiedliche Stellungen einnimmt und führen bei Bedarf eine Dekubitusprophylaxe durch.

Kommunikation

Die **Kommunikation** mit Parkinson-Kranken ist zwar schwierig, weil die Betroffenen oft eine sehr schwache und leise Stimme haben und überdies verlangsamt antworten, die überwiegende Mehrheit der Patienten hat jedoch keine intellektuellen Einbußen und empfindet wie Gesunde. Daher brauchen die Patientinnen „normale" Gespräche. Hier sollte früh eine Logopädin hinzugezogen werden, wobei auch bei den Sprachübungen tägliches Training unabdingbar ist (evtl. unterstützt durch Pflegende, Angehörige oder digitale Medien). Im Gespräch wird die Sprache oft besser, wenn der Patient Blickkontakt zu seiner Gesprächspartnerin aufnimmt.

Die Pflegenden üben mit dem Patienten täglich das Schreiben und achten darauf, dass die Schrift des Patienten möglichst nicht immer kleiner wird. Die Patientin sollte selbst ausprobieren, welche Schreibgeräte ihr am meisten zusagen.

Psychosoziale Betreuung

Oft leiden Parkinson-Kranke unter einer depressiven Verstimmung, ihr Selbstwertgefühl ist gering. Ganz wichtig ist es, dass die Kommunikation mit Außenstehenden erhalten bleibt und der Patient sich nicht isoliert. Soziale Aktivitäten, der Austausch in Selbsthilfegruppen und die Nutzung moderner Kommunikationsmittel wie Computer sollten, wo möglich, gefördert werden. Das Gleiche gilt für die Hobbys der Betroffenen. Bei tiefer Konzentration auf eine Sache sind der Patientin zudem oft Bewegungen möglich, die ihr in Übungssituationen schwerfallen.

Da es den Erkrankten schwerfällt, sich kurzfristig an ständig wechselnde Bedingungen anzupassen, kann die psychische Situation durch einen sehr geordneten Tagesablauf stabilisiert werden.

Prognose

Da die Therapiemaßnahmen eine weitere Degeneration nicht verhindern können, führt der Morbus Parkinson über Jahre zur steigenden Pflegebedürftigkeit der meist älteren Patienten (*Entlassungsplanung,* ➤ Kap. 1.3.5).

5.2.2 Multisystematrophie

DEFINITION

Multisystematrophie (MSA): eine neurodegenerative Erkrankung des zentralen und autonomen Nervensystems. Dabei wird zwischen zwei Typen unterschieden. Bei Dominanz der Parkinson-Symptome spricht man von MSA-P, bei Überwiegen der zerebellären Symptome von MSA-C. In 80 % der Fälle liegt eine MSA-P vor.

Klinisch fallen die Patienten durch ein Parkinson-ähnliches Syndrom mit deutlicher, symmetrisch verteilter Minderbewegung und Muskeltonuserhöhung auf (hypokinetisch-rigides Syndrom). Was die MSA vom klassischen Parkinson-Syndrom unterscheidet, sind zusätzliche vegetative Beschwerden wie Kreislaufstörungen (z. B. orthostatische Dysregulation), Inkontinenz, erektile Dysfunktion, Okulomotorikstörungen, Kleinhirnsyndrome wie Ataxie mit erhöhter Fallneigung, pathologische Reflexe oder aber auch Schluck- und Sprechstörungen. In der MRT ist eine Atrophie von Pons, Kleinhirn oder Putamen nachweisbar. Die Untersuchung dient jedoch v. a. zum Ausschluss anderer Ursachen. Durch eine spezielle SPECT-Untersuchung mit ^{123}I-Iodobenzamid (IBZM) kann (in spezialisierten Zentren) der Dopaminstoffwechsel so dargestellt werden, dass eine Unterscheidung zum idiopathischen Parkinson-Syndrom möglich ist.

Eine kausale Therapie ist nicht möglich, sodass der symptomorientierten Therapie eine besondere Bedeutung zukommt (z. B. Gehtraining oder Logopädie). Ein Therapieversuch mit L-Dopa ist möglich, wobei die Patientinnen relativ schlecht auf diese Behandlung ansprechen, sodass häufig sehr hohe Dosierungen mit entsprechenden Nebenwirkungen notwendig werden. Nach 5 Jahren verlieren mehr als 40 % der Patienten ihre Gehfähigkeit; die mittlere Überlebensdauer beträgt 8–10 Jahre.

5.2.3 Restless-Legs-Syndrom

DEFINITION

Restless-Legs-Syndrom (RLS): Bewegungsunruhe mit Missempfindungen in den Beinen. Man unterscheidet eine idiopathische Form, die in ⅔ der Fälle vorliegt, von einer symptomatischen.

Als Ursachen für ein symptomatisches RLS sind internistische Grunderkrankungen wie dialysepflichtige Niereninsuffizienz, Eisenmangelanämie, Schwangerschaft oder die Einnahme bestimmter Medikamente wie trizyklische Antidepressiva zu nennen.

Die Ursache für die idiopathische Form ist derzeit noch nicht eindeutig geklärt. Einige Autoren vermuten eine Erkrankung der Basalganglien. Wahrscheinlich liegt aber eine komplexe Störung des Dopamin- und Opioidstoffwechsels auf verschiedenen Ebenen des zentralen Nervensystems vor. Diese Erkrankung tritt in 50–60 % der Fälle familiär gehäuft auf.

Um ein RLS zu diagnostizieren, müssen klinisch folgende Beschwerden vorliegen:

- **Bewegungsdrang der Beine,** typischerweise mit begleitenden Missempfindungen
- **Motorische Unruhe**
- **Auftreten der Beschwerden in Ruhe,** Verbesserung bei Bewegung
- **Symptomzunahme** abends oder nachts

Schlafstörungen oder periodische Bewegungen der Beine während des Schlafs können ebenfalls auftreten. Der neurologische Untersuchungsbefund ist meist unauffällig. Wegweisend ist eine polysomnografische Untersuchung in einem Schlaflabor: Der Schlaf der Betroffenen wird per Video überwacht; gleichzeitig werden Hirn-, Herz- und Muskelaktivität aufgezeichnet. Zum Ausschluss anderer Erkrankungen wie z. B. einer Polyneuropathie (➤ Kap. 4.4) sind Labor- und elektrophysiologische Untersuchungen notwendig (➤ Kap. 1.7.4).
Mittel der ersten Wahl bei der Therapie sind dopaminerge Medikamente wie L-Dopa oder Dopamin-Agonisten, z. B. Pergolid (Parkotil®) bzw. Pramiprexol (Sifrol®). Alternativ können auch Opioide oder Antikonvulsiva verabreicht werden.

5.2.4 Chorea Huntington

DEFINITION

Chorea Huntington (*Veitstanz*): autosomal-dominant vererbte Erkrankung mit chronisch fortschreitendem Verlauf, die zu hyperkinetischen Bewegungsstörungen, Persönlichkeitsveränderungen und Demenz führt. Manifestation im mittleren Erwachsenenalter, Häufigkeit ca. 5/100.000

Krankheitsentstehung

Die **Chorea Huntington** wird autosomal-dominant vererbt, wobei alle Genträger erkranken (100-prozentige Penetranz). Das verantwortliche Gen ist auf Chromosom 4 lokalisiert, es codiert für den Neurotransmitter Glutamin. Die Genveränderung führt zu einer krankhaften Vermehrung der Basenpaare CAG (Cytosin-Adenin-Guanin) und dadurch auf noch nicht genau bekannte Weise zu einem neuronalen Zelltod mit Atrophie; zunächst v. a. des Nucleus caudatus und des Putamens, später der gesamten Hirnrinde.

Symptome und Untersuchungsbefund

Erstsymptome sind häufig zunächst diskrete Wesensveränderungen mit Reizbarkeit und Enthemmung. Im Laufe weniger Jahre bildet sich das Vollbild der Erkrankung aus. Der Krankheitsverlauf kann sich über 10–20 Jahre erstrecken.

- **Hyperkinetische choreatische Bewegungsstörungen:** rasche, distal betonte, unwillkürliche, regel- und ziellose Bewegungen und Grimassieren. Vermehrt bei psychischer oder physischer

Anspannung, Sistieren im Schlaf. Durch ruckartige Hyperlordosierungen ist eine Behinderung des Gehens möglich. Es besteht ein verminderter Muskeltonus.
- **Psychische Veränderungen:** Dabei handelt es sich v. a. um Wesens- und Persönlichkeitsveränderungen wie etwa Verlust der Impulskontrolle, Enthemmung oder Verwahrlosung, die so stark sein können, dass sie einen stationären Aufenthalt und eine Neuroleptikagabe erforderlich machen (*progressive Demenz*, ➤ Kap. 5.1).
- **Vegetative Symptome:** Hyperhidrose und Harninkontinenz.
- Im Spätstadium sind die Patientinnen durch **Mutismus** und **Kachexie** infolge von schwerer Dysphagie, Inappetenz und erhöhtem Kalorienverbrauch durch die Hyperkinesien gekennzeichnet.

Diagnostik und Differenzialdiagnose

Die Verdachtsdiagnose wird klinisch gestellt, wobei die Familienanamnese nicht immer positiv ist (z. B. Tod vor Manifestation). Computer- und kernspintomografisch sind eine allgemeine, kortikale und eine beidseitige Atrophie des Nucleus caudatus mit einer Erweiterung der Vorderhörner der Seitenventrikel nachweisbar. Bereits im Frühstadium ist der kortikale Komplex der SSEP (➤ Kap. 1.7.4) amplitudenreduziert. Eine sichere **Diagnose** ist nur molekulargenetisch möglich (direkter Gentest verfügbar).

Differenzialdiagnostisch abzugrenzen sind in erster Linie die **benigne hereditäre Chorea** (ebenfalls autosomal-dominant vererbt und mit Bewegungsstörungen einhergehend, jedoch ohne Persönlichkeitsveränderungen und ohne Demenz) sowie choreatische Bewegungsstörungen, die im Kindesalter im Rahmen eines rheumatischen Fiebers durch eine Infektion mit β-hämolysierenden Streptokokken der Gruppe A **(Chorea minor)** oder während der Schwangerschaft **(Chorea gravidarum)** im 3.–5. Monat passager auftreten können und sich spontan zurückbilden.

Behandlungsstrategie und Pflegemaßnahmen

Eine kausale **Therapie** steht nicht zur Verfügung. Die Bewegungsstörungen können initial symptomatisch mit z. B. Tiaprid (Tiapridex®) oder Tetrabenazin (Nitroman®) beeinflusst werden.

Insbesondere am Anfang können Physiotherapie, Ergotherapie und aktivierende Pflege die Lebensqualität Betroffener und ihrer Angehörigen verbessern. Solange es geht, sollte der Patient in seiner gewohnten Umgebung betreut werden. Der Kalorienbedarf der Kranken ist erheblich gesteigert. Aufgrund der psychischen Belastung für alle Beteiligten empfiehlt sich die frühe Kontaktaufnahme zu einer Selbsthilfegruppe.

Ansonsten ist auch die **Pflege** symptomorientiert. Am Anfang reichen Hilfen wie etwa ein spezielles Geschirr, mit fortschreitender Erkrankung benötigen die Betroffenen Hilfe in allen Bereichen des Lebens, u. a. zur Prophylaxe von Sekundärerkrankungen. Ferner kümmern sich die Pflegenden um eine sorgfältige Anleitung und Begleitung der pflegenden Angehörigen. [vgl. 9, 10]

Pflege von Menschen mit Demenz ➤ Kap. 22.4

Prognose und Patientinneninformation

Der chronisch progrediente Verlauf führt ca. 15–20 Jahre nach Diagnosestellung zum Tod.

Die Möglichkeit, den **Gendefekt frühzeitig** zu **erkennen,** bietet Kindern betroffener Patienten Gelegenheit zu erfahren, ob sie Träger des Gendefekts sind. Aus ethischen und psychologischen Gründen ist eine solche Untersuchung nur bei volljährigen Personen und nach vorhergehender humangenetischer Beratung und psychologischer Untersuchung erlaubt. Eine anschließende Betreuung ist erforderlich, um zu gewährleisten, dass die betreffende Person die Konsequenzen der Diagnose bewältigen kann. Auch eine pränatale Diagnostik ist möglich.

5.2.5 Dystone Bewegungsstörungen

DEFINITION

Dystone Bewegungsstörungen: eine Gruppe von ätiologisch bislang nicht geklärten Erkrankungen mit unwillkürlichen, stereotyp auftretenden Bewegungen, die sich unter psychischer Anspannung verstärken und im Schlaf nicht auftreten

Ursächlich ist bei primären Formen eine unklare Funktionsstörung der Basalganglien. Die Bewegungsstörungen können aber auch sekundär, z. B. als extrapyramidale Nebenwirkungen von Neuroleptika (➤ Pharma-Info 15.1) oder im Rahmen von neurodegenerativen Erkrankungen (z. B. Wilson-Krankheit), auftreten. Anhand des Verteilungsmusters werden folgende Formen unterschieden:
- Fokale Dystonien (eine Körperregion betroffen)
- Segmentale Dystonien (zwei benachbarte Körperregionen betroffen)
- Multifokale Dystonien (zwei verschiedene Körperregionen betroffen)
- Generalisierte Dystonien

Formen und Symptome

- Beim **Torticollis spasticus** (Torticollis spasmodicus, zervikale Dystonie), der bevorzugt bei Frauen vorkommt, führen Spasmen der Hals- und Nackenmuskulatur zu unwillkürlicher Drehung und Neigung des Kopfes, die von Patientinnen häufig mit Hilfsgriffen (z. B. Anlegen des Fingers an die gegenseitige Wange) durchbrochen werden können (➤ Abb. 5.5).
- Der **Blepharospasmus** ist charakterisiert durch einen immer wiederkehrenden oder anhaltenden krampfartigen beidseitigen Lidschluss (in erster Linie durch Spasmus des M. orbicularis oculi), der zu Hornhautschäden und zu einer erheblichen Eigen- und Fremdgefährdung führen kann.
- Beim **dystonen Schreibkrampf** kommt es während des Schreibvorgangs zu Spasmen der Fingermuskeln und zu deutlichen Fehlhaltungen. Weitere, sog. aufgabenspezifische Dystonien sind Musiker- oder Sportlerkrämpfe.
- Der **Ballismus** ist eine seltene Bewegungsstörung, die meist einseitig nach einem gegenseitigen Infarkt im Bereich des Nucleus

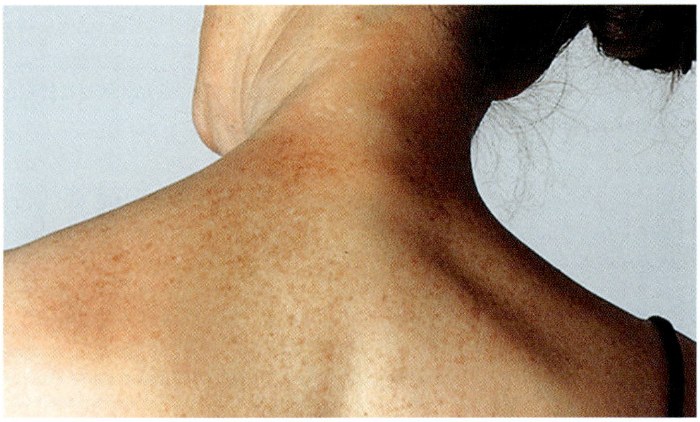

Abb. 5.5 Der **Torticollis spasticus** kommt im Rahmen der dystonen Bewegungsstörungen vornehmlich bei Frauen vor und kann zu dauerhaften Haltungsschäden führen. [E437]

subthalamicus auftritt und gekennzeichnet ist durch plötzlich einsetzende unwillkürliche, ausfahrende und schleudernde Bewegungen des Arms und Beins durch Kontraktionen im Schulter- und Beckengürtel. Dabei finden sich ein herabgesetzter Muskeltonus und meist eine begleitende leichte Hemiparese. Die Prognose ist meist gut, und die ballistischen Bewegungen bilden sich komplett zurück. Sie können medikamentös z. B. mit Tiaprid (Tiapridex®) behandelt werden.

- Die meist nach perinataler Hirnschädigung auftretende **Athetose** äußert sich in unwillkürlichen wurmartigen, distal betonten Bewegungen der Arme und Beine mit bizarren Fehlstellungen der Finger und Zehen. Ursächlich ist eine Läsion des Corpus striatum und des Pallidums. Die meist von spastischen Lähmungen begleitete Bewegungsstörung lässt sich durch physiotherapeutische Übungen nach der Bobath-Methode (➤ Kap. 1.5.2) beeinflussen, eine kausale Behandlungsmöglichkeit besteht nicht.

Behandlungsstrategie

Neben der medikamentösen **Therapie** der generalisierten Formen mit L-Dopa und Anticholinergika (Artane®) hat sich als Therapie der Wahl in den letzten Jahren bei umschriebenen Dystonien wie dem Blepharospasmus und beim dystonen Schreibkrampf die Injektion von hoch verdünntem Botulinustoxin in die betreffenden Muskeln durchgesetzt. Durch die damit erreichte örtliche toxische Denervierung können überaktive Muskeln symptomatisch gehemmt werden. Bei konservativ schlecht zu behandelnden Dystonien und Athetosen können zur Behandlung auch eine tiefe Hirnstimulation (DBS) (➤ Kap. 5.2.1) oder andere neurochirurgische Verfahren durchgeführt werden.

5.2.6 Gilles-de-la-Tourette-Syndrom

DEFINITION

Gilles-de-la-Tourette-Syndrom: ursächlich unklare neuropsychiatrische Erkrankung mit motorischen und vokalen Tics. Schätzungen gehen für Deutschland von bis zu 40.000 Betroffenen aus; Wahrscheinlich eine hohe Dunkelziffer

Als **Tic** bezeichnet man eine unwillkürliche, meist rasche und plötzliche Bewegung, die dem Betreffenden zwar bewusst wird, die er jedoch allenfalls für kurze Zeit unterdrücken kann. Vorübergehende Tics sind insbesondere bei Kindern und Jugendlichen nicht selten, und schätzungsweise fast ein Drittel aller Menschen hat irgendwann einmal im Leben einen Tic. Unterschieden werden einfache motorische Tics (z. B. Blinzeln), einfache vokale Tics (z. B. Hüsteln, Grunzen), komplexe motorische Tics (z. B. Gesten, Berührungen, Hüpfen) und komplexe vokale Tics (Sprechen von Wörtern oder Sätzen). Der Betroffene kann den Tic meist für eine gewisse Zeit willkürlich unterdrücken, aber nicht auf Dauer.

Krankheitsentstehung

Die Ursache des Gilles-de-la-Tourette-Syndroms ist unklar, vermutet werden Störungen im Dopaminhaushalt der Basalganglien.

Symptome, Befund und Diagnostik

Die Erkrankung beginnt in der Regel im Kindes- oder Jugendalter mit einem Tic meist im Gesichtsbereich (z. B. Mundöffnen, Blinzeln), wobei Jungen häufiger betroffen sind als Mädchen. Definitionsgemäß liegen beim Gilles-de-la-Tourette-Syndrom gleichzeitig oder nacheinander mehrere motorische Tics und mindestens ein vokaler Tic über mindestens 1 Jahr vor. Typisch, aber nicht obligat sind dabei obszöne Wörter oder Gesten: **Koprolalie** bzw. **Kopropraxie.** Vielfach nehmen die Tics bei Stress zu und bei Entspannung oder im Schlaf ab. Ungefähr die Hälfte der Betroffenen hat zusätzliche Beeinträchtigungen wie etwa Aufmerksamkeitsstörungen.

Die **Diagnose** wird klinisch gestellt. Abgegrenzt werden muss die Erkrankung gegenüber anderen mit Bewegungsstörungen einhergehenden Bildern wie etwa der Chorea Huntington (hier z. B. frühere Manifestation, anderer zeitlicher Verlauf, kein geistiger Abbau).

Behandlungsstrategie und Prognose

Insbesondere in leichteren Fällen reicht die Information der Umgebung (z. B. Familie und Lehrer) aus. Viele können zunächst nicht glauben, dass die Tics unwillkürlich sind (etwa, wenn der Patient wiederholt, was sein Gegenüber gerade gesagt hat, oder bei komplexen Bewegungen) und fühlen sich z. B. durch obszöne Worte vielleicht sogar persönlich angegriffen.

Entspannungstechniken können durch Minderung von Stress die Symptome lindern. Ein Teil der Patientinnen lernt auch, den Tic in eine sozial akzeptablere Form „umzulenken".

Zur Behandlung der Tics kann der Einsatz von Neuroleptika wie Risperidon (Risperdal®) oder Tiaprid (Tiapridex®) versucht werden (➤ Pharma-Info 15.1). Leidet der Patient außerdem unter Zwangsstörungen, ist eine Therapie mit Antidepressiva wie Paroxetin (Tagonis®) oder Clomipramin (Anafranil®) möglich (➤ Pharma-Info 16.1).

Vielfach werden die Symptome bis etwa zur Pubertät stärker, um dann bei etwa ⅔ der Fälle im Erwachsenenalter wieder abzunehmen oder sogar ganz zu verschwinden. Durch Medikamente kann in ebenfalls ca. ⅔ der Fälle eine Besserung erreicht werden.

5.3 Erkrankungen der Motoneurone

Bei den **Motoneuronerkrankungen** handelt es sich um degenerative Erkrankungen mit Störungen des 1. Motoneurons (zentrale Lähmungen) und/oder des 2. Motoneurons (periphere Lähmungen).

5.3.1 Amyotrophe Lateralsklerose

DEFINITION

Amyotrophe Lateralsklerose (ALS, *myatrophische Lateralsklerose):* progrediente degenerative Systemerkrankung mit Befall des 1. und 2. motorischen Neurons. Vorkommen: 5/100.000 Einwohner, betrifft Männer häufiger als Frauen

Krankheitsentstehung

Die **Ätiologie** der ALS ist bislang nicht geklärt. Studien erbrachten Hinweise auf eine neurotoxische Einwirkung erhöhter Konzentrationen der Aminosäure Glutamat, aber auch andere Ursachen werden diskutiert. Bei ca. 5 % der Patientinnen findet sich eine familiäre Häufung, wobei in einem Teil der Fälle Genmutationen gesichert werden konnten. Histologisch findet sich eine Degeneration des ersten und zweiten motorischen Neurons (➤ Abb. 5.6).

Symptome und Untersuchungsbefund

Im 40.–50. Lebensjahr entwickelt sich zunächst meist eine asymmetrische Muskelschwäche mit *handbetonten Muskelatrophien* und *Faszikulationen* (Zuckungen einzelner Skelettmuskeleinheiten ohne Bewegungserfolg). Innerhalb meist weniger Monate kommt es zum raschen Fortschreiten der Erkrankung mit gleichzeitigem Bestehen von spastischen Lähmungen, Pyramidenbahnzeichen und Muskelatrophien. Muskelkrämpfe sind häufig, Sensibilitätsstörungen oder Störungen der Okulomotorik bestehen nicht. Durch eine Hirnstammbeteiligung kommt es zu verwaschener Sprache sowie Schluck- und Atemstörungen **(Bulbärparalyse).**

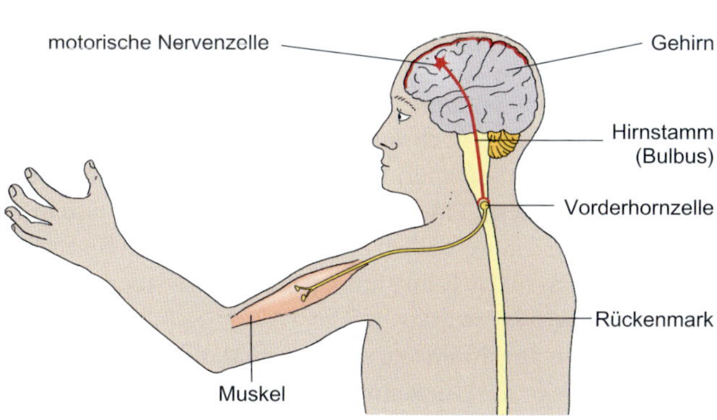

Abb. 5.6 Bei der **ALS** handelt sich um eine Schädigung der motorischen Nervenzellen in Gehirn und Rückenmark. Diese Nervenzellen nennt man erstes motorisches Neuron (rot gekennzeichnet). Der Nervenfortsatz des ersten motorischen Neurons hat Kontakt mit motorischen Nervenzellen im Rückenmark, die als zweites motorisches Neuron bezeichnet werden (gelb gekennzeichnet). Diese Nervenzellen stellen durch lange Nervenfortsätze die Verbindung zur Muskulatur her. [L190]

Diagnostik und Differenzialdiagnose

Immer verdächtig auf eine ALS ist das Nebeneinander von Schädigungssymptomen des 1. und 2. motorischen Neurons (z. B. gesteigerte Muskelreflexe an einer Extremität mit atrophischen Lähmungen, atrophische und spastische Lähmungen). Möglich sind auch schmerzhafte Muskelkrämpfe.

Für die **Diagnose** entscheidend sind elektrophysiologische Untersuchungen: Elektromyografisch sind pathologische Spontanaktivitäten in Form von Faszikulationen in Muskeln mehrerer Extremitäten oder auch der Zungenmuskulatur nachweisbar, die für eine Läsion des 2. Motoneurons sprechen. Die Potenziale motorischer Einheiten sind aufgrund des Umbaus sehr groß *(Riesenpotenziale).* Durch die Schädigung des 1. Motoneurons sind die motorisch evozierten Potenziale zu den Armen und Beinen pathologisch verändert (➤ Kap. 1.7.4). Eine ALS gilt dann als gesichert, wenn neben entsprechenden klinischen Beschwerden krankhafte elektrophysiologische Veränderungen des 1. und 2. Motoneurons in drei verschiedenen Regionen vorliegen.

Da die sensiblen Fasern nicht betroffen sind, ergibt die Bestimmung der sensiblen Nervenleitgeschwindigkeit normale Werte. Die Muskelbiopsie zeigt u. U. eine neurogene Muskelatrophie. Die Kreatinkinase (CK) ist meist normal oder leicht erhöht. Diese Untersuchungen können notwendig sein, um differenzialdiagnostisch andere Ursachen wie z. B. eine Polyneuropathie (➤ Kap. 4.4) auszuschließen.

Behandlungsstrategie

Eine kausale Therapie gibt es bisher nicht. Einige Beschwerden wie etwa Muskelkrämpfe oder Spastik können aber symptomatisch behandelt werden. Der Glutamat-Antagonist Riluzol (z. B. Rilutek®) scheint das Fortschreiten der Erkrankung zu verlangsamen.

Pflege von Menschen mit ALS

Die **Pflege** richtet sich nach dem Stadium und dem Schweregrad der Erkrankung. Zu Beginn sollen Physiotherapie (gegen Kontrakturen und Muskelatrophie), Logopädie (bei Dysarthrie und Schluckstörungen) und die Anpassung geeigneter Hilfsmittel Komplikationen vorbeugen und die Selbstständigkeit des Kranken so lange wie möglich aufrechterhalten.

Bei fortschreitender Erkrankung und zunehmender Pflegebedürftigkeit müssen immer mehr Handlungen für den Betroffenen übernommen werden. Beispielsweise wird die Nahrungsaufnahme bei Hirnstammbeteiligung immer schwieriger, bis eine Ernährung schließlich nur noch über eine PEG-Sonde möglich ist.

Auch die verbale und nonverbale Kommunikationsfähigkeit wird im Erkrankungsverlauf immer mehr beeinträchtigt, was den Einsatz von z. B. elektronischen Kommunikationshilfen nötig machen kann. Die Kommunikation wird zusätzlich erschwert durch das häufige Zwangslachen und -weinen, das nicht mit entsprechenden Emotionen des Patienten einhergeht und nicht mit Affektlabilität verwechselt werden darf.

Häufig übernehmen die Pflegenden – wegen der ungünstigen Krankheitsprognose – die Aufgabe eines Sterbebegleiters und begleiten auch die Angehörigen. Prinzipien palliativer Pflege, bei der die Wünsche und Vorstellungen der Erkrankten die pflegerischen Maßnahmen bestimmen, stehen dann im Vordergrund. [vgl. 11, 12]

Prognose

Die Krankheit verläuft in der Regel rasch progredient, wobei die Patientinnen infolge des Befalls der Atemmuskulatur an einer Ateminsuffizienz oder Aspirationspneumonie versterben. Die durchschnittliche verbleibende Lebenserwartung beträgt 4 Jahre, 10 % der Patienten überleben allerdings mehr als 10 Jahre. Der Patient erlebt seinen fortschreitenden Verfall bei vollem Bewusstsein; eine Demenz gehört nicht zum Krankheitsbild.

5.3.2 Spastische Spinalparalyse

Bei der **spastischen Spinalparalyse** kommt es zu einer Degeneration des Rückenmarks mit fortschreitender Zerstörung des ersten Motoneurons, sodass als Leitsymptom spastische Paresen der Beine *(Paraparesen)* auftreten.

Es handelt sich um eine **Gruppe von Erkrankungen,** die sich klinisch und genetisch z. T. sehr voneinander unterscheiden. Die Mehrzahl ist erblich bedingt mit vorwiegend autosomal-dominantem oder -rezessivem Erbgang.

Die Erkrankung beginnt meist bereits im Kindesalter mit einer Paraspastik der Beine, wobei die spastische Tonuserhöhung und weniger die Lähmung klinisch im Vordergrund steht. Im weiteren Verlauf sind auch die Arme betroffen. Die rein motorische Form ist am häufigsten, selten treten in Abhängigkeit von der genauen Form der Erkrankung weitere Symptome wie eine zerebelläre Atrophie oder eine geistige Retardierung hinzu.

Differenzialdiagnostisch muss u. a. eine zervikale Raumforderung ausgeschlossen werden, weshalb meist eine MRT durchgeführt wird.

Behandlung und Pflege sind rein symptomatisch. Der Verlauf ist chronisch progredient, wobei die Patientinnen aufgrund des in der Regel langsamen Fortschreitens lange selbstständig bleiben.

5.3.3 Spinale Muskelatrophie

Die **spinale Muskelatrophie** äußert sich in rein schlaffen Lähmungen, denen eine progrediente Degeneration der motorischen Vorderhornzellen zugrunde liegt. Ein typisches Frühsymptom sind Muskelfaszikulationen.

Es werden verschiedene Formen unterschieden, von denen das infantile, rasch progrediente *Werdnig-Hoffmann-Syndrom* sowie das im Erwachsenenalter auftretende langsam fortschreitende *Kugelberg-Welander-Syndrom* die häufigsten sind.

5.4 Degenerative Erkrankungen mit Leitsymptom Ataxie

5.4.1 Spinopontozerebelläre Atrophien

Bei der Gruppe der **spinopontozerebellären Atrophien** kommt es zu einer progredienten Degeneration der Kleinhirnbahnen und deren Afferenzen (der Begriff „Afferenz" – von lat. „affere" = hintragen, zuführen – bezeichnet die Gesamtheit aller von der Peripherie zum ZNS laufenden Nervenfasern).
Hierzu zählt u. a. die *Friedreich-Ataxie,* die sich im Kindes- oder Jugendalter mit einer zunächst sensiblen Ataxie (durch Degeneration der Hinterstränge) manifestiert. Im weiteren Verlauf führt die Erkrankung zu Skelettdeformitäten (besonders typisch: ein Hohlfuß mit Krallenstellung der Zehen); die Ataxie wird zunehmend zerebellär, und auch die Pyramidenbahn ist betroffen. Die meisten Patienten entwickeln außerdem eine Herzbeteiligung in Form einer Kardiomyopathie. Die Behandlung stützt sich v. a. auf eine Physiotherapie zur Vermeidung von Komplikationen.

Die **olivopontozerebelläre Atrophie** stellt eine Unterform der Multisystematrophie (➤ Kap. 5.2.2) dar.

5.4.2 Funikuläre Myelose

DEFINITION

Funikuläre Myelose: degenerative Entmarkungskrankheit aufgrund eines Vitamin-B_{12}-Mangels

Krankheitsentstehung

Ursächlich für den Vitamin-B_{12}-Mangel sind meist Magen- oder Darmerkrankungen (z. B. chronisch-atrophische Gastritis, Magenresektion oder Dünndarmerkrankungen), die eine ausreichende Resorption verhindern. Eine Mangelernährung oder ein Fischbandwurmbefall ist in den westlichen Ländern nur selten die Ursache. Ob ein reiner Folsäuremangel einer funikulären Myelose zugrunde liegen kann, ist nach wie vor strittig.

Der Vitaminmangel führt zu einer Entmarkung v. a. der Hinter- und Seitenstränge des Rückenmarks, selten auch der peripheren Nerven und der Pyramidenbahnen.

Symptome und Untersuchungsbefund

Die klinische **Symptomatik** besteht zu Beginn meist in schmerzhaften Parästhesien der Beine und einer sensiblen Ataxie. In der Regel entwickeln sich schlaffe, beinbetonte Paresen, meist im Rahmen einer elektrophysiologisch nachweisbaren Polyneuropathie. Aufgrund der Pyramidenbahnbeteiligung kann es aber auch zu gesteigerten Muskeleigenreflexen und positivem Babinski-Zeichen kommen. Psychische Symptome (psychotische Symptome, intellektueller Abbau) treten oft hinzu. Typisch ist auch die sog. *Hunter-Glossitis* mit einer Atrophie der Zungenschleimhaut und roter, brennender Zunge.

Diagnostik und Differenzialdiagnose

Diagnostisch findet sich meist eine begleitende Anämie mit erhöhtem Erythrozytenvolumen. Der Vitamin-B_{12}-Spiegel ist erniedrigt; der früher empfohlene Schilling-Test gilt heute als obsolet. Im MRT finden sich Signalveränderungen der Hinterstränge und im periventrikulären Marklager. Außerdem muss die Ursache des Vitaminmangels geklärt werden; meist ist hierzu eine Gastroskopie notwendig.

Behandlungsstrategie

Im Vordergrund der kausalen **Therapie** steht die Behandlung der Grunderkrankung. Eine parenterale Vitamin-B_{12}-Gabe führt in der Regel zur Besserung der Symptomatik. Je nach Krankheitsstadium sind die Symptome jedoch nicht vollständig reversibel.

LITERATUR UND KONTAKTADRESSEN

Literaturnachweis

1. Thümler R. Die Parkinson-Krankheit: Mehr wissen – besser verstehen. 3.A. Stuttgart: Trias 2006.
2. Ludwig E, Annecke R. Parkinson-Krankheit. 2. A. Stuttgart: Trias 2007.
3. Settemeyer M. Tiefenhirnstimulation: perioperative Betreuung von Parkinson-Patienten. Die Schwester, der Pfleger 2006; 45(12): 1010–1017.
4. Reisdorf A. Pflegehinweise für Parkinson-Patienten. Die Schwester, der Pfleger 2003; 42(2): 102–106.
5. Busse M. Was der Parkinson mit einem macht: das Erleben der Parkinson-Krankheit und die Bedeutung für die Pflege. Pr-InterNET 2006; 8(6): 362–370.
6. Ebersbach G. Immer wieder Rückmeldung geben – Pflege von Patienten mit Morbus Parkinson. Pflegezeitschrift 2002; 55(10): 717–721.
7. Haupt T. Ein modulares Angehörigentraining bei Morbus Parkinson: Angehörigentraining bei Morbus Parkinson und kognitiven Defiziten. Pr-InterNET 2007; 9(1): 33–41.
8. Expertenstandard „Sturzprophylaxe". Erhältlich unter www.dnqp.de.
9. Beck M. Morbus Huntington – Betreuungskonzept für Huntington-Kranke: Akzeptanz und Bewältigung stehen im Vordergrund. Die Schwester, der Pfleger 2005; 44(2): 108–112.
10. Boch Ch. Basale Stimulation bei Huntington-Kranken. Die Schwester, der Pfleger 2002; 41 (3): 212–217.
11. Mainzer K. Lebensmut trotz alledem – Pflege eines beatmungspflichtigen Patienten mit ALS. Pflegezeitschrift 2002; 55(10): 730–731.
12. Ministerium für Arbeit, Gesundheit und Soziales des Landes Nordrhein-Westfalen (Hrsg.). Schwerpunkt: ALS – Amyotrophe Lateralsklerose. Hospiz-Dialog NRW 2006; Nr. 27.

Leitlinien

Deutsche Gesellschaft für Neurologie (Hrsg.), Leitlinien für Diagnostik und Therapie in der Neurologie. S2k-Leitlinie Parkinson-Krankheit. 2023. www.dgn.org/leitlinien (letzter Zugriff: 01.08.2025)

Deutsche Gesellschaft für Neurologie (Hrsg.), Leitlinien für Diagnostik und Therapie in der Neurologie. S2k-Leitlinie Chorea/Morbus Huntington. 2022. www.dgn.org/leitlinien (letzter Zugriff: 01.08.2025)

Weiterführende Literatur

Deutsches Linkportal Amyotrophe Lateralsklerose (ALS): www.als-site.de>content=literatur

Kontaktadressen

Deutsche Parkinson Vereinigung Bundesverband e.V., Moselstr. 31, 41464 Neuss; Tel.: 0 21 31/74 02 70; www.parkinson-vereinigung.de

Deutsche Huntington-Hilfe e.V., Falkstr. 73–77, 47058 Duisburg; Tel.: 02 03/2 29 15; www.huntington-hilfe.de

Club U 40 im Internet Junge Parkinsonkranke, Friedensweg 66,26689 Augustfehn; Tel.: 0 44 89/94 00 53; www.parkinson-club-u40.de

Kompetenznetz Parkinson Klinik für Neurologie, Baldingerstr., 35043 Marburg; Tel.: 0 64 21/5 86 54 39; www.kompetenznetz-parkinson.de

Deutsche Dystonie Gesellschaft e.V., Theodorstr. 41 P, 22761 Hamburg; Tel.: 040/87 56 02; www.dystonie.de

5

KAPITEL

6 Pflege von Menschen mit infektiösen und entzündlichen Erkrankungen des ZNS

Pflegesituation

Hintergründe zur Pflegesituation

Pflegerisches Setting: stationäre Akutpflege
Patientin: Frau Amaia Gómez, 23 Jahre
Diagnose: Meningitis

Es fing mit Ohrenschmerzen an

Pflegefachkraft Isabelle Leka arbeitet seit vielen Jahren in der Notaufnahme. Sie ist eine geschätzte Kollegin und bleibt auch in Ausnahmesituationen immer ruhig und besonnen. Es ist ein warmer, sonniger Tag. Heute ist es eher ruhig, bis um 13:45 Uhr eine 23-jährige Patientin, Amaia Gómez, mit Verdacht auf Meningitis angekündigt wird. Isabelle ist sofort hellwach. Bei einer Meningitis ist es nicht nur wichtig, schnell zu handeln, sondern auch sich selbst zu schützen. Die Patientin wird vorsorglich isoliert. Isabelle Leka zieht sich ihre Schutzausrüstung an und bereitet einen Raum vor. Um 14 Uhr kommt der Rettungswagen und bringt Amaia Gómez liegend ins Krankenhaus. Die junge Frau scheint in einem deutlich reduziertem Allgemeinzustand zu sein. Sie wirkt schläfrig. Der Notarzt Noah Rose schildert: *„Amaia Gómez, 23 Jahre alt. Die Mitbewohnerin hat den Rettungswagen gerufen und berichtet, dass Frau Gómez seit fünf Tagen über starke Ohrenschmerzen geklagt hat, aber nicht zum Arzt gegangen ist. Gestern kamen dann noch einseitige Kopfschmerzen und eine Schwellung hinter dem Ohr dazu. Heute Nachmittag wollte sie wohl zum Hausarzt. Seit circa 11 Uhr hatte Frau Gómez starke Kopfschmerzen, Licht- und Geräuschempfindlichkeit sowie Übelkeit und Erbrechen. Es ging ihr rapide schlechter und sie ist jetzt somnolent. Auf einfache Fragen antwortet sie adäquat. Aktuelle Vitalparameter sind: Puls 110 Schläge/Minute, Blutdruck 130/80 mmHg, Temperatur 38,9 °C. Sie hat bereits 1 g Paracetamol i. v. erhalten."*

Isabelle Leka berührt Amaia Gómez an der Schulter und sagt: *„Hallo Frau Gómez, ich bin Isabelle Leka, Pflegefachkraft hier in der Notaufnahme. Wie geht es Ihnen?"* Amaia Gómez antwortet: *„Mein Kopf tut so weh."* Amaia Gómez wird in einen Behandlungsraum gebracht und dieser wird abgedunkelt. Ihr Oberkörper wird leicht nach oben positioniert und sie wird an die Überwachung angeschlossen.

Isabelle Leka ruft sofort den Neurologen Michail Wolkow an. Dieser untersucht die junge Frau. Er beugt vorsichtig den Kopf von Frau Gómez nach vorne, woraufhin diese die Beine anwinkelt. Anschließend beugt er das gestreckte Bein nach oben, woraufhin Frau Gómez laut vor Schmerzen aufstöhnt. Er sieht Isabelle Leka ernst an und sagt: *„Fordern Sie sofort ein großes Blutbild mit Nierenwerten, Elektrolyten, Leberwerten, CRP, Gerinnung und Blutkulturen an. Frau Gómez wird jetzt lumbalpunktiert und soll direkt danach Ceftriaxon 2 g, Ampicillin/Sulbactam 2.000/1.000 mg und Aciclovir 750 mg i. v. erhalten. Bitte bereiten Sie alles vor. Ich rufe in der Radiologie an, damit Frau Gómez zeitnah ein cCT erhält und informiere die Intensivstation, dass sie eine Aufnahme bekommen."* Isabelle Leka weiß, wie ernst die Lage ist. Eine Meningitis ist für die junge Frau lebensbedrohlich. Sie nimmt das Blut ab, bereitet alles für die Lumbalpunktion vor und richtet die Antibiotika. Michail Wolkow telefoniert mit der Radiologie, um ein cCT anzufordern.

Die Lumbalpunktion verläuft komplikationslos und Amaia Gómez kann direkt nach der Antibiotikagabe ins cCT. Dort wird eine Mastoiditis festgestellt. In der Lumbalpunktion wird eine granulozytäre Zellvermehrung gefunden. Als Erreger kann der *Streptococcus pneumoniae* festgestellt werden.

Lernfragen:

1. Beschreiben Sie, wie es bei Amaia Gómez zu einer Meningitis gekommen ist.
2. Der Neurologe Michail Wolkow hat bei Amaia Gómez mit verschiedenen neurologischen Übungen klinische Meningitiszeichen getestet. Benennen Sie diese diagnostischen Mittel und ergänzen Sie ein weiteres.
3. Die Lumbalpunktion wird von einem Arzt durchgeführt und von einer Pflegekraft begleitet. Isabelle Leka bereitet Amaia Gómez zur Lumbalpunktion vor. Benennen Sie die Aufgaben von Isabelle Leka.
4. Amaia Gómez leidet unter einer Pneumokokken-Meningitis. Ein weiterer sehr gefürchteter Erreger sind die Meningokokken. Bei diesem Erregertyp müssen dringend alle Kontaktpersonen der erkrankten Person ermittelt werden. Beschreiben Sie, wie mit den ermittelten Kontaktpersonen umgegangen wird.
5. Die Mitbewohnerin von Amaia Gómez ruft bei Isabell Leka an und fragt, wie es ihrer Freundin geht und was sie hat. Darf Isabelle Leka der Mitbewohnerin Auskunft erteilen? Nehmen Sie Stellung.

6.1 Einführung

DEFINITION

ZNS-Infektion: Infektion des Gehirns und/oder des Rückenmarks einschließlich ihrer Hüllen

Eine **ZNS-Infektion** ist meist Teilerscheinung einer systemischen Infektion (z. B. Gehirnentzündung bei Masern). Infiziert sein können das Gehirn und/oder das Rückenmark einschließlich ihrer Hüllen. Im klinischen Alltag sind am häufigsten:

- **Meningitis** (*Hirnhautentzündung* ➤ Kap. 6.2)
- **Enzephalitis** (*Gehirnentzündung* ➤ Kap. 6.3)

Eine strenge Trennung der beiden Erkrankungen ist praktisch nicht möglich, da es sich fast immer um Mischformen handelt.

Infektionsschutzgesetz

In der Neurologie ist, ebenso wie in anderen Fachgebieten auch, die **Meldepflicht bei Infektionen** zu beachten. Hierfür sind zwar in erster Linie die Ärzte verantwortlich, wurde jedoch keine Ärztin hinzugezogen, sind prinzipiell alle Angehörigen von Heil- und Pflegeberufen zur Meldung verpflichtet. Seit 1. Januar 2001 gilt diesbezüglich das **Infektionsschutzgesetz (IfSG),** in dem **meldepflichtige Krankheiten** (meldepflichtig sind Verdacht, Erkrankung und Tod) und **meldepflichtige Erreger** unterschieden werden. In der Neurologie am bedeutsamsten sind:

- Bei den *meldepflichtigen Krankheiten:* humane spongiforme Enzephalopathien (außer den erblichen Formen, ➤ Kap. 6.10), Masern, Meningokokkenmeningitis oder -sepsis, Poliomyelitis (zum Verdacht zählt auch jede nichttraumatische akute schlaffe Lähmung) sowie Erkrankung und Tod an einer behandlungsbedürftigen Tuberkulose
- Das Auftreten einer *bedrohlichen* Erkrankung oder von *zwei oder mehr gleichartigen* Erkrankungen, bei denen ein epidemiologischer Zusammenhang wahrscheinlich ist oder vermutet wird
- Bei den *meldepflichtigen Erregern:* FSME-Virus, *Haemophilus influenzae,* Masernvirus, *Mycobacterium tuberculosis, Neisseria meningitidis* und das Poliovirus. Nichtnamentlich meldepflichtig: *Treponema pallidum* und HIV

6.2 Meningitis

DEFINITION

Meningitis *(Hirnhautentzündung):* Infektion des ZNS mit vorwiegendem Befall der Hirnhäute (Meningen); je nach Erreger vielfach lebensbedrohlich

6.2.1 Krankheitsentstehung und Symptome

Krankheitsentstehung

Die Erreger gelangen zumeist im Rahmen einer generalisierten Infektion (z. B. Pneumokokken-Pneumonie, Tuberkulose) mit dem Blutstrom ins Gehirn. Sie werden aber auch aus benachbarten Entzündungsprozessen (z. B. bei Mastoiditis, Sinusitis oder Wundinfektionen nach Piercing im Kopfbereich) fortgeleitet oder gelangen über offene Verbindungen zwischen Gehirn und Außenwelt ins zentrale Nervensystem, etwa bei einer Verletzung oder einer Liquorfistel. Oft besteht eine Immunsuppression (bei alten Patienten, HIV-Infektion, Tumorerkrankung, nach Milzentfernung, medikamentöser Immunsuppression, z. B. nach Organtransplantation). Der Großteil der Menigitiden ist entweder **viral** oder **bakteriell** bedingt.

Bakterien

Lyme-Borreliose ➤ Kap. 6.6.2
Neurolues ➤ Kap. 6.8

Bakterielle Meningitiden stellen ein ernstes, auch bei sofortiger spezifischer Therapie oft noch lebensbedrohliches Krankheitsbild dar. Die häufigsten Erreger einer bakteriellen Meningitis sind:

- Bei Erwachsenen an erster Stelle Pneumokokken, an zweiter Meningokokken
- Bei Kindern hauptsächlich Meningokokken, gefolgt von Pneumokokken
- Bei Kleinkindern hauptsächlich *Haemophilus influenzae*
- Bei Säuglingen gramnegative Enterobakterien, v. a. *E. coli*

Bei Hirnnervenbefall und schleichendem Verlauf (basale Meningitis) muss an eine **tuberkulöse Meningitis** oder an eine Infektion mit *Borrelia burgdorferi* (Lyme-Borreliose) gedacht werden.

Meningitiden, die **nach einem neurochirurgischen Eingriff** auftreten, verlaufen in der Regel weniger fulminant als allgemein erworbene Meningitiden und weisen ein anderes Erregerspektrum auf. Hier wird die Meningitis v. a. von Staphylokokken, Enterobakterien sowie Pseudomonaden und Pneumokokken verursacht.

Viren

FSME ➤ Kap. 6.6.1
Herpes zoster ➤ Kap. 6.9
Neurologische Manifestationen bei Aids ➤ Kap. 6.5
Poliomyelitis ➤ Kap. 6.7

Virale Meningitiden verlaufen mitunter gutartiger, wobei der Erreger in der Mehrheit der Fälle unbekannt bleibt. Insbesondere Enteroviren (v. a. Coxsackie-, Echo-, Polioviren) und Mumpsviren werden als ursächlich angesehen. Bei enzephalitischer Beteiligung kommen z. B. das Herpes-simplex-Virus Typ I, Arbo- und Masernviren in Betracht.

Andere Ursachen

Seltene Ursachen sind **Protozoen** oder **Pilze.**

Symptome und Untersuchungsbefund

Meist setzen die **Symptome** der bakteriellen Meningitis rascher ein und sind heftiger als bei der viralen Meningitis. Oft kommt es innerhalb von Stunden bei einem harmlos erscheinenden Infekt zu einem schweren Krankheitsbild mit den folgenden Symptomen:

- Hohes Fieber
- Übelkeit und Erbrechen
- Kopfschmerzen im ganzen Kopf *(holozephal)*
- Lichtempfindlichkeit, Geräuschüberempfindlichkeit
- Nackensteife und Nackenschmerzen, seltener Opisthotonus (Rückwärtsbeugung des Kopfes mit Überstreckung von Rumpf und Extremitäten)
- Positives Zeichen nach Brudzinski, Kernig oder Lasègue (➤ Abb. 6.1)
- Hirnnervenausfälle
- Epileptische Anfälle
- Bewusstseinsveränderungen bis zum Koma

Diese Symptomkombination, die typisch für Erkrankungen der Hirnhäute ist, wird als **meningeales Syndrom,** oft nicht ganz korrekt auch als Meningismus bezeichnet.

VORSICHT

Das typische meningeale Syndrom kann bei Kindern und alten Patientinnen sowie bei schwerem, raschem Verlauf einer bakteriellen Meningitis fehlen!

Zu den zentralnervösen Erscheinungen treten die Symptome der jeweiligen Grunderkrankung. In schweren Fällen bakterieller Meningitis entwickelt sich rasch eine Sepsis mit Verbrauchskoagulopathie und Multiorganversagen.

6.2.2 Diagnostik und Differenzialdiagnose

Erstuntersuchungen

Besteht der Verdacht auf eine bakterielle Meningitis, werden zunächst folgende Untersuchungen durchgeführt:

- Kontrolle der Vitalparameter
- Blutabnahme mit Routinelabor, detaillierter Entzündungs- und Gerinnungsdiagnostik (Verbrauchskoagulopathie?)
- Abstriche aus Nase, Rachen und ggf. Ohren
- Liquoruntersuchung
- cCT (Hirnödem, vaskulitische Infarkte, Abszess oder Empyem, freie Luft als Hinweis auf eine Fistel?). Nasennebenhöhlen und Mastoide werden in der schichtweisen Darstellung des knöchernen Schädels auf einen etwaigen infektiösen Fokus hin untersucht.

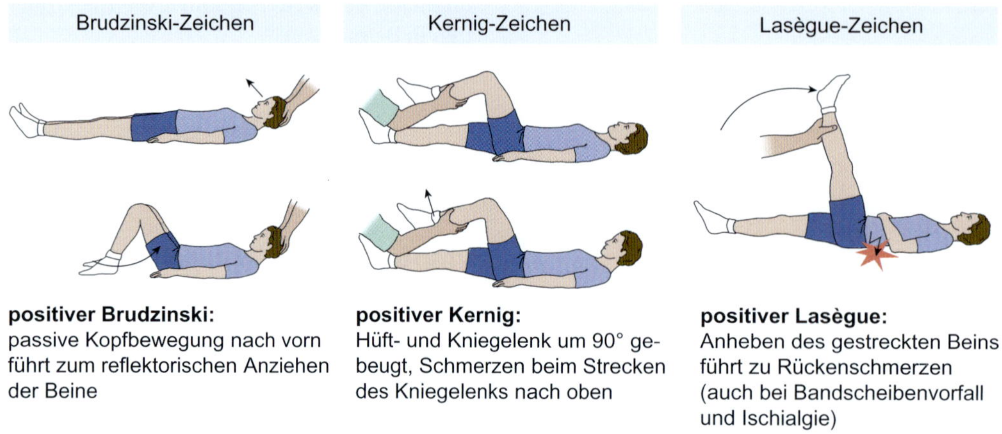

Abb. 6.1 Klinische **Meningitiszeichen:** Brudzinski- (links), Kernig- (Mitte) und Lasègue-Zeichen (rechts) [L190]

Das EEG ist zur Diagnosesicherung zweitrangig, es zeigt lediglich unspezifische Allgemeinveränderungen. Jedoch erlaubt es im weiteren Verlauf Aussagen z. B. hinsichtlich der Entwicklung einer erhöhten Krampfbereitschaft.

Liquoruntersuchung

Es folgt die **Liquoruntersuchung** (➤ Kap. 1.7.2), die entscheidend für die Diagnose ist. Durch Lumbalpunktion gewonnener frischer Liquor wird optisch beurteilt, dann sofort gefärbt und mikroskopisch begutachtet. Für eine Meningitis sprechen:

- Trübes oder eitriges Aussehen des ungefärbten Liquors
- Erhöhter Liquordruck
- Zellvermehrung
- Eiweißerhöhung
- Evtl. Glukoseerniedrigung und Erhöhung des Laktats im Liquor

Das Liquorzellbild ist bei bakterieller Meningitis überwiegend granulozytär, bei viraler Meningitis lymphozytär, bei Tuberkulose oder Listerien-Meningitis liegt ein Mischbild vor. Für einen schweren Verlauf mit schlechter Prognose sprechen wenige Zellen bei gleichzeitigem Vorliegen von vielen Bakterien. Der Mikrobiologe führt entsprechende Schnelltests zum Nachweis von Pneumo- oder Meningokokken durch.

Vor Durchführung der Lumbalpunktion müssen zunächst Kontraindikationen wie z. B. ein raumfordernder Abszess des Kleinhirns ausgeschlossen werden, da sonst die Gefahr der Einklemmung besteht!

Blut- und Liquorkulturen

Zum Erregernachweis muss unbedingt *vor* Therapiebeginn eine **Liquorkultur** angelegt werden, da sich anbehandelte Keime oft nicht anzüchten lassen. Ebenso werden mehrere **Blutkulturen** angelegt. Beim Verdacht auf eine virale Meningitis oder Infektion mit Borrelien können zusätzlich serologische Untersuchungen zum indirekten Erregernachweis angezeigt sein. Dabei ist, um den diagnostisch maßgeblichen Titeranstieg zu beweisen, die Untersuchung evtl. nach 2–3 Wochen zu wiederholen.

Im Verlauf der Diagnostik ist auch die Suche nach abwehrschwächenden Grunderkrankungen (Aids, malignes Tumorleiden), nach Liquorfisteln (z. B. nach Verletzungen) oder Infektionsherden angezeigt.

Differenzialdiagnostisch ist die Abgrenzung gegenüber einer Hirnhautreizung mit meningealem Syndrom ohne infektiöse Erreger notwendig. Sie kommt z. B. bei starker Sonneneinstrahlung, Subarachnoidalblutung (➤ Kap. 2.3), metastasierendem Karzinom oder Leukämie mit Beteiligung des ZNS (**Meningeosis carcinomatosa** bzw. **leucaemica**) oder einer granulomatösen Entzündung (z. B. Sarkoidose) vor.

6.2.3 Behandlungsstrategie

Bei bakteriellen Meningitiden ist eine frühzeitige, hoch dosierte i. v. **Antibiotikabehandlung** oft lebensrettend. Falls die Erreger nicht mikroskopisch oder im Schnelltest aus dem Liquor zu identifizieren sind, wird die Antibiotikabehandlung kalkuliert begonnen – unter Berücksichtigung der häufigsten Erreger in Abhängigkeit vom Alter des Patienten – und später entsprechend dem Ergebnis der Liquor- oder Blutkultur korrigiert. Bei Nachweis eines Entzündungsherdes (Mastoiditis, Sinusitis) oder einer Liquorfistel wird der Herd notfallmäßig operativ saniert. Die Gabe von Glukokortikoiden kann bei schweren Verlaufsformen erwogen werden.

Bei viraler Meningitis wird entsprechend virostatisch, z. B. mit Aciclovir (Zovirax®), behandelt. Die zusätzliche symptomatische Behandlung umfasst:

- Analgetikagabe
- Evtl. Hirndruckbehandlung (➤ Kap. 10.3.3)
- Ggf. medikamentöse Unterdrückung von Krampfanfällen (➤ Kap. 9.2), insbesondere bei i. v. Therapie mit Penicillin

Chemoprophylaxe

Für enge Kontaktpersonen von Patientinnen mit Meningokokken- oder *Haemophilus*-Meningitis besteht gegenüber der Allgemeinbevölkerung ein ca. 200- bis 1.000-fach höheres Risiko, ebenfalls an Meningitis zu erkranken. Zu diesem Personenkreis zählen:

- Mitglieder desselben Haushalts
- Personen, die in der Woche vor Krankheitsbeginn täglich mehr als 4 h (engen) Kontakt zum Patienten hatten
- Krankenhauspersonal, das potenziell Kontakt mit Sekreten des Respirationstrakts der Patientin vor Therapiebeginn hatte

Zur oralen **Chemoprophylaxe** wird die einmalige Einnahme von Ciprofloxacin empfohlen (ggf. Rücksprache mit dem zuständigen Gesundheitsamt). Die Einnahme dient der Entfernung von potenziellen Meningitis-Keimen aus dem Nasen-Rachen-Raum. Sie ist nicht verpflichtend!

Für gefährdete Personen (z. B. immunsupprimierte Patienten) stehen Impfungen gegen *Haemophilus influenza*-B-, Pneumokokken- und Meningokokken-Infektionen zur Verfügung.

Komplikationen

Die bakterielle Meningitis ist ein schweres Krankheitsbild. Die meisten Patientinnen müssen intensivmedizinisch betreut werden. Es können verschiedenste **Komplikationen** auftreten, deren Behandlung ein interdisziplinäres Vorgehen erfordert.

Als **internistische Komplikationen** können auftreten:

- Sepsis
- Verbrauchskoagulopathie
- Schwere Elektrolytstörungen
- Rhabdomyolyse (Auflösung quergestreifter Muskelfasern)
- Bei Meningokokken-Sepsis: *Waterhouse-Friderichsen-Syndrom* mit Nebennierennekrose, Verbrauchskoagulopathie und Schocksymptomatik
- Multiorganversagen

Zu den **intrakraniellen Komplikationen** gehören:

- Hirnödem
- Veränderungen an den arteriellen Gefäßen, die zu ischämischen Infarkten oder Autoregulationsstörungen führen können
- Hirnabszess (➤ Kap. 6.4) oder Eiteransammlungen an den Hirnhäuten (z. B. subdurales oder parafalxiales Empyem, ggf. neurochirurgische Intervention), diffuse Hirnentzündung
- Septische Sinusthrombose (➤ Kap. 2.4)
- Hydrozephalus (➤ Kap. 10.3) infolge Verklebung der Hirnhäute und mangelhafter Liquorresorption (ggf. sind Entlastungspunktionen oder die Anlage eines Shunts notwendig)
- Beteiligung von Hirnnerven
- Symptomatische Krampfanfälle, besonders unter hoch dosierter i. v. Penicillingabe

Prognose

Durch den Einsatz wirksamer Antibiotika konnte die **Prognose** der bakteriellen Meningitis erheblich gebessert werden. Sie ist abhängig von Erreger, Abwehrlage, Schwere des Krankheitsbildes und Beginn der Therapie. Unter erfolgreicher antibiotischer Therapie beträgt die Sterblichkeit (Letalität) heute zwischen 10 und 40 %.

In Abhängigkeit von der Schwere des Verlaufs muss mit bleibenden neurologischen oder neuropsychologischen Schäden gerechnet werden. Hierunter fallen z. B.:

- Hörstörungen (v. a. bei Pneumokokken-Meningitis)
- Hydrocephalus communicans (➤ Kap. 10.3.1)
- Gedächtnis- oder Konzentrationsstörungen

6.2.4 Pflege von Menschen mit Meningitis

Isolierung und Hygienemaßnahmen

Ob eine **Isolierung** des Patienten und über das Übliche hinausgehende **Hygienemaßnahmen** notwendig sind, hängt vom Erreger der Meningitis ab. In der Praxis steht dieser zum Zeitpunkt der stationären Aufnahme meist noch nicht fest. Daher werden alle Patientinnen mit Verdacht auf eine bakterielle Meningitis zunächst isoliert; sie gelten bis 24 h nach Beginn der antibiotischen Behandlung als infektiös. Patienten mit einer Pneumokokken- oder Pilzmeningitis, einer tuberkulösen Meningitis (ohne weitere Organmanifestationen) oder einer viralen Meningitis müssen nicht bzw. nur unter besonderen Bedingungen (mangelhafte Patientenhygiene) isoliert werden.

Bei der Pflege von Patientinnen mit einer Meningitis achten die Pflegenden auf geeignete Maßnahmen zum Eigenschutz (Handschuhe, Schutzkittel, Mund-Nasen-Schutz). Bei einer Virusmeningitis wird, da Enteroviren häufige Erreger sind, der Stuhl als infektiös angesehen, bei einer Meningokokken- oder *Haemophilus*-Meningitis die respiratorischen Sekrete.

6

Intensivpflegerische Maßnahmen

Patienten mit Meningitis und Enzephalitis sind schwer krank und benötigen **intensivpflegerische Betreuung:**

- Engmaschige Kontrolle von Vitalfunktionen, Temperatur, Bewusstsein und Symptomenverlauf (z. B. Kopfschmerz, Nackensteife, Hirndruckzeichen, ➤ Kap. 10.2)
- Bei Verwirrtheit: Bettgitter bzw. Fixierung, freiheitsentziehende Maßnahmen nur im Notfall durchführen (➤ Kap. 14.5.8)
- Bei Lichtempfindlichkeit Abdunkeln des Raums, bei Geräuschempfindlichkeit Schaffen einer ruhigen Umgebung
- Übernahme der kompletten Körperpflege
- Durchführung aller notwendigen Prophylaxen
- Ausreichende Flüssigkeitszufuhr (Infusionen) – besonders wichtig bei hohem Fieber
- Aufklärung der Angehörigen über die Ansteckungsgefahr (Aufgabe des Arztes)
- Bei Kopfschmerzen Analgetikagabe
- Bei starker motorischer Unruhe leichte Sedierung nach ärztlicher Anordnung.

VORSICHT

Aufgrund der hoch dosierten Antibiotikagabe muss immer mit einer **Anaphylaxie** gerechnet und auf entsprechende Symptome geachtet werden (z. B. Hauterscheinungen, Kreislaufschock).

6.3 Enzephalitis

DEFINITION

Enzephalitis *(Gehirnentzündung):* Infektion des ZNS mit überwiegendem Befall des Gehirns. Je nach Erreger vielfach lebensbedrohliche Erkrankung

Viele der in ➤ Kap. 6.2 besprochenen Erkrankungen gehen auch mit einer Beteiligung des Gehirns einher. Dennoch gibt es einige erregerbedingte Erkrankungen, bei denen die Gehirnbeteiligung ganz im Vordergrund steht.

6.3.1 Krankheitsentstehung und Symptome

Krankheitsentstehung

Prinzipiell kann eine **Enzephalitis** durch die gleichen Erreger hervorgerufen werden wie eine Meningitis, wobei zahlenmäßig bei den Enzephalitiden die Viren als Erreger weit überwiegen. Die verschiedenen viralen und nichtviralen Enzephalitiden haben zwar typische klinische Charakteristika, können jedoch allein anhand der Symptome nicht voneinander unterschieden werden.

6

Viren

FSME ➤ Kap. 6.6.1
Poliomyelitis ➤ Kap. 6.7

Häufigste Ursache für Enzephalitiden sind Virusinfektionen. Man unterteilt die virusbedingten Enzephalitiden in zwei klinische Gruppen:

- Enzephalitis durch **direkten Virusbefall des ZNS:** Wichtigster Erreger ist das *Herpes-simplex*-Virus Typ 1 (*HSV 1;* Erreger des *labialen Herpes*), das eine sehr schwere und lebensbedrohliche Form der Enzephalitis hervorruft.
- **Para-** und **postinfektiöse Enzephalitis:** Sie ist eine immunologische Reaktion des ZNS auf eine virale Allgemeinerkrankung. Die häufigsten Ursachen sind Masern, Röteln, Windpocken, infektiöse Mononukleose (Pfeiffer-Drüsenfieber) und Tollwutimpfung.

In den meisten Fällen gelangen die Viren durch die Blutbahn ins Gehirn.

Bakterien

Auch Bakterien können zu einer Enzephalitis führen. Zu erwähnen sind insbesondere Leptospiren *(Morbus Weil)* und Listerien.

Die **embolische Herdenzephalitis** ist Folge vieler kleiner septischer Embolien, z. B. bei bakterieller Herzklappenentzündung. Dabei werden die Bakterien an den Herzklappen vom Blutstrom losgelöst und in alle Organe (auch das Gehirn) getragen, wo sie viele kleine Entzündungsherde hervorrufen.

Symptome und Untersuchungsbefund

Häufig handelt es sich bei der Enzephalitis um eine Mischform von Meningitis und Enzephalitis **(Meningoenzephalitis),** sodass zu den Symptomen der Enzephalitis solche der Meningitis hinzukommen. Auch eine Rückenmarksbeteiligung **(Enzephalomyelitis)** ist möglich.

Der Erkrankung kann ein Prodromalstadium mit allgemeinen Krankheitssymptomen vorausgehen. Nach einem kurzen Intervall folgen dann die enzephalitischen Symptome. Vielfach fehlt aber das Prodromalstadium, sodass die Enzephalitis aus völligem Wohlbefinden heraus akut beginnt mit:

- **Psychischen Veränderungen,** z. B. Bewusstseinstrübungen, Unruhe, Erregungszuständen, Verwirrtheit oder exogenen Psychosen (➤ Kap. 17.3.1).
- **Epileptischen Anfällen** (fokal oder generalisiert).
- **Neurologischen Ausfällen:** Diese sind abhängig vom Schwerpunkt des entzündlichen Geschehens. Bei Befall der Hemisphären treten z. B. Lähmungen oder Sensibilitätsstörungen in verschiedenen Körperteilen auf.
- **EEG-Veränderungen** (häufig Allgemeinveränderungen).

Sehr typisch für eine Herpes-simplex-Enzephalitis, jedoch nicht obligat vorhanden, sind eine rasch zunehmende Bewusstseinsstörung, fokale epileptische Anfälle, eine Aphasie sowie Geruchs- und Geschmackssensationen.

6.3.2 Diagnostik

Die **Diagnose** einer Enzephalitis kann sich schwierig gestalten. Bei entsprechendem klinischem Verdacht sind folgende Untersuchungen angezeigt:

- **Blutuntersuchungen:** Bei viralen Entzündungen besteht im Gegensatz zu bakteriellen Entzündungen weder eine nennenswerte Leukozytose noch eine Linksverschiebung im Blutbild. Serologische Blutuntersuchungen dienen der Erregersuche, wobei die Ergebnisse für eine Therapieentscheidung zu spät kommen, da der diagnostisch entscheidende Titeranstieg erst nach ca. 3 Wochen zu beobachten ist.
- **Liquoruntersuchung:** Bei der Liquoruntersuchung zeigen sich meist eine leichte Zellzahlerhöhung mit vorwiegend lymphozytärem Zellbild sowie eine leichte Eiweißerhöhung. Für einen Teil der Erreger (besonders wichtig: Herpes-simplex-Viren) steht heute die PCR (➤ Kap. 1.7.2) zur Verfügung
- **CT und MRT:** Sie zeigen in den ersten Tagen meist keine Veränderungen, sodass sich diese Untersuchungen zu diesem Zeitpunkt eher zum Ausschluss anderer Ursachen als zur Diagnosestellung eignen. Für die Herpes-Enzephalitis typisch sind Veränderungen v. a. im basalen Schläfenlappenbereich, erst ein-, später beidseitig, die sich in der MRT ab dem 1.–2. Tag der neurologischen Symptome, in der CT meist ab dem 4. Tag darstellen lassen.
- **EEG:** Das EEG kann im initialen Stadium vollkommen unauffällig sein, aber auch Allgemeinveränderungen zeigen. Typisch für die Herpes-Enzephalitis ist ein temporaler Herdbefund, der jedoch anfangs fehlen kann.

Differenzialdiagnostisch muss an eine Hypoglykämie oder metabolische Entgleisung, aber auch an eine *Intoxikation* gedacht werden. Eine *Sinusvenenthrombose* (➤ Kap. 2.4) ist bei Anfällen und Bewusstseinstrübung immer mit in Erwägung zu ziehen und evtl. nur durch einen entsprechenden Befund in der MRT auszuschließen.

6.3.3 Behandlungsstrategie und Pflege

Generell werden alle Patienten mit einer Enzephalitis zur Überwachung und Versorgung auf einer **Intensivstation** aufgenommen.

Die meisten Virusenzephalitiden können nur symptomatisch behandelt werden. Antibiotika sind bei Virusenzephalitiden wirkungslos, werden jedoch oft gegeben, wenn (noch) unklar ist, ob die Erkrankung durch Bakterien oder Viren verursacht ist, bzw. um zu verhindern, dass bei den häufig geschwächten Patienten eine bakterielle Infektion hinzutritt.

Bei jedem klinischen Verdacht auf eine Herpes-simplex-Enzephalitis ist die *sofortige* i. v. Gabe des Virostatikums Aciclovir (z. B. Zovirax®) angezeigt. Sie ist für das Überleben der Patientin wie auch zur Verminderung neurologischer Folgeschäden von entscheidender Bedeutung, muss aber zu einem Zeitpunkt einsetzen, zu dem auch PCR und MRT noch negativ sein können. Bestätigt sich die Diagnose, wird Aciclovir über 2 Wochen gegeben, ansonsten wird es abgesetzt. Aciclovir ist auch wirksam gegen Varicella-Zoster-Viren (➤ Kap. 6.9).

Pflege von Menschen mit Meningitis ➤ Kap. 6.2.4

Prognose

Die **Prognose** ist je nach Erreger unterschiedlich. Während die parainfektiösen Enzephalitiden im Allgemeinen milde verlaufen und nur selten Dauerschäden wie etwa geistige Behinderungen zurückbleiben, beträgt z. B. die Sterblichkeit der Herpes-Enzephalitis ohne Behandlung etwa 70 % und mit Aciclovir immer noch 15–20 %.

6.4 Hirnabszess

DEFINITION

Hirnabszess: umschriebene, teils abgekapselte bakterielle Entzündung im Gehirn. Die Sterblichkeit liegt bei ca. 10 %, während die Morbidität mit neurologischen Defiziten, Krampfanfällen mit ca. 50 % weiterhin hoch ist.

Pflege ➤ Kap. 6.2.4

6.4.1 Krankheitsentstehung

Ein **Hirnabszess** entsteht, wenn eine bakteriell bedingte Gehirnentzündung eitrig einschmilzt, sodass sich ein mit Eiter gefüllter Hohlraum ausbildet. Dieser Hohlraum wird in der Folgezeit zunehmend abgekapselt.

Vergleichbar dem Geschehen bei einer Meningitis können die Erreger dabei auf verschiedene Art und Weise ins Gehirn gelangen:

- Durch Fortleitung der Erreger nach parameningealen Entzündungen (etwa bei Otitis media oder Mastoiditis)
- Durch Fortleitung der Erreger aus dem Gesichtsbereich über Drainage venösen Blutes ins Gehirn, z. B. Gesichtsfurunkel oberhalb der Lippen (oft berichten Patienten, sie hätten einen „Pickel ausgedrückt")
- Nach offenen Schädel-Hirn-Verletzungen (Trauma, OP)
- Hämatogen bei einem eitrigen Entzündungsherd im Körper (meist in der Lunge)

Als Erreger kommen v. a. Streptokokken, Enterobakterien, Staphylokokken und selten Pilze in Betracht. Bei immunsupprimierten Patienten muss auch an seltene Erreger wie Mykoplasmen, Mykobakterien und Kryptokokken gedacht werden.

6.4.2 Symptome

Die **Symptome** eines Hirnabszesses sind vielgestaltig. Sie entsprechen häufig denen einer zerebralen Raumforderung (➤ Kap. 7.1). Im Gegensatz zu einem Tumor bestehen oft zusätzlich Zeichen einer allgemeinen Infektion. Das klinische Bild kann aber auch dem einer Meningitis oder Enzephalitis zum Verwechseln ähnlich sein.

VORSICHT

Die typische Trias mit Kopfschmerzen, Fieber und fokalen neurologischen Defiziten findet sich nur bei einem Teil der Patienten.

Finden sich mehrere Abszesse unterschiedlichen Entwicklungsstadiums im Gehirn, besteht der Verdacht auf eine *metastatische Herdenzephalitis* bei Endokarditis mit embolischer Streuung von Bakterien.

6.4.3 Diagnostik

Zum Nachweis eines Hirnabszesses ist die Durchführung einer bildgebenden **Diagnostik** notwendig. Typischerweise stellt sich ein Abszess im cCT als dunklere *(hypodense),* im MRT ebenfalls dunklere *(hypointense)* rundliche Struktur dar, die nach Kontrastmittelgabe in der Kapsel ringförmig Kontrastmittel aufnimmt. Selten findet sich im Abszess ein Flüssigkeitsspiegel. Häufig sind Abszesse von einem erheblichen raumfordernden Ödem umgeben. Die MRT-Untersuchung ist dem cCT in der Frühphase der Erkrankung überlegen (➤ Abb. 6.2).

Zu diagnostischen und therapeutischen Zwecken sollte eine **stereotaktische oder neuronavigierte Feinnadelpunktion** (➤ Kap. 1.7.8) des Abszesses durchgeführt werden. Der gewonnene Eiter wird mikroskopisch analysiert und der verursachende Keim angezüchtet, um ein Antibiogramm für die spezifische antibiotische Therapie zu erstellen.

Der Liquorbefund ist uneinheitlich und auch abhängig davon, ob der Abszess tief im Inneren des Gehirns oder an der Oberfläche nahe den Hirnhäuten liegt.

Differenzialdiagnostisch kommen primäre Hirntumoren, Hirnmetastasen und untypische Schlaganfälle in Betracht.

6.4.4 Behandlungsstrategie

Die **Therapie** besteht in Abhängigkeit von Lokalisation und Größe des Abszesses in hoch dosierter, lang dauernder systemischer Antibio-

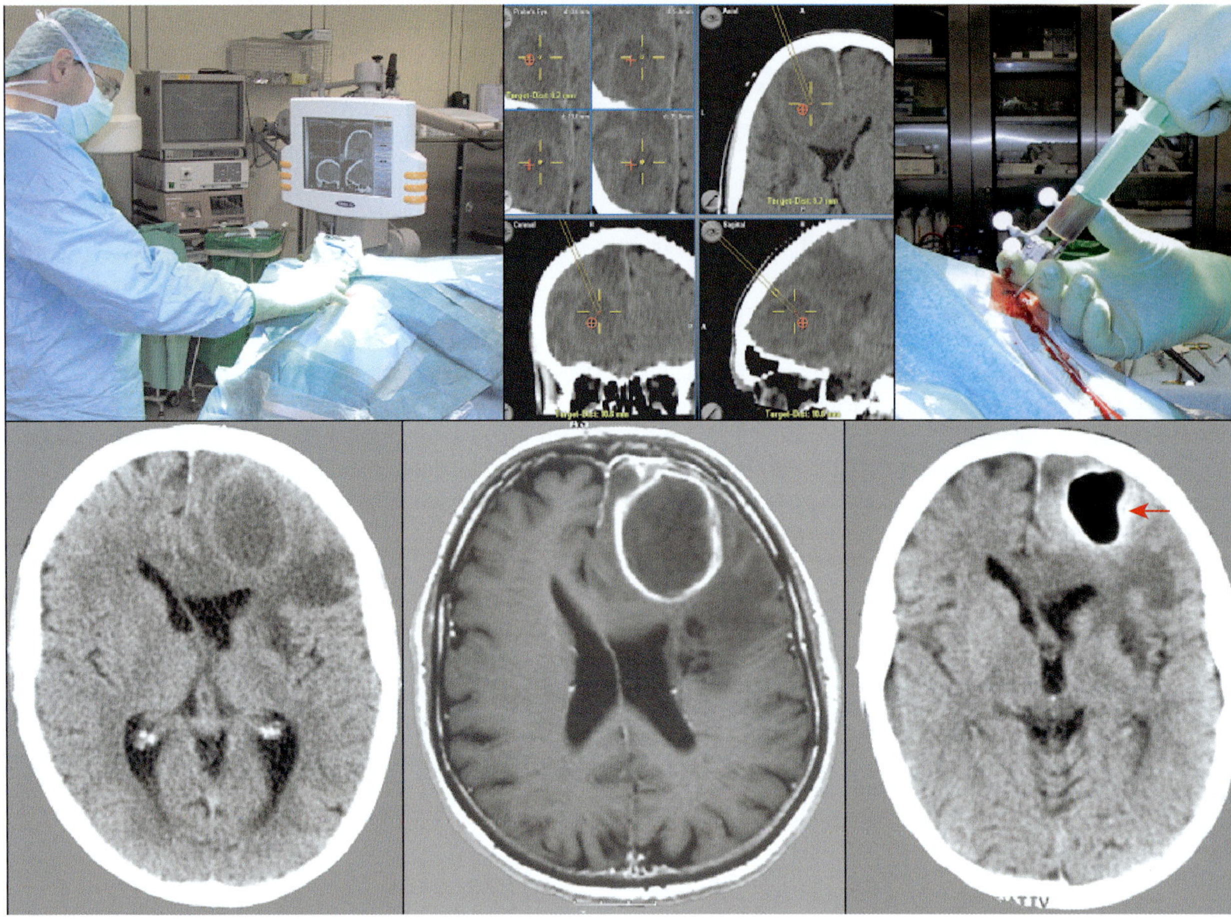

Abb. 6.2 Patient mit zerebralem Abszess: Unten: Präoperatives CT (links) und MRT (Mitte) zeigen die ringförmig Kontrastmittel aufnehmende Läsion. Das postoperative CT (rechts) zeigt die Luftblase (roter Pfeil) in der Abszesshöhle nach der neuronavigierten (intraoperatives Bild des Monitors oben Mitte) Abpunktion des Eiters (Bilder oben rechts und links). [O403]

tikagabe und/oder neurochirurgischer Intervention (Totalentfernung des Abszesses mit Kapsel, Abszessdrainage).

Bei ausgeprägtem perifokalem Ödem wird eine antiödematöse Therapie, z. B. mit Glukokortikoiden, ergänzt. Die Suche nach dem primären Entzündungsherd, von dem aus sich die Bakterien ins Gehirn abgesetzt haben, und dessen Sanierung sind immer Bestandteil der Therapie.

Sonderfälle sind das *subdurale Empyem,* bei dem sich Eiter zwischen harter und weicher Hirnhaut findet, und der *epidurale Abszess,* bei dem sich der Eiterherd außerhalb der harten Hirnhaut gebildet hat. Im Bereich des Rückenmarks kann ein solcher epiduraler Abszess Ursache eines Querschnittsyndroms sein.

6.5 Neurologische Manifestationen bei HIV-Infektion und Aids

DEFINITION

Aids (engl. „acquired immunodeficiency syndrome"): erworbenes Immunschwächesyndrom durch Infektion mit dem HI-Virus (engl. „human immunodeficiency virus")

6.5.1 Krankheitsentstehung und Symptome

Krankheitsentstehung

1981 bemerkten Ärzte in den USA bei ansonsten gesunden jungen Homosexuellen ein gehäuftes Auftreten von sonst seltenen opportunistischen (nur bei geschwächter Immunabwehr auftretenden) Infektionen und bösartigen Erkrankungen (➤ Abb. 6.3). Dazu gehörten v. a. eine Lungenentzündung durch den Erreger *Pneumocystis jiroveci* und das Kaposi-Sarkom. Die Untersuchung dieser Patienten führte zur Entdeckung einer neuen Viruserkrankung: Aids.

Aids wird durch das **HI-Virus** *(HIV)* hervorgerufen, von dem mittlerweile mehrere Unterformen bekannt sind. Das HI-Virus dringt durch kleinste Haut- oder Schleimhautverletzungen in den Körper ein. Als Überträgersubstanz kommen potenziell alle Körperflüssigkeiten eines Infizierten infrage, wobei Blut und Sperma besonders viruslastig sind. Die wichtigsten Infektionswege sind somit der ungeschützte Sexualkontakt, Kontakt mit infiziertem Blut und die perinatale Übertragung von der Mutter auf das Kind. Das HI-Virus befällt v. a. die Zellen des Immunsystems – mit der Folge einer zunehmenden

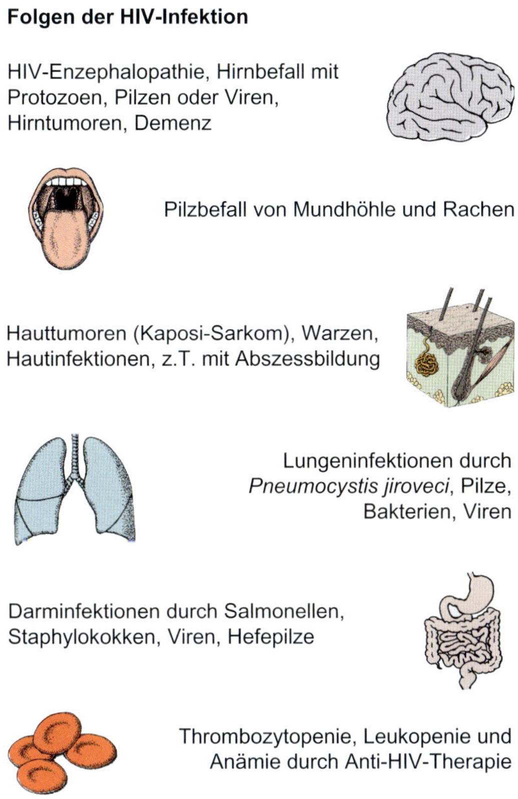

Abb. 6.3 Die häufigsten **Aids-Manifestationen** [A400]

und schließlich lebensbedrohlichen Immunschwäche – sowie die Zellen des Nervensystems.

In Deutschland lebten nach Information des Robert Koch-Instituts Ende 2023 > 96.700 (91.000–102.000) Menschen mit HIV oder Aids; die geschätzte Zahl der Neuinfektionen im Jahr 2023 lag bei 23.200 (1.900–2.400). [vgl. 1]

Unterschied zwischen HIV-Infektion und Aids

Zu beachten ist der Unterschied zwischen einer **HIV-Infektion** und **Aids:** Die meisten HIV-Infizierten sind zunächst und oft über Jahre symptomfrei. Dann treten zunehmend Beschwerden und schließlich *Aids-definierende Erkrankungen* wie etwa eine *Pneumocystis-jiroveci*-Pneumonie oder eine zerebrale Toxoplasmose auf. Diese Erkrankungen rechtfertigen zusammen mit einem positiven HIV-Test die Diagnose Aids. Auch asymptomatische HIV-Infizierte sind aber ansteckend und lebensbedrohlich erkrankt!

Neurologische Aids-Manifestationen

Das HI-Virus kann zahlreiche neurologische Erkrankungen und praktisch jedes neurologische Symptom hervorrufen. Bei schätzungsweise 10 % der Patientinnen sind neurologische Symptome sogar Erstsymptom der Erkrankung! Die neurologischen Manifestationen bei einer HIV-Infektion und Aids sind v. a. Folge einer direkten Schädigung von Nervenzellen durch das neurotrope HI-Virus oder ZNS-Infektionen durch die zunehmende Immunschwäche.

Durch direkte Nervenzellschädigung

- **Akute Meningoenzephalitis** durch das HI-Virus: Sie verläuft meist mild, kann aber auch in eine chronische Meningitis übergehen. Bei der chronischen HIV-Enzephalitis bestimmen Kopfschmerzen, seltener Hirnnervenausfälle das klinische Bild, Fieber und Meningismuszeichen fehlen dabei häufig.
- **HIV-Enzephalopathie** *(subakute HIV-Enzephalitis):* Die HIV-Enzephalopathie ist die häufigste neurologische Aids-Manifestation. Sie beginnt meist mit psychischen Auffälligkeiten wie Gedächtnis-, Konzentrations- und Antriebsstörungen. Bei einem Teil der Patienten mündet sie in eine Demenz **(Aids-Demenz-Komplex).**
- **Myelopathie:** Auch das Rückenmark kann durch das Virus geschädigt werden. Bei einigen Patientinnen zeigt sich diese Schädigung nur bei sorgfältiger neurologischer Untersuchung (z. B. Reflexauffälligkeiten); schwer Betroffene haben z. B. eine Paraplegie.
- **Periphere Neuropathie:** An Schädigungen des peripheren Nervensystems sind v. a. Polyneuropathien oder Polyradikulitiden (Nervenwurzelentzündungen) zu nennen.

Durch die zunehmende Abwehrschwäche

Erkrankungen, die indirekt mit der HIV-Erkrankung in Zusammenhang stehen, sind:

- **ZNS-Infektionen durch die Immunschwäche.** Hier sind v. a. Meningitiden und Enzephalitiden durch opportunistische Erreger zu nennen (z. B. Pilzmeningitis, Toxoplasmose-Enzephalitis). Eine Sonderform ist die **progressive multifokale Leukoenzephalopathie** (PML). Hierbei handelt es sich um eine opportunistische Infektion mit dem JC-Virus *(Papovavirus),* die zu einer unaufhaltsamen Schädigung der weißen Substanz führt. Klinisch fallen die Betroffenen durch eine rasch fortschreitende Demenz in Verbindung mit fokal-neurologischen Symptomen auf.
- **Bösartige Erkrankungen des ZNS:** Mit zunehmender Abwehrschwäche treten auch gehäuft Malignome auf. Von diesen führen insbesondere die malignen Lymphome sekundär zu einem ZNS-Befall.

Weitere neurologische AIDS-Manifestationen

Selten im Vergleich zu den o. g. Erkrankungen sind z. B. eine zerebrale Vaskulitis oder eine zerebrale Blutung bei Thrombozytopenie.

6.5.2 Diagnostik und Behandlungsstrategie

Diagnostik

Bei noch unbekannter HIV-Infektion ist es angesichts der vielgestaltigen klinischen Erscheinungen zunächst am wichtigsten, überhaupt an die neurologische Manifestation einer HIV-Infektion zu denken.

Der Nachweis der HIV-Infektion erfolgt meist über einen indirekten Antikörpertest im Serum, der einige Wochen nach der Infektion positiv wird. Ein direkter Virusnachweis ist mittels PCR möglich, aber sehr aufwendig. Der Nachweis des HIV ist nicht namentlich meldepflichtig. Bei einer gesicherten HIV-Infektion folgen weitere Untersuchungen zur Abschätzung des Immunstatus, z. B. die Bestimmung der T-Helferzellen und der T-Suppressorzellen.

Die **Diagnostik** der eigentlichen neurologischen Erkrankung folgt den üblichen Richtlinien, z. B. bei Meningitis, wobei das gehäufte Auftreten opportunistischer Erreger zu beachten ist. Bildgebende Verfahren, allen voran CT und MRT, haben dabei insgesamt eine bedeutende Rolle.

Behandlungsstrategie

Die **Behandlungsstrategie** ist mehrgleisig:

- Infektionen werden je nach Erreger behandelt. Die PML ist allerdings bislang nicht behandelbar. Nach einer zerebralen Toxoplasmose, einer Kryptokokkenmeningitis, aber auch nach einer *Pneumocystis-jiroveci*-Pneumonie ist eine lebenslange Sekundärprophylaxe erforderlich.
- ZNS-Lymphome werden entsprechend onkologisch behandelt.
- Gegen die übrigen direkten neurologischen Manifestationen hilft am ehesten eine antiretrovirale Therapie, wobei trotz der Nebenwirkungen einer Kombinationstherapie aus drei verschiedenen Substanzen *(hochaktive antiretrovirale Therapie, HAART)* der Vorzug gegeben wird.

Prognose

Die **Prognose** des Patienten ergibt sich aus dem Grad der bestehenden Immunschwäche und der Art der neurologischen Manifestation. Zwar können die heute verfügbaren antiretroviralen Medikamente die Lebenszeit der Betroffenen erheblich verlängern, generell gilt aber nach wie vor, dass die HIV-Infektion und Aids bis heute nicht heilbar sind und jede antiretrovirale Therapie den letztlich tödlichen Verlauf nur hinauszögern kann. Besonders schlecht ist die Prognose der PML; die Überlebenszeit liegt hier bei maximal einigen Monaten.

6.5.3 Pflege von Menschen mit HIV/Aids

Patientenberatung und psychosoziale Begleitung

Hat die Patientin erst im Krankenhaus erfahren, dass sie mit dem HI-Virus infiziert ist, steht die psychologische Betreuung im Vordergrund. Das Wissen um die unheilbare **HIV-Infektion** bedeutet, dass der ganze Lebensplan infrage gestellt wird. Auch wenn die Patienten noch relativ beschwerdearm sind, fühlen sie sich oft „wie auf einer Zeitbombe". Sie haben nicht nur Angst vor dem Tod, sondern auch vor der Zeit davor. Gesellschaftliche Isolierung, Partnerschaftsprobleme und langes, einsames Siechtum drohen. Gesprächsbereitschaft der Pflegenden und der Ärztinnen ist für diese Patienten und auch ihre Angehörigen ganz wichtig. Hilfreich sind oft soziale Dienste, Psychologen und Seelsorgerinnen oder Pfarrer.

Häufig muss der Betroffene zum Zeitpunkt der Diagnose seinen Angehörigen und v. a. seinem Partner gestehen, dass er „fremdgegangen" ist. Manchmal kommt es auch jetzt erst zum „Outing" einer homosexuellen oder bisexuellen Neigung. Dies alles kann zu schwerwiegenden Konflikten führen. Die Angehörigen fühlen sich vielleicht betrogen und/oder ziehen sich vom Ehepartner bzw. vom Kind zurück.

Schon in den Frühstadien der HIV-Infektion ist das Sexualleben durch die Infektion stark eingeschränkt. Durch jeden ungeschützten Geschlechtsverkehr, d. h. Sex ohne Kondom, kann das Virus an die Sexualpartnerin weitergegeben werden. Wurde der Partner bereits infiziert, führen Schuldgefühle einerseits und Zorn andererseits zu einer Beziehungskrise, an der die Partnerschaft zerbrechen kann.

Eine Anleitung, Schulung und Beratung der Patientin und ihrer Angehörigen zu den Themen Prävention, Selbstfürsorge, Selbstbeobachtung und zu allgemeinen und HIV-spezifischen Themen sollte durch die Pflegenden erfolgen.

Der Patient muss immer wieder motiviert werden, sein Therapieschema kontinuierlich umzusetzen. Die ständige lückenlose Einnahme der HIV-Medikamente ist für die Patientinnen überlebenswichtig. Abweichungen von Einnahmezeitpunkten und Dosierungen können zu einer Resistenzbildung führen und dadurch Therapieoptionen zerstören.

Wenn Symptome auftreten, müssen die Pflegenden die Beobachtung des Patienten intensivieren, ihn aber auch zur Selbstbeobachtung anleiten. [vgl. 2–6]

> **Psychische Belastung der Pflegenden**
>
> Die Pflege von Aids-Kranken ist für die Pflegenden ganz besonders belastend, da viele Betroffene etwa der gleichen Altersgruppe angehören wie die Pflegenden. Durch die lange Behandlungszeit entwickelt sich zudem häufig eine tiefe emotionale Beziehung zwischen Patientinnen und Pflegenden. Aufgrund der sozialen Isolation stehen Pflegende einem Aids-Patienten an dessen Lebensende oft näher als dessen Angehörige und (frühere) Freundinnen.

Ist der Patient an **Aids** erkrankt, richten sich die Aufgaben der Pflegenden nach dem jeweiligen Stadium der Erkrankung und sind an die individuelle Pflegebedürftigkeit und den Allgemeinzustand angepasst. Die Krankenbeobachtung fokussiert sich auch auf die Symptome der Folgeerkrankung (Soorösophagitis, Pneumonie, Toxoplasmose etc.).

Allgemeine Hinweise

- Die **Schweigepflicht** wird, wie bei allen Patientinnen, unbedingt beachtet. Dies ist u. a. für ein gutes Vertrauensverhältnis zwischen Patient und Pflegenden – und damit auch für offene Gespräche – unabdingbar.
- Erhält die Patientin **Besuch,** sollte sie sich mit ihrem Besucher ungestört unterhalten können. Gespräche werden nur in Ausnahmefällen unterbrochen. Eventuell kann ein separater Raum für Patienten und Besucherinnen auf der Station zur Verfügung gestellt werden.
- Die **Gespräche** mit dem Patienten sollten sich nicht nur auf die Erkrankung beziehen. Die Bezugspflegende, die sich die Patientin nach Möglichkeit selbst aussucht, sollte ihr sensibel zuhören und bei passender Gelegenheit an Aussagen anknüpfen, die

6

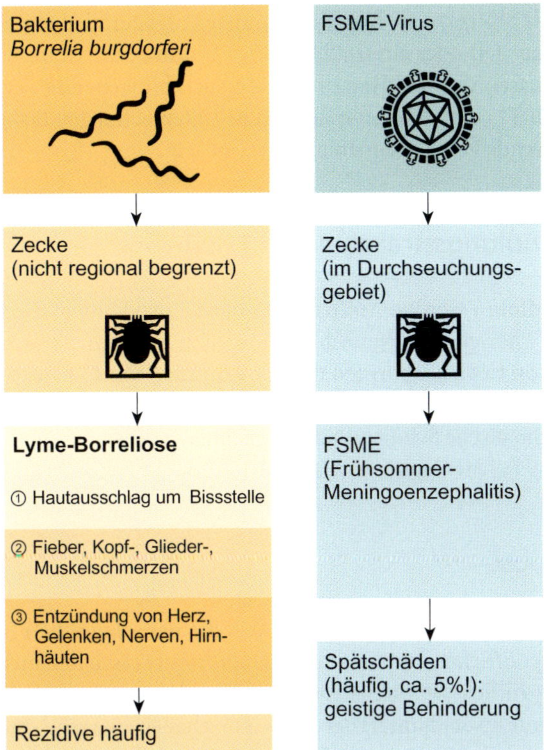

Abb. 6.4 Die beiden häufigsten von Zecken übertragenen Krankheiten sind die **Lyme-Borreliose** und die **FSME.** [L143]

die Patientin aus dem ständigen gedanklichen Kreisen um ihre Erkrankung und ihre aktuelle Lebenssituation herausführen. Gemeinsam gilt es zu überlegen, was das Leben lebenswert macht. Gibt es noch Ziele, auf deren Erfüllung die Patientin hinarbeiten, auf die sie sich freuen kann?

- Die Pflegenden beachten, dass bei einigen Patienten zusätzlich Suchtprobleme (➤ Kap. 23) bestehen.

Beim Umgang mit HIV-Infizierten sind Maßnahmen der Pflegenden zum **Selbstschutz** zwar unumgänglich, doch besteht bei normalen alltäglichen Kontakten *keine* Ansteckungsgefahr! Für die Patientinnen ist es wichtig, dass sie angemessen behandelt werden. Sie registrieren sehr genau, wenn sich jemand aus Angst vor Ansteckung kaum in ihre Nähe wagt.

6.6 Zeckenbedingte ZNS-Infektionen

DEFINITION

Zeckenbedingte ZNS-Infektionen: im engeren Sinne bakterielle oder virale ZNS-Infektionen, die durch den Stich einer Zecke übertragen wurden (➤ Abb. 6.4). In (Mittel-)Europa von Bedeutung sind:

- Frühsommer-Meningoenzephalitis **(FSME)** – viral bedingt
- **Lyme-Borreliose** – bakteriell bedingt

6.6.1 FSME

Die unter Laien bekannteste durch Zecken übertragene Erkrankung ist die virale **FSME.**

Krankheitsentstehung

Sie wird durch das **FSME-Virus** hervorgerufen. Zecken bilden das Reservoir für das Virus und übertragen es bei ihrem Stich auf den Menschen. Die Inkubationszeit beträgt 1–3 Wochen.

Symptome, Befund und Diagnostik

Der typische **Krankheitsverlauf** ist zweiphasig. Die Krankheit beginnt mit grippeähnlichen Symptomen. Nach mehrtägiger Beschwerdefreiheit folgen die Symptome der ZNS-Beteiligung. In der Mehrzahl der Fälle entwickelt sich eine Meningitis oder Meningoenzephalitis mit relativ guter Prognose. Seltener sind eine Meningomyelitis mit Lähmungen oder eine Radikulitis.

Die **Diagnose** erfolgt durch Liquor- und Blutuntersuchungen. Das FSME-Virus gehört zu den meldepflichtigen Krankheitserregern.

Behandlungsstrategie und Pflege

Die Therapie ist rein symptomatisch.

Pflege von Menschen mit Meningitis ➤ Kap. 6.2.4

Prognose und Prophylaxe

In Deutschland ist die Gesamtletalität mit etwa 1 % vergleichsweise gering, Residuen sind allerdings möglich. Insgesamt verläuft die Erkrankung bei Kindern milder als bei Erwachsenen.

Eine aktive **Impfung** ist möglich. Da die Zecken aber nur in einigen Gegenden (z. B. in Teilen von Süddeutschland, Österreich, Schweiz, Südosteuropa) in höherer Zahl von dem Virus befallen und neurologische Impfkomplikationen möglich sind, ist die aktive Impfung nur bei erhöhter Gefährdung (z. B. Waldarbeiter) angezeigt. Auch für Kinder steht ein Aktivimpfstoff zur Verfügung, die Impfindikation sollte aber – wie auch bei Erwachsenen – sorgfältig geprüft werden. Weitere Informationen können auf der Homepage des Robert Koch-Instituts unter www.rki.de/DE/Content/InfAZ/F/FSME/FSME_node.html abgerufen werden.

6.6.2 Lyme-Borreliose

Wesentlich häufiger, aber weniger beachtet als die FSME ist die **Lyme-Borreliose** *(Lyme-Disease, Bannwarth-Syndrom).*

Krankheitsentstehung

Erreger der ebenfalls durch Zecken übertragenen Lyme-Borreliose ist das Bakterium *Borrelia burgdorferi.*

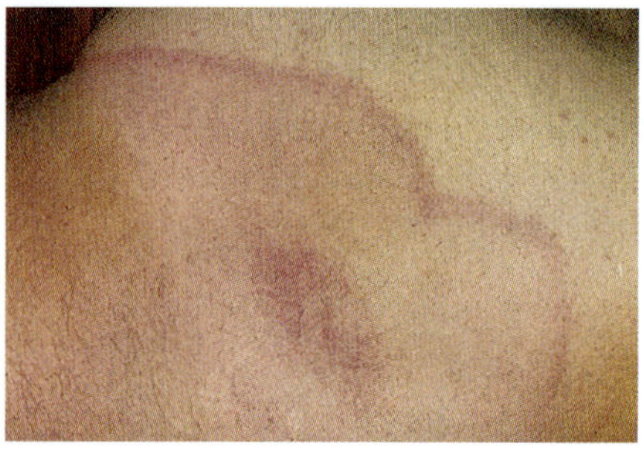

Abb. 6.5 Lyme-Borreliose Stadium I: großflächiges Erythema migrans über der rechten Gesäßhälfte, 1–3 Wochen nach dem Zeckenstich [M123]

Symptome und Stadieneinteilung

Typischerweise verläuft die Erkrankung in **drei Stadien:**

- **Stadium I:** 3–30 Tage nach Infektion bildet sich um die Zeckenstichstelle das **Erythema chronicum migrans,** eine flächenhafte, sich zirkulär ausbreitende Hautrötung, die spontan nach Tagen bis Monaten wieder verschwindet (➤ Abb. 6.5). Parallel werden grippeähnliche Allgemeinsymptome (Fieber, Gelenk-, Kopf- und Muskelschmerzen) beobachtet.
- **Stadium II:** Etwa 3–4 Wochen nach Infektion entwickeln 15 % der Betroffenen neurologische Symptome, am häufigsten eine Meningopolyradikulitis oder Meningopolyneuritis. Kennzeichnend sind radikuläre Schmerzen, Hirnnervenausfälle (am häufigsten *Fazialisparese,* nicht selten beidseits, ➤ Kap. 4.1.1) und periphere asymmetrische Paresen vom Mononeuritis-multiplex-Typ, also asymmetrische Paresen einzelner Nerven durch die Entzündung der Nervenwurzeln mit den umgebenden Häuten. Selten kommt es zu einer rein lymphozytären Meningitis, einer Enzephalitis oder einer Plexusneuritis.
- **Stadium III:** Monate bis Jahre später entwickelt ein Teil der Betroffenen neurologische Spätsymptome, z. B. eine chronische Enzephalomyelitis, eine zerebrale Vaskulitis oder eine chronische Polyneuropathie, die ohne Behandlung immer weiter fortschreiten. Parallel treten trophische Störungen an den betroffenen Extremitäten auf.

Einige Patientinnen leiden nach durchgemachter Borreliose-Erkrankung unter einem **Post-Borreliose-Syndrom,** das sich durch Muskelschmerzen und depressive Stimmungslage auszeichnet und nicht auf eine Antibiotikatherapie anspricht.

Diagnostik und Differenzialdiagnose

Ein Zeckenstich ist häufig nicht eruierbar. Die Hauterscheinungen im Stadium I sind so typisch, dass die Diagnose bei ihrem Vorliegen klinisch gestellt werden kann. Der Liquor ist im Stadium I nicht entzündlich verändert.

Bei neurologischen Manifestationen einer Borreliose **(Neuroborreliose)** sind sowohl im Blut als auch im Liquor des Patienten spezifische IgG- und IgM-Antikörper gegen *Borrelia burgdorferi* nachweisbar. Im Liquor finden sich außerdem eine lymphozytäre Pleozytose und eine Eiweißerhöhung. Für den direkten Erregernachweis stehen Kultur und PCR zur Verfügung.

Differenzialdiagnostisch müssen v. a. entzündliche Erkrankungen anderer Genese wie etwa Meningitiden anderer Ursache, eine multiple Sklerose (➤ Kap. 6.11), andere Polyneuropathien-Formen (➤ Kap. 4.4) oder ein Guillain-Barré-Syndrom (➤ Kap. 4.5) ausgeschlossen werden. Hierzu können auch bildgebende Verfahren (CT, MRT) oder elektrophysiologische Untersuchungen (axonal denervierende Polyneuropathie) angezeigt sein.

Behandlungsstrategie und Pflege

Im Stadium I werden Amoxicillin oder Tetrazykline oral gegeben. In der Therapie der Neuroborreliose steht heute die systemische Gabe von Cephalosporinen der 3. Generation wie Ceftriaxon (z. B. Rocephin®) im Vordergrund. Zusätzlich sind Physiotherapie und symptomatische Schmerztherapie wichtig.

Pflege bei Meningitis ➤ Kap. 6.2.4

Prognose

In der Mehrzahl der Fälle bilden sich die neurologischen Defizite unter spezifischer antibiotischer Therapie relativ rasch und meist vollständig zurück, Defektzustände kommen aber vor. Die chronischen Syndrome im Stadium III der Erkrankung haben eine schlechte Prognose; in etwa 20–30 % der Fälle kommt es zu einer Defektheilung mit Restparesen.

6.7 Poliomyelitis

DEFINITION

Poliomyelitis (*P. epidemica anterior acuta,* kurz: *Polio, epidemische spinale Kinderlähmung*): akute virale Infektionskrankheit, die bei einem geringen Teil der Infizierten zu schweren Lähmungen führt und lebensbedrohlich sein kann. In den Industrieländern durch Impfungen aller Kinder stark zurück gegangen. Bereits im Juni 2002 wurde die europäische Region von der WHO als poliofrei zertifiziert. [vgl. 7]

6.7.1 Krankheitsentstehung

Erreger der Poliomyelitis sind **Poliomyelitis-Viren Typ I–III.** Sie werden fäkal-oral, meist durch Schmierinfektion, übertragen.

Die für die Erkrankung typischen Lähmungen werden durch direkte Schädigung der grauen Substanz hervorgerufen, insbesondere der motorischen Vorderhornzellen des Rückenmarks.

6.7.2 Symptome, Befund und Diagnostik

Die Erkrankung hat sehr unterschiedliche Verläufe:

- Ca. 90–95 % aller Infizierten merken überhaupt nichts von der Infektion **(inapparente Infektion).**
- Ca. 5 % bekommen lediglich unspezifische Beschwerden unterschiedlicher Ausprägung. Diese **abortive Verlaufsform** wird in der Regel als Grippe verkannt.

- Ca. 0,1–1 % der Infizierten entwickeln die schwere und gefürchtete **paralytische Verlaufsform.** Der Krankheitsverlauf ist typischerweise biphasisch. Nach einem grippeähnlichen Prodromalstadium mit meningealen Reizerscheinungen und Durchfall entwickeln die Betroffenen nach 1–4 Tagen oft innerhalb weniger Stunden Muskelschmerzen, ein meningeales Syndrom und schlaffe, asymmetrische Lähmungen. Sensibilitätsstörungen treten nicht auf. Lebensbedrohlich sind rasch aufsteigende Lähmungen mit Beteiligung der Atemmuskulatur.

Die **Diagnose** wird durch Klinik, Virusnachweis im Stuhl (bis zu 3 Wochen nach Krankheitsausbruch) oder im Rachenabstrich und durch serologische Blutuntersuchungen gestellt. Im Liquor findet sich bei mäßiger Eiweißerhöhung eine zunächst granulozytäre und später lymphozytäre Pleozytose. Sowohl die Poliomyelitis als auch das Poliomyelitis-Virus sind meldepflichtig. Als Polioverdacht dabei gilt jede schlaffe Lähmung, auch wenn sie wahrscheinlich eine andere Ursache (wie etwa ein Guillain-Barré-Syndrom, ➤ Kap. 4.5) hat!

6.7.3 Behandlungsstrategie und Pflege

Eine kausale **Therapie** ist nicht möglich. Die Behandlung beschränkt sich auf symptomatische Maßnahmen und Physiotherapie.

Pflegende von Poliopatienten sollten einen ausreichenden Impfschutz gegen Polio besitzen. Pflegerisch sind besondere Hygiene- und Desinfektionsmaßnahmen zu beachten, da der Stuhl der Patientinnen ansteckend ist:

- Der Kranke wird in einem Einzelzimmer untergebracht.
- Bei möglicher Kontamination sind Handschuhe, Schutzkittel und bei Nichtimmunen ein Mund-Nasen-Schutz erforderlich.
- Geschirr und kontaminierte Wäsche müssen desinfiziert werden.
- Wegen möglicher Keimverschleppung werden die patientennahen Flächen regelmäßig während des Aufenthalts, nach der Entlassung auch die Matratzen, Kissen und Decken desinfiziert.

Pflege von Menschen mit Meningitis ➤ Kap. 6.2.4

6.7.4 Prognose und Prophylaxe

Oft beginnt schon nach wenigen Tagen die Rückbildungsphase, in der die Lähmungen häufig gut zurückgehen. Defektzustände mit einer ausgeprägten Behinderung sind dennoch nicht selten. Besonders bei Kindern in der Wachstumsphase kommt es oft zu bleibenden Paresen und Muskelatrophien, die betroffenen Extremitäten bleiben im Wachstum zurück. Bei Befall der Rumpfmuskulatur entstehen erhebliche Wirbelsäulenverkrümmungen. Bei Hirnnervenbeteiligung oder Atemstörungen beträgt die Sterblichkeit bis zu 60 %.

Als Spätkomplikation tritt bei 30–50 % der Patienten 15–30 Jahre später eine langsam fortschreitende Vorderhorndegeneration auf. Die Ursache dieses **Post-Polio-Syndroms** ist unbekannt, seine Therapie rein symptomatisch.

Aus diesen Gründen sollten alle Kinder und Erwachsenen gegen Polio geimpft sein. Seit wenigen Jahren wird in Deutschland die Injektions-Totimpfung allgemein empfohlen. Die Schluckimpfung mit lebenden Impfstämmen bleibt aber für spezielle Indikationen (z. B. Abriegelung bei Polioausbrüchen) zugelassen. Eine Auffrischimpfung nach dem 18. Lebensjahr wird zurzeit nicht mehr allgemein empfohlen, sondern gilt als Indikationsimpfung. Eine durchgemachte Poliomyelitis hinterlässt in der Regel eine lebenslange Immunität.

6.8 Neurolues

DEFINITION

Neurolues *(Neurosyphilis):* zusammenfassende Bezeichnung für die neurologischen Manifestationen der **Lues** *(Syphilis).*

Die Lues *(Syphilis)* gehört zu den klassischen Geschlechtskrankheiten. Sie wird durch das Bakterium *Treponema pallidum* hervorgerufen. Früher gefürchtet, sind die neurologischen Manifestationen der Lues (Neurolues) heute durch die Verfügbarkeit antibiotischer Therapien kaum noch zu beobachten.

6.8.1 Krankheitsentstehung

Die Treponemen werden mit dem Blutstrom in alle Organe verteilt und gelangen so auch ins Gehirn und Rückenmark. Nur etwa 10 % der infizierten und unbehandelten Patienten entwickeln jedoch eine Neurolues mit fortschreitender neurologischer Symptomatik.

6.8.2 Symptome und Untersuchungsbefund

Sekundärstadium

Bei knapp einem Drittel aller Patienten kommt es nach ca. 8 Wochen im Rahmen der hämatogenen Streuung der Bakterien zu einer Reizung der Hirnhäute, die jedoch vielfach ohne Beschwerden verläuft.

- **Akute frühluetische Meningitis:** Verläuft die Hirnhautbeteiligung mit deutlichen Beschwerden, wird sie als akute frühluetische Meningitis bezeichnet. Es treten mit Fieber, Kopfschmerzen und Nackensteife die typischen Meningitissymptome auf; Hirnnervenausfälle und erhöhter Hirndruck sind möglich. Betrifft der Prozess die Rückenmarkshäute, so sind auch radikuläre Symptome (z. B. Reflexverlust oder periphere Lähmungen) zu beobachten. Der Liquor ist entzündlich verändert.
- **Asymptomatische Neurolues:** Eine asymptomatische Neurolues äußert sich lediglich in entzündlichen Liquorveränderungen, nicht aber klinisch. Oft kommt es nach Wochen bis Monaten zur Spontanheilung mit Normalisierung der Liquorbefunde. Als *asymptomatische Neurolues mit später Latenz* wird ein Syndrom bezeichnet, bei dem über Jahre hinweg pathologische Liquorbefunde ohne entsprechende neurologische Symptomatik erhoben werden. Dieses Syndrom wird als Risikofaktor für die Entstehung typischer spätluetischer Syndrome gewertet, die sich jedoch nur bei fehlender spezifischer Therapie entwickeln.

Tertiärstadium

Einige Jahre nach der Infektion kommt es bei etwa 10 % der Infizierten v. a. zur Entzündung des ZNS-Mesenchyms mit meningealen Veränderungen und einer Vaskulitis (Gefäßentzündung), die durch Gefäßverschlüsse zu wiederholten zerebralen Ischämien führt. Bei dieser **Lues cerebrospinalis** kommt es je nach Lokalisation der Entzündungsherde zu meningealen, zerebralen oder spinalen Symptomen. Entsprechend werden bunte Bilder mit Hirnnervenausfällen, Sehnervenbefall, psychoorganische Syndrome, Demenz, Kopfschmerzen, Schlaganfälle (Mikroangiopathie), Pupillenstörungen, epileptische Anfälle und Querschnittläsionen beobachtet.

Quartärstadium

Erst etwa 8–20 Jahre nach Infektion treten Syndrome des parenchymatösen Befalls auf. Hierzu gehören:

- **Tabes dorsalis:** Kennzeichnend für die Tabes dorsalis ist eine Entmarkung der Hinterwurzeln und Hinterstränge im Rückenmark. Es resultieren eine Abschwächung bzw. ein Verlust der Muskeleigenreflexe, insbesondere der Beine, sowie eine Störung des Lage- und Vibrationsempfindens. In Kombination mit Muskelatonie und einer zusätzlichen Störung des Oberflächenempfindens ergibt sich die klassische Hinterstrangataxie. Weiter gehören zur Tabes dorsalis lanzinierende (einschießende) Schmerzen durch Störung der Schmerzempfindung, trophische Störungen, Blasenstörungen, Atrophie des N. opticus sowie klassischerweise die **reflektorische Pupillenstarre** (direkte und indirekte Pupillenreaktion der oft entrundeten Pupille erloschen, Konvergenzreaktion jedoch erhalten, *Argyll-Robertson-Phänomen*).
- **Progressive Paralyse:** Hierbei handelt es sich um eine subakute bis akute Meningoenzephalitis besonders des Stirnhirns mit chronisch fortschreitender Psychose und Demenz. Sie ist oft kombiniert mit Pupillenstörungen und Dysarthrie.

Auch Kombinationen tabischer und paralytischer Symptome werden beobachtet. Entsprechend wird dieses Syndrom als *Taboparalyse* bezeichnet.

6.8.3 Diagnostik

Besteht aufgrund der klinischen Symptome der Verdacht auf eine Neurolues, kann der Nachweis mittels mikroskopischer (Dunkelfeld- und Fluoreszenzmikroskopie) bzw. laborchemischer Untersuchungen erfolgen. Diese können aber nur eine Lues-Infektion als solche feststellen. Für die **Diagnose** einer Neurolues mit Befall des Nervensystems ist die Liquoruntersuchung entscheidend. Beweisend für eine Neurolues ist ein entzündlich veränderter Liquor mit Nachweis im ZNS produzierter Antikörper gegen Treponemen. Das Vorhandensein von IgM-Antikörpern gegen Treponemen im Liquor und ein positiver VDRL-Test im Blut oder Liquor bedeuten eine aktive Neurolues und damit Behandlungsbedürftigkeit. In der MRT gelingt der Nachweis entzündlicher zerebraler oder spinaler Veränderungen.

Da eine Neurolues je nach Symptombild fast jede andere neurologische Erkrankung imitieren kann, umfasst die Differenzialdiagnostik nahezu alle neurologischen Krankheitsbilder und ist oft mit einem erheblichen Untersuchungsaufwand verbunden. Nach Diagnosesicherung erfolgen technische Untersuchungen zur Diagnose bzw. zum Ausschluss weiterer Organmanifestationen der Lues (z. B. Aortenaneurysma durch Mesaortitis luica). Außerdem wird ein HIV-Test durchgeführt, da beide Infektionen infolge des gleichen Übertragungsweges nicht selten gleichzeitig vorliegen.

6.8.4 Behandlungsstrategie und Pflege

Die **Therapie** der Neurolues besteht in der parenteralen Gabe von hoch dosiertem Penicillin, entweder i. v. über 14 Tage oder durch tägliche i. m. Injektionen über 3–4 Wochen. Entscheidend ist, dass während der Therapie konstant hohe Serumspiegel erzielt werden. Alternativ kommen Erythromycin, Tetrazykline oder Cephalosporine in Betracht. Therapieziel ist die Sanierung des Liquors über mindestens 2 Jahre. Im Verlauf sind daher regelmäßige Liquorpunktionen und ggf. erneute Antibiotikagaben erforderlich.

Seltene Komplikation unter dieser Behandlung ist in den ersten 3 Tagen die **Jarisch-Herxheimer-Reaktion** mit Fieber, Kopf- und Muskelschmerzen und Kreislaufreaktionen, die durch den Zerfall der Treponemen bedingt ist.

Zusätzlich werden die verschiedenen Krankheitssymptome symptomatisch behandelt.

Pflege bei Meningitis ➤ Kap. 6.2.4

6.8.5 Prognose

Der Verlauf einer Neurolues unter Therapie hängt von der Erkrankungsdauer und dem klinischen Symptomkomplex zum Zeitpunkt des Therapiebeginns ab. Infolge der erfolgreichen und konsequenten Penicillin-Therapie werden Spätstadien einer Neurolues mit Defektheilung heute praktisch nicht mehr beobachtet.

6.9 Herpes zoster

DEFINITION

Herpes zoster *(Zoster-Radikulitis, Gürtelrose, Gesichtsrose):* Zweiterkrankung durch Reaktivierung von Varicella-Zoster-Viren (VZV), die nach einer Windpockeninfektion in den Spinalganglien sensibler Nerven latent vorhanden sind. Typisch sind neben Hauterscheinungen (Bläschen auf entzündlich geröteter Haut) die oft unerträglich starken Schmerzen.

6.9.1 Krankheitsentstehung

Nach überstandener Windpocken-Erkrankung überdauern VZV unbemerkt in den (Spinal-)Ganglien sensibler Hirnnerven. Durch verschiedene Reize (z. B. Immunsuppression, Infektion, UV-Strahlen, Traumata) kommt es zu einer Reaktivierung des Virus und zur Entzündung des betroffenen Ganglions mit Schädigung der angrenzenden Wurzeln bzw. Nervenabschnitte (➤ Abb. 6.6). Das Virus wandert entlang der Nerven zur Oberfläche und ruft dort die Hautveränderungen hervor.

6

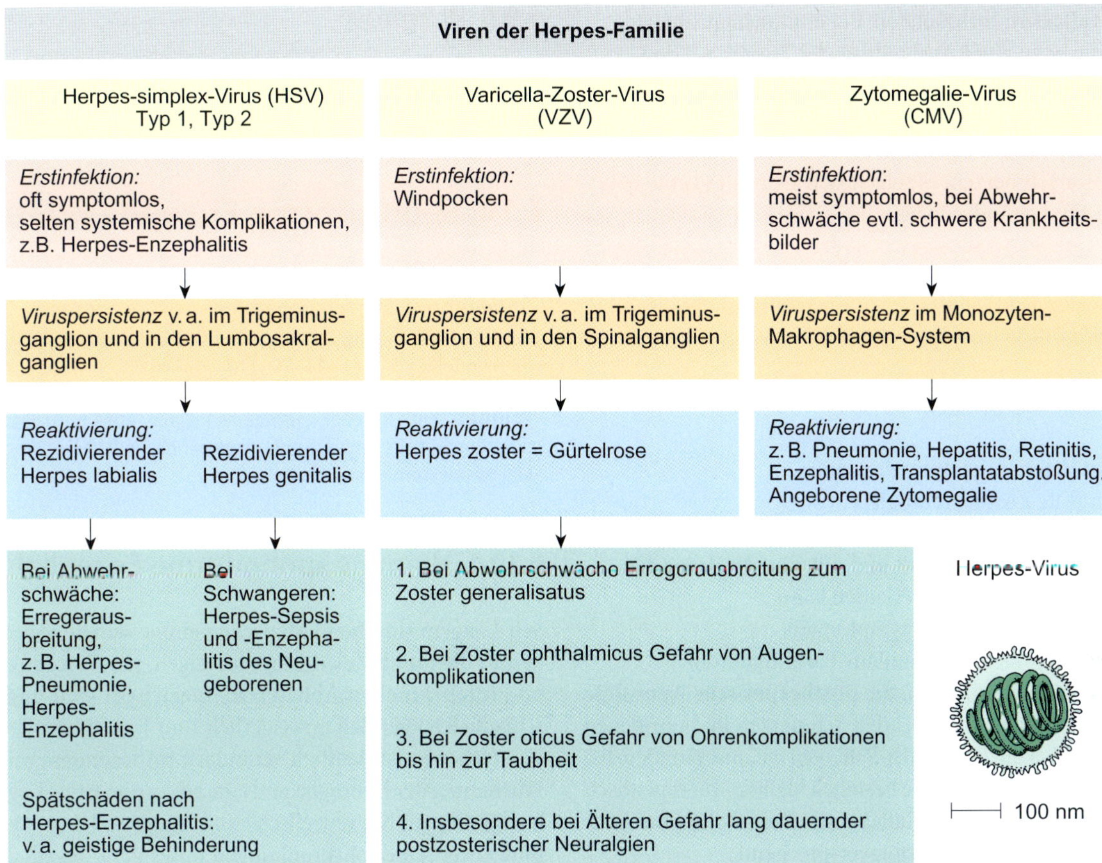

Abb. 6.6 Durch Viren der Herpes-Familie verursachte Erkrankungen [A400]

6.9.2 Symptome

Die Erkrankung beginnt meist mit Schmerzen im Versorgungsgebiet des betroffenen Nervs, evtl. auch mit Allgemeinsymptomen wie etwa Fieber. Danach entwickeln sich die typischen Hautveränderungen mit Rötung und flüssigkeitsgefüllten Bläschen, die charakteristischerweise auf das Versorgungsgebiet *eines* sensiblen Nervs begrenzt bleiben. Im Fall eines Spinalnervs heißt die Erkrankung **Gürtelrose** (➤ Abb. 6.7), beim N. trigeminus **Gesichtsrose.** Die heftigen, stechend-reißenden Schmerzen können Betroffene völlig zermürben.

VORSICHT

Infektionsgefahr: Der Inhalt der flüssigkeitsgefüllten Bläschen ist infektiös! Zum Schutz reichen die allgemeinen Hygieneregeln aus, allerdings sollten abwehrgeschwächte Menschen, Schwangere und Kinder nicht in Kontakt mit den Patienten treten. Kinder ohne Immunität erkranken nach Kontakt an Windpocken.

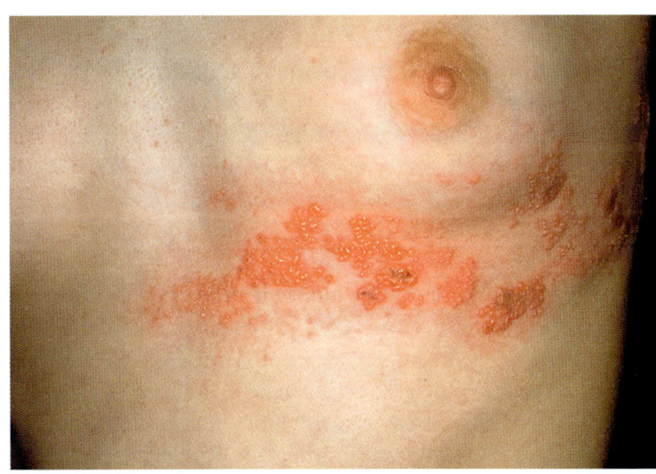

Abb. 6.7 Herpes zoster mit Befall eines thorakalen Dermatoms **(Gürtelrose)** [M123]

Sonderformen

- **Zoster ophthalmicus:** Bei Befall des Ganglion Gasseri und damit des ersten Trigeminusastes kann die Hornhaut des Auges betroffen sein.
- **Zoster oticus:** Bei Befall des Ganglion geniculi treten die Schmerzen um und im Ohr auf. Oft finden sich die typischen Bläschen nur im Gehörgang oder auf dem Trommelfell. Da bei dieser Zosterform oft eine periphere Fazialisparese als Begleitsymptomatik auftritt, muss umgekehrt bei Patientinnen mit schmerzhafter peripherer Fazialisparese immer auch an einen Zoster oticus als therapierbare Ursache gedacht werden.

- **Zoster generalisatus:** Insbesondere bei immunsupprimierten Patienten kann es zu einer Ausbreitung des Zosters auf den ganzen Körper kommen. Dieses Krankheitsbild ist ernst und prognostisch ungünstig.
- **Zoster sine herpete:** Bei dieser Form kommt es zwar zu den typischen Zosterschmerzen, es zeigen sich allerdings keine entsprechenden Hautveränderungen.

VORSICHT

Bei immunsupprimierten Patientinnen stellt ein **generalisierter Herpes zoster** ein lebensbedrohliches Krankheitsbild dar!

Neurologische Komplikationen

Im Akutstadium treten insgesamt selten auf:
- Klinisch manifeste **Zostermeningitis**
- **Zosterenzephalitis,** die klinisch sehr der Herpes-simplex-Enzephalitis (➤ Kap. 6.3) ähnelt und mit einer begleitenden Entzündung von Hirngefäßen verlaufen kann
- **Zostermyelitis** mit Querschnittsymptomatik
- **Polyradikulitis,** ähnlich dem Guillain-Barré-Syndrom

Häufige Komplikation ist hingegen die **postherpetische Neuralgie** *(Zosterneuralgie)* mit lang andauernden Schmerzen im betroffenen Hautgebiet. Sie tritt bei bis zu 50 % der Patienten auf, insbesondere bei Älteren, und kann Monate bis Jahre bestehen bleiben. Therapeutisch sind am ehesten Carbamazepin, Gabapentin, Pregabalin und Amitriptylin (➤ Pharma-Info 15.1) erfolgversprechend.

6.9.3 Diagnostik

Die **Diagnose** wird in aller Regel klinisch gestellt. Weitere Untersuchungen können zur Diagnostik von Komplikationen und zum Ausschluss eines Grundleidens erforderlich sein.

6.9.4 Behandlungsstrategie und Pflege

Heute wird empfohlen, auch Patientinnen mit einem unkomplizierten Herpes zoster *frühzeitig* virostatisch zu behandeln, um das Risiko einer postherpetischen Neuralgie zu vermindern. Präparate der Wahl sind z. B. Aciclovir (Zovirax®), Valaciclovir (Valtrex®), Brivudin (Helpin®) oder Famciclovir (Famvir®). Bei immunsupprimierten Patienten oder schweren Verläufen erfolgt die Behandlung parenteral über 2, ansonsten oral über 1 Woche.

Die Hauterscheinungen werden mit Zinkpaste, feuchten Kompressen und bei Superinfektion ggf. mit antibiotikahaltigen Pasten behandelt. Oft ist eine Schmerztherapie erforderlich.

Im Zentrum der Betreuung steht die Hautpflege. Vom Ausschlag betroffene Körperareale werden möglichst trocken gehalten; bei der Therapie werden nur möglichst leichte, luftdurchlässige Verbände angelegt. Hautfalten werden vor Stauungswärme- und Feuchtigkeit geschützt; der Patient sollte nicht unnötig schwitzen. Neben der Hautbeobachtung wird der Patient nach Schmerzen befragt, und die Pflegenden achten auf neurologische Komplikationen.

6.9.5 Prognose

Bei frühzeitiger Therapie heilt die Mehrzahl der Erkrankungen folgenlos ab.

6.10 Spongiforme Enzephalopathien

DEFINITION

Spongiforme Enzephalopathien: verschiedene seltene Erkrankungen, die unter schwammartigem Umbau des Gehirns zum Tode führen. Nach heutigem Kenntnisstand durch Prionen bedingt und daher auch als **Prionenerkrankungen** bezeichnet

Prionen (kurz für engl. „proteinacous infectious particles/agents"): abnorme infektiöse Eiweiße oder eiweißähnliche Partikel, die sich ohne Nukleinsäure vermehren können

6.10.1 Humane spongiforme Enzephalopathien

Seit Langem sind beim Menschen einige seltene Erkrankungen bekannt, die durch Bewegungsstörungen, psychische Auffälligkeiten und intellektuellen Abbau gekennzeichnet sind und nach unterschiedlich langer Zeit unweigerlich zum Tode führen. Das Gehirn der Verstorbenen ist deutlich verändert; insbesondere zeigen sich eine Wucherung der Neuroglia und eine schwammartige Degeneration mit hochgradigem Nervenzellschwund. Aufgrund dieses histologischen Bildes werden die Erkrankungen unter dem Begriff der **humanen** (menschlichen) **spongiformen Enzephalopathien** zusammengefasst. Die häufigste humane spongiforme Enzephalopathie ist die *Creutzfeldt-Jakob-Krankheit.*

6.10.2 Creutzfeldt-Jakob-Krankheit und neue Variante der Creutzfeldt-Jakob-Krankheit

DEFINITION

Creutzfeldt-Jakob-Krankheit (CJK): neuropsychiatrische, stets tödlich verlaufende Erkrankung mit den Leitsymptomen Bewegungsstörungen und Demenz. Mit einer Häufigkeit von ca. 1 pro 1 Mio. Einwohner insgesamt sehr selten, jedoch häufigste spongiforme Enzephalopathie des Menschen

Neue Variante der Creutzfeldt-Jakob-Krankheit (nvCJK): in den 1990er-Jahren erstmals beobachtete neue Verlaufsform der Creutzfeldt-Jakob-Krankheit, nach heutigem Kenntnisstand bedingt durch eine Übertragung des BSE-Erregers auf den Menschen

Krankheitsentstehung

Die **klassische Variante der CJK** tritt am häufigsten sporadisch, seltener familiär gehäuft auf (autosomal-dominanter Erbgang). Bewiesen ist außerdem eine Übertragung durch Dura- und Hornhauttransplantate, durch Wachstumshormon aus menschlichen Hypophysen und durch unzureichend sterilisierte medizinische Instrumente, etwa für stereotaktische Biopsien. Wahrscheinlich ist für die Krankheitsentwicklung eine zusätzliche genetische Disposition erforderlich. Die Inkubationszeit liegt bei 2–30 Jahren.

Die **neue Variante der CJK** wird auf eine Übertragung des BSE-Erregers auf den Menschen zurückgeführt, am wahrscheinlichsten durch den Verzehr BSE-infizierten Rindfleischs. Einzelheiten bezüglich der Übertragung sind aber unklar, etwa welche Teile eines infizierten Rindes ansteckend sind, welche Erregerzahl für eine Infektion erforderlich ist und ob es noch andere Infektionswege gibt.

Symptome und Untersuchungsbefund

Die **klassische Variante** beginnt typischerweise nach dem 60. Lebensjahr mit Wesensveränderung und intellektuellem Abbau. Später treten neurologische Symptome, insbesondere Bewegungsstörungen, hinzu. Im Endstadium der Dezerebrationsstarre sind Betroffene vollkommen von der Pflege anderer abhängig. Für die iatrogene Übertragung sind motorische Störungen als Erstsymptom kennzeichnend.

Die **neue Variante** der CJK betrifft bislang eher jüngere Menschen, teilweise vor dem 20. Lebensjahr. Als Erstsymptom fallen oft Wesensveränderungen wie etwa eine Depression oder Antriebsarmut auf, denen Bewegungsstörungen und verhältnismäßig spät eine Demenz folgen.

Diagnostik

Die Verdachtsdiagnose wird klinisch gestellt (Familienanamnese, entsprechende ärztliche Therapien in der Vorgeschichte der Patientin?). Bei der klassischen CJK ist vielfach das EEG typisch verändert, die MRT ergibt häufig pathologische Befunde im Bereich der Basalganglien. Die Routineuntersuchungen des Liquors sind unauffällig. Die Diagnose kann erhärtet werden durch den Nachweis des Proteins 14-3-3 im Liquor (Speziallabor), außerdem sind die neuronenspezifische Enolase (NSE), das S100- bzw. das Tau-Protein im Liquor erhöht. Eine endgültige Diagnose ist jedoch nur durch eine **Hirnbiopsie** möglich, welche die typischen schwammartigen Veränderungen zeigt, jedoch nur selten indiziert ist. Wahrscheinlich wurde die klassische CJK bislang häufig als Demenz anderer Ursache fehldiagnostiziert (➤ Kap. 22.4).

Die MRT ist zwar häufig pathologisch verändert, dies ist jedoch nur ein Hinweis und nicht beweisend. Beide Varianten der CJK sind wie alle anderen menschlichen spongiformen Enzephalopathien bereits bei Verdacht meldepflichtig. Ausnahme sind die erblichen Formen.

Behandlungsstrategie und Pflege

Eine kausale **Behandlung** gibt es nicht; alle Therapiemaßnahmen sind rein symptomatisch.

Hygienemaßnahmen s. u. Prophylaxe

Auch die pflegerischen Maßnahmen sind rein auf eine Beschwerdelinderung gerichtet. Einen Schwerpunkt bildet die psychische Betreuung der Betroffenen und ihrer Angehörigen in der Auseinandersetzung mit dem tödlichen Verlauf der Erkrankung.

Prognose

Beide Erkrankungen führen unaufhaltsam zum Tode, die klassische Variante der CJK nach einigen Monaten bis 2 Jahren, die nvCJK nach einem längeren Verlauf von oft mehreren Jahren.

Prophylaxe

Da ein Zusammenhang zwischen BSE und nvCJK sehr wahrscheinlich ist, haben die schnellstmögliche Ausrottung der Rinderseuche BSE, das Erkennen BSE-infizierten Fleisches und sein Entfernen aus der Nahrungskette herausragende Bedeutung für die Prophylaxe. Es gibt jedoch bislang keine Tests, die den Erreger am infizierten, aber noch nicht erkrankten lebenden Tier nachweisen können.

Außerdem muss eine Übertragung von CJK und nvCJK von Mensch zu Mensch verhindert werden. Dies wird dadurch erschwert, dass bezüglich der Übertragbarkeit insbesondere von nvCJK nur wenig gesichertes Wissen existiert und die Zahl der Erkrankungen derzeit überhaupt noch nicht abzuschätzen ist. Für die Herstellung von Blutprodukten wurden die Vorschriften daher verschärft. Ansonsten empfehlen Wissenschaftler zurzeit folgendes Verhalten:

- Bei normalen Kontakten wird keine Gefährdung gesehen. Isolierung des Kranken oder über das normale Maß hinausgehende **Hygienemaßnahmen** im normalen Pflegealltag sind nicht erforderlich (das Tragen von Handschuhen bei Kontakt, z. B. mit Blut und Urin, ist selbstverständlich).
- Ärztinnen und Pflegende verwenden, wenn irgend möglich, **Einmalmaterialien.** Ist dies nicht möglich, werden die Geräte entweder vernichtet oder mit speziellen Verfahren desinfiziert. Einzelheiten sind entsprechenden Publikationen des Robert Koch-Instituts (www.rki.de/DE/Content/InfAZ/C/CJK/CJK.html) oder der WHO (www.who.int/topics/creutzfeldtjakob_syndrome/en/) zu entnehmen. Ärzte und Pflegende tragen bei allen invasiven Eingriffen Schutzkleidung.

6.11 Multiple Sklerose

DEFINITION

Multiple Sklerose (MS; auch *Encephalomyelitis disseminata):* ätiologisch ungeklärte chronisch-entzündliche ZNS-Erkrankung, die zur herdförmigen Zerstörung der Markscheiden führt. Mit einer Häufigkeit von 30–80/100.000 Einwohner eine der häufigsten neurologischen Erkrankungen in unseren Breiten. Die Erstmanifestation erfolgt v. a. im 20.–40. Lebensjahr. Frauen sind häufiger betroffen als Männer.

6.11.1 Krankheitsentstehung und Symptome

Krankheitsentstehung

Bei der MS kommt es in der weißen Substanz des ZNS zu multiplen (mehreren) Entzündungsherden **(Plaques)** mit **Demyelinisierung** (Zerstörung der Markscheiden, *Entmarkung)* und nachfolgender Narbenbildung. Besonders betroffen sind die Nachbarschaft der

Hirnventrikel, Sehnerv, Hirnstamm und Kleinhirn. Die Nervenzellaxone bleiben in der Regel intakt. Die neurologischen Ausfälle sind Folge der durch den Verlust der Markscheiden verlangsamten oder sogar unterbrochenen Erregungsleitung.

Eine Demyelinisierung tritt bei vielen neurologischen Krankheitsbildern auf. Erkrankungen, bei denen sie den Hauptbefund darstellen, heißen entsprechend **demyelinisierende Erkrankungen.** Die bekannteste demyelinisierende Erkrankung ist die MS.

Die MS wird als eine Autoimmunerkrankung mit genetischer Disposition (Bevorzugung des weiblichen Geschlechts, positives HLA-DR2 bei 70 % der Patienten) verstanden, wobei eine T-Zell-Aktivierung am Beginn der pathogenetischen Vorgänge zu stehen scheint. Dabei scheint die Exposition eines pathogenen Faktors bis zum 15. Lebensjahrs von Bedeutung zu sein.

Die Bedeutung der Umwelt zeigte sich durch Studien unter Auswanderern, die ergaben, dass bei Auswanderung vor dem 15. Lebensjahr das Erkrankungsrisiko dem des Einwanderungslandes entspricht, während bei älteren Auswanderern das Risiko aus dem alten Heimatland „mitgenommen" wird.

Symptome und Untersuchungsbefund

6

Grundsätzlich können Entmarkungsherde überall im ZNS auftreten. Die klinische Symptomatik ist entsprechend vielgestaltig und von Lokalisation, Anzahl und Größe der Plaques abhängig. Kleinere Herde können klinisch asymptomatisch bleiben.

- **Augensymptome:** Sehnervenentzündungen treten sehr häufig auf und stellen oft das Erstsymptom dar. Die Patientin klagt über verschwommenes Sehen. Bei Beteiligung der Papille findet sich bei der Augenspiegelung ein Papillenödem. Bei der **Retrobulbärneuritis** ist der Spiegelbefund unauffällig. Nach der Rückbildung der Sehkraftminderung entwickelt sich häufig eine *temporale* (schläfenseitige) Abblassung der Papille. Störungen der *Okulomotorik* (Augenmuskelbewegungen) mit der Wahrnehmung von Doppelbildern treten bei Beteiligung des Hirnstamms auf.
- **Sensibilitätsstörungen:** Sowohl Missempfindungen („Ameisenlaufen" oder „pelziges Gefühl") als auch vermindertes Berührungs-, Temperatur- und Schmerzempfinden sind möglich. Charakteristisch ist auch das **Lhermitte-Zeichen** als sensibles Reizsyndrom: Beim Kopfbeugen gibt der Patient einen „Stromstoß" entlang der Wirbelsäule an.
- **Zentrale Paresen:** Sie bestimmen in erster Linie das klinische Bild im weiteren Verlauf. Meist sind sie distal und beinbetont. Die Muskeleigenreflexe sind in der Regel beidseits gesteigert, auch finden sich häufig Pyramidenbahnzeichen und eine spastische Tonuserhöhung. Schon früh kommt es zum Ausfall der Bauchhautreflexe.
- **Kleinhirnsymptome:** Besonders typisch sind Sprechstörungen (d. h., die Wörter werden undeutlich artikuliert, häufig skandierendes Sprechen), zerebellare Ataxie und Intentionstremor. Die Kombination aus Koordinationsstörungen und spastischer Lähmung führt zu einem typisch veränderten, breitbeinig-steifen Gangbild. Als zerebelläre Okulomotorikstörungen finden sich u. a. eine ruckartige *(sakkadierte)* Blickfolge und ein Nystagmus (➤ Kap. 1.6.3).
- **Gesichtsschmerzen:** Selten kommt auch eine Trigeminusneuralgie (➤ Kap. 4.1.2) vor.
- **Querschnittslähmung:** Eine Rückenmarksbeteiligung manifestiert sich häufig als querschnittsförmige Paraparese der Beine oder Blasenstörung (20 % der Patientinnen). Anfänglich kommt es zum imperativen Harndrang oder – zunächst oft unbemerkt – zur Restharnbildung. Im weiteren Verlauf stellt sich häufig eine Inkontinenz ein, welche die meist jungen Patientinnen psychisch stark belastet und verstärkt zur sozialen Isolierung führt. Bei schweren Verlaufsformen können auch Mastdarmstörungen hinzutreten, insgesamt sind diese jedoch selten.
- **Psychische Störungen:** Als Reaktion auf die Erkrankung treten nicht selten depressive Verstimmungen auf. Umgekehrt kann sich auch eine zur körperlichen Verfassung kontrastierende euphorische Stimmung finden, die hirnorganisch bedingt ist. In Spätstadien ist bei vorwiegend zerebralen Herden die Entwicklung einer Demenz möglich.
- Häufige **Symptomkombinationen** sind Dysarthrie und Ataxie sowie Nystagmus, skandierendes Sprechen und Intentionstremor **(Charcot-Trias).**

Verlaufsformen

Die wichtigsten Verlaufsformen (➤ Abb. 6.8) der MS sind:

- Die **schubförmige** (relapsing-remitting, RRMS): Klinisch beginnt bei über 80 % der Patienten die Erkrankung mit einem

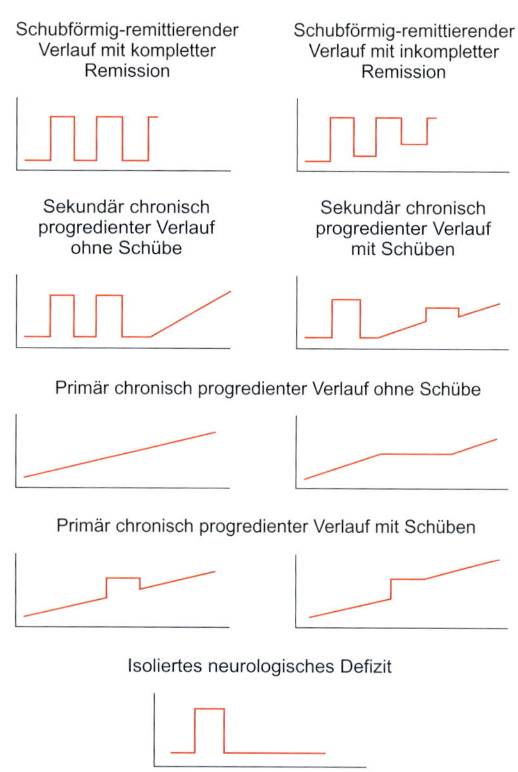

Abb. 6.8 MS-Verlaufsformen [L157]

schubförmigen Verlauf mit kompletter oder inkompletter Rückbildung *(Remission)* meist innerhalb von 8 Wochen.
- Die **sekundär-progrediente** (SPMS): anfänglich schubförmige MS, im weiteren Verlauf progredient mit oder ohne Schübe, geringe Rückbildung der Schübe.
- Die **primär-chronisch-progrediente** Verlaufsform (PPMS): von Beginn an langsames Fortschreiten der Krankheit ohne sichere Abgrenzung von einzelnen Schüben [vgl. 8]

Ein **MS-Schub** ist definiert als das Auftreten von subjektiven oder objektiven neurologischen Symptomen, die mindestens 24 h anhalten, mit mindestens 30 Tagen Abstand zum vorausgegangenen Schub auftreten und nicht anderweitig (z. B. durch eine Infektion) erklärbar sind.

Nur selten kommt es zu einer **malignen Verlaufsform** mit nach wenigen Jahren zum Tode führender Symptomatik.

6.11.2 Diagnostik

Keine diagnostische Methode allein kann die **Diagnose** MS beweisen. Erst durch die Kombination verschiedener Untersuchungsverfahren unter besonderer Berücksichtigung des neurologischen Untersuchungsbefunds und des klinischen Verlaufs kann die Diagnose gestellt werden. Neue Kriterien erlauben die Diagnosestellung schon beim ersten Schub und mit einzeitiger MRT, allerdings nur bei Ausschluss anderer infrage kommender Differenzialdiagnosen. Dabei helfen insbesondere:
- **Sorgfältige Anamnese:** Der Untersucher fragt ausdrücklich nach früheren, auch Jahre zurückliegenden Lähmungen, Sensibilitätsstörungen, Sehverschlechterungen oder Doppelbildern. Mithilfe der EDSS-Skala (➤ Tab. 6.1) kann das Ausmaß der Behinderung eingeschätzt und können im Verlauf mögliche Verschlechterungen dokumentiert werden.
- **Neurophysiologische Untersuchungen:** Damit lassen sich symptomatische Läsionen – auch zur Verlaufsbeurteilung – objektivieren und klinisch asymptomatische Läsionen aufdecken. Die **VEPs** (*visuell evozierte Potenziale,* ➤ Kap. 1.7.4) können auch eine lange zurückliegende Sehnervenentzündung nachweisen. Pathologische **AEPs** (*akustisch evozierte Potenziale,* ➤ Kap. 1.7.4) sprechen für Herde im Hirnstammbereich. Läsionen der langen sensiblen und motorischen Bahnen führen häufig zu pathologischen Befunden der **SSEPs** (*somatosensibel evozierte Potenziale,* ➤ Kap. 1.7.4) und **MEPs** *(motorisch evozierte Potenziale,* ➤ Kap. 1.7.4).
- **MRT:** Die MRT mit Gabe von Kontrastmittel ist die Methode der Wahl zum Nachweis der besonders periventrikulär gelegenen Entmarkungsherde *(Dichteminderungen).* Sie kann aber auch im Gegensatz zur CT spinale Herde nachweisen. Insgesamt besitzt sie eine hohe Sensitivität von etwa 90 %, wobei die Befunde jedoch nicht spezifisch für MS sind, d. h. auch bei anderen Erkrankungen vorkommen.
- **Liquorstatus:** Der Liquorstatus kann normal sein. Im akuten Schub finden sich meist eine leichte Zellzahlerhöhung *(lymphozytäre Pleozytose)* von bis zu 30 Lymphozyten und/oder eine leichte Eiweißerhöhung. Auch Plasmazellen können nachweisbar sein. 80 % der Patienten weisen eine intrathekale (im Liquor selbst und nicht im Serum ablaufende) IgG-Erhöhung auf. Da die Antikörper von einer Gruppe bestimmter aktivierter B-Lymphozyten gebildet werden, lassen sich bei 95 % der Patienten in der Elektrophorese **oligoklonale Banden** gleichartiger Antikörper nachweisen, die auch bei anderen Erkrankungen auftreten können.

Tab. 6.1 Expanded Disability Status Scale (EDSS) [vgl. 9]

Skala	Grad der Behinderung
0	Normaler neurologischer Befund
1	Keine Behinderung
2	Minimale Behinderung
3	Leichte Behinderung, ohne Hilfe gehfähig
4	Deutliche Behinderung, Gehstrecke über 500 m
5	Gehstrecke ca. 200 m, nicht mehr ganztägig arbeitsfähig
6	Gehstrecke unter 50 m, gelegentlich an einen Rollstuhl gebunden
7	Gehstrecke 5 m, weitgehend an einen Rollstuhl gebunden
8	Weitgehend an Bett und/oder Rollstuhl gebunden, pflegt sich weitgehend selbstständig
9	Hilfloser Patient im Bett, Essen und Kommunikation möglich
10	Tod infolge der MS

Differenzialdiagnose

Differenzialdiagnostisch ist ein Hirn- oder Rückenmarkstumor abzugrenzen, der meist eine langsam progrediente Symptomatik aufweist, die sich auf *eine* Läsion zurückführen lässt. Die Darstellung erfolgt mit bildgebenden Verfahren wie cCT oder MRT.

Die Abgrenzung der MS von einer zerebralen Vaskulitis kann besonders bei erstmalig aufgetretener Symptomatik schwierig sein. Zur Klärung tragen hier die Doppler-Sonografie (➤ Kap. 1.7.5), die MRT (➤ Kap. 1.7.3) und die zerebrale Angiografie (➤ Kap. 1.7.3) bei.

Parästhesien, Ataxie und Pyramidenbahnzeichen gehören auch zur Klinik der funikulären Myelose (➤ Kap. 5.4.2). Dabei ist allerdings der Vitamin-B_{12}-Spiegel im Serum vermindert. Mit neurophysiologischen Methoden lässt sich auch eine Polyneuropathie feststellen.

Wichtig ist auch der Ausschluss einer akuten bakteriellen oder viralen ZNS-Infektion.

6.11.3 Behandlungsstrategie

Eine Heilung der MS ist bisher nicht möglich. Da die Entzündung nach heutigem Kenntnisstand autoimmun bedingt ist, werden insbesondere Medikamente eingesetzt, die entzündungshemmend wirken und/oder das Immunsystem unterdrücken (➤ Abb. 6.9).

Medikamentöse Therapie im akuten Schub

- Im akuten Schub werden **Glukokortikoide** i. v. gegeben, anfangs hoch dosiert als Stoßtherapie und dann ausschleichend (z. B. Prednison 1.000 mg i. v. über 5 Tage, danach 100 mg oral über

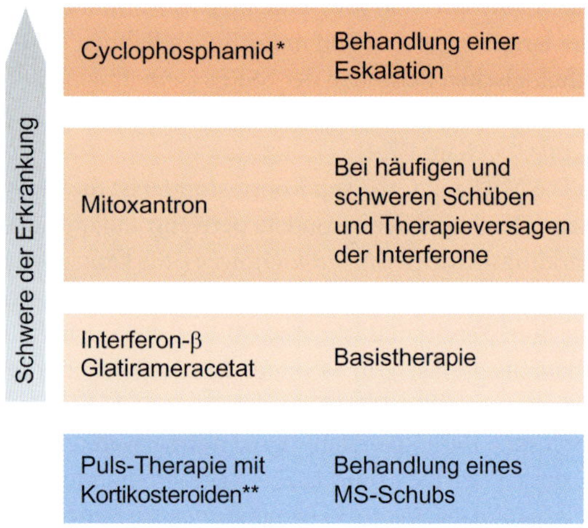

*Bei Unverträglichkeit oder Gegenanzeigen für Mitoxantron kann Cyclophosphamid eingesetzt werden. Allerdings sollte die Therapie mit Cyclophosphamid nur in einzelnen, besonders ausgewählten Fällen und nach sorgfältigem Abwägen der möglichen Risiken zum Einsatz kommen.
**Mit hohen Dosen von z. B. 500 bis 1.000 mg wird über einen Zeitraum von 3–5 Tagen ein Kortikosteroid als Kurzinfusion gegeben, in einem Stoß (engl. *pulse*). Nach der Puls-Therapie wird die Kortikosteroidbehandlung über ca. 14 Tage ausgeschlichen.

Abb. 6.9 MS-Therapie [L157]

einige Wochen ausschleichend unter Magenschutz). Hierdurch wird die Rückbildung der Symptome beschleunigt, der Krankheitsverlauf insgesamt aber nicht beeinflusst. Daher ist eine Dauerbehandlung mit Glukokortikoiden nicht angezeigt.
- Bei schweren und wiederkehrenden Schüben kann ein erneuter Prednisolon-Stoß durchgeführt werden, möglich ist auch die i. v. Gabe von hoch dosierten Immunglobulinen oder die Durchführung einer Plasmapherese.

Schubprophylaxe/Therapie der progredienten MS

- Seit 1996 ist das **Interferon**-β-1b (z. B. Betaferon®) verfügbar, das die Schubdauer und Schubfrequenz vermindern kann. Interferon-β-1b ist ein gentechnisch hergestelltes Protein mit antiviralen und immunmodulierenden Eigenschaften. Die Verabreichung erfolgt subkutan (s. c.). Vergleichbare Wirkungen scheint auch das s. c. oder i. m. verabreichte Interferon-β-1a (z. B. Avonex®) zu entfalten. Interferone sind derzeit Mittel der Wahl zur immunprophylaktischen Therapie der MS und werden bei Patienten zwischen 18 und 50 Jahren mit aktiver Erkrankung früher eingesetzt als noch vor einigen Jahren. Hauptnebenwirkungen der Interferontherapie sind grippeähnliche Allgemeinbeschwerden wie Fieber, Kopf- und Gliederschmerzen, die sich im weiteren Verlauf der Behandlung meist bessern. Auch Depressionen können auftreten.
- Ein zweites Präparat zur Verminderung von Schüben ist **Glatirameracetat** (Copaxone®), das einem Oberflächenbestandteil der Markscheiden ähnelt und evtl. gegen das Myelin gerichtete T-Zellen blockiert. Glatirameracetat wird subkutan gegeben. Bei einem geringen Teil der Patienten kommt es kurz nach der Injektion einmalig zu Kreislauf- und Atmungsreaktionen sowie thorakalem Engegefühl.
- Für Patientinnen mit einem schubförmigen Verlauf und hoher Krankheitsaktivität steht der monoklonale Leukozyten-Antikörper **Natalizumab** (Tysabri®) zur Verfügung. Voraussetzung für eine Therapie mit Natalizumab ist ein immunkompetenter Patient, um schwere Nebenwirkungen wie eine PML (➤ Kap. 6.5.1) zu vermeiden. Entsprechend müssen andere immunsuppressive Therapieformen der MS im Vorfeld abgesetzt werden.
- Bei häufigen und schweren Schüben und Therapieversagen der Interferone können immunsupprimierende Medikamente wie **Mitoxantron** oder **Cyclophosphamid** versucht werden. Nachteilig am Mitoxantron ist v. a. seine Kardiotoxizität, bei Cyclophosphamid ist insbesondere auf das Ausmaß der Leukopenie zu achten, sodass beide Behandlungsformen nur von entsprechend erfahrenen Ärztinnen durchgeführt werden sollten.
- Mit **Fingolimod** ist die erste orale Therapie der schubförmigen MS verfügbar.

Medikamentöse Therapie bei primär chronisch progredientem Verlauf

Für die Behandlung der chronisch progredienten Verlaufsform ist derzeit keine gesicherte Therapie bekannt. Empfohlen wird z. B. eine Behandlung in Form von Glukokortikoid-Stoßtherapien oder Mitoxantron.

Symptomatische Therapie

Außerdem ist eine **symptomatische Behandlung** einzelner Erscheinungen erforderlich, so z. B. die Gabe von:
- Baclofen (z. B. Lioresal®) gegen die Spastik
- Antidepressiva
- Carbamazepin (z. B. Tegretal®) bei Trigeminusneuralgie
- Clonazepam (Rivotril®) bei Myoklonien

Prognose

Die MS ist die häufigste Ursache frühzeitiger Behinderungen im jungen Erwachsenenalter. Dennoch ist die Diagnose einer MS nicht mit langjährigem Siechtum und schwerer Behinderung gleichzusetzen. Insgesamt ist die **Prognose** der primär schubförmigen Verlaufsform besser als die der primär chronisch progressiven Form, bei der es kaum zur Rückbildung der Symptome kommt. Bei sehr günstigen Verlaufsformen haben die Patienten nur ein oder zwei Schübe, und es bleiben keinerlei Restsymptome zurück.

Der mittlere Krankheitsverlauf beträgt heute mehr als 25 Jahre. Fünf Jahre nach Krankheitsbeginn sind 70 %, nach 20 Jahren noch 36 % der Patienten berufstätig. 20 % der Kranken sind zu diesem Zeitpunkt bereits verstorben. Todesursache ist meist nicht die MS selbst, sondern Komplikationen wie z. B. Infektionen, insbesondere unbehandelte Harnwegsinfekte und Urosepsis.

6.11.4 Pflege von Menschen mit multipler Sklerose

Da es bei der MS keine regelmäßig auftretenden einheitlichen Symptome gibt, muss die **Pflege** auf den individuellen Verlauf zugeschnitten sein. Patientinnen mit mild verlaufender Symptomatik brauchen eher psychosoziale Betreuung als körperliche Pflege.

Bei schweren Verläufen oder irreversiblen Beeinträchtigungen kann eine sorgfältige Pflege Komplikationen vorbeugen, die Selbstständigkeit erhalten helfen und so die Prognose der Krankheit verbessern. Verschiedene Fähigkeiten und Fertigkeiten können beeinträchtigt sein und müssen – im akuten Schub vorübergehend oder bei progredienten Verläufen permanent – von den Pflegenden übernommen werden.

Physio- und ergotherapeutische Übungen, therapeutisch aktivierende Pflege sowie die Bereitstellung geeigneter technischer Hilfen sind die wichtigsten Maßnahmen, um die Selbstständigkeit so lange wie möglich zu erhalten. Dies geschieht in enger Zusammenarbeit der an der Behandlung beteiligten Berufsgruppen. So halten die Pflegenden die Patienten z. B. zu physiotherapeutischen Übungen an und/oder unterstützen sie dabei. Die therapeutische Pflege wird dabei individuell auf die Probleme und Belastbarkeit des Patienten zugeschnitten.

Bei chronisch kranken Patientinnen ist die psychische Unterstützung häufig schwierig. Es erfordert oft viel Geduld, die Betroffenen immer wieder zur Mitarbeit zu motivieren.

Generell gilt, dass die Betroffenen im Verlauf häufig zu Experten für ihre Erkrankung und allemal für ihre Bedürfnisse werden und mit klaren Erwartungen an das Behandlungsteam herantreten. Es ist grundlegend, den Patienten dort abzuholen, wo er steht. Angehörige spielen eine sehr wichtige Rolle bei der Krankheitsbewältigung und psychischen Stabilisierung. Nach Möglichkeit sollten sie in die Pflege einbezogen und, wo nötig, natürlich auch bei konkreten Pflegehandlungen beraten und angeleitet werden. [vgl. 10, 11]

Psychosoziale Begleitung

Die **Krankheitsverarbeitung** ist sehr individuell und verläuft keineswegs kontinuierlich. Die Lebensplanung der häufig jungen Patientinnen wird durch die Diagnose MS infrage gestellt, ihr Selbstverständnis kann ins Wanken geraten. Phasen der Verdrängung, der Verzweiflung und der Depression können im weiteren Verlauf ebenso auftreten wie Phasen der Hoffnung. Prinzipiell sollte der Patient motiviert werden, solange es geht „normal" zu leben, also sein Leben nicht vollkommen der Erkrankung unterzuordnen. Die letztendliche Annahme der Krankheit und die Integration der Einschränkungen in den Alltag sind das Ziel der psychosozialen Betreuung.

Vielen Patientinnen hilft der Kontakt mit Schicksalsgenossen in Selbsthilfegruppen. Gespräche mit anderen Betroffenen können den Patienten dabei oft mehr helfen, als es Pflegende oder Ärztinnen vermögen. Trotzdem können auch sie die Erkrankten effektiv bei der Krankheitsbewältigung unterstützen und ihnen wertvolle Informationen zum Umgang mit den vielfältigen Problemen im Alltag geben: durch einen sensiblen, die individuellen Probleme ernst nehmenden Umgang. So ist es sinnvoll, Hobbys (auch Sport) und Unternehmungen sowie die Berufstätigkeit der Patienten zu fördern, sie also entsprechend zu informieren und zu motivieren. Eine Berentung sollte so lange wie möglich hinausgezögert werden, ohne die Betroffenen jedoch zu überfordern.

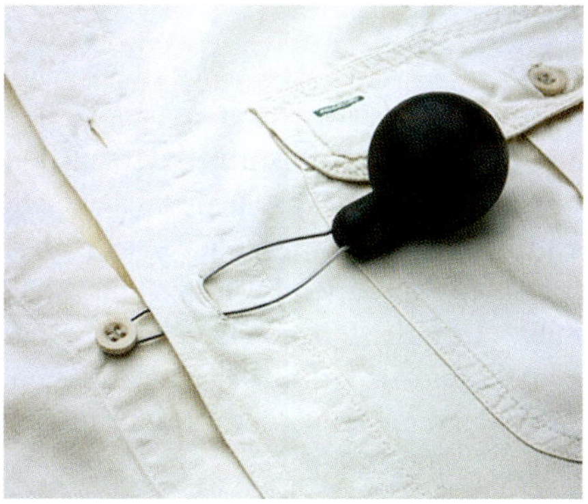

Abb. 6.10 Mit der **Zuknöpfhilfe** können Patienten, die unter Ataxie oder Intentionstremor leiden, selbst Knopfverschlüsse schließen. Der Knopf wird mit der Metallschlinge, die zuvor durch das Knopfloch gesteckt wurde, erfasst und durch das Knopfloch gezogen. [V121]

Beobachten, Beurteilen, Intervenieren

Körperpflege

Vor allem durch Ataxie und Intentionstremor kann das selbstständige Pflegen und Kleiden teilweise oder vollständig eingeschränkt sein (➤ Abb. 6.10), sodass die Körperpflege übernommen werden muss. Eine sorgfältige Einschätzung der Situation und die Krankenbeobachtung müssen zu einer flexiblen Pflegeplanung führen, bei der die Ressourcen der Betroffenen immer wieder neu erfasst und Pflegeziele und Pflegemaßnahmen ständig neu auf ihren Zustand abgestimmt werden. Aktivierende Pflege – hier besonders durch Anziehtraining und Tipps bezüglich leicht zu handhabender Kleidung – ist nötig.

Ernährung

Übergewicht sollte abgebaut bzw. vermieden werden. Eine Diät, welche die Krankheit nachweislich günstig beeinflusst, gibt es nicht. Aufgrund theoretischer Überlegungen erscheint jedoch eine Verminderung der gesättigten Fettsäuren und der Arachidonsäure in der Nahrung empfehlenswert, da diese Stoffe Entzündungsprozesse begünstigen können. Dies bedeutet eine Reduktion tierischer Kost und hier insbesondere tierischer Fette.

Genügend Ballaststoffe wirken günstig auf die häufige Obstipationsneigung, ausreichend Flüssigkeitszufuhr (über den ganzen Tag verteilt) beugt zusätzlich Harnwegsinfekten vor.

Durch Ataxie und Intentionstremor kann die Nahrungsaufnahme erheblich erschwert sein. Es kann vorkommen, dass es den Kranken nicht möglich ist, einen Becher oder eine Gabel an den Mund zu führen, ohne alles zu verschütten. Hier muss einfühlsame Hilfestellung geleistet werden: entweder bei der Nahrungsaufnahme, z. B. durch Bereitstellen von geeigneten technischen Hilfsmitteln, oder sogar durch das Anreichen von Essen.

Bewegung

Selbstständiges Gehen, aber auch der Transfer vom Bett in einen Sessel oder Rollstuhl können durch Ataxie und Spastik erheblich beeinträchtigt sein. Vor allem einschießende Spastiken in den Beinen und Intentionstremor in den Armen erschweren die Mobilisation sowohl für die Patientin als auch für die Pflegenden, sodass ein erhöhtes **Unfallrisiko** besteht. Hier muss v. a. für rutschfesten Bodenkontakt und Sicherung der Patientin gesorgt werden. Eventuell ist es notwendig, Betroffene zu zweit zu mobilisieren und beim Gehen zu unterstützen.

Bettlägerige Patienten werden zur Vorbeugung und Linderung der Spastik nach den Prinzipien des Bobath-Konzepts gelagert (➤ Kap. 1.5.2). Von Patientinnenen nicht selbstständig bewegte Gelenke werden zur Kontrakturprophylaxe passiv durchbewegt. Bei Immobilität werden außerdem die Prinzipien der Dekubitus-, Thrombose- und Kontrakturenprophylaxe beachtet.

Ausscheidung

Häufiges Problem bei MS-Kranken ist ein imperativer Harndrang. Vielfach hilft es, die tägliche Flüssigkeitsmenge über den ganzen Tag zu verteilen und regelmäßig die Toilette aufzusuchen. Auch Medikamente können die Blase „beruhigen". Bei stärkerer Ausprägung werden Inkontinenzhilfen eingesetzt.

Bei Patienten mit einer Beckenbodenspastik ist die Restharnbildung ein häufiges und komplikationsträchtiges Problem (Gefahr des Harnwegsinfekts bis hin zur Urosepsis). Wegen der Infektionsgefahr sollte möglichst kein Dauerkatheter gelegt, sondern der intermittierenden Einmalkatheterisierung der Vorzug gegeben werden. Von kooperativen und in der Bewegung nicht zu sehr eingeschränkten Patientinnen kann sie auch selbst durchgeführt werden. Die Anleitung obliegt den Pflegenden.

Außerdem sind eine Aufklärung des Patienten über das erhöhte Risiko von Harnwegsinfekten und eine Betonung der Prophylaxe durch reichliches Trinken notwendig.

VORSICHT

Kein Beklopfen der Blase

Das rhythmische Beklopfen oder vorsichtiger Druck auf die Blase als Hilfe beim Wasserlassen gelten heute nicht mehr als das Mittel der Wahl. Beide Techniken bergen die Gefahr, dass Urin zu den Nieren hochgedrückt wird und Restharn in der Blase verbleibt, der Harnwegsinfekte auslösen kann. Als Folge kann es zu einem Nierenversagen kommen. Die intermittierende Einmalkatheterisierung ist daher das Mittel der Wahl.

Prävention von Komplikationen und Gesundheitsberatung

Durch entsprechende Verhaltensweisen und Maßnahmen können die Patientinnen und/oder die Pflegenden einer Reihe von Komplikationen oder einer situativ bedingten Verschlechterung der Symptomatik entgegenwirken.

- Vor allem während der Akuttherapie sollte besonderes Augenmerk auf die Pneumonie- und Infektionsprophylaxe gelegt werden, da – durch hohe Glukokortikoiddosen – die Infektionsgefahr groß ist. Hierzu gehört auch, dass der Patient den Kontakt zu Personen mit akuten Infektionen vermeidet.
- Fieber sollte so schnell wie möglich gesenkt werden, da sich die Symptomatik der MS dadurch verschlechtern kann. Das Gleiche gilt für übermäßige Wärmezufuhr im Allgemeinen.
- Während der medikamentösen Akuttherapie überwachen die Pflegenden die Patientin engmaschig auf Wirkungen und evtl. Nebenwirkungen der Medikamente, insbesondere während der parenteralen Verabreichung.
- Wenn die Betroffenen mit subkutanen Gaben z. B. von Interferon behandelt werden sollen, ist es vorteilhaft, wenn sie die Injektionen selbst übernehmen können. Dazu müssen sie ausführlich informiert und technisch angeleitet werden. Es ist sinnvoll, die Interferon-Injektionen gegen Abend vorzunehmen, um die Nebenwirkungen teilweise zu „verschlafen".
- Gegen Reisen ist in der Regel nichts einzuwenden. Von Reisen in sehr warme Länder ist allerdings abzuraten. Auch sehr anstrengende Reisen oder starke Klimaschwankungen innerhalb kurzer Zeit sind erfahrungsgemäß eher ungünstig.

Beratung in Fragen der Sexualität und Familienplanung

Von einer MS sind oft Frauen mit noch nicht abgeschlossener **Familienplanung** betroffen, und viele von ihnen wünschen sich Kinder. Die Erfahrung zeigt, dass Schwangerschaft und Geburt den Verlauf der Erkrankung insgesamt nicht wesentlich beeinflussen. Auch bezüglich der Frage, ob die MS erblich ist, kann die Frau beruhigt werden (das Risiko für das Kind ist zwar etwas erhöht, absolut gesehen aber immer noch gering). Da ein Teil der bei MS eingesetzten Medikamente jedoch in der Schwangerschaft kontraindiziert ist, sollte die Frau sich vor einer geplanten Schwangerschaft mit ihrem Arzt besprechen. Für die erste Zeit nach der Geburt sollte sie außerdem rechtzeitig Hilfe suchen (Urlaub, Elternzeit oder Teilzeittätigkeit des Partners, bezahlte Hilfen), da sich Übermüdung und Überforderung zumindest kurzzeitig ungünstig auf die Erkrankung auswirken können. Außerdem sollte sich ein Paar mit einem MS-Kranken bewusst sein, dass sich die Erkrankung während der Erziehungsphase verschlechtern kann, weshalb der gesunde Partner stärker belastet wird. Die ganz überwiegende Mehrheit der Paare mit Kindern sagt aber (wie auch gesunde Eltern), dass die Bereicherungen des Lebens durch die Kinder die Belastungen mehr als aufwiegen.

Sexuelle Störungen sind sowohl bei Männern wie bei Frauen ein häufiges Problem und können sowohl organisch als auch reaktiv bedingt sein. Die Betroffenen sollten mit ihrem Partner und ihrer Ärztin offen darüber sprechen, denn viele Probleme lassen sich lösen oder zumindest bessern.

LITERATUR UND KONTAKTADRESSEN

Literaturnachweis

1. Epidemiologische Kurzinformation des Robert Koch-Instituts. Stand: Ende 2023 https://www.rki.de/DE/Themen/Infektionskrankheiten/Infektionskrankheiten-A-Z/H/HIV-AIDS/Eckdaten/EckdatenDeutschland.pdf?__blob=publicationFile&v=2%20. (letzter Zugriff: 01.08.2025).
2. Die Schwester, der Pfleger – Schwerpunktheft zum Thema AIDS/HIV. Die Schwester, der Pfleger 2006; 45(6): 416–429.
3. Kuckeland H (Hrsg.). HIV/AIDS – eine Herausforderung für Gesundheitsberufe (Grundlagen der Pflege für die Aus-, Fort- und Weiterbildung 24). Brake: Prodos-Verlag 2008.
4. Rüller H et al. (Hrsg.). HIV & AIDS (Aufsatzsammlung). Unterricht Pflege 2007; 12(5): 1–35.
5. Spirig R et al. Entwicklung und Etablierung einer erweiterten und vertieften HIV/AIDS-Pflegepraxis. Pflege 2002; 15(6): 293–299.
6. Unger M. Ein auf Evidenz basierendes Praxisprogramm zur pflegerischen Betreuung HIV-infizierter Menschen mit Fatigue. Pflege 2006; 19(4): 214–222.
7. RKI-Ratgeber Infektionskrankheiten – Poliomyelitis. Nachzulesen im Internet unter www.rki.de.
8. Hellige B. Leben mit einer chronisch progredienten Verlaufsform der Multiplen Sklerose – ein Balanceakt. Pflege 2002; 15(6): 284–292.
9. Vereinfachte Darstellung nach Stetler CB, Brunell M, Giuliano KK et al. Evidence-based practice and the role of nursing leadership. The Journal of Nursing Administration 28, 1998, 7–8: 45–53.
10. Arnade S. Das Schicksal in Worte fassen. Diagnose MS – Beratung durch Betroffene. Pflegezeitschrift 2003; 56(6): 396–398.
11. Balzer K. Pflegerische Betreuung von Patienten mit Basistherapie bei Multipler Sklerose – Krankheitsschübe vermeiden. Pflegezeitschrift 2007; 60(12): 662–663.

Leitlinien

Deutsche Gesellschaft für Neurologie (Hrsg.), Leitlinien für Diagnostik und Therapie in der Neurologie. S1-Leitlinie Virale Meningoenzephalitis. 2025. www.dgn.org/leitlinien (letzter Zugriff: 01.08.2025)

Deutsche Gesellschaft für Neurologie (Hrsg.), Leitlinien für Diagnostik und Therapie in der Neurologie. S1-Leitlinie Frühsommer-Meningoenzephalitis (FSME). 2020. www.dgn.org/leitlinien (letzter Zugriff: 01.08.2025)

Deutsche Gesellschaft für Neurologie (Hrsg.), Leitlinien für Diagnostik und Therapie in der Neurologie. S1-Leitlinie Hirnabszess. 2021. www.dgn.org/leitlinien (letzter Zugriff: 01.08.2025)

Deutsche Gesellschaft für Neurologie (Hrsg.), Leitlinien für Diagnostik und Therapie in der Neurologie. S1-Leitlinie Diagnostik und Therapie HIV-1-assoziierter neurologischer Erkrankungen. 2020. www.dgn.org/leitlinien (letzter Zugriff: 01.08.2025)

Deutsche Gesellschaft für Neurologie (Hrsg.), Leitlinien für Diagnostik und Therapie in der Neurologie. S3-Leitlinie Neuroborreliose. 2024. www.dgn.org/leitlinien (letzter Zugriff: 01.08.2025)

Deutsche Gesellschaft für Neurologie (Hrsg.), Leitlinien für Diagnostik und Therapie in der Neurologie. S1-Leitlinie Hypoxisch-ischämische Enzephalopathie im Erwachsenenalter. 2023. www.dgn.org/leitlinien (letzter Zugriff: 01.08.2025)

Deutsche Gesellschaft für Neurologie (Hrsg.), Leitlinien für Diagnostik und Therapie in der Neurologie. S1-Leitlinie Zerebrale Vaskulitis und zerebrale Beteiligung bei systemischen Vaskulitiden und rheumatischen Grunderkrankungen. 2024. www.dgn.org/leitlinien (letzter Zugriff: 01.08.2025)

Deutsche Gesellschaft für Neurologie (Hrsg.), Leitlinien für Diagnostik und Therapie in der Neurologie. S1-Leitlinie Creutzfeldt-Jakob-Krankheit. 2024. www.dgn.org/leitlinien (letzter Zugriff: 01.08.2025)

Weiterführende Literatur

Deutsche Gesellschaft für Neurologie (Hrsg.), Leitlinien für Diagnostik und Therapie in der Neurologie. S2k-Leitlinie Ambulant erworbene bakterielle Meningoenzephalitis im Erwachsenenalter. 2023. www.dgn.org/leitlinien (letzter Zugriff: 01.08.2025)

AWMF-S2k-Leitlinie „Meningoenzephalitis im Erwachsenenalter, ambulant erworbene bakterielle (eitrige). Stand 31.12.2015; www.awmf.org/uploads/tx_szleitlinien/030-089l_S2k_Ambulant_erworbene_Meningoenzephalitis_2016-08.pdf (letzter Zugriff: 19.10.2017).

Brockmeyer NH et al. (Hrsg.). HIV-Infekt: Epidemiologie, Prävention, Pathogenese, Diagnostik, Therapie, Psycho-Soziologie. Berlin, Heidelberg: Springer 2011.

Dunde SR. Positiv weiterleben: Seelische Selbsthilfe bei HIV-Infektion. Frankfurt/M.: Fischer Taschenbuch 2015.

Hoffmann C, Rockstroh JK (Hrsg.). HIV 2014/2015. Hamburg: Medizin Fokus Verlag 2014.

Hoffmann F et al. (Hrsg.). Multiple Sklerose 7. A. München: Elsevier Urban & Fischer 2017.

Kontaktadressen

Deutsche Multiple Sklerose Gesellschaft (DMSG) Bundesverband e.V., Küsterstr. 8, 30519 Hannover; Tel.: 05 11/96 83 40; www.dmsg.de

Initiative Selbsthilfe Multiple Sklerose Kranker e.V., Schelmengrubweg 29, 69198 Schriesheim; www.multiple-sklerose-e-v.de

Deutsche AIDS-Hilfe e.V. Wilhelmstr. 138, 10963, Berlin; Tel.: 030/6 90 08 70; www.aidshilfe.de

Deutsche AIDS-Stiftung Bonn, Markt 26, 53111 Bonn; Tel.: 02 28/60 46 90; www.aids-stiftung.de

Deutsches CJD (Creutzfeldt-Jakob-Krankheit-)Referenzzentrum Prionforschungsgruppe Neurologische Klinik, Robert-Koch-Str. 40, 37075 Göttingen; www.cjd-goettingen.de

KAPITEL

7 Pflege von Menschen mit ZNS-Tumoren

Pflegesituation

Hintergründe zur Pflegesituation

Pflegerisches Setting: stationäre Akutpflege, Neurochirurgie
Patientin: Frau Amora Luna, 51 Jahre
Diagnose: Hypophysenadenom

Ein Tumor mit vielen Symptomen

Pflegefachkraft Paxton Cheng arbeitet auf der neurochirurgischen Station. Heute kommt die 51-jährige Amora Luna zur Aufnahme. Bei ihr soll eine transsphenoidale Hypophysentumorexstirpation durchgeführt werden. Paxton Cheng geht zu Amora Luna und begrüßt sie: *„Hallo Frau Luna, ich bin Pflegefachmann Paxton Cheng. Sie scheinen mir sehr aufgewühlt zu sein. Kann ich etwas für Sie tun?"* Amora Luna antwortet: *„Ich habe so große Angst. Eine Operation am Gehirn. Und das Gefühl, einen Tumor im Kopf zu haben, ist auch nicht schön. Aber ich hoffe, dass es mir nach der Operation endlich besser geht. Ich hatte in den letzten Monaten immer viele Symptome. Erst wurde mein Zyklus so unregelmäßig. Da dachte ich, es sind die Wechseljahre. Dann wurden ein hoher Blutdruck und erhöhte Blutzuckerwerte festgestellt. Morbus Cushing wurde diagnostiziert. Gott sei Dank muss ich nur Tabletten für die hohen Blutzuckerwerte nehmen. Aber es ging mir allgemein immer schlechter. Ich war immer so müde und lustlos und zugenommen habe ich auch. Irgendwann hatte ich dann immer wieder Kopfschmerzen. Dann wurde ein MRT gemacht und der Tumor gefunden. Das ist jetzt vier Wochen her. Gott sei Dank ist er gutartig. Aber die Operation macht mir Sorgen. Der Tumor soll durch die Nase rausgeholt werden. Eine komische Vorstellung."*

Paxton Cheng geht ruhig auf sie ein: *„Frau Luna, ich kann gut verstehen, dass Sie aufgeregt sind und Angst haben. Eine Operation ist wirklich nicht schön. Vielleicht können Sie versuchen, sich abzulenken. Fernsehen schauen oder mit Ihrer Familie telefonieren? Wenn die Angst ganz schlimm wird, können Sie sich gerne melden."*

Nach der Operation wurde Frau Luna zunächst für zwei Tage auf der Intensivstation betreut. Heute wird sie wieder auf die periphere neurochirurgische Station von Paxton Cheng verlegt. Als er das Zimmer betritt, grinst sie ihn an und erzählt: *„Gott sei Dank. Es ist überstanden und der Tumor ist raus. Jetzt kann ich gesund werden. Nur zum Endokrinologen muss ich noch."*

Lernfragen:

1. Benennen Sie Maßnahmen der speziellen Pflege von Patienten nach einer transsphenoidalen Hypophysentumorexstirpation.
2. Hypophysenadenome gehen mit verschiedenen hormonellen Störungen einher. Nennen Sie mögliche hormonelle Störungen.
3. Der Tumor von Frau Luna ist benigne. Benennen Sie wesentliche Unterschiede von benignen und malignen Tumoren in Bezug auf Metastasierung, Wachstumsgeschwindigkeit und Infiltration.
4. Hypophysenadenome können hormonaktiv oder hormoninaktiv sein. Handelt es sich im vorliegenden Fall um ein hormonaktives oder hormoninaktives Hypophysenadenom? Begründen Sie Ihre Antwort.

7.1 Hirntumoren

DEFINITION

Hirntumoren *(intrakranielle Tumoren; Gehirntumoren):* Man unterscheidet zwischen primären Hirntumoren (vom Hirngewebe selbst oder von seinen Hüllen ausgehender Tumor) von sekundären Hirntumoren (Metastasen von außerhalb des Gehirns entstandener Tumoren). Die jährliche Neuerkrankungsrate primärer Hirntumoren liegt bei ca. 8/100.000 Einwohner.

7.1.1 Allgemeine Symptome

Die klinischen Zeichen eines Hirntumors resultieren zum einen aus der Schädigung des Nervengewebes am Ort des Tumors selbst *(Herdsymptome)*. Zum anderen sind sie Folge der chronischen intrakraniellen Druckerhöhung durch den Tumor selbst oder die ihn umgebende Hirnschwellung. Folge kann neben den klinischen Zeichen der intrakraniellen Druckerhöhung (➤ Kap. 10.2) wie Kopfschmerzen, Übelkeit, Erbrechen und Stauungspapillen auch ein Hydrozephalus (➤ Kap. 10.3) sein. Bei etwa einem Drittel der Hirntumoren kommt es zu epileptischen Anfällen, die auch einziges Symptom der Erkrankung sein können (➤ Kap. 9.3). Seltener kann es z. B. aufgrund von Tumorgefäßen mit atypischem Wandaufbau zu einer Tumorblutung kommen.

Herdsymptome

Die durch den Tumor selbst bedingten Symptome können Hinweise auf seine Lokalisation geben. Sie werden deshalb auch **Herdsymptome** genannt.

- **Frontallappen:** Tumoren im Frontallappen zeigen sich z. B. durch Lähmungen der gegenüberliegenden Körperhälfte, Verhaltensänderungen (Patient wird oberflächlich und gleichgültig) oder motorische Aphasie bei linksseitigen Prozessen (➤ Kap. 1.6.8).
- **Parietallappen:** Bei Tumorlokalisation im Parietallappen treten insbesondere Sensibilitäts- und Werkzeugstörungen auf (➤ Kap. 1.6.8).
- **Temporallappen:** Tumoren im Temporallappen können zu neuropsychologischen Defiziten wie Gedächtnisstörungen und bei linksseitiger Lokalisation zu einer sensorischen Aphasie (➤ Kap. 1.6.8) führen.
- **Okzipitallappen:** Tumoren im Okzipitallappen (➤ Abb. 7.1) können v. a. Sehstörungen im Sinne von Gesichtsfeldausfällen verursachen.
- **Kleinhirn:** Neben einem Hydrozephalus führen diese Tumoren zu Schwindel, Gleichgewichts- und Geschicklichkeitsstörungen.

Insgesamt ist das klinische Bild eines Hirntumors sehr variabel. Es kann sein, dass die Patientin lediglich wegen lästiger Kopfschmerzen oder unklarer Depression zum Arzt geht. Es kann im Falle einer Tumorblutung aber auch ein dramatisches schlaganfallähnliches Bild entstehen.

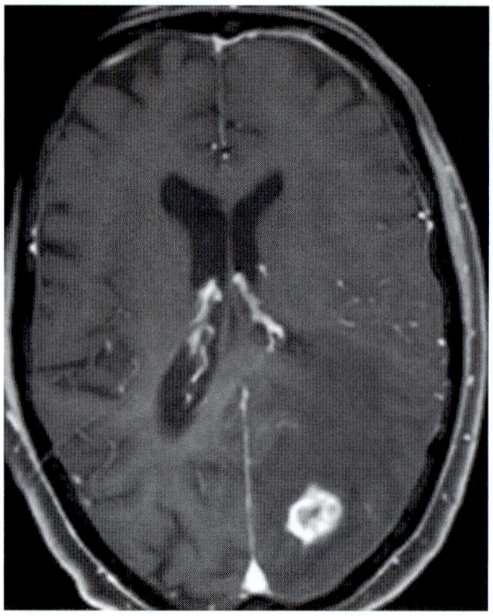

Abb. 7.1 Tumor links okzipital, hier eine Metastase eines Bronchialkarzinoms. Man beachte den ausgedehnten „dunklen" *(hypointensen)* Saum um den kontrastmittelaufnehmenden Tumor als Ausdruck des Perifokalödems. [T422]

7.1.2 Diagnostik

CT und/oder MRT, sowohl nativ als auch mit Kontrastmittel, stellen die überwiegende Mehrzahl der Tumoren gut dar, erlauben aber nur eine ungefähre Aussage über Wertigkeit (*Dignität*, maligne, benigne) und Herkunft (*Entität*, primärer, sekundärer Hirntumor) (➤ Abb. 7.1).

Eine Angiografie ist präoperativ nur dann erforderlich, wenn eine Lagebeziehung des Tumors zu großen Gefäßen besteht bzw. wenn für die OP-Planung eines Tumors die Gefäßversorgung dargestellt werden muss. Oft reicht heute eine CT- oder MR-Angiografie (➤ Kap. 1.7.3) aus. Es kann aber auch präoperativ bei stark vaskularisierten Prozessen eine endovaskuläre Embolisation erfolgen, wobei hierdurch in der Regel keine dauerhafte Ausschaltung zu erzielen ist, sondern lediglich die nachfolgende Operation durch den Verschluss der Gefäße unterstützt wird.

Besteht der Verdacht auf eine Metastase, wird außerdem nach dem Primärtumor gesucht. Es wird meist versucht, mithilfe einer offenen neurochirurgischen Operation Tumorgewebe zur histologischen Untersuchung zu asservieren. Bei unzugänglichem Tumor wird die Probe mithilfe einer stereotaktischen Biopsie (➤ Kap. 1.7.8) gewonnen.

7.1.3 Allgemeine Behandlungsstrategien

Benigne Tumoren

Bei **benignen (gutartigen) Tumoren** wie Meningeomen oder niedriggradigen Astrozytomen ist zunächst die mikrochirurgische Operation durch eine Kraniotomie die wesentliche Behandlungsmodalität. Dabei helfen neue computergestützte Methoden, die den Operateur während der Operation durch das Operationsfeld navigieren und so die intraoperative Orientierung verbessern (Neuronavigation, intraoperativer Ultraschall). Bei niedriggradigen Astrozytomen in *eloquenten* (funktionell hoch bedeutsamen) Hirnarealen (motorisches Zentrum oder Sprachzentrum) kann die Tumorentfernung in Rahmen einer Wachoperation durchgeführt werden. Während der Operation kann so der

Zustand des Patienten beurteilt und das Resektionsausmaß zugunsten des Funktionserhalts angepasst werden.

Oberstes Prinzip in der neurochirurgischen Tumorchirurgie ist der **Funktionserhalt** der Patientin. Ist dies durch eine vollständige Tumorentfernung nachhaltig gefährdet, so wird zugunsten der Funktionalität auf eine radikale Tumorchirurgie verzichtet.

Bei nicht vollständig entfernten gutartigen Tumoren ist ein Weiterwachsen möglich. Daher ist in einigen Fällen eine postoperative Präzisionsbestrahlung (stereotaktische Radiochirurgie) erforderlich.

Nicht alle Tumoren müssen grundsätzlich operiert werden. Ist der Tumor als Zufallsbefund diagnostiziert worden und symptomlos, so kann mit dem Patienten auch ein abwartendes Vorgehen mit radiologischen Verlaufskontrollen besprochen werden. In jedem Fall ist bei diesen Entscheidungen die Einstellung des Patienten zu berücksichtigen. Hat der Tumor eine gewisse Größe erreicht, ist er chirurgisch zu erreichen und der Patient jung sowie ohne relevante Nebenerkrankungen, so wird in aller Regel zu einer operativen Entfernung geraten.

Maligne Tumoren

Maligne (bösartige) Tumoren verursachen durch ihr rasches Wachstum meist ein ausgeprägtes Hirnödem, das sehr effektiv durch hoch dosierte Glukokortikoidgabe (z. B. mit Dexamethason) behandelt werden kann. Diesen Effekt kann man sich präoperativ zunutze machen. Häufig kommt es bereits hierunter zur Besserung der Symptomatik (die Patientin kann plötzlich wieder gehen oder sprechen). Das perifokale Hirnödem und damit die zerebrale Herdsymptomatik nehmen unter dieser Therapie ab. Das Tumorwachstum wird jedoch durch diese Medikamente in der Regel nicht beeinflusst (Ausnahme: Lymphome). Da Glukokortikoide zu gastrointestinalen Blutungen führen können, sollte ein medikamentöser Magenschutz gegeben werden.

Meist kommen Kombinationsbehandlungen aus Operation, Strahlen- und Chemotherapie zum Einsatz. Voraussetzung hierfür ist die histologische (neuropathologische) Untersuchung des Tumorgewebes, da die verschiedenen Gewebe unterschiedlich auf Strahlen- oder Chemotherapie reagieren.

Sind die Tumoren zum Zeitpunkt der Diagnosestellung bereits so ausgebreitet, dass eine Tumormassenverminderung das Leben des Patienten auch bei günstiger Tumorlokalisation nicht verlängern würde, kann die Diagnose auch durch eine stereotaktische Biopsie (➤ Kap. 1.7.8) gesichert werden. Durch eine palliative Strahlen- oder Chemotherapie wird dann der Versuch einer Besserung der Beschwerden sowie einer Erhöhung der Lebensqualität unternommen. Dabei gilt es, das Vorgehen sorgfältig gegen die Nebenwirkungen der Behandlung abzuwägen.

Prognose

Bei ungünstiger **Prognose** steht die Lebensqualität der Patientin im Vordergrund. Das kann dazu führen, dass man sich mit der Patientin und den Angehörigen gegen eine weitere Therapie entscheidet. Spricht der Hirntumor weder auf Strahlen- noch Chemotherapie an oder würden die Nebenwirkungen den Nutzen der Behandlung übersteigen, wird einzig eine symptomatische Therapie eingeleitet. Dabei wird durch Behandlung des erhöhten Hirndrucks (➤ Kap. 10.4.3), eine medikamentöse Unterdrückung epileptischer Anfälle (➤ Kap. 9.3.4) und ausreichende Schmerztherapie (➤ Kap. 12.3) der Versuch unternommen, die Beschwerden der Patientin zu lindern.

7.1.4 Pflege von Menschen mit Hirntumoren

Bereits beim Verdacht auf einen Hirntumor fühlt sich der Patient zu Recht existenziell bedroht. Verständnis und Gespräche, ohne nicht gerechtfertigte Hoffnungen zu wecken, helfen dem Patienten, seine Situation zu akzeptieren.

Da das klinische Bild bei Hirntumoren äußerst unterschiedlich ist, richtet sich die **pflegerische Unterstützung** nach den vorherrschenden Symptomen der Betroffenen:

- Bei Hemiparese und Aphasie wie bei einem Schlaganfall (➤ Kap. 2.1.5).
- Beim hirnorganischen Psychosyndrom je nach Symptomen (➤ Kap. 17.2).
- Bei erhöhtem Hirndruck (➤ Kap. 10.4.3).
- Bei Epilepsie (➤ Kap. 9.3.5).
- Bei Glukokortikoidtherapie:
  - Infektionsprophylaxe
  - BZ-Kontrollen/**RR-Kontrollen**
  - **Schlaffördernde Maßnahmen**
  - Ulkusprophylaxe
  - Auf das Auftreten eines Cushing-Syndroms, besonders auf psychische Veränderungen achten
- Bei Strahlentherapie kann die Haut vorsichtig mit Wasser gereinigt und trockengetupft werden, das Bestrahlungsfeld muss vor Sonnenbestrahlung, Hitze und Kälte geschützt werden.
- Bei Chemotherapie Gabe von Antiemetika.

Bei allen Maßnahmen beachten die Pflegenden, dass es sich bei den Hirntumoren um lebensbedrohliche, oft sogar tödliche Erkrankungen handelt, die einer einfühlsamen Gesprächsführung bedürfen und im fortgeschrittenen Stadium auch die Sterbebegleitung sowie die Begleitung der Angehörigen erfordern können. [vgl. 1]

Beratung zu Patientenverfügung und Vorsorgevollmacht

Bei schlechter Prognose sollten sich die Betroffenen möglichst frühzeitig mit der Tatsache auseinandersetzen, dass ihre Erkrankung wahrscheinlich zum Tode führt. Dies kann und sollte jedoch keineswegs erzwungen werden. Trotzdem ist es wichtig, dass die Pflegenden Signale der Betroffenen, die ihre Bereitschaft zu einer solchen Auseinandersetzung andeuten, erkennen und aufnehmen. Dazu ist ein hohes Maß an empathischer Kompetenz nötig.
Indem die Patientinnen mit der Möglichkeit einer **Patientenverfügung** und/oder **Vorsorgevollmacht** bekannt gemacht und evtl. beim Erstellen unterstützt werden, können Pflegende ihnen eine greifbare Handlungsoption bieten, ihre Selbstbestimmung auch in der terminalen Krankheitsphase zu bewahren. Auf der Internetseite des Bundesministeriums der Justiz findet sich ein Ratgeber zum Thema, der auch Textbausteine zum Erstellen einer Patientenverfügung enthält. [vgl. 2, 3]

Pflege nach Eingriffen am offenen Gehirn

Im Normalfall verbringen Patientinnen nach Eingriffen am offenen Gehirn mindestens eine Nacht auf der Intensivstation bzw. in der *Intermediate Care* (IMC), da die Gefahr von lebensbedrohlichen Komplikationen wie Nachblutungen oder Hirnödemen (➤ Kap. 10.4) besteht.
Grundsätzlich gilt:

- Intensivüberwachung unter besonderer Beachtung der Bewusstseinslage
- Vorsichtsmaßnahmen gegen Hirndruckerhöhung: 30°-Oberkörperhochlagerung, Kopf in Mittelstellung, Vermeiden von Husten, Niesen und Pressen (➤ Kap. 10.4.3)
- Schmerzbekämpfung und Sedierung nach Arztanordnung (➤ Kap. 12.3)
- Bei hoher Stressulkusgefahr (z. B. Intensivtherapie, Glukokortikoidtherapie) frühzeitiger Nahrungsaufbau sowie Prophylaxe mit Antazida und evtl. H_2-Blockern sowie Protonenpumpenhemmern nach Arztanordnung
- Bei Auftreten von Lähmungen oder Sprachstörungen Einleitung von Physiotherapie, später Sprechübungen und Logopädie

Dem Patienten wird zu einem Aufenthalt in einer Rehabilitationsklinik nach der Entlassung aus dem Krankenhaus geraten.

7.1.5 Prognose

Während die **Prognose** der außerhalb des Gehirns lokalisierten Tumoren v. a. von der Histologie des Tumorgewebes abhängt, sind bei Gehirntumoren auch andere Kriterien von Bedeutung:
So sind einige histologisch **gutartige Tumoren** allein aufgrund ihrer Lokalisation im Gehirn nur sehr risikoreich zu operieren. Das Risiko, durch die Operation lebenswichtige Zentren zu verletzen, ist sehr groß. Dies kann z. B. bei Schädelbasismeningeomen der Fall sein. In diesen Fällen sind immer eine Einzelfallabwägung und ein ausführliches Arzt-Patient-Gespräch erforderlich, wenn möglich, im Beisein der nächsten Angehörigen und/oder Freunde. Die Entscheidung für eine Operation muss dann zum einen von den Beschwerden, vom Allgemeinzustand der Patientin und vom wahrscheinlichen Verlauf ohne Behandlung, zum anderen von den neurochirurgischen Möglichkeiten samt Risiken abhängig gemacht werden. In jedem Fall sind die Erwartung und Einstellung der Patientin mit einzubeziehen. Lässt die Lokalisation eines benignen Tumors eine Operation zu und kann er vollständig entfernt werden, ist die Prognose gut.

Bei allen **bösartigen Tumoren** ist die Prognose meist schlecht. Wurde der Tumor operativ entfernt, können tumor- oder operationsbedingte Dauerschäden zurückbleiben, die von leichten, kaum störenden Lähmungen bis zu schwersten körperlichen und geistigen Behinderungen reichen können. Besonders schlecht ist die Prognose bei Glioblastomen (➤ Kap. 7.2.2).

7.2 Ausgewählte Hirntumoren

7.2.1 Meningeome

DEFINITION

Meningeome sind zumeist gutartige Tumoren, die aus den Deckzellen der *Arachnoidea* (Spinnengewebshaut, mittlere Hirnhaut) entstehen. Von ihrem Ursprung her sind Meningeome im eigentlichen Sinne daher keine Hirntumoren. Sie wachsen fast ausschließlich außerhalb des Gehirns *(extrazerebral)*, können allerdings auch nach intrazerebral infiltrieren.

Krankheitsentstehung und Symptome

Diese Tumoren treten meistens sporadisch auf, d. h. ohne bekannte Ursache. Selten können Meningeome nach vorangegangener Bestrahlung des Kopfes oder im Rahmen einer Neurofibromatose (NF Typ 2) auftreten. Die Neuerkrankungsrate beträgt 5/100.000 Einwohner. Frauen sind vergleichsweise häufiger betroffen und weisen einen Erkrankungsgipfel um die Wechseljahre herum auf.

Die **Symptome** sind abhängig von der Lokalisation des Tumors und entsprechen den geschilderten allgemeinen Symptomen (➤ Kap. 7.1.1). Meningeome können an der Hirnkonvexität (*Konvexitätsmeningeom*, ➤ Abb. 7.2), den duralen Trennschichten zwischen den Hirnhälften *(Falx, Falxmeningeom)* oder Groß- und Kleinhirn *(Tentorium, Tentoriummeningeom)* entstehen. Bevorzugte Entstehungsorte an der Schädelbasis sind die vordere Schädelbasis am Verlauf des Riechnervs (N. olfactorius, *Olfaktoriusrinnenmeningeom)*, der Keilbeinflügel *(mediales und laterales Keilbeinflügelmeningeom)* und das Felsenbein. Insbesondere die Meningeome der Schädelbasis können dabei zu Auftreibungen des Knochens führen *(intraossäres Meningeom)*, die z. B. im speziellen Fall des Keilbeinflügelmeningeoms auch zu ophthalmologischen Symptomen und Problemen (*Exophthalmus*, Bewegungsstörungen des Augapfels, Visusstörungen) führen können. Auch wenn Meningeome als benigne Tumoren zumeist eine langsame Wachstumsrate aufweisen, können sie doch ein perifokales Hirnödem ausbilden. Zum einen ist dieses Ödem ursächlich für die beklagten Beschwerden und damit die Diagnose des Tumors. Zum

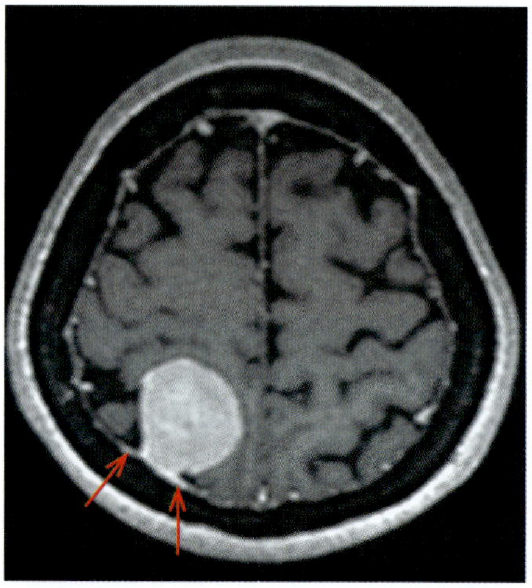

Abb. 7.2 MRT eines Konvexitätsmeningeoms parietal rechts. Gut zu erkennen ist der Tumoransatz an der Dura (engl. „dural tail"). [T422]

anderen besteht bei einem entsprechenden Ödem die Gefahr eines epileptischen Anfalls.

Therapie und Prognose

Ist der Tumor chirurgisch gut erreichbar, ist die operative Entfernung die erste therapeutische Wahl. Vor allem an der Schädelbasis müssen aber manchmal Tumorreste zurückgelassen werden, um den Patienten nicht zu gefährden. Bei intraossären Prozessen kann eine knöcherne Rekonstruktion von Augenhöhle *(Orbita)* oder Kalotte, z. B. in Zusammenarbeit mit der Mund-Kiefer-Gesichtschirurgie oder HNO, notwendig sein. Meningeome sind z. T. sehr gut vaskularisiert. In diesen Fällen kann eine präoperative Embolisation erwogen werden.

Abhängig vom Resektionsausmaß und von einer Klassifizierung des Tumors als CNS-WHO-Grad 1 ist die Prognose gut bis sehr gut. Die sehr seltenen höhergradigen Meningeomen (WHO Grad 2–3) weisen eine hohe Rezidivrate auf, weshalb eine postoperative Strahlentherapie notwendig sein kann.

7.2.2 Gliome

DEFINITION

Gliome stellen die größte Gruppe der primären hirneigenen Tumoren dar und entstehen aus den Stützzellen *(Gliazellen)* des Gehirns. Abhängig davon, von welchen Zellen die Abstammung ausgeht, werden die Gliome in **Astrozytome** (Astrozyten), **Oligodendrogliome** (Oligodendrozyten) und **Ependymome** (Ependymzellen) unterteilt. Teilweise können auch Mischformen **(Oligoastrozytom, Gliosarkom)** vorliegen.

Symptome

Beim Glioblastom (➤ Abb. 7.3) ist die Beschwerdeanamnese sehr kurz. Der Tumor wächst schnell binnen weniger Wochen und verursacht oft ein erhebliches Perifokalödem. Niedriggradige Gliome hingegen weisen nur eine sehr langsame Wachstumstendenz auf und werden nicht selten durch einen epileptischen Anfall symptomatisch. Eine Eigenart dieser Tumoren besteht aber in der Tendenz, im Laufe der Zeit die Wertigkeit zu verändern und zu entarten. Dieses Phänomen wird auch als „sekundäre Malignisierung" bezeichnet. Davon ausgenommen ist das pilozytische Astrozytom WHO-Grad I im Kindesalter.

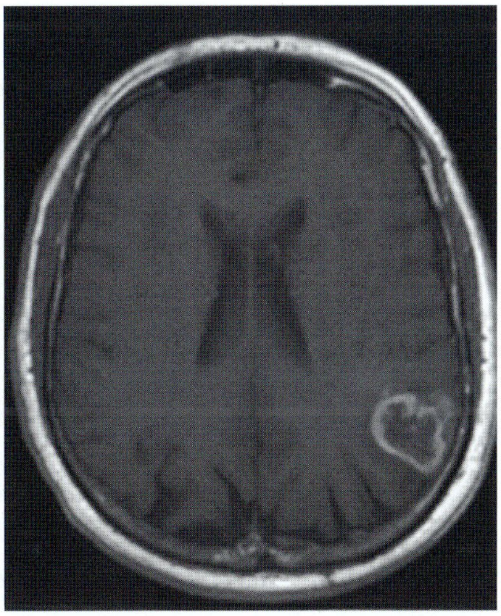

Abb. 7.3 Glioblastom temporal links. Der randständig KM-aufnehmende Tumor imponiert zentral nekrotisch als Ausdruck des raschen Tumorwachstums. [T422]

Therapie und Prognose

Die chirurgische Entfernung ist bei entsprechender Operabilität der wesentliche **Therapieansatz.** Bei Glioblastomen wird dabei die Entfernung der „kontrastmittelaufnehmenden" Tumoranteile angestrebt – wohl wissend, dass eine vollständige Tumorresektion nicht möglich ist. Diese Einschränkung beruht auf der Tatsache, dass der Tumor auch aus Anteilen besteht, die weder in der MRT als kontrastmittelaufnehmend noch makroskopisch während der Operation als Tumor identifizierbar sind.

Ein Tumor im Gehirn lässt sich meist nicht mit einem Sicherheitsabstand, wie bei anderen Organtumoren, entfernen. Hilfreich kann daher das „Sichtbarmachen" des Tumors während der Operation sein. Dabei wird den Patientinnen vor der Operation ein „Farbstoff" gegeben (5-Aminolävulinsäure, 5-ALA), der sich nur in den Tumorzellen anreichert und bei der Operation durch Anleuchten mit Infrarotlicht den Tumor aufleuchten lässt. Somit ist in vielen Fällen eine radikalere Operation möglich. Ist der Tumor gar nicht chirurgisch entfernbar, beschränkt man sich auf die Diagnosesicherung durch eine Biopsie.

Nach der Operation erfolgt dann je nach Tumorart, genetischen Merkmalen des Tumors und des klinischen Zustands des Patienten eine postoperative Strahlen- und/oder Chemotherapie. Die am häufigsten für Glioblastome verwendete Substanz ist das Alkylans Temozolomid. Besonders gut kann diese Chemotherapie wirken, wenn der Tumor eine O6-Methylguanin-DNA-Methyltransferase (MGMT)-Methylierung (d. h. eine chemische Veränderung in einem bestimmten Abschnitt des MGMT-Gens) aufweist. Dieses genetische Merkmal wird daher regelmäßig bestimmt und hilft bei der Entscheidung hinsichtlich einer Chemotherapie.

Die Überlebensdauer von Patientinnen mit einem Glioblastom nach Diagnosestellung und maximal möglicher Therapie beträgt statistisch und durchschnittlich 15 Monate. Kann der Tumor chirurgisch nicht „entfernt" oder relevant verkleinert werden, so ist die Überlebenszeit deutlich kürzer. Lediglich bei operablen niedrigmalignen Tumoren ist der Verlauf verhältnismäßig günstig, da bis zum Auftreten eines (evtl. wieder operablen) Rezidivs häufig Jahre vergehen können.

7.2.3 Metastasen

DEFINITION

Metastasen sind Streuherde maligner Tumoren anderer Organsysteme und die häufigsten intrazerebralen und intrakraniellen Tumoren. Eine Sonderstellung nehmen **Lymphome** ein, die ohne extrazerebrale Beteiligung isoliert nur im Gehirn auftreten können *(primär zerebrale Lymphome).*

Krankheitsentstehung

Treten **Metastasen** im Hirn auf, so muss die Erkrankung des Primärtumors als fortgeschritten und generalisiert eingestuft werden. Diese Einschätzung beruht zum einen darauf, dass in der Hälfte der Fälle auch ein extrazerebraler Tumorprogress zu finden ist. Zum anderen ist das Gehirn durch seine Blut-Hirn-Schranke von Natur aus sehr gut gegen Einflüsse von außen geschützt. Das heißt im Weiteren, dass diese Barriere erst unter extremen Belastungen wie einer hohen Tumorlast oder einem entsprechend aggressiven Tumorverhalten durchlässig wird.

20 % aller Patienten mit einem bösartigen extrazerebralen Tumor erleiden im Verlauf ihrer Erkrankung eine Hirnmetastasierung. Tumoren mit der höchsten Rate zerebraler Metastasen sind das Bronchialkarzinom, das Mammakarzinom, das Nierenkarzinom und das maligne Melanom, wobei Letzteres, gemessen an seiner Häufigkeit, auch am häufigsten ins Gehirn metastasiert.

Metastasen können einzeln *(singulär)* oder zu mehreren *(multipel)* auftreten (➤ Abb. 7.4). Eine Sonderform ist die *Meningeosis carcinomatosa* (Meningeosis neoplastica), bei der die Tumorzellen „zuckergussartig" die inneren Hirnkammern auskleiden oder sämtliche Anteile der Hirnoberfläche überdecken können.

Symptome

Bei Metastasen ist die **Beschwerdeanamnese** kurz, und auch in diesen Fällen kann ein ausgeprägtes Hirnödem um die rasch wachsenden Tumoren entstehen. Teilweise kann es zu Tumorblutungen kommen (v. a. Nierenzellkarzinom und malignes Melanom).

Bei der Meningeosis carcinomatosa bestehen häufig sehr vielschichtige Symptome, die durch einen einzelnen Tumor im Sinne einer Herdsymptomatik nicht zu erklären sind. Grund hierfür ist der generalisierte Tumorbefall des ganzen ZNS. Auch ein Hydrozephalus (➤ Kap. 10.3) kann Folge dieser Art der Tumormanifestation sein.

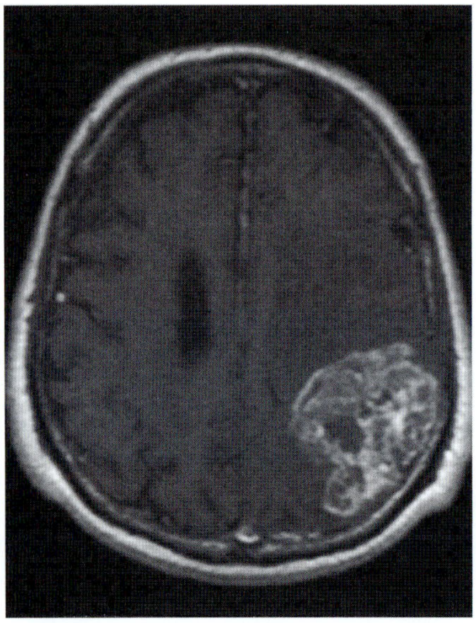

Abb. 7.4 Große **Metastase** eines Mammakarzinoms temporoparietal links. Man beachte das deutliche Perifokalödem. [T422]

Therapie und Prognose

Metastasen können bei entsprechender chirurgischer Erreichbarkeit operativ gut entfernt werden. Das Therapiekonzept ist jedoch multimodal, d. h., eine Therapiestrategie muss im Konsens mit Onkologen, Strahlentherapeuten und Neurochirurgen erarbeitet werden.

Maßgeblich sind neben Alter und Allgemeinzustand auch die extrazerebrale Tumorsituation und die onkologisch eingeschätzte Prognose. Lymphome und kleinzellige Bronchialkarzinome werden zumeist nur bioptisch bestätigt, da sie sehr gut gegenüber einer Strahlen- und/oder Chemotherapie sensibel sind. Mit zunehmender Anzahl der Hirnmetastasen oder bei tief sitzenden Tumoren in Hirnstamm oder Stammganglien tritt die Neurochirurgie zugunsten einer dann zumeist palliativen Radiochemotherapie immer mehr in den Hintergrund.

Auch in der Therapie nimmt die Meningeosis carcinomatosa eine Sonderstellung ein. Im Vordergrund steht hier v. a. die Behandlung des Hydrozephalus (➤ Kap. 10.3). Es kann aber auch, abhängig von den onkologischen Erfolgsaussichten, die Anlage eines ventrikulären Portsystems *(Ommaya-Reservoir)* für eine intrathekale Chemotherapie erfolgen.

Pauschale **Prognoseaussagen** bei Hirnmetastasen sind nicht möglich, da zu viele Faktoren Einfluss nehmen. Grundsätzlich gilt jedoch, dass bei Auftreten von Hirnmetastasen die maligne Grunderkrankung fortgeschritten ist. Dies gilt umso mehr bei multiplen Metastasen, wobei in diesen Fällen ein heilender (kurativer) Ansatz häufig zugunsten einer palliativen Therapie verlassen wird. Unbehandelt versterben die Patientinnen binnen weniger Monate. Noch schlechter ist die Prognose bei einer Meningeosis carcinomatosa.

VORSICHT

Besteht der Verdacht auf ein zerebrales Lymphom, so darf vor einer geplanten Biopsie kein Kortison verabreicht werden. Unter Kortison können zerebrale Lymphome „schmelzen wie Butter unter der Sonne" und damit die dringend erforderliche bioptische Sicherung und histologische Diagnosestellung unmöglich machen.

7.2.4 Hypophysenadenome

DEFINITION

Hypophysenadenome sind überwiegend gutartige Tumoren der Hirnanhangdrüse und entstehen ausschließlich im Hypophysenvorderlappen *(Adenohypophyse)*. Abhängig von ihrer Größe werden sie in Mikro- und Makroadenome unterteilt. Einige Tumoren produzieren Hormone, sodass eine weitere Einteilung in hormonaktiv und hormoninaktiv erfolgen kann.

Krankheitsentstehung und Symptome

Hypophysenadenome machen 10 % aller intrakraniellen Tumoren aus und sind wie Meningeome eigentlich keine Hirntumoren (➤ Abb. 7.5). Sehr selten können sie mit Tumoren anderer endokriner Organe vergesellschaftet sein (*multiple endokrine Neoplasie,* MEN).

Aufgrund ihrer räumlichen Nähe direkt unterhalb der Sehnervenkreuzung *(Chiasma)* können Adenome der Hypophyse zu Sehstörungen führen. Typische Beschwerden sind Einschränkungen des

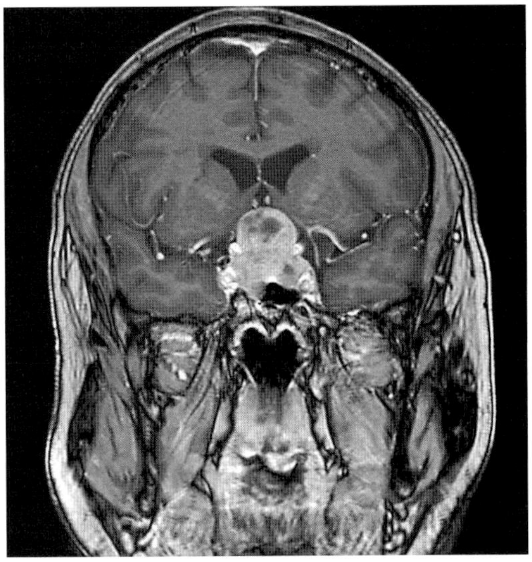

Abb. 7.5 Großes intra- und supraselläres **Hypophysenadenom.** Die eigentliche Hypophyse ist nicht abgrenzbar und das Chiasma opticum maximal nach oben verlagert. [T422]

Gesichtsfeldes (Scheuklappensehen, bitemporale Hemianopsie) oder eine Visusminderung (Sehschärfe) und Kopfschmerzen. Des Weiteren kann es im Falle hormonaktiver Tumoren zu hormonellen Störungen aufgrund der Überproduktion und grundsätzlich bei allen Tumoren durch Druck auf die Hypophyse zu hormonellen Mangelstörungen mit den entsprechenden Auswirkungen kommen. Typische hormonelle Störungen können sein:

- **Schilddrüsenhormonmangel** mit Abgeschlagenheit, Müdigkeit, Gewichtszunahme, Depression
- **Wachstumshormonmangel** mit Depression, Abbau von Muskelgewebe und Zunahme von Fettgewebe
- **Cortisolmangel** mit Schwäche, Müdigkeit, Gewichtsverlust und Unterzuckerung
- **Mangel an Sexualhormonen:**
  - Frauen: Zyklusstörungen, Amenorrhö, Unfruchtbarkeit, Libidoverlust und Veränderungen der Körperbehaarung
  - Männer: Impotenz, Unfruchtbarkeit, Libidoverlust und Veränderungen der Körperbehaarung

Hormonaktive Tumoren können zu folgenden Erscheinungen führen:

- **Akromegalie** (wachstumshormonproduzierendes Adenom): Tritt der Tumor in der Kindheit auf, so kommt es zu Riesenwuchs. Im Erwachsenenalter ist kein Längenwuchs mehr möglich. Dennoch kommt es zu Knochenwuchs in Gesicht und an den Extremitäten (Akren). Das Gesicht verändert sich, Kinn, Wangenknochen und Augenbrauenwulst werden größer. Mit dem Wuchs von Händen und Füßen passen Schuhgröße und Schmuck nicht mehr. Die Patienten schnarchen vermehrt, da sich auch die Zunge vergrößert, und es entstehen Zahnlücken. Häufig tritt ein Karpaltunnelsyndrom auf, und die Patienten schwitzen vermehrt. Auch die inneren Organe wachsen, und es kann sich eine Herzmuskelschwäche mit bedrohlichem Ausmaß ausbilden.
- **Morbus Cushing** (Tumor mit vermehrter Stimulation der Cortisolproduktion): Die Patientinnen können ein „Mondgesicht" und eine Stammfettsucht ausbilden. Es kommt zu einem Diabetes mellitus und arteriellem Hypertonus. Die vermehrte Cortisolproduktion führt zu Osteoporose und Hautveränderungen (Papyrushaut, rote Streifen).
- **Prolaktinom** (prolaktinproduzierender Tumor): Unfruchtbarkeit, Libidoverlust, Milchabgang aus der Brust. Bei Frauen Zyklusstörungen, bei Männern Impotenz.

Therapie und Prognose

Therapie der Wahl ist die operative Entfernung des Tumors. Dies ist in den meisten Fällen über einen operativen Zugang durch die Nase zu erreichen *(transsphenoidal)*. Dabei macht man sich zunutze, dass der Boden der Sella (*Sella turcica,* Türkensattel), in dem die Hypophyse liegt, gleichzeitig die Rückwand der zentralen hinteren Nasennebenhöhle (Keilbeinhöhle, *Sinus sphenoidalis*) darstellt. Nach Eröffnen dieser knöchernen Trennwand kann der häufig sehr weiche und zerfließliche Tumor problemlos ausgeschält werden, ohne Hirn oder Sehnerv dabei zu verletzen. In vielen Fällen wird dieser Eingriff heute endoskopisch durchgeführt. Typische, meist unproblematische Komplikation ist eine intraoperative Rhinoliquorrhö, sodass nach der Operation eine vorübergehende lumbale Liquordrainage erfolgen muss. In solchen Fällen kann auch die Deckung des Zugangsweges mit Muskelhaut und Muskel vom Oberschenkel notwendig werden.

Patienten, die sich einer Hypophysenadenom-Operation unterzogen haben, bedürfen postoperativ in jedem Falle einer sorgfältigen endokrinologischen Nachsorge. So kann vorübergehend oder auch andauernd die Substitution mit Hormonen notwendig sein. Dabei ist v. a. auch eine ausreichende Zuführung von Kortison *(Hydrocortison)* wichtig, die in Stress- und Krankheitssituationen angepasst und erhöht werden muss. Die Betroffenen werden mit einem endokrinologischen Notfallpass versorgt. Auch Elektrolytentgleisungen im Sinne eines Diabetes insipidus sind gefürchtet.

Beim **Diabetes insipidus** fehlt das für den Elektrolythaushalt wichtige antidiuretische Hormon (ADH), das in der Niere für eine vermehrte Wasserrückgewinnung sorgt. Kommt es zu einer solchen Situation, scheidet die Patientin binnen Kürze sehr viel und wenig konzentrierten Urin aus. Dadurch steigt der Natriumspiegel im Serum (Hypernatriämie). Die Zugabe von ADH zum Ausgleich des Elektrolythaushalts darf aber nur nach Rücksprache mit dem Arzt und unter Kenntnis der Serumelektrolyte erfolgen, da andernfalls eine weitere Elektrolytentgleisung droht.

Prolaktinome stellen eine Ausnahme in der Behandlung der Hypophysenadenome dar. Wird die Diagnose eines Prolaktinoms durch Nachweis eines sehr hohen Serumprolaktinspiegels gestellt, so ist die Behandlungsmethode der Wahl die medikamentöse Tumortherapie mit einem Dopamin-Rezeptoragonisten. Erst bei Versagen dieser Therapie werden auch Prolaktinome operativ entfernt.

Die **Prognose** der Hypophysenadenome ist günstig. Zum einen wird die transsphenoidale Operation durch die Patienten sehr gut toleriert, zum anderen ist das Ansprechen der Prolaktinome auf die medikamentöse Therapie gut. Maßgeblich ist aber die ausreichende endokrinologische Nachsorge, da nicht selten die hormonellen Störungen wesentlich für die beklagten Symptome und Restbeschwerden, insbesondere im Hinblick auf die Lebensqualität, sind.

Spezielle Pflege von Patientinnen nach transsphenoidaler Hypophysentumorexstirpation

Es gelten die Richtlinien zur postoperativen Pflege von Patienten nach Entfernung von Hirntumoren (➤ Kap. 7.1.5).

Zusätzlich ist zu beachten:

- Bilanzierung dringend erforderlich, am Übernahmetag kann der Intensivbogen genutzt werden, im weiteren Verlauf einen Ein- und Ausfuhrbogen anlegen.
- BVK zur genaueren Bilanzierung zunächst belassen. Nur bei wirklich vollorientierten und mobilen Patientinnen kann dieser evtl. nach Übernahme gezogen werden. Die Patientinnen müssen aber in der Lage sein, zuverlässig in Urinflasche oder Steckbecken zu urinieren und sich anschließend zu melden.
- Spezifisches Gewicht mindestens 1 × pro Schicht bestimmen bzw. zusätzlich, wenn die Ausscheidung massiv zunimmt. Bei Werten < 1.005 wird der Arzt nach Information über die aktuellen Elektrolytwerte im Serum evtl. ADH in Form von Minirin® substituieren.
- Den Patienten darauf hinweisen, dass er sich bei sehr starkem Durstgefühl oder großer, ungewöhnlich häufiger Urinausscheidung (nach gezogenem BVK) melden soll.
- Am 1. Tag nach Übernahme komplettes Notfalllabor abnehmen, auf Elektrolytverschiebungen achten. Im weiteren postoperativen Verlauf wird in der Regel 2 × täglich eine Elektrolytbestimmung im Serum vorgenommen.
- Die Patientin darauf hinweisen, dass sie sich bei wässrigem/blutigem Sekretfluss aus der Nase oder extrem häufigem Schlucken unbedingt melden soll. Dies kann ein Hinweis auf nasalen Liquorfluss sein.
- Nachdem die Tamponaden durch den Arzt gezogen wurden, 3 × tägl. Nasenpflege nach Klinikstandard ansetzen. Im besten Falle den Patienten dazu anleiten und im Anschluss das selbstständige Durchführen überwachen. Ggf. 3 × tägl. dazu anleiten oder aber auch komplette Übernahme durch das Pflegepersonal, wenn dies erforderlich ist.
- Nasenpflegeset richten:
  - Nasenschleudern, Watteträger
  - Je nach Standard z. B.: Bepanthen® A+N Salbe, Nasivin® Nasentropfen, Coldastop® Nasenöl
- Nasenpflege:
  - Zuerst vorsichtig den Nasenvorhof mit Watteträgern und Bepanthen reinigen.
  - Anschließend die Nasentropfen bei leicht nach hinten gelehntem Kopf in die Nase einbringen, damit die Schleimhaut etwas abschwillt.
  - Zum Schluss noch das Nasenöl in beide Nasenlöcher geben.
  - Frische Nasenschleuder im Anschluss unter die Nase!
- Medikamentöse Versorgung: Die Patientinnen werden in der Regel mit Hydrocortison substituiert. Die Ärztin wird die korrekte Dosierung anordnen.
- Zusätzliche Dokumentation über:
  - Nasenpflege, bzw. Anleitung zur Nasenpflege
  - Beobachten der Nasenschleuder 2 × pro Schicht
  - Ein- und Ausfuhrbogen
  - Spez. Gewicht

7.3 Pflege von Menschen mit spinalen Tumoren

Die Pflege bei spinalen Tumoren richtet sich nach dem Schweregrad der neurologischen Ausfallerscheinungen.

Pflege bei Querschnittsyndrom ➤ Kap. 3.1.3

Pflege bei ZNS-Verletzungen ➤ Kap. 8.2.4

Pflege bei Bandscheibenvorfall ➤ Kap. 3.3.1

LITERATUR UND KONTAKTADRESSEN

Literaturnachweis

1. Pflege in der Onkologie (Aufsatzsammlung). Die Schwester, der Pfleger 2007; 46(10): 876–894.
2. Badke V. Empathie in der Pflege. Ihre Dimensionen und Bedeutung für Patienten mit Krebs. Pflegezeitschrift 2007; 60(7): 383–387.
3. Petz T. Krankheitsverarbeitung bei Hirntumorpatienten: Eine Untersuchung im Verlauf der Bestrahlung. Psychother Psychosom med Psychol 2001; 51(7): 281–287.
4. Louis DN, Perry A, Reifenberger G, et al. The 2016 World Health Organization Classification of Tumors of the Central Nervous System: a summary. Acta Neuropathol 2016; 131: 803–812.
5. Ellenbogen RG, Abdulrauf SI, Sekhar LN. Principles of Neurological Surgery. 3rd ed. Philadelphia, PA: Elsevier 2012.
6. Greenberg MS. Handbook of Neurosurgery. 8th ed. New York: Thieme 2016.

Kontaktadressen

Krebsinformationsdienst am Deutschen Krebsforschungszentrum, Im Neuenheimer Feld 280, 69120 Heidelberg; Tel.: 0 62 21/42 28 90; www.krebsinformationsdienst.de

Psychosoziale Beratungsstelle für Krebskranke und Angehörige – Selbsthilfe Krebs e.V., Albrecht-Achilles-Str. 65, 10709 Berlin, Tel.: 030/89 40 90 40, www.krebsberatung-berlin.de

Deutsche Hirntumorhilfe e.V., Karl-Heine-Str. 27, 04229 Leipzig; www.hirntumorhilfe.de

KAPITEL

8 Pflege von Menschen mit Verletzungen des ZNS

Pflegesituation

Hintergründe zur Pflegesituation

Pflegerisches Setting: stationäre Akutpflege, Intensivstation
Patient: Herr Youssef Chakir, 16 Jahre
Diagnose: Kalottenfraktur und epidurales Hämatom im Schläfenbereich bei geschlossenem Schädel-Hirn-Trauma mittleren Grades

Und dann war alles schwarz

Youssef Chakir, ein 16-jähriger Jugendlicher, wird derzeit aufgrund eines mittelschweren geschlossenen Schädel-Hirn-Traumas (SHT) auf der neurochirurgischen Intensivstation behandelt. Er erlitt die Verletzung bei einem Fahrradunfall, als er von einem Auto gestreift wurde und daraufhin heftig gegen den Bordstein stürzte. Zum Unfallzeitpunkt war er auf dem Weg zum Schwimmtraining und hatte es eilig. Leider trug er keinen Helm. *„Ich erinnere mich nur noch an den Schlag, dann war alles schwarz"*, erzählt er leise. Nach einer kurzen Bewusstlosigkeit wachte er wieder auf, fühlte sich zunächst besser, doch dann setzten starke Kopfschmerzen, Übelkeit und Erbrechen ein. Auch konnte er sich nicht mehr an den Vorgang des Unfalls erinnern. Die Diagnose lautet: Kalottenfraktur und epidurales Hämatom im Schläfenbereich bei geschlossenem Schädel-Hirn-Trauma mittleren Grades. Das epidurale Hämatom, ausgelöst durch den Sturz und die Schädelfraktur, wurde nach der cCT sofort operativ entlastet. Der zuständige Arzt ordnete postoperativ bei Youssef das „Minimal Handling" an.

Ahmed El Fassi, Auszubildender zum Pflegefachmann im dritten Lehrjahr, begleitet Youssef an seinem ersten postoperativen Tag. *„Ich will verstehen, was mit Youssef passiert ist, damit ich ihm und seiner Familie helfen kann"*, äußert er entschlossen. Ahmed El Fassi stammt, wie Youssef und dessen Familie, aus Marokko. Er spricht sehr gut Deutsch und ist eine große Unterstützung, um sprachliche oder kulturelle Missverständnisse zwischen Angehörigen, Pflegeteam und Medizinern zu vermeiden. *„Die Pflege bei einem Patienten mit Schädel-Hirn-Trauma erfordert eine besonders sorgfältige neurologische Überwachung"*, weiß er. Gemeinsam mit Praxisanleiterin Selina Honegger kontrolliert er regelmäßig Youssefs Pupillen und Bewusstseinszustand mithilfe der Glasgow-Koma-Skala (GKS). *„Ahmed, was machst du, wenn die Pupillen plötzlich unterschiedlich groß werden?"*, fragt Selina Honegger ihn vor dem Patientenzimmer. *„Dann informiere ich sofort den Arzt. Das könnte ein Zeichen für erhöhten Hirndruck sein, bei einem SHT ist das sehr gefährlich"*, antwortet er. Selina Honegger nickt anerkennend und gemeinsam betreten sie das Zimmer. Youssef ist wach, leicht benommen, aber ansprechbar. Ahmed El Fassi erklärt behutsam: *„Youssef, ich prüfe kurz deine Augen, ja? Nur mit der Lampe, wir schauen, wie dein Gehirn reagiert."* Youssef nickt müde. Er wirkt angespannt. Neben den Pupillen kontrolliert Ahmed El Fassi auch die Vitalzeichen Blutdruck, Puls, Temperatur und Sauerstoffsättigung. Youssef Chakir wird mit leicht erhöhtem Oberkörper (ca. 30°) gelagert, um den venösen Rückfluss aus dem Gehirn zu fördern und so den Hirndruck zu senken.

Kurze Zeit später erscheinen Youssefs Eltern auf der Station. Sie wirken beunruhigt. Besonders der Vater möchte alles genau wissen. Selina Honegger nimmt sich Zeit für ein ruhiges, sachliches Gespräch. Ahmed El Fassi bleibt unterstützend dabei und übersetzt einzelne Begriffe ins Arabische, wenn Unsicherheiten entstehen. *„In unserer Familie entscheiden wir gemeinsam"*, sagt der Vater. *„Wir müssen auch mit den Großeltern sprechen, sie beten* *gerade für ihn.“* Ahmed El Fassi flüstert Selina Honegger zu: *„In unserer Kultur ist das normal. Sie brauchen das Gefühl, einbezogen zu sein, auch wenn die Entscheidungen medizinisch schon gefallen sind.“* Als Youssef leise seine Angst vor der bevorstehenden Rehabilitation äußert, legt Ahmed El Fassi ihm beruhigend die Hand auf die Schulter. Bis zur Entlassung sorgt das Pflegeteam dafür, dass Youssef stabil bleibt, gut überwacht wird und er und seine Familie sich in der Klinik sicher fühlen. Die Mutter steht am Bett ihres Sohnes und hält vorsichtig seine Hand. Ihre Augen sind gerötet, doch in ihrem Blick liegt Hoffnung. Leise wendet sie sich an Ahmed El Fassi und fragt: *„Wird er wieder ganz gesund?“*

Lernaufgaben:

1. Der zuständige Arzt ordnet für die ersten 48 Stunden bei Youssef das Konzept des „Minimal Handling“ an. Ahmed El Fassi wird im Rahmen seiner Anleitung darauf hingewiesen, wie wichtig Zurückhaltung und strukturiertes Arbeiten in dieser Phase sind.
   a) Erklären Sie, was unter „Minimal Handling“ verstanden wird.
   b) Beschreiben Sie, welche pflegerischen Kenntnisse und Verhaltensweisen die Praxisanleiterin Ahmed El Fassi vermitteln muss, damit er diese Anforderungen sicher umsetzen kann.
2. Bei einem Schädel-Hirn-Trauma besteht das Risiko einer intrakraniellen Druckerhöhung.
   a) Nennen Sie die Anzeichen, anhand derer Ahmed El Fassi eine intrakranielle Druckerhöhung bei Youssef erkennen würde.
   b) Beschreiben Sie pflegerische Maßnahmen, die er bei Verdacht auf intrakraniellen Druckerhöhung umgehend durchführen muss.
3. Formulieren Sie eine angemessene, empathische und fachlich korrekte Antwort auf die Frage von Youssefs Mutter, ob ihr Sohn wieder gesund wird.
4. Erläutern Sie, wie intraprofessionell zusammengearbeitet werden kann, um die Angst und Verunsicherung des jugendlichen Patienten Youssef nach seinem Schädel-Hirn-Trauma zu lindern.

8.1 Einführung

Das ZNS umfasst die übergeordneten Zentren **Gehirn** und **Rückenmark.** Im Folgenden werden **Verletzungen des Schädels und des Gehirns** (Schädel-Hirn-Trauma, ➤ Kap. 8.2) und ihre Folgen (Epiduralhämatom, ➤ Kap. 8.3; akutes und chronisches Subduralhämatom, ➤ Kap. 8.4 und ➤ Kap. 8.5; Syndrom reaktionsloser Wachheit, ➤ Kap. 8.6; Hirntod, ➤ Kap. 8.7) dargestellt.

Verletzungen von Wirbelsäule und Rückenmark ➤ Kap. 3.2 und ➤ Kap. 3.1 (Querschnittlähmung)

8.2 Schädel-Hirn-Trauma

DEFINITION

Schädel-Hirn-Trauma (SHT): Sammelbezeichnung für alle Schädelverletzungen mit Gehirnbeteiligung. Es gehört zu den häufigsten Todesursachen bei Patienten < 40 Jahren.

In Deutschland erleiden jährlich ca. 273.000 Menschen ein SHT, wobei 2.750 Patienten versterben. [vgl. 1] Die überwiegende Zahl der Betroffenen erleidet das SHT im Rahmen eines **Polytraumas.** Als Polytrauma wird eine Mehrfachverletzung bezeichnet, bei der *eine* oder die Kombination *mehrerer* Verletzungen lebensbedrohlich ist. Bei polytraumatisierten Patienten ist das Schädel-Hirn-Trauma meist die Einzelverletzung mit der größten prognostischen Bedeutung.

8.2.1 Einteilung der Schädel-Hirn-Traumen

Die Einteilung von Schädel-Hirn-Traumen in drei Schweregrade erfolgt nach der klinischen Symptomatik und der **Glasgow-Koma-Skala** (GKS, ➤ Tab. 8.1). Die Schweregradeinteilung der Schädel-Hirn-Traumen ist jedoch nach wie vor nicht einheitlich.

Tab. 8.1 Einteilung des Schädel-Hirn-Traumas nach Tönnis und Loew [14]

Schweregrad	Bezeichnung	GKS	Symptomatik/Prognose	Häufigkeit (%)
I	Leichtes SHT, Commotio cerebri (Gehirnerschütterung)	13–15	Kurze Bewusstlosigkeit (< 5 min) Amnesie (= Erinnerungslücke), Kopfschmerzen, Schwindel, Übelkeit, Erbrechen Vollständige Rückbildung aller Symptome innerhalb von 5 Tagen	80
II	Mittelschweres SHT, leichte Contusio cerebri (leichte Hirnprellung)	9–12	Bewusstlosigkeit (5–30 min) Nachweisbar leichte organische Hirnschäden Völlige funktionelle Rückbildung innerhalb von 30 Tagen oder Defektheilung mit geringen bleibenden Störungen	10
III	Schweres SHT, schwere Contusio cerebri bzw. Compressio cerebri (schwere Gehirnprellung/Gehirnquetschung)	< 9	Lange Bewusstlosigkeit (> 30 min) Substanzschädigung des Gehirns, teils schwere neurologische Störungen, evtl. Störungen der Vitalfunktionen durch Hirnstammbeeinträchtigung Stets Defektheilung mit bleibenden Funktionsstörungen, evtl. Syndrom reaktionsloser Wachheit (➤ Kap. 8.6)	10

Geschlossene und offene Schädel-Hirn-Traumen

Abhängig davon, ob eine direkte Verbindung zwischen Gehirn und Außenwelt besteht, wird zwischen **geschlossenen** *(gedeckten)* und **offenen Schädel-Hirn-Traumen** unterschieden. Beim geschlossenen SHT ist die Dura mater intakt, beim offenen SHT ist sie eingerissen und verletzt. Die Unterscheidung in gedeckte und offene Schädel-Hirn-Traumen ist klinisch deshalb von Bedeutung, weil bei offenem SHT durch die Verbindung zwischen Gehirn und Außenwelt die Gefahr von **Infektionen** besteht.

Patienten mit mittelschwerem oder schwerem SHT sowie Patienten mit offenem SHT sollten in Kliniken versorgt werden, die über neurochirurgische Abteilungen verfügen und damit in der Lage sind, nicht nur die Verletzung an sich, sondern auch mögliche Komplikationen zu behandeln.

Einteilung begleitender Schädelfrakturen

Die bei einem SHT oft gleichzeitig vorhandenen Schädelfrakturen werden unterteilt in (➤ Abb. 8.1):

- **Gesichtsschädelfrakturen:** Die wichtigsten Knochen des Gesichtsschädels sind Nasen- und Jochbein, Ober- und Unterkiefer. Zentrale Mittelgesichtsfrakturen verlaufen meist in typischen Frakturlinien und werden nach Le Fort abhängig von Ausmaß und Frakturlinienverlauf in drei Gruppen unterteilt:
  - **Le Fort I:** Absprengung des zahntragenden Oberkiefers einschließlich des Bodens der Kieferhöhle
  - **Le Fort II:** von lateral nach medial aufsteigende Fraktur von der seitlichen Kieferhöhlenwand über die Orbita bis zur Nasenwurzel
  - **Le Fort III:** Abriss des Gesichtsschädels von der Schädelbasis
- **Schädelbasisfrakturen** (Schädelbasis, ➤ Abb. 8.2) gehen häufig mit Blutungen oder *Liquorfluss* aus Mund, Nase oder Ohr, *Monokel-* oder *Brillenhämatom* (➤ Abb. 8.3) einher. Schließt sich diese pathologische Verbindung zwischen Gehirn und Außenwelt nicht, entsteht eine **Liquorfistel** mit hoher Infektionsgefahr für das Gehirn *(offenes SHT)*. Eine Operationsindikation zum Verschluss des Lecks ist in der Regel gegeben, wenn sich die Liquorfistel trotz mehrtägiger und ausreichender *Lumbaldrainage* (➤ Kap. 10.3.3) nicht verschließt.
- Bei **Felsenbeinfrakturen** (Quer-und Längsfrakturen) kann es neben einem funktionellen Ausfall des Innenohrs (Hörvermögen und Gleichgewichtssinn) auch zu einer unfallbedingten *Fazialisparese* (➤ Kap. 4.1.1) kommen, da der N. facialis auf komplexem Wege durch das Felsenbein aus dem Schädel austritt.
- **Kalottenfrakturen** bedürfen meist keiner speziellen Therapie. Sind jedoch Knochenfragmente durch die Wucht des Aufpralls nach innen gedrückt worden *(Impressionsfraktur)*, ist in der Regel eine Operation mit Anhebung des imprimierten Fragments erforderlich.

VORSICHT

Kalottenfrakturen können zu einer Verletzung der A. meningea media und damit zu einem epiduralen Hämatom führen (➤ Kap. 8.3). Deshalb werden Patientinnen mit geschlossenen Kalottenfrakturen, die zunächst keine Anzeichen einer Hirnverletzung zeigen, für mindestens 24 h stationär überwacht. Zeigt die Patientin Zeichen einer intrakraniellen Blutung, wird umgehend eine cCT angefertigt.

8.2.2 Symptome und Untersuchungsbefund

Die Leitsymptome des Schädel-Hirn-Traumas sind:

- **Unspezifische Symptome:** Kopfschmerz, Schwindel, Übelkeit, Erbrechen oder Hörstörung. Sie sind sehr häufig, können aber auch auf andere Ursachen, z. B. auf eine gleichzeitige Innenohrschädigung, zurückzuführen sein.

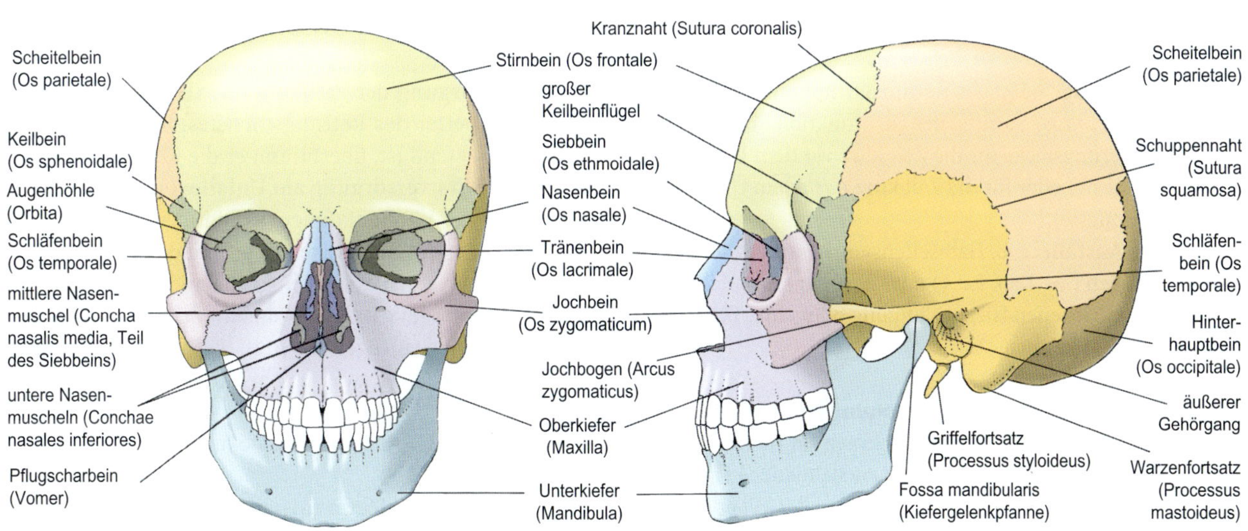

Abb. 8.1 Schädel in der Vorder- und Seitenansicht: Die farbige Unterlegung verdeutlicht die große Anzahl verschiedener Knochen des menschlichen Schädels [L190]

8

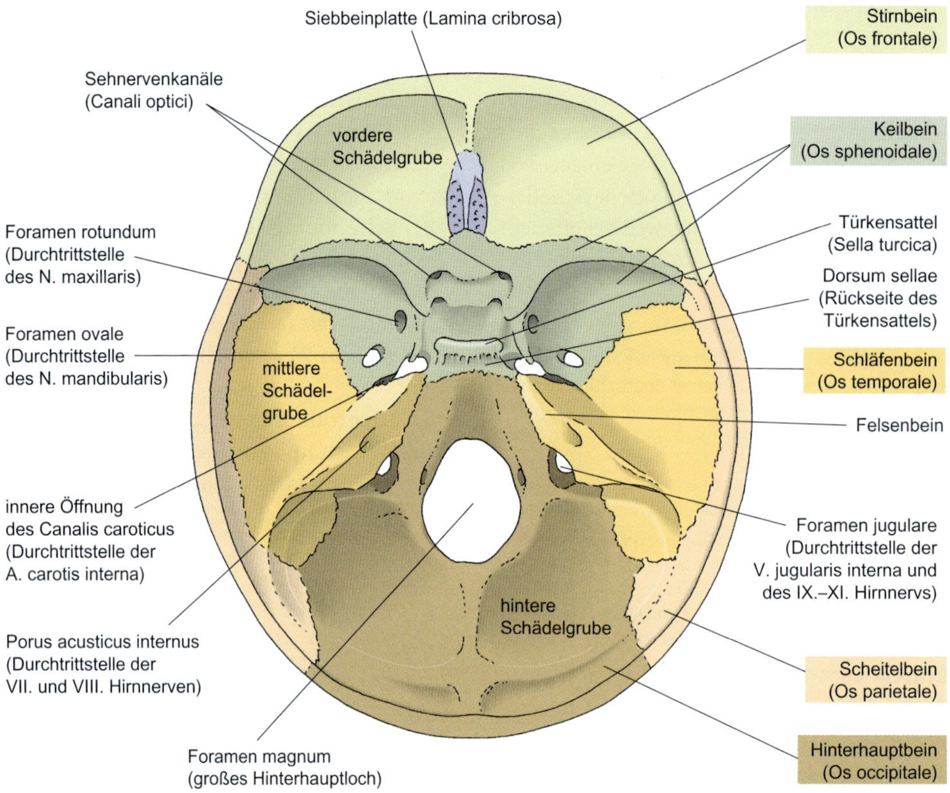

Abb. 8.2 Blick von oben auf die **innere Schädelbasis** nach Entfernung der Kalotte [L190]

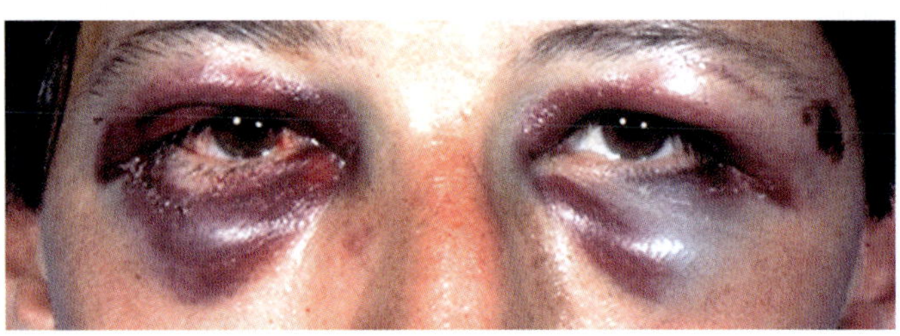

Abb. 8.3 Patient mit **Brillenhämatom,** ein häufiges Anzeichen der Schädelbasisfraktur [M117]

- **Bewusstseinsstörung:** Sie ist das Kardinalsymptom des SHT und weist auf eine *diffuse* Störung der Hirnfunktion hin.
- **Amnesie:** Erinnerungslücke für die Zeit kurz *vor* dem Unfall (retrograde Amnesie) oder für die Zeit kurz *nach* dem Unfall (anterograde Amnesie).
- **Neurologische Ausfälle:** z. B. Halbseitensymptome, Pupillenfunktionsstörungen (➤ Kap. 1.7.1) oder Hirnnervenausfälle, die Folge einer umschriebenen Hirnschädigung oder einer Schädelbasisverletzung sein können.
- **Krampfanfälle** (➤ Kap. 9.2).
- Zeichen der **intrakraniellen Druckerhöhung** (*Hirndruckzeichen,* ➤ Kap. 10.2). Schädel-Hirn-Traumen führen meist zu einer **akuten** (d. h. innerhalb kurzer Zeit entstehenden) Hirndruckerhöhung. Der rasche Verlauf mit Anstieg des Hirndrucks beruht auf einer intrakraniellen Blutung oder Hirnschwellung und birgt die Gefahr der **Einklemmung** (➤ Kap. 10.1).

8.2.3 Diagnostik und Behandlungsstrategie

Bei der Versorgung des Patienten mit SHT gehen **Diagnostik und Behandlung** Hand in Hand. Aus diesem Grund wird die ansonsten in diesem Buch übliche Abgrenzung zwischen Diagnostik und Behandlungsstrategie hier aufgegeben.

Erstversorgung am Unfallort

Die **Erstversorgung** der Patientin mit SHT beginnt am Unfallort durch Mitarbeiter des Rettungsdienstes. Sobald ein Notarzt am Unfallort anwesend ist, übernimmt er die Koordination aller Maßnahmen. Die **Erstversorgung am Unfallort** umfasst:

- Sicherung der Vitalfunktionen, ggf. Intubation und Beatmung
- Einschätzung der Bewusstseinslage und des Verletzungsmusters
- Stabilisierung der HWS mit einer steifen Halskrawatte
- Ggf. Erstversorgung offener Wunden (Schädelverletzungen mit freiliegendem Gehirngewebe steril und feucht bedecken, Fremdkörper wegen der Blutungsgefahr bei Entfernen unbedingt belassen)
- Soweit möglich, Erhebung und Dokumentation des Unfallhergangs
- Anmeldung der Patientin entsprechend ihrer Verletzungen über die Rettungsleitstelle in einer geeigneten Klinik, Transport der Patientin und Übergabe an die weiterbehandelnden Ärzte

Alle erhobenen Befunde und durchgeführten Maßnahmen werden im Einsatzprotokoll (Notarzteinsatz- oder Rettungsdienstprotokoll) dokumentiert. Ein vollständiger Satz aller Einsatzprotokolle verbleibt bei der Patientin.

Erstversorgung in der Klinik

Unmittelbar nach Ankunft des Patienten in der Notaufnahme der **Klinik** ergreifen die Ärzte und Pflegenden zunächst alle erforderlichen Maßnahmen, um die Vitalfunktionen des Patienten zu stabilisieren und etwaige Blutungen zu stillen. Bewusstseinsgetrübte oder bewusstlose Patienten werden an einen Überwachungsmonitor angeschlossen, der die Herzfrequenz, den Blutdruck und die Sauerstoffsättigung kontinuierlich misst. Parallel zu diesen Maßnahmen beginnt so bald wie möglich die weitere Diagnostik.

Anamnese

Die (Kurz-)**Anamnese** wurde meist bereits durch den Notarzt erhoben und an den verantwortlichen Arzt weitergegeben. Ist dies nicht der Fall, erfragt der Arzt den genauen Unfallhergang, Begleitumstände oder Begleiterkrankungen (z. B. Alkohol- oder Drogenabusus, Diabetes mellitus oder Krampfleiden) sowie den Zustand der Patientin beim Auffinden und während des Transports *(Verbesserung oder Verschlechterung?)*. Bei schwerem SHT ist meist nur eine Fremdanamnese möglich. Aber auch wenn die Verunglückte selbst antworten kann, erhebt der Arzt wegen einer möglichen Amnesie und der versicherungsrechtlichen Folgen zusätzlich möglichst eine Fremdanamnese.

Sofortdiagnostik in der Notaufnahme

Die **Sofortdiagnostik** dient der unmittelbaren Zustandsbeurteilung und der Ursachenklärung.

- **Körperliche Untersuchung** durch Chirurgen:
  - Untersuchung der Extremitäten (Weichteilverletzungen, Frakturen?), des Thorax und des Abdomens
  - Ultraschall, um mögliche Begleitverletzungen auszuschließen (z. B. Hämato-/Pneumothorax, freie Flüssigkeit)
- **Neurologische Basisuntersuchung** durch Chirurgen oder Neurochirurgen:
  - Bewusstsein (Glasgow-Koma-Skala, ➤ Tab. 8.1)
  - Augenmotorik (Fixation? Pendeln?)
  - Pupillenreaktionen (➤ Kap. 1.7.1)
  - Motorik, Sensibilität und Reflexe
  - Zeichen einer Liquorrhö
- **Notfalllabor:** Blutbild, Gerinnung, Nierenwerte, Elektrolyte, Blutzucker, BGA, Blutgruppe, Kreuzprobe, Blutgasanalyse
- **EKG, Temperatur**

Bei der Unterscheidung zwischen Nasenschleim und Liquor hilft ein **Blutzuckerstix:** Liquor reagiert positiv, Nasenschleim nicht. Aufgrund des hohen Blutglukosegehalts kommt es allerdings bei Blutbeimengungen zu falschen Ergebnissen. Beweisend für eine Liquorrhö ist der Nachweis von β_2-*Transferrin* in der untersuchten Flüssigkeit.

Bildgebende Notfalldiagnostik

Zentrales Diagnoseverfahren bei einem SHT ist die kranielle Computertomografie **(CCT** ➤ Abb. 8.4). Bei Patienten mit leichtem SHT besteht die Indikation zur CCT, abhängig vom Umfallmechanismus, bei Vorliegen einer Amnesie, neurologischen Ausfällen oder Zeichen einer beginnenden Hirndruckerhöhung (Übelkeit, Erbrechen etc.). Alle Patientinnen mit mittelschwerem oder schwerem SHT erhalten grundsätzlich eine cCT, sobald die Vitalfunktionen gesichert sind. Dabei sollte auch die HWS samt Halsgefäßen mit untersucht werden, um Traumafolgen an der Wirbelsäule und mögliche Gefäßverletzungen *(Dissektionen)* zu erfassen.

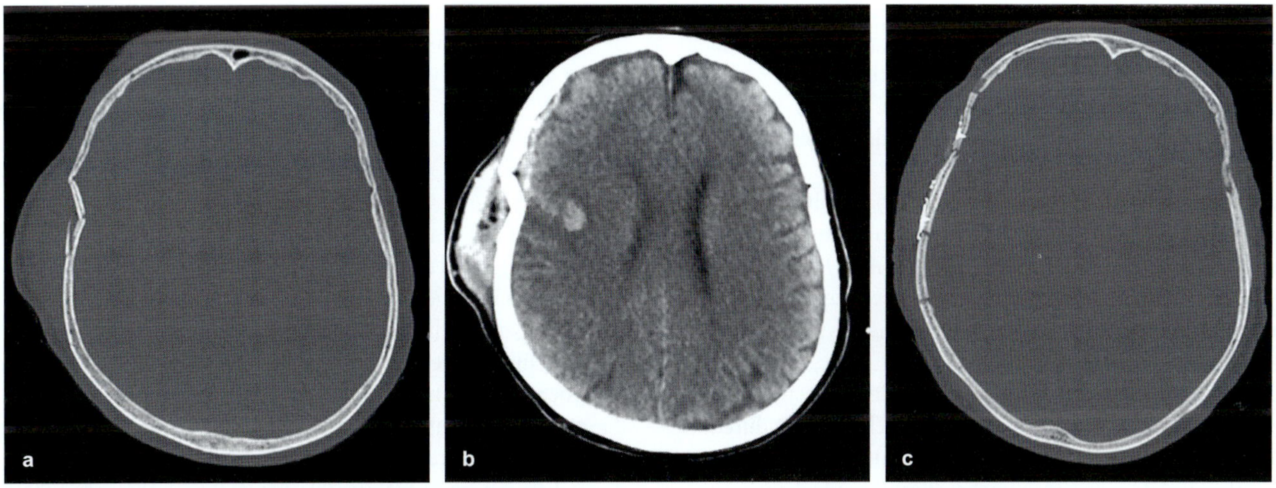

Abb. 8.4 Computertomografien einer Patientin nach Treppensturz:
a) Im cCT-Knochenfenster zeigt sich eine Impressionsfraktur rechts frontotemporal.
b) Das cCT-Weichteilfenster lässt darüber hinaus auch eine Hirnkontusion und eine traumatische Subarachnoidalblutung unter der Fraktur erkennen.
c) Die gehobene Fraktur nach der Operation im cCT-Knochenfenster [T422]

VORSICHT

Bei 15 % der Patienten mit einem SHT liegt auch eine Verletzung der Wirbelsäule, und hier vor allem der HWS mit kraniozervikalem Übergang, vor.

Auch bei polytraumatisierten Patientinnen werden dringend notwendige operative Maßnahmen (z. B. Versorgung einer offenen Fraktur) erst *nach* der CT-Bildgebung durchgeführt, um intra- und extrakranielle Verletzungen ggf. simultan versorgen zu können. Die Röntgendiagnostik von Achsenskelett und Extremitäten tritt dann in den Hintergrund und erfolgt erst nach Stabilisierung der Vitalfunktionen und der Versorgung intrakranieller Verletzungen.

VORSICHT

Eine initial unauffällige cCT schließt eine sekundäre intrakranielle Blutung nicht aus. Deshalb wird bei bewusstseinsgetrübten oder bewusstlosen Patienten engmaschig (6–12 h), im Fall einer neurologischen Verschlechterung auch schon früher, eine Kontroll-cCT durchgeführt.

Weiterbehandlung

SHT Grad I

Neben einer regelmäßigen Kontrolle der Bewusstseinslage über 24–48 h ist oft eine symptomatische Behandlung von Übelkeit und Erbrechen notwendig. Eine kurzzeitige Bettruhe ist in Abhängigkeit vom subjektiven Empfinden der Patientin bzw. nach ärztlicher Anordnung angebracht.

SHT Grad II–III

Zeigt die cCT eine operationsbedürftige intrakranielle Blutung (➤ Kap. 2.2), wird der Patient umgehend zur Notoperation vorbereitet und in den (neurochirurgischen) OP transportiert. Andernfalls erfolgt seine Weiterbehandlung auf der Intensivstation.
Die **intensivmedizinische Behandlung** umfasst:

- Anlage eines möglichst 3-lumigen zentralen Venenkatheters (ZVK): bevorzugt in die V. subclavia. Bei Lage in der V. jugularis kann der zerebrale venöse Abfluss behindert werden.
- Invasive arterielle Druckmessung (➤ Kap. 10.4.2).
- Anlage von Dauerkatheter und Magensonde zur genauen Bilanzierung
- Ausgleich des Elektrolyt- und Flüssigkeitshaushalts. Nach einem SHT kann ein **Schwarz-Bartter-Syndrom** *(Syndrom der inadäquaten ADH-Freisetzung,* kurz *SIADH)* mit Wasserretention und Hyponatriämie oder ein **zerebrales Salzverlustsyndrom** mit Dehydratation und Hyponatriämie komplizierend hinzutreten.
- Nach der Stabilisierung der Patientin auf der Intensivstation Erhebung eines differenzierten neurologischen Status durch die Neurologin oder Neurochirurgin. Eventuell erfolgen von der Intensivstation aus auch noch weiterführende diagnostische Maßnahmen (z. B. Röntgenaufnahmen der Extremitäten).
- Bei Patienten mit schwerem SHT und pathologischer cCT (z. B. Kontusionsherde und/oder Hirnödem) **Hirndruckmessung** (➤ Kap. 10.4.2) mit Erfassung des CPP, der mindestens 70 mmHg betragen sollte.

Prognose

Während ein SHT Grad I innerhalb weniger Tage abklingt, bleiben bei den Schädel-Hirn-Verletzungen der Grade II und III u. U. häufiger Spätfolgen zurück, z. B. Lähmungen, rezidivierende epileptische Anfälle oder psychische Veränderungen.

8.2.4 Pflege von Menschen mit SHT

Bobath-Konzept ➤ Kap. 1.5.2
Pflege bei intrakranieller Druckerhöhung ➤ Kap. 10.4.3
Rehabilitative Pflege in der Neurologie ➤ Kap. 1.3
Zur Pflege eines Patienten im **Akutstadium** gehören:

- Hirndruckmessung (➤ Kap. 10.4.2)
- Beobachten der Vitalzeichen
- Lagerung
- Prophylaxen
- Ernährung und Infusionstherapie

Betroffene mit einem schweren SHT stellen nicht nur für den Mediziner, sondern auch für das Intensivpflegepersonal eine große Herausforderung dar. Wesentlich in der **Intensivpflege** eines SHT-Patienten ist es, sämtliche erforderlichen Pflegemaßnahmen, die häufig routinemäßig täglich bzw. mehrmals täglich durchgeführt werden, zum Wohle des Patienten zu überdenken und gezielt zu planen.

Grundsätzlich muss immer überlegt werden, welche Pflegehandlungen bei solch einer Patientin überhaupt durchgeführt werden dürfen. Erfolgt die ärztliche Anordnung, dass „Minimal Handling" erforderlich ist, so liegt es in der Verantwortung der Intensivpflegenden, jede einzelne Pflegemaßnahme dahingehend zu planen, dass der Aspekt des „Minimal Handling" auch tatsächlich umgesetzt wird. Dies kann u. U. so weit gehen, dass innerhalb eines gewissen Zeitraums, in dem die Patientin einen sehr hohen ICP bzw. eine instabile Herz-Kreislauf-Situation aufweist, Pflegemaßnahmen überhaupt unterlassen werden müssen. [vgl. 2]

Lagerung

Ein Patient mit einem schweren SHT ist aufgrund der Verletzung, der Sedierung und der Instabilität in seiner Bewegung fast zur Gänze eingeschränkt. Lagerungswechsel haben zum Ziel, einem Dekubitus vorzubeugen, sie dienen aber auch der Wahrnehmungsförderung.

Als Standardlagerung bei SHT-Patientinnen gilt die **30°-Oberkörperhochlagerung** mit achsengerecht gelagertem Kopf (➤ Abb. 10.6). Sie gewährleistet einen optimalen Blutabfluss über die Jugularvenen. Sollte bei schlechter pulmonaler Situation eine Bauchlagerung erforderlich sein, so ist auf eine achsengerechte Drehung zu achten („en bloc"). Die Lagerungsmanöver sind zügig und schonend zu gestalten. Die 135°-Bauchlagerung wird seitens des ICP meist besser toleriert als eine totale Bauchlagerung.

8

VORSICHT

Für den Patienten mit einem schweren SHT bedeutet ein häufiger Lagerungswechsel massiven **Stress.** Die geringste Manipulation am Patienten kann zu einem Anstieg des ICP oder zu einer instabilen Herz-Kreislauf-Situation führen. Im Sinne des „Minimal Handling" soll daher statt häufiger Lagerungswechsel die Lagekorrektur, insbesondere des Kopfes, im Vordergrund stehen.

Eine Flachlagerung sollte in der Akutphase – auch z. B. beim Patiententransport zu einer CT-Untersuchung – völlig vermieden werden.

Prophylaxen

- **Pneumonieprophylaxe**
- **Dekubitusprophylaxe**
- **Kontrakturenprophylaxe**
- **Obstipationsprophylaxe** (regelmäßige Gabe von Laxanzien, Pressen erhöht den Hirndruck)

VORSICHT

Dekubitusprophylaxe: Wechseldrucksysteme sollten bei zerebral geschädigten Patientinnen nicht zum Einsatz kommen, da die Patientin in ihrer Wahrnehmungsfähigkeit beeinträchtigt ist und die Systeme Spastiken verstärken.
Eine Spitzfußprophylaxe wird in der Akutphase nicht durchgeführt, da dies zu einer Tonussteigerung und damit ICP-Erhöhung führt.

Ernährung und Infusionstherapie

Bei polytraumatisierten oder fiebernden Patienten besteht ein bis zu 50 % erhöhter Energiebedarf. Eine Umstellung von parenteraler auf enterale Ernährung sollte möglichst schnell erfolgen. Falls absehbar ist, dass eine vollständige orale Ernährung in den kommenden Wochen nicht möglich ist, sollte eine PEG der nasalen Ernährungssonde vorgezogen werden.

8.3 Epiduralhämatom

DEFINITION

Epiduralhämatom: Blutung in den Epiduralraum. Meist Folge des Zerreißens einer *Meningealarterie* (Hirnhautarterie, meist A. meningea media) bei Schädelfraktur.

Symptome

Wegweisend, aber nur in ⅓ der Fälle auftretend ist folgender **Symptomverlauf:**

- Unmittelbar nach der Verletzung ist der Patient je nach Ausmaß der direkten Hirnschädigung bewusstseinsgetrübt oder bewusstlos *(Commotio cerebri)*. Diese Initialsymptomatik kann aber sehr milde sein oder ganz fehlen.
- Es folgt ein symptomfreies Intervall von meist wenigen Stunden, in dem die Patientin sich in (trügerischer) Sicherheit wiegt, „noch einmal Glück gehabt" zu haben. Bei einer schweren Verletzung kann dieses freie Intervall jedoch fehlen.
- Innerhalb weniger Stunden trübt der Patient durch das mittlerweile entstandene Hämatom zunehmend ein. Bewusstseinslage und neurologischer Untersuchungsbefund verschlechtern sich also sekundär.

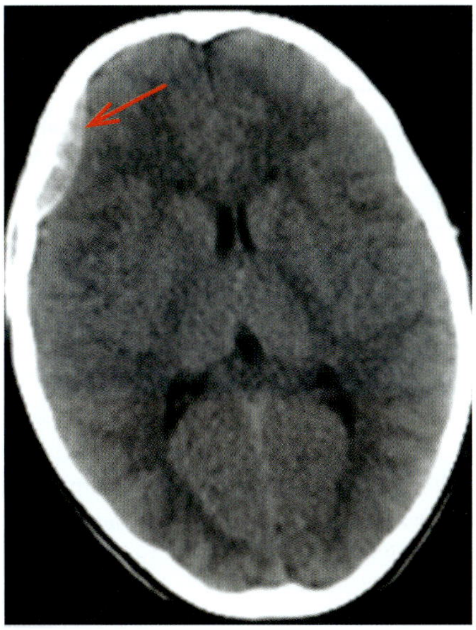

Abb. 8.5 Kleines **Epiduralhämatom** rechts frontal nach Sturz [T422]

Bei der Untersuchung sind Halbseitenzeichen, je nach Schwere der Blutung evtl. auch Hirndrucksymptome feststellbar.

Diagnostik und Differenzialdiagnose

Eine **Epiduralblutung** ist ein lebensbedrohlicher Notfall, der bereits beim geringsten Verdacht ohne Zeitaufschub eine sofortige cCT erfordert. Hier zeigt sich typischerweise eine scharf begrenzte, hyperdense, „linsenförmige", konvexe Struktur mit Verstreichen der Hirnfurchen (➤ Abb. 8.5). Bei Bestätigung des Verdachts ist meist die sofortige operative Entlastung notwendig.

Differenzialdiagnostisch muss eine **akute Subduralblutung** (➤ Kap. 8.4) abgegrenzt werden. Sie verläuft zwar etwas langsamer als die Epiduralblutung, ist aber klinisch letztlich nicht von dieser zu unterscheiden.

Behandlungsstrategie und Prognose

Behandlungsstrategie und Pflege bei akuter intrakranieller Druckerhöhung ➤ Kap. 10.4.3

Entscheidend sind die sofortige Ausräumung des Hämatoms und die Unterbindung der Blutungsquelle durch den Neurochirurgen. Eine konservative Behandlung ist meist nicht sinnvoll, da das zugrunde liegende Hirngewebe stark komprimiert wird.

Bei schneller Druckentlastung ist die **Prognose** sehr gut. Vergeht jedoch zu viel Zeit zwischen dem Eintreten von Hirndruckzeichen und der Operation, ist die Prognose häufig schlecht. Die Mortalitätsrate liegt bei bis zu 20 % und steigt mit zunehmendem Alter.

8

8.4 Akutes Subduralhämatom

DEFINITION

Akutes Subduralhämatom: akute, meist traumatische Blutung zwischen Dura mater und Gehirn mit Symptomentwicklung innerhalb weniger Stunden

Krankheitsentstehung

Blutung zwischen Dura mater und Arachnoidea, zumeist als Folge eines schweren SHT. Dieses Verletzungsmuster ist häufig mit einer erheblichen Verletzung des Gehirns verbunden. Nicht selten kommt es zu einem „Durchbrechen“ von Hirnkontusionen nach subdural. Seltener kann ein akutes Subduralhämatom auch spontan oder infolge einer Aneurysmablutung entstehen. Durch die Einnahme von Antikoagulanzien wird die Entstehung eines akuten Subduralhämatoms stark begünstigt.

Symptome und Befund

Die **Symptomatik** entspricht den Leitsymptomen des SHT (➤ Kap. 8.2.2). Infolge der raschen intrakraniellen Druckerhöhung durch den raumfordernden Charakter der Blutung verliert der Patient das Bewusstsein, gepaart mit einer Halbseitenlähmung und Pupillenauffälligkeiten als Ausdruck der beginnenden Einklemmung (➤ Kap. 10.1).

Diagnostik und Differenzialdiagnose

Auch das akute Subduralhämatom ist ein lebensbedrohlicher Notfall, der einer sofortigen **Diagnostik** bedarf. Anders als das Epiduralhämatom ist das akute Subduralhämatom von „sichelförmig“ konkaver Struktur und führt zu einer erheblichen Mittellinienverlagerung (➤ Abb. 8.6).

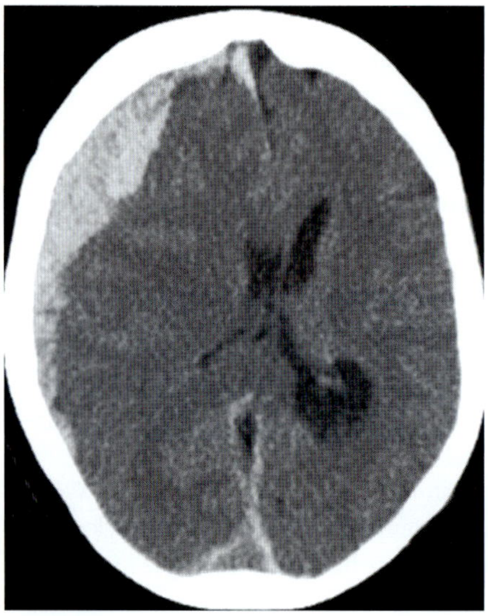

Abb. 8.6 Ausgedehntes **akutes subdurales Hämatom** mit Hirnkompression und erheblicher Mittellinienverlagerung [T422]

Behandlungsstrategie und Prognose

Behandlungsstrategie und Pflege bei akuter intrakranieller Druckerhöhung ➤ Kap. 10.4.3

Chirurgisch ist die sofortige Ausräumung des Hämatoms notwendig, wobei wie bei der dekompressiven Kraniektomie der Knochendeckel nicht wieder eingesetzt wird, um dem verletzten Hirngewebe Freiraum zum Schwellen zu geben (➤ Kap. 10.4.3). Morbidität und Mortalität scheinen bei einer operativen Entlastung innerhalb von 4 h geringer zu sein als bei verzögerter chirurgischer Therapie.

Selbst bei zeitnaher Operation ist die **Prognose** wegen der begleitenden Hirnverletzungen deutlich schlechter als bei einem Epiduralhämatom. Die Letalität beträgt je nach Ausdehnung, Größe, Verletzungsmechanismus, Alter der Patientin und initialem neurologischen Status zwischen 30 und 80 %.

Kontusion

Als **Kontusion** wird eine intrazerebrale Blutung durch eine Hirnquetschung bezeichnet. Häufig tritt sie in Kombination mit einem akuten Subduralhämatom und einer traumatischen Subarachnoidalblutung auf. Diese Kontusionen können im Verlauf größenprogredient „aufblühen“ und somit ebenfalls zu einer intrakraniellen Druckerhöhung führen, teils als *Contrecoup* (Kontusion der Seite, die der des Aufpralls gegenüberliegt) auf der Gegenseite einer Kalottenfraktur als „Gegenanschlag“ infolge der Trägheit des Gehirns entstehend.

8.5 Chronisches Subduralhämatom

DEFINITION

Chronisches Subduralhämatom: langsame venöse Blutung in den Subduralraum mit allmählicher Symptomentwicklung innerhalb von 2–3 Monaten

Krankheitsentstehung

Ein zumeist nur leichtes „Bagatell“-Trauma, das dem Patienten häufig gar nicht erinnerlich ist (z. B. Anstoßen des Kopfes beim Einsteigen ins Auto), führt zu einer langsamen venösen Sickerblutung in den Subduralraum (➤ Abb. 8.7). Das Subduralhämatom kann chronifizieren, wobei es immer wieder zu kleineren oder größeren venösen Sickerblutungen in Teile des Hämatoms kommt. Damit ein chronisches Subduralhämatom entstehen kann, muss „Platz“ vorhanden sein. Daher sind in erster Linie Patientinnen betroffen, die ein gewisses Maß an Hirnatrophie aufweisen, wie etwa ältere Menschen oder Alkoholkranke.

Auch eine Antikoagulation erhöht das Risiko für eine Blutung. Kommt es zu einer frischen Einblutung in den vorbestehenden Bluterguss, kann das Krankheitsbild in Verlauf und Prognose dem eines Epiduralhämatoms oder eines akuten Subduralhämatoms (➤ Kap. 8.4) ähneln. Bei antikoagulierten Patienten mit entsprechenden Symptomen muss daher immer an die Möglichkeit eines chronischen Subduralhämatoms gedacht werden.

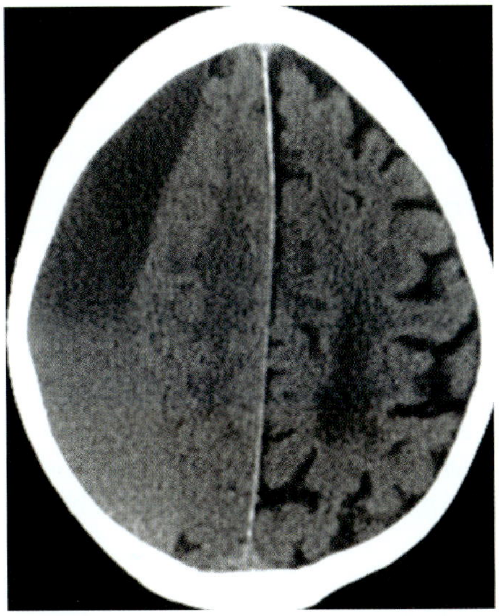

Abb. 8.7 Ausgedehntes **chronisches Subduralhämatom** rechts mit deutlicher Kompression der rechten Hirnhälfte. Das Hämatom weist frischere Blutanteile auf und wird nach hinten hin „heller" (hyperdenser). [T422]

Symptome, Befund und Diagnostik

Typischerweise kommt es erst Wochen nach dem Trauma zu:

- **Kopfschmerzen**
- **Antriebsstörungen,** Persönlichkeitsveränderung („Unserem Opa ist seit Kurzem alles egal", „Sie war immer noch fit, aber hat in den letzten Wochen geistig abgebaut")
- **Bewusstseinstrübung** (zunehmende Schläfrigkeit der Patientin)
- **Halbseitenzeichen,** z. B. Kraftminderung eines Arms
- **Sprachstörungen**

Schlüssel zur Diagnose ist die cCT. Typischerweise stellt sich eine chronische Subduralblutung in der cCT als sichel- oder halbmondförmiger dunklerer (hypodenser) Saum über einer Hirnhälfte dar (➤ Abb. 8.7).

VORSICHT

Bei „leerer" Anamnese ist es wichtig, die Veränderungen eines Patienten nicht einfach auf sein zunehmendes Alter zu schieben, sondern die Möglichkeit eines chronischen Subduralhämatoms in Betracht zu ziehen!

Behandlung

Bei symptomlosen Blutungen kann abgewartet werden, ob es zur Spontanresorption kommt. Ansonsten ist trotz des oft höheren Alters der Patientinnen die neurochirurgische Operation angezeigt, wobei die Behandlungsmethode sehr unterschiedlich sein kann.

Über ein Bohrloch in der Kalotte wird die Dura mater samt Hämatomkapsel eröffnet, wobei das chronische Hämatom sich in Form von bernsteinfarbener oder altölartiger Flüssigkeit ergießt. Teils wird eine vorübergehende Drainage eingelegt, die nach wenigen Tagen gezogen werden kann. In einigen Fällen reicht aber auch eine Punktion in Lokalanästhesie mit einem kleinen Bohrloch aus, über die das Hämatom abfließen kann. So kann den Patienten eine Intubationsnarkose erspart werden.

Pflege von Patientinnen mit subduralen Abläufen

Intensivpflege und postoperative Vorsichtsmaßnahmen ➤ Kap. 8.2.4

- Patienten, die subdural entlastet wurden, kommen in der Regel direkt nach der Operation auf die IMC; hier gelten die normalen postoperativen Überwachungen.
- Die Patientinnen sind bei einliegenden subduralen Abläufen in Flachlage zu lagern.
- Die Abläufe werden engmaschig auf Inhaltsmenge und Aussehen kontrolliert und die Menge wird dokumentiert.
- Die Abläufe werden sehr unterschiedlich, zumeist jedoch 48 h belassen und dann nach CCT-Kontrolle vom Arzt entfernt.
- Während dieser Zeit hat der Patient strikte Bettruhe einzuhalten und darf auch nur kurzzeitig mit abgeklemmten Abläufen zu den Mahlzeiten in Oberkörperhochlagerung gebracht werden.
- Ebenso muss bei Transporten der Ablauf abgeklemmt werden.
- Häufig nimmt man direkt postoperativ schon eine deutliche Abnahme der Krankheitssymptome wahr, sodass die Patientin bei der täglichen Versorgung im Rahmen ihrer Möglichkeiten durchaus ressourcenorientiert gepflegt werden kann. Größere Anstrengungen sollte die Patientin jedoch vermeiden.
- Sobald die Abläufe entfernt wurden, wird der Patient in der Regel in ein Normalzimmer verlegt und darf sich mit Hilfe zunehmend mobilisieren und belasten.
- Da bei chronischen Subduralhämatomen eine relativ hohe Rezidivneigung besteht, muss die Patientin bis zur Entlassung regelmäßig neurologisch kontrolliert werden, um zeitnah eine Verschlechterung zu erkennen.

Prognose

Letztlich ist die Behandlung des Subduralhämatoms bis ins hohe Lebensalter möglich; die Patienten erholen sich zumeist sehr gut. Hauptgefahr stellt aber vor allem ein Rezidivhämatom dar.

Subdurales Hygrom

Bei einem **subduralen Hygrom** kommt es zu einer Ansammlung von Liquor in den Subduralraum. Ein Behandlungsversuch kann analog zum chronischen Subduralhämatom über ein Bohrloch unternommen werden. Das Risiko eines Rezidivs ist aber höher und nicht selten ist die Anlage eines Shunts notwendig (subduro-peritonealer Shunt).

8.6 Syndrom reaktionsloser Wachheit

DEFINITION

Das Syndrom reaktionsloser Wachheit (früher auch apallisches Syndrom, „ohne Hirnmantel") ist durch fehlende Reaktionen auf die Umwelt bei geöffneten Augen („Wachheit") gekennzeichnet. Oft liegt eine schwere Schädigung der Hirnrinde zugrunde. [12] Prinzipiell reversibel. Bedingt durch schwere Hirnschädigung unterschiedlicher Ursache. In Deutschland sind etwa 1.500 bis 5.000 Patienten betroffen. [13] Auch als *Wachkoma* bezeichnet, wenn auch inhaltlich falsch.

8

Krankheitsentstehung

Häufigste **Ursachen** eines Syndroms reaktionsloser Wachheit in Mitteleuropa sind Schädel-Hirn-Traumen sowie hypoxische oder ischämische Hirnschäden (z. B. durch Beinaheertrinken, Narkosezwischenfälle, Herz-Kreislauf-Stillstand). Seltener ist es auch durch Enzephalitiden verursacht.

Symptome und Untersuchungsbefund

Infolge einer schweren Hirnschädigung sind Betroffene zunächst komatös, zeigen dann aber Zeichen der Wachheit, ohne dabei das Bewusstsein zu erlangen. Das klinische Bild ist durch folgende **Symptome** charakterisiert:

- **Vitalfunktionen:** Der Patient atmet spontan, seine Herz-Kreislauf-Tätigkeit ist erhalten, und er bedarf keiner lebenserhaltenden Apparate. Seine vegetativen Funktionen sind gestört, häufig treten Hypertonie, Tachykardie, Schweißausbrüche, vermehrter Speichelfluss und Hyperventilation auf.
- **Schlaf-Wach-Rhythmus:** Die Patientinnen zeigen einen Schlaf-Wach-Rhythmus, der nicht dem physiologischen Schlaf-Wach-Rhythmus entspricht.
- **Augen, Augenbewegungen:** Die Augen eines betroffenen Patienten sind während seiner Wachphasen geöffnet, sein Blick geht jedoch ins Leere, oder seine Bulbi wandern, ohne zu fixieren. Der Patient nimmt keinen Blickkontakt (z. B. zu Angehörigen oder Pflegenden) auf.
- **Reaktionen:** Die Patientin zeigt keine von außen sichtbare „sinnvolle" (adäquate) Reaktion auf Berührung oder Ansprache; sie befolgt z. B. keine Aufforderungen und zeigt keine emotionalen Reaktionen, etwa bei Besuchen von Angehörigen. Allerdings können durch sensible Reize Zuckungen und durch Schmerzreize Massenbewegungen oder Strecksynergismen hervorgerufen werden.
- **Motorik:** Zielgerichtete Bewegungen oder Versuche der Kontaktaufnahme sind von außen nicht erkennbar. Motorische Primitivreaktionen wie Schmatz- und Kaubewegungen (orale Automatismen) sind erhalten, meist auch der Schluckreflex. Der Muskeltonus ist meist spastisch erhöht.

Diagnostik und Differenzialdiagnose

An erster Stelle in der **Diagnostik** stehen die gründliche neurologische Untersuchung und das EEG, das häufig schwere Allgemeinveränderungen zeigt.

Wichtige **Differenzialdiagnose** ist das *Locked-in-Syndrom,* dem ursächlich eine beidseitige Schädigung im Bereich der Brücke (Pons) zugrunde liegt, sodass die von der Großhirnrinde zu den Hirnnervenkernen und zum Rückenmark ziehenden Bahnen unterbrochen sind. Dabei ist das Bewusstsein des Betroffenen voll erhalten, und er realisiert, was um ihn herum geschieht. Er ist aber unfähig, sich durch Sprache oder Bewegungen verständlich zu machen. Einzige verbleibende Ausdrucksmöglichkeiten des Kranken sind vertikale Augenbewegungen und meist auch der Lidschluss, sodass auf diesem Weg eine Kommunikation auf „Ja-nein-Ebene" aufgebaut werden kann. Durch elektrophysiologische Untersuchungen kann die erhaltene Wahrnehmung objektiviert werden.

Prognose

Das Syndrom reaktionsloser Wachheit kann unverändert über Jahre bestehen, potenziell aber auch überwunden werden. Auch wenn Patienten nach einem SHT eine vergleichsweise bessere **Prognose** haben als Patientinnen nach Hypoxie und jüngere Menschen eine bessere als ältere, so ist eine Vorhersage für den Einzelfall doch nicht möglich. Grundsätzlich gilt: Eine weitere Besserung ist umso unwahrscheinlicher, je länger ein schlechtes Zustandsbild unverändert bestehen bleibt.

> Bei einem **Koma** kommt es definitionsgemäß zu keiner Reaktion des Betroffenen auf äußere Reize. Dies entspricht einem GKS-Wert von 3. Daher ist der Begriff *Wachkoma* irreführend und inhaltlich falsch. Aus gleichem Grund wurde auch die Einteilung der Bewusstseinsstörungen in unterschiedliche „Komatiefen" verlassen.

Pflege von Menschen mit dem Syndrom reaktionsloser Wachheit

Beobachten, Beurteilen und Intervenieren

Patienten mit dem Syndrom reaktionsloser Wachheit scheinen in einer anderen Welt zu leben. Im Umgang mit den Betroffenen brauchen Pflegende und Angehörige viel Geduld, Empathie und Kreativität. [vgl. 3–5] Sie sind schwerstpflegebedürftige Menschen, die in allen Lebensbereichen der Unterstützung durch die Pflegenden entsprechend der üblichen Richtlinien bedürfen. Behandlung und **Pflege** haben zum Ziel, Sekundärschäden wie etwa Dekubiti, Kontrakturen oder Infektionen zu vermeiden.

Förderung der Betroffenen

Basale Stimulation® ➤ Kap. 1.5.1

So früh wie möglich setzt eine **individuelle Förderung** der Patientinnen ein. Untersuchungen zeigen, dass Menschen mit dem Syndrom reaktionsloser Wachheit möglicherweise wahrnehmen, empfinden und auch lernen können. [vgl. 6, 7] Mithilfe moderner elektrophysiologischer Untersuchungen konnten Reaktionen (z. B. Atem- oder Herzfrequenzänderungen) nicht nur auf Pflegemaßnahmen, sondern auch auf z. B. Stimmen naher Angehöriger nachgewiesen werden. So früh wie möglich sollte der Arzt des Akutkrankenhauses daher mit einer geeigneten Klinik zur neurologischen Frührehabilitation (➤ Kap. 1.3.1) Kontakt aufnehmen. Dort versucht ein multidisziplinäres Team, die Patientinnen durch ausgewählte, gezielte Reize zu stimulieren und langsam mit ihnen Kontakt aufzunehmen. Oft sind Veränderungen kaum wahrnehmbar, schon kleinste Veränderungen bedeuten Erfolge. Grundsätzlich gelten bei der Pflege von Patienten mit dem Syndrom reaktionsloser Wachheit die Prinzipien der Basalen Stimulation® (➤ Kap. 1.5.1).

Medikamente werden in dieser Phase ganz bewusst im Hinblick auf ihre zentralnervösen (Neben-)Wirkungen ausgewählt. Vegetative Krisen oder eine massive spastische Tonuserhöhung bedürfen zwar oft einer medikamentösen Therapie, doch sollte insbesondere eine länger dauernde Gabe von Sedativa vermieden werden, da sie nicht nur unerwünschte, sondern auch erwünschte Reaktionen unterdrückt. Ein Medikament, das zuverlässig die Erholung der Gehirnfunktionen fördert, gibt es nicht. Versucht werden können z. B. Amantadin, Levodopa oder Memantin. Bei ausbleibender Wirkung werden die Substanzen wieder abgesetzt.

Angehörigenberatung

Rolle der Angehörigen in der neurologischen (Früh-)Rehabilitation ➤ Kap. 1.3.4

Die Reaktionen der Angehörigen auf die Diagnose Syndrom reaktionsloser Wachheit sind sehr unterschiedlich und reichen von Verleugnen bis zu blindem Aktionismus. Den Pflegenden kommt eine entscheidende Rolle zu in dem Bemühen, Willen und Fähigkeiten der Angehörigen in für den Patienten sinnvolle Bahnen zu lenken.

Patientinnen mit dem Syndrom reaktionsloser Wachheit brauchen oft über Jahre Unterstützung. Die Angehörigen werden behutsam auf eine evtl. lang dauernde Betreuung mit all ihren physischen und psychischen Belastungen vorbereitet und in die Pflege der Betroffenen einbezogen. Frühzeitig sollten sie über mögliche Hilfen (Selbsthilfegruppen, sozialer Dienst, ambulante Pflege) informiert werden.

8.7 Irreversibler Hirnfunktionsausfall

DEFINITION

Irreversibler Hirnfunktionsausfall: irreversibler Ausfall aller Gehirnfunktionen und gesetzlich mit dem Tod des Individuums gleichgesetzt. Häufigste Ursache in Deutschland sind Schädel-Hirn-Traumen infolge von Verkehrsunfällen. Im Rahmen der Richtlinie der Bundesärztekammer wird der umgangssprachliche Begriff „Hirntod" nicht mehr verwendet, da dieser zuvor häufig zu Missverständnissen führte.

Der **irreversible Hirnfunktionsausfall** bezeichnet den *Organtod des Gehirns.* Bis vor wenigen Jahrzehnten zog dieser unweigerlich binnen kürzester Zeit den *Individualtod* nach sich, also den Tod des gesamten Menschen. Durch moderne intensivmedizinische Therapien (z. B. maschinelle Beatmung) ist es aber seit einigen Jahrzehnten möglich, die Kreislauffunktionen für eine gewisse Zeit aufrechtzuerhalten. Dies führte zu neuen ethischen Problemen: Wann ist der Mensch wirklich tot? Wann dürfen die „Apparate" abgeschaltet, wann z. B. Organe zur Transplantation entnommen werden?

Das Konzept des irreversiblen Hirnfunktionsausfalls, nach dem ein Mensch tot ist, wenn seine Gehirnfunktionen vollständig und irreversibel erloschen sind, wird heute in unserer Gesellschaft ganz überwiegend akzeptiert. Unumstritten ist es aber nach wie vor nicht, wobei die meisten Kritiker den hirntoten Menschen als Sterbenden, nicht aber als Toten sehen. Besondere ethische Brisanz erhalten Hirntod und Hirntoddiagnostik dadurch, dass die Feststellung des Hirntods Voraussetzung zur Organentnahme für Transplantationen ist.

8.7.1 Hirntoddiagnostik

Für die sog. „**Hirntoddiagnostik**" gibt es genaue, von der Bundesärztekammer festgelegte und verpflichtende Richtlinien. [vgl. 8] Der Hirntod muss von zwei voneinander unabhängigen Fachärzten festgestellt werden, die beide über mehrjährige Erfahrung in der intensivmedizinischen Behandlung Schädel-Hirn-Kranker verfügen. Einer der feststellenden und dokumentierenden Ärzte muss zudem Facharzt für Neurologie oder Neurochirurgie sein. Die feststellenden Ärzte dürfen nicht dem Transplantationsteam angehören.

Die Hirntoddiagnostik umfasst drei Blöcke, deren Ergebnisse im **Hirntodprotokoll** (➤ Abb. 8.8) dokumentiert werden:

- **Erfüllung der Voraussetzungen:** Zum einen muss eine akute, schwere primäre oder sekundäre Hirnschädigung vorliegen. Von einer *primären* Hirnschädigung spricht man, wenn das Gehirn direkt (z. B. durch ein Trauma oder eine Blutung) geschädigt wurde. Eine *sekundäre* Hirnschädigung kann z. B. Folge einer Hypoxie nach Reanimation sein. Zum anderen müssen Krankheitszustände ausgeschlossen werden, die einen Hirntod zeitweilig vortäuschen könnten. Dazu zählen starke Unterkühlung, Kreislaufversagen, metabolische oder Elektrolytentgleisungen, Medikamenteneinwirkungen oder Vergiftungen. So müssen z. B. bestimmte Medikamentenspiegel, etwa von Barbituraten, unter einen gewissen Grenzwert abgesunken sein.
- **Feststellung der klinischen Symptome der ausgefallenen Hirnfunktion:** Dazu zählen Bewusstlosigkeit (Koma), Hirnstamm-Areflexie und Ausfall der Spontanatmung.
- **Nachweis der Irreversibilität der klinischen Ausfallsymptome:** Die Untersuchungen müssen entweder je nach Alter des Patienten und Art der Hirnschädigung (primär/sekundär) nach 12–72 h wiederholt werden, oder es müssen ergänzende technische Untersuchungen (EEG, evozierte Potenziale, zerebrale Perfusionsszintigrafie, zerebrale Angiografie, Duplexsonografie, CT-Angiografie) nach definierten Kriterien durchgeführt werden.

Ein **Null-Linien-EEG** über 30 min gilt als sicheres Zeichen für den Ausfall aller Gehirnfunktionen.

8.7.2 Organspende

Eine **Organentnahme** ist nur dann zulässig, wenn der Hirnfunktionsausfall des Organspenders einwandfrei festgestellt wurde und der Organspender zu Lebzeiten in die Organentnahme eingewilligt hat (dokumentiert im *Organspendeausweis*). Hat der Betreffende einer Organentnahme widersprochen, so ist diese unzulässig. In den meisten Fällen liegen aber weder eine schriftliche Einwilligung noch ein Widerspruch des Betroffenen vor. Dann führt der Arzt mit den nächsten Angehörigen des Patienten ein ausführliches Aufklärungsgespräch und weist darauf hin, dass sie im Sinne des Patienten über die **Organspende** entscheiden müssen (sog. *erweiterte Zustimmungslösung*).

Diese Entscheidung über eine Organspende bedeutet für die Familienangehörigen eine enorme psychische Belastung. Oftmals stehen sie noch unter dem Schock der Ereignisse. Es ist für sie kaum zu begreifen, dass die gesamte Intensivtherapie lediglich den Kreislauf ihres

Anlage 1

A. PROTOKOLLBOGEN ZUR FESTSTELLUNG DES IRREVERSIBLEN HIRNFUNKTIONSAUSFALLS AB BEGINN DES DRITTEN LEBENSJAHRES
Protokollbogen Nr. ☐ 1 ☐ 2 ☐ 3 ☐ 4 *(bitte den Protokollbogen in Druckschrift ausfüllen)*

Untersucher/-in:

Name: ____________
Vorname: ____________
Facharztbezeichnung: ____________

Richtliniengemäße Qualifikation erfüllt: ja ☐

Patient/-in:

Name: ____________
Vorname: ____________
geb.: ____________ Alter: ____________

Krankenhaus und Station: ____________

1. Voraussetzungen

Diagnose(n): ____________
primäre Hirnschädigung, supratentoriell ☐ primäre Hirnschädigung, infratentoriell ☐
sekundäre Hirnschädigung ☐
Zeitpunkt des Krankheitsbeginns: ____________

Als Ursache der aktuellen und unten protokollierten Untersuchungsbefunde sind ausgeschlossen:

Intoxikation	ja ☐	primäre/therapeutische Hypothermie	ja ☐
dämpfende Medikamente	ja ☐	metabolisches oder endokrines Koma	ja ☐
Relaxation	ja ☐	Kreislaufschock	ja ☐

Blutdruck systolisch: ________ mmHg Mittlerer arterieller Druck: ________ mmHg
Körpertemperatur: ______ °C

2. Klinische Symptome des Ausfalls der Hirnfunktion

Bewusstlosigkeit (Koma) ja ☐

	rechts	*links*	*nicht prüfbar*
Pupillen weit/mittelweit	☐	☐	☐
Lichtreflex fehlt	☐	☐	☐
okulozephaler/vestibulookulärer Reflex fehlt	☐	☐	☐
Kornealreflex fehlt	☐	☐	☐
Trigeminus-Schmerzreaktion fehlt	☐	☐	☐
Pharyngeal-/Trachealreflex fehlt	☐		☐

Apnoe-Test:
Ausgangs-p_aCO_2: ________ mmHg/kPa (Temperatur-korrigiert)
Kein eigener Atemantrieb (Apnoe) bei p_aCO_2 ________ mmHg/kPa (Temperatur-korrigiert) ☐
Apnoe-Test nicht möglich/nicht beurteilbar, weil ____________

Kommentar:

Die unter 1. und 2. dokumentierte Befunderhebung wurde abgeschlossen am ________ um ________ Uhr.

Name *(Druckschrift)* Unterschrift

Die hier dokumentierte Befunderhebung ist das Ergebnis des ersten Untersuchungsgangs.
Für den Irreversibilitätsnachweis sind weitere Untersuchungen erforderlich, nämlich

- klinische Untersuchungen nach mindestens ☐ 12 Stunden / ☐ 72 Stunden (siehe 3.1.) oder
- ergänzende Untersuchungen (siehe 3.2.).

Name *(Druckschrift)* Unterschrift Datum

Seite 1 von 2

A. PROTOKOLLBOGEN ZUR FESTSTELLUNG DES IRREVERSIBLEN HIRNFUNKTIONSAUSFALLS AB BEGINN DES DRITTEN LEBENSJAHRES
Protokollbogen Nr. ☐ 1 ☐ 2 ☐ 3 ☐ 4

Patient/-in:
Name: ____________
Vorname: ____________
geb.: ____________

3. Irreversibilitätsnachweis

3.1. Zweiter Untersuchungsgang nach Wartezeit

Übereinstimmende Befunde wurden bereits im 1. Untersuchungsgang vor ____ Stunden von 2 Untersuchenden protokolliert ja ☐

Name *(Druckschrift)* Unterschrift Datum/Uhrzeit ________ Uhr

3.2. Ergänzende Untersuchung (Befund und Beurteilung gemäß beigefügtem unterschriebenen Befundbericht)

☐ EEG
isoelektrisches (Null-Linien-) EEG, mindestens 30 Minuten abgeleitet ja ☐ nein ☐
☐ FAEP
frühe akustisch evozierte Hirnstammpotentiale Welle III–V beidseits erloschen ja ☐ nein ☐
☐ SEP
zerebrale Medianus-SEP-Komponenten beidseits erloschen ja ☐ nein ☐

☐ Zerebrale Zirkulationsuntersuchung
☐ Perfusionsszintigraphie
☐ zweimalige Doppler-/Duplexsonographie 1. Untersuchung von ____ Uhr bis ____ Uhr; 2. Untersuchung von ____ Uhr bis ____ Uhr
☐ CT-Angiographie
☐ selektive zerebrale Angiographie
Zerebraler Zirkulationsstillstand festgestellt ja ☐ nein ☐

Vor- und Nachname* ____________ Datum: ________ Uhrzeit: ____ Uhr
**Einzutragen (in Druckschrift) ist der Name des Arztes/der Ärztin, der/die die ergänzende Untersuchung befundet hat.*

Kommentar:

4. Feststellung des Todes
(auszufüllen nur nach dem letzten und abschließenden Untersuchungsgang; ersetzt nicht die amtliche Todesbescheinigung (Leichenschauschein)):

Hiermit wird bestätigt, dass obige Feststellungen und Befunde/Befundberichte mit denen von Protokollbogen Nr. ________ übereinstimmen und den irreversiblen Hirnfunktionsausfall als sicheres Todeszeichen belegen.

Damit ist der Tod des Patienten festgestellt am: ____________ um ________ Uhr.

Name *(Druckschrift)* **Unterschrift** **Name** *(Druckschrift)* **Unterschrift**

Seite 2 von 2

Abb. 8.8 Vorlage für ein **Hirntodprotokoll** zur Dokumentation der Ergebnisse der für die Hirntoddiagnostik vorgeschriebenen Untersuchungen [W867]

Angehörigen aufrechterhält, das Gehirn jedoch alle Funktionen eingestellt hat und ihr Angehöriger somit (hirn-)tot ist. Diese Situation erfordert sehr viel Geduld und Einfühlungsvermögen vonseiten der Ärzte und Pflegenden, um angemessen auf die Trauer und Zweifel der Angehörigen eingehen zu können und es ihnen zu ermöglichen, trotz der umfangreichen intensivmedizinischen Maßnahmen Abschied von ihrem Familienmitglied zu nehmen.

Pflege eines Menschen mit Hirnfunktionsausfall

Die **Pflege** einer Patientin mit Hirnfunktionsausfall dient in erster Linie der Aufrechterhaltung vitaler Funktionen, um eine optimale Durchblutung der zur Transplantation vorgesehenen Organe zu gewährleisten [vgl. 9]:

- Kontrollierte Beatmung unter ständiger Überwachung von Blutgasen und Säure-Basen-Haushalt
- Überwachung, ggf. Unterstützung der Vitalzeichen (Volumenzufuhr, Katecholamine)
- Kontrolle der Ausscheidung, ggf. Unterstützung der Nierenfunktion
- Ausgleich von Elektrolytstörungen
- Temperaturregulation; bei Fieber physikalische Maßnahmen, bei Hypothermie Heizdecke oder angewärmte Infusion
- Laborkontrollen (z. B. Blutbild, Gerinnung, Nieren-, Leberwerte) und mikrobiologische Untersuchungen (z. B. Abstriche von Nase, Rachen, Urethra, Proben von Urin und Trachealsekret)

Umgang mit der psychischen Belastung

Für die Pflegenden kann die Versorgung eines Patienten mit Hirnfunktionsausfall sehr belastend sein. Meist ist die Pflege wegen der instabilen Kreislaufsituation des Patienten sehr aufwendig und anstrengend. Gleichzeitig ist immer das Wissen präsent, dass der Körper des Patienten nur noch bis zum Tag der Organentnahme in seiner Funktion erhalten wird. Das scheint auf den ersten Blick sinnlos zu sein. Hier hilft es, sich bewusst zu machen, dass ein oder meist mehrere andere Kranke, die evtl. nur noch kurze Zeit zu leben hätten, dank einer Organspende ein großes Maß an Lebensqualität gewinnen oder überhaupt weiterleben können. Hinzu kommt die Betreuung der Angehörigen, die psychisch ebenfalls bis an die eigenen Grenzen gehen kann.

LITERATUR UND KONTAKTADRESSEN

Literaturnachweis

1. Rickels E, von Wild K, Wenzlaff P. Head injury in Germany: a population-based prospective study on epidemiology, causes, treatment and outcome of all degrees of head-injury severity in two distinct areas. Brain Injury 2010; 24(12): 1491–1504.
2. Firschau U, Kahl Ch (Hrsg.). Schädel-Hirn-Trauma. Pflege und Rehabilitation. Stuttgart: Kohlhammer 2002.
3. Thiel E. Die Arbeit hier ist mit nichts vergleichbar – Wachkomapflege. Die Schwester, der Pfleger 2005; 44(6): 418–420.
4. Teigeler B. Leben im Wachkoma: apallisches Syndrom. Die Schwester, der Pfleger 2007; 46(2): 140–143.
5. Tolle P. Erwachsene im Wachkoma – Ansätze für eine theoriegeleitete und empirisch fundierte Pflege. Frankfurt/M.: Lang 2005.
6. Zieger A. Schlussbericht der Enquete-Kommission „Recht und Ethik der modernen Medizin" des Deutschen Bundestags, Berlin, 14. Mai 2002. http://tinyurl.com/q23wo7q (letzter Zugriff: 28.9.2017).
7. Bockenheimer-Lucius G. „Wachkoma" und Ethik. Ethik in der Medizin 2005; 17(2): 85–89.
8. Richtlinie zur Feststellung des Hirntodes. https://www.bundesaerztekammer.de/fileadmin/user_upload/BAEK/Themen/Medizin_und_Ethik/RichtlinieIHA_FuenfteFortschreibung.pdf (letzter Zugriff: 08.10.2025).
9. Henske J. Hirntod … und nun? Die Pflege eines potenziellen Organspenders. Pflegezeitschrift 2002; 55(3): 179–182.
10. Ellenbogen RG, Abdulrauf SI, Sekhar LN. Principles of Neurological Surgery. 3rd ed. Philadelphia, PA: Elsevier 2012.
11. Greenberg MS. Handbook of Neurosurgery. 8th ed. New York: Thieme 2016.
12. Bender A, Jox RJ, Straube A, Lulé D. Persistent vegetative state and minimally conscious state: a systematic review and meta-analysis of diagnostic procedures. Dtsch Arztebl Int 2015; 112: 235–242.
13. van Erp WS, Lavrijsen JC, van de Laar FA et al. The vegetative state/unresponsive wakefulness syndrome: a systematic review of prevalence studies. Eur J Neurol 2014; 21: 1.361–1.368.
14. Tönnis W, Loew F. Einteilung der gedeckten Hirnschädigungen. Ärztliche Praxis 1953; 5: 13–14.

Kontaktadressen

Schädel-Hirnpatienten in Not e.V., Bayreuther Str. 33, 92224 Amberg; Tel.: 0 96 21/63 66 6; www.schaedel-hirnpatienten.de

Verein Patienten im Wachkoma – PIW e.V., Am Heshahn 4, 51702 Bad Neustadt; Tel.: 0 22 61/94 94 44; www.piw-ev.de

Verband der Hirn-, Rückenmark- und Nervenverletzten, Arbeits-, Kriegs- und Verkehrsopfer e.V., Ebertstr. 1, 67063 Ludwigshafen am Rhein; Tel.: 06 21/69 46 8; www.vdhrn.de/index.htm

KAPITEL

9 Pflege von Menschen mit epileptischen Anfällen

Pflegesituation

Hintergründe zur Pflegesituation

Pflegerisches Setting: stationäre Akutpflege
Patient: Herr Mario Delaney, 31 Jahre
Diagnose: Postiktale Psychose bei bekannter Epilepsie

Plötzlich, unerwartet und überall

Es ist ein verregneter Herbsttag, der Himmel ist grau. Mario Delaney hat gerade seine Arbeit im Einzelhandel beendet und eilt zur Baustelle seines Hauses. Dort wartet bereits der Elektriker mit dringenden Fragen, die unbedingt geklärt werden müssen. Der Hausbau zieht sich seit Monaten hin und Herr Delaney fühlt sich zunehmend erschöpft und gestresst. Zahlreiche Stunden hat er bereits auf der Baustelle verbracht, nicht selten bis Mitternacht. Genug Schlaf bekommt er kaum, denn sein Wecker klingelt jeden Morgen bereits um fünf Uhr. Er wünscht sich, dass die Arbeiten endlich schneller voranschreiten, um bald einziehen zu können.

Am Abend geht er mit seiner Partnerin Vanessa Boker einkaufen. Während sie zusammen am Gemüseregal stehen, wird Herrn Delaney auf einmal schwindelig. Sein Kopf wird schwer und er beginnt, wirre und unzusammenhängende Dinge zu sagen. Dann schreit er plötzlich auf, stürzt bewusstlos zu Boden und beginnt zu krampfen. Er zeigt tonisch-klonische Bewegungen: Zunächst wirkt sein Körper versteift, die Augen sind weit geöffnet. Nach Sekunden folgen Zuckungen am ganzen Körper. Erschrocken hält Vanessa Boker ihn fest und bittet eine Kundin, sofort den Notruf zu wählen. Nach wenigen Minuten lässt das Krampfen nach.

Der Rettungsdienst trifft schnell ein und beginnt sofort mit der Stabilisierung. Herr Delaney bekommt Sauerstoff über eine Maske und sein Blutzucker wird überprüft. Nachdem die Erstversorgung abgeschlossen ist, bringt der Rettungsdienst ihn mit dem Verdacht auf einen epileptischen Anfall in die zentrale Notaufnahme (ZNA) des nahegelegenen Krankenhauses.

Dort übernimmt die junge Pflegefachfrau Julia Rütter die Betreuung von Herrn Delaney.

Zunächst überwacht sie seine Vitalparameter und kontrolliert die Pupillenreaktion. Anschließend dokumentiert sie den Krampfanfall sorgfältig, einschließlich Anfallstyp, Dauer und Bewusstseinslage. Die behandelnde Neurochirurgin hat Vanessa Boker, die mittlerweile ebenfalls in der zentralen Notaufnahme eingetroffen ist, bereits ausführlich zum Hergang befragt.

Herr Delaney berichtet, seit seiner Kindheit an Epilepsie zu leiden, jedoch seit seiner Jugend anfallsfrei zu sein. Zur Ausschlussdiagnostik möglicher Differenzialdiagnosen wie Elektrolytstörungen, Infektionen oder medikamentöse Ursachen wird eine umfassende Laboruntersuchung veranlasst. Zusätzlich erfolgt eine Elektroenzephalografie (EEG) zur Beurteilung der Hirnaktivität. Eine kraniale Computertomografie (cCT) wird durchgeführt, um strukturelle Ursachen wie zerebrale Infarkte oder Tumoren auszuschließen.

Vanessa Boker hat ihre Freundin Anna Jakobs angerufen, die in der Nähe wohnt. Mit ihr trifft sie sich im Foyer des Krankenhauses, während Herr Delaney noch untersucht wird. Vanessa Boker erzählt: *„Wir überlegten gerade, was wir heute zu Abend essen, als Mario zu Boden stürzte und mich plötzlich mit weit aufgerissenen Augen ansah. Zuerst war sein Körper ganz steif, danach zuckte er heftig. Ich hielt ihn fest und bat eine Kundin, den Rettungsdienst zu rufen. Er hatte Schaum vor dem Mund. In meiner Panik dachte ich, er könnte sterben. Als das Krampfen langsam aufhörte, bemerkte ich, dass er sich eingenässt hatte. Und er blutete* *aus dem Mund. Ich rief immer wieder seinen Namen, doch er reagierte nicht. Als ich im Krankenhaus endlich zu ihm durfte, war er zwar noch etwas benommen, wir konnten aber miteinander sprechen. Er konnte sich an nichts erinnern! Die Ärztin fragte ihn nach seinem Beruf, seinen Medikamenten und ob er regelmäßig Alkohol trinke. Letzteres verneinte Mario. Dabei hatte er an den vergangenen Wochenenden häufig an Geburtstagsfeiern oder anderen Anlässen Alkohol konsumiert. Ich habe noch nie einen Anfall bei ihm erlebt und wir sprechen eigentlich nie über seine Erkrankung. Zumindest hat er zugegeben, dass er seine Medikamente nicht immer einnimmt."*

Lernaufgaben:

1. Analysieren Sie die Symptome, die Herr Delaney während seines Krampfanfalls zeigt. Ordnen Sie den Anfall anhand dieser Merkmale der entsprechenden Hauptgruppe und dem Anfallstyp der Epilepsien zu.
2. Führen Sie die potenziell anfallsauslösenden Faktoren in der Situation von Herrn Delaney auf.
3. Erläutern Sie, warum Vanessa Boker detailliert zum Hergang des Krampfanfalls befragt wurde und welche Informationen dadurch gewonnen werden konnten.
4. Vanessa Boker erlebt zum ersten Mal einen epileptischen Anfall bei ihrem Partner.
   a) Beurteilen Sie ihr Verhalten während des Krampfanfalls und erläutern Sie mögliche Risiken ihres Handelns.
   b) Beschreiben Sie, wie Pflegefachfrau Julia Rütter Vanessa Boker in dieser Situation fachlich beraten kann.
5. Herr Delaney gibt an, seine antiepileptischen Medikamente in letzter Zeit nur unregelmäßig eingenommen zu haben. Erläutern Sie, welche interprofessionellen Maßnahmen sinnvoll sind, um seine Therapieadhärenz zu fördern.

DEFINITION

Ein **epileptischer Anfall** wird durch eine umschriebene oder generalisierte synchrone Entladung zerebraler Neurone hervorgerufen.

9.1 Einteilung

Die Symptome eines zerebralen Krampfanfalls sind je nach betroffener Hirnregion sehr vielgestaltig. Neben motorischen können auch sensible, vegetative und psychische Symptome auftreten.

Unterschieden werden der zerebrale Gelegenheitsanfall (➤ Kap. 9.2), bei dem immer ein anfallsauslösender Faktor vorliegt, und die Epilepsie als eine chronische Erkrankung (➤ Kap. 9.3), bei der die zerebralen Krampfanfälle auch spontan auftreten.

In Abhängigkeit von der individuellen Krampfschwelle vermag jedes Gehirn unter bestimmten Bedingungen mit einem zerebralen Krampfanfall zu reagieren.

9.2 Zerebraler Krampfanfall

DEFINITION

Zerebraler Gelegenheitsanfall: zerebraler Krampfanfall, der während einer Gehirnerkrankung oder einer außergewöhnlichen Belastung des Gehirns auftritt. Meist ein einmaliges Ereignis, das nach Heilung oder Wegfall des Auslösers verschwindet. Häufigkeit: ca. 5 % der Gesamtbevölkerung

Zerebrale Gelegenheitskrämpfe treten nur unter außergewöhnlichen Belastungen auf. Als Auslöser sind insbesondere zu nennen:

- Schwere Infektionen, z. B. Enzephalitis (➤ Kap. 6.3)
- Stoffwechselentgleisungen, z. B. Hypoglykämie
- Fieber (sog. Fieberkrampf bei Kindern)
- Alkoholexzess oder -entzug
- Drogen oder Medikamente, z. B. Neuroleptika (➤ Pharma-Info 15.1)
- Schlafentzug
- Flackerlicht
- Sehr laute rhythmische Musik

9.2.1 Symptome, Befund und Diagnostik

Die Phänomenologie *(Erscheinungsbild)* des Anfalls unterscheidet sich je nach Ursprungsort ganz erheblich. Sie reicht von wenigen Sekunden dauernden Zuständen der Abwesenheit *(Absencen)* über komplexe Bewegungs- und Bewusstseinsstörungen bis hin zum klassischen tonisch-klonischen Anfall. Symptome und Untersuchungsbefunde lassen sich daher häufig nicht von den tonisch-klonischen Krampfanfällen bei Epilepsie unterscheiden (➤ Kap. 9.3.2).

Die Diagnose ergibt sich aus dem klinischen Bild bzw. Verlauf, dem Vorliegen von Auslösefaktoren sowie unauffälliger Zusatzdiagnostik (➤ Kap. 9.3.3).

9.2.2 Behandlungsstrategie

Ein einzelner Gelegenheitsanfall bedarf meist keiner Behandlung. Nur lang andauernde Anfälle (bei Erwachsenen über 10–15 min, bei Kindern über 5 min) müssen medikamentös durchbrochen werden. Ansonsten reicht es aus, den Betroffenen vor Verletzungen zu schützen.

Eine medikamentöse Dauerbehandlung ist nicht angezeigt. Der Patient sollte aber die Auslösefaktoren in Zukunft meiden.

9.2.3 Pflegerische Begleitung

➤ Kap. 9.3.5

9.2.4 Prognose

Die überwiegende Mehrzahl der Patientinnen mit einem zerebralen Gelegenheitsanfall erleidet keine weiteren Anfälle mehr. Ein geringer Teil der Betroffenen, insbesondere solche mit Risikofaktoren (z. B. Auftreten von Epilepsie oder Fieberkrämpfen bei nahen Verwandten), entwickelt später eine Epilepsie.

9.3 Epilepsie

DEFINITION

Epilepsie bezeichnet einen Zustand des Gehirns, der durch eine andauernde Prädisposition, epileptische Anfälle zu generieren, gekennzeichnet ist.

Für die Diagnose Epilepsie ist das Auftreten wiederholter unprovozierter Anfälle erforderlich oder das Auftreten mindestens eines Anfalls mit zusätzlich anhaltenden veränderten Eigenschaften des Gehirns, die das Auftreten weiterer Anfälle wahrscheinlich machen. [vgl. 1]

9.3.1 Ursachen

Heute gehen Mediziner davon aus, dass bei allen Epilepsieformen *exogene Schädigungen* (z. B. Traumen) und *endogene Faktoren* (erbliche Veranlagung) zusammenwirken.

Trotzdem wird nach wie vor unterschieden zwischen der **idiopathischen Epilepsie** ohne erkennbare Ursache, die sich meist bis zum 20. Lebensjahr manifestiert, und der **symptomatischen Epilepsie,** bei der eine – evtl. behandelbare – Hirnschädigung zugrunde liegt. Bei kryptogenen Formen kann keine Ursache für die Anfälle gefunden werden.

Die internationale Liga gegen Epilepsie hat eine neue Klassifikation von Anfällen und Epilepsien vorgeschlagen. Hier werden die Begriffe „idiopathisch" durch „genetisch" und „symptomatisch" durch „strukturell/metabolisch" sowie „kryptogen" durch „ungeklärt" ersetzt.

Epileptische Anfälle sind häufiges Symptom folgender Erkrankungen:

- Tumor (➤ Kap. 7.1), Abszess (➤ Kap. 6.4), Gefäßfehlbildung im Gehirn (➤ Kap. 2.2.3)
- Enzephalitis (➤ Kap. 6.3), Meningitis (➤ Kap. 6.2)
- Schlaganfall (➤ Kap. 2.1)
- Hirnvenen-/Sinusvenenthrombose (➤ Kap. 2.4)
- Entzugssyndrom (➤ Kap. 23.4)
- Metabolische Entgleisungen (Hypoglykämie, Leber- oder Nierenversagen)

9.3.2 Symptome

Es gibt verschiedene, teils sehr komplizierte Klassifikationen der Epilepsie. Im Folgenden wird eine Einteilung gewählt, die sich am klinischen Bild orientiert.

Epileptische Anfälle laufen nicht immer gleich ab. Je nach Ausmaß und Lokalisation der Funktionsstörung der Nervenzellen werden als große Hauptgruppen die *fokalen* und die *generalisierten Anfälle* unterschieden.

Fokale Anfälle

Fokale *(partielle)* **Anfälle** gehen von einer bestimmten Stelle des Gehirns aus. Bei den fokalen Anfällen handelt es sich meist um symptomatische Anfälle.

Einfache fokale Anfälle

Bei **einfachen fokalen Anfällen** bleibt das Bewusstsein des Patienten erhalten. Die weitere Unterteilung erfolgt je nach Symptomatik:

- **Einfache fokale Anfälle mit motorischer Symptomatik:** Dabei treten rhythmische motorische Entäußerungen wie etwa Zuckungen auf, die auf eine Körperregion beschränkt bleiben. Häufig ist die Hand betroffen, entsprechend liegt hier der Ausgangspunkt der Entladungen in der vorderen Zentralwindung. Nicht selten ist anschließend eine passagere (vorübergehende) Parese der betroffenen Extremität *(Todd-Lähmung)* zu beobachten.
- **Adversivanfälle** äußern sich in einer für Sekunden anhaltenden Seitwärtsbewegung und einer tonischen Drehung des Kopfes *(Fechterstellung)* bei erhaltenem Bewusstsein. Meist sind sie Ausdruck einer Läsion in der supplementär-motorischen Region.
- **Einfache fokale Anfälle mit sensibler Symptomatik:** Häufigste Symptome sind hier ein Taubheitsgefühl oder Missempfindungen *(Parästhesien)* ohne Bewusstseinsstörung.
- **Motorische** oder **sensible Jackson-Anfälle** beginnen je nach betroffenem Gehirnbezirk in einer bestimmten Körperregion. Dann breiten sich die motorischen oder sensiblen Erscheinungen – bei erhaltenem Bewusstsein – von distal nach proximal aus („march of convulsion"). So können sie z. B. von den Fingern über die Hand auf den Arm übergreifen. Meist liegt den Anfällen eine Läsion der Zentralregion zugrunde.
- In Analogie hierzu spricht der Mediziner bei anderen Symptomen z. B. von **einfachen fokalen Anfällen mit visueller Symptomatik** (beim Sehen von Lichtblitzen, Gesichtsfelddefekten) oder **einfachen fokalen Anfällen mit akustischer Symptomatik** beim Hören von Tönen.

Komplex-fokale Anfälle

Komplex-fokale Anfälle *(psychomotorische Anfälle, Dämmerattacken)* sind durch eine Bewusstseinsstörung und – in Abhängigkeit vom Anfallsursprung – durch einen typischen Ablauf gekennzeichnet. Die **Temporallappenepilepsie** macht mit 60–70 % die häufigste Form der fokalen Epilepsien aus und ist zudem das häufigste Epilepsiesyndrom. Die meisten Temporallappenepilepsien gehen von der Hippokampusregion aus; eine typische Ursache stellt die Hippokampussklerose dar. Nach einer **Aura** („Vorbote" eines epileptischen Anfalls, z. B. vom Bauch aufsteigendes Wärmegefühl, Geruchswahrnehmung) folgt eine Bewusstseinstrübung von ungefähr 1 min, während der stereotype Bewegungen auftreten; am häufigsten orale Automatismen wie etwa Schmatzen oder Schlucken. Begleitend kommt es zu vegetativen Symptomen, z. B. Hautrötungen oder Herzfrequenzänderungen. Im Anschluss daran folgt eine Reorientierungsphase. Später können sich die Patientinnen an die Zeit des Anfalls nicht erinnern.
Die Symptome der Aura können auch isoliert auftreten und zählen dann zu den einfachen fokalen Anfällen.

Fokale Anfälle mit sekundärer Generalisation

Jeder fokale Anfall kann durch Ausbreiten der abnormen Nervenzellerregung *sekundär* generalisieren, der Mediziner spricht von **fokalen Anfällen mit sekundärer Generalisation.** Findet diese Generalisation sehr schnell statt, entspricht das klinische Bild dem eines (primären) Grand-Mal-Anfalls. Hinweise auf einen fokalen Ursprung kann dann der Anfallsbeginn geben, z. B. das Vorhandensein einer Aura oder die Beobachtung, dass die Zuckungen in einer bestimmten Körperregion angefangen haben.

Primär generalisierte Anfälle

Primär generalisierte Anfälle betreffen von Anfang an das gesamte Gehirn.

Grand-Mal-Epilepsie

Die **Grand-Mal-Epilepsie** *(tonisch-klonische Anfälle)* ist die wohl bekannteste Epilepsieform und für viele Laien *die* Epilepsie überhaupt. Der Patient stürzt bewusstlos zu Boden, evtl. mit einem Schrei *(Initialschrei).* Zunächst kommt es zur **tonischen Phase** mit steif gestreckten Gliedmaßen, Zyanose und geöffneten Augen mit weiten, lichtstarren Pupillen. Nach Sekunden folgen **klonische Krämpfe** (rhythmische Zuckungen am ganzen Körper), oft mit Schaum vor dem Mund, Zungenbiss, Urin- und Stuhlabgang. Nach wenigen Minuten hört der Anfall meist von selbst auf, dabei können die Pupillen des Patienten anfangs noch weit sein. Kurze Zeit nach dem Anfall kommt es zu einer längeren Schlafphase **(Terminalschlaf)** mit anschließender unterschiedlich langer Reorientierungsphase. Später erinnert sich der Patient nicht an den Anfall, klagt jedoch häufig über Muskelkater.

Eine Bindung der Anfälle an eine bestimmte Tageszeit, häufig an die Aufwachphase *(Aufwachepilepsie),* ist möglich.

Petit-Mal-Epilepsie

Als **Petit-Mal-Epilepsien** werden alle primär generalisierten Anfälle zusammengefasst, die nicht das klinische Bild des Grand-Mal zeigen.

- **Absencen** sind kurz dauernde Phasen des „Wegtretens" (jedoch ohne Ohnmacht), die vornehmlich im Kindes- und Jugendalter auftreten. Sie können mit schwachen motorischen Phänomenen einhergehen, etwa *Reklination* (Zurückbeugen) des Kopfes, Mundbewegungen oder Nesteln mit den Händen. Treten die Anfälle mehrfach pro Stunde auf, werden sie wegen ihrer kurzenDauer oft als Konzentrationsstörung verkannt.
- Bei **myoklonischen Anfällen** treten plötzliche kurze Muskelzuckungen auf. Es sieht z. B. so aus, als ob die Patientin einen Gegenstand, den sie in der Hand gehalten hat, wegschleudere. Nicht selten kommt es danach zum Tonusverlust der betroffenen Muskeln **(myoklonisch-astatische Anfälle),** sodass Stürze möglich sind.
- Anfälle, bei denen es primär zum Tonusverlust der Muskulatur kommt, heißen **astatische** *(atone)* **Anfälle.** Auch hier besteht Sturzgefahr.
- **Tonische Anfälle** gehen mit Muskelverkrampfungen und Verharren der Glieder in entsprechenden Stellungen einher. Sie können minutenlang andauern.
- **Klonische Anfälle** sind durch wiederholte Myoklonien definiert.

Gerade die Petit-Mal-Epilepsien manifestieren sich oft in einem bestimmten Lebensalter und zeigen ein typisches Bild (sog. *altersgebundene Anfälle*). Die hierfür gebräuchlichen historisch gewachsenen Bezeichnungen sind in der Klinik nach wie vor gebräuchlich. Beispiel sind die **BNS-Krämpfe** *(Blitz-Nick-Salaam-Krämpfe, Propulsiv-Petit-Mal, West-Syndrom)* des Säuglings. Das Kind zuckt zuerst blitzartig mit dem ganzen Körper zusammen, bevor es den Kopf wie beim Nicken beugt und Rumpf und Extremitäten ähnlich wie bei der indischen Begrüßungsbewegung zusammenführt. Treten im frühen Schulalter Absencen als einzige Anfallsform auf, wird dies als *Pyknolepsie* bezeichnet.

9.3.3 Diagnostik

Anamnese

Für die **Diagnose** einer Epilepsie und deren Zuordnung zu einem bestimmten Anfallstyp sind die Anamnese und v. a. die Fremdanamnese häufig von entscheidender Bedeutung. Dabei fragt der Arzt insbesondere nach der Familienanamnese, früheren ZNS-Erkrankungen (z. B. *Schädel-Hirn-Trauma,* ➤ Kap. 8.2), Alter beim ersten Anfall, Häufigkeit, Dauer und Ablauf des Anfalls, evtl. Tageszeitbindung. Außerdem sollte nach auslösenden Faktoren, welche die Krampfschwelle senken (Medikamente, Alkohol, Schlaf- oder Sauerstoffmangel), gefragt werden.

Das erstmalige Auftreten eines zerebralen Krampfanfalls im Erwachsenenalter weist dringend auf eine Gehirnerkrankung hin, z. B. eine Gefäßfehlbildung oder einen Gehirntumor *(symptomatische Epilepsie).*

Apparative Diagnostik und Differenzialdiagnose

Wegen der Möglichkeit eines Krankheitsgeschehens im Gehirn wird jeder erstmalig auftretende Anfall diagnostisch abgeklärt.

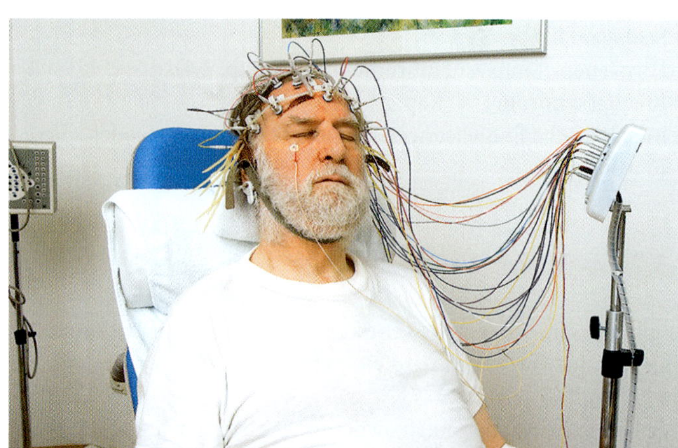

Abb. 9.1 Patient beim **Ruhe-EEG** [K115]

- **EEG:** Das EEG ist zur Beurteilung der Anfallsbereitschaft, zur Ursachenabklärung **(Fokussuche)** und zur Differenzierung verschiedener Anfallsformen (insbesondere Petit-Mal-Epilepsien) von Bedeutung (➤ Abb. 9.1). Im Anfall finden sich je nach Anfallsart typische Veränderungen (➤ Abb. 9.2, ➤ Kap. 1.7.4). Allerdings ist der Befund zwischen den Anfällen häufig normal. Dann werden **Provokationsmethoden** wie etwa Hyperventilation, Flackerlicht oder Schlafentzug eingesetzt. Durch ein **Langzeit-EEG** werden auch seltene und insbesondere nächtliche Veränderungen erfasst. Eine **Video-Enzephalografie** (*Video-EEG, Video-Doppelbildaufzeichnung,* gleichzeitige EEG-Registrierung und Videoaufnahme des Patienten) kann die Zuordnung zu einem Anfallsmuster erleichtern.
- **Magnetresonanztomografie (MRT,** ➤ Kap. 1.7.3): Sie dient der Suche nach möglichen Ursachen wie Tumor, Gefäßfehlbildung, Zeichen einer frühkindlichen Hirnschädigung, Hippokampussklerose oder Narben nach Verletzungen.
- **Angiografie** (➤ Kap. 1.7.3): Eine Angiografie kann zur weiteren diagnostischen Klärung bei Verdacht auf Tumor oder Gefäßfehlbildung und präoperativ, z. B. vor einer geplanten Tumorentfernung, angezeigt sein.
- **Blutuntersuchungen:** Sie sind z. B. bei Verdacht auf Niereninsuffizienz oder Alkoholmissbrauch erforderlich, die Ursache einer Epilepsie sein können. Nach einem Grand-Mal-Anfall steigt im Gegensatz zu einem psychogenen Anfall die Kreatinkinase (CK) im Serum an.
- Ggf. **humangenetische Untersuchungen** bei vererbten Epilepsieformen.

Differenzialdiagnostisch berücksichtigt werden müssen insbesondere:

- **Synkopen:** kurze Bewusstlosigkeit, z. B. im Rahmen von Herzrhythmusstörungen, die ebenfalls mit motorischen Phänomenen, z. B. leichten Armzuckungen *(konvulsive Synkope),* einhergehen können.
- **Hypoglykämien.**
- **Psychogene Anfälle** (➤ Kap. 21.4.8): Sie zeichnen sich v. a. dadurch aus, dass sie auch vom geübten Beobachter keiner der bekannten Anfallsformen zugeordnet werden können, sich oft vor Publikum ereignen und demonstrativ verlaufen. Ferner sind beim epileptischen Anfall die Augen geöffnet und lichtstarr, beim psychogenen hingegen meist geschlossen.
- **Narkolepsie** (zwanghafte Schlafanfälle).

Schlafentzug

Bei Provokation von Anfällen durch **Schlafentzug** (➤ Kap. 14.7.2) sollen die Patientinnen keine stimulierenden Substanzen (z. B. Koffein) zu sich nehmen und nicht die ganze Nacht fernsehen. Oftmals hilft es den Betroffenen, wenn sie die Nacht im Stationszimmer verbringen dürfen. So werden auch die Mitpatienten nicht gestört, und es können sich intensive Gespräche ergeben.

9.3.4 Therapie

Ein einzelner zerebraler Krampfanfall bedarf im Allgemeinen keiner prophylaktischen Behandlung, sondern lediglich der diagnostischen Abklärung.

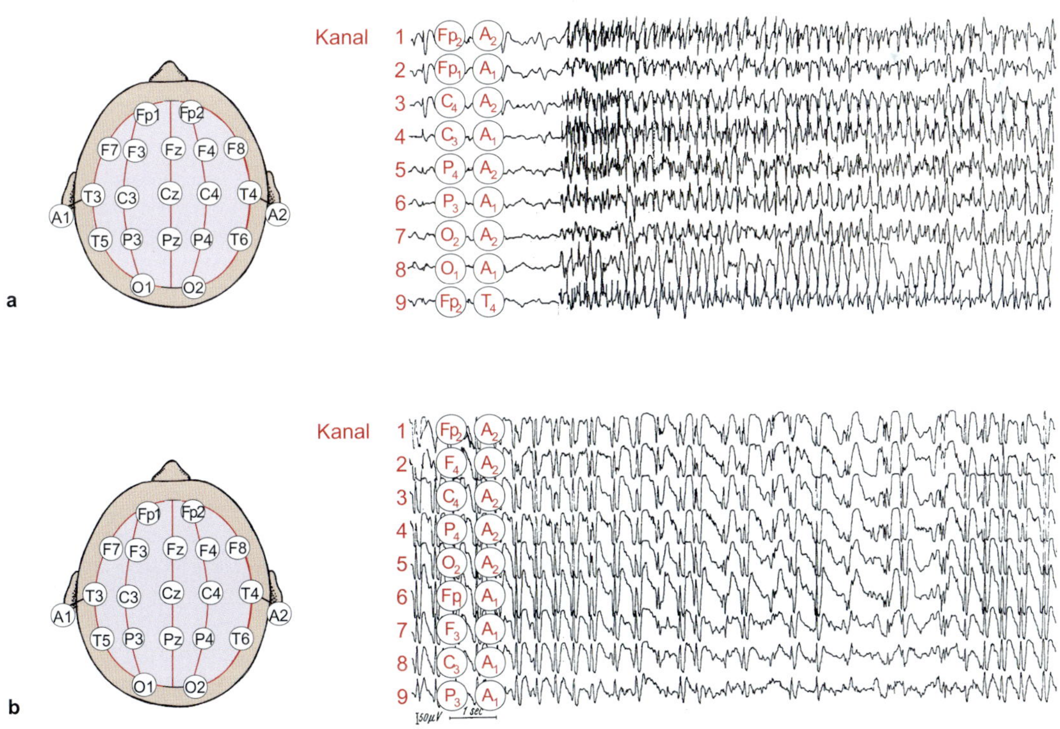

Abb. 9.2 EEG-Ableitungen:
a) während eines Grand-Mal-Anfalls
b) während einer Absence [L157]

Ob eine medikamentöse Behandlung mit **Antiepileptika** (➤ Pharma-Info 9.1) erfolgen sollte, hängt von vielen krankheitsbedingten und auch individuellen, patientenbezogenen Faktoren ab. Sie sollte auf jeden Fall dann durchgeführt werden, wenn zwei unprovozierte Anfälle aufgetreten sind; etwa 60 % der Betroffenen müssen ihr Leben lang entsprechende Medikamente einnehmen. Für die klinische Praxis ist es zunächst wichtig, zwischen der fokalen und der generalisierten Epilepsieform zu unterscheiden [vgl. 2].

Es sollte immer versucht werden, mit einer Monotherapie, d. h. mit nur einem Präparat, auszukommen. Erst wenn die Dosis des Medikaments infolge starker Nebenwirkungen nicht mehr erhöht werden kann und der e immer noch nicht anfallsfrei ist, wird das Medikament gewechselt oder – bei Versagen mehrerer Monotherapien – eine Medikamentenkombination versucht.

VORSICHT

Ansetzen, Umstellen oder Absetzen der Medikation darf nie abrupt geschehen, sondern muss immer schrittweise erfolgen („Einschleichen" und „Ausschleichen"). Eine Kontrolle des Medikamentenspiegels (Blutentnahme morgens nüchtern) kann bei der Dosisfindung helfen und wird insbesondere in der Einstellungsphase in vielen Krankenhäusern routinemäßig durchgeführt. Sie ist auch bei Verdacht auf Einnahmefehler oder Überdosierung angezeigt.

Ist ein Patientin mit einem Blutspiegel unterhalb des „normalen" therapeutischen Spiegels anfallsfrei, wird die Dosis nicht erhöht. Umgekehrt kann bei einem nicht anfallsfreien Patienten, dessen Blutspiegel im oberen Bereich liegt, die Dosis noch weiter gesteigert werden, solange er noch keine Nebenwirkungen zeigt.

Ergibt die Diagnostik eine symptomatische Epilepsie, steht die Behandlung der Ursache im Vordergrund. Falls dies nicht möglich ist, z. B. bei einem Defekt nach Gehirnverletzung oder einem inoperablen Tumor, wird versucht, durch eine medikamentöse Behandlung zumindest Anfallsfreiheit zu erreichen, da häufige Anfälle zentrale Neurone schädigen, was zu einer frühen kognitiven Leistungsminderung führen kann.

Pharma-Info 9.1

Antiepileptika

Antiepileptika *(Antikonvulsiva):* Medikamente zur Unterdrückung zerebraler Krampfanfälle

Tab. 9.1 Wichtige Antiepileptika

Substanz (Handelsname, z. B.)	Nebenwirkungen*
Carbamazepin (Tegretal®, Timnil®)	Meist gut verträglich, anfänglich Müdigkeit; Magenbeschwerden, Hyponatriämie (insbesondere bei älteren Patienten), Schwindel, Leukopenie, Allergien
Ethosuximid (Petnidan®)	Magenbeschwerden, Schluckauf, Kopfschmerzen, Schlafstörungen, psychotische Symptome, Anämie
Gabapentin (Neurontin®)	Schwindel, Müdigkeit; in der Regel gute Verträglichkeit
Lamotrigin (Lamictal®)	Exantheme, Psychose, Depression, Allergien
Phenobarbital (Luminal®)	Sedierung, Schwindel, Ataxie, psychische Störungen (v. a. bei Kindern), Schultersteife
Phenytoin (Epanutin®, Phenhydan®, Zentropil®)	Zahnfleischhyperplasie, Hypertrichose (verstärkte Behaarung). Bei Überdosierung: Schwindel, Ataxie, Tremor, Doppeltsehen, Kleinhirnatrophie
Primidon (Liskantin®)	Sedierung, Schwindel, Ataxie, psychische Störungen (v. a. bei Kindern), Schultersteife
Levetiracetam (Keppra®)	Schwindel, Benommenheit; wird in der Regel gut toleriert, kaum Interaktionen mit anderen Antiepileptika
Oxcarbazepin (Trileptal®)	Verwandt mit Carbamazepin, Nebenwirkungsprofil ähnlich, aber (bis auf Hyponatriämie) eher milder ausgeprägt
Topiramat (Topamax®)	Kribbelparästhesien, Gewichtsverlust, kognitive Störungen
Valproinsäure (Convulex®, Ergenyl®)	Gewichtszunahme, Haarausfall, Tremor; selten, aber oft tödlich: Leberkoma (v. a. bei Kleinkindern)
Vigabatrin (Sabril®)	Gewichtszunahme, Psychose, Gesichtsfelddefekte
Lacosamid (Vimpat®)	Schwindel, gastrointestinale Beschwerden, Depression, Müdigkeit, Koordinationsstörungen

* Alle Antiepileptika können zu allergischen Reaktionen (selten, aber gefährlich: Agranulozytose) und wie alle auf das ZNS wirkenden Medikamente zu Müdigkeit und eingeschränktem Reaktionsvermögen führen. Bei Überdosierung treten Doppelbilder, Schwindel, Ataxie und Nystagmus auf. Außerdem beschleunigen einige Antiepileptika den Östrogenabbau und vermindern so die Wirksamkeit der „Pille".

9

Invasive Therapieverfahren

Bei einer schweren, therapieresistenten, v. a. symptomatischen Epilepsie können **operative Maßnahmen** zur Ausschaltung des Epilepsieherdes helfen. Diese sind nur an spezialisierten Zentren möglich und erfordern eine umfangreiche präoperative Diagnostik.

Ist nach einer entsprechenden Diagnostik ein eindeutiger Herd als Ursache für das Auslösen der Krampfanfälle auszumachen, so ist es häufig möglich, diese Stelle innerhalb des Gehirns operativ zu entfernen. Voraussetzung ist jedoch, dass an dieser Stelle keine wichtigen neurologischen Funktionen (z. B. Sprache) liegen, da man diese ansonsten durch eine Operation schädigen würde.

Bei Patientinnen mit medikamentös schwer einstellbarer Epilepsie findet man häufig eine Sklerose des Hippokampus als Ursache für die Krampfanfälle. Bei geeigneten Patienten kann man dann den Hippokampus und benachbarte Strukturen operativ entfernen *(Amygdalo-Hippokampektomie)* (➤ Abb. 9.3). Die Mehrzahl der operierten Patientinnen (z. T. über 60 %) wird durch einen solchen Eingriff dann anfallsfrei.

Ein weiteres Verfahren ist die **Vagusnervstimulation,** bei der der linke N. vagus im Halsbereich in festen, programmierten Abständen stimuliert wird. Zusätzlich kann der Patient von außen mithilfe eines Magneten Stimulationen auslösen. Dieses Verfahren führt jedoch in der Regel nur bei sehr wenigen Patientinnen zu Anfallsfreiheit, kann jedoch zu einer Reduktion der Anfallshäufigkeit beitragen (➤ Abb. 9.3).

Die tiefe Hirnstimulation ist als weiteres Verfahren bei schwer behandelbarer Epilepsie einsetzbar.

Behandlungsstrategie beim Status epilepticus

DEFINITION

Status epilepticus: prolongierter epileptischer Anfall oder eine Serie von einzelnen epileptischen Anfällen in kurzen Abständen, zwischen denen klinisch oder elektroenzephalografisch keine vollständige Restitution erfolgt. Im klinischen Alltag ist es sinnvoll, einen epileptischen Anfall bereits nach 5 min als Status epilepticus zu bezeichnen, da eine spontane Limitierung eines epileptischen Anfalls nach dieser Dauer zunehmend unwahrscheinlich wird [vgl. 3].

Pflegerische Erstmaßnahmen beim Status epilepticus

➤ Kap. 9.3.5

VORSICHT

Notfall!

Ein Status epilepticus muss immer medikamentös unterbrochen werden, da es sich um einen neurologischen Notfall handelt, der mit einer hohen Letalität verbunden ist.

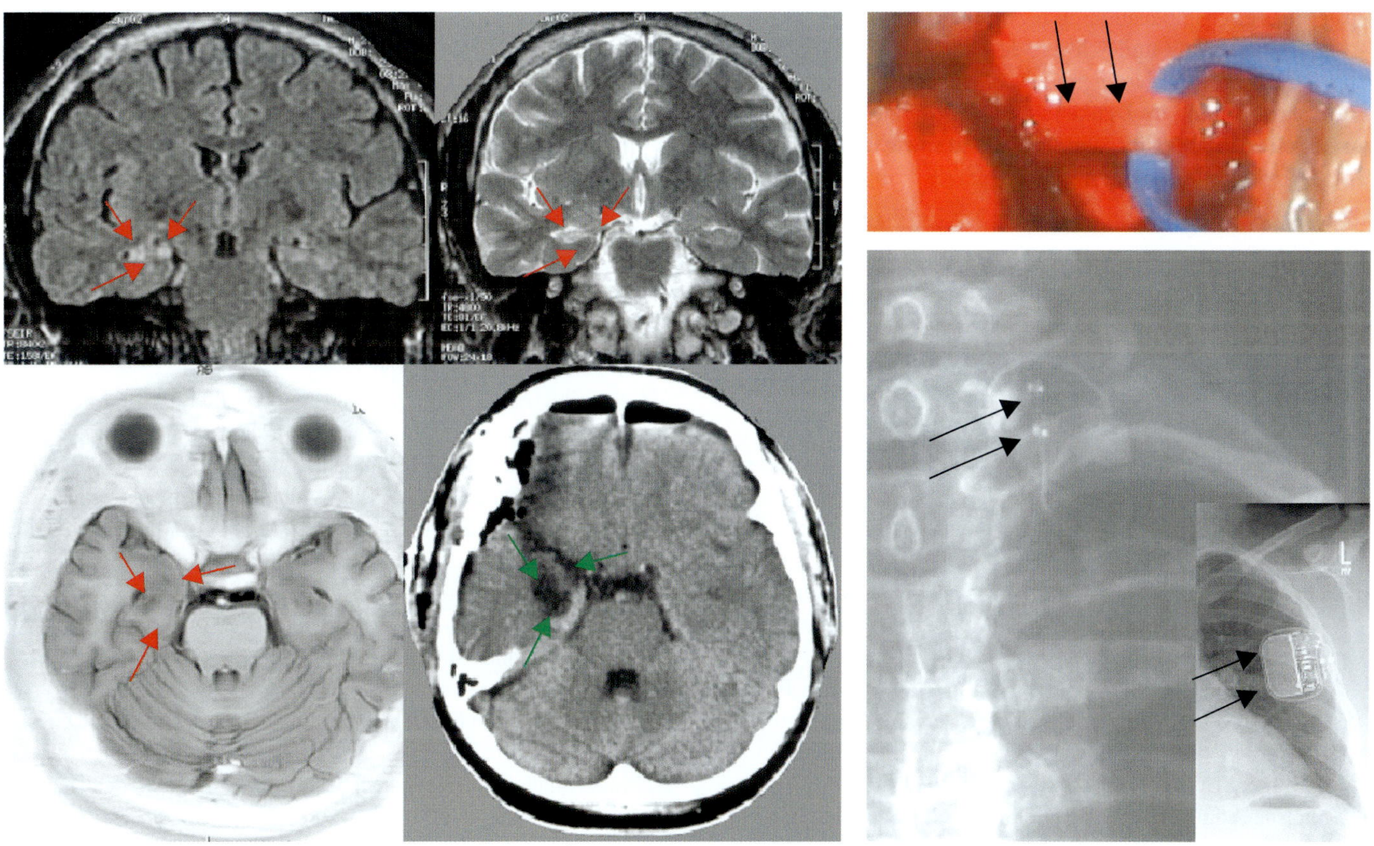

Abb. 9.3 MRT-Aufnahmen eines 33-jährigen Patienten mit Temporallappenepilepsie und Hippokampussklerose (rote Pfeile) vor (links oben, links unten, oben Mitte) und nach (CT-Bild in der Mitte unten [grüne Pfeile]) der Operation. Die rechte Seite zeigt einen operativ freigelegten N. vagus am Hals (oben) sowie die um den Nerv gelegte Elektrode (unten) und den an der Brustwand fixierten Stimulator (kleines Bild) im Nativ-Röntgenbild. [O403]

Während ein einzelner Anfall keiner medikamentösen Behandlung bedarf, muss ein **Status epilepticus** immer medikamentös behandelt werden. Beim Grand-Mal-Status wird wie folgt vorgegangen (hausinterne Richtlinien und Medikamentenschemata beachten):

- Gabe von Sauerstoff (anfangs 4–6 l/min)
- Legen eines venösen Zugangs
- Langsame i. v. Injektion eines Benzodiazepins, etwa Lorazepam (Tavor®), Clonazepam (z. B. Rivotril®) oder Diazepam (z. B. Valium®)
- Falls eine i. v. Medikation nicht möglich ist, z. B. Verabreichung einer Diazepam-Rektiole
- Bei Therapieresistenz erneute Verabreichung von Lorazepam, Clonazepam bzw. Diazepam
- Bei weiterer Erfolglosigkeit Gabe von Levetiracetam, Valproinsäure oder Phenytoin (Vorsicht: Bradykardiegefahr) unter intensivmedizinischen Bedingungen

VORSICHT

Benzodiazepine (Pharma-Info 16.3) können dosisabhängig zu Atemdepression führen, deshalb engmaschige Kontrolle der Vitalparameter und ggf. Durchführung von Blutgasanalysen.

Prognose

Ungefähr zwei Drittel der Patienten sind unter medikamentöser Behandlung anfallsfrei, ca. 10 % aller Betroffenen können einer epilepsiechirurgischen Behandlung zugeführt werden.

Je nach Häufigkeit und Schwere der Anfälle kann es über einen längeren Zeitraum zu *hirnorganischen Schädigungen* kommen, was zur Verlangsamung im Denken und Handeln, zu Verstimmungszuständen wie Depression und Reizbarkeit sowie im Extremfall zu einer Demenz führen kann.

9.3.5 Pflege von Menschen mit Epilepsie

Pflegerische Erstmaßnahmen

Pflegemaßnahmen während eines Anfalls

- Ruhe bewahren. Nur so kann richtig auf die Situation reagiert werden. Besonders bei noch unklarer Diagnose sofort die Ärztin benachrichtigen (lassen), Patienten möglichst nicht allein lassen.
- Einengende Kleidung sollte so weit wie möglich gelockert werden, um eine freie Atmung zu gewährleisten und eine Verletzungsgefahr auszuschließen.
- Die Sicherheit der Patientin wird gewährleistet, indem z. B. Stühle oder scharfkantige Gegenstände aus ihrer Umgebung entfernt werden, die Patientin von nahen Treppen weggezogen und (wenn möglich) der Kopf mit Kissen abgepolstert wird.
- Anfallsbewegungen der Arme und Beine dürfen nicht durch Festhalten unterdrückt werden.

VORSICHT

Das Schieben eines Gummikeils oder ähnlicher Gegenstände zwischen die Zähne wird heute nicht mehr empfohlen, da der Zungenbiss meist schon ganz am Anfang stattfindet und das Einschieben nur eine zusätzliche Gefahr von Mundhöhlen- oder Zahnverletzungen oder sogar eines Kieferbruchs birgt. Auch die Gliedmaßen des Patienten werden wegen der damit verbundenen Verletzungsgefahr nicht festgehalten!

- Keine Flüssigkeiten oder Medikamente oral einflößen *(Aspirationsgefahr)*
- Evtl. Medikamente nach ärztlicher Anordnung verabreichen
- Für den Fall eines Status epilepticus Braunülenset, Clonazepam-, Diazepam- und Phenytoin-Ampullen, Guedel-Tubus, Ambu-Beutel und Intubationsbesteck richten und bereithalten
- Pupillen zu Anfallsbeginn und im Verlauf kontrollieren

Anfallsbeobachtung

Während der ganzen Zeit **Anfallstyp, -verlauf und Pupillenreaktion beobachten,** da dies von erheblicher diagnostischer und therapeutischer Bedeutung sein kann. Uhrzeit zu Beginn und Ende des Anfalls notieren. Auch Angehörige sollten über die Notwendigkeit einer exakten Beobachtung und die dafür maßgeblichen Kriterien sowie das richtige Verhalten während eines Anfalls und danach informiert werden. Dies gilt besonders für den außerklinischen Bereich z. B. in der ambulanten Pflege (➤ Abb. 9.4).

Pflegemaßnahmen nach dem Anfall

- Sobald der Anfall nachgelassen hat, wird der Betroffene in die stabile Seitenlage gedreht. Durch die Seitenlage werden Atemprobleme verhindert.
- Wird der Betroffene langsam wach, sprechen die Pflegenden ihn an, erklären ihm, was passiert ist, und helfen ihm, sich zu orientieren.
- Nach einem Grand-Mal-Anfall fällt der Patient meist in einen Terminalschlaf. Vorher muss, wenn möglich, noch einmal die Bewusstseinslage überprüft werden (Ansprechbarkeit?). Notfalls den Patienten dafür wecken.
- Generell wird nach einem Grand-Mal-Anfall der Mundraum auf einen Zungen- oder Wangenbiss kontrolliert, im Bedarfsfall gereinigt und die Wunde behandelt.
- Hat die Patientin während des Anfalls erbrochen, anschließend eine Mundpflege durchführen. Ist es zu Urin- und/oder Stuhlabgang gekommen, die Patientin bei der Körperpflege und beim Wechseln der Kleidung unterstützen.
- Selbstverständlich gehören auch die Vorbereitung und Nachsorge diagnostischer Maßnahmen wie EEG (➤ Kap. 1.7.4) zu den pflegerischen Aufgaben.

Das Ausmaß, in dem Menschen mit Epilepsie in der anfallsfreien Zeit pflegerischer Hilfe bedürfen, ist sehr unterschiedlich. Bei generell erhöhter Anfallsgefahr, aber auch bei Provokationsmethoden wie dem Schlafentzug sollten die Patienten zu Untersuchungen, aber auch bei Toilettengängen etc. begleitet werden. In diesen Fällen wird darauf geachtet, dass die Badezimmertür nicht abgeschlossen wird, um bei einem Anfall möglichst schnell eingreifen zu können. Außerdem tra-

Informationszentrum Epilepsie (ize) der Dt. Gesellschaft für Epileptologie
10117 Berlin
Reinhardtstr. 14 Tel: 0700/13141300 (0,12 €/min) Fax: 0700/13141399 Internet: www.izepilepsie.de

HILFE ZUR ANFALLSBEOBACHTUNG

Zielgruppe : Zeugen von Anfällen (Angehörige, Betreuer)

Zweck : Der ausgefüllte Bogen soll zum Arzt mitgenommen werden. Er soll dem Arzt für die Diagnose und Behandlung wesentliche Informationen übermitteln. Sind die Anfälle bereits ausreichend diagnostiziert, sollte ein Monats- und Jahresanfallskalender benutzt werden.

Name des Beobachters : .... Tel. erreichbar unter : ....

Name des Anfallkranken : ....

Situation beim Auftreten des Anfalls :

Ort : .... Datum : .... Uhrzeit : ....

Bitte zunächst die Anfallsmerkmale ankreuzen und danach eine kurze Anfallsbeschreibung geben.

Merkmale :

1. Vor dem Anfall :

wach ☐ schlafend ☐ müde ☐
stehend ☐ sitzend ☐ liegend ☐

Tätigkeit (z.B. Schreiben, Essen, Kochen) :

....

mögliche Anfallsauslöser :
Freude ☐ Aufregung ☐ Wut ☐
Lärm ☐ Lichtblitze ☐ Musik ☐
nichts ☐
Andere :
....

2. Zu Beginn des Anfalls :

Wahrnehmungen des Epilepsiekranken bei Anfallsbeginn (z.B. Übelkeit im Magen, starker Geruch; Fremdwerden der Umgebung) :

....

Anfallsbeginn: abrupt ☐
langsam - "schleichend" ☐

Sturz : "wie ein Baum" ☐
langsames Zusammensacken ☐
blitzartiges Zusammensacken ☐

Schrei bei Anfallsbeginn ☐
Zuerst betroffener Körperteil (z.B. linke Hand) :

....

Beschreibung in eigenen Worten
(davor, Beginn, während, danach)

....

3. Während des Anfalls :

Zuckungen :	links	rechts	ganz
Arm	☐	☐	☐
Bein	☐	☐	☐
Gesichtsbereich	☐	☐	☐
Körper	☐	☐	☐

Zuckungen: grob ☐ fein ☐
einseitig ☐ seitengleich ☐
wandernd ☐ rythmisch ☐

Bewusstsein: bewusstlos ☐
klar ☐
eingeschränkt ☐

Atmung: normal ☐
flach ☐
schnaufend ☐

Lautäußerungen:
....

Speichelfluss ☐ Zungenbiss ☐
Tränenfluss ☐ Würgen ☐
Erbrechen ☐ Einnässen ☐
unfreiwilliger Stuhlgang ☐

Gesichtsfarbe :
normal ☐ blass ☐ rot ☐ bläulich ☐

4. Nach dem Anfall :

Dauer des Anfalls : .... Minuten
Angabe geschätzt ☐ auf die Uhr geschaut ☐

Ende des Anfalls : plötzlich ☐
langsam ausklingend ☐

Reorientierung
(Zeitdauer bis wieder klar ansprechbar) :
sofort ☐ fünf Minuten ☐

länger ....

Verletzung zugezogen : nein ☐ ja ☐
welche :

....

Nachschlaf : kurz ☐ ja,lang ☐ nein ☐

5. Mehrere Anfälle nacheinander

Anzahl der Anfälle :
....

Zeitabstände zwischen den Anfällen :

....

Angabe geschätzt ☐ auf die Uhr geschaut ☐

Herausgeber: Dt. Ges. für Epileptologie

Beschreibungen in eigenen Worten (Fortsetzung)

....

Abb. 9.4 Protokoll zur Dokumentation eines Anfalls für Angehörige und sonstige Betreuer im außerklinischen Bereich [T388] gen die Pflegenden dafür Sorge, dass besondere Schutzmaßnahmen (z. B. ein Sturzhelm) auch angewendet werden.

Prävention

Eine wenig verbreitete Methode der Prävention ist die **Selbstkontrolle epileptischer Anfälle.** Voraussetzung ist ein Anfallstagebuch, in dem die letzten Gedanken, Gefühle, körperlichen Empfindungen und Ereignisse vor einem Anfall präzise notiert und dann ausgewertet werden (➤ Abb. 9.4). So kann z. B. festgestellt werden, ob Anfälle besonders häufig in Entspannungsphasen oder in Anspannungsphasen und Stresssituationen auftreten und ob sie sich kurze Zeit vorher durch eine Aura ankündigen.

Die Selbstkontrolle epileptischer Anfälle umfasst zum einen das **Vermeiden bekannter Auslöser.** Ist dies im Einzelfall einmal nicht möglich, kann versucht werden, den Auslöser z. B. durch Entspannungstechniken zu „neutralisieren" oder einen Anfall durch zusätzliche Medikamentengabe zu verhindern.

Patientinnen, deren Anfälle von einer Aura (➤ Kap. 9.3.2) eingeleitet werden, bemerken die Vorboten ihrer Anfälle. Der therapeutische Ansatz besteht darin, diesen nur kurzen, aber bewusst erlebten Zeitraum vor einem Anfall zu nutzen, um das Durchbrechen eines Grand-Mal-Anfalls zu verhindern. Einzelnen Patienten gelingt es, durch bestimmtes Verhalten während dieser Aura (z. B. Ballen einer Faust, Entspannungstechniken) die „Ansteckung" der übrigen Nervenzellen zu verhindern.

Für diese Behandlungsform kommen nicht alle Epileptikerinnen infrage, aber ein Teil der heute Betroffenen könnte von einem derartigen Verhaltenstraining im Sinne einer Verringerung ihrer Anfallsfrequenz profitieren. Allerdings erfordert dieser Ansatz einen erheblichen Trainingsaufwand, und die Patienten müssen mit einer Behandlungsdauer von 2 Jahren rechnen. Immerhin bedeutet diese Methode aber einen Schritt fort von der bisher herrschenden Vorstellung, eine Patientin sei einem epileptischen Anfall absolut hilflos ausgeliefert.

Gesundheitsberatung

Zunächst ist die Information des Patienten bezüglich der allgemeinen Lebensführung Aufgabe des Arztes. Viele Patientinnen wenden sich mit Fragen aber auch an die Pflegenden. Je nach Ausmaß und Art der Fragen können die Pflegenden die Arztinformation weiter erläutern, die Ärztin auf den fortbestehenden Aufklärungsbedarf des Patienten hinweisen und v. a. die Patienten hinsichtlich der konkreten Umgestaltungsmöglichkeiten ihres Lebens individuell beraten und unterstützen. Voraussetzungen der Patientenberatung sind eine gründliche Anamnese, ein möglichst konzeptuell gestütztes Vorgehen und enge Absprachen im Behandlungsteam. [vgl. 4]

Informationsgrundlagen für die Patientinnenberatung

- Dem Patienten wird geraten, **anfallsauslösende Faktoren** wie Schlafentzug, flackernde Lichtreize (Diskothek, Bildschirmarbeit, Fernsehen) und Alkohol zu vermeiden.
- Der **Beruf** muss mit Rücksicht auf die Erkrankung ausgewählt werden. Berufe mit erhöhter Selbst- und Fremdgefährdung (z. B. Dachdecker, Busfahrer) sowie Berufe mit unregelmäßiger Lebensführung (Schichtarbeit) sind ungeeignet.
- Für das **Lenken von Kraftfahrzeugen** gibt es feste Richtlinien. [vgl. 5] Grundsätzlich wird davon ausgegangen, dass, wer epileptische Anfälle gehabt hat, nicht in der Lage ist, ein Kraftfahrzeug zu führen, solange ein „wesentliches Risiko von Anfallsrezidiven besteht". In dem Gutachten ist detailliert festgelegt, wie lange ein Erkrankter anfallsfrei sein muss, bevor ein solches wesentliches Risiko nicht mehr anzunehmen ist. Aus diesem Grund ist eine genaue Verlaufsdokumentation des Anfallsleidens durch den behandelnden Arzt unerlässlich.
- Gegen viele **Sportarten** ist nichts einzuwenden, solange die Patientin sie nicht bis zur körperlichen Erschöpfung betreibt. Einige Sportarten, darunter auch Schwimmen, dürfen nur mit besonderen Vorsichtsmaßnahmen ausgeübt werden, da ein etwaiger Krampfanfall mit erheblicher Selbst- und/oder Fremdgefährdung einhergeht. Dies gilt auch für das Fahrradfahren; hierbei sollte zumindest ein Schutzhelm getragen werden.
- **Reisen** sind prinzipiell möglich. Allerdings sollte der Patient überlegen, ob es indirekt durch die Reise zu einer Häufung anfallsprovozierender Faktoren kommt (etwa Zeitverschiebung mit Schlafentzug).
- **Familiengründung** ist in der Regel möglich. Auch bei Frauen ist gegen eine Schwangerschaft meist nichts einzuwenden. Bei einer geplanten Schwangerschaft sollte die Frau schon vorher mit dem behandelnden Arzt sprechen, da sich evtl. ein Medikamentenwechsel empfiehlt. Die Frau sollte wissen, dass die Fehlbildungsrate zwar erhöht, dies aber nur z. T. auf die Medikamente zurückzuführen ist. Auf jeden Fall ist ein Grand-Mal-Anfall der Schwangeren für das Ungeborene gefährlicher als die Medikamenteneinnahme mit Anfallsfreiheit.
- Dem Patienten wird geraten, einen **Anfallskalender** zu führen und darin auch besondere Vorkommnisse und Belastungen einzutragen.
- Zu ihrer Sicherheit wird den Patientinnen empfohlen, stets einen **Notfallausweis** mit Erste-Hilfe-Maßnahmen bei sich zu tragen, damit Nichtinformierte bei einem Anfall in der Öffentlichkeit wissen, wie sie helfen können. Solche Ausweise sind mittlerweile auch als internationale Notfallausweise in mehreren Sprachen erhältlich.
- Der Patient darf die **Antiepileptika** nie eigenmächtig und abrupt absetzen, da dies zu gehäuften Anfällen führen kann. Bevor er andere Medikamente einnimmt, sollte er Rücksprache mit seiner behandelnden Ärztin halten, da Wechselwirkungen häufig sind.

Trotz der Einschränkungen, die ein Anfallsleiden mit sich bringt, sollte die Selbstständigkeit der Patientin unter Einbeziehung der Familie erhalten bzw. gefördert werden. **Selbsthilfegruppen** können hier große Dienste leisten.

Medikamenteneinnahmetraining

Neben der allgemeinen Patientenberatung muss auf eine regelmäßige Einnahme der **Medikamente** geachtet werden. Da eine fehlerhafte

Medikamenteneinnahme eines der schwerwiegendsten Probleme in der Therapie ist, müssen manche Betroffene in einem speziellen Medikamenteneinnahmetraining geschult werden. Dabei werden Informationen zur Medikation vermittelt und das Füllen eines Medikamentendispensers sowie die selbstständige Einnahme der Medikamente mit den Patienten geübt und dabei schrittweise von diesen übernommen.

Schulungsprogramme

Ein gut evaluiertes Schulungsprogramm ist das „Modulare Schulungsprogramm Epilepsie" **(MOSES)** (weiterführende Informationen unter: www.moses-schulung.de).
Für an Epilepsie erkrankte Menschen, die zusätzlich unter einer Lern- oder geistigen Behinderung leiden, gibt es das „Psycho-Edukative Programm Epilepsie für Menschen mit Lern- und geistigen Behinderungen" **(PEPE)**, das in den Bodelschwinghschen Anstalten Bethel entwickelt wurde. [vgl. 6]

In vielen Fällen ist es sinnvoll, die Angehörigen auch an den Schulungsprogrammen teilnehmen zu lassen.

LITERATUR UND KONTAKTADRESSEN

Literaturnachweis

1. Krämer G. Epilepsie: Die Krankheit erkennen, verstehen und gut damit leben. 4. A. Stuttgart: Trias Verlag 2013.
2. Deutsche Gesellschaft für Neurologie (Hrsg.), Leitlinien für Diagnostik und Therapie in der Neurologie. S2k-Leitlinie Erster epileptischer Anfall und Epilepsien im Erwachsenenalter. 2023. www.dgn.org/leitlinien (letzter Zugriff: 01.08.2025)
3. Deutsche Gesellschaft für Neurologie (Hrsg.), Leitlinien für Diagnostik und Therapie in der Neurologie. S2k-Leitlinie Status epilepticus im Erwachsenenalter. 2020. www.dgn.org/leitlinien (letzter Zugriff: 01.08.2025)
4. Krämer G. Diagnose Epilepsie: Die Krankheit verstehen, die besten Therapien nutzen; ihren Alltag gestalten. 2. A. Stuttgart: Trias Verlag 2012.
5. Gutachten „Krankheit und Kraftverkehr" des Gemeinsamen Beirats für Verkehrsmedizin beim Bundesministerium für Verkehr und Bundesministerium für Gesundheit oder www.fahrerlaubnisrecht.de.
6. Brodisch P, Schlude V. Epilepsie: Mehr wissen und anders handeln durch PEPE: zum Einsatz der psychoedukativen Epilepsieschulung „PEPE" für lern- und geistig behinderte Menschen. Geistige Behinderung 2005; 44(1): 12–21.

Weiterführende Literatur

Ebner A, Deuschl G. EEG. 2. A. Stuttgart: Thieme 2010.
KJlingelhöfer J, Berthele A. Klinikleitfaden Neurologie. 6. A. München: Elsevier Urban & Fischer 2017.
Schmitz B, Trimble M. Psychiatrische Epileptologie. 1. A. Stuttgart: Thieme 2005.
Schulze-Bonhage A. Anfallserkrankungen In: Hufschmidt A, Lücking CH (Hrsg.). Neurologie compact. 7. A. Stuttgart: Thieme 2017, S. 339–352.

Kontaktadressen

Deutsche Epilepsievereinigung e.V., Zillestr. 102, 10585 Berlin; Tel.: 0 30/3 42 44 14; Epilepsie-Hotline (Ortstarif): 01 80/1 42 42 42; www.epilepsie-vereinigung.de
Informationszentrum Epilepsie, Reinhardtstr. 14, 10117 Berlin; Tel.: 07 00/13 14 13 00 (0,12 Euro/min); www.izepilepsie.de
Projekt PEPE, Nazarethweg 4–7, 33617 Bielefeld; Tel.: 05 21/1 44 57 70; www.pepe-bethel.de
Stiftung Michael – Stiftung für Epilepsiekranke, Münzkamp 5, 22339 Hamburg; Tel.: 0 40/5 38 85 40; www.stiftung-michael.de
Interdisziplinäres Epilepsiezentrum Universitätsklinikum Gießen und Marburg GmbH, Standort Marburg Klinik für Neurologie, Rudolf-Bultmann-Str. 8, 35039 Marburg; www.ukgm.de/ugm_2/deu/umr_neu/16255.html

KAPITEL

10 Pflege von Menschen mit intrakranieller Druckerhöhung

Pflegesituation

Hintergründe zur Pflegesituation

Pflegerisches Setting: stationäre Akutpflege
Patient: Herr Bodo Dammer, 82 Jahre
Diagnose: epidurale Hirnblutung

Ein Sturz mit Folgen

Pflegefachfrau Sara Richards arbeitet in der Notaufnahme. Gegen 15:24 Uhr bringt der Rettungswagen Herrn Bodo Dammer, 82 Jahre alt. Dieser lebt im Pflegeheim „Sonnenschein". Die Notärztin Sabine Schaible erzählt: *„Die Pflegekräfte berichteten, dass Herr Dammer circa um 12:30 Uhr im Pflegeheim allein gestürzt ist. Er wurde wach und orientiert aufgefunden und äußerte keine Schmerzen. Bis auf ein Hämatom am rechten Arm konnten keine äußeren Verletzungen durch die Pflegefachkräfte vor Ort festgestellt werden. Zwei Stunden später traten jedoch stärkste Kopfschmerzen, Übelkeit und Erbrechen auf. Außerdem berichtete er den Pflegefachkräften im Pflegeheim von einem Druckgefühl hinter den Augen. Diese riefen sofort den Rettungswagen. Als wir ankamen, war er nicht mehr orientiert. Der Puls liegt bei 54 Schlägen/Minute, der Blutdruck bei 100/70 mmHg und die Körpertemperatur bei 36,7 °C. Er ist wegen Vorhofflimmerns antikoaguliert mit Marcumar. Außerdem hat er noch einen bekannten Diabetes Mellitus Typ 2. Der Blutzucker beträgt 166 mg/dl."*

Die Neurologin Frau Dr. Giulia Moretti ist ebenfalls vor Ort und erkennt den Ernst der Situation. Sie wendet sich zu Sara Richards: *„Ich möchte, dass sofort die Gerinnung bestimmt wird. Bitte zusätzlich ein kleines Blutbild mit Nierenwerten, Elektrolyten, Leberwerten und CRP. Herr Dammer soll direkt ins cCT. Ich rufe dort an, dass wir jetzt loslaufen. Wir dürfen keine Zeit verlieren."* Domenik Schneider, der Auszubildende im dritten Lehrjahr, möchte gerne das Blut abnehmen. Da er dies noch nicht oft gemacht hat, möchte er es gerne üben. Sara entgegnet, dass sie ihm diese Aufgabe nicht überlassen kann. In dieser Notfallsituation möchte sie nicht die Durchführungsverantwortung an Domenik übergeben. Er ist etwas enttäuscht, nimmt aber die beobachtende Rolle ein. Sara Richards tritt an Herrn Dammer heran und erklärt: *„Hallo Herr Dammer, mein Name ist Sara Richards, ich möchte gerne bei Ihnen Blut abnehmen."* Herr Dammer schaut sie fragend an, sein Gesicht ist dabei schmerzverzerrt. Er will etwas sagen, spricht allerdings sehr verwaschen und undeutlich. Sara Richards nimmt seine Hand und sagt: *„Herr Dammer, Sie fahren gleich ins cCT. Wir müssen uns Ihren Kopf genauer anschauen. Ich bin für Sie da und weiche Ihnen nicht von der Seite."* Herr Dammer drückt Saras Hand. Anschließend fahren Sara Richards und Giulia Moretti Herrn Dammer im Bett zum cCt. Es wird eine epidurale Blutung festgestellt. Beide wissen, jetzt ist schnelles Handeln entscheidend. Herr Dammer ist lebensbedrohlich erkrankt. Während Giulia Moretti mit der Neurochirurgie telefoniert und ihn dort zur möglichen Operation vorstellt, versorgt Sara Richards Herrn Dammer.

Lernfragen:

1. Identifizieren Sie die Symptome der intrakraniellen Druckerhöhung von Herrn Dammer.

2. Beschreiben Sie die Ursache der intrakraniellen Druckerhöhung von Herrn Dammer.
3. Herr Dammer soll zur Operation in der Neurochirurgie vorgestellt werden. Nennen Sie die Basismaßnahmen bei einer festgestellten akuten intrakraniellen Druckerhöhung.
4. Dara Richards spricht von Durchführungsverantwortung. Beschreiben Sie, was sich hinter dem Begriff Durchführungsverantwortung in der Pflege verbirgt. Erklären Sie außerdem den Begriff Remonstrationspflicht.

10.1 Pathophysiologie der intrakraniellen Druckerhöhung

DEFINITION

Intrakranieller Druck (engl. „intracranial pressure", ICP; *Hirndruck):* Druck innerhalb des Schädels. Normalwerte: < 15 mmHg
Intrakranielle Druckerhöhung (engl. „increased intracranial pressure", IICP): pathologischer Anstieg des Hirndrucks. Kann durch eine Vielzahl von Ursachen bedingt sein

Nach dem Verschluss der Fontanellen und Schädelnähte in den ersten Lebensjahren stellt der Hirnschädel einen nahezu geschlossenen und starren Hohlraum dar. Können andere Körperorgane (z. B. bei einer Verletzung) relativ problemlos anschwellen, so ist dies dem Gehirn nur in begrenztem Ausmaß möglich. Ebenso kann das Gehirn nur zu einem gewissen Punkt Raumforderungen im Schädelinneren tolerieren bzw. diesen Pathologien (Tumoren, Blutungen) ausweichen. Nach der *Monroe-Kellie-Doktrin* wird der Inhalt des Schädelinneren im Wesentlichen durch drei Kompartimente gebildet:

- Gehirn (ca. 88 %)
- Liquor (ca. 9 % bei Erwachsenen, ca. 6 % bei Kindern)
- Blut (ca. 3–5 %, v. a venös).

Eine Zunahme eines der drei Kompartimente (z. B. Liquor bei Hydrozephalus) oder das Hinzukommen einer vierten Komponente (Tumor, Blutung) kann durch die Abnahme eines anderen Kompartiments zunächst und in begrenztem Rahmen kompensiert werden. Ein typischer Kompensationsmechanismus besteht z. B. in der Fähigkeit, den Liquor aus dem Schädelinneren in den spinalen Liquorraum auszupressen (➤ Abb. 10.1). Auf diesem Weg kann der intrakranielle Druck bei moderater Volumenzunahme im Schädelinneren weitgehend konstant gehalten werden. Nimmt die intrakranielle Raumforderung trotz leer gepresster Liquorräume aber weiter zu, steigt der Hirndruck ab diesem „break point" rasch an (*intrakranielle Druck-Volumen-Kurve,* ➤ Abb. 10.2).

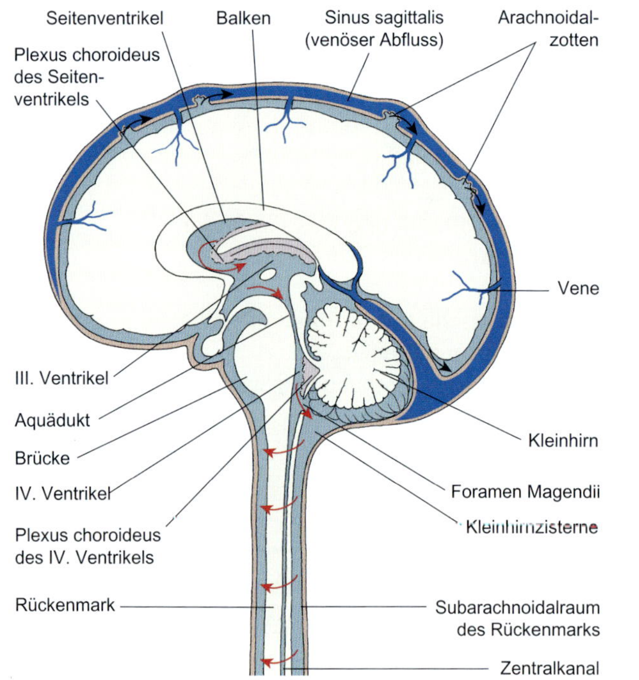

Abb. 10.1 Sagittalschnitt durch Gehirn und Rückenmark mit Darstellung der Liquorzirkulation in den Liquorräumen. Der in den Seitenventrikeln und im IV. Ventrikel gebildete Liquor umspült Gehirn und Rückenmark. Über Arachnoidalzotten tritt er ins Venensystem über. [L190]

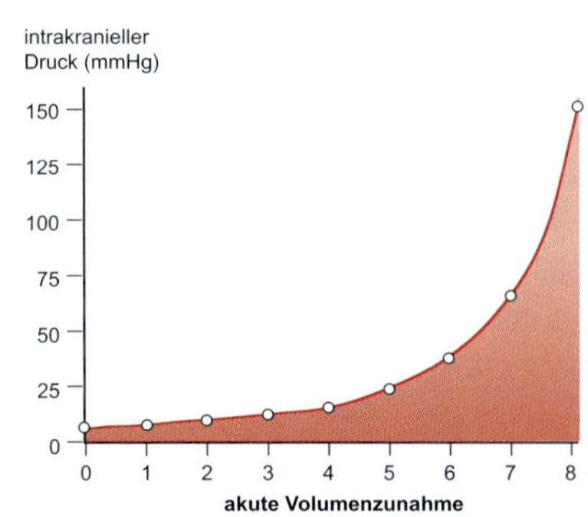

Abb. 10.2 Intrakranielle Druck-Volumen-Kurve. Bei beginnender Zunahme des intrakraniellen Volumens (z. B. durch einen Tumor) bleibt der Hirndruck zunächst nahezu konstant, da die Volumenzunahme durch Auspressen von Liquor ausgeglichen wird. Ist dieser Kompensationsmechanismus erschöpft, führt jede weitere Zunahme der Raumforderung (z. B. durch ein Perifokalödem) zu einem merklichen Anstieg des Hirndrucks. [L190]

Grundsätzlich gilt: je höher der Hirndruck, desto bedrohlicher die Situation des Patienten. Drücke bis 20 mmHg sind zumeist noch tolerabel. Ein intrakranieller Druck > 20 mmHg ist dagegen als deutlich pathologisch einzustufen und behandlungsbedürftig. Jenseits der 40 mmHg ist die Situation des Patienten hochgradig vital bedrohlich.

Ein erhöhter intrakranieller Druck gefährdet Patientinnen auf zweierlei Weise:

- Durch den erhöhten Druck kann sich das Gehirn innerhalb des knöchernen Schädels verschieben und an bestimmten anatomischen Engstellen einklemmen (➤ Abb. 10.3).
- Der erhöhte Hirndruck vermindert die Hirndurchblutung.

10

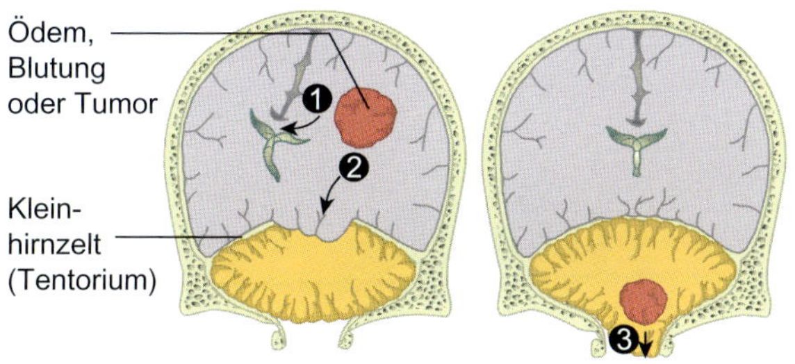

Abb. 10.3 Formen der Einklemmung bei intrakranieller Druckerhöhung. Links sieht man eine obere Einklemmung am Tentorium bei einer supratentoriellen Raumforderung. Im rechten Bildteil ist eine untere Einklemmung im Foramen magnum einer Raumforderung in der hinteren Schädelgrube gezeigt. [L138]

Einklemmung

Mit steigendem Hirndruck kann es zur Verschiebung von Hirnanteilen **(Massenverschiebung)** und zur **Einklemmung** *(Herniation)* von Hirngewebe in anatomische Engstellen kommen. Bei der **oberen Einklemmung** werden Anteile des Großhirns in den Tentoriumschlitz (Öffnung im *Tentorium,* dem Fortsatz der harten Hirnhaut zwischen Groß- und Kleinhirn) gepresst. Bei der **unteren Einklemmung** verlagern sich Kleinhirnanteile ins Foramen occipitale magnum (großes Hinterhauptsloch). Durch eine Einklemmung werden lebenswichtige Strukturen des Hirnstamms (Kreislauf- und Atemzentrum) abgedrückt. Zusätzlich kann eine Einklemmung die natürlichen Liquorabflusswege verschließen; in der Folge lässt der konsekutive Liquoraufstau den Hirndruck weiter ansteigen.

Wechselwirkung Hirndruck – Hirndurchblutung

Die für die Hirndurchblutung (zerebrale Perfusion) wesentliche physikalische Größe ist der Druck, mit dem das Gehirn durchblutet wird. Er wird auch als zerebraler Perfusionsdruck bezeichnet (engl. „cerebral perfusion pressure“, kurz CPP)und aus der Differenz von mittlerem arteriellem Blutdruck (MAD) und intrakraniellem Druck (ICP) gebildet:

$$CPP = MAD - ICP$$

Daraus wird deutlich, dass mit steigendem Hirndruck die zerebrale Perfusion abnimmt. Das Gehirn wird schlechter durchblutet. Schlimmstenfalls kommt es bei extrem hohem Hirndruck zu einem intrakraniellen Kreislaufstillstand, d. h., das Gehirn wird überhaupt nicht mehr durchblutet. Dieser drohenden Gefahr kann das Kreislaufsystem zu einem gewissen Maße autoregulatorisch entgegensteuern. Ein Beispiel hierfür ist der **Cushing-Reflex,** durch den der Körper bei akuter Hirndrucksteigerung versucht, eine ausreichende Hirndurchblutung durch eine häufig therapieresistente Blutdruckerhöhung aufrechtzuerhalten.

Intrakranielle Druckmessung ➤ Kap. 1.7.6, ➤ Kap. 10.4.2

10.2 Symptomatik und Einteilung der intrakraniellen Druckerhöhung

Symptome und Untersuchungsbefund

Die ersten Anzeichen für eine Hirndruckerhöhung sind unspezifisch. Bei einer langsam entstehenden intrakraniellen Druckerhöhung (z. B. bei Tumoren) können sie zunächst kaum merklich beginnen und schleichend über Wochen oder gar Monate zunehmen. Bei einer raschen Hirndruckerhöhung (z. B. bei Hirnblutung) können diese unspezifischen Symptome binnen kürzester Zeit von lebensbedrohlichen Symptomen abgelöst werden.

Die **Anfangssymptome** umfassen:

- Zunehmende Kopfschmerzen, typischerweise morgens stärker als abends
- Schwindel
- Übelkeit, Erbrechen (insbesondere Nüchternerbrechen)
- Psychische Veränderungen (z. B. Unruhe, Verwirrtheit, Antriebslosigkeit, Gedächtnisstörungen, allgemeine Erschöpfung)
- Sehstörungen durch Druck auf den Sehnerv, Stauungspapille (nur bei länger andauerndem Hirndruck)

Zeichen eines deutlich erhöhten Hirndrucks und damit einer (drohenden) Einklemmung sind:

- Bewusstseinstrübung bis zum Koma, epileptische Krampfanfälle
- Zunehmende Störungen von Hirnstammreflexen und vegetativen Funktionen durch die Hirnstammkompression
- Therapieresistente Hypertonie *(Cushing-Reflex)*
- Entwicklung eines bradykarden „Druckpulses“ (Reizung des N. vagus)
- Atemstörungen bis hin zur Atemlähmung
- Motorische Störungen: Massen- und Wälzbewegungen, Verlust zielgerichteter Bewegungen als Reaktion auf Schmerzen, Beugehaltung der Arme bei Streckhaltung der Beine. Bei weiter steigendem Druck Streckhaltung sowohl der Arme als auch der Beine
- Pupillenveränderungen, insbesondere Pupillenerweiterung mit verminderter oder fehlender Pupillenreaktion
- Lähmungen, Pyramidenbahnzeichen

VORSICHT

Zeichen einer Einklemmung sind:

- Hypertonie und Bradykardie
- Atemstillstand
- Streckkrämpfe
- Weite, lichtstarre Pupillen

Einteilung

Klinisch wird je nach der Geschwindigkeit des Hirndruckanstiegs zwischen **chronischer** (➤ Kap. 10.3) und **akuter intrakranieller Druckerhöhung** (➤ Kap. 10.4) unterschieden. Die Grenzen sind jedoch fließend. Zudem kann jede chronische intrakranielle Druckerhöhung bei Versagen der Therapie, Fortschreiten der Grundererkrankung oder zusätzlichen Komplikationen (z. B. Einblutung in einen

Tumor) akut entgleisen, was dann einen raschen (akuten) Anstieg des Hirndrucks zur Folge hat.

10.3 Chronische intrakranielle Druckerhöhung: Hydrozephalus

DEFINITION

Chronische intrakranielle Druckerhöhung: Langsames Ansteigen des Hirndrucks, oft über Monate. Die Prognose ist abhängig von der Ursache, der Höhe und der Dauer der Hirndrucksteigerung.

Die wichtigsten Erkrankungen, die einer chronischen intrakraniellen Drucksteigerung zugrunde liegen, sind Hirntumoren (➤ Kap. 7.1), chronisch subdurale Hämatome (➤ Kap. 8.5) und die chronischen **Hydrozephalus**formen.

DEFINITION

Hydrozephalus (umgangssprachlich: „Wasserkopf"). Erweiterung der Liquorräume im Gehirn (➤ Abb. 10.4); im engeren Sinne nur solche Erweiterungen der intrazerebralen Liquorräume, die durch eine Erhöhung des Liquordrucks (nicht aber z. B. durch eine Gehirnatrophie) bedingt sind

Das Nervenwasser *(Liquor cerebrospinalis)* durchfließt den Subarachnoidalraum von Gehirn und Rückenmark sowie die inneren Hirnkammern (Ventrikel, ➤ Abb. 10.5). Seine Aufgabe ist v. a. der Schutz des weichen und empfindlichen zentralen Nervengewebes. Das Gehirn schwimmt bildlich im Liquor, erfährt dadurch Auftrieb und folglich eine effektive Gewichtsreduzierung. Der Liquor wird vorrangig im *Plexus choroideus* der Ventrikel gebildet und an venösen, zottenähnlichen Strukturen der Hirnoberfläche (Granulationen) rückresorbiert. Pro Tag werden in einem kontinuierlichen Kreislauf ca. 500 ml produziert und wieder rückgewonnen. Die ständige Menge bei einem erwachsenen Menschen beträgt 150–200 ml.

In den Ventrikeln nimmt der Liquor seinen Weg aus den Seitenventrikeln in den III. Ventrikel und von hier aus über den Mittelhirnkanal *(Aquaeductus mesencephali)* in den IV. Ventrikel. Von dort aus finden in der hinteren Schädelgrube die inneren Liquorräume Anschluss an die äußeren subarachnoidalen Liquorräume von Gehirn und Rückenmark.

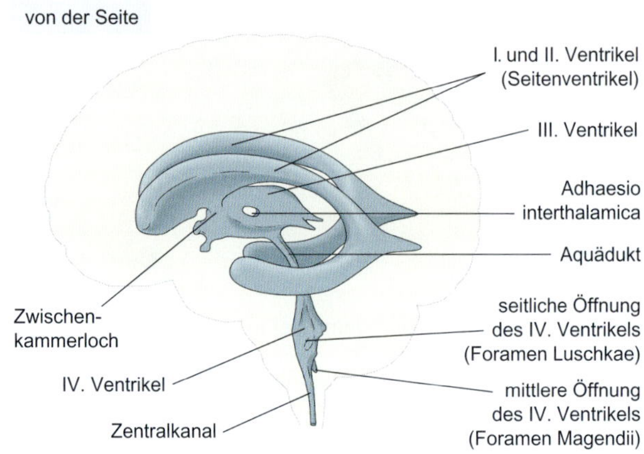

Abb. 10.5 Das **Ventrikelsystem** des Gehirns [L190]

10.3.1 Krankheitsentstehung und Symptomatik

Bei behindertem Liquorabfluss in und aus den Ventrikeln oder bei verminderter Rückresorption an den Granulationen wird das empfindliche Gleichgewicht zwischen Liquorproduktion und Abfluss auf Kosten des Letzteren gestört. Die Liquorräume innerhalb des Gehirns erweitern sich.

Hydrocephalus occlusivus

Dem **Hydrocephalus occlusivus** *(Hydrocephalus occlusus, Verschlusshydrozephalus, nichtkommunizierender Hydrozephalus)* liegt eine Behinderung des Liquorflusses im Bereich der Ventrikel oder des Liquorabflusses aus dem IV. Ventrikel zugrunde. Häufigste erworbene Ursachen sind:

- Verklebungen der Abflusswege infolge von Entzündungen oder Blutungen
- Tumoren und Zysten des III. Ventrikels mit Blockade des Abflusses aus den Seitenventrikeln
- Raumforderungen (Tumoren, Blutungen, Ödeme) in der hinteren Schädelgrube mit Kompression des IV. Ventrikels

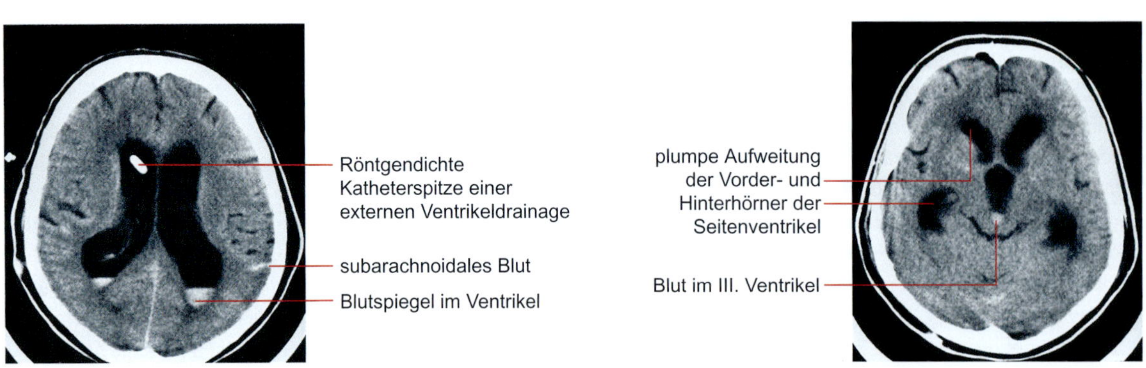

Abb. 10.4 Ausgedehnter **Hydrozephalus** mit Aufweitung der Ventrikelsysteme infolge einer Subarachnoidalblutung mit Einblutung in die Ventrikel. Zur Behandlung wurde eine externe Ventrikeldrainage gelegt. [T624]

- Tumoren und Zysten der Epiphyse mit Kompression des Aquädukts

Ein Verschlusshydrozephalus kann aber auch angeboren sein, z. B. durch Fehlbildungen des Gehirns oder des kraniozervikalen Übergangs, wie dies bei Kindern mit einer *Spina bifida* (angeborener „offener Rücken") häufig der Fall ist.

Anders als bei Erwachsenen gilt die *Monroe-Kellie-Doktrin* bei kleinen Kindern nicht, da die Schädelnähte sich erst im Verlauf verschließen. Ein erhöhter Hirndruck führt daher zu einer Aufweitung der Schädelnähte und einer Vorwölbung der Stirn und der Fontanellen. Dadurch nimmt der Schädelumfang des Kindes im Verhältnis zu seiner Körpergröße unproportional zu. In Extremfällen wirkt der Schädel wie ein Ballon. Die psychomotorische Entwicklung der Kinder ist verzögert, viele haben eine Spastik oder leiden unter epileptischen Anfällen.
Später zeigen diese Kinder das sog. *Sonnenuntergangsphänomen,* d. h., sie können die Augen aufgrund einer Lähmung nicht nach oben richten.

Hydrocephalus communicans

Ursache des **Hydrocephalus communicans** *(kommunizierender Hydrozephalus, Hydrocephalus malresorptivus)* ist eine verzögerte Liquorresorption. Der Weg zum Subarachnoidalraum ist im Gegensatz zum Hydrocephalus occlusivus frei.

Die verminderte Liquorresorption kann z. B. durch Blutung oder Meningitis mit nachfolgender Schädigung und Verklebung der Granulationen bedingt sein. Eine Sonderform dieser Entität stellen der idiopathische **Normaldruckhydrozephalus** und die **idiopathische intrakranielle Hypertension** (früher: Pseudotumor cerebri) dar.

Die Einteilung ist nicht einheitlich, z. T. werden z. B. Hydrocephalus communicans und Normaldruckhydrozephalus synonym gebraucht.

Normaldruckhydrozephalus

Die Ursache des **Normaldruckhydrozephalus** (engl. „normal pressure hydrocephalus", NPH) ist noch nicht hinreichend geklärt. Vermutet wird neben einem erhöhten Abflusswiderstand auch eine verminderte Elastizität der Hirnarterien, was zu höheren Scher- und Druckkräften im Hirnparenchym und damit zu Druckschädigungen führt. Diese letzte These stützend, findet sich häufig eine Vergesellschaftung mit einer vaskulären und Alzheimer-Demenz. Der idiopathische Normaldruckhydrozephalus tritt v. a. bei älteren Erwachsenen auf. Typischerweise ist der mittlere Liquordruck normal oder allenfalls gering erhöht, es treten aber immer wieder Druckspitzen auf. Die inneren Hirnkammern sind im Verhältnis zu den äußeren Liquorräumen deutlich erweitert. Klinisch findet man häufig eine Trias:

- **Kognitive Beeinträchtigung** (psychomotorische Verlangsamung des Patienten und Nachlassen seiner Merkfähigkeit und Konzentration, teilweise wie ein demenzieller Prozess erscheinend)
- Kleinschrittiges Gangbild, sodass die Füße „wie am Boden klebend" erscheinen
- Blaseninkontinenz

10.3.2 Diagnostik und Differenzialdiagnose

Die Anamnese und eine neurologische Untersuchung geben oft schon wichtige Hinweise auf die mögliche Erkrankungsursache. Im CT oder MRT sind die aufgeweiteten inneren Liquorräume sichtbar, darüber hinaus oft auch die Ursachen des Hydrozephalus, z. B. ein Tumor der hinteren Schädelgrube.

Bei Verdacht auf einen Hydrocephalus communicans kann nach einer kraniellen Bildgebung (cCT, cMRT) eine Lumbalpunktion oder die Anlage einer Lumbaldrainage zur Liquorentnahme erfolgen. Bessert sich der klinische Zustand der Patientin nach einer dieser Maßnahmen, so spricht dies für einen Hydrocephalus communicans.

10.3.3 Behandlungsstrategie

Abhängig von der Ursache und Verlaufsform des Hydrozephalus stehen unterschiedliche Therapien zur Verfügung. Im Notfall, also bei massiv erhöhtem Hirndruck, wird in einem kleinen neurochirurgischen Eingriff eine externe Ventrikeldrainage angelegt. Beim Hydrocephalus occlusivus steht die Behandlung der zugrunde liegenden Erkrankung an erster Stelle, z. B. die Entfernung eines Tumors.

Bleibt der Hydrozephalus trotz der kausalen Behandlung bestehen *(persistierender Hydrozephalus),* ist wie beim Hydrocephalus communicans eine dauerhafte Liquorableitung (Liquorshunt) erforderlich. Zum Teil kann heutzutage die Abflussstörung endoskopisch behoben oder ein Alternativabfluss *(Ventrikulozisternostomie)* geschaffen werden. Dies erspart dem Patienten dann die Shuntimplantation mit den daraus resultierenden Gefahren.

Externe Ventrikeldrainage

Über ein kleines Bohrloch in der Kalotte wird in einer neurochirurgischen Operation eine Drainage in einen Seitenventrikel eingebracht und an ein geschlossenes System nach außen abgeleitet. Neben der Liquordrainage kann über dieses System auch der intrakranielle Druck abgeleitet bzw. können Medikamente (Fibrinolytika, Antibiotika) in das Ventrikelsystem (intrathekal) eingebracht werden. Eine **externe Ventrikeldrainage** sollte wegen der Infektionsgefahr maximal 10–14 Tage liegen bleiben. Danach muss bei weiterhin bestehender Notwendigkeit der Liquordrainage die Anlage einer internen Liquorableitung *(Liquorshunt)* überlegt werden.

Allgemeine Pflegemaßnahmen bei externen Liquorableitungen

- Alle Patientinnen mit externen Ableitungen haben bis zur schriftlichen Arztanordnung des Gegenteils strengste Bettruhe.
- Die Tropfkammer des sich anschließenden geschlossenen Systems wird auf eine bestimmte, vom Arzt angeordnete Höhe über bzw. unter Ventrikelniveau gehängt. Hierbei wird der obere Ohransatz als Ventrikelhöhe angenommen:
  - Tropfkammer *über* Niveau führt zu einer *Reduktion* der Ablaufgeschwindigkeit.

10

  - Tropfkammer *unter* Niveau führt zu einer *Erhöhung* der Ablaufgeschwindigkeit.
- Manipulationen an externen Liquorableitungssystemen so wenig wie möglich und nur unter aseptischen Bedingungen.
- Bei jeglicher Niveauveränderung des Patienten muss die Drainage auf das neue Niveau einreguliert werden. Hierbei gilt: Bei Verstellung des Kopfteils nach oben die Drainage für die Dauer der Aktion geschlossen halten oder schon so hoch hängen, dass ein vermehrter Liquorfluss vermieden wird. Auch bei Absenken des Kopfteils wird die Drainage kurz geschlossen oder noch hängen gelassen und erst dann einreguliert, wenn der Patient liegt. Auch das verhindert eine zu große Fördermenge.
- Am Schichtende oder wenn die Mischkammer voll ist, Liquor auf Farbe und Konsistenz überprüfen, Menge notieren und Mischkammer in den Beutel entleeren.
- Bei Patiententransporten grundsätzlich die Liquordrainage und alle Belüftungsfilter abklemmen und nach Beendigung sofort wieder öffnen.
- Kopfschmerzäußerungen immer ernst nehmen und Arzt verständigen.
- Vergewissern, dass Mischkammer nicht ungewollt verrutschen kann. Sollte trotz aller Überwachung eine Mischkammer auf dem Boden liegen und zu viel Liquor abgeflossen sein, sofort Drainage abklemmen, Patientin in Kopftieflage bringen, Flüssigkeit anhängen und Ärztin alarmieren.
- Vor Benutzung des Liquorableitungssystems alle Verbindungen auf Festigkeit und Dichtigkeit prüfen.
- Die Durchgängigkeit der Drainage kann durch engmaschige Beobachtung des Pendelflusses (Liquor im Schlauchsystem, ggf. Tropfkammer) kontrolliert werden. Sind nur noch geringe Fördermengen zu erwarten, kann die Tropfkammer für wenige Sekunden tief abgesenkt werden, um das Tropfen in die Tropfkammer zu beobachten. Ein Verstopfen des Systems verhindert den Liquorabfluss. Bei blutigem Liquor kann der Arzt das System durch Anspülen (mit steriler NaCl-Lösung) oder Lysieren offenhalten.
- Die geförderte Liquormenge und das Aussehen des Liquors werden genau dokumentiert. Der Liquor wird regelmäßig (z. B. 3-mal pro Woche) mikroskopisch untersucht und zur mikrobiologischen Untersuchung gegeben, damit eine Infektion sofort erkannt wird. Dies wird unter aseptischen Bedingungen bei abgeklemmter Drainage durchgeführt. Je näher das Untersuchungsmaterial an der Austrittsstelle der Drainage abgenommen werden kann, desto besser. Wichtig ist, eine geringe Menge (ca. 2 ml) abzuziehen und zu verwerfen, um möglichst frisches Material einzuschicken. Bei Schmerzäußerungen seitens des Patienten oder frischblutigem Punktat die Entnahme sofort abbrechen.
- Die Patientin erhält leichte Abführmittel, um starkes Pressen zu vermeiden.

Spezielle Pflegemaßnahmen bei liegender Ventrikeldrainage

- Alle 2–4 h Bilanz und Vitalwertkontrolle, mindestens einmal pro Schicht Kontrolle der Bewusstseinslage und der Pupillenreaktion.
- Druckmessung (ICP) ist sinnvoll, Anlage der Drainage zumeist aufgrund von erhöhtem Hirndruck.
- Mischkammer lieber etwas zu hoch als zu tief hängen, da die Gefahr besteht, dass zu viel Liquor abläuft.
- Alle 1–2 Tage aseptischer Verbandwechsel an der Einstichstelle und Wundinspektion, da große Infektionsgefahr (Meningitis) besteht. Durch den Ventrikelkatheter besteht eine direkte Verbindung von außen ins Gehirn, außerdem handelt es sich um einen kontaminierten Einstichbereich – Haare sind relevante Keimträger.
- Bei Änderungen der Bewusstseinslage sofort den Arzt rufen.
- Hirndruckpatienten nicht überwässern! Strikt an Bilanzvorgabe halten.
- Beste Lage ist die 30°-Oberkörperhochlagerung, den Kopf gerade (> Abb. 10.6, > Abb. 10.7).
- Stresssituationen für Betroffene so weit wie möglich vermeiden.
- Auf Unruhephasen achten und ggf. die Ärztin rufen – Eigengefährdung bei Manipulation an der Ventrikeldrainage durch den Patienten.

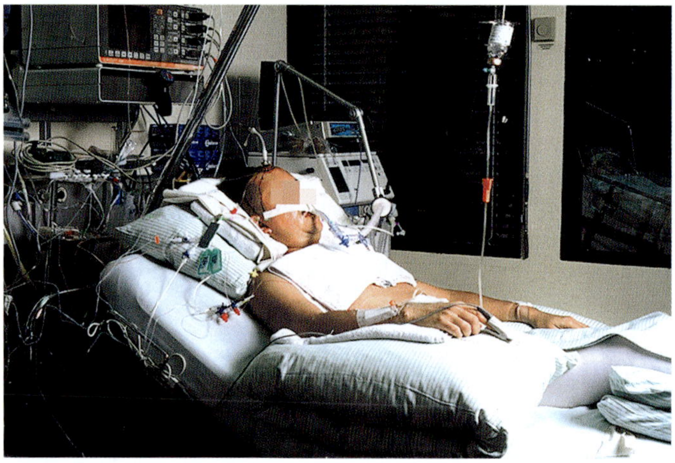

Abb. 10.6 Oberkörperhochlagerung [K183]

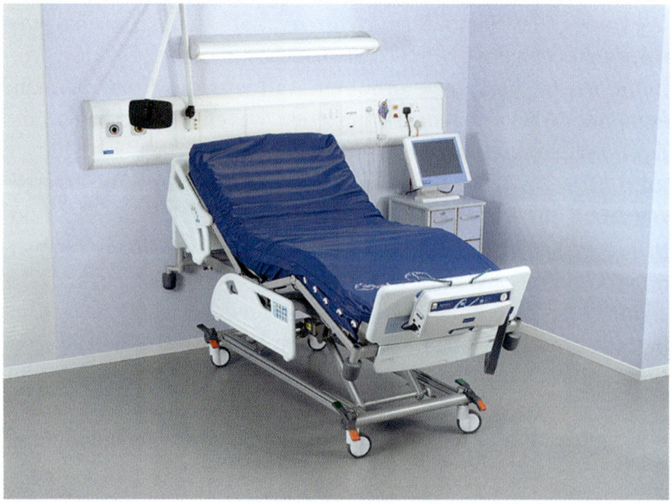

Abb. 10.7 Das Bild zeigt das **Nimbus4® Wechseldruck-Matratzensystem** von ArjoHuntleigh. Ein Auto-Matt-Sensorpad stellt bei diesem System sicher, dass der Patient automatisch mit dem optimalen Druck gestützt wird, unabhängig von seiner Körpergröße, seiner Position oder der Gewichtsverteilung.] [V558]

Der Arzt entscheidet, wann die Drainage geschlossen wird. Dies geschieht in der Regel, wenn die Drainage auf einem Niveau von 15 cm kaum noch Liquor fördert. Die Drainage wird dann 24 h abgeklemmt oder hochgehängt. Während dieser Zeit achten die Pflegenden engmaschig auf Bewusstseins-, Pupillenveränderungen und Übelkeit; es wird kontinuierlich der ICP gemessen. Häufig erfolgt ein Kontroll-cCT, um die Ventrikelweite zu beurteilen. Der Arzt verschließt die Einstichstelle mit tiefen Nähten, die Pflegenden achten weiterhin auf austretenden Liquor oder die Entstehung eines Liquorkissens.

VORSICHT

Patientinnen mit Ventrikeldrainage sollten immer am Monitor mit ICP-Messung liegen und nur durch **Fachpersonal** versorgt werden. Ein unsachgemäßer Umgang mit der Ventrikeldrainage kann Patienten akut vital gefährden!

Ventrikuloperitonealer Shunt

Ein Liquorshunt stellt die dauerhafte Lösung der Liquorableitung bei Hydrozephalus dar. Häufigste Ableitungsart ist die **ventrikuloperitoneale Ableitung** mit Platzierung im Bauchfell. Das Peritoneum weist eine hohe Resorptionsfähigkeit und -oberfläche auf, sodass der abgeleitete Liquor wieder in das Kreislaufsystem aufgenommen werden kann. Der Shunt wird in einer neurochirurgischen Operation komplett unter die Haut implantiert und besteht aus drei Bauteilen:

- Der **Ventrikelkatheter** wird analog zur externen Ventrikeldrainage über ein Bohrloch ins Ventrikelsystem eingeführt. Dieser proximale Katheteranteil geht in das nachgeschaltete Ventil über.
- Das **Ventil** liegt zwischen Ventrikel- und Peritonealkatheter. Es öffnet ab einem bestimmten Liquordruck und gibt so den Abfluss frei. Bei einigen Ventilen ist die Höhe dieses Drucks von außen einstellbar. Das Ventil verhindert aber auch ein Zurückfließen von Liquor ins Gehirn und das Entstehen eines Unterdrucks im Ventrikelsystem. Dem Ventil folgt der distale Katheteranteil.
- Der **Peritonealkatheter** leitet den Liquor in den Peritonealraum ab und wird frei in das Peritoneum eingebracht.

Viele Shuntsysteme verfügen zusätzlich über einen *Reservoirballon.* Diese Shunts werden so implantiert, dass das Reservoir gut tastbar unter der Haut liegt, in der Regel hinter dem rechten Ohr. Der Reservoirballon ermöglicht zum einen Liquorpunktionen, etwa zur bakteriologischen Untersuchung (dazu wird der Ballon anpunktiert), zum anderen erlaubt er auch eine Funktionskontrolle des Ventils: Nach dem Ausdrücken sollte sich der Reservoirballon schnell wieder füllen. Bei magnetisch verstellbaren Ventilen muss der Shunt nach einer MRT-Untersuchung kontrolliert und ggf. neu eingestellt werden. In einigen Fällen kann auch eine Ableitung in den Vorhof des Herzens *(ventrikuloatrial)* notwendig sein.

Shuntnachsorge

Um Fehlfunktionen oder Entzündungen des Shunts frühzeitig zu erkennen, sind **postoperative Nachuntersuchungen** erforderlich. Die erste Kontrolluntersuchung erfolgt ca. 6 Wochen nach dem Eingriff, die zweite nach weiteren 6 Monaten. Danach wird der Patient einmal jährlich untersucht.

Shuntkomplikationen

Die wichtigsten **Komplikationen** bei liegendem Shunt sind:

- **Verstopfung des Shuntlumens:** In diesem Fall stellen sich sämtliche Symptome des ansteigenden Hirndrucks ein.
- **Katheterdislokation:** Sie tritt insbesondere bei Kindern und Jugendlichen während des Längenwachstums auf.
- **Infektionen:** z. B. als Ventrikulitis, Meningitis, Peritonitis, Endokarditis.
- **Shuntabriss:** Der Liquor fließt dann bis zur Abrissstelle, tritt dort in die Weichteile über und kann sonografisch dargestellt werden. Eventuell ist an der Abrissstelle ein Liquorkissen tastbar.
- **Akute oder chronische Überdrainage** mit Unterdruck im intrakraniellen Liquorraum: kann zu zahlreichen Symptomen und Folgen führen, etwa Kopfschmerzen, Hirnblutung oder Bildung von subduralen Hygromen.

Pflege von Patientinnen mit ventrikuloperitonealem Shunt

Siehe auch „Allgemeine Pflegemaßnahmen bei externen Liquorableitungen"

- Kontrolle der Vitalzeichen, Pupillenreaktion und Bewusstseinslage in regelmäßigen Abständen.
- Patienten haben aufgrund der veränderten Druckverhältnisse im Kopf postoperativ häufig mit Übelkeit und Erbrechen sowie mit Kopfschmerzen zu kämpfen. Medikamente nach Arztanordnung verabreichen.
- Lagerung am besten in 30°-Oberkörperhochlagerung, um den Abfluss des Liquors zu fördern (➤ Abb. 10.6).
- Mobilisation am 1. postoperativen Tag, nach Rücksprache mit dem Arzt.
- Bis zur Entlassung alle 1–2 Tage aseptischer Verbandwechsel der Nahtstellen und Wundbeobachtung auf Infektionszeichen.
- Wichtig ist der Abführstatus, da die Patientinnen einen abdominalen Eingriff hinter sich haben. Spätestens am 3. postop. Tag sollten Betroffene abgeführt haben. In der Regel benötigen die Patienten Unterstützung durch Laxanzien.
- Nahtmaterial wird nach ärztlicher Anordnung entfernt, meist nach 10–14 Tagen.

Lumbaldrainage

Vergleichbar dem Vorgehen bei der lumbalen Liquorpunktion (➤ Kap. 1.7.2) wird über eine Hohlnadel ein feiner Katheter in den lumbalen Duraschlauch eingeführt und an eine Tropfenkammer angeschlossen. Insbesondere bei Verdacht auf einen *Hydrocephalus communicans* kann probatorisch eine lumbale Liquordrainage erfolgen. Bessert sich der klinische Zustand der Patientin, so muss sie als shuntpflichtig eingestuft werden und bedarf eines dauerhaften Shunts. Vor der Anlage einer Lumbaldrainage muss ein *Hydrocephalus occlusus* ausgeschlossen sein, um eine untere Einklemmung unter Liquordrainage zu vermeiden. Eine Lumbaldrainage kann aber auch zur Sanierung eines postoperativ entstandenen Liquorkissens, nach posttraumatischer oder postoperativer Rhinoliquorrhö zum Einsatz kommen.

Spezielle Pflege bei liegenden lumbalen Drainagen

Siehe auch „Allgemeine Pflegemaßnahmen bei externen Liquorableitungen"

- Regelmäßige Wundverbandkontrolle und Kontrolle der Katheterlage (große Gefahr, dass der Katheter abknickt oder dekonnektiert, v. a. im Schlaf).
- Alle 2 Tage aseptischer Verbandwechsel an der Einstichstelle (bei Folie alle 7 Tage), Katheterverlauf nach Bedarf neu verbinden.
- Gründliche Aufklärung des Patienten über die Gefahren bei Niveauveränderungen (Patienten mit lumbalen Drainagen sind häufig recht mobil und wollen nicht jedes Mal, wenn sie ihr Bett nach oben oder unten stellen wollen, die Pflegenden „stören").
- Bei lumbalen Drainagen ist meistens eine strenge Drainage gefragt, d. h., dass tägliche Fördermengen bis zu 350 ml keine Seltenheit sind. Aus diesem Grund ist stets auf mindestens 2 l Trinkmenge zu achten.
- Durch die strenge Drainage leiden die Patientinnen häufig vermehrt unter Kopfschmerzen, deshalb wird eine 90°-Oberkörperhochlagerung oft nicht gut toleriert. Regelmäßige Analgesie sollte verordnet werden.
- Kopfschmerzen sind hier meistens erste Zeichen für Unterdrucksymptomatik!
- Dreimal tgl. Vitalzeichen- und Vigilanzkontrolle, um eine Meningitis rechtzeitig zu erkennen. Bei Klagen über starke Kopfschmerzen, Nackensteifigkeit und Lichtempfindlichkeit hellhörig werden.

10.4 Akute intrakranielle Druckerhöhung

DEFINITION

Akute intrakranielle Druckerhöhung: sich rasch entwickelnde Druckerhöhung im Schädelinnenraum, oft innerhalb weniger Stunden. Stets lebensgefährlicher neurologisch-neurochirurgischer Notfall

10.4.1 Krankheitsentstehung und Symptomatik

Krankheitsentstehung

Die wichtigsten **Ursachen** einer akuten intrakraniellen Druckerhöhung sind:

- Intrazerebrale Blutungen (➤ Kap. 2.2), z. B. infolge eines Schädel-Hirn-Traumas (➤ Kap. 8.2) oder eines Hirntumors (➤ Kap. 7.1)
- Hirnödem (Hirnschwellung), z. B. durch Trauma, Tumoren, Entzündungen oder ischämischen Insult (➤ Kap. 2.1)
- Venöse Abflussbehinderung, z. B. infolge einer Sinusvenenthrombose (➤ Kap. 2.4)

Kommt es durch die genannten Ursachen zu einem Verschluss des IV. Ventrikels oder des *Aquaeductus mesencephali*, entsteht ein akuter Hydrocephalus occlusivus (➤ Kap. 10.3.1) mit isolierter Aufweitung der inneren Liquorräume. Dadurch steigt der Hirndruck rasch an, und es kann zu einer Einklemmung kommen (➤ Kap. 10.1).

Symptome und Untersuchungsbefund

Im Gegensatz zur chronischen intrakraniellen Druckerhöhung folgen die **Symptome** rasch aufeinander. Insbesondere nach einem Schädel-Hirn-Trauma sind die unspezifischen Zeichen einer beginnenden Hirndruckerhöhung evtl. nur an der Unfallstelle beobachtbar, und der Patient zeigt bei der Aufnahme in der Klinik bereits Zeichen eines massiv erhöhten Hirndrucks.

10.4.2 Diagnostik

Nichtinvasive Diagnostik

Bei der nichtinvasiven **Diagnostik** stehen die bildgebenden Verfahren, allen voran cCT und cMRT, im Vordergrund. Sie ermöglichen neben der Diagnostik der Ursache auch eine Einschätzung des Hirndrucks, die allerdings nicht verlässlich ist. So können in seltenen Fällen z. B. die intrazerebralen Liquorräume leer gepresst (aufgebraucht) sein, obwohl der Hirndruck noch normal ist. Umgekehrt kann ein normal erscheinendes cCT mit einem erhöhten ICP einhergehen. Zudem zeigen bildgebende Verfahren insbesondere in der Phase des akuten Hirndruckanstiegs immer nur „Momentaufnahmen", die z. B. durch eine Zunahme der intrakraniellen Raumforderung wenig später schon überholt sein können.

Bis heute gibt es kein nichtinvasives Diagnoseverfahren, das eine zuverlässige Bestimmung des Hirndrucks ermöglicht.

Hirndruckmessung

Die **Messung des Hirndrucks** wird meist dann durchgeführt, wenn aufgrund der Erkrankung und des Verlaufs ein erhöhter Hirndruck angenommen werden muss und dadurch Schädigungen der Hirnsubstanz zu erwarten sind. Dies ist z. B. bei großen oder multiplen Kontusionsherden (nach Schädel-Hirn-Trauma, ➤ Kap. 8.2) oder diffusem Hirnödem der Fall.

Heutzutage wird der Hirndruck v. a. intraparenchymatös oder intraventrikulär gemessen. Zur Implantation der Messsonde ist ein kleiner neurochirurgischer Eingriff erforderlich, der meist auch auf einer Intensivstation durchgeführt werden kann:

- Bei der **intraparenchymatösen Messung** wird der Messfühler in das Hirngewebe eingebracht.
- Bei der **intraventrikulären Messung** wird der Katheter analog zu einer externen Ventrikeldrainage in einen Seitenventrikel eingebracht. Vorteil dieser Methode ist die Möglichkeit der gleichzeitigen Liquordrainage.

Die Messsonde bzw. der Transducer wird über Verbindungskabel an den Überwachungsmonitor angeschlossen, auf dem der Hirndruck dann als Messwert (absolut und *Trend,* d. h. Darstellung des Messwerts im zeitlichen Verlauf) angezeigt und als Hirndruckkurve dargestellt wird. Die Hirndruckkurve lässt Rückschlüsse auf das noch vorhandene Kompensationsvermögen des Gehirns zu.

Eine sinnvolle Ergänzung der Hirndruckmessung ist die **Messung des** $\mathbf{pO_2}$ im Hirngewebe, die in Kombination mit der Hirndruckmessung weitere Rückschlüsse auf die Hirndurchblutung erlaubt.

10

10.4.3 Behandlungsstrategie und Pflege

VORSICHT
Die akute intrakranielle Drucksteigerung ist ein lebensbedrohlicher **Notfall**, der unbedingt auf der Intensivstation behandelt werden muss!

Ziele der **Hirndrucktherapie** sind die Senkung des erhöhten Hirndrucks und die Aufrechterhaltung einer ausreichenden Hirndurchblutung. Der *CPP* sollte nicht unter 50 mmHg absinken und zur Sicherheit 70 mmHg betragen. Sofern möglich, werden die Ursachen der Hirndruckerhöhung vorrangig beseitigt, z. B. intrazerebrale Hämatome.

Maßnahmen zur Hirndrucksenkung sind indiziert bei einem ICP > 20 mmHg. Auch wenn der genaue Hirndruck noch nicht bekannt ist, die Patientin aber klinische Zeichen einer drohenden Einklemmung (➤ Kap. 10.1) zeigt, werden Maßnahmen zur Hirndrucksenkung ergriffen.

Basismaßnahmen

- **30°-Oberkörperhochlagerung** (➤ Abb. 10.6).
- **Ausreichende Oxygenierung** (Sauerstoffversorgung) und Vermeiden einer Hyperkapnie (CO_2-Anstieg im Blut). Hypoxie und Hyperkapnie steigern den Hirndruck und müssen deshalb vermieden werden. Um dies sicherzustellen, ist häufig eine frühzeitige Intubation und maschinelle Beatmung des Patienten indiziert.
- **Analgosedierung:** Stress und Schmerzen steigern den Hirndruck. Daher sollten alle Situationen, die mit Stress oder Schmerzen verbunden sind, möglichst vermieden werden
- **Kreislaufstabilisierung:** Um eine ausreichende Durchblutung des Gehirns sicherzustellen, sollte der CPP mindestens 70 mmHg betragen. Um dies zu erreichen, muss der Blutdruck ausreichend hoch sein. Bei *Hypotonie* aufgrund eines Volumenmangels werden Infusionslösungen verabreicht, um den Blutdruck zu stabilisieren. Reicht dies allein nicht aus, können Katecholamine eingesetzt werden. Auch eine *Hypertonie* schadet der Patientin, da sie ein Hirnödem verstärken kann. Meist ist eine Hypertonie Ausdruck einer unzureichenden Analgosedierung, daher werden hohe Blutdruckwerte zunächst mit Sedativa und Analgetika behandelt. Nur wenn dies nicht ausreicht, kommen blutdrucksenkende Medikamente zum Einsatz.

Zusatzmaßnahmen

Liquordrainage

Liegt eine ventrikuläre Hirndrucksonde, kann der Arzt zur kurzfristigen Hirndrucksenkung Liquor über die **Liquordrainage** ablassen.

Osmotherapie

Bei der **Osmotherapie** erhält der Patient osmotisch wirksame Infusionslösungen verabreicht (z. B. Mannitlösung 20 %), meist als Kurzinfusion. Diese erhöhen die Serumosmolarität und entziehen dadurch dem Gehirn Wasser, wodurch der Hirndruck sinkt. Die Wirkung der Kurzinfusion setzt nach etwa 10–15 min ein und hält bis zu 4 h an. Reicht die Wirkung der Osmotherapie allein nicht aus, um den Hirndruck zu senken, können zusätzlich Diuretika verabreicht werden, z. B. Furosemid (Lasix®).

Wichtig ist die engmaschige Kontrolle der Serumosmolarität, die nicht über 320 mosmol/l ansteigen sollte. Auch eine Hypovolämie durch zu starkes Ausschwemmen sollte vermieden werden, um nicht die Hirndurchblutung weiter zu verschlechtern.

Therapeutische Hyperventilation

Reichen die o. g. Maßnahmen nicht aus, um den Hirndruck zu senken, kann die **therapeutische Hyperventilation** helfen, der folgendes Wirkprinzip zugrunde liegt:

- Eine **Hyperkapnie** (pCO_2 > 44 mmHg) führt zur Erweiterung der Blutgefäße im Gehirn. Dadurch nimmt das Kompartiment „Blut" (➤ Kap. 10.1) im Schädelinneren zu, und der Hirndruck steigt.
- Eine **Hypokapnie** (pCO_2 < 36 mmHg) führt zur Verengung der zerebralen Blutgefäße und dadurch zum Absinken des Hirndrucks.

Diese Wirkung der Hypokapnie macht man sich in der Hirndrucktherapie zunutze und stellt das Beatmungsgerät so ein, dass die Patientin hyperventiliert wird. Dabei besteht allerdings die Gefahr der Mangeldurchblutung des Gehirns. Dieses Risiko ist umso größer, je stärker der pCO_2 absinkt. Außerdem hält die hirndrucksenkende Wirkung nur wenige Tage an. Deshalb wird die therapeutische Hyperventilation nur mäßig (angestrebter pCO_2 30–35 mmHg) und zeitlich begrenzt eingesetzt.

Hypothermie

Eine mäßige **Hypothermie** (36,5–34 °C) kann den Hirndruck senken, birgt jedoch zahlreiche Gefahren, z. B. Infektionen oder Wundheilungsstörungen. Deshalb werden in den meisten Kliniken bei Patienten mit normaler Körpertemperatur keine Maßnahmen zur Kühlung angewendet. Kommt der Patient jedoch bereits leicht unterkühlt in die Klinik (z. B. nach einem Unfall), wird die niedrige Körpertemperatur toleriert. Unbedingt vermieden werden sollten jedoch Kältezittern und eine Hyperthermie über 37,5 °C, da beides den Hirnstoffwechsel und damit den Sauerstoffbedarf und den Hirndruck steigert.

Glukokortikoide

Glukokortikoide haben eine ausgeprägte antiödematöse Wirkung bei Tumorödemen, sollten aber nur bei diesen Patientinnen zur Hirndrucksenkung eingesetzt werden. Bei Blutungen oder Schädel-Hirn-Traumen sollten Glukokortikoide nicht gegeben werden.

Barbiturate

Thiopental (Trapanal®) wird nur noch selten und dann als „Ultima Ratio" (letzte Möglichkeit) bei ansonsten nicht beherrschbar hohem Hirndruck eingesetzt. Es sind zahlreiche, insbesondere kardiopulmonale Nebenwirkungen beschrieben. Voraussetzung ist eine kon-

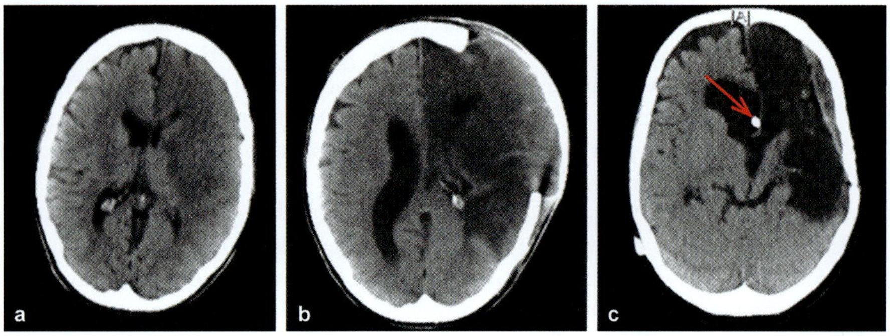

Abb. 10.8 Patient mit raumforderndem Mediainfarkt links **(a).** Nach **Entfernung der Schädelkalotte** dehnt sich das Hirn als Ausdruck der Schwellung über den Trepanationsdefekt aus **(b).** In Abbildung **(c)** ist derselbe Patient im Verlauf dargestellt. Der Knochendeckel ist wieder implantiert und der Infarkt im Defektzustand verheilt. Zusätzlich musste ein VP-Shunt von rechts eingebracht werden. [T422]

tinuierliche EEG-Ableitung, da die Narkosetiefe nach dem Verhältnis von EEG-Aktivität zu EEG-Nulllinie (*Burst/Suppression-Muster, Suppressionsrate)* gesteuert wird.

Hemikraniektomie

Letzte chirurgische Maßnahme zur Hirndrucksenkung bei Infarkten oder diffusen Hirnschwellungen ist die vorübergehende Entfernung von Teilen der Schädelkalotte *(Hemikraniektomie)* und die Eröffnung der Dura mater (harte Hirnhaut, *Duraplastik*). Das schwellende Gewebe hat dadurch die Möglichkeit, sich nach außen auszudehnen, ohne auf gesundes Hirngewebe zu drücken. Der entfernte Knochen wird tiefgefroren und später wieder eingesetzt (➤ Abb. 10.8).

Prognose

Die **Prognose** der akuten intrakraniellen Druckerhöhung ist abhängig von der Grunderkrankung sowie der Dauer und dem Ausmaß der Hirndrucksteigerung. Überlebt die Patientin eine Einklemmung, so besteht die Gefahr eines Syndroms reaktionsloser Wachheit (➤ Kap. 8.6).

Pflegemaßnahmen bei intrakranieller Druckerhöhung

Allgemeine Pflegemaßnahmen bei externen Liquorableitungen
➤ Kap. 10.3.3

10

10.5 Idiopathische intrakranielle Hypertension

DEFINITION

Als **idiopathische intrakranielle Hypertension** (IIH, „Überdruck im Schädel ohne bekannte Ursache") bezeichnet man einen erhöhten Hirndruck, bei dem die Ursache nicht geklärt ist. Typischerweise sind übergewichtige Frauen im mittleren Lebensalter betroffen. Der ältere Name *Pseudotumor cerebri* geht darauf zurück, dass auch ein Tumor einen erhöhten Druck im Schädelinneren verursachen kann. Bei der IIH liegt jedoch kein Tumor vor.

Symptome, Diagnostik und Behandlungsstrategie

Symptomatisch werden die Patienten häufig mit Kopfschmerzen, z. T. mit Übelkeit und Erbrechen, sowie Sehstörungen (Verschwommensehen, Gesichtsfeldausfälle). Bei der Untersuchung findet sich ganz überwiegend eine beidseitige Stauungspapille. Computer- und kernspintomografisch wirkt das Gehirn geschwollen, die inneren Hirnkammern sind sehr eng. Gelegentlich findet sich dabei auch eine „empty sella", d. h., der erweiterte Subduralraum der Sellaregion lässt den sog. Türkensattel der Schädelbasis leer erscheinen. Bei der Lumbalpunktion finden sich stark erhöhte Liquordrücke (bis 40 cmH_2O). Therapeutisch kann die Gabe von Carboanhydrasehemmern wie Acetazolamid (u. a. bei Glaukom verabreicht) erwogen werden. Patientinnen ohne Ansprechen auf diese Therapie oder mit drohendem Sehverlust sollten einen Shunt erhalten.

Pflegemaßnahmen bei intrakranieller Druckerhöhung

Allgemeine Pflegemaßnahmen bei externen Liquorableitungen
➤ Kap. 10.3.3

LITERATUR UND KONTAKTADRESSEN

Leitlinien

Deutsche Gesellschaft für Neurologie (Hrsg.), Leitlinien für Diagnostik und Therapie in der Neurologie. S1-Leitlinie Idiopathische intrakranielle Hypertension (IIH). 2019. www.dgn.org/leitlinien (letzter Zugriff: 01.08.2025)

Weiterführende Literatur

Knipfer E, Kochs E (Hrsg.). Klinikleitfaden Intensivpflege. 5. A. München: Elsevier Urban & Fischer 2012.
Latasch L, Knipfer E (Hrsg.). Anästhesie Intensivmedizin Intensivpflege. 2.A. München: Elsevier Urban & Fischer 2004.
Firsching R, Synowitz H-J, Wolf F. Professionelle neurologische und neurochirurgische Pflege. Bern: Huber 2003.
Ellenbogen RG, Abdulrauf SI, Sekhar LN. Principles of Neurological Surgery. 3rd ed. Philadelphia, PA: Elsevier 2012.
Greenberg MS. Handbook of Neurosurgery. 8th ed. New York: Thieme 2016.

Kontaktadressen

Arbeitsgemeinschaft Spina bifida und Hydrocephalus e.V., Grafenhof 5, 44137 Dortmund; Tel.: 02 31/86 10 50 0; www.asbh.de
Bundesverband für Rehabilitation und Interessenvertretung Behinderter, Eifelstr. 7, 53119 Bonn; Tel.: 02 28/96 98 40; www.bdh-reha.de

KAPITEL

11 Pflege von Menschen mit Muskelerkrankungen

Pflegesituation

Hintergründe zur Pflegesituation

Pflegerisches Setting: stationäre Akutpflege, Neurologie
Patientin: Frau Ines Boisseau, 39 Jahre
Diagnose: Myasthenia gravis

Die Suche nach der Krankheit

Pflegefachfrau Katja Loos arbeitet auf einer neurologischen Station. Sie betreut heute die 39-jährige Ines Boisseau. Frau Boisseau wurde über die Notaufnahme aufgenommen. Im Moment befindet sich das Team der Neurologie auf der Suche nach der Diagnose. Im Verdacht steht eine sogenannte transitorische ischämische Attacke. Während der Arbeit war Frau Boisseau durch verwaschene Sprache und ein plötzlich hängendes Augenlid aufgefallen. Diese Symptome waren beim Eintreffen der Rettungskräfte bereits rückläufig.

Frau Boisseau berichtet Katja Loos von ihren Symptomen: *„Ach, das hat alles schon vor einiger Zeit angefangen. Ich habe immer mal wieder schlecht gesehen, so verschwommen. Dann war ich beim Optiker, der hat eine Sehschwäche festgestellt und ich habe eine Brille bekommen. Aber trotzdem habe ich immer wieder im Laufe des Tages verschwommen gesehen, abends sogar manchmal Doppelbilder. Aber wenn ich dann eine kleine Pause gemacht habe, war es danach wieder besser. Ich habe mich auch immer so erschöpft gefühlt, einfach müde und kraftlos. Früher bin ich mit dem Fahrrad die zwei Kilometer zur Arbeit gefahren. Das ist schon lange vorbei. Das schaffe ich nicht mehr. Abends fiel mir sogar das Kauen beim Abendessen schwer. Ich begann abzunehmen. Zuerst dachte ich, es ist der Stress mit Vollzeitjob und drei Kindern. Dann macht man erstmal weiter. Aber ich habe mich immer schlechter gefühlt. Manchmal konnte ich abends nicht mal meine Zähne putzen. Und heute Morgen auf der Arbeit fiel mir dann das Laufen und Sprechen schwer. Man konnte mich kaum verstehen. Meine Kollegin sagte, dass mein Augenlid runterhängt. Da hat sie einen Rettungswagen angerufen, weil sie Angst hatte, ich könnte einen Schlaganfall haben. Aber als der eintraf, wurde es schon wieder besser. Sie denken bestimmt, dass ich verrückt bin. Ich weiß auch nicht, was mit mir nicht stimmt."* Katja Loos erkennt, dass Frau Boisseau Angst hat. Sie versichert ihr, dass sie niemand für verrückt hält.

Um herauszufinden, was mit Frau Boisseau los ist, hat der Neurologe Pepin Bain bereits die notwendige Diagnostik angeordnet. Im cCt können Raumforderungen, Hirnblutungen und Ischämien ausgeschlossen werden. In den folgenden Tagen werden eine Elektromyografie, eine Blutuntersuchung, ein Tensilon-Test und ein Thorax-CT durchgeführt. Nun ist klar, woran Frau Boisseau leidet. Pepin Bain überbringt ihr die Diagnose: Sie hat Myasthenia gravis. Ines Boisseau ist verunsichert, von dieser Krankheit hat sie noch nie gehört. Was ist Myasthenia gravis?

Lernfragen:

1. Beschreiben Sie die Pathogenese bei Myasthenia gravis.
2. Identifizieren Sie die typischen Symptome bei Myasthenia gravis.
3. Beschreiben Sie, wie ein Tensilon-Test durchgeführt wird.
4. Unterscheiden Sie die myasthene und cholinerge Krise voneinander.

11.1 Einführung

Muskelerkrankungen (Myopathien) äußern sich meist in einer langsam fortschreitenden schlaffen Lähmung, die aber im Gegensatz zu peripheren Nervenläsionen oft proximal betont ist und sich keinem nervalen Versorgungsgebiet zuordnen lässt. Die Muskeleigenreflexe sind normal oder abgeschwächt auslösbar, und es liegt eine Muskelatrophie vor. Einige Myopathien gehen mit Schmerzen einher.
Muskelerkrankungen können anhand der Ursache eingeteilt werden:

- Autoimmune Formen, z. B. Myasthenia gravis (➤ Kap. 11.2)
- Paraneoplastische Formen, z. B. Lambert-Eaton-Syndrom
- Angeborene (hereditäre) Formen, z. B. progressive Muskeldystrophien (➤ Kap. 11.3)
- Entzündliche Formen durch bestimmte Erreger (z. B. Trichinose) (➤ Kap. 11.4)
- Metabolische Formen, z. B. Glykogenosen (➤ Kap. 11.6)
- Toxische Formen, z. B. durch Alkohol oder Medikamente (z. B. Lipidsenker)
- Endokrine Formen bei z. B. Hyperthyreose

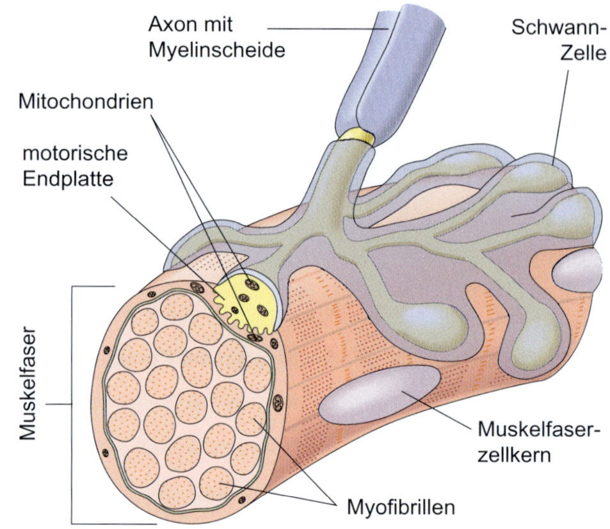

Abb. 11.1 Die **motorische Endplatte:**
Ein motorischer Nerv verzweigt sich in mehrere synaptische Endköpfe, die mit einer Muskelfaser eine motorische Endplatte bilden. [L190]

11.2 Myasthenia gravis

DEFINITION

Myasthenia gravis *(Myasthenia gravis pseudoparalytica)*: belastungsabhängige Muskelschwäche infolge einer Störung der neuromuskulären Übertragung an der motorischen Endplatte. Häufigkeit ca. 5–10/100.000 Einwohner, Frauen sind häufiger betroffen als Männer; Manifestation v. a. zwischen dem 20. und 40. Lebensjahr. [vgl. 1]

Tab. 11.1 Klassifikation der Myasthenia gravis

Klassifikation der Myasthenia gravis	
I	Okuläre Myasthenie
IIa	Leichte Generalisierung
IIb	Mäßige Generalisierung
III	Akute, schwere Generalisierung
IV	Chronische, schwere Generalisierung
V	Intubationsbedürftigkeit

11.2.1 Krankheitsentstehung und Symptome

Krankheitsentstehung

Die Myasthenia gravis ist eine Autoimmunerkrankung mit Autoantikörperbildung gegen die Acetylcholinrezeptoren an der postsynaptischen Membran der motorischen Endplatte von Muskelzellen (➤ Abb. 11.1). Dadurch wird die Anzahl der freien Rezeptoren vermindert, an die das Acetylcholin zur Erregungsübertragung vom Nerv auf den Muskel binden kann. In etwa 85 % der Fälle sind Thymusveränderungen nachweisbar, meist eine Entzündung mit Hyperplasie (Vergrößerung). Auch wenn die genauen Vorgänge noch nicht vollständig aufgedeckt sind, wird deshalb angenommen, dass sich der Autoimmunprozess in der Thymusdrüse entwickelt.

Symptome und Untersuchungsbefund

11

Leitsymptom der Erkrankung ist eine abnorme Ermüdung der Muskulatur unter Belastung. Im frühen Krankheitsstadium ist morgens oder nach einer längeren Ruhepause (z. B. Nachtruhe oder Mittagsschlaf) die Muskelkraft wieder normal.

Prinzipiell können alle Muskeln beteiligt sein. Im Anfangsstadium ist jedoch der vorwiegende Befall kleiner Muskeln typisch. Charakteristische Symptome sind:

- **Ptosis:** Herunterhängen des Oberlids
- **Dysarthrie** und **Dysphagie:** Sprach- und Schluckstörungen

Die Patientinnen berichten z. B. über eine näselnde Sprache bei längerem Reden oder über Doppelbilder gegen Abend. Im weiteren Krankheitsverlauf sind zunächst proximale, dann auch distale Muskeln in unsystematischer Verteilung betroffen.

Bei ca. 10 % der Betroffenen kommt es im fortgeschrittenen Stadium zur **myasthenen Krise** mit lebensbedrohlicher Funktionseinschränkung der Atemmuskulatur, die eine intensivmedizinische Betreuung erfordert (➤ Tab. 11.1).

11.2.2 Diagnostik und Behandlungsstrategie

Diagnostik

Zur **Diagnose** und Differenzialdiagnose der Myasthenie werden folgende Untersuchungen durchgeführt:

- In der **Elektromyografie** (➤ Abb. 11.2) findet sich eine Amplitudenreduktion der Muskelpotenziale (Dekrement) bei wiederholter Stimulation (➤ Kap. 1.7.4, ➤ Abb. 11.3).
- Meist lassen sich durch eine **Blutuntersuchung** Acetylcholinrezeptor-Antikörper oder Antikörper gegen die muskelspezifische Rezeptor-Tyrosinkinase (MuSK) nachweisen.
- **Tensilon®-Test:** Das Enzym Cholinesterase baut Acetylcholin ab. Deshalb führt die intravenöse Gabe des Cholinesterasehemmers Tensilon® kurzzeitig zu einer deutlichen Symptombesserung und zur Rückbildung des elektromyografischen Dekrements.
- **Thorax-CT** zum Nachweis einer Thymushyperplasie oder eines Thymustumors, die mit dem Autoimmunprozess in Zusammenhang gebracht werden.
- Weitere **Labordiagnostik** zum Ausschluss assoziierter Erkrankungen, z. B. Hyperthyreose, Lupus erythematodes.

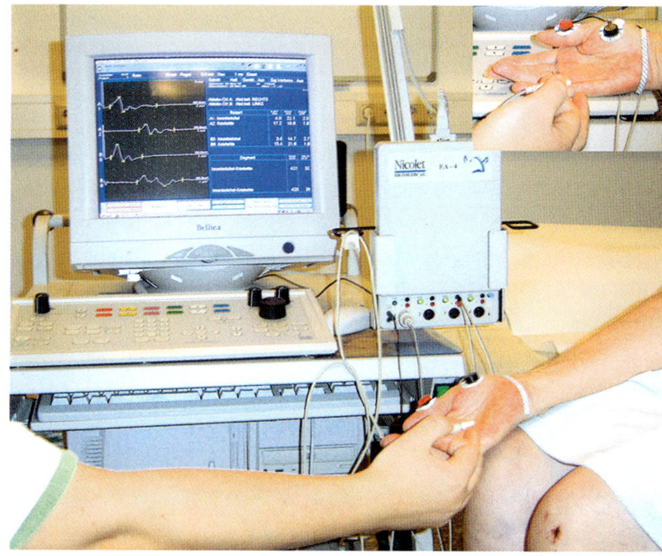

Abb. 11.2 Elektromyografie: Zur Aufzeichnung der Muskelströme wird die Elektrode durch die Haut direkt in den zu untersuchenden Muskel gestochen. [M298]

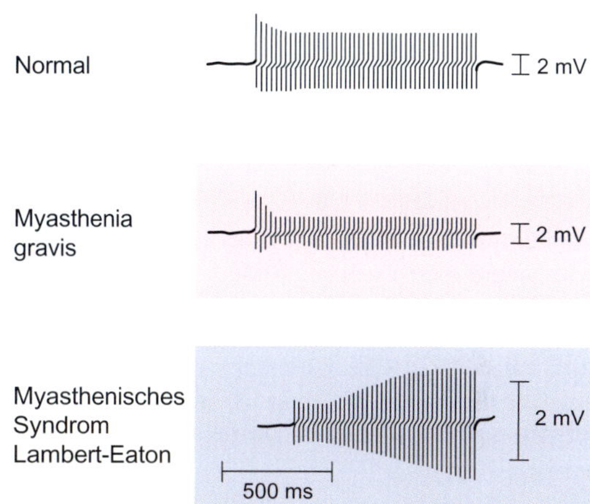

Abb. 11.3 Repetitive (rasch aufeinanderfolgende) Stimulation eines peripheren Nervs bei myasthenischen Syndromen [L157]

Behandlungsstrategie

Die Krankheitserscheinungen werden durch **Cholinesterasehemmer** (z. B. Mestinon®) gebessert, da sie den Abbau von Acetylcholin hemmen und dadurch seine Konzentration an der motorischen Endplatte erhöhen. Mit Glukokortikoiden, Immunsuppressiva (z. B. Azathioprin [Imurek®], Mycophenolat-Mofetil [CellCept®]) und evtl. Entfernung des Thymus wird versucht, in den autoimmunen Krankheitsprozess selbst einzugreifen. Dies gilt auch für die hoch dosierte i. v. Behandlung mit Immunglobulinen. Die Gabe von Glukokortikoiden kann allerdings initial zu einer vorübergehenden Verschlechterung der Muskelschwäche führen, sodass die Behandlung unter stationärer Überwachung begonnen wird. Die Antikörperentfernung durch Plasmaseparation wird v. a. bei lebensbedrohlichen Zuständen angewendet.

Prävention von Komplikationen

Eine sorgfältige **Krankenbeobachtung** ist wichtig, um eine myasthene von einer cholinergen Krise zu unterscheiden bzw. eine optimale medikamentöse Einstellung zu ermöglichen. Zur Beurteilung der Lungenfunktion erfolgen regelmäßige Messungen der Vitalkapazität. Bei Befall der Atemmuskulatur kann das Abhusten erschwert sein, was zur Ansammlung von Schleim in den Atemwegen führt.

Oft leiden die Patienten an Schluckstörungen, welche die Nahrungsaufnahme erschweren. Es kommt zur erhöhten Aspirationsgefahr. Durch Aspiration von Schleim und Essensbestandteilen kann eine Pneumonie ausgelöst werden. Das Hauptaugenmerk liegt hier in einer sorgfältigen Pneumonieprophylaxe, die der Patient nach Beratung und Anleitung selbst durchführen kann oder die durch das therapeutische Team unterstützt wird.

Die Einbindung der Angehörigen spielt auch hier, nach Absprache mit dem Patienten, eine wichtige Rolle.

Fieberhafte Infektionen und viele Medikamente erhöhen die Gefahr einer myasthenen Krise. Betroffen sollten nicht eigenmächtig Medikamente einnehmen, da sie u. U. myasthene Symptome verstärken (➤ Tab. 11.2).

Patientenberatung

Noch während des Krankenhausaufenthalts kann der Kontakt zu **Selbsthilfegruppen** hergestellt werden. Die Patientin erhält außerdem einen Notfallausweis und wird angehalten, diesen immer bei sich zu tragen. Wesentlich für die Patientin ist das regelmäßige Einlegen von Ruhepausen.

VORSICHT

Notfall: myasthene oder cholinerge Krise

Bei falscher Dosierung des Cholinesterasehemmers besteht die Gefahr einer myasthenen oder cholinergen Krise:
- Myasthene Krise (Atemlähmung) durch Unterdosierung des Cholinesterasehemmers
- Cholinerge Krise (Muskelkrämpfe) durch Überdosierung des Cholinesterasehemmers

Tab. 11.2 Auswahl von Substanzen, die eine Myasthenie induzieren oder verstärken können, sowie mögliche Ausweichsubstanzen

	Induzierend	Verstärkend	Alternativpräparate
Antibiotika	Colistin, Neomycin, Streptomycin, Kanamycin, Gentamicin, Clindamycin	Tetrazykline, Erythromycin, Penicillin in hoher Dosierung	Cephalosporine, Chloramphenicol, Chinolone
Antikonvulsiva	Phenytoin, Trimethadion	Barbiturate, Primidon	
Psychotrope Substanzen		Thioridazin, Promethazin, Lithium, Chlorpromazin, Benzodiazepine, trizyklische Antidepressiva	Tetrazyklische Antidepressiva, Chlordiazepoxid (nur mit Überwachung)
Herz-Kreislauf-Substanzen	Practolol, Oxprenolol	Propranolol, Timolol, Nifedipin, Procainamid, Lidocain, Ajmalin	Tocainid, Digitalis
Antirheumatika	D-Penicillamin, Chloroquin	Chinin	Aminosalicylat, Paracetamol, Indometacin
Verschiedene		Glukokortikoide, Insulin, magnesiumhaltige Medikamente, Muskelrelaxanzien, Amantadin, jodhaltige Kontrastmittel, Schilddrüsenhormone	

Vorgehensweise in beiden Fällen:
- i. v. Injektion von **Tensilon**® bei myasthener Krise
- i. v. Injektion von **Atropin** bei cholinerger Krise

Bei fehlender Besserung der klinischen Symptome nach Tensilon®-Gabe ist eine myasthene Krise ausgeschlossen und damit die sofortige Atropingabe indiziert.

Weitere Maßnahmen:
- Oberkörperhochlagerung mit Unterstützung der Atemhilfsmuskulatur
- Atemgymnastik je nach körperlicher Verfassung
- BGA, ggf. Intubation
- Vibrax-Massage, Abklopfen
- Unterstützung bei der Nahrungsaufnahme (Medikamente zerkleinern, passierte Kost)
- Ggf. parenterale Ernährung

Die **klinische Unterscheidung** der myasthenen und der cholinergen Krise ist in einer Notfallsituation häufig nicht einfach. Bei beiden Krisen treten als Symptome Muskelschwäche (besonders der Atemmuskulatur), Unruhe und Bewusstseinstrübung (in schweren Fällen) auf. Die myasthene Krise zeichnet sich zudem durch Schluckstörungen und (daraus resultierend) Aspirationsgefahr aus. Bei der cholinergen Krise kommt es außerdem zu einer Bronchokonstriktion, vermehrter Speichel- und Bronchialsekretion, *Faszikulationen* der Gesichtsmuskulatur (unwillkürliche Kontraktionen kleiner Muskelfasergruppen), Bauchkrämpfen und Darmbeschwerden, Wadenkrämpfen, Übelkeit, Erbrechen, Bradykardie sowie engen Pupillen. Pflegende informieren sofort den Arzt, wenn sie eines oder mehrere dieser Symptome bei Patienten unter Cholinesterasehemmern beobachten!

Prognose

Die Gesamtletalität konnte inzwischen auf unter 5 % gesenkt werden. Mehr als 90 % der Patientinnen können so stabilisiert werden, dass sie normal weiterleben und weiterhin berufstätig bleiben können. Umschulungen sind nur bei Berufen mit hoher körperlicher Belastung erforderlich. Myasthene Krisen sind sehr selten und lassen sich im Allgemeinen intensivmedizinisch gut beherrschen.

11

11.3 Progressive Muskeldystrophie

DEFINITION

Progressive Muskeldystrophie: Gruppe erblicher Erkrankungen mit unterschiedlichem Erbgang, die zu fortschreitender Muskelfaserdegeneration führen

11.3.1 Krankheitsentstehung

Die häufigste Form ist die **progressive Muskeldystrophie** vom **Typ Duchenne.** Aufgrund ihrer geschlechtsgebundenen Vererbung sind nur Jungen bzw. Männer betroffen. Bei 30 % der Patienten handelt es sich um spontane Erkrankungen ohne familiäre Belastung. Die Krankheit beginnt bereits im Kleinkindalter. Als Folge des Gendefekts kommt es zu einer fehlerhaften Bildung von Dystrophin, einem wichtigen Bestandteil der Muskelzellmembran. [vgl. 2]

11.3.2 Symptome und Untersuchungsbefund

Typisch für die progressive Muskeldystrophie ist, dass die Kinder motorische Fähigkeiten (z. B. das Gehen) wieder „verlernen“. Ausgehend von einer Schwäche des Beckengürtels, die später auch auf den Schultergürtel und den Rumpf übergreift, entwickelt sich ein typischer Watschelgang mit beidseitigem **Trendelenburg-Zeichen** (Hüfthinken infolge Schwächung der Oberschenkelmuskulatur). Beim Aufstehen stützt sich die Patientin an den Oberschenkeln ab, um sich an sich selbst hochzuziehen *(Gowers-Zeichen)*. Die Waden scheinen aufgrund vermehrter Fetteinlagerung verdickt *(Pseudohypertrophie,* ➤ Abb. 11.4). Es kommt rasch zur Invalidität; die Kinder sterben meist vor dem 20. Lebensjahr an wiederholten Infekten oder an einer möglichen Herzmuskelbeteiligung.

Andere Formen wie z. B. die **Becker-Kiener-Muskelatrophie** zeigen einen gutartigen Verlauf: Die Manifestation beginnt im jungen Erwachsenenalter und es besteht eine normale Lebenserwartung.

11.3.3 Diagnostik und Differenzialdiagnose

Hinweise auf eine Muskelerkrankung ergeben sich durch erhöhte Enzyme im Blut (z. B. Kreatinkinase, Aldolase), die EMG mit einem typischen myopathischen Muster und eine unauffällige Neurografie. Häufig wird die genaue **Diagnose** nur mittels Muskelbiopsie gestellt.

Differenzialdiagnostisch werden die Mononeuritis multiplex, die Myositis und die **spinale Muskelatrophie** (➤ Kap. 5.3.3) bedacht. Sie beruhen auf einer fortschreitenden Degeneration der Motoneurone im Rückenmark und Hirnstamm und sind oft erblich bedingt.

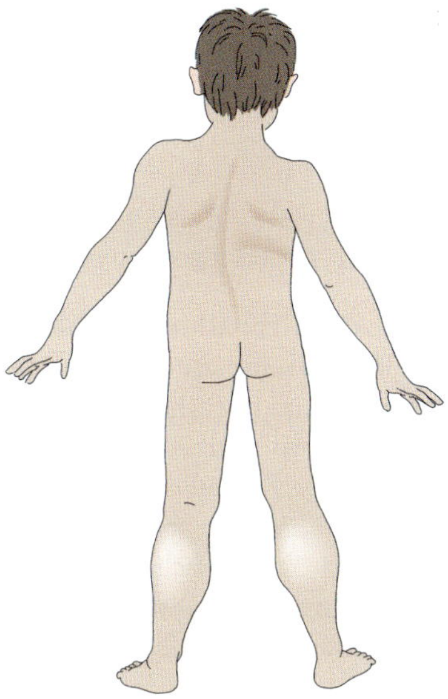

Abb. 11.4 Ausgeprägte progressive Muskeldystrophie vom Typ Duchenne. [L190]

11.3.4 Behandlungsstrategie

Eine kausale **Therapie** gibt es bislang nicht. Zur Vermeidung frühzeitiger Bettlägerigkeit ist eine intensive Physiotherapie indiziert. Übergewicht sollte vermieden werden. Bei belasteten Familien mit Kinderwunsch ist eine genetische Beratung hilfreich.

11.3.5 Prävention und Patientenberatung

Im Spätstadium der Erkrankung müssen die komplette Körperpflege sowie sämtliche prophylaktische Maßnahmen durchgeführt werden. Eventuell wird eine Heimbeatmung erforderlich. Für die Pflegenden bedeutet dies eine einfühlsame psychologische Betreuung der Betroffenen und ihrer Angehörigen.

11.4 Entzündliche Muskelerkrankungen

Entzündliche Muskelerkrankungen (Myositiden) können bei **Systemerkrankungen** wie Kollagenosen (z. B. systemischer Lupus erythematodes) oder **granulomatösen Entzündungen** (z. B. Tuberkulose oder Sarkoidose) vorkommen. Zu den wichtigsten **erregerbedingten Formen** zählen die Trichinose (durch Fadenwürmer), Zystizerkose (Bandwurmerkrankung) und viral bedingte Myositiden durch z. B. HIV oder Coxsackie-B-Viren. Bei den **idiopathischen Myositiden** sind die Poly- bzw. Dermatomyositis die klinisch wichtigsten Vertreter. [vgl. 3]

11.4.1 Polymyositis und Dermatomyositis

DEFINITION

Polymyositis und Dermatomyositis: autoimmunbedingte entzündliche Muskelerkrankungen, die in 40 % der Fälle mit Malignomen assoziiert sind. Manifestation meist zwischen dem 40. und 60. Lebensjahr; Männer sind häufiger betroffen als Frauen.

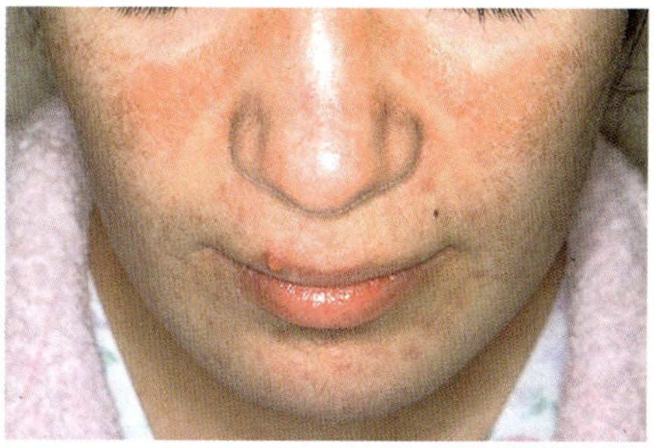

Abb. 11.5 Dermatomyositis. Typisch ist das rötlich livide Ödem um die Augen. Die Patientin fühlt sich schwach, müde und kraftlos. Sie klagt über muskelkaterartige Schmerzen im Schulter- und Beckenbereich. [M123]

Symptome und Untersuchungsbefund

Bei der **Polymyositis** entwickelt sich subakut eine schmerzhafte, proximal betonte Muskelschwäche, häufig begleitet von subfebrilen Temperaturen. Im weiteren Verlauf werden insbesondere auch die Nackenmuskeln und die bulbären Muskeln betroffen (Dysarthrie, Dysphagie).

Bei der **Dermatomyositis** treten die schmerzhaften Muskelschwächen eher akut auf, und es bestehen zusätzlich Hautveränderungen (lilafarbenes Gesichtsödem, Teleangiektasien) (➤ Abb. 11.5). Insbesondere die Dermatomyositis tritt paraneoplastisch in Assoziation mit bösartigen Tumorerkrankungen auf.

Diagnostik und Differenzialdiagnose

Laborchemisch finden sich eine mittelgradig erhöhte BSG, CK und LDH. Antikörper gegen Muskelfasern im Serum können positiv sein. Die Elektromyografie (EMG) zeigt ein überwiegend myopathisches Muster mit kleinen polyphasischen Potenzialen. Besonders bei der akuten Polymyositis ist eine pathologische Spontanaktivität nachweisbar.

Die **Diagnose** wird meist durch den histologischen Befund entzündlicher Infiltrate und Plasmazellen sowie Kaliberunregelmäßigkeiten der Muskelfasern im Muskelbiopsat gestellt. Weil mit der Polymyositis in etwa 15 % und mit der Dermatomyositis in über 30 % der Fälle maligne Erkrankungen assoziiert sind, erfolgt auch eine Tumorsuche.

Differenzialdiagnostisch werden die Polymyalgia rheumatica (Muskeldruckschmerz, BSG > 100, unauffälliges EMG und CK), andere systemische Bindegewebserkrankungen (z. B. Lupus erythematodes) und Myasthenia gravis abgegrenzt.

Behandlungsstrategie und Prognose

Die Therapie besteht in der **Immunsuppression** mit Prednisolon und ggf. Azathioprin, Cyclophosphamid oder Methotrexat. Wirksam scheint auch die hoch dosierte i. v. Immunglobulintherapie zu sein. Bei Kindern endet eine Dermatomyositis häufig tödlich, bei Erwachsenen erfolgt bei ⅔ eine Remission. Die Prognose ist abhängig von der Grunderkrankung.

11.4.2 Einschlusskörperchen-Myositis

Man unterscheidet eine sporadisch auftretende von hereditären Formen, wobei Frauen in einem Verhältnis von 3 : 1 häufiger be-

11

troffen sind als Männer. Die Betroffenen erkranken meist ab dem 50. Lebensjahr; der Verlauf ist am Anfang eher schleichend und betrifft Fingerbeuger, Kniestrecker und Schluckmuskulatur. In der Regel fällt ein deutlicher Muskelschwund auf; äußere Augenmuskeln oder das Herz werden nicht befallen. In etwa 13 % sind begleitend andere Autoimmunerkrankungen anzutreffen. Im Verlauf zeigt die **Einschlusskörperchen-Myositis** eine kontinuierliche, langsame Verschlechterung.

Diagnostik und Behandlungsstrategie

Die EMG-Untersuchung ergibt ähnliche Befunde wie bei der Poly- oder Dermatomyositis (➤ Kap. 11.4.1). Die **Diagnose** wird mittels Muskelbiopsie gestellt (als Ausdruck des entzündlichen Prozesses finden sich viele Lymphozyten im Blut). Typisch sind Vakuolen, in denen sich u. a. Muskelkerne befinden (engl. „rimmed vacuoles").

Insgesamt ist die Einschlusskörperchen-Myositis als weitgehend therapierefraktär einzustufen. Die Studienlage ist insgesamt uneindeutig. Mit einer hoch dosierten i. v. **Immunglobulintherapie** stellt sich bei einigen Patienten eine Verbesserung ein. Möglich ist ebenfalls die Gabe von Glukokortikoiden sowie von Cyclophosphamid. Bisher steht ein Wirksamkeitsnachweis dieser Therapie durch kontrollierte Studien jedoch noch aus.

11.5 Myotonie

DEFINITION

Myotonie: erblich bedingte Muskelerkrankung mit verzögerter Erschlaffung nach Kontraktion *(Dekontraktionshemmung).*

Man unterscheidet myotone Dystrophien und nichtdystrophe Myotonien.

- Am häufigsten ist die **myotone Dystrophie Typ I** (früher: *dystrophische Myotonie Curschmann-Steinert*), die besonders Männer um das 25. Lebensjahr befällt und autosomal-dominant vererbt wird. Typisch ist die Kombination aus Muskelschwäche und generalisierter Myotonie (Patient kann z. B. die Faust nicht sofort wieder öffnen), begleitet von Katarakt, Stirnglatze, Herzbeteiligung und endokrinen Symptomen (z. B. Hodenatrophie oder Ovarialinsuffizienz).
- Bei der **myotonen Dystrophie Typ II** (proximale myotone Muskeldystrophie, PROMM) kommt es zu proximalen Muskelschwächen und -atrophien, meist im Bereich der Hüft- und Kopfbeuger beginnend. Die myotonen Störungen sind meist nur geringgradig ausgeprägt, Muskelschmerzen können vorliegen.
- Die **nichtdystrophen Myotonien** (*Myotonia congenita Thomsen, Myotonia congenita Becker* und *Myotonia congenita Eulenburg*) sind sehr selten und beruhen auf einer Störung der Muskelzellmembran. Eine Behandlung ist mit membranstilisierenden Medikamenten wie Mexiletin oder Carbamazepin möglich.

Die **Diagnostik** der Myotonien stützt sich neben Anamnese und Klinik auf EMG-Untersuchungen, entsprechende humangenetische Untersuchungen und den laborchemischen Nachweis erhöhter Muskelentzündungsparameter. Eine Muskelbiopsie kann notwendig sein, um andere Muskelerkrankungen auszuschließen.

11.6 Metabolische und mitochondriale Muskelerkrankungen

Metabolische Myopathien sind selten. Die häufigste Form ist der Myoadenylat-Deaminase-Mangel (MAD-Mangel), der bei den Betroffenen meist im Erwachsenalter zu belastungsabhängigen Muskelschmerzen mit vorzeitiger Ermüdbarkeit führt.

Störungen des Kohlenhydrat-/Glykogen- oder Lipidabbaus in den Muskelzellen führen zu einer verminderten Energiegewinnung und damit zu einer Muskelschwäche. Durch den verminderten Abbau kommt es zu einer Anreicherung von Glykogen und Lipiden in den Zellen, sodass man diese auch als *Speicherkrankheiten* bezeichnet. Je nach dem zugrunde liegenden Enzymdefekt werden verschiedene Unterformen unterschieden, andere Organe können ebenfalls betroffen sein.

Den **mitochondrialen Myopathien** liegen Störungen der Mitochondrienfunktion zugrunde. Da diese nicht nur auf muskuläre Mitochondrien beschränkt bleiben, sind häufig auch andere Organsysteme betroffen (z. B. Ausbildung einer Demenz oder Wachstumsstörungen).

Die **Diagnostik** erfolgt durch humangenetische Untersuchungen (sofern der genetische Defekt bekannt ist), Muskelbiopsien mit biochemischen Aufarbeitungen und durch elektromyografische Untersuchungen. Eine kausale **Therapie** gibt es meist nicht; sinnvoll sind eine angepasste Diät sowie Physiotherapie.

LITERATUR UND KONTAKTADRESSE

Literaturnachweis

1. Köhler W, Sieb JP. Myasthenia gravis. 2. A. Bremen: unimed 2003.
2. Daut V. Leben mit Duchenne Muskeldystrophie. Eine qualitative Studie mit jungen Männern. Bad Heilbrunn: Klinkhardt 2005.
3. Pongratz D, Zierz S. Neuromuskuläre Erkrankungen – Diagnostik, interdisziplinäre Therapie und Selbsthilfe. Köln: Deutscher Ärzte-Verlag 2003.

Leitlinien

Deutsche Gesellschaft für Neurologie (Hrsg.), Leitlinien für Diagnostik und Therapie in der Neurologie. S2k-Leitlinie Diagnostik und Therapie myasthener Syndrome. 2024. www.dgn.org/leitlinien (letzter Zugriff: 01.08.2025)

Deutsche Gesellschaft für Neurologie (Hrsg.), Leitlinien für Diagnostik und Therapie in der Neurologie. S1-Leitlinie Myotone Dystrophien, nicht dystrophe Myotonien und periodische Paralysen. 2023. www.dgn.org/leitlinien (letzter Zugriff: 01.08.2025)

Deutsche Gesellschaft für Neurologie (Hrsg.), Leitlinien für Diagnostik und Therapie in der Neurologie. S2k-Leitlinie Myositissyndrome. 2022. www.dgn.org/leitlinien (letzter Zugriff: 01.08.2025)

Weiterführende Literatur

Sieb JP, Köhler W. Retardiertes Pyridostigminbromid in der Myasthenie-Behandlung. Akt Neurol 2009; 36(1): 4–7.

Sieb JP, Köhler W. Benefits from sustained-release pyridostigmine bromide in myasthenia gravis: results of a prospective multicenter open-label trial. Clin Neurol Neurosurg 2010; 112(9): 781–784.

Kontaktadresse

Deutsche Gesellschaft für Muskelkranke e.V., Im Moos 4, 79112 Freiburg; Tel.: 0 76 65/9 44 70; www.dgm.org

KAPITEL

12 Pflege von Menschen mit Schmerzen

Pflegesituation

Hintergründe zur Pflegesituation

Pflegerisches Setting: stationäre Akutpflege
Patientin: Frau Sabine Busch, 65 Jahre
Diagnose: rheumatoide Arthritis

Wenn Schmerzen den Alltag einschränken

Frau Sabine Busch ist 65 Jahre alt. Sie leidet seit frühester Kindheit an rheumatoider Arthritis. Durch die wiederkehrenden Entzündungen bestehen bereits Deformitäten der Finger und Arthrose in den Hand-, Fuß- und Kniegelenken. Die Schmerzen sind zum Teil sehr stark und sie ist in ihren Bewegungen eingeschränkt. Der Alltag fällt ihr zunehmend schwerer. In der Hoffnung, die Schmerzen zu reduzieren und mehr Lebensqualität zu gewinnen, hat sie einen Termin in der Schmerzambulanz von Doktor Hillebrand gemacht. Ihre Nachbarin hat ihr die Praxis empfohlen. Sie freut sich sehr auf den Termin und hofft auf eine gute Schmerzeinstellung. Sie hat schon viel darüber gelesen.

Als Frau Busch in die Schmerzambulanz kommt, darf sie direkt mit Pflegefachfrau Angelika Mies mitgehen. Diese möchte gerne schon einmal die Unterlagen zur Aufnahme ausfüllen. Nachdem Frau Busch ihre persönlichen Daten kontrolliert hat, soll sie sich zu ihrer bisherigen Medikation und den Schmerzen äußern. Frau Busch berichtet: *„Ich bekomme jeden Montag 10 mg Methotrexat gespritzt. Und alle 8 Wochen erhalte ich eine Infusion* *mit Infliximab. Gegen die Schmerzen nehme ich Arcoxia 90 mg einmal am Tag und bei Bedarf Ibuprofen 600 mg. Besonders morgens tun mir die Finger weh. Die sind auch immer wieder geschwollen. Die Knie und Füße schmerzen auch immer mal wieder. Aber am schlimmsten ist es in den Fingern. Ich kann teilweise nicht mal die Gabel beim Essen greifen oder die Zahnpastatube aufdrehen. Die sind ja auch schon ganz krumm. Schauen Sie mal."* Frau Busch zeigt der Pflegefachfrau ihre Finger. Angelika Mies erkennt eine Schwanenhalsdeformität und fragt: „*Sie nehmen ja schon ein paar Medikamente. Gehen Sie auch zur Physiotherapie oder nutzen Sie Wärme oder Kälte gegen Schmerzen?*"

Frau Busch antwortet: „*Nein, sowas nicht. Wissen Sie, ich habe so doll Schmerzen, da brauche ich nicht zum Turnen zu gehen. Und Kälte und Wärme habe ich auch noch nicht ausprobiert. Da bin ich mir unsicher, wann ich Wärme und wann ich Kälte benutzen soll."* Angelika Mies schreibt sich auf, dass sie Frau Busch zu Kälte- und Wärmeanwendungen beraten möchte. Dann befragt sie die Patientin weiter: „*Wie stark sind denn Ihre Schmerzen aktuell, auf einer Skala von 0 bis 10? 0 bedeutet keine Schmerzen und 10 die schlimmsten Schmerzen, die Sie sich vorstellen können."* Sabine Busch erwidert: „*Morgens eine 8. Sobald ich etwas in Schwung bin, werden die Schmerzen erträglicher, ungefähr eine 4. Es wäre wirklich wichtig, dass es mir besser geht. Ich möchte mich gerne wieder mehr mit meinen Freundinnen treffen. Aber durch die Schmerzen bleibe ich oft zu Hause."*

Lernfragen:

1. Bei der Aufnahme in der Schmerzambulanz wird zu Beginn der Behandlung eine Schmerzanamnese durchgeführt. Nennen Sie wichtige Inhalte einer Schmerzanamnese.
2. Beschreiben Sie mögliche Beratungsinhalte zu Kälte- und Wärmeanwendungen bei rheumatoider Arthritis.
3. Frau Busch gibt ihre Schmerzen anhand eines Zahlenwertes auf einer Skala von 0 bis 10 an. Benennen Sie dieses Schmerzassessment.
4. Frau Busch bekommt Arcoxia und Ibuprofen. Bitte ordnen Sie die Medikamente auf dem Stufenschema der WHO ein.

12.1 Schmerzbedeutung und Schmerzerleben

Auf Schritt und Tritt begegnet der **Schmerz** allen, die im medizinischen Bereich tätig sind. In der Neurologie sind Schmerzen bei vielen Erkrankungen ein häufiges Begleitsymptom, sie können aber auch Folge neurologisch bedingter Einschränkungen sein (z. B. Rückenschmerzen bei bettlägerigen Patienten) oder durch nicht fachgerechte Therapie entstehen, etwa bei der schmerzhaften Schulter von Hemiplegiepatientinnen (➤ Kap. 2.1.6).

Die Behandlung von Schmerzen sollte stets oberste Priorität haben. Zum einen wegen des enormen Leidensdrucks der Betroffenen, zum anderen aber auch, weil Schmerzen die Rehabilitation neurologisch Erkrankter erschweren oder gar unmöglich machen können, wenn die Patienten ihre zwingend erforderliche Mitarbeit einschränken oder sogar die Therapie verweigern.

Im Folgenden wird der Bedeutung, der Entstehung und der Behandlung des Symptoms „Schmerz" besondere Aufmerksamkeit gewidmet; die Pflege und Therapie von Nervenerkrankungen im Gesichts- und Kopfbereich, bei denen der Schmerz im Mittelpunkt der Symptomatik steht, werden in ➤ Kap. 13 behandelt.

Was ist Schmerz?

Obwohl **Schmerz** ein allgegenwärtiges Phänomen ist, entzieht er sich einer einfachen und eindeutigen Definition.

Zunächst lässt er sich – rein physiologisch – als **Sinneswahrnehmung** beschreiben, als die Wahrnehmung, dass der Körper an irgendeiner Stelle Schaden nimmt oder zu nehmen droht (➤ Abb. 12.1). Ist diese Wahrnehmung gestört (etwa nach einer Querschnittlähmung), kann aus einer kleinen Hautverletzung eine bedrohliche Entzündung werden, weil die banale Gewebeschädigung

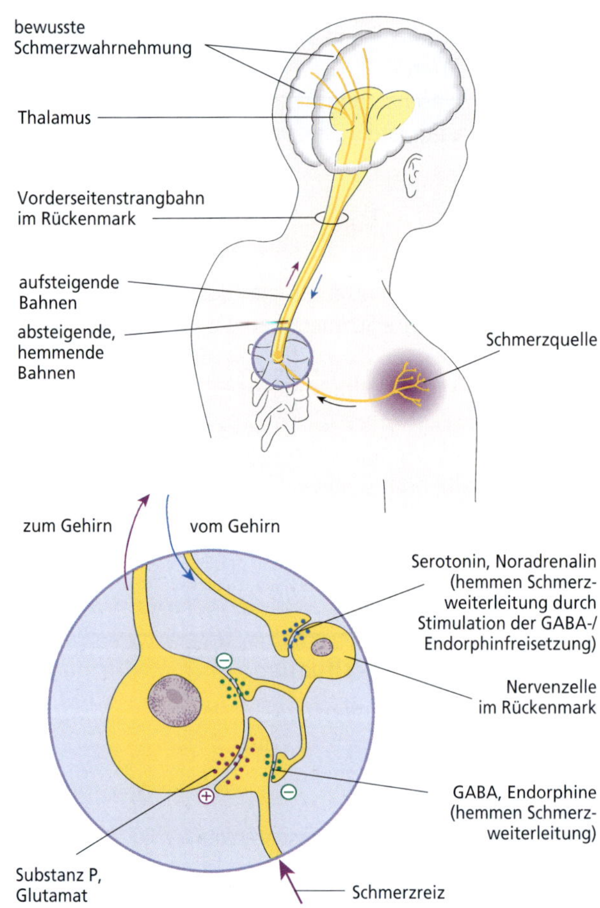

Abb. 12.1 Vom Schmerzreiz bis zur Schmerzwahrnehmung. Die Schmerzsignale werden über die Vorderseitenstrangbahn im Rückenmark und den Thalamus zur Großhirnrinde geleitet. Die Weiterleitung unterliegt u. a. hemmenden Einflüssen durch Neurone des absteigenden Hemmsystems (Detailzeichnung). [L190]

12

nicht bemerkt und daher nicht versorgt wird. Schmerzen sind also nicht nur lästig, sondern lebensnotwendige Alarmgeber zum Selbstschutz des Organismus.

Die Definition als reine Sinneswahrnehmung wird der Komplexität des Schmerzes aber nicht gerecht. Hinzu treten *emotionale* und *bewertende* Elemente, die den Schmerz z. B. als bedrohlich oder quälend, als bedeutend oder nebensächlich einordnen und den Umgang mit ihm bestimmen. Schmerz ist demnach ein **psychophysisches Erlebnis,** in das persönliche Schmerzerfahrungen und der soziale, ökonomische und kulturelle Hintergrund des betroffenen Menschen einfließen. Daher ist Schmerz ein individuelles Ereignis, das nur bedingt mitteilbar ist. Die klinische Erfahrung zeigt außerdem, dass Schmerzen auch ohne eine (drohende) Gewebeschädigung auftreten können.

Diese Überlegungen haben zu folgender Kurzdefinition des Schmerzes geführt.

DEFINITION

„Schmerz ist ein unangenehmes Sinnes- und Gefühlserlebnis, das mit aktueller oder potenzieller Gewebeschädigung verknüpft ist oder mit Begriffen einer solchen Schädigung beschrieben wird."
Internationale Gesellschaft zum Studium des Schmerzes [vgl. 1]

„Schmerz ist immer subjektiv. Jeder Mensch lernt die Bedeutung des Wortes durch Erfahrungen bei Verletzungen schon im Kindesalter kennen. Es handelt sich unbestreitbar um eine Wahrnehmung in einem Teil oder Teilen des Körpers, die jedoch immer auch unangenehm und damit eine emotionale Erfahrung ist."
International Association for the Study of Pain (IASP) [vgl. 1]

12.1.1 Mit dem Schmerz konfrontiert sein

Unabhängig von der (mutmaßlichen) Ursache des Schmerzes gilt im Umgang mit Schmerzkranken:

- **Nur der Patient nimmt den Schmerz wahr.** Nur er weiß, wann, wo und in welcher Weise er Schmerzen hat. Alle seine Schmerzangaben sind ernst zu nehmen, auch wenn sie zunächst als nicht nachvollziehbar erscheinen mögen.
- **Schmerz bedroht.** Er bedroht die Integrität des Menschen und ist häufig von Angst und Depression begleitet. Es gilt, sich diesen Gefühlen zu stellen und die Patientinnen damit nicht allein zu lassen.
- **Schmerz hat eine kulturelle Dimension.** Schmerz wird von Menschen aus unterschiedlichen gesellschaftlichen Gruppen verschieden erlebt und mitgeteilt. Dies wird besonders deutlich bei der Pflege von Schmerzen aus anderen Kulturkreisen (➤ Kap. 12.1.2) oder bei der Geburtsbegleitung. Wichtig ist, schmerzleidenden Patienten vorurteilsfrei zu begegnen, ihre Vorstellungen zu erkunden und darauf einzugehen versuchen.
- **Schmerz kann etwas mitteilen.** Die Schmerzmitteilung kann eine zielorientierte Funktion haben: Eine Patientin, die sich im Krankenhaus einsam und allein fühlt, wird deshalb, schon aus Zeitmangel, nicht mehr Zuwendung bekommen. Hat sie aber Schmerzen, dann werden sich die Pflegenden um sie kümmern und ihr Aufmerksamkeit schenken. Auch beim Schmerzpatienten, der sich im Mehrbettzimmer Ruhe wünscht, können sich die Schmerzen verstärken, bis sein eigentliches Bedürfnis erfüllt ist. In solchen Fällen kann es sinnvoll sein, die vermuteten Gründe zu thematisieren und gemeinsam Lösungswege zu suchen.

Ganz entscheidend für die Behandlung, Pflege und Prognose von Patientinnen mit Schmerzen ist die Differenzierung zwischen akutem und chronischem Schmerz.

Akuter Schmerz

Der **akute Schmerz** ist ein Warnsignal des Körpers. Der Betroffene kann den akuten Schmerz in aller Regel gut lokalisieren, wobei die Schmerzlokalisation oft dem Ort der Schädigung entspricht. Wichtig ist bei akuten Schmerzen, die Ursache zu finden und sie gezielt zu behandeln.

Chronischer Schmerz

Von **chronischen Schmerzen** spricht man, wenn die Schmerzen über einen Zeitraum von mindestens 6 Monaten (fast) ständig vorhanden sind oder häufig wiederkehren. Die enge Beziehung zur fassbaren Gewebeschädigung, wie sie beim akuten Schmerz besteht, ist beim chronischen Schmerz meist nicht (mehr) vorhanden. Der chronische Schmerz hat also seine Warnfunktion verloren und stellt eine eigenständige Erkrankung, die *Schmerzkrankheit,* dar. Nicht selten sind psychische und soziale Komponenten beteiligt.

Chronische Schmerzen sind nur schwer zu ertragen. Sie zermürben die Kranken und bestimmen ihr Leben. Diagnostik und Therapie chronischer Schmerzen sind schwierig und für Patienten wie Therapeutinnen oftmals enttäuschend.

Epidemiologische Daten über die Zahl chronisch Schmerzkranker sind rar. Die *Deutsche Gesellschaft zum Studium des Schmerzes* geht davon aus, dass in Deutschland jeder dritte Erwachsene (also ca. 13 Mio. Menschen) unter chronischen Schmerzen leidet, wobei Kopf- bzw. Gesichts- und Rückenschmerzen am häufigsten sind. Andere Zahlen sprechen von 5–8 Mio. Schmerzkranken. [vgl. 2] Solche Zahlen unterstreichen, welch große Bedeutung einer angemessenen Diagnostik und Therapie zukommt und wie wichtig eine patientenorientierte, situationsgerechte Pflege ist.

12.1.2 Psychische und kulturelle Einflüsse auf das Schmerzerleben

Psychische Einflüsse

Aus der psychologischen Forschung sind heute viele Einflüsse auf das bewusste Schmerzerleben bekannt (➤ Abb. 12.2):

- **Schmerzverstärkende Faktoren** sind z. B. Angst, Einsamkeit, Abhängigkeit, Sorgen oder Depressionen.
- **Schmerzlindernd** wirken dagegen ein Gefühl der Sicherheit, Zuwendung und Verständnis durch nahestehende Menschen,

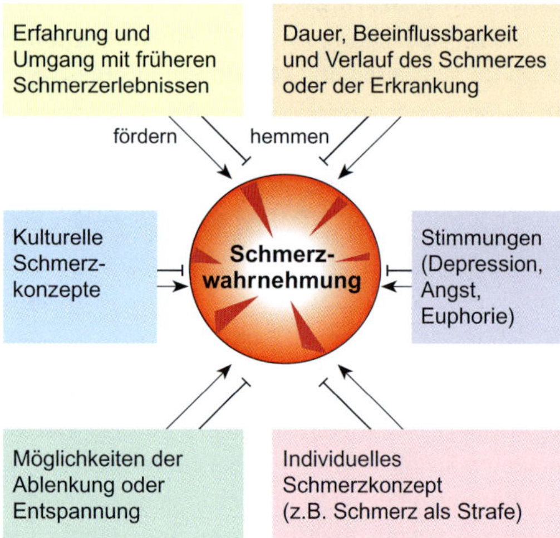

Abb. 12.2 Viele Faktoren beeinflussen die **Schmerzwahrnehmung.** [L157]

Selbstbestimmung, Hoffnung, Freude (etwa nach einer Geburt) und Ablenkung.

Pflegende haben einen engen Kontakt zu den Patienten. Durch Zuwendung und Thematisierung der psychosozialen Situation können sie zur Schmerzlinderung beitragen. Wie ➤ Tab. 12.1 zeigt, kann die Kenntnis psychologischer Einflussgrößen unmittelbar in der Pflege von Schmerzpatientinnen umgesetzt werden.

Fühlen sich die Patienten im Krankenhaus „wohl", soweit dies im Rahmen ihrer Erkrankung möglich ist, bewältigen sie den Schmerz besser.

Individuelles Schmerzkonzept

Auch die Einstellung des Einzelnen zu Schmerzen, das **individuelle Schmerzkonzept,** wirkt sich auf die Schmerzwahrnehmung und den Umgang mit Schmerzen aus.

- **Schmerz als Schulderlebnis:** Patientinnen, die sich selbst die Schuld an den Schmerzen geben, nehmen den Schmerz meist sehr intensiv wahr.
- **Der unverstandene Schmerz:** Wenn der Schmerz dem Kranken völlig unerklärlich ist und schicksalhaft über ihn hereingebrochen zu sein scheint, eskaliert der Schmerz zur „Katastrophe". Die Patienten haben oft außerordentliche Angst vor der Zukunft und entwickeln kaum Bewältigungsstrategien, weil ihnen das Verständnis für ihr Leiden fehlt.
- **Charakter und Schmerz:** Ängstlichkeit, Neigung zu Panik, der Wunsch und die Fähigkeit, Unangenehmes zu verdrängen, und vieles andere nehmen Einfluss auf den Umgang mit Schmerzen. Menschen, die Unangenehmes (z. B. eine mögliche Krankheit) nicht wahrhaben wollen, halten oft erhebliche Schmerzen aus. So werden selbst größere Tumoren, die „normalerweise" starke Schmerzen auslösen würden, nicht „bemerkt".

12.2 Schmerzassessment

„Schmerz ist, wenn die Patienten sagen, dass sie Schmerzen haben." „Schmerz ist das, was die Person, die ihn erfährt, über ihn angibt; er ist vorhanden, wenn sie sagt, dass er da ist."

McCaffery (1997) [vgl. 3]

Tab. 12.1 Pflegemaßnahmen zum Umgang mit der Angst von Schmerzpatienten

Ängste der Betroffenen	Pflegemaßnahmen
Angst vor Schmerzen	• Schmerzprotokoll/-tagebuch anlegen, um die schmerzauslösenden Faktoren zu ermitteln (➤ Kap. 12.2.1) • Patienten über prophylaktische Maßnahmen gegen den Schmerz informieren (z. B. Meiden von Schonhaltungen, die zu erneuten Schmerzen führen) • (Medikamentöse) Schmerzprophylaxe durchführen
Angst, mit dem Schmerz allein gelassen zu werden	• Gesprächsbereit sein und sich Zeit für die Patientin und ihre Bedürfnisse nehmen, Pflegemaßnahmen ohne Hektik ausführen • Die Patientin nicht (lange) warten lassen, wenn sie klingelt • Ggf. nach Beschäftigungsmöglichkeiten suchen, die die Patientin vom Schmerz (und von der Angst davor) ablenken
Angst, von medizinischer Versorgung abhängig zu werden	• Den Patienten auf Maßnahmen hinweisen, die er selbstständig gegen die Schmerzen einsetzen kann (z. B. Entspannungsübungen, physikalische Maßnahmen), und ihn ggf. dazu anleiten • Unabhängigkeit des Patienten fördern, z. B. durch selbstbestimmte Arzneimitteleinnahme (➤ Kap. 12.4.5)
Angst, als „überempfindlich" zu gelten	Äußerungen der Patientin ernst nehmen und sie auf die Bedeutung einer konsequenten Therapie hinweisen. Dabei die Individualität des Schmerzerlebens betonen
Angst, nicht mehr als individuelle Persönlichkeit betrachtet zu werden	Den Patienten ganzheitlich pflegen und nicht auf den Schmerzaspekt reduzieren, d. h. zu geeigneten Zeitpunkten z. B. auf seine privaten Interessen eingehen
Angst vor der Zukunft (Familie, Beruf)	• Familienangehörige darüber aufklären (lassen), was die Schmerzen für die Betroffenen bedeuten und welche Auswirkungen sie auf ihre Persönlichkeit sowie das Familien- und Berufsleben haben können • Ggf. Sozialarbeiterin des Krankenhauses hinzuziehen, Rehabilitationsmaßnahmen einleiten oder häusliche Versorgung sicherstellen

Schmerz ist einem Außenstehenden nicht direkt zugänglich und nicht messbar wie etwa Fieber. Der Untersucher ist also auf die Angaben der Patientin angewiesen.

12.2.1 Schmerzanamnese

Erster diagnostischer Schritt ist die Erhebung der **Schmerzanamnese.** Erfragt werden:

- **Lokalisation des Schmerzes:**
  - streng lokalisiert (z. B. an Narben und Wunden)
  - diffus (z. B. Gliederschmerzen bei Grippe)
  - ausstrahlend (z. B. in den linken Arm bei Herzinfarkt)
- **Art des Schmerzes:**
  - stechend (z. B. bei Pleurareizung)
  - brennend (z. B. bei Hautabschürfungen)
  - ziehend (z. B. bei Rückenschmerzen)
  - klopfend (z. B. bei eitriger Entzündung)
  - bohrend (z. B. bei einem Tumor)
  - krampfartig (z. B. bei Nierenkolik)
  - wehenartig (z. B. bei Menstruationsbeschwerden)
  - beklemmend (z. B. bei Angina pectoris)
- **Zeitpunkt und Auslöser des Schmerzes:** nach dem Essen (z. B. beim Ulcus ventriculi), nach Anstrengung (z. B. bei Herzerkrankungen), witterungsabhängig (z. B. bei Rheuma)?
- **Dauer des Schmerzes:** konstant (z. B. bei einem Tumor) oder in Intervallen (z. B. bei Koliken)?
- **Häufigkeit der Schmerzen:** Dauerschmerzen oder anfallsartig auftretende Schmerzen? Wie häufig?
- **Stärke (Intensität):** erträglich, überwältigend, unerträglich?
- **Begleitsymptome:** Schwellung und Rötung (z. B. bei einer Entzündung)?
- **Auslöser:** Wodurch können Schmerzen provoziert werden („Triggerfaktoren")?
- **Was bessert die Schmerzen?**
  - **Bisherige Therapien:** Es wird nach bisherigen Therapieversuchen und deren Erfolg gefragt. Zum einen gewinnt man so Zusatzinformationen, zum anderen kann der Patient sich etwaige Enttäuschungen von der Seele reden.
  - **Psychosoziale Faktoren** (z. B. Probleme im Beruf oder Privatleben): Die Reaktionen der Angehörigen und anderer wichtiger Bezugspersonen haben erheblichen Einfluss auf die Schmerzkrankheit.
  - **Stimmung der Patientin** (hoffnungsvoll, verzweifelt, mutlos, ängstlich, wütend) und ihre **persönliche Einstellung** zu Krankheit und Schmerzen.

12.2.2 Körperliche Untersuchung

An die Erhebung der Anamnese schließt sich die **körperliche Untersuchung** an. Sie umfasst neben einer gründlichen internistischen Untersuchung u. a. eine orientierende Untersuchung von Muskulatur und Bewegungsapparat sowie eine neurologische Untersuchung (einschließlich des vegetativen Nervensystems).

Beobachtung des Schmerzpatienten

Schon während der Anamneseerhebung und nachfolgend während des gesamten Klinikaufenthalts beobachten die Mitglieder des therapeutischen Teams den Patienten aufmerksam, da zwar nicht der Schmerz selbst, aber einige mit Schmerz assoziierte Erscheinungen der Beobachtung zugänglich sind. Sie achten auf Mimik, Gestik und Haltung der Patientin, z. B. auf ein schmerzverzerrtes Gesicht, eine gekrümmte Haltung oder das Schonen bestimmter Gliedmaßen. Häufig sind Schmerzen auch von sichtbaren vegetativen Reaktionen wie Schweißausbruch, Blässe, Tachykardie und Tachypnoe begleitet, oder sie äußern sich durch nicht direkt assoziierbare Anzeichen wie schlechten Schlaf oder Appetitmangel.
Im pflegerischen Alltag gelingt **Schmerzbeobachtung** am besten dadurch, dass die Pflegenden dem Patienten in den verschiedensten Situationen nahekommen. In der Neurologie ist sie besonders wichtig, da zahlreiche Patientinnen sich nicht adäquat verbal mitteilen können.

12.2.3 Schmerzprotokoll und Schmerztagebuch

Eine präzise Schmerzbeschreibung gibt Hinweise auf mögliche Schmerzursachen und ist wesentlicher Teil der Therapieplanung. Daher ist die Schmerzdokumentation von großer Bedeutung. Hilfestellung gibt ein **Schmerzprotokoll** (➤ Abb. 12.3), bei dem der Kranke mehrfach täglich seine Schmerzen mithilfe einer Schmerzskala schätzt, die meist von 0–10 oder von 0–100 reicht (➤ Kap. 12.2.4), und diese Einschätzung zusammen mit besonderen Begebenheiten (schlechter Schlaf, körperliche Anstrengung, Ruhe usw.) dokumentiert.

Bei Patientinnen mit chronischen oder häufig wiederkehrenden Schmerzen empfiehlt sich das Führen eines **Schmerztagebuchs.** Es dient der Selbstbeobachtung und Verhaltensanalyse und soll die bewusste Wahrnehmung schulen, Zusammenhänge zwischen Alltagssituationen und Schmerz transparent machen und die Notwendigkeit und Wirkung der Medikation klären.

12.2.4 Standardisierte Schmerzeinschätzungsinstrumente

Die Behandlung des Schmerzes, gleich welcher Ursache, setzt eine angemessene Messung des Schmerzes und eine adäquate Dokumentation voraus. Die Wahl eines Einschätzungsinstruments für den Einsatz im Klinikalltag erfordert sorgfältige patientenorientierte Überlegungen.

Mittlerweile wurde eine Reihe von zuverlässigen und leicht anwendbaren Messinstrumenten entwickelt, um Schmerz zu messen und zu dokumentieren. Zuverlässigkeit bedeutet hier, dass die Instrumente Schmerz sicher erfassen und verschiedene Untersucher das gleiche Ergebnis erzielen. Theoretisch können sehr viele Daten erhoben werden. Es ist jedoch sinnvoll, sich auf die notwendigen zu beschränken, damit der Patient mitarbeitet und die Dokumentation nicht zu unübersichtlich wird.

In der Regel wird sich eine Einrichtung auf einheitliche Instrumente festlegen. Bei der Auswahl der geeigneten Skala wird außerdem berücksichtigt, mit welchem Instrument die Patientin am besten zurechtkommt. Im weiteren Verlauf sollte die Skala nur bei Anwendungsproblemen gewechselt werden. [vgl. 4]

Tagesprotokoll **Datum:**

Skalen für die Schmerzstärke
Uhrzeit keine Schmerzen stärkste vorstellbare Schmerzen

Schmerzbehandlung
(Medikamente, Massagen, Ablenkungen, was tun Sie gerade? ...)

.... Uhr |————————| ➤ ....
.... Uhr |————————| ➤ ....
.... Uhr |————————| ➤ ....
.... Uhr |————————| ➤ ....
.... Uhr |————————| ➤ ....
.... Uhr |————————| ➤ ....

Tagesablauf (am Abend auszufüllen)

Wie war heute Ihr allgemeines Wohlbefinden?
sehr schlecht |————|————| sehr gut

War Ihre nächtliche Schlafdauer
❑ ausreichend ❑ nicht ausreichend?

Hatten Sie heute Dauerschmerzen?
❑ nein ❑ ja

Wurden Sie heute durch Ihre Schmerzen in Ihren Tätigkeiten und in Ihrer Stimmung eingeschränkt?
❑ nein ❑ ein wenig ❑ deutlich ❑ stark ❑ fast völlig

Hatten Sie das Gefühl, die Schmerzen lindernd beeinflussen zu können?
❑ nein ❑ ein wenig ❑ deutlich ❑ stark ❑ sehr stark

Sonstige Beschwerden:
❑ Müdigkeit ❑ Niedergeschlagenheit ❑ Übelkeit ❑ Schlafstörungen
❑ Appetitlosigkeit ❑ Magenbeschwerden ❑ Lustlosigkeit ❑ Andere ....

Schmerzbezogene Ereignisse und andere Bemerkungen:
....

Abb. 12.3 Tagesprotokoll aus dem *Heidelberger-Schmerz-Tagebuch* (gekürzt nach Flöter et al. Schmerztherapeutisches Kolloquium. Kronberg 1994). [L157]

Eindimensionale Skalen der Schmerzintensität

Die Schmerzintensität ist zwar nur *eine* von mehreren Schmerzdimensionen, sie ist aber der wichtigste Parameter für das subjektive Schmerzerleben und damit Grundlage für die Beurteilung von Notwendigkeit und Erfolg einer Schmerztherapie.

Freie Formulierungen über die Schmerzintensität sind kaum vergleichbar. **Eindimensionale Skalen der Schmerzintensität** erfassen die Schmerzintensität in Zahlen oder vorgegebenen Formulierungen und ermöglichen dadurch eine bessere Einschätzung der Schmerzen und Vergleiche, z. B. im Krankheitsverlauf.

Numerische Rangskala (NRS)

Bei **numerischen Rating- oder Rangskalen** ordnet der Patient seinen Schmerzen Zahlenwerte zu. Die am meisten verbreitete Form ist die NRS 1–10 mit Werten von 0 (kein Schmerz) bis 10 (stärkster vorstellbarer Schmerz) (➤ Abb. 12.4). Diese Methode erlaubt es Betroffenen, eine konkrete Zahl zu benennen, die mit der Schmerzintensität im Augenblick übereinstimmt. Die NRS kann bei Erwachsenen sowie bei Kindern ab 6 Jahren angewendet werden. Daher ist die Anwendung der NRS meist unkompliziert.

Die NRS kann auch als „gedachte" Skala eingesetzt werden, indem Sie fragen: „Wie intensiv ist Ihr augenblicklicher Schmerz, wenn 0 kein Schmerz und 10 den stärksten vorstellbaren Schmerz beschreibt?"

Visuelle Analogskala (VAS)

Die **visuelle Analogskala** ist eine 10, seltener 15 cm lange Linie, an deren beiden Enden die Begriffe „kein Schmerz" bzw. „stärkster vorstellbarer Schmerz" eingetragen sind (➤ Abb. 12.4). Der Patient markiert auf dieser Linie, wo seine Schmerzen einzuordnen sind, entweder durch Einzeichnen auf dem Papier oder durch Einstellen eines Schiebers.

Die VAS bietet theoretisch unendlich viele Antwortmöglichkeiten und kann auch kleinste Unterschiede aufspüren, sie ist aber auch fehleranfälliger als numerische Analogskalen. Für manche Patientinnen ist die Skala zu abstrakt.

Verbale Rangskala (VRS)

Eine andere Möglichkeit, Schmerz einzuschätzen, ist die Nutzung von verbalen Rang- bzw. Begriffsskalen. Sie stellen die einfachste Form der eindimensionalen Skalen dar. Dieses Instrument nutzt dasselbe

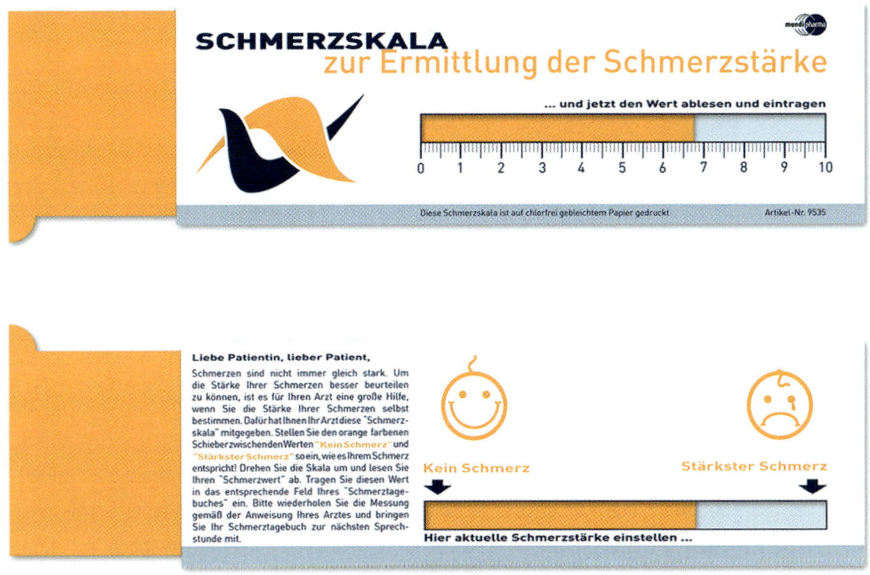
SCHMERZSKALA
zur Ermittlung der Schmerzstärke
... und jetzt den Wert ablesen und eintragen
0 1 2 3 4 5 6 7 8 9 10
Diese Schmerzskala ist auf chlorfrei gebleichtem Papier gedruckt
Artikel-Nr. 9535
Liebe Patientin, lieber Patient,
Schmerzen sind nicht immer gleich stark. Um die Stärke Ihrer Schmerzen besser beurteilen zu können, ist es für Ihren Arzt eine große Hilfe, wenn Sie die Stärke Ihrer Schmerzen selbst bestimmen. Dafür hat Ihnen Ihr Arzt diese "Schmerzskala" mitgegeben. Stellen Sie den orange farbenen Schieber zwischen den Werten "Kein Schmerz" und "Stärkster Schmerz" so ein, wie es Ihrem Schmerz entspricht! Drehen Sie die Skala um und lesen Sie Ihren "Schmerzwert" ab. Tragen Sie diesen Wert in das entsprechende Feld Ihres "Schmerztagebuches" ein. Bitte wiederholen Sie die Messung gemäß der Anweisung Ihres Arztes und bringen Sie Ihr Schmerztagebuch zur nächsten Sprechstunde mit.
Kein Schmerz
Stärkster Schmerz
Hier aktuelle Schmerzstärke einstellen ...

Abb. 12.4 Die **numerische Rangskala** (oben) und die **visuelle Analogskala** (unten) sind eindimensionale Schmerzskalen. Besonders praktisch sind Schieber mit je einer Skala auf Vorder- und Rückseite, weil hier eine „Umrechnung" der Analogskala in Zahlenwerte möglich ist. [U233]

Konzept wie die VAS, indem der Schmerz aufsteigend beschrieben wird. Bei dieser Skala nutzen Sie eine Liste von Begriffspaaren wie *kein Schmerz, leichter Schmerz, mittelstarker Schmerz, starker Schmerz* und *stärkster vorstellbarer Schmerz.*

Das Instrument hat den Vorteil, dass es leicht verständlich ist und mit einem geringen Zeitaufwand sowohl mündlich als auch schriftlich eingesetzt werden kann. Es eignet sich besonders für hochbetagte Patienten, für Patientinnen, die unzureichend Deutsch sprechen, und für geschwächte Patienten. Für die Dokumentation ist es ratsam, die Ergebnisse der VRS in Zahlenwerte umzuwandeln (0–10).
Eine Schwierigkeit in der praktischen Anwendung, die durch Flaherty bereits 1996 beschrieben wurde, ist, dass bestimmte Begriffe wie *leicht, mäßig, stark* unterschiedlich interpretiert werden können.

Gesichter-Ratingskalen

Die **Gesichter-Ratingskalen** wurden zunächst für Kinder entwickelt, eignen sich aber auch für Erwachsene. Am besten bewährt haben sich das *Poker Chip Tool* oder die *Smiley Analogskala* (SAS). Letztere zeigt fünf Smiley-Gesichter von lächelnd bis elend. Diese Skalen eignen sich für Kinder ab 3 Jahren.

Mehrdimensionale Schmerzmessinstrumente

Mehrdimensionale Schmerzeinschätzungsinstrumente unterscheiden sich von den eindimensionalen dadurch, dass sie neben der Schmerzintensität weitere Schmerzdimensionen erfassen, z. B. die genaue Schmerzlokalisation durch Eintrag in eine Skizze, die Schmerzqualität und Maßnahmen zur Schmerzlinderung. Sie werden besonders bei Patientinnen mit chronischen Schmerzen eingesetzt. Im deutschsprachigen Raum zunehmend verwendet wird der insgesamt 15-seitige **Deutsche Schmerzfragebogen** *(DSF).* [vgl. 5]

Sie können aber auch zusätzliche, teilweise schmerzbedingte Verhaltensfaktoren abbilden. Ein Beispiel ist das *Zurich Observation Pain Assessment* (ZOPA). Dieses Schmerzerfassungsinstrument ist für kognitiv beeinträchtigte und/oder bewusstseinsbeeinträchtigte Patienten geeignet. Das ZOPA bildet insgesamt 13 Verhaltensmerkmale ab, die fünf Kategorien zugeordnet sind (➤ Tab. 12.2).

Bei der Schmerzerfassung wird beurteilt, ob einzelne oder mehrere Verhaltensmerkmale des ZOPA vorhanden sind oder nicht. Schon ein einzelnes bestehendes Verhaltensmerkmal gibt einen Hinweis auf bestehenden Schmerz.

Ein anderes Fremdeinschätzungsinstrument ist der BESD (Beurteilung von Schmerzen bei Demenz). Mit der **BESD-Skala** lassen sich insgesamt fünf Verhaltensäußerungen bei einem Patienten dokumentieren: Atmung, negative Lautäußerungen, Körperhaltung, Mimik und die Reaktion des Betreffenden auf Trost. Für jede Kategorie wird ein Wert zwischen 0 (keine Verhaltensreaktion) und 2 (stärkste Verhaltensreaktion) vergeben. Die BESD-Skala kann bei akuten und chronischen Schmerzen im Verlauf (am besten jeweils in einer Ruhesituation und bei Aktivität) eingesetzt werden. Empfohlen wird eine Beobachtungsdauer von je 2 Minuten. Bei einem Punktwert ab 2 (max. 10) ist es wahrscheinlich, dass der Patient Schmerzen hat.

12.2.5 Expertenstandard „Schmerzmanagement in der Pflege"

Für die Behandlung von Patientinnen mit akuten oder tumorbedingten chronischen Schmerzen liegt seit 2004 der **Expertenstandard Schmerzmanagement in der Pflege** vom *Deutschen Netzwerk für Qualitätsentwicklung in der Pflege* (DNQP) vor, der 2011 überarbeitet wurde. Er beruht auf umfassenden Literaturarbeiten und konkretisiert die Anforderungen sowohl an die Pflege als auch an die Institution. Bei der aktuellen Literaturanalyse konnte vornehmlich auf nationale und internationale pflegerische und medizinische Standards und Leitlinien zurückgegriffen werden. Übergreifende Zielsetzung des Expertenstandards ist es, Patienten mit akuten oder zu erwartenden Schmerzen durch ein angemessenes Schmerzmanagement unnöti-

Tab. 12.2 ZOPA (Zurich Observation Pain Assessment) zur Schmerzerfassung bei kognitiv und/oder bewusstseinsbeeinträchtigten Patientinnen [nach 9]

Verhaltensmerkmale	Definition
Lautäußerungen	
Klagen/Stöhnen	Leise bis laute wortlose Geräusche oder immer wiederkehrende verbale, leidende Äußerungen
Brummen	Vor-sich-hin-Murmeln in eher dumpfer Lautlage (Lippen eher geschlossen)
Gesichtsausdruck	
Verzerrter, gequälter Gesichtsausdruck	Beinhaltet Stirnrunzeln und/oder Augenbrauen hochziehen
Starrer Blick	Ausdrucksloser, leerer Blick und/oder längere Fixierung auf einen Punkt
Zähne zusammenpressen (Tubus beißen)	Zähne werden fest aufeinandergedrückt (auch bei oral intubierten Menschen)
Augen zusammenkneifen	Augen fest zudrücken
Tränenfluss	Tränen in den Augen und/oder Tränen aus den Augen fließend
Körpersprache	
Ruhelosigkeit	Häufiges Hin- und Herbewegen innerhalb oder außerhalb des Bettes
Massieren oder Berühren eines Körperteils	Gezieltes Anfassen und/oder Reiben eines Körperteils
Angespannte Muskeln	Muskeln sind angespannt und unbeweglich, evtl. unbeugsame starre Körperstellung
Physiologische Indikatoren	
Blutdruck/Puls	Blutdruck oder Puls verändern sich gegenüber Ausgangswert
Atmung	Änderung in der regulären Atemfrequenz, z. B. nach Luft schnappen oder anstrengende, ermüdete Atemzüge, erhöhte Atemfrequenz
Veränderung Gesichtsfarbe	
Schwitzen/Röte	Vermehrtes Absondern von Schweiß aus nicht direkt erklärbaren Gründen, wie z. B. erhöhte Körper- oder Außentemperatur, auch mit fleckiger oder das ganze Gesicht bedeckender Röte, bleibend oder wechselnd

ges Leid zu ersparen sowie einer Chronifizierung vorzubeugen. Das pflegerische Schmerzmanagement setzt unmittelbar zu Beginn des pflegerischen Auftrags ein. Im Zentrum steht die Wahrnehmung von Anzeichen und typischen Risikofaktoren für Schmerz. [vgl. 6]

12.3 Allgemeine Grundsätze der Schmerztherapie

Vor Einleitung einer **Schmerztherapie** muss immer nach der Ursache der Schmerzen gesucht werden. Bei alten Menschen kann sich hinter der scheinbaren Arthrose eine Knochenmetastase, bei der Kopfschmerzpatientin hinter dem Kopfschmerz ein Familienproblem verbergen. Solche Probleme werden durch eine (symptomatische) Schmerztherapie nicht gelöst, sondern verschleppt und verschlimmert. [vgl. 7]

12.3.1 Kausale und symptomatische Therapie

Zuerst wird versucht, die dem Schmerz zugrunde liegende Ursache zu beseitigen **(kausale Therapie).** Gelingt dies nicht, so lassen sich Schmerzen dennoch oft durch *gezielte* Maßnahmen lindern oder beseitigen. Hierzu gehören z. B. Bestrahlungen zur Tumorverkleinerung. Erst wenn diese gezielten Therapien nicht greifen oder zu aufwendig, riskant oder belastend werden, sind **symptomatische Schmerztherapien** angezeigt.

Diese theoretische Trennung zwischen kausalem und symptomatischem Vorgehen ist im klinischen Alltag oft unscharf. Häufig ermöglicht die Schmerzausschaltung erst eine kausale Therapie oder ist Teil einer kausalen Therapie. Deutlich wird das bei muskulären Verspannungen, die oft Schonhaltungen zum Schutz vor schmerzhaften Bewegungen sind, gleichzeitig aber neue Schmerzen verursachen. Hier müssen Schmerzen und Verspannungen beseitigt werden, bevor durch Krankengymnastik oder Rückenschule die primäre Erkrankung behandelt werden kann.

12.3.2 Interdisziplinäre Schmerztherapie

Das Schmerzerleben wird durch verschiedenste körperliche und psychische Faktoren beeinflusst (➤ Kap. 12.1). Um – insbesondere chronische – Schmerzen effektiv behandeln zu können, müssen Therapeutinnen aus medizinischen bzw. psychologischen Fachdisziplinen eng miteinander arbeiten: **„interdisziplinäre Schmerztherapie".** Man bedient sich dabei nicht nur *einer* Therapieform (z. B. nur Tablettengabe oder nur Entspannungsübungen), sondern stützt sich auf mehrere Behandlungssäulen:

- Beispielsweise erhält der Patient durch *Schmerzbewältigungsstrategien* Hilfe zur Selbsthilfe.
- Durch *Aktivitätstraining* soll der verbliebene Spielraum ausgeweitet werden.
- Die *Einbeziehung von Angehörigen* soll das soziale Umfeld so verbessern, dass die Familie nicht zwischen (übertriebener) Fürsorge, Resignation, Unwillen und Ungeduld hin und her pendelt.

- Gleichzeitig gehören aber auch „konventionelle“ *physikalische Therapieformen* und *Schmerzmittel* zur ganzheitlichen Schmerztherapie.

12.4 Systemische medikamentöse Schmerztherapie

Analgetika greifen in die Vorgänge sowohl der *Schmerzentstehung* als auch der *Schmerzwahrnehmung* ein. Nach ihrer Wirkungsweise werden sie in *Nichtopioid-Analgetika* (➤ Pharma-Info 12.1) und *Opioidanalgetika* eingeteilt (➤ Pharma-Info 12.2).

12.4.1 Nichtopioid-Analgetika zur systemischen Schmerztherapie

DEFINITION

Nichtopioid-Analgetika *(Nichtopioide):* Schmerzmittel unterschiedlicher chemischer Struktur, die hauptsächlich über eine Synthesehemmung der schmerzvermittelnden *Prostaglandine* in der Körperperipherie wirken. Besonders bei leichten bis mäßigen Schmerzen und z. T. auch als Antirheumatika geeignet.

Früher wurden die Nichtopioid-Analgetika auch als *periphere Analgetika* bezeichnet. Neuere Untersuchungen lassen allerdings vermuten, dass die Prostaglandinsynthesehemmer auch über *zentrale*

Pharma-Info 12.1

Nichtopioid-Analgetika

Acetylsalicylsäure

Acetylsalicylsäure (ASS, z. B. Aspirin®, ASS-ratiopharm®) gehört zu den am meisten verkauften Arzneimitteln überhaupt. Da ASS seit über 90 Jahren industriell hergestellt wird, sind Nutzen und Gefahren gut bekannt.

ASS ist ein typischer Prostaglandinsynthesehemmer und v. a. für die Behandlung leichter bis mäßiger Schmerzen geeignet (insbesondere Kopf-, Zahn- oder Gliederschmerzen). Ihre fiebersenkende Wirkung ist relativ gering. ASS wirkt außerdem gerinnungshemmend, da sie die Entstehung von **Thromboxan** $\mathbf{A_2}$ in den Blutplättchen hemmt (Thromboxan A_2 fördert die Agglutination der Thrombozyten und die Vasokonstriktion kleiner Blutgefäße). Therapeutisch wird dies bei der Gefahr arterieller Gefäßverschlüsse ausgenutzt (z. B. bei koronarer Herzkrankheit oder einem drohenden Schlaganfall bei Karotisstenose, ➤ Kap. 2.1). Hauptnebenwirkungen der ASS sind gastrointestinale Beschwerden und allergische Reaktionen (➤ Tab. 12.3).

Bei Kindern kann im Anschluss an virale Infekte das zwar sehr seltene, aber meist tödliche **Reye-Syndrom** auftreten, das durch akute Leber- und Gehirnschädigungen gekennzeichnet ist. Wahrscheinlich erhöht ASS das Risiko eines Reye-Syndroms. Deshalb sollte sie Kindern vor der Pubertät nicht zur symptomatischen Schmerz- und Fieberbekämpfung gegeben werden. In diesen Fällen greift man besser zum ebenfalls lange bewährten Paracetamol.

Paracetamol

Paracetamol (z. B. Benuron®, Doloreduct®) wirkt schmerzlindernd und fiebersenkend, aber nur gering entzündungshemmend. Bei Kindern ist es das Mittel der Wahl gegen Schmerzen und Fieber. Aber auch bei Erwachsenen ist es zur Behandlung leichter und mittelschwerer Schmerzen gut geeignet. Nebenwirkungen sind sehr selten. Am bedeutsamsten sind allergische Hautausschläge, Leber- und Nierenschäden.

Da sich Paracetamol in hoher Dosis zum **Suizid** „eignet“, sollte es suizidgefährdeten Patienten *nie* zur Selbstmedikation empfohlen werden. Denn schon bei einer Dosis von 10–15 g droht ein akutes toxisches Leberversagen. Aufgrund der dadurch bedingten „Beliebtheit“ von Paracetamol bei Suiziden dürfen Apotheken Paracetamol seit 1. April 2009 nur noch in Packungsgrößen bis 10 g ohne Rezept abgeben – das entspricht in der Regel 20 Tabletten mit je 500 mg.

Metamizol

Metamizol (*Novaminsulfon,* z. B. Novalgin®) ist ein gutes Analgetikum und Antipyretikum und wirkt außerdem *spasmolytisch* (krampflösend). Es wirkt besonders zuverlässig bei viszeralen Schmerzen, z. B. bei Nieren- oder Gallenkoliken.

Metamizol geriet wegen des Risikos anaphylaktischer Schocks und toxischer Knochenmarkschädigungen wiederholt in die Schlagzeilen. Nach heutigem Kenntnisstand sind schwere Knochenmarkschädigungen aber seltener als bisher angenommen, sodass Metamizol bei bestimmten Indikationen weiterhin angewendet werden kann.

Nichtsteroidale Antiphlogistika

Nichtsteroidale Antiphlogistika (in der Rheumatologie – zur Abgrenzung gegen Glukokortikoide = Kortikosteroide, die ebenfalls antiphlogistisch wirken, meist als *nichtsteroidale Antirheumatika* **[NSAR]** bezeichnet) unterscheiden sich zwar in ihrem chemischen Aufbau, weisen aber alle das gleiche Spektrum an erwünschten und unerwünschten Wirkungen auf. Zu dieser Gruppe gehören z. B.:

- Diclofenac (z. B. Voltaren®)
- Ibuprofen (z. B. Anco®)
- Naproxen (z. B. Proxen®)
- Indometacin (z. B. Indo®)

Unterschiede bestehen jedoch in Häufigkeit und Stärke der Nebenwirkungen. So kommt es z. B. bei Ibuprofen deutlich seltener zu gastrointestinalen Beschwerden als bei Diclofenac.

NSAR sind in den hohen Dosierungen, wie sie zur Therapie von Entzündungen erforderlich sind, oft besser verträglich als ASS. Auf die entzündungshemmende Wirkung muss man im Gegensatz zur analgetischen aber einige Wochen warten. Hierüber werden die Patienten aufgeklärt, da viele das Arzneimittel sonst nach kurzer Zeit eigenmächtig absetzen.

Sonderstellung: Flupirtin

Das Nichtopioid-Analgetikum **Flupirtin** (z. B. Katadolon®) wirkt über Angriffspunkte im ZNS (jedoch nicht über Opioidrezeptoren) sowohl analgetisch als auch muskelentspannend. Daher sind Rückenschmerzen mit Muskelverspannungen eine der Hauptindikationen. Bedeutende Nebenwirkungen sind Magen-Darm-Beschwerden und Leberschäden. Bei Patienten mit vorbestehender Leberschädigung oder einer *Myasthenia gravis* (➤ Kap. 11.2) darf Flupirtin nicht gegeben werden. 2013 wurde die Anwendung von Flupirtin aufgrund seiner Hepatotoxizität deutlich eingeschränkt. Es darf aktuell nur noch über 2 Wochen und nur noch bei Kontraindikation anderer Analgetika eingesetzt werden.

Angriffspunkte wirken. Außerdem wurde mit Flupirtin (➤ Pharma-Info 12.1) ein zentral wirksames, nichtopioides Analgetikum entwickelt, sodass die Bezeichnung *periphere Analgetika* nicht mehr zutrifft und deshalb auch nicht mehr benutzt werden sollte. Gleiches gilt auch für Opioide, da sie ihre Wirkungen sowohl im zentralen als auch im peripheren Nervensystem entfalten können.
Zu den wichtigsten schmerzvermittelnden Substanzen im menschlichen Körper gehören die **Prostaglandine,** die im geschädigten Gewebe freigesetzt werden und Schmerzen, Fieber sowie Entzündungsreaktionen hervorrufen. Außerdem vermindern Prostaglandine die Sekretion der Magensäure, stimulieren die Schleimproduktion im Magen und regen die Uterusmuskulatur zu Wehen an.

Die *Hauptwirkung* fast aller **Nichtopioid-Analgetika** besteht in einer Hemmung der Prostaglandinsynthese, weshalb solche Substanzen auch als **Prostaglandinsynthesehemmer** bezeichnet werden. Prostaglandinsynthesehemmer wirken schmerzlindernd *(analgetisch),* fiebersenkend *(antipyretisch)* und teilweise auch entzündungshemmend *(antiphlogistisch).* Die verminderte Prostaglandinsynthese verringert aber auch den Schutz der Magenschleimhaut, sodass Magenulzera und -blutungen begünstigt werden. Außerdem führen Prostaglandinsynthesehemmer oft zu einer Verschlechterung allergischer Erkrankungen wie Heuschnupfen oder Asthma.

Die verschiedenen Prostaglandinsynthesehemmer unterscheiden sich trotz prinzipiell gleicher Eigenschaften sowohl in ihrem Wirkungs- als auch in ihrem Nebenwirkungsprofil (➤ Tab. 12.3). So wirken manche Arzneimittel stärker fiebersenkend (z. B. Metamizol), andere dafür stärker entzündungshemmend (z. B. ASS).

12.4.2 Missbrauchsgefahr von Analgetika

In unserer Gesellschaft mit ihrem Ideal vom sportlichen, gesunden und stets leistungsfähigen Menschen greifen viele Menschen auch bei kleinen Unpässlichkeiten zur (rezeptfreien) Schmerztablette, um „keine Schwäche zu zeigen". Die Schmerzen werden meist rasch gelindert, ohne dass der Betroffene viel Zeit aufwenden oder unbequeme Veränderungen der Lebensgewohnheiten auf sich nehmen muss.

Besonders bei *Kombinationspräparaten,* die zusätzlich zum Analgetikum aufputschende (z. B. Koffein) oder beruhigende Substanzen (z. B. Codein, Barbiturate) enthalten, besteht die Gefahr eines **Arzneimittelmissbrauchs** bis hin zur **Arzneimittelabhängigkeit.** Die Kranken nehmen die Tabletten nicht mehr nur zur Schmerzlinderung, sondern brauchen sie, um „sich wohlzufühlen", und erhoffen sich von ihnen die Lösung sozialer und psychischer Probleme.

VORSICHT

Das Risiko für einen **Arzneimittelmissbrauch** wird bei den starken Schmerzmitteln (Opioidanalgetika) häufig überschätzt, bei den einfachen Schmerzmitteln oft unterschätzt!

Schmerzmittelabhängigen Patientinnen drohen nicht nur die in ➤ Pharma-Info 12.1 und ➤ Pharma-Info 12.2 genannten Nebenwirkungen, vielmehr können auch wichtige Diagnosen verpasst werden und Therapiechancen somit ungenutzt bleiben.

Außerdem können Schmerzmittel selbst ein Schmerzsyndrom hervorrufen (v. a. den sog. **Analgetika-Kopfschmerz**), das der Patient

Tab. 12.3 Häufig verwendete Nichtopioid-Analgetika

Substanz (Bsp., Handelsname)	Indikationen, Dosierung in der Schmerztherapie (Einzeldosis)	Wirkdauer	Wichtigste Nebenwirkungen (NW) und Kontraindikationen (KI)
Acetylsalicylsäure (ASS)	Kopf-, Zahn- und Gliederschmerzen, Fieber, entzündliche Erkrankungen (v. a. Rheuma) 0,5–1 g oral, i. v.	**4 h**	**NW:** gastrointestinale Beschwerden bis hin zur Ulkusbildung (nach den Mahlzeiten einnehmen) **KI:** Magen- und Duodenalulzera, Asthma bronchiale, Blutgerinnungsstörungen, Heranwachsende vor der Pubertät, Schwangerschaft
Paracetamol	In der Schmerztherapie im Wesentlichen wie ASS, Fieber 0,5–1 g oral, rektal, i. v.	**4–6 h**	**NW:** gastrointestinale Beschwerden. Bei Überdosierung Leber- und Nierenschäden **KI:** schwere Leber- und Nierenfunktionsstörungen, Suizidgefahr
Nichtsteroidale Antiphlogistika (NSAR), z. B. Diclofenac oder Ibuprofen	Mäßige Schmerzen, beginnender Tumorschmerz, Menstruationsbeschwerden, rheumatische Entzündungen Diclofenac: 25–100 mg oral, rektal, i. m. Ibuprofen: 0,2–0,4 g oral, rektal	**4–8 h**	**NW:** gastrointestinale Beschwerden **KI:** Magen- oder Duodenalulzera, schwere Leber- und Nierenschäden, Blutgerinnungsstörungen, Schwangerschaft
Metamizol	Schmerzen, v. a. mit spastischer Komponente (z. B. Nierenkoliken), sowie Fieber, wenn andere Maßnahmen nicht ansprechen 0,5–1 g oral, rektal; 0,5–2,5 g i. m., i. v.	**4 h**	**NW:** leichte gastrointestinale Beschwerden, sehr selten: tödliche Agranulozytose. Wegen der Gefahr eines Blutdruckabfalls langsame i. v. Injektion. (Harmlose) Rotfärbung des Urins möglich **KI:** strengste Indikationsstellung in der Schwangerschaft

wiederum mit immer höheren Dosen zu bekämpfen versucht, wodurch er – häufig unbemerkt – in einen Teufelskreis gerät.

Prävention und Gesundheitsberatung

Vor allem in Bezug auf frei verkäufliche Analgetikapräparate und im außerklinischen Bereich sollten die Pflegenden die Patientinnen über die Gefahren einer möglichen **Schmerzmittelabhängigkeit** informieren. Dies gilt insbesondere für Medikamente, die nicht nur den schmerzstillenden Wirkstoff, sondern zusätzlich beruhigende oder anregende Substanzen wie z. B. Koffein enthalten. Diese Kombinationen sind wegen der erhöhten Missbrauchsgefahr nicht sinnvoll! Allgemein sollten Patienten mit Schmerzsyndromen möglichst früh zu ganzheitlichen Therapieformen und aktiver Mitarbeit am Heilungsprozess motiviert werden. Dies schließt eine *bewusste* Schmerzmittelgabe nicht aus.

12.4.3 Opioidanalgetika zur systemischen Schmerztherapie

DEFINITION

Opioidanalgetika *(opioide Analgetika):* vom klassischen Rauschmittel Opium abgeleitete, stark wirksame Schmerzmittel, die ihre Wirkung nach heutigem Kenntnisstand über die **Endorphinrezeptoren** *(Opiatrezeptoren)* des ZNS entfalten. Sie unterliegen der BtMVV und dem BtMG (➤ Pharma-Info 12.2).

Die Rohsubstanz Opium (griech., Mohnsaft) ist seit über 6.000 Jahren bekannt und war während vieler Jahrhunderte das wirksamste Schmerzmittel, das die Menschen kannten. Wichtigster Bestandteil des Stoffgemisches Opium ist das **Morphin.** Morphin und die anderen Bestandteile des Opiums mit morphinartiger Wirkung werden als **Opiate** bezeichnet; halb- und vollsynthetische Schmerzmittel, die über die Endorphinrezeptoren des ZNS wirken, werden **Opioide** genannt.

Wirkprofil der Opioidanalgetika

Alle Opioidanalgetika besitzen im Wesentlichen die gleichen Wirkungen:

- **Starke Schmerzstillung** *(Analgesie).*
- **Sedierung:** Eine sedierende Wirkung ist insbesondere bei Therapiebeginn zu beobachten und lässt meist nach einigen Tagen nach.
- **Hemmung des Atemzentrums:** Die atemdepressive Wirkung der Opioidanalgetika ist v. a. bei einer Überdosierung gefährlich. Da das Atemzentrum durch Schmerzen stimuliert wird, hat die atemdepressive Wirkung bei der Schmerztherapie klinisch oft nur geringe Bedeutung.
- **Hemmung des Hustenreflexes:** Deshalb findet man oft Codein, ein schwach wirksames Opioid, in Hustensäften.

Pharma-Info 12.2

Übersicht über die Opioidanalgetika (➤ Tab. 12.4)

Tab. 12.4 Pharmakologisches Profil der Opioidanalgetika

Substanz (Bsp., Handelsname)	BtM*	Dosierung und Darreichungsform	Wirkdauer	Nebenwirkungen und Kontraindikationen
Schwache Opioidanalgetika				**Nebenwirkungen aller Substanzen:** • Obstipation • Atemdepression • Übelkeit, Erbrechen • Schwindel, Benommenheit • Sedierung • Mundtrockenheit **Kontraindikationen:** • Störungen der Atmung • Strengste Indikationsstellung in Schwangerschaft und Stillzeit
Dihydrocodein retard	nein	60–120 mg oral	8–12 h	
Tilidin-Naloxon (z. B. Valoron®N)	nein	50–100 mg oral	2–4 h	
Tramadol (z. B. Tramal®)	nein	50–100 mg oral, rektal, s. c., i. m., i. v.	2–4 h	
Starke Opioidanalgetika				
Pethidin (z. B. Dolantin®)	ja	25–150 mg oral, s. c., i. m. 25–100 mg i. v. (langsam!)	2–4 h	
Piritramid (z. B. Dipidolor®)	ja	15–30 mg i. m. 7,5–22,5 mg i. v.	4–8 h	
Morphin				
• **nichtretardiert** (z. B. Morphin Merck® 10/20, Sevredol® 10/20, MSR® 10/20/30)		Initial 10–30 mg s. c., i. m., oral, rektal 5–10 mg i. v.; Dosierung bei Langzeitgabe teils erheblich höher	4 h	
• **retardiert** (z. B. MST 10/30/60/100/200 Mundipharma®, MST Continus® 30/60)	ja		8–24 h	
Buprenorphin (z. B. Temgesic®)	ja	0,2–0,4 mg sublingual 0,3 mg i. m., i. v.	6–12 h	
Fentanyl-Membranpflaster (Durogesic®)	ja	25–100 µg/h transdermal	72 h	

* BtM = Verordnung erfordert Betäubungsmittelrezept

- **Reizung des Brechzentrums im Stammhirn:** Übelkeit und Erbrechen sind zwei besonders unangenehme Nebenwirkungen zu Beginn einer Therapie mit Opioidanalgetika.
- **Tonuserhöhung der glatten Muskulatur** des Magen-Darm-Trakts und der ableitenden Harnwege: Klinisch wichtig sind insbesondere eine behandlungsbedürftige spastische Obstipation und ein Harnverhalt.
- **Einfluss auf die Stimmung:** Meist wirken Opioide euphorisierend (bei Schmerzpatientinnen oft nur entspannend), manchmal aber auch angstauslösend und niederschlagend. Der Einfluss auf die Stimmung ist bei i. v. Zufuhr besonders intensiv, wodurch das Risiko einer Abhängigkeit steigt.
- **Histaminfreisetzung** mit Juckreiz, Bronchialverengung und Gefäßweitstellung.
- **Toleranzentwicklung.** Die Toleranzentwicklung gegenüber den Wirkungen und Nebenwirkungen der Opioidanalgetika ist unterschiedlich. Die Toleranzentwicklung gegenüber der analgetischen Wirkung wird häufig überschätzt.

Morphin und seine Abkömmlinge eignen sich zur Bekämpfung starker Schmerzen, z. B. postoperativ, beim akuten Herzinfarkt, beim Lungenödem, bei Tumorpatienten und bei schweren, nicht tumorbedingten Schmerzzuständen.

Schwache und starke Opioidanalgetika

Nach ihrer Wirkstärke werden **schwache** und **starke Opioidanalgetika** unterschieden (➤ Pharma-Info 12.2). Ihr Wirkprinzip und ihre Nebenwirkungen sind aber grundsätzlich gleich.
Leider ist es bisher nicht gelungen, durch Synthese neuer Substanzen die erwünschte schmerzstillende Wirkung von den unerwünschten Nebenwirkungen (Obstipation, Abhängigkeitspotenzial) zu entkoppeln. Durch Kombination mit einem Opioid-Antagonisten kann aber versucht werden, diese Nebenwirkungen zu minimieren (z. B. Targin® mit einer Kombination aus Oxycodon und Naloxon).

Einen Überblick über die Wirkungen und Nebenwirkungen bei kurz- und langfristiger Therapie mit Opioidanalgetika gibt ➤ Tab. 12.5.

Tab. 12.5 Überblick über Wirkungen und Nebenwirkungen bei kurz- und langfristiger Therapie mit Opioidanalgetika

	Kurzzeitige Therapie mit Opioidanalgetika	Lang dauernde Therapie mit Opioidanalgetika
(Erwünschte) Wirkungen		
Analgesie	+++	++
Sedierung	++	(+)
Nebenwirkungen		
Atemdepression	+++	(+)
Obstipation	+	+++
Euphorie	+	(+)
Übelkeit, Erbrechen	+	(+)
Abhängigkeit:		
• physisch	+	+++
• psychisch	nein	fraglich

(+) = gering, + = mäßig, ++ = deutlich, +++ = stark

Vorurteile gegenüber Opioidanalgetika

Es sind v. a. folgende **Vorurteile,** die bei Patienten und Angehörigen, aber auch bei Ärzten und Pflegenden oft noch verbreitetet sind und eine bedarfsgerechte Schmerztherapie behindern:

- **Vorurteil:** *„Opioide machen süchtig und führen zu körperlichen und psychischen Schäden."*
  Richtig ist, dass alle Opioide ein Abhängigkeitspotenzial besitzen. Die Gefahr *psychischer Abhängigkeit* ist jedoch bei Schmerzpatientinnen gering, wenn die Opioide nicht nach Bedarf, sondern regelmäßig nach Zeitplan gegeben werden. Die wohl entstehende *physische Abhängigkeit* ist nur beim Absetzen des Arzneimittels relevant (langsam ausschleichen).
- **Vorurteil:** *„Opioide verursachen eine schwere Atemdepression und verkürzen das Leben."*
  Da der Schmerz das Atemzentrum reizt und damit der Atemdepression durch Opioide entgegenwirkt, ist die atemdepressive Wirkung in erster Linie bei gleichzeitiger Gabe weiterer atmungsdämpfender Arzneimittel oder bei Opioidüberdosierung wichtig.
- **Vorurteil:** *„Opioide sedieren und machen soziale Kontakte unmöglich."*
  Eine Sedierung tritt insbesondere bei Therapiebeginn auf. Bei länger andauernder Opioidgabe – etwa bei Tumorpatienten – tritt sie in den Hintergrund. Zudem machen die verschiedenen Präparate unterschiedlich „müde", und die sedierende Wirkung ist auch von Patientin zu Patient unterschiedlich stark ausgeprägt. Richtig ist vielmehr, dass die Opioide durch die Schmerzfreiheit oder Schmerzarmut dem Patienten soziale Kontakte oft erst wieder ermöglichen.
- **Vorurteil:** *„Die notwendigen Dosissteigerungen gehen durch Gewöhnung ins Unvertretbare."*
  Richtig ist, dass im Laufe einer Opioidbehandlung eine Dosissteigerung notwendig werden kann. Dies ist aber nicht unbedingt Folge einer Toleranzentwicklung gegenüber der schmerzlindernden Wirkung (diese Toleranzentwicklung ist relativ gering), sondern eher durch Fortschreiten der Grunderkrankung (z. B. des Tumorleidens) bedingt. Aufgrund der Toleranzentwicklung auch gegenüber den Nebenwirkungen stellt eine schmerzbedingte Dosiserhöhung klinisch jedoch keineswegs ein Problem dar.
- **Vorurteil:** *„Nach den Opioiden kommen keine Therapiereserven mehr."*
  Richtig ist, dass Opioide zu den stärksten verfügbaren Schmerzmitteln gehören. Ihre Wirkung kann jedoch durch weitere Therapiemethoden (z. B. Koanalgetika, ➤ Kap. 12.4.4) ergänzt werden.
- **Vorurteil:** *„Wer Opioide erhält, für den gibt es keine Hoffnung mehr, er wird bald sterben."*

Tab. 12.6 Pflegeprobleme bei Menschen mit Opioidmedikation

Pflegeproblem	Pflegeziel	Maßnahmen
Nahrungsaufnahme gestört durch opioidbedingte Übelkeit und Erbrechen	Guter Ernährungszustand	• Information, dass Übelkeit/Erbrechen durch Toleranzwirkung nach 7–14 Tage verschwinden (in seltenen Fällen erst nach 3 Wochen) • Wunschkost durch Diätküche • Antiemetikum nach Arztanordnung **(cave:** Nebenwirkungen) • Auf ausreichende Flüssigkeitszufuhr achten
Atemdepression durch Opiatüberhang	• Veränderung der Atemfrequenz rasch erkennen • Atemfrequenz normalisieren	• Während der Dosisfindungsphase Überwachung der Atemfrequenz • Bei Atemdepression: Arzt informieren • Pat. immer wieder zum Atmen auffordern • Naloxon auf Arztanordnung • Doxapram zur Atemstimulation • **Cave:** Buprenorphin (Temgesic®) kann nicht durch Naloxon antagonisiert werden
Opioidbedingte Mundtrockenheit	Feuchte Mundschleimhaut	• Information, dass Mundtrockenheit durch Toleranzwirkung nach 7–14 Tage verschwindet (in seltenen Fällen erst nach 3 Wochen) • Immer wieder kleine Schlucke Tee/Mineralwasser im Mund verteilen • Synthetisches Speichelspray verwenden • Kaugummi kauen • Saure Bonbons lutschen • Kleine Stücke Obst (Ananas/Melone) einfrieren und dem Pat. zum Lutschen geben
Obstipationsneigung durch Opioide	• Individuelle Darmtätigkeit kennen • Obstipation erkennen • Regelmäßiger Stuhlgang	• Stuhlverhalten des Pat. *vor* der Opioideinnahme erfragen • Täglich Stuhlfrequenz erfragen und dokumentieren • Speisen, die obstipierend wirken, meiden (Heidelbeeren, Schwarztee, Kakao, Bananen, Schokolade) • Ausreichende Flüssigkeitszufuhr (min. 1,5 l/Tag) • Speisen anbieten, welche den trägen Darm anregen (Joghurt, Sauerkraut, Trockenobst, Vollkornprodukte, Salat, Weizenkleie) • Regelmäßig und prophylaktisch Laxanzien nach Arztanordnung verabreichen • Osmotisch wirkende Stoffe (z. B. 30–60 ml Lactulose) verabreichen; Wirkungseintritt nach 8–12 h, nur wirksam bei ausreichender Flüssigkeitsmenge • Stoffe verabreichen, welche die Wasserresorption aus dem Darm verhindern und die Sekretion von Flüssigkeit in das Darmlumen fördern (z. B. Natriumpicosulfat, Laxoberal®, 10–20 Tropfen), Wirkungseintritt nach 4–6 h • Bei bestehender Obstipation den Pat. beim Abführen unterstützen (z. B. mit Abführzäpfchen, Mikroklyst oder – in schweren Fällen – mit einem Reinigungseinlauf)
Blasenentleerungsstörungen (durch Opioide erhöhter Sphinktertonus)	Blasenentleerungsstörungen erkennen	• Pat. über Möglichkeit einer Blasenentleerungsstörung informieren. Die Störung ist meist eine Anpassungsschwierigkeit und verschwindet nach einiger Zeit wieder. Symptome: häufiges Wasserlassen, kleine Urinmengen, Pat. muss zum Wasserlassen pressen, Unterbauchschmerzen • Miktionsverhalten erfragen
Patient lehnt Einnahme von Schmerzmitteln ab	Pat. hat genügend Zeit, um diese Entscheidung treffen zu können	Pat. hat das Recht auf Selbstbestimmung. Um die Sachlage beurteilen zu können, benötigt er ausreichende Informationen. Gesprächsmöglichkeit mit Schmerztherapeuten vermitteln
Opioidbedingte Müdigkeit	Pat. kennt Gründe für die Müdigkeit und kann Einschränkung tolerieren	• Information an den Pat., dass Müdigkeit durch Toleranzentwicklung nach 1–2 (max. 3) Wochen verschwindet • **Cave:** andere organische Ursachen für die Müdigkeit bedenken (z. B. Hirntumor, Elektrolytentgleisung, Harnstofferhöhung) • Bei Verwendung von Koanalgetika: sedierende Wirkung bedenken • Durch Schmerzen kann es zu einer totalen Erschöpfung kommen. In der ersten Zeit mit funktionierender Schmerztherapie schläft sich der Pat. einfach nur aus • Hat die Schläfrigkeit nach 5 Tagen kein akzeptables Maß angenommen, Dosis reduzieren. Das Maß der Schmerzfreiheit darf sich dadurch jedoch nicht verringern, sonst Schmerzpräparat wechseln
Fahruntüchtigkeit während der Einstellungs- bzw. Änderungsphase mit Opioiden	Pat. weiß über die Probleme der Fahruntüchtigkeit Bescheid	Information: Pat. sollte während der Anpassungsphase mit Opioiden keine Maschinen bedienen und nicht aktiv am Straßenverkehr teilnehmen
Schmerzen sind nicht messbar	Erkennen des individuellen Schmerzmaßes	Analoge Schmerzskala verwenden

Tab. 12.6 Pflegeprobleme bei Menschen mit Opioidmedikation (*Forts.*)

Pflegeproblem	Pflegeziel	Maßnahmen
Patientin hat das Gefühl der Machtlosigkeit gegenüber ihren Schmerzen	Pat. kennt „Werkzeuge" gegen den Schmerz	• Medikamenteneinnahmezeiten genau einhalten • Pat. soll nicht auf ihre Medikamente warten müssen • Nach Möglichkeit nimmt die Pat. ihre Medikamente eigenverantwortlich Bedarfsmedikation für Schmerzspitzen ist ärztlich festgelegt
Bewegungsstörungen durch Schon- und Fehlhaltungen während der Schmerzphasen	Normale Bewegungsabläufe	Physiotherapeutin einschalten

Opioide werden nicht nur Tumorpatientinnen verabreicht, sondern sind gegen bestimmte starke Schmerzen unverzichtbar. Auch bei unheilbar Kranken bedeutet der Beginn einer Opioidbehandlung nicht unbedingt das nahe Ende, da die Therapie über lange Zeit möglich ist.

Pflege von Menschen mit Opioidmedikation

Die **Begleitung des Patienten** in schmerzvollen wie in schmerzfreien Phasen ist ein bedeutsamer Teil der Pflege von Schmerzpatientinnen. Patienten, die ständig starke Schmerzmedikamente erhalten, werden sowohl durch die (Rest-)Schmerzen als auch durch die Behandlung selbst an ihre Krankheit erinnert und entwickeln oft ein Gefühl der Machtlosigkeit gegenüber der Krankheit oder Zorn auf die Gesunden in ihrer Umgebung. Daher stoßen die Pflegenden in der Betreuung von Schmerzpatientinnen nicht selten an ihre psychischen Grenzen. Ist ihnen aber bewusst, dass z. B. Aggressionen Ausdruck des Schmerzerlebens der Kranken sind, können die Pflegenden manche Reaktion besser verstehen und darauf eingehen.

Führt der Therapieplan zur Ausschaltung der Schmerzen, stellt sich jedoch nicht selten das Gegenteil ein: Die Patienten vergessen ihren Schmerz, und es kommt, gerade wenn sie seit langer Zeit zum ersten Mal wieder schmerzfrei sind, zu euphorischen Reaktionen. Hier ist es wichtig, dass die Pflegenden den Betroffenen keine unrealistischen Hoffnungen auf ein „ewig schmerzfreies Leben" machen, sondern ihn vorsichtig auf eine mögliche Schmerzrückkehr vorbereiten. Gleichzeitig geben sie der Patientin die Möglichkeit, für den Augenblick so zu leben, wie sie es sich wünscht.

Um eine wirksame Schmerztherapie zu gewährleisten und Gefahren vorzubeugen bzw. sie frühzeitig zu erkennen, muss eine adäquate Schulung von Patienten und Angehörigen erfolgen.

VORSICHT

Zeichen einer **Opioidvergiftung** sind:
- Bewusstseinsstörungen bis hin zum Koma, zerebrale Krämpfe
- Zyanose durch zentrale Atemlähmung, Ansammlung von Bronchialsekret in den Atemwegen wegen Dämpfung des Hustenreflexes, toxisches Lungenödem bei Heroin
- Übelkeit, Erbrechen
- Darmatonie
- Hypothermie
- Anfangs Pupillenverengung *(Miosis)*, bei Sauerstoffmangel und Blutdruckabfall in fortgeschrittenen Stadien jedoch Pupillenerweiterung *(Mydriasis)*

Zur Therapie steht als Antidot **Naloxon** (Narcanti®) zur Verfügung, das in kurzen Abständen i. v. gespritzt wird. Eventuell ist eine Beatmung erforderlich.

12.4.4 Koanalgetika und Begleitmedikamente

Koanalgetika

DEFINITION

Koanalgetika (*Adjuvanzien* = „helfende Substanzen"): in der medikamentösen Schmerztherapie unterstützend zu den Analgetika eingesetzte Substanzen, die z. B. durch Abschwellung eines Ödems oder Beeinflussung der Schmerzverarbeitung schmerzlindernd wirken

Antidepressiva (➤ Pharma-Info 17.1) mit serotoninerger und noradrenerger Komponente (z. B. trizyklische Antidepressiva wie Amitriptylin, etwa in Saroten®) können chronische Schmerzzustände mildern, indem sie körpereigene Schmerzhemmsysteme (s. o.) aktivieren. Die Dosierung in der Schmerztherapie ist geringer als die bei Depressionen. Antidepressiva sind insbesondere dann ratsam, wenn neben den chronischen Schmerzen eine begleitende Depression vorliegt.

Neuroleptika (z. B. Haloperidol, etwa in Haldol®, ➤ Pharma-Info 16.1) sind bei chronischen Schmerzen nicht wirksam. Weil sie gegen Übelkeit und Erbrechen helfen, kann man Neuroleptika in Kombination mit Opioidanalgetika (➤ Pharma-Info 12.2) geben, um deren Nebenwirkungen zu mindern.

Benzodiazepine (z. B. Diazepam, etwa in Valium®, ➤ Pharma-Info 17.3) haben eine muskelentspannende Wirkung und sind daher bei Muskelschmerzen von Nutzen. Daneben ermöglichen sie dem Patienten einen besseren Nachtschlaf. Wegen der Suchtgefahr sollten sie aber vorsichtig eingesetzt werden. Schlafanstoßend wirken z. B. auch Antidepressiva.

Weitere Koanalgetika: Viele Schmerzzustände gehen mit entzündlichen Reaktionen (z. B. rheumatischen Erkrankungen) oder Gewebeschwellungen (z. B. Ödem um einen Tumor) einher. In diesen Fällen lindern **Glukokortikoide** den Schmerz.

Weitere, je nach Schmerzursache eingesetzte Koanalgetika sind:
- **Kalzitonin** (z. B. Karil®) und **Biphosphonate** (z. B. Ostac®) bei Knochenschmerzen, z. B. infolge Tumormetastasen
- **Antikonvulsiva** wie Carbamazepin (Tegretal®), Oxcarbazepin (Trileptal®), Gabapentin (Neurontin®) oder Pregabalin (Lyrica®) bei Nervenschmerzen oder verschiedenen Kopfschmerzerkrankungen (➤ Pharma-Info 13.1)

12

Begleitmedikamente

Neben Analgetika und Koanalgetika sind häufig noch Arzneimittel erforderlich, die in erster Linie die Nebenwirkungen der Analgetika mildern sollen **(Begleitmedikamente).**
Die wichtigsten Begleitmedikamente sind Laxanzien gegen eine opioidbedingte Obstipation, Antiemetika gegen Übelkeit und Erbrechen oder Mittel zur Vorbeugung von Magenulzera bei Gabe von Prostaglandinsynthesehemmern.

Placebos

Der therapeutische Effekt von Arzneimitteln ohne Wirkstoff, sog. *Scheinmedikamenten* oder **Placebos,** ist umstritten. Heute nehmen Wissenschaftler an, dass Placebos *möglicherweise* über die Freisetzung von Endorphinen im ZNS Schmerzen lindern *können.* Inwieweit jedoch andere Faktoren wie etwa ein spontanes Schwanken der Symptome mitwirken, lässt sich meist nicht differenzieren.

VORSICHT
Es ist nicht ratsam, (Schmerz-)Patientinnen Placebos zu geben. Durch die Placebogabe werden die Betroffenen entmündigt und das Vertrauensverhältnis möglicherweise schwer gestört.

12.4.5 Grundsätze der systemischen medikamentösen Schmerztherapie

Schmerzen bedeuten für den Patienten einen Verlust an Lebensqualität. Starke Schmerzen bestimmen das ganze Leben des Patienten und können ihn – v. a., wenn sie chronisch sind – zum Suizid (versuch) treiben. In Deutschland sind schätzungsweise 2.000–3.000 Suizide jährlich auf ein chronisches Schmerzproblem zurückzuführen.

Ziel der Schmerztherapie ist nicht, dass die Patientin lernt, ihren Schmerz heroisch zu ertragen, sondern dass sie ein schmerzfreies oder zumindest schmerzarmes und selbstbestimmtes Leben führen kann (➤ Tab. 12.7).

Wünscht ein Patient trotz seiner Schmerzen keine Analgetika, so sollte man dies akzeptieren, aber den Umgang mit dem Kranken von Anfang an so gestalten, dass er seine Entscheidung jederzeit ohne Gesichtsverlust revidieren kann.

Therapie akuter Schmerzen

Akute Schmerzen treten z. B. bei schweren Erkrankungen wie einem Herzinfarkt, bei Verletzungen sowie als postoperativer Wundschmerz auf. Das therapeutische Ziel ist die schnelle Schmerzbeseitigung, auch um gefährliche vegetative Nebeneffekte des Schmerzes wie Blutdrucksteigerungen zu vermeiden. Meistens ist die Therapie nur einige Tage lang notwendig.

Bedarfsmedikation
Die Pflegenden beobachten die Patientin auf Nebenwirkungen (Übelkeit, Atemdepression) und fragen sie regelmäßig, ob die verordnete Medikation ausreicht. Da stets mit erneuten „Schmerzdurchbrüchen" zu rechnen ist, sollte der Arzt im Dokumentationssystem die Arzneimittel vermerken, welche die Pflegenden im Bedarfsfall verabreichen dürfen, und auch angeben, nach welchem Zeitraum die Schmerzmittelgabe wiederholt werden kann.

Therapie chronischer Schmerzen

Bei **chronischen Schmerzen** bestehen prinzipielle Unterschiede in der Behandlung tumorbedingter und nicht tumorbedingter Schmerzen:

- Für die medikamentöse Therapie von (gezielt nicht angehbaren) **tumorbedingten Schmerzen** gibt es den *WHO-Stufenplan,* der auch in der Therapie von (starken) nicht tumorbedingten Schmerzen Anwendung findet (➤ Abb. 12.5). Die Arzneimittel werden auf jeder Stufe ausdosiert, bei unzureichender Wirkung wird auf die nächste Stufe gewechselt
- Bei **nicht tumorbedingten chronischen Schmerzen** (z. B. Migräne, Kopfschmerzen, Arthritis, Neuralgie) weist die

Tab. 12.7 Grundsätze der medikamentösen Therapie akuter und chronischer Schmerzen [A300]

	Akuter Schmerz	Chronischer Schmerz
Ziel	Therapie vorhandener Schmerzen	Schmerzprophylaxe, d. h. Verhinderung einer Schmerzwiederkehr
Wirkungsbeginn	rasch	eher langsam
Wirkdauer	kurz	möglichst lang
Applikationsweg	bevorzugt i. v., i. m., s. c., spinal, peridural; ggf. rektal, oral	oral, rektal, Pflaster
Applikationsintervalle	nach Bedarf	in festen Intervallen, bevor sich die Schmerzen wieder bemerkbar machen
Schmerzmittel als Begleittherapie	Einzelmedikament Im Einzelfall erforderlich (z. B. Physiotherapie bei Rückenschmerzen)	Kombinationstherapie Ja
Therapiedauer	Stunden bis Tage	Wochen – Jahre
Therapiekontrollintervall	stündlich bis täglich, Auslassversuche	wöchentlich – monatlich

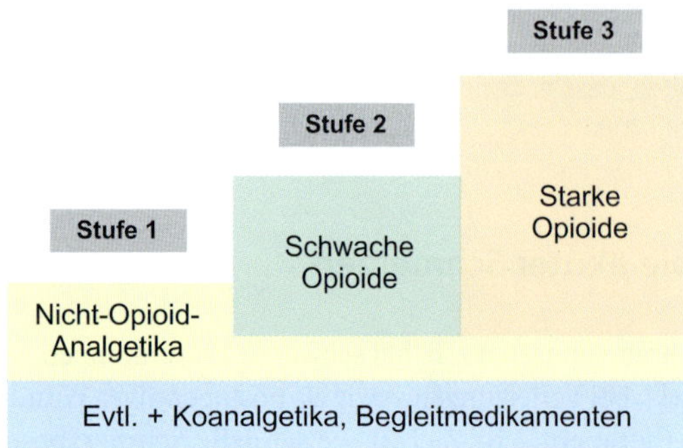

Abb. 12.5 WHO-Stufenplan der Therapie tumorbedingter Schmerzen [A400]

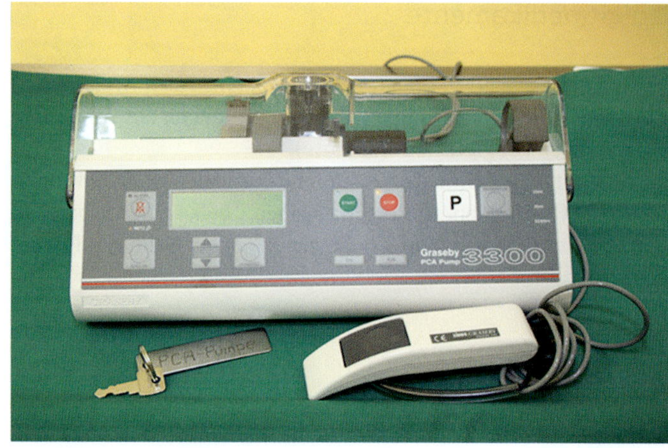

Abb. 12.6 PCA-Pumpe mit Bedienelement [O646]

medikamentöse Schmerztherapie allein oft nur geringe Erfolge auf. Außerdem droht bei Dauereinnahme von Analgetika eine Reihe von Nebenwirkungen, und es besteht – v. a. außerhalb des Krankenhauses – ein nicht zu vernachlässigendes Missbrauchspotenzial. Daher sollten vor und neben der medikamentösen Therapie alle therapeutischen Alternativen nichtmedikamentöser Art ausgenutzt werden.

Sparsamer Umgang mit Arzneimitteln heißt nicht, dass der Patient zur Gewissensberuhigung seiner Therapeutin dem Schmerz ausgeliefert wird. Jeder vergebliche Therapieversuch führt zur Chronifizierung der Schmerzen. Während der WHO-Stufenplan früher für nicht tumorbedingte chronische Schmerzen grundsätzlich abgelehnt wurde, wird er heute auch für die Therapie chronischer Schmerzen anderer Ursache verwendet, wenn alle anderen Therapiemöglichkeiten ausgeschöpft sind.

Wie viel, wann, wie: Entscheidung mit dem Patienten

Über die (medikamentöse) Schmerztherapie wird *zusammen mit den Patientinnen* entschieden. Zur Ermittlung des individuellen Arzneimittelbedarfs und als Erfolgskontrolle der Therapie sollten alle chronisch Schmerzkranken ein Schmerztagebuch führen, dessen Angaben ernst zu nehmen sind, auch wenn starke Schwankungen auftreten.

Darreichungsformen

- Meist ist die **orale Gabe** des Analgetikums, möglichst *in retardierter Form,* am günstigsten. Sie wird nicht nur von der Mehrzahl der Patientinnen bevorzugt, sondern vermindert auch die Abhängigkeit des Kranken von den Pflegenden, da der Patient das Schmerzmittel selbstständig einnehmen kann; zudem wirkt sie bei chronisch Schmerzkranken erfahrungsgemäß auch der Suchtgefahr eher entgegen.
- **Suppositorien** werden von vielen Patienten toleriert, doch ist die Resorption insgesamt unsicherer als nach oraler Medikation.
- **Injektionen** schaffen nicht nur Abhängigkeit von Pflegenden und Ärztinnen, sondern führen auch zu stark schwankenden Blutspiegelwerten: Nach einem raschen Anfluten des Schmerzmittels mit hohem Blutspiegel, der zwar zu einer effektiven Schmerzlinderung führt, aber auch ein hohes Nebenwirkungsrisiko birgt, sinkt der Blutspiegel rasch ab, und die Schmerzen kommen wieder. Bei Infusionen werden solche Schwankungen zwar vermieden, doch ist der Patient in Mobilität und Unabhängigkeit stark eingeschränkt.
- Eine Opioidgabe ist für eine sehr konstante Wirkstoffverabreichung außerdem in Form eines **Pflasters** möglich (z. B. Durogesic-Pflaster®). Der Wirkstoff diffundiert mit einer bestimmten Abgaberate aus dem Pflaster in die oberen Hautschichten, wo sich dann ein Depot mit dem Wirkstoff bildet.

Dosierung Um eine optimale, dem unterschiedlichen Schmerzempfinden genau angepasste **Schmerzmitteldosierung** zu erreichen, wurden Pumpen zur parenteralen Gabe von Schmerzmitteln entwickelt, welche die Patienten selbst bedienen können (➤ Abb. 12.6). Diese Verfahren bezeichnet man als *pumpengesteuerte On-Demand-Analgesie* (**PCA** = engl. „patient controlled analgesia“, *patientenkontrollierte Analgesie*). Auf Knopfdruck kann die Patientin eine vorprogrammierte Schmerzmitteldosis abrufen. Nach einer vom Arzt festgelegten „Sperrzeit“ kann die nächste Dosis angefordert werden. Die Erfahrungen haben gezeigt, dass die Patientinnen keineswegs hemmungslos „zugreifen“, sondern dass eher Arzneimittel eingespart werden. Die PCA wird insbesondere zur Therapie akuter postoperativer Schmerzen eingesetzt.

Dosierungsintervalle Für eine effektive Analgesie ist eine Medikation *in regelmäßigen Zeitabständen* wichtig (➤ Abb. 12.7). Diese werden präparatabhängig so gewählt, dass der Blutspiegel des Schmerzmittels immer im therapeutischen Bereich liegt und der Schmerz kontinuierlich unterdrückt wird. Bei MST-Tabletten (kurz für engl. „morphin slow-releasing tablet“) beträgt das Dosierungsintervall 8–12 h. Die Tabletten können also während der Wachzeit der Patienten eingenommen werden. Im Gegensatz dazu müssen Morphin-Tropfen alle 4 h eingenommen und Patientinnen dafür nachts geweckt werden. Der Patient wird angeleitet, die Arzneimittel selbstständig in der vereinbarten Dosis und zum richtigen Zeitpunkt zu nehmen. Im Krankenhaus kann man ihm die nächste Schmerzmitteldosis zur selbstständigen Verwaltung anvertrauen. Eine *Bedarfsmedikation* erfordert höhere Dosierungen, lässt die Patientin zum Bittsteller werden und steigert die Suchtgefahr.

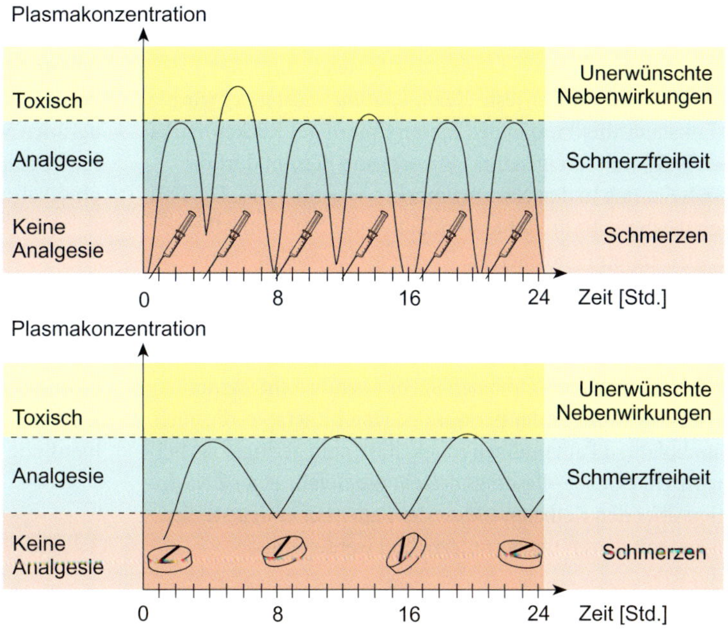

Abb. 12.7 Vergleich der **Bedarfsmedikation** (oben) von s.c. Morphin mit der **Schmerzprophylaxe** (unten; orales Retard-Morphin). Bei der Bedarfsmedikation wird dem Patienten dann Morphin gespritzt, wenn er Schmerzen äußert. Er ist abhängig von der Verabreichung der Spritze und muss zwischen den schmerzfreien Intervallen Schmerzen aushalten. Bei der Schmerzprophylaxe nimmt die Patientin in regelmäßigen Abständen Morphin oral, auch ohne, dass sie Schmerzen verspürt. Sie ist anhaltend von Schmerzen befreit. Allerdings: Hat der Patient erst einmal Schmerzen, helfen ihm Injektionen viel schneller als Tabletten. Dies zeigt auch die Grafik: Oben steigt die Wirkstoffkonzentrationskurve nach Arzneimittelgabe viel steiler (d.h. schneller) an als unten. [A400]

12.5 Lokale medikamentöse Schmerztherapie: Lokalanästhetika

DEFINITION

Lokalanästhetika: Substanzen, die *reversibel* (d. h. für eine bestimmte Zeit) und *lokal* (d. h. örtlich begrenzt) die Signalleitung durch die Nervenfasern hemmen und so zu Schmerzlinderung oder -freiheit führen

Zur medikamentösen Schmerztherapie zählt nicht nur die systemische Gabe von Schmerzmitteln, sondern auch die lokale Anwendung von **Lokalanästhetika.** Die schmerzleitenden Fasern reagieren auf Lokalanästhetika besonders empfindlich. Daher fällt nach der Injektion zuerst die Schmerzempfindung aus und dann erst die Empfindung von Temperatur, Berührung und Druck. Bedeutendste Kontraindikation ist eine Allergie des Patienten gegen die Substanz.
Folgende Verfahren der Lokalanästhesie sind für die Therapie akuter oder chronischer Schmerzen bedeutsam:

- **Oberflächenanästhesie:** Die Nervenendigungen in der Haut oder Schleimhaut werden durch Auftragen des Lokalanästhetikums betäubt. Typisches Beispiel ist das Aufsprühen von Lidocain-Spray im Rachenbereich vor einer Endoskopie.
- **Infiltrationsanästhesie.** Das gewünschte Areal wird durch intradermale, subkutane oder intramuskuläre Injektion eines Lokalanästhetikums betäubt. Die Infiltrationsanästhesie wird z. B. bei kleineren chirurgischen Eingriffen genutzt.
- **Periphere Leitungsanästhesien** *(periphere Nervenblockaden):* Das Lokalanästhetikum wird möglichst nahe an periphere Nerven oder Nervengeflechte injiziert. Insbesondere bei chirurgischen Eingriffen, aber auch zur Therapie schwerer Nervenschmerzen wird eine Leitungsanästhesie angewendet.
- **Sympathikusblockaden:** Einige chronische Schmerzerkrankungen wie z. B. neuropathische Schmerzen oder das *Complex Regional Pain Syndrome* (CRPS, früher: M. Sudeck) werden durch das sympathische Nervensystem unterhalten und können durch Sympathikusblockaden positiv beeinflusst werden. Hierbei werden Lokalanästhetika (wie z. B. Bupivacain oder Ropivacain) für die Infiltration von sympathischen Ganglien an der Wirbelsäule (z. B. Ganglion stellatum) verwendet. Eine Sonderform stellt die *ganglionäre lokale Opioidanalgesie* (GLOA) dar, bei der anstelle von Lokalanästhetika Opioide appliziert werden.
- Rückenmarksnahe Leitungsanästhesien *(zentrale Nervenblockaden):*
  - Bei der **Spinalanästhesie** wird das Lokalanästhetikum in den liquorhaltigen Subarachnoidalraum um das Rückenmark appliziert (➤ Abb. 12.8). Damit das Lokalanästhetikum nicht zum Hirnstamm aufsteigt und dort die lebenswichtigen Zentren lähmt, wird meist ein hyperbares (hier: schwerer als Liquor) Lokalanästhetikum gewählt und das Arzneimittel im

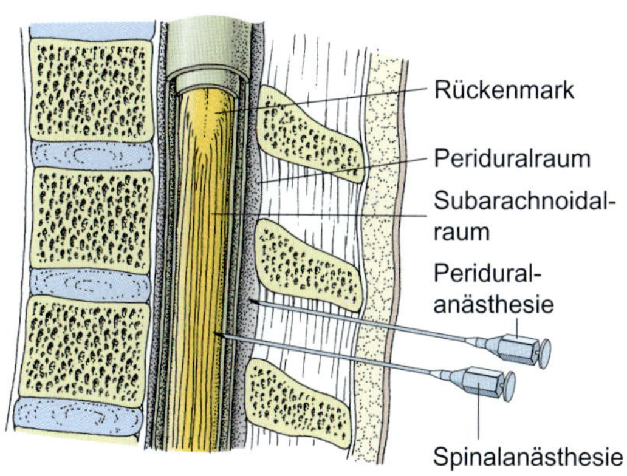

Abb. 12.8 Injektionsorte bei der Spinal- und der Periduralanästhesie [L190]

12

Sitzen appliziert. Die Spinalanästhesie wird bei chirurgischen Eingriffen an den unteren Extremitäten, im Dammbereich, im Unterbauch und in der Geburtshilfe verwendet.

- Bei der **Periduralanästhesie** *(PDA, Epiduralanästhesie)* wird das Lokalanästhetikum in den Epiduralraum des Rückenmarks (auch Periduralraum genannt) injiziert und hemmt dort die Schmerzleitung in den Nervenwurzeln (➤ Abb. 12.8). Die Periduralanästhesie ist breiter anwendbar als die Spinalanästhesie und wird zunehmend auch zur Therapie *chronischer* Schmerzen eingesetzt. Bei starken chronischen Schmerzen kann ein Katheter in den Periduralraum gelegt werden, der eine kontinuierliche Arzneimittelgabe ermöglicht. Über einen solchen Katheter können auch Opioidanalgetika verabreicht werden. Die Nebenwirkungen der periduralen Opioidtherapie, die auch bei ambulanten Patientubben möglich ist, sind geringer als bei systemischer Gabe. Allerdings besteht die Gefahr einer ZNS-Infektion über den Katheter, sodass der Patient über den sterilen Umgang mit dem Katheter unterrichtet werden muss.

VORSICHT

Bei Patientinnen mit Gerinnungsstörungen dürfen rückenmarksnahe Anästhesien nicht eingesetzt werden.

12.6 Operative Therapien

Es gibt eine ganze Reihe von **operativen Verfahren,** um bestimmte Schmerzsyndrome zu behandeln. So können z. B. Schmerzmittel (in der Regel Morphium) auch intrathekal (d. h. direkt in den Liquor) gegeben werden. Die entsprechenden Katheter können sowohl im Bereich der Lendenwirbelsäule als auch intraventrikulär platziert werden, Sie werden von einer nachfüllbaren transkutan einstellbaren (Medikamenten-)Pumpe gespeist, die z. T. auch von den Patienten mit zusätzlichen Bolusgaben beeinflusst werden kann.

Darüber hinaus gibt es eine Reihe von elektromodulatorischen Schmerzbeeinflussungsmöglichkeiten. So können z. B. (ähnlich wie beim Morbus Parkinson) tiefe Hirnelektroden im Thalamus, die über einen ebenfalls implantierten Stimulator bedient werden (engl. „deep brain stimulation", DBS), ein Schmerzsyndrom ebenso beeinflussen wie Stimulatoren im Bereich des Epiduralraums der Zentralregion. Häufiger eingesetzt wird aber ein Elektroden-Empfängersystem im lumbalen Periduralraum, dessen Stimulation zu einer angenehmen Parästhesie im schmerzenden Dermatom führt (➤ Kap. 12.7.6). Bei seltenen Schmerzsyndromen, wie z. B. den Phantomschmerzen nach Amputation, oder sogenannten viszeralen Schmerzen (z. B. nach Tumorbefall im Bauchraum) können auch direkt im Rückenmark bestimmte Bahnen (*Dorsal Root Entry Zone,* kurz: DREZ-Operation, Mittellinienmyelotomie) oder einzelne Nervenstränge (Rhizotomie) durchtrennt werden, um die Schmerzen für die Patientin zu lindern.

12.7 Physikalische Therapien

Physikalische Therapien durchbrechen den Kreislauf „Schmerz – Muskelverspannung – Durchblutungsstörung – Schmerz", indem sie den erhöhten Muskeltonus senken und die Durchblutung fördern. Die mit ihrer Anwendung verbundene menschliche Zuwendung ist außerdem Balsam für wunde Seelen und unterstützt so die psychische Schmerzverarbeitung. Die Beratung und Anregung Betroffener zu schmerzlindernden Verhaltensweisen gehört, in Zusammenarbeit mit den anderen Therapeuten, zu den pflegerischen Aufgaben. Viele der folgenden physikalischen Therapien werden von den Pflegenden durchgeführt.

12.7.1 Berührung

Nur weniges wirkt so lindernd, wärmend und beruhigend wie die bewusste *Berührung mit der Hand.* Die Wirkung der Hautstimulation wird auch bei der Vibrationstherapie ausgenutzt, die sich für die Behandlung von Amputations-, Nerven- und Muskelschmerzen eignet.

12.7.2 Kälte- und Wärmeanwendungen

Kälte Kälte wirkt durch Hemmung entzündlicher Stoffwechselprozesse und Reduzierung der Freisetzung von Entzündungsmediatoren entzündungshemmend und schmerzlindernd und verhindert zudem den Austritt von Flüssigkeit und Zellen aus Blut- und Lymphgefäßen (antiexsudativ). Außerdem kommt es durch die lokale Unterkühlung des Gewebes zur direkten Hemmung der Schmerzrezeptoren. Beim Eindringen der Kälte in die tiefer liegenden Gewebsschichten wird zusätzlich die Schmerzleitung gehemmt. Kälteanwendungen gehören besonders bei akut entzündlichen Schmerzformen wie Verletzungen (z. B. Muskelzerrungen), aktivierten Arthrosen oder rheumatischen Gelenkveränderungen zum Therapieprogramm. Wird Eis eingesetzt, sind regelmäßige Kontrollen zur Vorbeugung von Kälteschäden erforderlich (erstes Anzeichen: wächserne Blässe der Haut durch Gefäßkrampf).

VORSICHT

Eis und Kühlelemente nicht direkt auf die Haut legen, immer sollte ein Stück Stoff dazwischenliegen, z. B. ein Handtuch.

Wärme Durch Wärme erweitern sich die Gefäße und die Muskulatur entspannt sich. Indikationen für eine Wärmebehandlung sind z. B. chronische Gelenkerkrankungen, Koliken, muskuläre Verspannungen, Ischialgien und Kopfschmerzen. Bei akuten entzündlichen Veränderungen ist eine Wärmebehandlung kontraindiziert.

VORSICHT

Bei Patienten mit Sensibilitätsstörungen ist bei der Therapie sowohl mit Kälte als auch mit Wärme doppelte Vorsicht geboten. Heizkissen werden bei der Wärmebehandlung wegen der **Brandgefahr** (Kurzschluss!) nicht eingesetzt!

12.7.3 Massage

Die **klassische Massage** unterstützt die allgemeine Entspannung und wird erfolgreich bei muskulären Verspannungen (z. B. als Folge

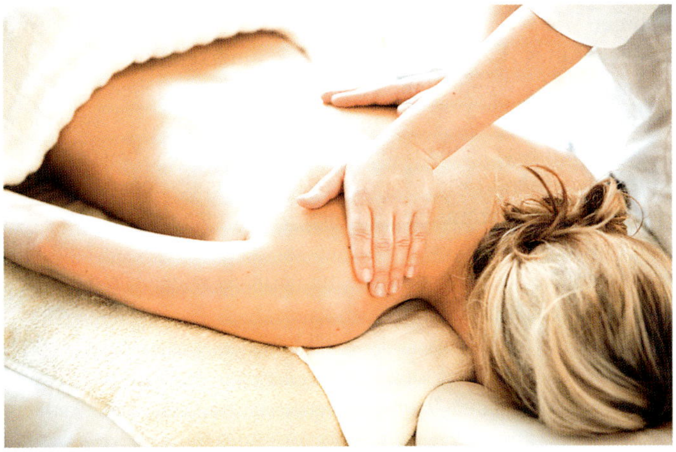

Abb. 12.9 Klassische **Massage** kann sehr zur Schmerzlinderung beitragen. [J787]

von Haltungsfehlern, falschen Bewegungsmustern oder reflektorisch bei Erkrankungen) eingesetzt (➤ Abb. 12.9). Massage ist bei vielen Patientinnen beliebt, da sie keine Aktivität verlangt und wohltuenden Körperkontakt vermittelt. Sie ist auch ein ideales Medium, um sich dem Kranken zuzuwenden.

Massage darf aber nicht an die Stelle von aktiver und passiver Bewegungstherapie treten, sondern soll diese vorbereiten und unterstützen. Bei akuten *Kopfschmerzen* finden sich oft Hautverspannungen im Gesicht, die sehr gut einer sanften Massage mit kreisenden Bewegungen zugänglich sind. Da das Gesicht für den Patienten gut erreichbar ist, stellen chronische Kopfschmerzen eine Indikation zur Selbstbehandlung dar. Auch bei anderen chronischen Erkrankungen können die Patientinnen Druckmassagen oder Dehnungstechniken erlernen.

12.7.4 Körperliches Training

Körperliches Training erzeugt über eine Aktivierung des körpereigenen Endorphinsystems positive Gefühle und stützt so das Selbstwert- und Lebensgefühl. Es gibt Ansätze, dies systematisch zur Therapie auszunutzen, indem man beispielsweise Kopfschmerzpatienten bei Anfallsbeginn Trimmrad fahren lässt. Im Klinikalltag kann man diese Effekte ausnutzen, indem man die Patientinnen zum Patientensport, Konditionstraining, Schwimmen oder Spazierengehen motiviert.

Manchmal ist allerdings Vorsicht geboten: Körperliche Anstrengung kann z. B. Migräneanfälle auslösen. Hinweise dafür gibt die Schmerzanamnese. Für den Langzeiterfolg ist außerdem wichtig, dass die Patienten langsam beginnen und nicht „übermotiviert" in wenigen Wochen nachholen wollen, was sie seit Jahren versäumt haben.

12.7.5 Physiotherapie

Rücken- oder Nackenschmerzen beruhen oft auf Fehlhaltungen oder falschen Bewegungsabläufen. Durch Schulung der Patientinnen soll der Kreislauf „Fehlhaltung – Verspannung – Schmerz" durchbrochen werden. Hierzu dienen **Haltungstraining, Rückenschule** und andere krankengymnastische Verfahren. Besonders wichtig ist die Anleitung zum wirbelsäulenschonenden Bücken: Die Wirbelsäule bleibt während des ganzen Bewegungsablaufs *gestreckt.* Mit einem leichten Hohlkreuz und aus dem Hüftgelenk heraus nach vorn geneigtem Oberkörper geht man tief in die Knie und richtet sich dann mit weiter gestreckter Wirbelsäule wieder auf. Bei längerem Stehen schützt das kräftige Anspannen der Glutealmuskulatur vor Schmerzen im Kreuzbereich.

Zum Entspannen empfiehlt sich für Patienten mit Rückenschmerzen die **Stufenlagerung,** die sich auch zu Hause problemlos durchführen lässt. Der Betroffene legt sich für mindestens 10 min auf den Boden, lagert den Kopf auf ein flaches Kissen und legt die Unterschenkel bei gebeugten Knie- und Hüftgelenken auf ein Sofa oder einen niedrigen Stuhl.

Patientenberatung

Manchmal hilft gegen chronische Rückenschmerzen ein neues Bett oder ein besserer Arbeitsstuhl.

12.7.6 Elektrotherapeutische Verfahren

Bei zahlreichen Schmerzformen wird **Strom gegen den Schmerz** eingesetzt:

- **Niederfrequenter elektrischer Strom** verändert beim Durchfließen des Körpers vermutlich das Ionenmilieu an den Membranen, beeinflusst dadurch die Reizleitung in den sensiblen Nerven und wirkt so analgetisch. **Hochfrequenzstrom** wirkt in erster Linie durch die Erzeugung von Wärme.
- Ein weiteres bedeutendes elektrotherapeutisches Verfahren ist die **transkutane elektrische Nervenstimulation (TENS).** Im schmerzenden Bereich werden Elektroden auf die Haut geklebt, die schmerzlose Stromimpulse aus einem handtellergroßen Stimulationsgerät zur Patientin leiten. Selten werden die Elektroden dauerhaft implantiert. Die Wirkung der TENS wird – je nach Stromfrequenz – durch Hemmung der Schmerzübermittlung v. a. im Rückenmark und durch Ausschüttung von Endorphinen erklärt. Indikationen sind besonders lokale, neurogen oder muskulär bedingte Schmerzen wie Neuralgien oder Wirbelsäulensyndrome. TENS kann vom Patienten selbst angewendet werden und verbessert so seine Unabhängigkeit.
- Therapieresistente Nervenschmerzen und andere chronische Schmerzen können auch mit **Rückenmarkstimulation** (engl. „spinal cord stimulation", **SCS)** behandelt werden. Dabei wird ein Elektroden-Empfängersystem in den Periduralraum eingebracht, dessen Stimulation zu einer angenehmen Parästhesie im schmerzenden Dermatom führt (➤ Kap. 12.5).

Für Patientinnen mit einem Herzschrittmacher sind TENS und SCS nicht geeignet.

12.7.7 Strahlentherapie

Ionisierende Strahlen haben in kleinen Einzeldosen ebenfalls eine antiphlogistische und analgetische Wirkung. Dies macht man sich v. a. bei der Strahlentherapie arthrotischer Reizzustände zunutze.

Die Veränderungen am Gelenk werden durch die Bestrahlung zwar nicht beeinflusst, aber es kommt oft zu einer Besserung oder zum Verschwinden der Schmerzen. Wegen des *genetischen Risikos* durch Keimzellschädigung wird die Indikation bei Patienten im fortpflanzungsfähigen Alter sehr streng gestellt.

12.8 Weitere Schmerztherapien

12.8.1 Akupunktur

Zu den Bereicherungen der westlichen durch die fernöstliche Medizin gehört die **Akupunktur.** *Naturwissenschaftlich orientierte Forscher* erklären die Wirkung der Akupunktur mit einer Endorphinproduktion und der Aktivierung zentraler schmerzhemmender Mechanismen. Dagegen wirkt Akupunktur nach *traditionellem (chinesischem) Verständnis* durch Harmonisierung der Lebensenergie, die ein ausgewogenes Zusammenspiel der Organe ermöglicht.

Es gibt mehrere Schulen, die unterschiedliche Akupunkte, verschiedene Stichtiefen (2 mm bis 8 cm!) und z. T. widersprüchliche Behandlungskonzepte lehren. Meist wird eine Kombination von Punkten am Schmerzort mit fern liegenden Punkten gewählt. Mit einer Erfolgsquote von 50–80 % ist die Akupunktur eine wichtige therapeutische Möglichkeit bei akuten Verspannungen des Bewegungsapparats.

12.8.2 Homöopathie

Die **Homöopathie** ist in der Behandlung von Schmerzen bei vielen Patientinnen außerordentlich beliebt und auch erfolgreich. Dies wird häufig mit einem Placeboeffekt erklärt. Andere Wissenschaftler halten Homöopathie für eine besonders erfolgreiche Form der Psychotherapie, deren Wirksamkeit auf die Persönlichkeit und die Zuwendung der Therapeutin zurückzuführen sei. Auf jeden Fall sind homöopathische Behandlungen nur mit geringen Risiken behaftet und können besonders bei chronischen Schmerzerkrankungen eine wertvolle Zusatztherapie sein.

12.8.3 Phytotherapie

Die **Phytotherapie** *(Pflanzenheilkunde)* verwendet Pflanzen als Heilmittel. Wissenschaftliche Untersuchungen konnten bei vielen Pflanzen deren analgesierende Wirkung bestätigen. Phytotherapeuten gehen davon aus, dass die Wirkung einer ganzen Pflanze größer sein kann als die Wirkung der Summe ihrer Teile, sodass man nicht in jedem Fall den wirksamen Inhaltsstoff isolieren und dann als Tablette verabreichen kann. Daher werden meist ganze Pflanzen oder Pflanzenteile getrocknet und z. B. als Teeaufguss verwendet. Phytotherapeutika sind oft geeignete Alternativen oder Ergänzungen zur klassischen Schulmedizin.

Arnikablüten, Paprikafrüchte, Heublumen, Kiefernsprossen und *Guajakholz* eignen sich zur Schmerzbehandlung bei Erkrankungen des Bewegungsapparats. Sie werden häufig mit physikalischen Maßnahmen wie Wärmebehandlung kombiniert. *Kamillenblüten* sind ein bekanntes Hausmittel bei Magenschmerzen und fördern als Badezusatz die Wundheilung. *Keuschlammfrüchte* helfen bei Regelschmerzen. *Baldrian, Hopfen* und *Melisse* beruhigen, z. B. vor einem gefürchteten Krankenhausaufenthalt oder vor einer Abschlussprüfung. *Johanniskraut* wirkt gegen Angst und Depressionen, die oft in Verbindung mit chronischen Schmerzen auftreten. *Salbei* eignet sich sehr gut zum Gurgeln bei Entzündungen im Hals- und Rachenraum und ist als Tee oder in konzentrierter Form als Salbeiöl (z. B. Salviathymol® N) erhältlich.

Phytopharmaka, also industriell hergestellte Pflanzenextrakte, enthalten oft nur geringe Mengen der wirksamen pflanzlichen Inhaltsstoffe, und ihre Qualität kann von Hersteller zu Hersteller schwanken.

12.8.4 Psychologische Ansätze

Angst

Eine wesentliche Rolle bei der Schmerzverarbeitung spielt die **Angst.** Drohende Operationen und Bestrahlungen lösen oft Angstzustände aus, jede Umstellung der Arzneimittel verbindet der Patient mit einem Fortschreiten der Krankheit. Der Verlust der Selbstständigkeit und zunehmende körperliche Einschränkungen gefährden die Integrität des Kranken. Wichtig sind in dieser Situation aufklärende und einfühlsame Gespräche, durch die sich die Angst häufig verringern lässt.

Oft aber ist die Angst durch Informationen nicht auszuräumen. Wenn große Verluste (z. B. Amputationen) oder insbesondere der Tod den Kranken bedrohen, gilt es, soweit wie irgend möglich Angst und Hilflosigkeit im Gespräch oder durch gemeinsames Schweigen auszuhalten. Gerade Patientinnen mit schweren Erkrankungen sollte man in ihren Mitwirkungsmöglichkeiten stärken und ihre Selbstständigkeit und ihr Selbstwertgefühl fördern und erhalten.

Patientenberatung

Basis für die Verarbeitung von Angst ist das Gespräch. Es ermöglicht den Kranken, sich Angst und Schmerz „von der Seele zu reden".

Musik(therapie)

In Studien konnte der schmerzlindernde Einfluss von **Musik** bei Krebskranken belegt werden. Das Organisieren einer „professionellen" Musiktherapie mit Musikern und Instrumenten wird in den meisten Kliniken nur selten realisierbar sein. Dafür gibt es aber die einfache, doch wirkungsvolle Möglichkeit, Patientinnen nach ihrer Lieblingsmusik zu fragen und sie zum Hören zu motivieren (z. B. Angehörige bitten, einen CD-Spieler mitzubringen).

Psychotherapie

Chronische Schmerzsyndrome führen neben Angst häufig zu **Depressionen** (➤ Kap. 16.2). Umgekehrt gibt es auch Depressionen,

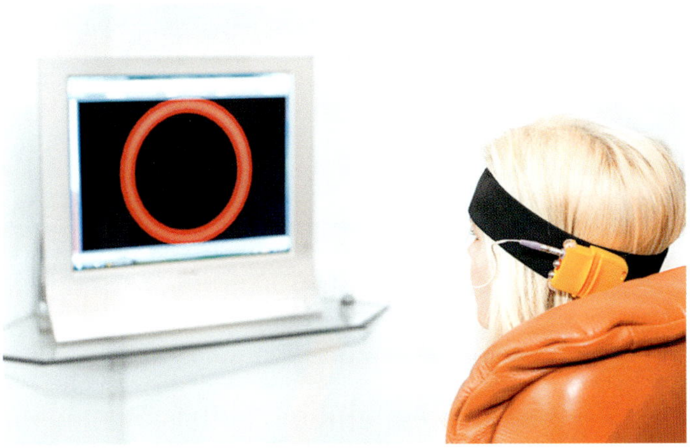

Abb. 12.10 Biofeedback-Vasokonstriktionstraining zur Migränetherapie [T625]

die sich als Schmerzerkrankung äußern. Oft ist es gar nicht mehr möglich zu entscheiden, was zuerst da war.

Von Depressionen bestimmtes Verhalten und Erleben kann den Schmerz weiter verschlimmern – z. B. wenn infolge der Depression Schlafstörungen auftreten oder wenn der Patient in der grauen Welt der Depression auch die Therapie als sinnlos empfindet und aufgibt. Depressionen schließen oft freudige oder lustvolle Ereignisse aus und verhindern so Selbstheilungsprozesse.

Bei Patientinnen mit chronischen Schmerzen sollte man auch den Einsatz von **Psychotherapie** (➤ Kap. 14.7.3) in Erwägung ziehen. Begreift man den chronischen Schmerz als ein Geschehen, an dem sowohl organische als auch psychische Faktoren beteiligt sind, machen psychologische Verfahren als Ergänzung einer medikamentösen Schmerztherapie durchaus Sinn. „Wunderheilungen" sind nicht zu erwarten, aber der Nutzen mancher Psychotherapieformen ist bei den verschiedensten Schmerzsyndromen gut belegt. Ihr gemeinsames Ziel ist es, den Schmerzkranken zu Selbstständigkeit im Umgang mit dem Schmerz zu befähigen. Viele Elemente dieser Therapien lassen sich auch im Stationsalltag realisieren. Die wichtigsten sind:

- **Operante Konditionierung** (➤ Kap. 14.7.3)
- **Kognitive Verhaltenstherapie** (➤ Kap. 14.7.3)
- **Entspannungstechniken** (➤ Kap. 14.7.4)
- **Biofeedback:** Ziel des Biofeedbacks ist der bewusstere Umgang mit dem eigenen Körper. Biofeedback ist eine computerunterstützte Verhaltenstherapie, bei der der Patient lernt, seine Körperfunktionen willentlich zu beeinflussen. Spezielle Biofeedback-Geräte messen über Sensoren z. B. die Muskelspannung, den Hautwiderstand oder die Herzfrequenz. Die Werte werden umgewandelt und durch Tonsignale oder Lichtzeichen hör- bzw. sichtbar gemacht (➤ Abb. 12.10). Die Ergebnisse der Messungen werden dem Patienten mitgeteilt, und er lernt, seinen Körper z. B. durch Entspannungstechniken (➤ Kap. 14.7.4) zu beeinflussen. Dieser Ansatz eignet sich z. B. zur Bekämpfung von *Spannungskopfschmerz* (➤ Kap. 13.3). Zu Beginn der Behandlung erfolgt die Beeinflussung der Körperfunktionen noch mithilfe einer Ärztin, später kann der Patient seine Körperfunktionen auch ohne Biofeedback-Gerät gezielt steuern. Biofeedback ist wegen der aufwendigen Ausrüstung teuer und birgt die Gefahr, dass sich die Patientinnen nur auf die somatische Seite ihrer Erkrankung konzentrieren. Die Ergebnisse sind nicht besser als bei der alleinigen Anwendung von Entspannungstechniken. [vgl. 8]

Bei allen Psychotherapiestudien lassen sich immer wieder „unspezifische" Elemente (Erwartungen der Patienten, Zuwendung durch die Therapeutin) beschreiben, die für den Therapieerfolg wesentlich sind. Gerade diese diffusen, schwer greifbaren Einflüsse zwischen Menschen können Pflegende im Pflegealltag nutzen, um den Leidenden zu helfen, indem sie sie ernst nehmen, ihre Befürchtungen und Vorstellungen erkennen und so weit wie möglich auf sie eingehen. Die Patienten sollen erfahren, dass sie sicher und geborgen sind.

LITERATUR UND KONTAKTADRESSEN

Literaturnachweis

1. Nachzulesen auf den Internetseiten der Internationalen Gesellschaft zum Studium des Schmerzes unter www.iasp-pain.org, dann über den Menüpunkt „Resources" weiter zu „pain terminology".
2. Zahlen und Fakten zum chronischen Schmerz. Nachzulesen auf der Internetseite der Deutschen Gesellschaft zum Studium des Schmerzes e. V. unter www.dgss.org, dann weiter zu Dokumente und Zahlen und Fakten.
3. Thomm M (Hrsg.). Schmerzmanagment in der Pflege. 2. A. Heidelberg: Springer 2015.
4. Schüßler N, Osterbrink J. Schmerzmanagement in der Pflege. Neuer Expertenstandard; Chronische Schmerzen. Die Schwester, der Pfleger 2014; 53(5): 444–449.
5. Nachzulesen auf den Internetseiten der Deutschen Gesellschaft zum Studium des Schmerzes (DGSS) unter www.dgss.org, dann weiter zu Dokumente und Schmerzfragebogen.
6. Deutsches Netzwerk für Qualitätsentwicklung in der Pflege (Hrsg.). Expertenstandard Schmerzmanagement in der Pflege. Fachhochschule Osnabrück 2010.
7. Diener HC, Maier Ch (Hrsg.). Die Schmerzmedizin. Interdisziplinäre Diagnose- und Behandlungsstrategien. 5. A. München: Elsevier Urban & Fischer 2016.
8. Rief W, Bierbauer N. Biofeedback-Therapie. Grundlagen, Indikationen, Kommunikation, praktisches Vorgehen in der Therapie. 3. A. Stuttgart: Schattauer 2011.
9. Handel E. Praxishandbuch ZOPA©. Schmerzeinschätzung bei Patienten mit kognitiven und/oder Bewusstseinsbeeinträchtigungen. Bern: Verlag Hans Huber 2009.

Weiterführende Literatur

Bernateck M et al. (Hrsg.). Schmerzmedizin. Für Klinik, Praxis und die Zusatzweiterbildung Spezielle Schmerztherapie. 2. A. Stuttgart: Thieme 2017.

Schwermann M, Münch M. Professionelles Schmerzmanagement bei Menschen mit Demenz. Ein Leitfaden für die Pflegepraxis. 2., überarb. A. Stuttgart: Kohlhammer 2015.

von Wachter M. Chronische Schmerzen. Selbsthilfe und Therapiebegleitung. Orientierung für Angehörige und konkrete Tipps und Fallbeispiele. 2., vollständig überarb. A. Berlin, Heidelberg: Springer 2014.

Kontaktadresse

Deutsche Schmerzgesellschaft e. V., Bundesgeschäftsstelle, Alt-Moabit 101 b, 10559 Berlin; Tel.: 030/39 40 96 89–0; www.dgss.org

KAPITEL

13 Pflege von Menschen mit Kopfschmerzen

Pflegesituation

Hintergründe zur Pflegesituation

Pflegerisches Setting: stationäre Akutpflege
Patientin: Frau Anna Schneider, 18 Jahre
Diagnose: Migräne

Kopfschmerzen, die lange nicht ernst genommen wurden

Pflegefachmann Nikolas Kellar arbeitet auf der neurologischen Station. Er betreut heute die 18-jährige Anna Schneider. Diese wurde aufgrund von Kopfschmerzen, Flimmerskotom, Doppelbildern und Missempfindungen in der rechten Gesichtshälfte aufgenommen. In der Vergangenheit war sie schon oft wegen Kopfschmerzen bei ihrem Hausarzt gewesen. Dieser hatte gesagt, der Stress aufgrund des bevorstehenden Abiturs sei ursächlich für die Kopfschmerzen und sie solle auf ausreichende Regeneration und Flüssigkeitszufuhr achten. Die Doppelbilder, das Flimmerskotom und die Missempfindungen in der rechten Gesichtshälfte sind nun neu aufgetreten und haben Anna Schneider so viel Angst gemacht, dass sie sich gestern in der Notaufnahme vorgestellt hat. Die Diagnostik umfasste bisher eine Lumbalpunktion und ein MRT.

Der Oberarzt Jasen Zachou vermutet Migräne mit Aura. Er befragt Anna Schneider: *„Hallo Frau Schneider, wir kennen uns ja schon. Da die Liquoruntersuchung und das MRT ohne Befund sind, können wir Krankheiten wie zum Beispiel Multiple Sklerose ausschließen. Hat jemand aus Ihrer Familie ebenfalls Probleme mit Kopfschmerzen?"* Anna Schneider antwortet darauf: *„Ja, meine Mutter. Die hat immer wieder Kopfschmerzen. Aber die geht nicht zum Arzt. Manchmal ist es so schlimm, dass sie sich mehrere Stunden hinlegt und dann muss auch das Licht aus sein."*

Jasen Zachou nickt verstehend: *„Ok, können Sie mir Ihre Kopfschmerzen bitte näher beschreiben? Betreffen die Kopfschmerzen den ganzen Kopf? Sind die Schmerzen brennend oder stechend?"* Anna überlegt kurz: *„Also die Kopfschmerzen habe ich oft rechts. Die ziehen auch ins Gesicht. Bis ins Auge. Wenn ich Kopfschmerzen habe, kann ich laute Geräusche nicht gut aushalten. Die Schmerzen sind nicht brennend, auch nicht stechend, eher hämmernd."*

„Ich vermute bei Ihnen Migräne. Mein Kollege Nikolas wird Ihnen den Kopfschmerzkalender erklären. So kann ich mir ein genaueres Bild von Ihren Kopfschmerzen machen. Als Schmerzmittel würde ich Dolormin Migräne empfehlen. Bitte versuchen Sie, Schmerzmittel nicht häufiger als an 10 Tagen pro Monat einzunehmen. Wenn dies Ihnen nicht hilft, können wir auch andere Medikamente ausprobieren, wie Sumatriptan.", erläutert Jasen Zachou der jungen Frau. Er verabschiedet sich von Anna Schneider, verlässt das Zimmer und bittet Nikolas Kellar darum, Anna Schneider den Kopfschmerzkalender zu erklären. Nikolas klopft an und betritt das Zimmer von Anna Schneider, worauf diese entgegnet: *„Die Kopfschmerzen haben gerade wieder angefangen. Es ist ganz schlimm."*

Lernfragen:

1. Frau Schneider soll einen Kopfschmerzkalender führen. Beschreiben Sie das Ziel des Kopfschmerzkalenders.
2. Der Oberarzt Jason Zachou sagt Frau Schneider, dass sie nicht häufiger als an zehn Tagen pro Monat das Schmerzmittel

Dolormin Migräne nehmen soll. Erklären Sie, warum Frau Schneider das Schmerzmittel nicht häufiger nehmen darf.
3. Als Nikolas Kellar den Raum betritt, erleidet Fau Schneider gerade einen akuten Migräneanfall. Nennen Sie pflegerische Maßnahmen.
4. Frau Schneider leidet akut unter Kopfschmerzen. Nennen Sie ein mögliches Assessmentinstrument, mit dem Schmerzen erfasst werden können.

13.1 Einführung

Ein starker, akuter Kopfschmerz tritt z. B. bei einer *Meningitis* (Hirnhautentzündung, ➤ Kap. 6.2) oder einer *Subarachnoidalblutung* (➤ Kap. 2.3) auf. Zu rezidivierenden Kopfschmerzattacken kommt es bei *Migräne* (➤ Kap. 13.2) oder bei der *Trigeminusneuralgie* (➤ Kap. 4.1.2). Der *Spannungskopfschmerz* (➤ Kap. 13.3) ist eher ein länger anhaltender und immer wiederkehrender Kopfschmerz.

Zur exakten Diagnosestellung sind neben der Information über den zeitlichen Verlauf auch die genaue Lokalisation des Kopfschmerzes, ein etwaiger Seitenwechsel, der Charakter (dumpf, reißend, stechend) sowie das Auftreten von Begleitsymptomen (Übelkeit, Erbrechen, Schwindel, Sehstörungen, keinerlei Begleitsymptome) oder Auslösern wichtig.

Primäre Kopfschmerzen (z. B. Migräne oder Spannungskopfschmerz) treten ohne erkennbare Ursache als eigenständige Erkrankung auf. **Sekundäre Kopfschmerzen** sind Folge einer anderen Erkrankung, etwa die Kopfschmerzen im Rahmen einer Meningitis oder Subarachnoidalblutung.

Bedeutung erlangen die primären Kopfschmerzerkrankungen dann, wenn sie so stark oder häufig sind, dass sie Lebensqualität und Arbeitsfähigkeit der Betroffenen (deutlich) beeinträchtigen.

Kopfschmerzen bedürfen insbesondere dann der diagnostischen Abklärung, wenn sie
- sehr heftig sind,
- erstmalig auftreten,
- ihren Charakter ändern,
- Schmerzmittel nicht mehr helfen und immer häufiger eingenommen werden müssen,
- mit neurologischen Symptomen oder Fieber einhergehen.

13.2 Migräne

DEFINITION

Migräne: periodisch und anfallsweise, meist halbseitig auftretender Kopfschmerz mit vegetativen und evtl. neurologischen Symptomen. Vorkommen bei ca. 5–10 % der Bevölkerung, Frauen sind häufiger betroffen als Männer. Erstmanifestation oft zwischen dem 15. und 25. Lebensjahr.

13.2.1 Krankheitsentstehung

Für die Entstehung einer Migräne spielt z. T. eine erbliche Veranlagung eine Rolle; für die Sonderform der *familiären hemiplegischen Migräne* ist diese Erblichkeit nachgewiesen.

Bei der Migräne liegt eine Störung des trigeminovaskulären Systems vor, die bislang noch nicht vollständig geklärt werden konnte. Es kommt nach heutigem Kenntnisstand zu einer Aktivierung des trigeminalen Systems mit einer Freisetzung von z. B. CGRP (engl. „calcitonin gene-related peptide") und Substanz P. Dies führt zu einer aseptischen perivaskulären Entzündungsreaktion mit Vasodilatation und Schmerzen *(trigeminovaskulärer Reflex)*. Das klinische Phänomen der Aura (➤ Kap. 13.2.2) wird durch eine wandernde, kortikale Erregungswelle (engl. „cortical spreading depression") mit nachfolgender Minderdurchblutung (engl. „spreading oligemia") hervorgerufen. Die Entstehungsmechanismen dieser neuronalen Erregungswelle sind derzeit noch unklar.

Häufige **Auslöser** für Migräneattacken sind:
- Bestimmte Nahrungsmittel (z. B. Rotwein, Käse, Schokolade)
- Psychische Faktoren (z. B. Belastung, aber auch Entlastung, etwa am Wochenende)
- Physikalische Einflüsse (z. B. Lärm, Flackerlicht)
- Menstruation

13.2.2 Symptome

Die Patienten leiden rezidivierend unter meist halbseitigen Kopfschmerzanfällen (➤ Abb. 13.1), die typischerweise mit vegetativen Beschwerden wie Übelkeit, Erbrechen, Licht- und Lärmempfindlichkeit einhergehen. Es gibt zwar eine Seitenbevorzugung für die Schmerzen, die Seite kann jedoch im Verlauf wechseln. Die Dauer der Kopfschmerzen beträgt Stunden bis Tage. Der Charakter der Kopfschmerzen wird meist als klopfend oder hämmernd angegeben. Unterschieden werden:
- **Migräne ohne Aura,** bei der es nur zu vegetativen Begleitsymptomen kommt
- **Migräne mit Aura** (frz. „migraine accompagnée"). Vor dem Kopfschmerz treten kurzzeitige neurologische Symptome auf, z. B. Sehstörungen wie etwa ein Flimmerskotom (Flimmerwahr-

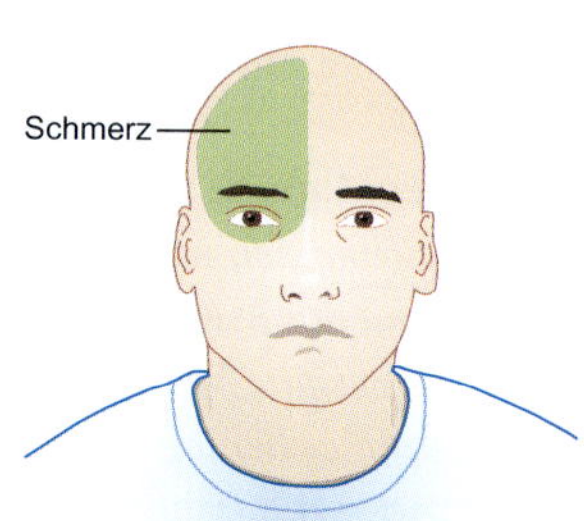

Abb. 13.1 Der Schmerz bei **Migräne** geht meist von einer Kopfhälfte aus, strahlt jedoch zur anderen hin aus. [G558]

Tab. 13.1 Differenzialdiagnose der Migräne: andere Formen des Kopf- und Gesichtsschmerzes

Kopfschmerz	Lokalisation	Prädisposition	Dauer/Zeitpunkt	Intensität	Auslöser	Begleitsymptome
Cluster-Kopfschmerz (➤ Kap. 13.4)	einseitig orbital und temporal	Männer zwischen 20. und 40. Lj.	1–3 h, häufig nachts auftretend	heftig stechend	Alkohol	Augentränen, Naselaufen, Horner-Syndrom
Arteriitis temporalis	erst ein-, dann beidseitig temporal	> 50. Lj.	dauernd	dumpf		BSG-Erhöhung, Fieber, Erblindungsgefahr
Trigeminusneuralgie (➤ Kap. 4.1.2)	einseitig, 2. und/oder 3. Trigeminusast	> 40. Lj., F > M	Sekunden, tagsüber	sehr heftig, „Nadelstiche"	Berührung, Mundbewegung (Sprechen, Essen)	Gewichtsverlust
Glaukomanfall	einseitig periorbital		dauernd	bohrend		Mydriasis, Sehstörungen
Kopfschmerz bei Hypertonie	diffus		episodenhaft	dumpf pochend		Übelkeit
Spannungskopfschmerz (➤ Kap. 13.3)	diffus	F > M	tagsüber	dumpf drückend	psychische Belastungen, „Stress", Spannung	Schlafstörungen, Schwindel

Lj. = Lebensjahr; F = Frauen; M = Männer

nehmung in fleckförmigen oder gezackten, wandernden Leerstellen des Gesichtsfeldes). Seltener sind neurologische Herdsymptome wie Lähmungen, Sprachstörungen oder sensible Ausfälle. Nur sehr selten entwickelt sich als Komplikation ein Hirninfarkt mit bleibenden Ausfällen. Als Sonderformen mit eigener Bezeichnung werden meist geführt:
  - **Basilarismigräne:** begleitet von Hirnstammsymptomen (z. B. Doppelbilder, Sensibilitätsstörungen der Zunge und des Gesichts, Schwindel, Ataxie und Dysarthrie)
  - **Ophthalmoplegische Migräne:** mit Augenmuskellähmungen
- **„Migraine sans migraine"** (Aura ohne Migränekopfschmerz): Dabei handelt es sich um periodisch auftretende isolierte Migräneäquivalente wie z. B. passagere Flimmerskotome, Sprachstörungen, sensible oder motorische Herdsymptome ohne begleitenden Kopfschmerz
- **Chronische Migräne:** Migränekopfschmerzen an mehr als 15 Tagen im Monat über einen Zeitraum von mehr als 3 Monaten

13.2.3 Diagnostik

Die **Diagnose** einer Migräne ohne Aura ist meist klinisch möglich (➤ Tab. 13.1). Die Familienanamnese ist häufig positiv, der neurologische Untersuchungsbefund unauffällig. Bei erstmaligem Auftreten einer Migräne mit Aura, Veränderungen der Symptomatik oder einer Migräneaura ohne Kopfschmerz sind bildgebende Verfahren (Kernspin- oder Computertomografie) und ggf. eine Liquoruntersuchung zum Ausschluss anderer neurologischer Erkrankungen erforderlich.

13.2.4 Behandlungsstrategien

Im akuten Anfall

Die medikamentöse **Behandlung des akuten Anfalls** umfasst:
- Medikamente gegen die Übelkeit zu Beginn der Attacke, etwa Metoclopramid (z. B. Paspertin®), das gleichzeitig die Resorption oraler Medikamente verbessert.
- Schmerzmittel wie Acetylsalicylsäure (z. B. Aspirin®), Paracetamol (z. B. ben-u-ron®) oder Ibuprofen (z. B. Dolormin Migräne®). Zu bevorzugen sind Brause- oder Kautabletten wegen der schnelleren Resorption (keine Retardtabletten), auch eine rektale oder i. v. Gabe kommt in Betracht.
- Bei schweren Anfällen **selektive Serotonin-Rezeptoragonisten** (sog. Triptane, z. B. AscoTop®, Imigran®, Maxalt®, Sumatriptan®), die in verschiedenen Darreichungsformen erhältlich sind.

Im Intervall

Bei häufigen Migräneattacken mit regelmäßiger Einnahme von Analgetika besteht ein hohes Risiko eines **Analgetika-Kopfschmerzes,** der in einen Teufelskreis münden kann. Es wird daher empfohlen, an nicht mehr als an 10 Tagen im Monat Schmerzmedikamente einzunehmen. Bei Langzeiteinnahme sind außerdem analgetikabedingte Leber- und Nierenschäden möglich.

Bei sehr häufigen, lang andauernden oder schweren Attacken ist daher eine **prophylaktische Behandlung** angezeigt. In diesem Fall muss das Medikament über ca. 3 Monate konsequent eingenommen werden, erst anschließend kann man seine Wirksamkeit beurteilen. Zum Einsatz kommen z. B.:
- Betablocker (z. B. Beloc Dociton®)
- Flunarizin, ein Kalziumantagonist (z. B. Sibelium®)
- Antikonvulsiva: Topiramat (Topamax-Migräne®), Valproinsäure (z. B. Orfiril®)
- Trizyklische Antidepressiva, z. B. Amitriptylin (Saroten®)
- Akupunktur (kann die Migränehäufigkeit reduzieren) [vgl. 2]

13.2.5 Pflege von Menschen mit Migräne

Im akuten Anfall

Die pflegerischen Maßnahmen im akuten Anfall bestehen v. a. in der Reizabschirmung (z. B. Unterbringung in einem dunklen, ruhigen Raum). Störungen werden möglichst vermieden. Vielen Patientinnen hilft Schlaf. Auch eine lokale Kältebehandlung (z. B. kalte Umschläge auf Stirn und/oder Nacken) kann analgetisch wirksam sein. Ist dem Patienten zusätzlich zu den Kopfschmerzen schwindelig, kontrollieren die Pflegenden seinen Blutdruck und begleiten ihn ggf. zur Toilette. Meist haben Betroffene während der Schmerzattacke keinen Appetit, wobei die vorübergehende Nahrungskarenz in aller Regel unproblematisch ist.

Prävention und Patientenberatung

Als sehr hilfreich für Patienten, Pflegende und Ärztinnen hat sich das Führen eines Kopfschmerzkalenders erwiesen (➤ Abb. 13.2), in dem Zeitpunkt, Dauer und Stärke des Kopfschmerzes sowie begleitende Ereignisse und eingenommene Medikamente eingetragen werden. Nur so können auslösende Faktoren zuverlässig erkannt und die Wirkung von Medikamenten nachvollzogen werden.

Sind Auslöser feststellbar, sollte der Patient diese möglichst meiden. Prinzipiell tut den meisten Patientinnen eine geregelte Lebensweise mit ausreichender Nachtruhe gut. Vielen hilft das Erlernen von Entspannungs- und Stressbewältigungstechniken, auch Ausdauersport wirkt sich günstig aus. [vgl. 1]

13.3 Spannungskopfschmerz

DEFINITION

Spannungskopfschmerz: chronisch-rezidivierender, meist dumpfer Kopfschmerz im gesamten Kopf. Er ist mit einer Häufigkeit von 5–10 % bei den ausgeprägten Formen mindestens ebenso häufig wie die Migräne. Man unterscheidet eine episodische und eine chronische Verlaufsform, wobei ein chronischer Spannungskopfschmerz dann vorliegt, wenn mindestens an 15 Tagen im Monat Kopfschmerzen auftreten.

Kopfschmerzkalender

DMKG
Deutsche Migräne- und Kopfschmerzgesellschaft
www.dmkg.de

Bitte vermerken Sie Ihre Medikamente, die Sie bei Kopfschmerzen einnehmen:

A:__________
B:__________
C:__________

Schmerzstärke: 0-10 Punkte
(0= kein Schmerz, 10= stärkster Schmerz)

Vorboten:
F Flimmersehen
G Gefühlsstörung (Kribbeln, Pelzigkeit)
S Sprachstörung
❍ Anderes Symptom:
✶ noch ein anderes Symptom:

Dauer der Schmerzen:
Geben Sie die Dauer in Stunden an

Auslöser für Ihren Schmerz
1 Aufregung /Stress
2. Erholungsphase
3.Änderung im Schlaf-Wach Rhythmus
4. Menstruation
5. Ihr persönlicher Auslöser
6. Ein weiterer persönlicher Auslöser

Andere Begleitsymptome:
T Augentränen
R Augenrötung
N Nasenlaufen / -Verstopfung

Name__________ **Monat**__________

Schmerzart und Ort									Begleitsymptome							Anzahl der	Hat Ihnen das Mittel geholfen ?			
Tag	Auslöser	Stärke	Dauer (h)	Pulsierend/ stechend	Dumpf/ drückend	Einseitig	Beidseitig	Vorboten	Erbrechen	Übelkeit	Lärmscheu	Lichtscheu	Geruchsempfindlich	Andere Symptome	Medikament	Tropfen / Tabletten / Zäpfchen	Ja	Nein	Wenig	Tag
1																				1
2																				2
3																				3
4																				4
5																				5
6																				6
7																				7
8																				8
9																				9
10																				10
11																				11
12																				12
13																				13
14																				14
15																				15
16																				16
17																				17
18																				18
19																				19
20																				20
21																				21
22																				22
23																				23
24																				24
25																				25
26																				26
27																				27
28																				28
29																				29
30																				30
31																				31

Abb. 13.2 Ein **Kopfschmerzkalender** hilft bei der Feststellung auslösender Faktoren für Migräneattacken, der Beurteilung von Medikamentenwirkungen und der Entscheidung für oder gegen eine prophylaktische Therapie. [W224]

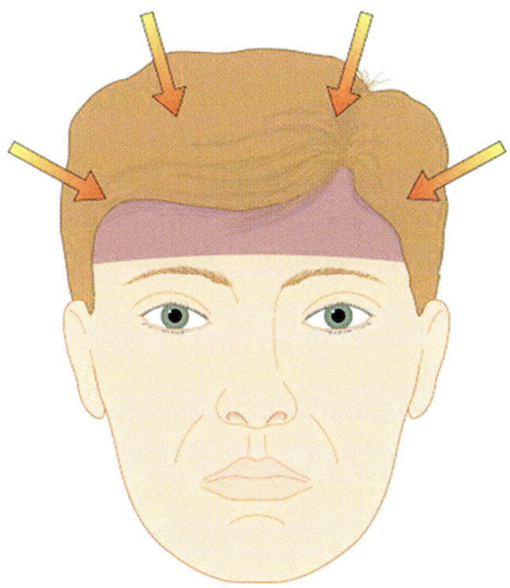

Abb. 13.3 Die Schmerzen beim **Spannungskopfschmerz** verteilen sich dumpf drückend gleichmäßig über den gesamten Kopf. [E789]

13.3.1 Krankheitsentstehung

Über die Ursachen des Spannungskopfschmerzes ist bis heute wenig bekannt, vermutet wird eine multifaktorielle Genese (z. B. erbliche Veranlagung, erniedrigte Schmerztoleranz durch Störung der zentralen Schmerzmechanismen, erhöhter Muskeltonus). Wahrscheinlich sind Stress und Anspannung die entscheidenden Auslöser, obwohl dies bislang nicht wirklich belegt ist.

13.3.2 Symptome und Untersuchungsbefund

Der dumpfe Schmerz ist im ganzen Kopf zu spüren (➤ Abb. 13.3). Er wird meist als drückend oder bohrend beschrieben. Die Patienten haben das Gefühl, einen Helm oder Ring auf dem Kopf zu tragen. Begleiterscheinungen wie bei der Migräne oder bei Kopfschmerzen als Anzeichen einer Allgemeinerkrankung bestehen meist nicht, Übelkeit kann aber vorkommen. Einige Betroffene berichten zudem über eine Schmerzempfindlichkeit der Schulter- und Nackenmuskulatur. Die Patientinnen sind durch die Kopfschmerzen zwar teils erheblich beeinträchtigt, die meisten Alltagsaktivitäten sind ihnen jedoch noch möglich. Mäßige körperliche Aktivität hat keinen wesentlichen Einfluss auf die Schmerzen.

Oft zeigt der Spannungskopfschmerz zunächst einen engen Bezug zu Stresssituationen oder (lang dauernden) Fehlhaltungen (z. B. bei Bildschirmarbeitsplätzen). Im Laufe der Zeit treten die Kopfschmerzen dann bei vielen Patienten immer häufiger auf und verlieren ihre Beziehung zur Anspannung. Durch fortgesetzte Analgetikaeinnahme entwickelt sich bei bis zu 30 % der Betroffenen zusätzlich ein Analgetika-Kopfschmerz, sodass nicht wenige Patientinnen am Ende fast täglich unter Kopfschmerzen leiden.

13.3.3 Diagnostik und Differenzialdiagnose

Der neurologische Untersuchungsbefund ist beim Spannungskopfschmerz normal. Aus der Anamnese lässt sich der Spannungskopfschmerz meist recht gut von der Migräne als wichtigster Differenzialdiagnose abgrenzen, wobei allerdings eine Kombination aus beiden möglich ist.

13.3.4 Behandlungsstrategie

Bei leichten Kopfschmerzen reicht oft Pfefferminzöl aus, das auf Stirn oder Schläfen massiert wird (z. B. JHP® Rödler). Bei gelegentlichen starken Kopfschmerzen können Nichtopioid-Analgetika wie etwa Paracetamol oder ASS gegeben werden.

VORSICHT

Kombinationspräparate, die darüber hinaus z. B. Koffein enthalten, sollten nicht eingenommen werden, da sie aufgrund der z. B. anregenden und als wohltuend empfundenen Wirkung des nicht schmerzstillenden Bestandteils erfahrungsgemäß oft zum *Schmerzmittelmissbrauch* und damit zum *Analgetika-Kopfschmerz* führen können.

Gleichzeitig sollte man nichtmedikamentöse Verfahren einsetzen, um einer Chronifizierung mit häufiger Analgetikaeinnahme vorzubeugen. Der Patient soll die den Kopfschmerz auslösenden Faktoren erkennen und vermindern lernen. An erster Stelle stehen hier Stressbewältigungs- und Entspannungstechniken sowie insgesamt eine geregelte Lebensführung mit ausreichend Schlaf, Ausdauersport und „abhärtenden" Maßnahmen wie etwa Wechselduschen. Massagen werden von vielen als angenehm empfunden. Bei einem Teil der Patientinnen können psychotherapeutische Verfahren angezeigt sein.

Patientenberatung

Entspannungstechniken und Änderung der Lebensführung wirken nicht so schnell wie Medikamente. Alle an der Therapie Beteiligten müssen den Patienten immer wieder zu dieser für ihn zunächst mühsamen Therapieform motivieren.

Zur medikamentösen Prophylaxe kommen bei chronischen Spannungskopfschmerzen trizyklische Antidepressiva (v. a. Amitriptylin, z. B. Saroten®) in Betracht, die wahrscheinlich über eine Beeinflussung der zentralen Schmerzschwelle wirken. Ebenfalls wirksam sind das Antidepressivum Mirtazapin (z. B. Remergil®), das Antikonvulsivum Valproinsäure (z. B. Orfiril®), das Muskelrelaxans Tizanidin (z. B. Sirdalud®), Akupunktur und Physio- bzw. Manualtherapie (➤ Abb. 13.4). Häufig ist eine Kombination medikamentöser und nichtmedikamentöser Therapieformen notwendig. [vgl. 1]

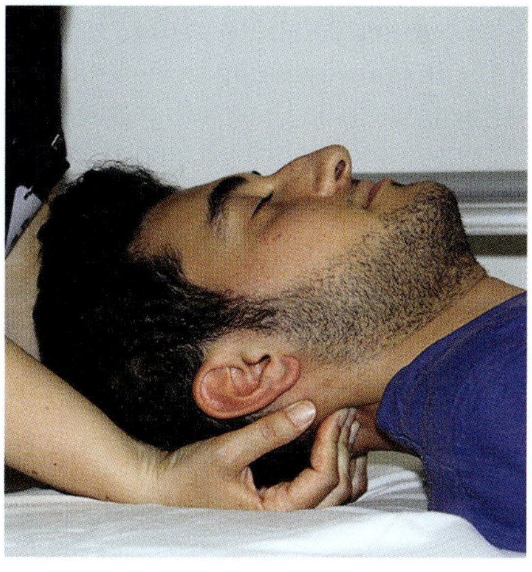

Abb. 13.4 Entspannungsmassage bei Spannungskopfschmerz [T623]

13.4 Cluster-Kopfschmerz

DEFINITION

Cluster-Kopfschmerz *(Bing-Horton-Syndrom):* überwiegend nachts auftretende, streng einseitige Kopf-Gesichtsschmerz-Attacken. Häufig bei Männern zwischen dem 20. und 40. Lebensjahr

Der **Cluster-Kopfschmerz** bezieht seinen Namen von der typischen zeitlichen Häufung der Anfälle (engl. „cluster“ = Haufen).

13.4.1 Krankheitsentstehung

Die Ursache des Cluster-Kopfschmerzes ist unklar, vermutet werden eine zentrale Dysfunktion des Hypothalamus und eine Aktivierung von Trigeminuskernen im Hirnstammbereich.

13.4.2 Symptome, Befund und Diagnose

Die typischen Cluster-Kopfschmerz-Patienten sind junge und rauchende Männer; sie beklagen heftigste, streng halbseitige Kopf- und Gesichtsschmerzen, die meist in der Augen- oder Schläfenregion lokalisiert sind. Die Attacken setzen rasch ein und dauern etwa 30–120 min. Typischerweise treten Cluster-Attacken periodisch gehäuft und häufig zur gleichen Uhrzeit (meist nachts) auf. Oft wird der Schmerz im Liegen schlimmer, sodass der Patient eher umherläuft und sich nicht hinlegt. Die Schmerzen gehen mit autonomen Symptomen auf der betroffenen Seite einher:

- Rötung des Gesichts
- Hyperämie der Augenschleimhaut
- Tränenfluss sowie evtl. Nasensekretion
- Ptosis (Herabhängen des Oberlids) und Miosis (Engstellung der Pupillen)

Lichtscheu, Übelkeit und Erbrechen gehören nicht zu den typischen Begleiterscheinungen.

Beim **episodischen Cluster-Kopfschmerz** treten die Schmerzattacken gehäuft in Perioden von 1 Woche bis zu 1 Jahr auf, ohne von einem schmerzfreien Intervall von mindestens 1 Monat unterbrochen zu werden. Beim **chronischen Cluster-Kopfschmerz** fehlen die schmerzfreien Intervalle oder dauern kürzer als 1 Monat an. Patienten mit einem ausgeprägten Krankheitsbild können aufgrund der Symptomatik suizidal werden.

Die **Diagnosestellung** ist zumeist anhand der Klinik möglich, der neurologische Untersuchungsbefund ist unauffällig. Um eine hirnorganische Kopfschmerzursache auszuschließen, sollte eine bildgebende Diagnostik erfolgen.

13.4.3 Behandlungsstrategie

Im Gegensatz zu anderen Kopfschmerzformen helfen Analgetika wie Azetylsalizylsäure und Paracetamol beim Cluster-Kopfschmerz nicht. Therapie der Wahl ist Sauerstoffgabe über eine Nasensonde oder eine Maske zu Beginn der Attacke (Dosierung 7 l/min über 10–15 min). Medikamentös kann bei Beachten der Kontraindikationen Sumatriptan s. c. oder Zolmitriptan nasal angewendet werden, auch Lidocain-Spray intranasal hilft vielen Patienten.

Eine Prophylaxe wird v. a. mit dem Kalziumantagonisten Verapamil, mit Lithium sowie – seltener – mit dem Serotonin-Antagonisten Methysergid (maximale Therapiedauer 6 Monate) oder Glukokortikoiden durchgeführt. Wirksam in der Prophylaxe sind ebenfalls Antikonvulsiva wie Valproinsäure (z. B. Orfiril®) oder Topiramat (z. B. Topamax®).

Bei therapierefraktären Patienten und schwer betroffenen Patientinnen kann ähnlich wie beim Morbus Parkinson eine tiefe Hirnstimulation diskutiert werden. Die Studienlage ist jedoch nicht eindeutig. [vgl. 3]

Prävention und Patientenberatung

Sind Auslöser feststellbar (am häufigsten Alkohol und gefäßerweiternde Medikamente, selten Rauchen), sollte der Patient diese meiden. Damit dies gelingt, ist es oft sinnvoll, auch die Angehörigen zu informieren und in die Behandlung einzubeziehen. Entspannungsverfahren bringen keine wesentliche Hilfe.

LITERATUR UND KONTAKTADRESSEN

Literaturnachweis

1. Göbel H. Erfolgreich gegen Kopfschmerzen und Migräne. 8. A. Berlin: Springer 2016.
2. Deutsche Gesellschaft für Neurologie (Hrsg.), Leitlinien für Diagnostik und Therapie in der Neurologie DGN und DMKG. S1-Leitlinie Therapie der Migräneattacke und Prophylaxe der Migräne. 2022. www.dgn.org/leitlinien (letzter Zugriff: 01.08.2025).
3. Deutsche Gesellschaft für Neurologie. S1-Leitlinie Clusterkopfschmerz und trigeminoautonome Kopfschmerzen. Stand: 2015. www.awmf.org/uploads/tx_szleitlinien/030-036l_S1_Clusterkopfschmerz_trigeminoautonome_Kopfschmerzen_2015-06.pdf (letzter Zugriff: 01.08.2025).

Weiterführende Literatur

Diener HC. Kopfschmerzen. Stuttgart: Thieme 2003.
Gaul C, Diener HC. Kopfschmerzen. Pathophysiologie – Klinik – Diagnostik – Therapie. 1. A. Stuttgart: Thieme 2016.
Sacks O. Migräne. 7. A. Reinbek b. Hamburg: Rowohlt 1998.

Kontaktadresse

Deutsche Migräne- und Kopfschmerzgesellschaft e. V., PD Dr. Stefanie Förderreuther, Neurologische Klinik der LMU München, Ziemssenstr. 1, 80336 München; Tel.: 089/51 60 23 07; www.dmkg.de

KAPITEL

14 Einführung in die Pflege von Menschen mit psychischen Erkrankungen

14.1 Terminologie

DEFINITION

Psychiatrie: Fachgebiet der Medizin, das sich mit Prophylaxe, Diagnose, Therapie und Rehabilitation psychischer Erkrankungen einschließlich deren Erforschung und Lehre befasst

Psyche (griech., Hauch, Atem, Seele): Gesamtheit des Erlebens, Denkens, Fühlens, Handelns und Wollens eines Menschen

Die **Psychiatrie** ist ein Teilbereich der Medizin, der an viele andere medizinische Fachgebiete angrenzt. Jeder Psychiater muss heute z. B. über eingehende Kenntnisse der *Neurologie* verfügen. Psychiater sind Ärzte mit einer entsprechenden Facharztweiterbildung und mittlerweile auch regelhaft ärztliche Psychotherapeuten, was wiederum ein gemeinsames Wirkungsfeld mit psychologischen Psychotherapeuten bildet.

Die **Kinder- und Jugendpsychiatrie** (➤ Kap. 21) ist ein eigenes Teilgebiet der Medizin im Schnittpunkt zwischen *Psychiatrie, Kinderheilkunde* und *Neurologie.*

Auch die Kinder- und Jugendpsychiater sind Ärzte mit entsprechender Facharztweiterbildung und mittlerweile auch einer regelhaften zusätzlichen Psychotherapieausbildung. Dieser Facharzt wurde 1968 etabliert – vorher wurden Kinder und Jugendliche mit psychischen Erkrankungen auch von Erwachsenenpsychiatern behandelt. Die **Psychosomatik** (➤ Kap. 20) befasst sich mit Krankheiten, die psychisch (mit)bedingt sind, aber körperliche Symptome und Veränderungen hervorrufen. Psychotherapeutische und somatische Behandlung gehen hier Hand in Hand. Beispiele für klassische psychosomatische Krankheiten sind Asthma bronchiale, Ulcus duodeni und Colitis ulcerosa.

Grundlage der genannten Gebiete ist die **Psychologie,** die Lehre vom (normalen) Erleben und Verhalten des Menschen. Ein Teilgebiet der *angewandten Psychologie* ist die **klinische Psychologie.** Sie befasst sich u. a. mit der Persönlichkeitsdiagnostik (psychologische Tests) und der psychologischen Beratung von Menschen in Krisensituationen (z. B. Eheberatung, Drogenberatung).

Körper und Psyche beeinflussen sich wechselseitig: Körperliche Krankheiten können zu psychischen Störungen führen und umgekehrt.

Spezialisierung psychiatrischer Fachbereiche

Die zahlreichen Aufgaben haben in der Psychiatrie zu Spezialisierungen geführt:

- So stellt die **Gerontopsychiatrie** *(Alterspsychiatrie,* ➤ Kap. 22) den alten Menschen mit psychischen Störungen in den Mittelpunkt und ist vor dem Hintergrund des demografischen Wandels in unserer Gesellschaft zu einem *Schwerpunkt* innerhalb des Versorgungssystems geworden (➤ Abb. 14.1).
- Die **forensische Psychiatrie** befasst sich mit der Behandlung psychisch kranker und suchtkranker Straftäter und mit rechtlichen Fragen der Psychiatrie.
- Die **Behandlung abhängigkeitserkrankter Menschen** (➤ Kap. 23) dient dem Entzug und der Entwöhnung von Suchtstoffen (Drogen, Alkohol, Spielsucht usw.).

Verschiedene **Behandlungsansätze** ergänzen sich bei der Behandlung psychisch erkrankter Menschen:

- Die **Psychotherapie** behandelt Betroffene mit seelischen Mitteln. Tiefenpsychologie und Verhaltenstherapie bilden heute die wichtigsten psychotherapeutischen Behandlungsansätze. Im deutschen Gesundheitssystem haben die gesetzlichen Krankenkassen bisher nur drei Psychotherapieformen als zugelassen akzeptiert. Neben der Verhaltenstherapie sind dies die tiefenpsychologisch fundierte und die psychoanalytische Psychotherapie. Die Verhaltenstherapie ist die Psychotherapieform, die am intensivsten wissenschaftlich evaluiert ist. Gab es früher starke Konkurrenz und dogmatische Fronten zwischen den verschiedenen Therapieschulen, so werden mittlerweile Therapieverfahren kombiniert eingesetzt. Zusätzliche spezielle Psychotherapieausbildungen spielen bei bestimmten Erkrankungen eine Rolle (z. B. spezielle Traumatherapie bei Traumafolgeerkrankungen). Die Psychotherapieverfahren entwickeln sich kontinuierlich weiter, sodass auch innerhalb der Therapieschulen stetig neue Verfahren entstehen, z. B. die Schematherapie.
- Die **Sozialpsychiatrie** beschäftigt sich mit sozialen Ursachen psychiatrischer Störungen, diese können z. B. im gesellschaftlichen oder familiären Kontext eines Menschen liegen. Behandlungsmöglichkeiten werden nach diesem Ansatz auf diversen Ebenen begründet, so z. B. die Betrachtung zwischenmenschlicher Beziehungen sowie der Arbeits- und Wohnverhältnisse eines Menschen.
- Die **Psychopharmakotherapie** (griech. „pharmakon" = Arzneimittel) umfasst den Bereich der medikamentösen Behandlung psychischer Krankheiten und spielt in der modernen Psychiatrie zunehmend eine relevante Rolle, insbesondere in der Kombination mit Psychotherapie (➤ Kap. 14.7.1).

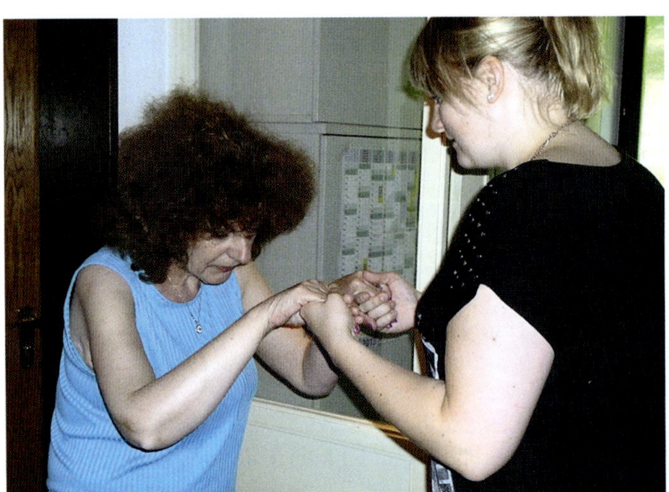

Abb. 14.1 Die **Gerontopsychiatrie** ist zu einem Schwerpunkt der Psychiatrie geworden. Aufgrund der Veränderung der Alterspyramide wird die Anzahl alter Menschen mit psychischen Störungen in unserer Gesellschaft in den nächsten Jahrzehnten zunehmen. [M322]

14.2 Bewertung psychischer Krankheiten durch die Gesellschaft

DEFINITION

Psychische Krankheiten verändern psychische Funktionen. Der psychisch Kranke fühlt sich z. B. niedergeschlagen oder erlebt die Welt anders, oder er hört Stimmen, die von den Menschen in seiner Umgebung nicht wahrgenommen werden. Dies hat Auswirkungen auf sein Verhalten, seine Kommunikation und die Beziehungen zu seinen Mitmenschen.

Häufig lässt sich nicht einfach sagen, wann Wahrnehmung, Erleben, Denken, Fühlen und Verhalten normal, anormal oder krankhaft sind. Solche Entscheidungen hängen in erheblichem Maße vom Standpunkt des Betrachters ab, der beeinflusst ist von den aktuellen gesellschaftlichen Werten und Normen und vom kulturellen Hintergrund.

Beispielsweise war die Homosexualität im Laufe der Jahrhunderte ganz unterschiedlichen Bewertungen ausgesetzt. Sie wurde bei den Römern und Griechen vor rund 2.000 Jahren geduldet. Noch vor 70 Jahren kamen unter der Herrschaft der Nationalsozialisten etwa 10.000 Homosexuelle in Konzentrationslagern um. Heute hat man sich in Deutschland weitestgehend von der Krankheitsvorstellung der Homosexualität verabschiedet und betrachtet sie mehr und mehr als Normvariante ohne Krankheitswert. Als Konsequenz hieraus wurde 1994 der § 175, der die Strafbarkeit homosexueller Handlungen regelte, aus dem deutschen Strafgesetzbuch (StGB) gestrichen, 2001 die „eingetragene Partnerschaft homosexueller Menschen" eingeführt und 2013 die steuerliche Gleichstellung homosexueller Lebenspartner und 2017 die völlige Gleichstellung homosexueller Eheschließungen beschlossen. In anderen Ländern und Kulturen wiederum steht Homosexualität auch heute noch unter Strafe.

Zu beurteilen, was (noch) normal ist und wann eine psychiatrische Erkrankung einsetzt (psychiatrischer Krankheitsbegriff), ist problematisch und hängt stark vom kulturell geprägten Menschenbild ab.

Der psychiatrische Krankheitsbegriff kann natürlich auch missbraucht werden, um „nicht fügsame Menschen" (z. B. *Dissidenten* = von der offiziellen Meinung abweichende politische Widersacher) oder gesellschaftliche Randgruppen aus der Gesellschaft zu entfernen. Ein Beispiel dafür ist die Behandlung politischer Dissidenten in psychiatrischen Kliniken der ehemaligen Ostblockstaaten.

Andererseits bietet der psychiatrische Krankheitsbegriff den tatsächlich betroffenen Menschen jedoch auch staatlichen Schutz: Sie bekommen z. B. Pflege, Behandlung, Krankengeld oder Rente. Oft werden ihnen gerichtlich ernannte Betreuer zur Seite gestellt, die ihre Interessen wahrnehmen (z. B. die Vermögensverwaltung).

14.3 Theorien zur Krankheitsentstehung

Der deutsche Psychiater *Wilhelm Griesinger* (1817–1868) erkannte schon 1845, dass *„die Geisteskrankheiten in der Mehrzahl der Fälle aus dem Zusammenwirken mehrerer, z. T. vieler ungünstiger Umstände entstehen, […] für die psychische und somatische Heilmethode [muss daher] eine absolut gleiche Berechtigung in Anspruch genommen"* werden. [vgl. 1]

Methodische Vielfalt ist ein Grundkennzeichen der Psychiatrie. Dementsprechend gibt es unterschiedliche Erklärungsmodelle für die Entstehung psychischer Erkrankungen, die einander z. T. auch ergänzen:

- **Biologisches Modell:** Hiernach sind psychische Krankheiten durch Veränderungen der Nervenzellen, der Neurotransmitterübertragung, des Stoffwechsels, der Hirnstrukturen oder der Erbanlagen bedingt.
- **Psychoanalytisches Modell:** Psychische Krankheiten sind die Folge unbewältigter frühkindlicher Konflikte.
- **Lerntheoretisches Modell:** Hier wird die psychische Erkrankung als falsch erlerntes Verhalten angesehen.
- **Gesellschaftskritisches Modell:** Nach diesem Modell entstehen psychische Erkrankungen als Folge gesellschaftlicher Bedingungen, die für den Einzelnen unerträglich sind.
- **Systemisches Modell.** Dieses Modell lenkt den Blick von Einzelvorgängen im Individuum auf ganze Systeme, denen das Individuum angehört. Es bezieht die Umgebung in Entstehung und Therapie einer psychischen Erkrankung mit ein, z. B. in der Familientherapie (➤ Kap. 14.7.3), in welcher der Patient als Symptomträger des Systems Familie angesehen wird.
- **Recovery.** Der recoveryorientierte Ansatz geht, ähnlich wie der systemische Ansatz, von einem multifaktoriellen Zusammenspiel als Grundlage der psychischen Erkrankung aus. Der Ansatz, der sich durch die Betroffenenbewegung entwickelte und erst langsam im deutschsprachigem Raum Einzug hält, lässt sich mit „Hoffnung auf Genesung" übersetzen. Das Recovery-Modell beschreibt dabei keinen konstanten Ausgangspunkt, sondern spricht vielmehr von einer Reise. Heilung ist hierbei nicht das primäre Ziel, sondern vielmehr der Lernprozess, mit einer Diagnose zu leben.

Psychische Krankheit als multifaktorielles Geschehen

Keines der genannten Modelle vermag die Entstehung psychischer Erkrankungen allein zu erklären. Sie betrachten immer nur *einen* von vielen Problembereichen und werden dem Menschen in seiner Gesamtheit nicht gerecht. Heute gehen die Wissenschaftler davon aus, dass immer verschiedene Faktoren zusammenspielen. Psychiater sprechen deshalb auch von einem *multifaktoriellen Geschehen* als Ursachenkomplex einer psychischen Störung. Neben genetischen Aspekten spielen Umweltfaktoren eine Rolle.

Psychische Erkrankungen sind wahrscheinlich so alt wie die Menschheit selbst, und ebenso alt sind die Versuche, sie zu erklären und zu behandeln. Der Begriff „Psychiatrie" wurde von *Johann Christian Reil* (1759–1813) geprägt; die Psychiatrie als wissenschaftliche Heilkunst hat sich erst in den letzten 200 Jahren entwickelt.

In der griechischen und römischen **Antike** suchte man Geisteskrankheiten durch Verknüpfung von seelischen und körperlichen Vorgängen zu erklären. So gab es bereits im *Corpus hippocraticum* (einer Sammlung von antiken medizinischen Texten) eine Darstellung der Vier-Säfte-Lehre, aus der man die unterschiedlichen Temperamente abzuleiten versuchte: So stand das Blut für den Sanguiniker, die gelbe Galle für den Choleriker, die schwarze Galle für den Melancholiker und der Schleim für den Phlegmatiker. Für die Entstehung von Krankheiten wurde eine Störung im Säftegleichgewicht verantwortlich gemacht. Oftmals wurden psychisch Kranke durch Isolierung oder durch Diät, Aderlass, Schröpfen oder Massage zu behandeln versucht. Psychiatrische Krankenhäuser waren in der Antike unbekannt.

Im **Mittelalter** wurde die antike Heilkunst v. a. durch die Araber bewahrt. Es kam zur Einrichtung erster Anstalten für psychisch Kranke, so z. B. in Damaskus, der heutigen Hauptstadt von Syrien. Über Spanien erreichte diese Heilkunde auch Mitteleuropa. Vielfach wurden psychisch Kranke jedoch in unmenschlicher Weise isoliert und verwahrt, z. B. im „Stock" in Frankfurt oder in den „Dorenkisten" in Lübeck. Im Spätmittelalter wurden Geisteskranke oftmals durch die Inquisition zu Hexen oder Besessenen erklärt und verfolgt; häufig starben sie auf dem Scheiterhaufen.

In der frühen **Neuzeit** wurden Geisteskranke zusammen mit Armen, Landstreichern oder Krüppeln eingesperrt. Der sog. Narrenturm in Wien wurde 1784 gebaut und war weltweit das erste Spezialgebäude zur Unterbringung von „Geisteskranken". In Deutschland fanden sich psychisch Kranke in Zuchthäusern wieder, in England in „workhouses", in Frankreich in Einrichtungen wie dem „Hôpital général" in Paris.

Eine Änderung der Zustände ergab sich erst mit der **Aufklärung** im 18. Jahrhundert. Zunehmend wurden eine Humanisierung der Unterbringung Geisteskranker und eine zuwendende Behandlung gefordert. Aufsehenerregend war die Befreiung der Irren von ihren Ketten in der „Bicêtre" in Paris durch *Philippe Pinel* (1745–1826).

Sie war der Startschuss einer zunehmenden Humanisierung in der Versorgung Geisteskranker, die man jetzt nicht mehr wegsperren, sondern denen man helfen wollte.

In der ersten Hälfte des **19. Jahrhunderts** wurden v. a. in Deutschland die psychischen Störungen als Erkrankungen der körperlosen Seele gesehen. Die Hauptvertreter dieser „Psychiker" wie *Johann Christian August Heinroth* (1773–1843) wollten mit teilweise drastischen Behandlungsmethoden die Seele kurieren, so etwa durch Untertauchen in eiskaltes Wasser oder Hungerkuren. Heinroth erhielt 1811 den ersten deutschen Lehrstuhl für Psychiatrie in Leipzig. Anders als dieser behauptete der deutsche Psychiater Wilhelm Griesinger, dass die Entstehung von Geisteskrankheiten mit Erkrankungen des Gehirns zusammenhinge, und begründete somit den biologischen Ansatz der Psychiatrie. Er förderte auch entschieden den sozialpsychiatrischen Ansatz der Psychiatrie, der sich mit der Versorgung und dem sozialen Umfeld der Betroffenen befasst.

Die Sozialpsychiatrie erhielt starke Impulse aus England. Hier war es insbesondere die „Non-restraint"-Bewegung unter *Robert Gardiner Hill* (1811–1878), die sich nach dem Tod eines Zwangsfixierten in den 1830er-Jahren für humanere Behandlungsmethoden einsetzte. So sollte eine Tagesstrukturierung in der Landwirtschaft oder im Handwerk zur Gesundung der Betroffenen beitragen. Ab dem Ende dieses Jahrhunderts kam es in ganz Europa zunehmend zum Bau ausgedehnter psychiatrischer Anstalten, die unter ärztlicher Leitung standen.

Der Beginn des **20. Jahrhunderts** brachte große Fortschritte in der wissenschaftlichen Systematisierung der Psychiatrie. Hier sind v. a. *Emil Kraepelin* (1856–1926) und *Eugen Bleuler* (1857–1939) zu nennen. Kraepelin unterschied die endogenen und exogenen Psychosen und lieferte die Erstbeschreibung der „Dementia praecox", für die Bleuler später die Bezeichnung „Schizophrenie" prägte. *Karl Jaspers* (1883–1969) und *Kurt Schneider* (1887–1967) trugen wesentlich zur Systematisierung der Psychopathologie bei. *Sigmund Freud* (1856–1939) schuf die Psychoanalyse, in deren Gefolge zahlreiche analytische Behandlungsmethoden entstanden. Zu seinen Schülern gehörten u. a. *Carl Gustav Jung* (1875–1961) und *Alfred Adler* (1870–1937). In der zweiten Hälfte des Jahrhunderts entwickelte sich als ein weiterer großer Psychotherapiezweig die Verhaltenstherapie. Sie entstand aus den Studien von *Iwan Petrowitsch Pawlow* (1849–1936) über konditionierte Reize.

In den 1930er-Jahren entstanden zahlreiche somatische Behandlungsmethoden: 1933 führte *Manfred Sakel* (1900–1957) die Insulin-Koma-Therapie in die psychiatrische Behandlung ein. 1937 wurde von den Italienern *Ugo Cerletti* (1877–1963) und *Lucio Bini* (1908–1964) erstmals die Elektrokrampftherapie durchgeführt. Der operative Eingriff der präfrontalen Lobotomie durch *Egas Moniz* (1874–1955) und *Almeida Lima* 1936 in Portugal erwies sich nicht als dauerhaft, da er zu komplikationsträchtig und letztlich ethisch nicht verantwortbar war.

Die zuvor hochstehende deutsche Psychiatrie erfuhr in der Zeit des **Nationalsozialismus** (1933–1945) einen jähen Absturz. In einem primitiven Sozialdarwinismus wurden psychisch Kranke zwangssterilisiert und während des Zweiten Weltkrieges ca. 100.000 vorwiegend chronisch psychisch Kranke im Rahmen der geheim gehaltenen „T4-Aktion" ermordet.

Nach dem Zweiten Weltkrieg revolutionierte v. a. die Entdeckung und Entwicklung der Psychopharmaka die Behandlung psychischer Erkrankungen. Als erstes Psychopharmakon wurde 1952 Chlorpromazin eingeführt – es gilt als der Grundstein der modernen Psychopharmakotherapie. In Deutschland brachte insbesondere der Bericht der Enquete-Kommission des Bundestages von 1975 zur Situation der Psychiatrie in der Bundesrepublik einen Modernisierungsschub mit dem Aufbau neuer Versorgungsstrukturen und besseren Behandlungsmethoden.

14.4 Einteilung psychischer Erkrankungen

Psychische Erkrankungen sinnvoll einzuteilen ist schwierig. Verschiedene Schulen und Gebräuche führen dazu, dass unterschiedliche Dinge mit gleichem Namen und gleiche Dinge mit verschiedenen Namen benannt werden. Die derzeit gängigen Klassifikationssysteme sind das *DSM* (➤ Kap. 14.4.1) und die *ICD* (➤ Kap. 14.4.2).

Bei den modernen Klassifizierungen wurden die Begriffe *Neurose, Psychose, psychogen* und *psychosomatisch* als Einteilungskriterien aufgegeben. Statt von *Krankheit* spricht man heute oft von *Störung.* Der Begriff „Neurose" wird kaum mehr verwendet. Auch wird bei psychischen Störungen nicht zwischen *exogen* und *endogen* unterschieden. Vielmehr wurden Störungsgruppen gebildet, die Störungen mit z. B. gleichem Erscheinungsbild zusammenfassen, z. B. depressive Störungen.

14.4.1 Einteilung nach dem DSM-5

Im **DSM-5** (Diagnostic and Statistical Manual of Mental Disorders; dt. Diagnostisches und statistisches Manual psychischer Störungen, 5. Ausgabe) wird eine psychische Erkrankung anhand unterschiedlicher spezifischer Kriterien definiert. Erst die Erfüllung dieser Kriterien erlaubt die exakte Diagnose einer psychischen Störung.

Dabei kommt den *Symptomen* einer Erkrankung größere Bedeutung zu als den theoretischen Annahmen und Vermutungen über die Ursachen. Das DSM-5 beschreibt jede psychische Störung auf mehreren Ebenen. So wird z. B. neben reinen Symptomen auch das gesellschaftliche Umfeld der Patientinnen bei der Diagnose berücksichtigt. Diese Version hat im Mai 2013 das DSM-IV abgelöst. [vgl. 2]

14.4.2 Einteilung nach der ICD-10

Ein weiteres wichtiges Einteilungssystem ist die **ICD-10** (International Classification of Diseases; dt. Internationale Klassifikation der Krankheiten, 10. Version). Die ICD-10 ist ebenfalls an den *Symptomen* psychischer Krankheiten orientiert und nicht an ihren möglichen Ursachen. In diesem System wurde die traditionelle Unterscheidung zwischen Psychosen und Neurosen aufgegeben. Festgelegte Diagnosekriterien für bestimmte psychische Erkrankungen sollen die Willkür psychiatrischer Diagnosen verringern. Die ICD-11 soll am 1. Januar 2022 in Kraft treten und wird gewisse Veränderungen der Diagnosen mit sich bringen [vgl. 3]

14.4.3 Triadisches System nach Huber

Gerd Huber, Psychiatrie-Professor in der Tradition der einflussreichen *Deutschen Schule* (im Gegensatz zur sog. *Wiener Schule*, der u. a. Freud und Adler angehörten), war Mitbegründer des **triadischen Systems.** Diese Einteilung kann auch heute noch wertvolle Hilfe bei der Erfassung von psychischen Krankheiten und Störungen leisten [vgl. 4]. Darin werden unterschieden:

- **Exogene Psychosen** (körperlich begründbar) durch hirnbeteiligende körperliche Erkrankungen wie Infektions- und Stoffwechselerkrankungen oder primäre Hirnkrankheiten, z. B. multiple Sklerose (➤ Kap. 6.11)
- **Endogene Psychosen** (körperlich nicht begründbar) wie etwa die Schizophrenie (➤ Kap. 15)
- **Abnorme Variationen seelischen Wesens,** z. B. Neurosen, Intelligenzminderung (*geistige Behinderung,* ➤ Kap. 21.5), Sucht (➤ Kap. 23), Persönlichkeits- (➤ Kap. 18.2) und Sexualpräferenzstörungen (➤ Kap. 18.3.1).

Exogene und endogene Psychosen

DEFINITION

Psychose: Allgemeine Bezeichnung für eine *schwere psychische Krankheit.* Unterschiedlich genutzter Begriff; bezeichnet am häufigsten solche psychischen Krankheiten, bei denen die betroffene Person in ihrem Kontakt zur Realität erheblich gestört ist und in die sich eine nicht betroffene Person nur schwer einfühlen kann.

Exogene Psychosen

Exogene Psychosen *(organische Psychosen, symptomatische Psychosen, exogene Reaktionstypen)* sind durch körperliche Krankheiten bedingt, etwa Hirntumoren (➤ Kap. 7.1), Fieber, Vergiftungen (Alkohol/Drogen) oder Stoffwechselstörungen (➤ Kap. 17). Entsprechend der Ursache sind bei der körperlichen Untersuchung oder technischen Diagnosemaßnahmen pathologische Befunde feststellbar, z. B. ein erhöhter Alkoholspiegel oder vermehrte Stoffwechselprodukte im Blut oder Veränderungen im CT.

Endogene Psychosen

Bei **endogenen Psychosen** ist die Ursache der Psychose bisher unbekannt. Sicher ist jedoch, dass endogene Psychosen erblich mitbedingt sind und dass ihr Verlauf einer gewissen Eigengesetzlichkeit folgt, aber auch von Umweltfaktoren (Stressoren) abhängt. Zu den endogenen Psychosen werden die Schizophrenien (➤ Kap. 15.1), die schizoaffektiven Psychosen (➤ Kap. 15.2) und die affektiven Psychosen (➤ Kap. 16) gezählt. Die Diagnose einer endogenen Psychose stützt sich v. a. auf den *psychopathologischen Befund* (➤ Kap. 14.6).

Abnorme Variationen seelischen Wesens

Unter den **abnormen Variationen seelischen Wesens** versteht Huber Extremvarianten hinsichtlich der Intelligenz, der Persönlichkeit, der sexuellen Triebanlagen und des Verhaltens. Dabei ist zu beachten, dass die Grenze zwischen abnormen Variationen auf der einen und den „gesunden und normalen" Variationen auf der anderen Seite nur unscharf zu ziehen ist. Die Übergänge können fließend sein. Als wichtigste seelische Störung ist hier die **Neurose** zu nennen.

Die Ursachen der meisten Variationen sind letztlich ungeklärt. Vermutlich spielen genetische Anlagen, Entwicklungsstörungen, Umwelteinflüsse und soziale Faktoren eine Rolle.

Neurosen

DEFINITION

Neurose: Eine Neurose ist aus psychoanalytischer Sicht eine Krankheitssymptomatik, die durch unbewusste, bis in die Kindheit zurückreichende innere Konflikte ausgelöst wird. Aus lerntheoretischer Sicht ist sie ein erlerntes Fehlverhalten.

Die umfassendsten Neurosetheorien entstammen der *Psychoanalyse.* Ursache einer Neurose ist demnach ein ungelöster Konflikt aus der Kindheit. Das **Ich** ist nach psychoanalytischen Theorien die Instanz, die zwischen den Ansprüchen des **Es** *(Instanz der Triebe und Wünsche),* des **Über-Ichs** (*Instanz des Gewissens,* d. h. der erworbenen Wertvorstellungen) und der **Realität** vermittelt (➤ Kap. 14.7.3). Kann ein *Triebwunsch* vom Ich oder vom Über-Ich nicht akzeptiert werden, entsteht ein Konflikt.

Konflikte zwischen den einzelnen psychischen Instanzen sind normal und können auf verschiedene Weise gelöst werden. Ein möglicher (aber nicht optimaler) Lösungsmechanismus ist die *Verdrängung* ins Unbewusste. Damit ist der Konflikt aber nicht „aus der Welt". Vielmehr kann er sich aus dem Unbewussten als *neurotisches Symptom* wieder bemerkbar machen. Das Symptom ist quasi symbolischer Ausdruck des unbewussten innerseelischen Konflikts. Der Zusammenhang zwischen dem zugrunde liegenden Konflikt und dem neurotischen Symptom ist für den Betroffenen nicht so ohne Weiteres sichtbar. Vielmehr muss der Konflikt in einer lang dauernden, mühevollen psychoanalytischen Therapie wieder zutage gefördert und dann bearbeitet werden. [vgl. 5]

Das **neurotische Symptom** stellt aus psychoanalytischer Sicht einen Kompromiss zwischen Triebwunsch und Abwehr dar.

Nach psychoanalytischer Schule muss zur Behandlung einer Neurose der zugrunde liegende Konflikt zunächst aufgedeckt werden, um dann verarbeitet werden zu können. Die psychoanalytische Theorie ist umstritten: Nach der *Lerntheorie* sind neurotische Symptome (falsch) angelernte Gewohnheiten, die ebenso wieder „verlernt" werden können. Auch biologische Einflussfaktoren werden diskutiert.

Das triadische System nach Huber ist nicht unumstritten

Die Psychiater *Rainer Tölle* und *Klaus Windgassen* merken an:
„Es könnte nun scheinen, dass mit den Kategorien endogen, organisch und psychoreaktiv eine ätiologisch (ursächlich) orientierte psychiatrische Krankheitslehre möglich würde. Das trifft jedoch nicht zu. Die genannten Entstehungsbedingungen lassen sich den einzelnen Krankheiten oder Krankheitsgruppen nicht ausschließlich zuordnen, sondern mehrere Entstehungsbedingungen sind in den meisten Fällen psychischer Krankheit nebeneinander wirksam und greifen ineinander. So entstehen und verlaufen sogenannte endogene Psychosen nicht unbeeinflusst von der Lebensgeschichte und -situation. Neurotische und verwandte Störungen sind auch an konstitutionelle bzw. somatische Grundlagen gebunden. Bei organischen Psychosen sind situative Zusammenhänge nicht belanglos."
[vgl. 6]

14.5 Besonderheiten der Pflege in der Psychiatrie

Psychiatrische Pflege ist ein sehr spezifischer Arbeitsbereich der Gesundheits- und Krankenpflege (und der anderen pflegerischen und pädagogischen Berufe des Pflege- bzw. des Pflege- und Erziehungsdienstes). Menschen mit psychiatrischen Erkrankungen zu begleiten, stellt einen oft langen Prozess dar, bei dem die Pflegenden bereit sein müssen, sich intensiv auf den Patienten einzulassen und ihn höchst individuell im Gesamtkontext seiner Lebenssituation zu unterstützen.

14.5.1 Arbeitsfelder in der psychiatrischen Pflege

Psychiatrisch Pflegende sind heutzutage in vielen verschiedenen Einrichtungen tätig, in denen sie auf psychisch Erkrankte aller Altersgruppen und aus verschiedenen Lebenssituationen sowie auf vielfältige Krankheitsbilder und -ausprägungen treffen:

- **Fachkrankenhäuser und -abteilungen:** In psychiatrischen Fachkrankenhäusern gibt es normalerweise neben den allgemein-psychiatrischen Stationen auch Stationen/Bereiche für spezielle Fachrichtungen wie die Gerontopsychiatrie (> Kap. 22), den Bereich für Abhängigkeitserkrankungen (> Kap. 23) oder die Psychotherapie und Psychosomatik (> Kap. 18, > Kap. 19, > Kap. 20). Meist gibt es auch ein bis zwei geschützt geführte Stationen, in denen akut betroffene Patientinnen oder solche mit Eigen- und/oder Fremdgefährdung aufgenommen werden.
- **Teilstationäre Einrichtungen/Tageskliniken:** Unter der Woche werden hier Menschen mit psychischen Erkrankungen tagsüber behandelt. Abends, nachts und am Wochenende sind diese Patienten zu Hause und dadurch fester in ihrem häuslichen und sozialen Umfeld verwurzelt. Diese Form der Behandlung richtet sich an Menschen, die entweder nach einem stationären Aufenthalt weiterer Unterstützung bedürfen oder bei denen von vornherein eine tagesklinische Behandlung ausreicht, die also nicht stationär aufgenommen werden müssen.
- **Komplementäre Einrichtungen:** Hierzu zählen therapeutische Wohngemeinschaften, Wohnheime mit unterschiedlich intensiver Betreuung und unterschiedlichen Konzepten, Werkstätten für psychisch Kranke, Tagesstätten, psychosoziale Kontakt- und Beratungsstellen sowie Maßnahmen zur Förderung und Integration in das Berufsleben. Sie alle haben das Ziel, den psychisch Kranken in den Bereichen Wohnen, Arbeiten und Freizeitgestaltung zu unterstützen.
- **Ambulante psychiatrische Pflege:** Die ambulante psychiatrische Pflege sucht die Patientinnen in ihrem Zuhause auf und unterstützt sie ganz individuell, um die Alltagsbewältigung und eine sinnvolle Tagesstruktur zu gewährleisten, sich anbahnende Krisensituationen und Verschlechterungen frühzeitig zu erkennen und zwischen sämtlichen Ansprechpartnern und Anlaufstellen in der psychiatrischen Versorgungsstruktur zu vermitteln.
- **Forensische Kliniken:** Auftrag der forensischen Psychiatrie ist die Begutachtung und Behandlung von psychisch erkrankten Straftäterinnen. An die in der Forensik Pflegenden werden hohe Anforderungen gestellt, v. a. bei der Beziehungsgestaltung, in Bezug auf die Kommunikations- und Konfliktfähigkeit sowie bei der Wahrung der besonderen Sicherheitsstandards.

14.5.2 Der psychisch kranke Mensch

Zu Beginn einer psychischen Erkrankung verändern sich Wahrnehmen, Denken, Fühlen und Verhalten des Betroffenen oft kaum merklich und als schleichender Prozess. Für **psychisch erkrankte Menschen** ist es daher häufig sehr schwer, sich selbst einzugestehen, dass mit ihnen „etwas nicht stimmt". Auch ist schwer zu beurteilen, ab wann eine Veränderung bei einem Menschen als „noch normal", als ungewöhnlich oder bereits als krankhaft eingestuft werden muss. Solche Einschätzungen hängen in erheblichem Maße von der den Betroffenen umgebenden Gesellschaft und ihren Werten und Normen ab (> Kap. 14.3).

Oftmals sind es nicht die Betroffenen selbst, sondern Angehörige und Freundinnen, die eine Veränderung wahrnehmen. Für Betroffene besteht bis zu diesem Zeitpunkt häufig kein Anlass, das eigene Verhalten/Erleben zu hinterfragen oder gar als krankhaft einzustufen. Typisches Beispiel für Verläufe dieser Art sind Diagnosen aus dem schizophrenen Formkreis (> Kap. 15).

Meist führen zwei Umstände dazu, dass ein Mensch sich psychisch krank fühlt und professionelle Hilfe in Anspruch nehmen möchte: auf der einen Seite der subjektiv empfundene Leidensdruck und auf der anderen Seite die auftretenden Schwierigkeiten im Lebensalltag, welche die Erkrankung mit sich bringt. Der nächste Schritt, nämlich sich professionelle Unterstützung zu suchen (meist zunächst einmal über den Hausarzt), kostet große Überwindung und gelingt oft nur durch Zuspruch und Motivation von nahestehenden Menschen. In den meisten Fällen hilft die Erkenntnis, dass es so einfach nicht mehr weitergeht.

Neben der Schwierigkeit, eine psychische Veränderung bei sich selbst zu akzeptieren, haben die Betroffenen viele Ängste. Nicht nur hinsichtlich ihrer Gesundheit und Stabilität selbst, sondern auch vor den Reaktionen in ihrer Umgebung (Familie, Freunde, Arbeitskolleginnen etc.) und den Folgen der psychischen Erkrankung (z. B. Arbeitsplatzverlust).

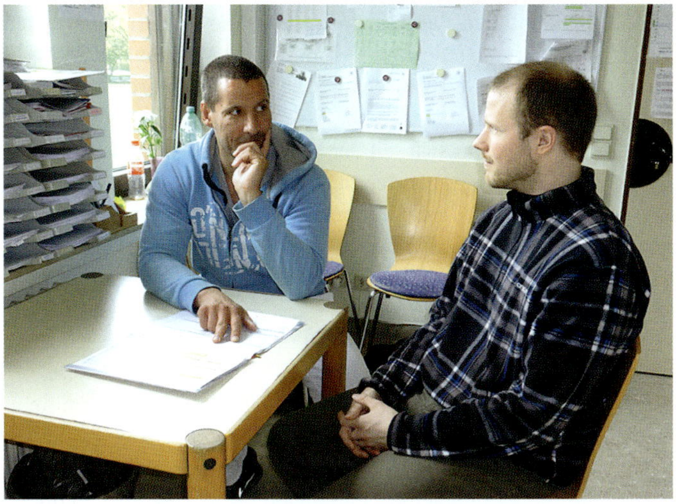

Abb. 14.2 Eine gemeinsam erstellte **Pflegeplanung** gibt dem psychisch Kranken Sicherheit und gewährleistet, dass er sich und seine Probleme in der Planung wiederfindet. [M322]

Hinzu kommen viele Vorurteile gegenüber psychisch Kranken und teilweise unrealistische, oft durch die Medien vermittelte Vorstellungen über die Behandlung seelischer Krankheiten. Auch die Fragen nach der Ursache und der Krankheitsentstehung, oft von der Frage nach der „Schuld" begleitet, nehmen viel Raum ein.

14.5.3 Professionelle psychiatrische Pflege: Voraussetzungen und Rahmenbedingungen

Bezugspflege

Die Arbeit mit psychisch erkrankten Menschen unterscheidet sich wesentlich von der Arbeit in somatischen Kliniken. Im Zentrum der Pflege eines psychisch Erkrankten steht in erster Linie die **Beziehungsgestaltung** zum Patienten. Erst in zweiter Linie geht es um körperliche Grund- und/oder Behandlungspflege. [vgl. 7–10]

Pflegerisches Handeln orientiert sich konkret an der individuellen Lebenssituation, in der sich der psychisch Erkrankte befindet, an den krankheitsbedingten Einschränkungen und den vorhandenen Ressourcen (➤ Abb. 14.2).

Durch Anleitung, Beratung und Unterstützung in allen Bereichen des täglichen Lebens erreichen Pflegende, dass Betroffene möglichst gut mit ihrer Krankheit und den damit verbundenen Einbußen umgehen und entsprechend ihren Möglichkeiten ein selbstbestimmtes und eigenverantwortliches Leben führen können. Professionelle psychiatrische Pflege erfordert und verlangt jeden Tag aufs Neue, sich auf das durch die Krankheit veränderte Erleben und Verhalten eines Patienten einzulassen und je nach Situation angemessen zu reagieren und zu intervenieren.

Pflege als Beziehungsgestaltung

In den letzten Jahrzehnten hat sich das Berufsbild und auch das Selbstverständnis der in der Psychiatrie Tätigen enorm gewandelt: von früheren Wärter- und Kontrollfunktionen bis zur heutigen professionellen psychiatrischen Pflege. Damit die Pflegenden den Patientinnen helfen können, muss ein Vertrauensverhältnis geschaffen werden. Grundvoraussetzung hierfür ist eine gute Beziehung. Da psychisch Erkrankte aber oft in ihrer Beziehungsfähigkeit zu anderen Menschen, zu sich selbst, ihrem eigenen Körper und ihren Gefühlen gestört sind, liegt eine Hauptaufgabe der psychiatrisch Pflegenden im Beziehungsaufbau und in der Beziehungsgestaltung. Was einfach klingt, erfordert ein hohes Maß an beruflicher **Handlungskompetenz,** die sich aus den folgenden vier Bereichen zusammensetzt:

- **Persönliche Kompetenz:** Ein hohes Maß an persönlicher Kompetenz beinhaltet Faktoren wie Motivation und Eigeninitiative, Lernbereitschaft, Kritik- und Reflexionsfähigkeit, Belastbarkeit sowie die Entwicklung von Verantwortungsbewusstsein sowie individuellen Einstellungen und Werten. Psychiatrisch Pflegende müssen sich darüber im Klaren sein, dass sie den Patienten als Menschen mit all seinen Facetten der Persönlichkeit begegnen und dass diese eine große Rolle in der Beziehungsgestaltung und den beiderseitigen Empfindungen spielen. Wichtig ist immer, das eigene Verhalten und die Wirkung auf andere – auch im Team – zu reflektieren.
- **Soziale Kompetenz:** Soziale Kompetenz ist die Fähigkeit, sich auf andere einzulassen und ihnen Wertschätzung und Empathie entgegenzubringen. In erster Linie drückt sich soziale Kompetenz durch Fähigkeiten in der verbalen und nonverbalen Kommunikation aus und beinhaltet Taktgefühl, aktives Zuhören, Einfühlungsvermögen und ein angemessenes Konfliktverhalten. Die soziale Kompetenz bestimmt im Wesentlichen den Verlauf und Erfolg einer tragfähigen Beziehung zum psychisch Kranken, da die zwischenmenschlichen Kommunikationsmöglichkeiten bewusst mit zielgerichteten Pflegeinterventionen verknüpft werden.
- **Fachliche Kompetenz:** Fachkompetent zu sein heißt, mit fachlichen Kenntnissen und Fertigkeiten kreativ und konstruktiv Probleme lösen zu können. Im Pflegealltag der Psychiatrie bedeutet dies, die Situation der Patientinnen einschätzen und entsprechend handeln zu können. Pflegeinterventionen werden bewusst und situativ richtig eingesetzt, wodurch Patienten bedürfnis- und ressourcenorientiert im Rahmen des Pflegeprozesses begleitet werden können.
- **Methodische Kompetenz:** Diese Fähigkeit beinhaltet die Kenntnis und korrekte Anwendung von bestimmten Techniken, Methoden und Vorgehensweisen zur Strukturierung und Organisation pflegerischer Tätigkeiten. Sie setzt voraus, dass Zusammenhänge erkannt und theoretische Inhalte in die Praxis transferiert werden können, erfordert aber auch strukturiertes Denken und Organisieren sowie Prioritätensetzung.

Arbeiten im (multiprofessionellen) Team

In der Psychiatrie hat sich die Zusammenarbeit im **multiprofessionellen Team,** also zwischen allen am Behandlungsprozess beteiligten Berufsgruppen, durchgesetzt. Nur so kann eine therapeutische Gemeinschaft entstehen, die dem Patienten ganzheitlich (als Einheit aus Körper, Geist und Seele) gerecht wird und ihn auch sozio- und milieutherapeutisch behandelt.

In der Psychiatrie-Personal-Verordnung (PsychPV) sind die therapeutischen Berufsgruppen genau definiert:

- Ärzte
- Pflegefachpersonal
- Diplom-Psychologinnen
- Ergotherapeuten
- Bewegungstherapeutinnen, Krankengymnasten, Physiotherapeutinnen
- Sozialarbeiter, Sozialpädagoginnen.

Zusätzlich haben auch Berufsgruppen Kontakt zum Patienten, die in der PsychPV nicht explizit erwähnt werden. Hier ist zum einen die Seelsorge zu nennen, die auf religiöse Bedürfnisse der Patientinnen eingeht, zum anderen z. B. Stationshilfen und Reinigungspersonal, welche die Patienten in die alltäglichen Verrichtungen auf der Station integrieren können (etwa Tisch decken, Blumen gießen).

Alle genannten Berufsgruppen sollen zum Erreichen des bestmöglichen therapeutischen Erfolgs in einem multiprofessionellen Team zusammenarbeiten (➤ Abb. 14.3). Alle verfolgen ein gemeinsames Ziel: Sie wollen die Patientinnen so unterstützen, dass sie wieder in der Lage sind, ihr Leben selbstständig zu organisieren und dies möglichst frei von Symptomen.

Regelmäßige **Teambesprechungen** (Therapiekonferenzen) sind unerlässlich und finden meist einmal pro Woche statt (➤ Abb. 14.4). Hier werden Informationen und Beobachtungen aller an der Behandlung beteiligten Berufsgruppen über die einzelnen Patienten zusammengetragen. Jede Wahrnehmung und Meinung ist gleichberechtigt. Auf diese Weise werden alle beteiligten Mitarbeitenden auf denselben Wissensstand gebracht. Sie tauschen aus, wie der Patient sich eingelebt hat, was sich seit der letzten Woche verändert hat und worin die weiteren Ziele bestehen. Auf diese Weise entsteht ein umfangreiches Gesamtbild des Patienten, aus dem heraus jede Berufsgruppe für ihren Aufgabenbereich realistische Teilziele erarbeiten kann, die wiederum mit den anderen Teammitgliedern aufeinander abgestimmt werden.

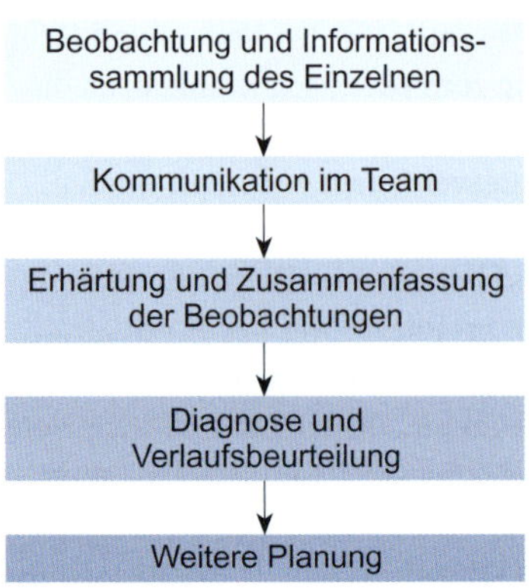

Abb. 14.3 Die **Kommunikation im Team** über die verschiedenen Beobachtungen ist ein wesentlicher Schritt, um Objektivität zu erhöhen. [A400]

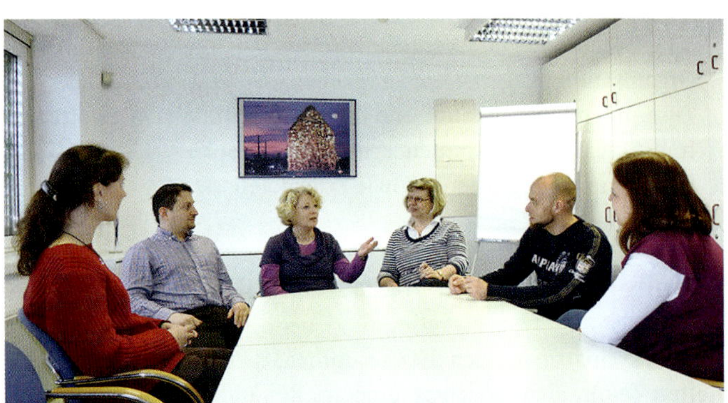

Abb. 14.4 In den regelmäßig stattfindenden **Teamsitzungen** kommen alle Teammitglieder zu Wort. Beobachtungen werden ausgetauscht und diskutiert, sodass alle an der Behandlung Beteiligten über alle Patientinnen aktuell informiert sind. [M322]

Um eine wirkliche Zusammenarbeit und keine bloße Arbeitsteilung zu erreichen, muss das gesamte Team:

- aktiv an der Behandlung beteiligt sein,
- Behandlungsstrategien ausführlich diskutieren,
- die Kompetenzen der einzelnen Berufsgruppen achten und
- gemeinsam getroffene Entscheidungen respektieren.

Bei Überschneidungen des Zuständigkeitsbereichs wird in der Besprechung festgelegt, wer für die Ausführung zuständig ist. Es gibt klare Zuständigkeiten und Entscheidungskompetenzen, die eingehalten werden.

Die allgemeinen Regeln der Gesprächsführung werden bei allen Sitzungen unbedingt beachtet. Kritik wird nur in konstruktiver Weise geübt, und jedes Teammitglied erhält die Gelegenheit, seine Erwartungen und Befürchtungen zu äußern. Probleme dürfen nicht übergangen oder totgeschwiegen werden.

Ist es in besonderen Fällen nicht möglich, eine Lösung zu finden, die für alle Teammitglieder akzeptabel ist, sollte das Problem in einer Teamsupervision angegangen und gelöst werden. Ungelöste Probleme führen zu Spannungen im Team und wirken sich negativ auf die Behandlung des Patienten und die Arbeitszufriedenheit der Mitarbeitenden aus.

DEFINITION

Die **Teamsupervision** lässt sich als eine Art Beratung des Teams verstehen, die zur Erhöhung der beruflichen Kompetenz und der Arbeitszufriedenheit führen soll. Sie dient der Reflexion und Bewältigung des beruflichen Erlebens und Handelns – besonders in Arbeitsfeldern, in denen es um die erfolgreiche Gestaltung sozialer Beziehungen geht. Das Team soll dabei auch in die Lage versetzt werden, eigene, möglichst optimale Lösungen für im Team bestehende Probleme zu finden. Alle Teammitglieder müssen mit dieser Beratung einverstanden sein, und es sollten möglichst alle daran teilnehmen. Die Leitung der Teamsupervision liegt bei einem professionellen Supervisor, der auf keinen Fall Mitglied des Teams sein darf. Supervisionen können regelmäßig oder zu einzelnen Anlässen stattfinden.

14.5.4 Ziele der psychiatrischen Pflege

Gegenwärtig gehen die Pflegenden in der Psychiatrie von einem ganzheitlichen Ansatz aus. Dabei wird der Patient als Ganzheit von Körper, Geist und Seele betrachtet und nicht auf sein behandlungsbedürftiges Symptom reduziert. Alles ist in gleicher Weise wichtig:

- Die soziale, familiäre und kulturelle Situation, aus welcher der Mensch kommt

- Seine Lebensgeschichte mit guten und belastenden Erfahrungen
- Seine genetische Veranlagung
- Seine körperliche Verfassung
- Seine Einstellungen und Denkweisen

Wichtig bei der pflegerischen Zielsetzung ist daher immer, die Ressourcen und Defizite der Patientin gleichermaßen zu berücksichtigen. Die Ziele der psychiatrischen Behandlung sind davon abgeleitet:

- Die Patientin erhält die Möglichkeit und Fähigkeit, unter möglichst normalen Bedingungen weiterzuleben.
- Sie lernt, die Verantwortung für ihre Leben und ihre Gesundheit soweit wie möglich wieder zu übernehmen.

Für den Bereich der Pflege bedeutet dies – nach dem Prinzip **„Hilfe zur Selbsthilfe“** –, die Patienten anzuleiten, zu beraten und zu unterstützen, damit sie im Alltag ihr Leben selbstständig und mit größtmöglicher Autonomie zu gestalten lernen. Dies bedeutet konkret:

- Betroffene befähigen, mit den Symptomen ihrer Erkrankung gesundheitsfördernd umzugehen
- Grundlegende lebenspraktische Tätigkeiten mit ihnen zu trainieren
- Die Beziehung und Einstellung zu sich selbst und zu anderen zu verbessern

14.5.5 Aufgaben und Handlungsfelder in der psychiatrischen Pflege

Die **Beziehungsgestaltung** zwischen den Pflegenden und den psychisch Erkrankten stellt den zentralen Aspekt der psychiatrischen Pflege dar. Sie stellt eine große Herausforderung dar, da nahezu jede psychische Erkrankung zu einer Einschränkung der sozialen Beziehungsfähigkeit führt. Psychisch Erkrankte leiden z. B. unter:

- Sozialer Angst und Misstrauen (z. B. bei Depression oder Verfolgungswahn)
- Bedürfnisstörungen (z. B. bei Sucht)
- Gestörter Einsichtsfähigkeit (z. B. bei Denkstörungen oder Wahn)
- Gestörter Kommunikationsfähigkeit (z. B. bei Wahrnehmungsstörungen)
- Sonderbar erscheinenden Denk- und Verhaltensmustern (z. B. bei Persönlichkeitsstörungen)

Die im Klinikalltag häufig notwendigen Aufsichts- und Kontrollfunktionen Pflegender können die Beziehungsgestaltung massiv beeinflussen. Je nach Fachbereich und Setting lassen sich hierbei unterschiedlich stark ausgeprägte Herausforderungen erkennen. Ziele der Beziehungsgestaltung sind:

- Patientinnen fühlen sich sicher und angenommen.
- Patienten entwickeln Vertrauen zu den Mitgliedern des therapeutischen Teams.
- Patientinnen fühlen sich als gleichberechtigter Partner.
- Patienten haben möglichst wenig Angst vor der Behandlung und können sich darauf einlassen.
- Patientinnen arbeiten aktiv mit und lassen sich motivieren.

Psychiatrisch zu pflegen bedeutet demnach, den psychisch Kranken bei seinen krankheitsbedingten Einschränkungen zu unterstützen und ihn unter Mobilisierung seiner Ressourcen zu fördern und zu

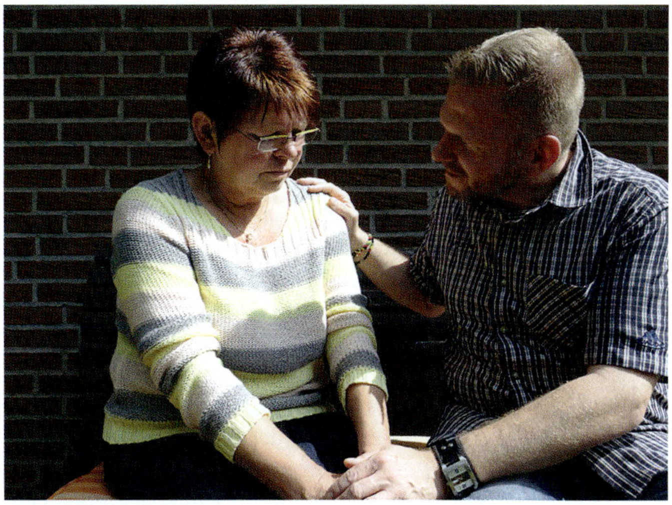

Abb. 14.5 Wie in allen Beziehungen geht es auch im psychiatrischen Alltag darum, angemessene **Nähe und Distanz** zu finden. [K342]

fordern, um seine Beziehungsfähigkeit zu verbessern bzw. wiederherzustellen. Zur Erreichung dieser Ziele ist die Bezugspflege Grundvoraussetzung. Alle pflegerischen Maßnahmen dienen letztlich dazu, die Selbstpflegekompetenz des Patienten zu stärken und ihn zu befähigen, auch außerhalb der psychiatrischen Einrichtung wieder ein eigenständiges Leben zu führen.

Umgang mit Nähe und Distanz

Bei psychisch Kranken ist es besonders schwer, das richtige Maß zwischen zu viel und zu wenig Zuwendung zu finden – beides kann den Betroffenen schaden.

Für psychisch Erkrankte ist infolge ihrer Erkrankung das Erleben von **Nähe und Distanz** eine größere Herausforderung als für nicht erkrankte Menschen (➤ Abb. 14.5). Aus diesem Grund obliegt die Verantwortung für die Intensität der Beziehung zwischen Pflegenden und Patientinnen in erster Linie den Pflegenden.

Die oft eingeschränkten sozialen Kompetenzen vieler psychisch erkrankter Menschen sowie häufige Isolationserfahrungen veranlassen sie mitunter dazu, in ihren Bezugspflegenden einen Freund oder gar eine neue Lebenspartnerin zu sehen. Versuche der Teammitglieder, einen Ersatz für Angehörige, Partner oder Eltern darzustellen, haben jedoch aus nachvollziehbaren Gründen auf Dauer keinen Erfolg. Grenzüberschreitungen dieser Art können beim Erkrankten zu psychischen Verletzungen führen und Reaktionen bis hin zu Verschlechterungen des Krankheitszustands hervorrufen. Zur erfolgreichen Vermeidung von Grenzüberschreitungen ist es daher besonders wichtig, dass Pflegende nicht nur ihre eigenen Grenzen in der Beziehungsintensität erkennen, sondern – weitaus entscheidender – die des Patienten wahrnehmen und entsprechend respektieren. Selbstverständlich ist die Grenzziehung ebenso für Pflegende und ihre Gesunderhaltung wichtig.

Professionelle Beziehungen zeichnen sich durch ein ausgewogenes Verhältnis von Nähe und Distanz aus, man spricht hierbei von einem Kontinuum – also einer Spanne zwischen zwei Polen. Für die Ideale

Beziehungsgestaltung gibt es kein Patentrezept, jedoch gibt es klare Grenzüberschreitungen. Sollte es beispielsweise zu einer einseitigen Liebesbeziehung kommen, so muss diese unbedingt angesprochen werden.

Eine Ablehnung seitens der favorisierten Fachkraft kann für Patientinnen schmerzlich sein, ist für den weiteren Behandlungsverlauf jedoch unerlässlich und weniger schlimm, als falsche Hoffnungen zu vermitteln. Auch im Bereich Nähe und Distanz gilt das Prinzip der Hilfe zur Selbsthilfe, folglich der Entwicklung einer eigenen Einschätzung auf Seiten der Betroffenen. Dies erfordert einen aufrichtigen und ehrlichen Umgang miteinander.

Verliebt sich ein Mitarbeiter in einen Patienten, sollte dies im Team besprochen werden und entweder zum Ausschluss des Betreffenden aus der Behandlung oder zur Verlegung des Patienten auf eine andere Station führen.

Ein Problem in der Beziehungsgestaltung kann der **Doppelcharakter des Pflegeauftrags** sein: Einerseits sollen und wollen die Pflegenden ein Vertrauensverhältnis zu den Patientinnen aufbauen, andererseits üben sie durch ihre ständige Anwesenheit Aufsichts- und Kontrollfunktionen aus und müssen je nach Notwendigkeit Grenzen setzen und evtl. auch Zwangsmaßnahmen durchsetzen, um den Patienten vor sich selbst oder vor anderen zu schützen.

Aus diesen Gründen kann die Beziehung zwischen Patientinnen und Pflegenden – meist nur vorübergehend – von massiven Konflikten geprägt sein. Schlüssel ist hierbei immer die offene und zeitnahe Kommunikation mit den Patienten. Vermeidung und Zeitverzögerung gelten als maximal hinderlich für die professionelle Beziehungsgestaltung.

Einem Bruch des Vertrauensverhältnisses kann durch einen von Beginn an offenen Umgang mit möglichen Zwangsmaßnahmen oder Kontrollen vorgebeugt werden. Ein Patient, der die Konsequenzen kennt, die sein Verhalten haben kann, wird nicht das Gefühl haben, der Willkür der Pflegenden ausgesetzt zu sein.

Besonders schwierig gestaltet sich die Beziehungsaufnahme darüber hinaus bei Patientinnen, die sich unfreiwillig (also auf richterlichen Beschluss) in psychiatrischer Behandlung befinden und den Pflegenden aus diesem Grund bereits grundsätzlich Misstrauen entgegenbringen (➤ Kap. 14.5.8).

Kommunikation in der Beziehungsgestaltung

Gespräche stehen im Mittelpunkt des Beziehungsaufbaus und der weiteren pflegerischen Begleitung. Daher sollte die Gesprächsführung bewusst gestaltet werden. Dies beginnt mit dem Schaffen einer für das Gespräch günstigen Umgebung. Die Pflegenden und die Patientinnen setzen sich hin und lassen sich möglichst ohne Zeitdruck aufeinander ein. Die Zeit und die ungefähre Gesprächsdauer werden – soweit situativ möglich – schon zu Beginn des Gesprächs festgelegt. Das schafft Klarheit, hilft den Patienten bei der Tagesplanung und verhindert unproduktive Gesprächsausgänge. Störungen während dieser Zeit werden vermieden. Die Pflegenden wenden die allgemeinen Regeln der Gesprächsführung an, hören den Patientinnen stets aufmerksam zu und stellen gezielt Fragen, um das Gespräch sanft zu lenken.

Neben dem Führen von geplanten und vorher vereinbarten Gesprächen ist es eine wichtige und zentrale Aufgabe von Pflegenden, im pflegerischen Alltag immer wieder sog. Kurzkontakte zu ermöglichen und den Patientinnen als ständig erreichbare Ansprechpartner zur Verfügung zu stehen, um ihnen (v. a. im stationären Rahmen) Sicherheit zu vermitteln.

Lebenspraktisches Training und Alltagsbewältigung

Fast alle psychiatrischen Patienten benötigen Hilfe bei der **Alltagsbewältigung.** Sie müssen langsam wieder an den normalen Alltag herangeführt werden, müssen neue Fähigkeiten einüben bzw. alte wiederentdecken oder stärken. Oft verhindern nicht nur die Krankheitssymptome selbst ein selbstständiges Leben, vielmehr haben sich infolge der Störung darüber hinaus Defizite in der Bewältigung der Alltagsanforderungen ergeben.

Da die Probleme der Patientinnen in Abhängigkeit von Art und Schwere der Erkrankung sehr unterschiedlich sind, muss für jeden Patienten ein individuelles Konzept zur Förderung seiner Selbstständigkeit überlegt werden. Was die eine Patientin ohne Mühe bewältigt, kann für einen anderen zu viel sein. Beispielsweise kann eine depressiv erkrankte Hausfrau und Mutter mit der Versorgung ihres Haushalts und ihrer Familie komplett überfordert sein.

Gerade bei der Alltagsbewältigung ist es wichtig, nach den Stärken und gesunden Anteilen des Patienten zu suchen und diese systematisch zu fördern. Der defizitorientierte Blick auf die Krankheitssymptome ist wenig zielführend.

Die Möglichkeiten, **lebenspraktisches Training** durchzuführen, sind sehr vielfältig und individuell. Nur einige Beispiele sind: Hauswirtschaftstraining (gut in Gruppen durchführbar), Einkaufstraining, Umgang mit Geld, Wäschepflege, Nutzung öffentlicher Verkehrsmittel. Aber auch schon das Nachschlagen einer Telefonnummer im Telefonbuch oder das Anrufen (z. B. bei Ämtern) kann für psychisch Kranke eine Überforderung darstellen und pflegerische Unterstützung erforderlich machen.

Grundsätzlich kann das lebenspraktische Training sowohl in direkter Anwesenheit der Pflegenden begleitet als auch – je nach Erkrankungsgrad – als Anleitung und in Form der Vor- und Nachbesprechung bestimmter Tätigkeiten umgesetzt werden.

Freizeitgestaltung und Tagesstrukturierung

Für psychisch Kranke ist eine geregelte **Tagesstruktur** enorm wichtig, da sie ihnen Halt gibt und ein Stück Normalität vermittelt. Zugleich stellt ein geregelter zeitlicher Tagesablauf mit Aufsteh-, Essens- und Therapiezeiten für viele Patientinnen eine hohe Anforderung dar und kann aus verschiedenen Gründen schnell überfordernd sein. Aufgrund von morgendlicher Antriebsarmut kann z. B. ein depressiver Patient nicht rechtzeitig zum Frühstück erscheinen, oder eine Patientin mit sozialer Phobie hält eine gemeinsame Mahlzeit kaum aus.

Es ist üblich, dass die Patienten für die Zeit der Behandlung einen Wochen- oder Therapieplan bekommen, auf dem sämtliche Termine und Zeiten schriftlich festgehalten sind. Pflegende koordinieren die Therapien und reflektieren regelmäßig mit den Patientinnen, inwieweit der Wochenplan überfordernd, evtl. aber auch unterfordernd wirkt und ob er den Wünschen, Bedürfnissen und Möglichkeiten der Patienten angepasst werden muss.

Auch die **Freizeit,** d. h. im stationären Rahmen die therapiefreie Zeit, muss sinnvoll ausgefüllt werden, um einerseits das Krankheitserleben in den Hintergrund zu stellen und andererseits positive Aktivitäten zur Gesundung nutzen zu können. Besonders wichtig bei der Freizeitgestaltung ist das Aufgreifen und Fördern von Ressourcen. Das bedeutet, den Patienten nach seinen (früheren) Hobbys und Interessen zu fragen und ihn zu motivieren, diese so weit wie möglich umzusetzen und ggf. erst wiederaufzunehmen.

Im Sinne der Entlassungsvorbereitung können Pflegende die Patientinnen bereits während der Behandlung durch Hinweise auf Sportvereine, Kreativkurse, die nächste Volkshochschule oder Kontaktadressen unterstützen und sie damit motivieren, die sinnvolle Freizeitgestaltung auch nach der Entlassung fortzuführen.

Soziotherapie

DEFINITION

Soziotherapie ist jede Behandlung, die sich vorwiegend um die zwischenmenschlichen Bezüge und die soziale Umgebung eines psychisch Kranken kümmert. In der Soziotherapie wird das Zusammensein und Zusammenleben von Patienten und Behandelnden auf der Station bzw. in der Einrichtung systematisch genutzt.

Ziel der Soziotherapie ist es, die Interaktion der Patientinnen zu fördern und ihre sozialen Kompetenzen zu stärken. Die Soziotherapie beinhaltet zunächst einmal alle sozialen Kontakte: die Kommunikation mit den Pflegenden, das Miteinander der Patienten (z. B. bei gemeinsamen Mahlzeiten oder gemeinsamer Freizeitgestaltung), aber auch Auseinandersetzungen und Konflikte.

Darüber hinaus können Pflegende ein *soziales Kompetenztraining* als Gruppenangebot durchführen, in dem gezielte Bereiche wie Kritikäußerung, Durchsetzen von Rechten, Überwindung von Unsicherheit oder Gewinnen von Sympathie – oft anhand von Rollenspielen – eingeübt werden können.

Milieugestaltung

Die **Milieugestaltung** (➤ Kap. 22.5.2) ist eine Therapiemethode innerhalb der Soziotherapie. Darunter versteht man ganz allgemein die Umgebung des psychisch Kranken, die sich folgendermaßen zusammensetzt:
- Äußere Umgebung (z. B. Gestaltung der Räume, Helligkeit, Farben, Gemütlichkeit, Rückzugsmöglichkeiten, Sauberkeit, Orientierungshilfen)
- Grenzen und Regeln, die den Ablauf und das Miteinander auf der Station strukturieren
- Zwischenmenschliches Klima

Eine wirksame Milieugestaltung ist als Grundvoraussetzung zu sehen, um eine Umgebung zu schaffen, in der sich die Patientinnen wohl und sicher fühlen, in der ein Gesundungsprozess gelingen kann und ohne die jegliche Behandlung unwirksam würde.

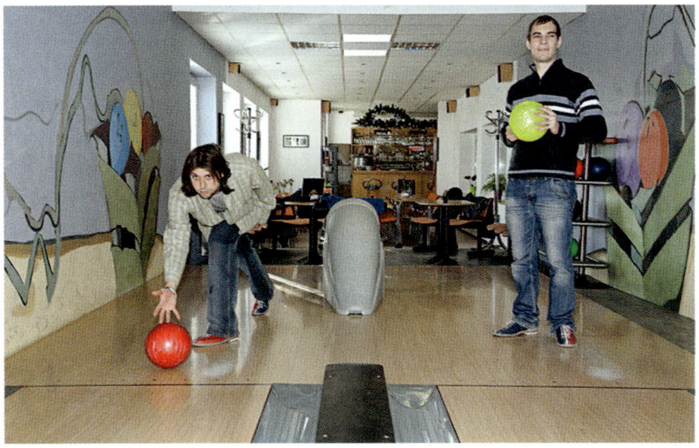

Abb. 14.6 Gemeinsames Bowling [J787]

Geistige und körperliche Aktivierung

Unter den Aspekten der Hospitalisierung, der Ressourcenförderung und -erhaltung ist die **geistige und körperliche Aktivierung** in der psychiatrischen Pflege unerlässlich. Pflegende können dabei auf vielfältige und oft einfache Weise tätig werden: Schon die Unterhaltung über das aktuelle Tagesgeschehen aus der Zeitung regt die Patienten zum Nachdenken an, genauso wie bereits ein gemeinsamer Gang innerhalb der Klinik zur körperlichen Aktivierung genutzt werden kann.

Weitere Möglichkeiten zur geistigen Aktivierung sind Gesellschaftsspiele, Bücher, Zeitungs- und Leserunden, Filme, Rätselhefte oder Museums- und Ausstellungsbesuche. Eine besondere Rolle spielt die geistige Aktivierung für ältere und demenzbetroffene Patientinnen; hierbei können gut Volkslieder oder Erinnerungen an „die gute alte Zeit" eingesetzt werden.

Neben den Angeboten aus der Bewegungstherapie erfolgt die körperliche Aktivierung in Form von Spaziergängen, Morgengymnastik oder durch Freizeitangebote wie Minigolf oder Kegeln (➤ Abb. 14.6).

Sinnvoll ist es immer, die geistige und körperliche Aktivierungsmaßnahme mit einer anregenden Freizeitgestaltung und Tagesstruktur zu verknüpfen und dabei Interessen und Ressourcen der beteiligten Patienten aufzugreifen.

Persönliche Hygiene und Wohlbefinden

Die Gründe für die Vernachlässigung von Sauberkeit, **Hygiene** und Ordnung in der Krankheitsphase sind vielfältig: Einigen Patienten fehlt der Antrieb, andere haben eine Gleichgültigkeit gegenüber diesen Dingen entwickelt, wieder andere sind innerlich strukturlos und gedanklich im Krankheitsgeschehen gefangen. Körperpflege und Sauberkeit sind sehr sensible Themen, die einfühlsam und vorsichtig angesprochen werden sollten. Wichtig ist dabei Ausgewogenheit zwischen den Maßstäben, die Pflegende in diesem Bereich haben, und denen der Patientinnen. Auf jeden Fall muss den Patienten verdeutlicht werden, dass ein Mindestmaß an Hygiene und Ordnung zum persönlichen **Wohlbefinden** beiträgt und – auch mit Rücksicht auf die Mitmenschen – notwendig ist.

Alle hier genannten Aspekte, die mit einer Vernachlässigung einhergehen, werden unter dem Begriff der **Selbstvernachlässigung** zusammengefasst. Auch der Begriff **Self-Neglect** ist in der Literatur zu finden und verdeutlicht gut, dass es bei diesem Phänomen nicht um bewusst unterlassene Handlungen geht.

Für die pflegerische Begleitung bedeutet dies, die Patientinnen behutsam und wertschätzend sowohl zu regelmäßiger Körperpflege als auch zum Wechseln und Waschen der Kleidung zu motivieren und dabei zu unterstützen. Auch Dinge wie schmutzige Bettwäsche oder Unordnung auf der Station oder im Zimmer werden von den Pflegenden angesprochen und durch motivierende und anleitende Gespräche begleitet.

Umgang mit der Erkrankung

Da es oberstes pflegerisches Ziel ist, den Patienten ein möglichst selbstständiges und eigenverantwortliches Leben zu ermöglichen, müssen Pflegende auch vermitteln, wie Patienten mit ihrer Erkrankung auf gesundheitsfördernde Weise umgehen können. Dazu gehört zunächst die Aufklärung über zur Erkrankung gehörende Symptome, über Situationen, die eine Verschlechterung hervorrufen können, über Frühwarnzeichen und Anzeichen von Überforderung (z. B. Reizüberflutung).

Im nächsten Schritt vermitteln Pflegende Patientinnen geeignete Strategien, die sie zur Stabilisierung, bei beginnender Verschlechterung oder in akuten Krisensituationen anwenden können. Dazu gehört das bewusste Einsetzen von positiven und entlastenden Aktivitäten (z. B. Hobbys, Entspannungsmusik), die Anwendung von Skills, das Nutzen von Rückzugs- und Ruhephasen, die Einnahme von Bedarfsmedikation oder das Aufsuchen professioneller Hilfsangebote (ambulante psychiatrische Dienste, Krisentelefon), die z. B. in einem persönlichen Krisennotfallplan aufgelistet werden können.

Gezielte Gruppenangebote zum besseren Umgang mit der Erkrankung sind u. a. psychoedukative Gruppen, Esstrainings für essgestörte Patienten, Genusstrainings, Depressionsgruppen und Suchtgruppen.

Umgang mit Medikamenten

Ein verantwortungsvoller **Umgang mit Medikamenten** ist wichtig, damit Patientinnen über ihre Medikation, d. h. über Effekte/Wirkungen und Nebenwirkungen, gut informiert sind, damit sie die Notwendigkeit einer medikamentösen Unterstützung einsehen und ihre Medikamente auch nach der Entlassung regelmäßig und in der verordneten Dosis weiterhin einnehmen. Dieser Bereich der psychiatrischen Pflege beinhaltet zunächst (v. a. in der Akutphase) die Kontrolle und Überwachung der Medikamenteneinnahme, indem Patientinnen ihre Psychopharmaka ausschließlich in Anwesenheit der Pflegenden einnehmen.

In Abhängigkeit von der Erkrankungsschwere, den kognitiven Fähigkeiten und der näher rückenden Entlassung wird die **Anleitung zur Medikamenteneinnahme** in verschiedenen Stufen durchgeführt:

- Information über Dosierung, Wirkweise, Nebenwirkungen und Aussehen der Tabletten
- Gemeinsames Stellen der Medikamente
- Selbstständiges Stellen der Medikamente, anschließende Kontrolle durch die Pflegenden

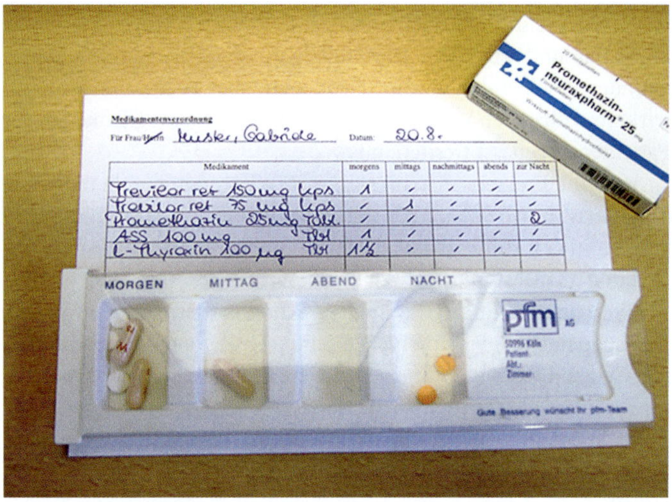

Abb. 14.7 Das **Medikamentenblatt** bietet eine gute Hilfestellung für die Tabletteneinnahme nach der Entlassung. [M322]

- Selbstständige Medikamenteneinnahme ohne Erinnerung und Aufforderung durch die Pflegenden (➤ Abb. 14.7)
- Information darüber, wie sich der Patient seine Medikamente nach der Entlassung beschaffen kann
- Aufklärung über den richtigen Umgang mit der Bedarfsmedikation und über Hilfsmaßnahmen bei störenden Nebenwirkungen

Grundsätzlich gilt es, den Betroffenen immer wieder bei Fragen und Unsicherheiten zur Seite zu stehen und ihre Mitarbeit durch umfangreiche Aufklärung und Motivation zu fördern und zu erhalten.

Im Bereich der Zusammenarbeit – bezogen auf Maßnahmen aller Art – lassen sich die Ansätze der Compliance und Adhärenz unterscheiden.

Während vor einigen Jahren der Begriff der **Compliance** noch als Standard galt, so verbirgt sich heute hierunter ein Ansatz, der mit „Therapietreue" übersetzt werden kann. Eine reine Übernahme von verordneten Maßnahmen führt in der Praxis jedoch häufig zu Situationen wie z. B. dem Absetzen von Arznei im häuslichen Umfeld, weshalb die Ebene der Adhärenz an dieser Stelle unbedingt erwähnt werden muss.

Adhärenz meint eine Ebene, auf der behandelnde und betroffene Menschen zusammenarbeiten. Das bedeutet in diesem Zusammenhang, erkrankte Menschen werden umfassend über alle Aspekte der Medikation sowie deren spontanes Absetzen informiert. Fachkräfte müssen wiederum geäußerte Wünsche und ggf. unerwünschte Nebenwirkungen akzeptieren und möglicherweise gemeinsam mit Patienten nach Alternativmedikationen suchen.

Zusätzlich sei an dieser Stelle jedoch gesagt, dass für die Ebene der adhärenten Zusammenarbeit eine gewisse kognitive Leistungsfähigkeit Grundvoraussetzung ist, weshalb dies z. B. für demenziell Betroffene nicht möglich ist.

Entlassungsvorbereitung

Die **Entlassung** von Patientinnen wird langfristig vorbereitet und beginnt bereits mit der Aufnahme im stationären Bereich. Die Situation, die den Patienten danach erwartet, wird zuvor umfassend geklärt.

Zur Belastungserprobung werden Patienten je nach Gesundheitszustand und Belastbarkeit während des Klinikaufenthalts mehrfach für Stunden bis Tage – ggf. einschließlich Übernachtung – nach Hause beurlaubt. Pflegende besprechen diese Beurlaubungen in Bezug auf die Tagesstruktur, die lebenspraktischen Aktivitäten, soziale und familiäre Kontakte und das allgemeine Überforderungserleben vor und nach und thematisieren dabei gelungene und noch schwierige Anteile. Neue Probleme oder Hürden werden dann wiederum für die Evaluation von Pflegeplanungen oder Diagnosen herangezogen.

Trotz sorgfältiger und langfristiger Planung der Entlassung kommt es im Praxisalltag dennoch häufig zu spontanen Veränderungen. Eine bevorstehenden Entlassung, der hierdurch entstehende Zeitdruck und die damit zwangsläufig einhergehende gedankliche Auseinandersetzung mit der Rückkehr in die gewohnte Umgebung kann für Patientinnen eine enorme Belastung darstellen. Auch geplante Entlassungstermine können so im Verlauf seitens Betroffener als bedrohlich empfunden werden.

Entlassungen sollten daher nie nur strukturell geplant werden, sondern auch immer von einer intensiven Beobachtung seitens Pflegender begleitet werden sowie in grundsätzlicher Zusammenarbeit mit Betroffenen ablaufen.

VORSICHT

Patienten nicht durch frühzeitige Entlassung gefährden

Gerade ein aus einer intensiv empfundenen Überforderung resultierendes Gefühl der Ohnmacht oder Hilflosigkeit des Patienten erhöht die Gefahr von **Kurzschlussreaktionen** und im schlimmsten Fall von selbstgefährdenden oder suizidalen Handlungen!

Plötzliche **Behandlungsabbrüche** oder auch **vorzeitige Entlassungen** stellen ein bekanntes Phänomen in der Psychiatrie dar. Persönliche Gründe der Patienten für eine vorzeitige Entlassung gibt es viele, und sie sind aus objektiver bzw. therapeutischer Sicht mitunter nur sehr schwer nachvollziehbar. Stehen einer Entlassung der Patientin weder juristische noch anderweitige forensische Gründe im Weg (z. B. bei Ausschluss einer akuten Eigen- oder Fremdgefährdung), sollten ihre Entlassungswünsche ausführlich besprochen und abgewogen und ihre Entlassung in gleichem Umfang vorbereitet und begleitet werden wie eine geplante. Geht der Patient überraschend, vielleicht sogar gegen ärztlichen Rat, wird trotz des Zeitmangels versucht, ihn, seine Angehörigen und sein soziales Umfeld bestmöglich vorzubereiten. [vgl. 11]

Angehörigenarbeit

Angehörige sind für Patientinnen unersetzbar, und auch das Team ist in der Regel auf ihre Mitarbeit angewiesen. Beispielsweise können Angehörige häufig schon bei der Aufnahme verlässliche Informationen über die Vorgeschichte des Betroffenen geben. Daher werden Angehörige so weit wie möglich und von Anfang an in die Behandlung einbezogen. Mit Einverständnis der Patienten erhalten sie umfassende Informationen über die Erkrankung. Dies hilft, Wissenslücken zu schließen und ein umfassendes Verständnis für ihre erkrankten Angehörigen zu entwickeln. Häufig können so z. B. Vorurteile oder aber Verarbeitungsmechanismen auf der persönlichen Ebene abgebaut werden, bei welchen Erkrankten häufig aufgrund eines Wissensdefizits eine bewusst handelnde Rolle zugeschrieben wird. Dies ist besonders wichtig bei Beziehungen, die durch das Krankheitsbild gestört waren.

Angehörige übernehmen in diesem Zusammenhang auch eine wesentliche Rolle bei der Wiedereingliederung der Patientinnen in ihr privates und berufliches Umfeld. Es gilt demnach, Angehörigen die Behandlung so transparent wie möglich zu machen. Damit erhöht sich nicht nur deren Verständnis, sondern auch die Motivation der Betroffenen selbst gegenüber einer Behandlung.

Nicht nur für die Patienten, sondern auch für ihre Angehörigen bricht mit der psychischen Erkrankung oft eine Welt zusammen. Der Aufnahme des Patienten auf eine psychiatrische Station ist vielfach eine lange Zeit der Belastung – für beide Seiten – vorausgegangen. Eventuell ist eine schwierige soziale Situation entstanden, z. B. wenn der Patient seine Arbeit verloren hat. Häufig muss die gesamte Lebensplanung geändert werden. Daneben werden Familien psychisch Erkrankter oft auch Opfer von Schuldzuweisungen durch das soziale Umfeld, wie z. B. die Nachbarschaft. In dieser Situation sind Schuldgefühle und Wut bei den Angehörigen nicht selten.

Empfehlenswert ist in solchen Fällen die Vermittlung von **Angehörigengruppen,** die z. T. auch in der Klinik angeboten werden. Dort tauschen die Betroffenen ihre Erfahrungen aus und erleben, dass sie mit ihrem Schicksal nicht allein sind. Der gegenseitige Austausch und die Solidarität helfen dabei, sich zu orientieren, Schuldgefühle abzubauen, Überforderungen aufzufangen und v. a. Kenntnis von bestimmten Krankheitsbildern zu bekommen. Oft erfolgt auch eine Aufklärung und Beratung durch Fachleute. In Angehörigengruppen finden viele Angehörige wieder zu sich selbst und erlangen neue Kraft und Verständnis für den Umgang mit der Patientin.

Oft ist auch Distanz zu den Angehörigen hilfreich

Neben einer familiären Häufung einiger psychiatrischer Störungen kann auch die Familie bzw. das soziale Umfeld selbst Grund für die Entstehung einer psychischen Erkrankung sein. Es sollte daher individuell abgewogen werden, inwiefern der Kontakt zu Angehörigen förderlich ist, oder aber ob gar ein zumindest temporärer Kontaktabbruch sinnvoller erscheint. Beide Wege sollten mit Angehörigen sowie Betroffenen selbst besprochen werden und stoßen idealerweise auf Verständnis.

Für Pflegende bedeutet professionelle Angehörigenarbeit, den Angehörigen bei Besuchskontakten, bei fest vereinbarten Gesprächen oder auch telefonisch einen Austausch über die Krankheitssymptome, Möglichkeiten der Unterstützung und auch Raum für Fragen und Empfindungen anzubieten.

Angehörige und Schweigepflicht

Zwei wichtige Punkte gilt es bei der Angehörigenarbeit zu beachten:

- Eine Informationsweitergabe an Angehörige darf niemals ohne das Einverständnis der Patienten erfolgen.
- Die Patientinnen entscheiden, welche Personen aus ihrem Umfeld zu den Angehörigen zählen – dies sind nicht automatisch Familienmitglieder, sondern oft auch langjährige Freundinnen bzw. Lebenspartner.

14.5.6 Beobachten, Beurteilen und Intervenieren

Die **Patientenbeobachtung** nimmt in der Psychiatrie eine bedeutende Stellung ein und erfordert vonseiten der Pflegenden neben fachlicher Kompetenz auch ein hohes Maß an Sensibilität. Durch sie werden Erkenntnisse für die Verlaufsplanung gewonnen, die psychopathologische Einordnung eines Krankheitszustands vorgenommen, Krisensituationen frühzeitig erkannt oder Bedürfnisse, Ressourcen und Probleme des Patienten erfasst. Pflegende sollten sich daher grundsätzlich über die Bedeutung und Tragweite ihrer Beobachtungen für die Behandlung bewusst sein. Meist sind es ihre Beobachtungen am Patienten, die Einfluss auf seine weitere Behandlung haben, sei es nun im Hinblick auf seine Ausgangsregelung oder aber seine Medikation. Die Krankenbeobachtung bezieht sich insbesondere auf Eigenschaften des Patienten:

- Mimik, Gestik, Sprache und Körperhaltung
- Persönliches Krankheitsverständnis und Umgang mit der Diagnose
- Soziale Fähigkeiten wie Aufgeschlossenheit, Gesprächsbereitschaft, Kontaktgestaltung
- Stimmungsschwankungen, u. a. im Tagesverlauf
- Antrieb, Unruhe, Anspannung
- Schwingungsfähigkeit
- Auffällige Vorstellungen (z. B. Stimmenhören) und/oder auffälliges Verhalten
- Körperpflege und Kleidung
- Gestaltung des Privatbereichs (Bett, Nachttisch, Schrank)
- Integration in die Stationsgemeinschaft
- Beschäftigung und Freizeitverhalten
- Verhalten bei Besuchen von Angehörigen und Freunden
- Wirkungen und Nebenwirkungen von Psychopharmaka
- Kognitives Leistungsvermögen, Aufmerksamkeit, Bewusstsein
- Formale und inhaltliche Denkstörungen
- Hinweise auf suizidale Tendenzen
- Eigen- oder fremdaggressives Verhalten

Subjektivität der Beobachtungen beachten

Beobachtungen sind immer subjektiv. Pflegende nehmen bestimmte Verhaltensweisen der Patientin längst nicht nur aus ihrer professionellen Rolle heraus wahr, sondern sind immer auch von persönlichen Befindlichkeiten und Erfahrungen beeinflusst, was sich auf das Verhalten gegenüber der Patientin und auf die Wahrnehmung der Patientin auswirkt.

So wundert es nicht, dass eine Pflegende einen Patienten als unruhig, zurückgezogen, wortkarg oder gar gereizt empfindet, ihre Kollegin ihn dagegen als aufgeschlossen und freundlich erlebt. In der psychiatrischen Pflege ist es daher besonders wichtig, das Bewusstsein der Subjektivität der eigenen Wahrnehmung zu schärfen, damit Fehleinschätzungen weitgehend vermieden werden. Folgende Faktoren beeinflussen unsere Wahrnehmung zusätzlich:

- **Vorurteile:** Ein weitverbreitetes Vorurteil ist z. B., dass Patientinnen mit langen Krankheitsverläufen kaum Chancen auf Besserung hätten. Man erwartet bei solchen Patienten oft keine Erfolge. Ausbleibende Therapiefortschritte scheinen das Vorurteil dann zu bestätigen.
- **Geschlechtsspezifisches Rollendenken:** Beispielsweise wird von Frauen gemeinhin erwartet, dass sie sich hingebungsvoll um ihre Kinder kümmern. Tun sie es nicht, fällt dies meist negativ auf. Bei Männern wird diesem Bereich oft keine Beachtung geschenkt, sodass eine schwere Beziehungsstörung möglicherweise gar nicht auffällt.
- **Kulturspezifische Besonderheiten:** Auf Westeuropäer wirkt das Verhalten von Patientinnen aus anderen Kulturkreisen oft befremdlich, da deren Sitten und Gebräuche nur unzureichend bekannt sind.
- **Gewöhnung:** Die Pflegenden haben sich an den Umgang mit psychisch Erkrankten gewöhnt, auch an die Nebenwirkungen der gebräuchlichsten Medikamente wie etwa Müdigkeit als Folge der Einnahme von Antidepressiva (➤ Pharma-Info 16.1). Sie stufen diese Nebenwirkungen deshalb oft als unbedeutend ein, wohingegen Patientinnen und Angehörige zutiefst beunruhigt sind.
- **Eigene Wünsche und Bedürfnisse:** Pflegende neigen z. B. dazu, bei Patienten, für die sie sich sehr eingesetzt haben, keine Verschlechterungen wahrzunehmen bzw. wahrnehmen zu wollen.

Um zu mehr Objektivität in der Beurteilung zu kommen, müssen die Beobachtungen der einzelnen Mitarbeiterinnen miteinander verglichen werden, denn oftmals verhalten sich die Patienten situativ oder im Beisein bestimmter Personen völlig unterschiedlich. So zeigen Patientinnen mitunter während der Visiten, d. h. gegenüber dem behandelnden Arzt, ein sozial erwünschtes Verhalten, das sich nicht vollständig mit den Beobachtungen der Pflegenden deckt.

Der Informationsfluss zwischen allen am Behandlungsprozess beteiligten Berufsgruppen sollte aus den genannten Gründen ständig gewährleistet sein. In vielen Kliniken werden aus diesem Grund regelmäßige Treffen zwischen den verschiedenen Berufsgruppen abgehalten. Im Rahmen solcher Therapiebesprechungen werden die einzelnen Beobachtungen dann gemeinsam ausgewertet und zu einem zusammenhängenden Bild der Patientin geformt (➤ Kap. 14.5.3).

14.5.7 Interaktion in besonderen Situationen

Die Aufnahmesituation

Die genauen Umstände der **Aufnahme** auf eine psychiatrische Station sind unterschiedlich. Die Patienten kommen in den meisten Fällen freiwillig und fühlen sich durch die stationäre Aufnahme oft erst einmal entlastet. Normalerweise geht der Aufnahme eine Beratung bei der Hausärztin oder einem ambulant tätigen Psychiater voraus, die dem Patienten den Entschluss erleichtern und ihm Ängste nehmen kann und in der die Notwendigkeit einer stationären Behandlung erörtert wurde. In weitaus weniger Fällen erfolgt die Aufnahme unfreiwillig. Die Patientinnen kommen in Begleitung eines Beamten des Ordnungsamtes oder werden von der Polizei gebracht. Diese Art der Aufnahme setzt eine bestehende Eigen- oder Fremdgefährdung voraus. Als dritte mögliche Aufnahmegrundlage sei die betreuungsrechtliche Unterbringung eines erkrankten Menschen genannt. Hierbei entscheidet eine gesetzliche Betreuerin mit entsprechendem

Aufgabenbereich über die Aufnahme, dies geschieht im besten Falle in gemeinsamer Absprache mit der betroffenen Person.

Ungeachtet dieser Unterschiede bedeutet die Notwendigkeit einer Klinikaufnahme aufgrund einer psychischen Erkrankung für fast alle Patienten ein einschneidendes Erlebnis und eine erhebliche psychische Belastung. Viele Patientinnen fürchten den Verlust persönlicher Beziehungen (z. B. zum Lebenspartner oder zu Freundinnen) oder haben Angst um ihren Arbeitsplatz. Hinzu kommt in vielen Fällen eine eingeschränkte oder fehlende Krankheitseinsicht.

Entscheidend für die Aufnahmesituation ist auch, ob der Patient auf einer offenen oder einer geschützten Station aufgenommen wird. Der früher benutzte und oft negativ besetzte Begriff „geschlossene Unterbringung" ist mittlerweile durch „geschützt" ersetzt worden. Hierin drückt sich der Charakter der Station im positiven Sinne aus: Sie bietet der Patientin in erster Linie Schutz vor sich selbst und dient nicht – wie vielfach angenommen – ausschließlich dem Schutz der Öffentlichkeit. Neben der geschlossenen Tür stellen eine festere Struktur, intensivere pflegerische Begleitung und nicht vorhandene bzw. für Patienten nicht zugängliche Gefahrenquellen (Messer, Gürtel, Feuerzeug etc.) die Merkmale einer geschützten Station dar.

Eine geplante und terminierte Aufnahme erfolgt fast immer auf eine offene Station. Handelt es sich um eine Notaufnahme (z. B. in der Nacht) oder ist der Zustand des Patienten in der akuten Aufnahmesituation schwer einzuschätzen, wird die vorläufige Unterbringung auf einer geschützten Station bevorzugt.

Auch die noch oft negativ besetzte Einstellung der Gesellschaft zur Psychiatrie beeinflusst das Verhalten der Patientinnen in der Aufnahmesituation. Viele Patienten, die zum ersten Mal aufgenommen werden, haben unrealistische und beängstigende Vorstellungen von der psychiatrischen Behandlung und glauben vielleicht sogar, dass sie die Psychiatrie nie wieder verlassen werden. Wegen dieser starken psychischen Belastung sollte die Patientin in den ersten Stunden nach der Aufnahme möglichst nicht allein gelassen werden.

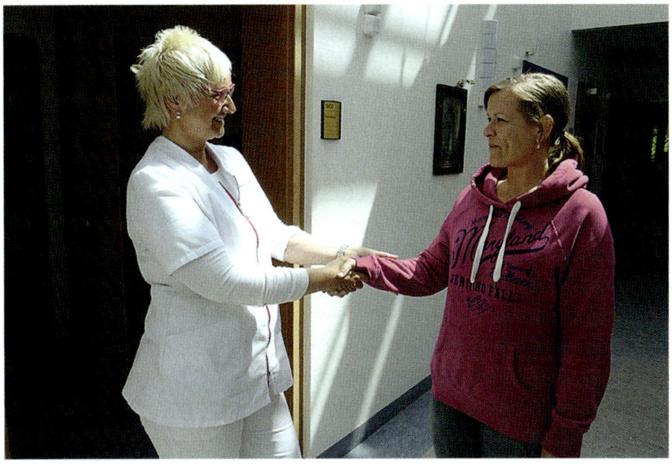

Abb. 14.8 Der erste Eindruck beeinflusst in hohem Maße die weitere Beziehung. [M322]

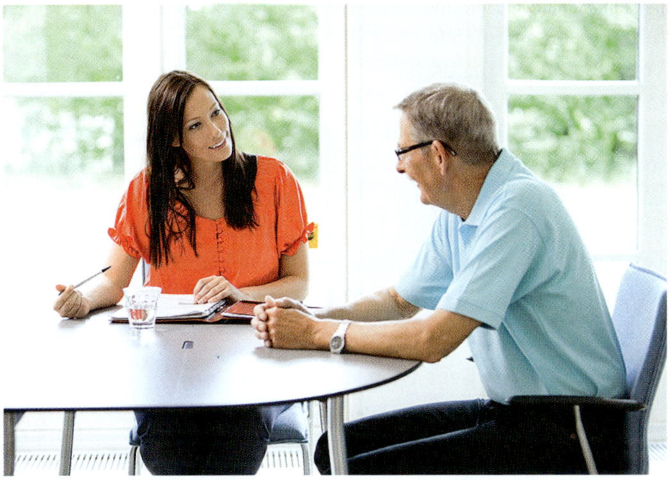

Abb. 14.9 Je mehr Informationen der Patient bei der Aufnahme erhält, desto weniger belastend ist die neue Situation für ihn. Auch ein offener Umgang mit möglicherweise nötigen Zwangsmaßnahmen zeigt dem Patienten, dass er der Pflegenden vertrauen kann. [J787]

Erstkontakt

Der **Erstkontakt** zwischen Patient und Pflegendem ist wichtig und prägend. Er wird auch Zugang genannt und stellt die Basis für die Beziehungsgestaltung dar (➤ Abb. 14.8). Gleichzeitig handelt es sich hierbei um einen entscheidenden Wendepunkt, bei welchem sich die zukünftige Patientin in die Obhut des Behandlungsteams begibt. Betroffene befinden sich zu diesem Zeitpunkt in einer außergewöhnlichen Situation und reagieren entsprechend sensibel auf non- und paraverbale Zeichen Pflegender (z. B. Gestik, Mimik, Lautstärke und Betonung).

Als optimal für eine Aufnahme gilt es, wenn die entsprechende Bezugspflegekraft einen zukünftigen Patienten in Empfang nimmt. Sie ist es auch, die dem Patienten die Räumlichkeiten der Station und sein Zimmer zeigt und ihn seinen Zimmernachbarn und Mitpatienten vorstellt. Die Bezugspflegekraft beschreibt außerdem den Tagesablauf, händigt Informationsblätter aus, weist auf die Besuchszeiten und die Telefonregelung hin und informiert den Patienten über das weitere Aufnahmeprozedere wie Anamnesegespräch, Untersuchungen, Blutentnahmen etc.

Pflegenden wird im Zusammenhang mit der Aufnahme eines Patienten ein hohes Maß an Sensibilität und Einfühlungsvermögen abverlangt. Mit der Zeit entwickeln Pflegende jedoch ein Gefühl dafür, wie viele Informationen Patientinnen in der Aufnahmesituation zugemutet werden können und welche Informationen besser auf einen späteren Zeitpunkt verschoben werden sollten (➤ Abb. 14.9).

Kommen Patientinnen in Begleitung von Angehörigen zur Aufnahme, werden diese selbstverständlich ebenfalls über Ausgangs-, Besuchs- und Telefonregelungen informiert. Im Erstkontakt mit den Angehörigen sollten sich Pflegende Zeit für deren Fragen nehmen.

Kontrolle des persönlichen Eigentums

In manchen Fällen ist es sinnvoll, das Gepäck des Patienten nach gefährlichen Gegenständen wie z. B. Nagelscheren, Rasierklingen oder Glas zu durchsuchen. Dies ist bei Aufnahmen auf geschützten

Stationen und Suchtabteilungen üblich und bei akuter oder vermuteter Suizidalität sogar notwendig.

Bei der Aufnahme auf einer offenen Station ist die Kontrolle des Gepäcks aufgrund der Freiwilligkeit und vorauszusetzenden Kooperationsbereitschaft der Patientin nicht zwingend erforderlich.

Bei der Aufnahme auf einer geschützten/geschlossenen Station ist das Durchsuchen des gesamten Gepäcks und der Kleidung, die der Patient am Körper trägt, schon aus Sicherheitsgründen ratsam. Patientinnen muss verdeutlicht werden, dass dies nicht aufgrund eines grundlegenden Misstrauens ihnen gegenüber passiert, sondern zu gleichen Teilen auch zum Schutz der anderen auf der Station untergebrachten Patienten geschieht – z. B. solchen, die zu Selbstverletzungen neigen. Zudem sind sich viele Patientinnen der Gefährlichkeit bestimmter mitgebrachter Gegenstände (wie z. B. eines kleinen Taschenspiegels, eines Parfümfläschchens oder eines Föhns) oftmals gar nicht bewusst.

Selbstverständlich geschieht das Durchsuchen des Gepäcks im Beisein des Patienten und in Gegenwart eines Zeugen. Die Pflegenden führen die Durchsuchung zum eigenen Schutz immer mit äußerster Vorsicht und mit Handschuhen durch, da die Gefahr besteht, sich an mitgebrachten Messern, Kanülen o. Ä. zu verletzen.

Die Begründung für die **Kontrolle des persönlichen Eigentums** sollte sachlich und ohne Vorwurf oder Anklage erfolgen. Der Hinweis, dass eine Durchsuchung bei allen Patientinnen unabhängig von ihrer Erkrankung erfolgt und der eigenen Sicherheit sowie der Sicherheit der Mitpatienten und des therapeutischen Teams dient, ist für die meisten Patientinnen einzusehen.

Sicherstellen von Gegenständen

Medikamente, Drogen, Alkohol und Waffen werden immer sichergestellt, auf geschlossenen Stationen darüber hinaus auch gefährliche Gegenstände wie z. B. Nassrasierer, Glas, Taschenmesser, Nagelfeilen oder -scheren, Spiegel oder Nadeln.

Die Durchsuchung ist für Patientinnen unangenehm, weil dadurch massiv in die Intimsphäre eingedrungen wird. Um die belastende Situation etwas abzumildern, wird das Durchsuchen am besten mit einer weiteren sinnvollen Tätigkeit verknüpft, z. B. mit dem Einräumen des Kleiderschranks. Bezugspflegende nutzen diese Gelegenheit oft dazu, mit dem Patienten näher in Kontakt zu treten.

Im **Erstgespräch** (auch Aufnahme- oder Anamnesegespräch genannt) erfassen die Bezugspflegenden neben den biografischen Daten (Lebenslauf, Bildungsweg, Familienstand, Wohnsituation, finanzielle Besonderheiten etc.) v. a. pflegerelevante Informationen des Patienten. Durch Fragen erfahren sie Näheres über:

- Umstände und Gründe, die zur Klinikaufnahme geführt haben
- Erwartungen, Ziele und Ängste der Patientin
- Physische Situation des Patienten
- Psychische Verfassung der Patientin
- Soziale Situation des Patienten
- Frühere Erkrankungen und Krankenhauserfahrungen
- Stärken, Interessen und Hobbys

Das Erstgespräch wird in der Regel von einer Ärztin und einer Pflegekraft – im Idealfall der Bezugspflegekraft – gemeinsam geführt. Es sollte nicht zu lange dauern, um den Patienten nicht zu überfordern; Konzentrations- und Denkstörungen sowie kognitive Einschränkungen müssen berücksichtigt werden. Durch das gemeinsame Gespräch erlebt der Patient die Therapeutinnen als Team, darüber hinaus bleibt es ihm erspart, seine Aufnahmegründe mehrfach erzählen zu müssen.

Fremdanamnese

Je nach Aufnahmesituation stellen professionelle Begleitpersonen oder Angehörige des Patienten eine wichtige Informationsquelle dar, da sie Informationen zum Aufnahmegrund liefern und besonders bei langjährig Erkrankten wichtige Aussagen über den bisherigen Krankheitsverlauf machen können. Bei Akutaufnahmen können sie die Entwicklung bis zur Aufnahme häufig besser schildern als die Patientin, die durch die neue Situation unter großem Druck steht und offensichtliche Veränderungen an ihrer Wahrnehmung oder ihrem Verhalten möglicherweise gar nicht nachvollziehen kann. **Fremdanamnesen** erfolgen am besten in seinem Beisein.

Behandlungsvereinbarungen

In vielen Kliniken werden zu Beginn der Therapie – v. a. im Sucht- und Psychotherapiebereich – sog. **Behandlungsverträge** geschlossen. Darin werden für die Dauer des Aufenthalts Bedingungen festgelegt, die bei Nichteinhaltung zu Konsequenzen führen, die mit den Patienten vorher abgesprochen und festgelegt wurden. Da ein solcher Behandlungsvertrag aus rechtlicher Sicht keinen bindenden Charakter hat, wird er in vielen Fällen auch Behandlungs*vereinbarung* genannt. In einem Behandlungsvertrag kann z. B. eine Ausgangssperre als Folge einer Selbstverletzung oder eine disziplinarische Entlassung aufgrund von Drogenkonsum vereinbart werden. Da die Patientinnen vorher über die Konsequenzen Bescheid wissen, können sie sich ihre Autonomie bewahren und fühlen sich im Falle eines Verstoßes nicht der Willkür des therapeutischen Teams ausgesetzt. Wichtig ist es, die Behandlungsverträge dem gesamten Team transparent und auch für Aushilfskräfte oder diensthabende Ärzte einsehbar zu machen.

Eine andere Form der Behandlungsvereinbarung richtet sich an langjährig Erkrankte, die in akuten Krankheitsschüben wiederholt aufgenommen werden. Diese im relativ gesunden Zustand verfassten Unterlagen dienen dann dem Behandlungsteam in der Akutaufnahme, in der die Patientin krankheitsbedingt nicht entscheidungsfähig und einsichtig ist, als richtungweisend. Inhalte sind typischerweise Wünsche zum pflegerischen und ärztlichen Umgang, hilfreiche Medikamente, entlastende und deeskalierende Maßnahmen, von vornherein abgelehnte Behandlungsformen (z. B. EKT) und Telefonnummern von zu informierenden (Bezugs-)Personen. Oftmals lassen sich diese Dokumente auch unter dem Namen Krisenpass finden und werden mittlerweile von vielen Organisationen in vorgedruckter Form zur Verfügung gestellt. Eine generelle Behandlungsablehnung ist jedoch mit keiner dieser Dokumente möglich, auch wenn einige dieser Vorlagen diese als mögliche Antwort angeben.

Entweichen

Nicht wenige Patienten, die gerichtlich untergebracht sind, versuchen, sich der psychiatrischen Behandlung durch **Entweichen** zu entziehen. Neben der für fast alle Patientinnen unerträglichen Situation, nicht selbst über den eigenen Aufenthaltsort bestimmen zu können, liegt dies oft in ihrer Erkrankung begründet: Ein Patient fühlt sich z. B. zu Unrecht in einem psychiatrischen Krankenhaus untergebracht und darüber hinaus möglicherweise sogar durch das Personal bedroht und versucht, sich durch Flucht zu retten. In solchen Fällen ist idealerweise die behandelnde, ansonsten die diensthabende Ärztin zu verständigen, die nach sorgfältiger Prüfung des Behandlungs- und Gesundheitszustands des Patienten darüber entscheidet, ob eine polizeiliche Fahndung erforderlich ist oder nicht.

Auch wenn Patientinnen, die sich freiwillig in stationärer Behandlung befinden, z. B. von einem Spaziergang nicht zurückkehren, wird der behandelnde bzw. diensthabende Arzt informiert. Es besteht zunächst jedoch keine rechtliche Veranlassung, die Polizei einzuschalten oder gar eine polizeiliche Fahndung einzuleiten.

Für die Pflegenden bedeutet eine festgestellte Entweichung, alle Möglichkeiten auszuschöpfen, den Patienten zu finden: Das Krankenhausgelände und die unmittelbare Umgebung werden abgesucht, Informationen darüber gesammelt, wann der Patient zuletzt gesehen wurde und ob er entsprechende Äußerungen getan hat, und Überlegungen zu möglichen Aufenthaltsorten angestellt. Dabei können Mitpatientinnen und Personal befragt oder Angehörige telefonisch kontaktiert werden. Ist der Aufenthaltsort dann bekannt, ist die Frage nach einer Rückkehr in die Klinik und nach einer Weiterbehandlung zu erörtern.

Angehörige und Mitpatientinnen einbeziehen

Eine Entweichung kann die Mitpatienten in Aufruhr versetzen, weshalb das baldige Einberufen einer Stationszusammenkunft sinnvoll ist. Besondere Ansprache brauchen betroffene Zimmernachbarinnen und nahestehende Patienten. Auch befragte Angehörige machen sich natürlich Sorgen und müssen durch das Klinikpersonal über die aktuelle Lage informiert werden.

Aggressionen

Aggressionen treten in allen zwischenmenschlichen Beziehungen auf und spielen auch in der Psychiatrie eine Rolle. Einige psychische Krankheiten gehen mit erhöhter Aggressionsbereitschaft einher, z. B. die Manie, wahnhafte Erkrankungen sowie Alkohol- und bestimmte Drogenintoxikationen (z. B. Kokain, Amphetamine, Crack). Auch im Klinikalltag gibt es immer wieder Situationen, die bei Patienten aggressives Verhalten auslösen:

- **Angst:** Ein Patient glaubt z. B. im Wahn, er würde bedroht, und versucht sich zu wehren.
- **Frustrationen** werden z. B. durch Sanktionen hervorgerufen, auch wenn diese aus therapeutischen Gründen angezeigt sind.
- **Zwang** kann z. B. in einer von der Patientin verweigerten und trotzdem durchgeführten Maßnahme bestehen.
- **Fixierung oder auch Sicherstellung** erfolgen als Sicherheitsmaßnahme bei Fremd- oder Eigengefährdung.
- **Mangelnde Zuwendung:** Der Patient versucht, durch aggressives Verhalten Aufmerksamkeit zu erlangen.

Aggression niemals dulden!

Aggression als Verhaltensmuster darf nicht geduldet werden. Aggressiven Patientinnen, die u. U. sogar ihre Mitpatienten unter Druck setzen, müssen deutliche Grenzen gesetzt werden. Zudem sollte bei psychiatrisch bedingten aggressiven Verhaltensweisen eine Medikationsindikation geprüft werden, um die Impuls- und Affektkontrolle zu bessern.

Oft können Pflegende die Situation entspannen, indem sie den Patienten auf sein Verhalten hinweisen: „So, wie Sie sich jetzt verhalten, machen Sie den anderen Patientinnen Angst." Denn häufig ist Patienten selbst nicht bewusst, wie das gezeigte Verhalten auf andere wirkt. Auch die Frage nach dem Grund für den Ärger des Patienten führt in vielen Fällen zu einer Beruhigung der Situation, da er sich mit seinen Empfindungen ernst genommen fühlt und sich deshalb leichter auf ein Gespräch einlassen kann.

Im Umgang mit sehr gereizten, angespannten Patientinnen müssen Pflegende daran denken, dass diese mental eingeengt sind und ihre Umwelt nur begrenzt wahrnehmen.

Drohen Gewalttätigkeiten, versuchen Pflegende, ruhig zu bleiben. Das weitere Vorgehen ist:

- Sich weitere Unterstützung holen, und zwar lieber zu viel als zu wenig. Sichtbare Übermacht verhindert oft Gewaltausbrüche.
- Andere Patienten bitten, ihre Zimmer aufzusuchen.
- Sicherheitsdistanz bewahren, zum einen aus Selbstschutz, zum anderen, damit sich der Patient nicht in die Enge getrieben fühlt.
- Patientinnen durch Ansprache beruhigen: Dies geschieht im Idealfall durch das Teammitglied, das den besten Zugang zum Patienten hat.
- Den Patienten zu diesem Zeitpunkt auf keinen Fall mit seinem Fehlverhalten konfrontieren.

VORSICHT

Bei Gefahr ist **keine Konfrontation** angezeigt; vielmehr sind beruhigende und deeskalierende Worte indiziert.

Aufkommende Aggressionen frühzeitig erkennen und verhindern

In den ersten Tagen nach der Aufnahme auf einer geschützten/geschlossenen Station ist das Risiko der **Aggressionsentstehung** am höchsten. Entsprechend sind während dieser Phase die genaue Beobachtung des Patienten und eine Einschätzung seines Aggressionspotenzials von größter Wichtigkeit. Auf Risikofaktoren wie geringe Körperdistanz, Erregungs- und Anspannungszustände sollte rechtzeitig reagiert werden. In der Praxis lassen sich hierbei auch Assessments wie z. B. Skalen einsetzen, die insbesondere Pflegenden ohne ausreichende Berufserfahrung eine enorme Hilfestellung sein können.

Eine ruhige Atmosphäre auf der Station und ein respektvoller und freundlicher Umgang mit den Patienten wirken ebenfalls aggressionsmindernd. Ein überkontrollierender Stil im Umgang mit den Patientinnen und zu strikte Stationsregeln führen bei potenziell aggressiven Patienten eher zu Anspannungen und Stress. Stationsregeln sind wichtig, um einen gleichmäßigen Ablauf auf der Station zu gewährleisten; sie sollten jedoch immer auch Ausnahmen zulassen. [vgl. 12, 13]

Bestehende Aggressionen verringern

Kommt es zu aggressiven Handlungen einer Patientin – sei es verbal oder tätlich – ist es wichtig, schnell zu reagieren, um einer Eskalation des Geschehens vorzubeugen. Pflegende sollten selbst ruhig bleiben, dabei aber bestimmt auftreten. Sie sollten Ruhe und Selbstsicherheit ausstrahlen und keine Hektik aufkommen lassen. Distanz zur Situation zu bewahren, ist die Grundlage für professionelles Handeln. Wenn Pflegende sich zu eigenem aggressivem Verhalten hinreißen lassen, wirkt ihre eigene Emotionalität verstärkend auf das Gegenüber, die Situation eskaliert und wird unkontrollierbar. Es gilt daher, Beschimpfungen nicht auf sich selbst zu beziehen oder persönlich zu nehmen.

Soweit es die drohende Gewalt zulässt, kümmert sich *eine* Pflegekraft – idealerweise die Bezugspflegekraft – um den aggressiven Patienten. Sie begegnet dem Patienten auf gleicher Höhe: Sitzt er, setzt sie sich zu ihm. Sie achtet dabei aber immer auf einen angemessenen Sicherheitsabstand, der die eigene Sicherheit gewährleistet und gleichzeitig den Patienten nicht einengt. Während des gesamten Gesprächs wahrt sie Augenkontakt und kehrt dem Patienten nicht den Rücken zu. Die Pflegekraft versucht, den Patienten zum Beschreiben seiner Gefühle zu bewegen. Wenn der Patient über seine Gefühle spricht, gewinnt er ein Stück der verlorenen Distanz zu den Ereignissen zurück. Gemeinsam mit dem Patienten kann die Pflegekraft die Ursachen der Aggression herausfinden und alternative Lösungsmöglichkeiten mit ihm suchen. Eine eingehende Kenntnis der Vorgeschichte des Patienten ist hier von äußerster Wichtigkeit. Der Patient muss spüren, dass die Pflegende nicht gegen ihn ist und er sich nicht verteidigen muss.

Talking-down

Eine weitere Methode, um Aggressionen zu mindern, ist das **Talking-down,** das besonders dann angewendet wird, wenn jemand nach dem Konsum von Drogen negative Emotionen, Aggressionen oder Panikattacken erlebt. Die Patientin wird dabei in eine reizarme Umgebung gebracht und nicht allein gelassen. Ein andauernder beruhigender Gesprächskontakt vermittelt der Patientin Sicherheit.

VORSICHT

Die eigene Sicherheit geht vor

Bei allen Maßnahmen denken die Pflegenden stets an die eigene Sicherheit und die der Kollegeinnen und Mitpatienten. Wenn möglich, sollten die Mitarbeiterinnen, die nicht im direkten Kontakt zum aggressiven Patienten stehen, aufgeregte Patienten beruhigen und dafür sorgen, dass sich die übrigen Patientinnen in ihren Zimmern aufhalten.

14.5.8 Pflege bei Zwangsmaßnahmen

Gelingt es nicht, einen Patienten durch Zuspruch zu beruhigen, und verweigert er eine sedierende Medikation, sind ggf. **Zwangsmaßnahmen** erforderlich. Dabei kann es sich um Zwangsmedikation, Sicherstellung (Bauch- und/oder Hand-, Fuß-, Schultergurte) oder Isolierung handeln. Eine Zwangsmaßnahme ist immer das letzte Mittel, das angewendet wird.

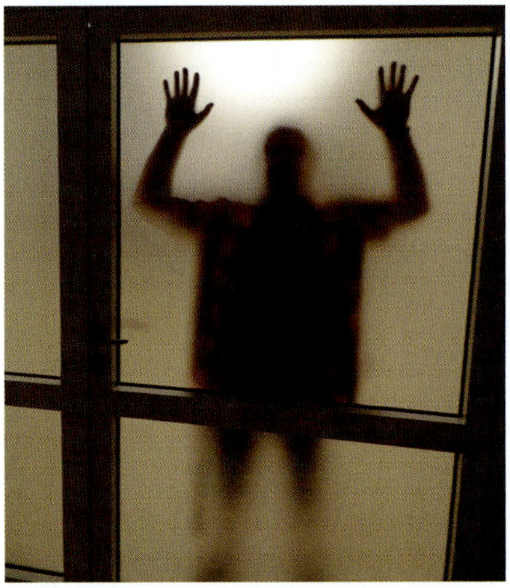

Abb. 14.10 Bei **Eigen- und Fremdgefährdung** wird die Aufnahme auf eine geschlossene Station notwendig. Der Patient erlebt dann zusätzlich die Einschränkungen des Freiheitsentzugs. [M322]

Zwangsmaßnahmen werden in den meisten Fällen als traumatisch erlebt und bedeuten stets einen massiven Eingriff in die im Grundgesetz (GG) verankerten Grundrechte des Menschen auf Unantastbarkeit seiner Würde (Art. 1 GG) und freie Entfaltung seiner Persönlichkeit (Art. 2 GG). Mit diesen Grundrechten sollte man nicht leichtfertig umgehen und sich immer über die Konsequenzen seines Tuns für den betroffenen Menschen im Klaren sein.

Rechtliche Grundlagen von Zwangseinweisungen

Das Grundgesetz der Bundesrepublik Deutschland garantiert die Freiheit der Person (Art. 2 GG). **Zwangseinweisungen** (➤ Abb. 14.10) und andere Zwangsmaßnahmen greifen erheblich in dieses und andere Rechte ein (z. B. das Recht auf körperliche Unversehrtheit). Sie werden deshalb durch spezielle Gesetze, die sog. **Landesunterbringungsgesetze,** geregelt. Diese sehen in den einzelnen Bundesländern unterschiedlich aus, gemeinsam ist ihnen jedoch Folgendes: Über die Notwendigkeit einer Unterbringung zur Behandlung entscheidet ein *Richter,* nicht etwa eine Ärztin oder Angehöriger (Art. 104 Abs. 2 GG). Voraussetzungen sind:

- Es muss eine psychische Erkrankung vorliegen, die zu einer erheblichen *Eigen- oder Fremdgefährdung* führt.
- Die Gefahr lässt nicht durch eine andere Maßnahme (z. B. ambulante Behandlung) beseitigen.

Die Anregung zur **Unterbringung** erfolgt durch die zuständige Behörde, meist das Ordnungsamt. Der Richter stützt sich bei seiner Entscheidung auf ein ärztliches Zeugnis und auf die persönliche Anhörung des Betroffenen, der auch die Möglichkeit des Widerspruchs gegen den Unterbringungsbeschluss hat. Für die Dauer der Unterbringung wird eine Frist (meist 4–6 Wochen) gesetzt, nach deren Ablauf eine erneute Anhörung stattfinden kann. Läuft die Unterbringungsfrist ab und erfolgt keine erneute Anhörung, muss die Patientin sofort entlassen werden. Bei einer erkennbaren Besserung vor Ablauf der Frist kann der Beschluss auch vorzeitig aufgehoben werden. Während der Dauer der Unterbringung sind Maßnahmen, die der Abwendung von Gefahren für das Leben des Patienten oder anderer Personen dienen, grundsätzlich auch ohne Einwilligung des Patienten zulässig. Eine solche Maßnahme (z. B. eine Fixierung) muss jedoch vorher angedroht worden sein.

Für Erkrankte, die wegen ihrer Krankheit bestimmte Angelegenheiten nicht erledigen können, kann nach dem Betreuungsrecht eine **Betreuung** eingerichtet werden. Die Betreuerin bekommt Aufgabenbereiche zugewiesen, in denen sie den Betreuten unterstützen soll (z. B. Vermögensbetreuung, medizinische Behandlung, Bestimmung des Aufenthaltsorts). Für eine Unterbringung oder für gefährliche Heilbehandlungen muss die Betreuerin allerdings die Genehmigung des Betreuungsgerichts einholen.

Sonderfall: Zwangseinweisung aus juristischen Gründen

Eine besondere Form der Zwangseinweisung ist die aus juristischen Gründen. Zwar sind psychiatrische Einrichtungen Teil des medizinischen Versorgungssystems, sie spielen aber auch in der deutschen Rechtsprechung eine große Rolle. Beispiele sind:

- Der **Maßregelvollzug** *(Forensik)*, d. h. die gesicherte Unterbringung und Behandlung psychisch erkrankter Rechtsbrecher
- Die gerichtlich angeordnete Drogenentwöhnung als Alternative zur Gefängnisstrafe
- Die Behandlung psychisch Erkrankter gegen ihren Willen auf geschützten Stationen

Rechtliche Grundlagen für Zwangsmedikation

Für eine Zwangsmedikation müssen folgende Voraussetzungen erfüllt sein:

- **Mangelnde Einsicht:** Es sind alle Möglichkeiten ausgeschöpft worden, die Patientin durch eindringliche Gespräche und Überzeugungsversuche z. B. zur Medikamenteneinnahme zu bewegen.
- **Fremd- oder Eigengefährdung:** Besteht ein rechtfertigender Notstand (§ 34 StGB), dann ist das sog. Gut des Umfelds höher zu bewerten als das „Recht des Patienten auf körperliche Unversehrtheit". Ein rechtfertigender Notstand liegt vor, wenn eine Patientin z. B. in einem massiven Erregungszustand Einrichtungsgegenstände zerstört und außerdem zu befürchten ist, dass sie ihre Aggressionen auch gegen Mitpatienten, Mitarbeitende der Station oder sich selbst richtet. Unter Berücksichtigung obiger Kriterien dürfen in diesem Fall zwangsweise Medikamente verabreicht werden.
- **Zwangsaufenthalt:** Patienten, die sich freiwillig in Behandlung begeben haben, entscheiden in der Regel selbst, ob sie Medikamente einnehmen wollen oder nicht, d. h., sie haben das Recht, die Einnahme zu verweigern. Bei Patientinnen, deren Aufnahme in die Klinik durch Zwangseinweisung erfolgt ist, dürfen Zwangsmaßnahmen nur nach Rücksprache mit dem gesetzlich bestellten Betreuer bzw. dem zuständigen Gericht durchgeführt werden. Besteht allerdings ein rechtfertigender Notstand, darf die Zwangsmaßnahme sofort durchgeführt werden. Die Zustimmung dafür muss jedoch in direktem zeitlichem Zusammenhang, also unmittelbar nach Einleitung der Zwangsmaßnahme, von der gesetzlichen Betreuerin oder dem zuständigen Gericht nachträglich eingeholt werden.

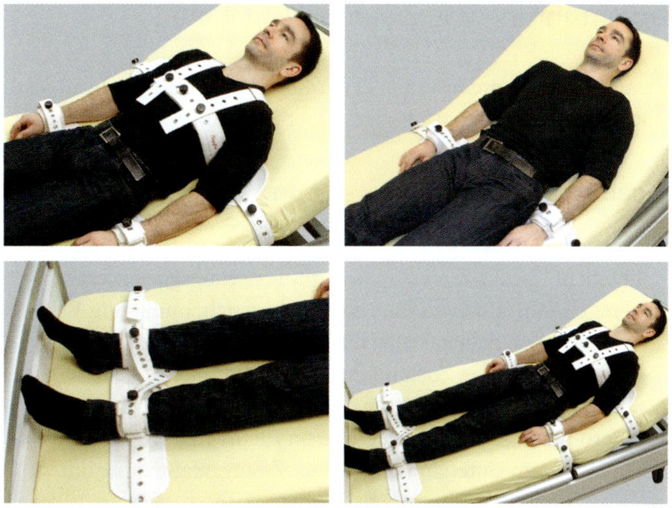

Abb. 14.11 5-Punkt-Fixierung mit Schulter- sowie Arm- und Beingurten [V467]

Rechtliche Grundlagen für Sicherstellung

Eine **Sicherstellung** bzw. Fixierung (➤ Abb. 14.11) ist, sofern der Patient dafür seine Zustimmung nicht erteilt hat, grundsätzlich nur nach schriftlicher ärztlicher Anordnung und richterlicher Genehmigung möglich. Eine Sicherstellung *ohne* Einwilligung der Patientin und *ohne* vorherigen betreuungsrechtlichen oder richterlichen Beschluss kann jedoch in folgenden Situationen durch den Arzt angeordnet werden:

- **Notwehr** (§ 32 StGB): wenn ein Patient eine Mitpatientin, Besucher oder die Pflegenden angreift
- **Rechtfertigender Notstand** (§ 34 StGB): wenn schwere Fremd- oder Eigenaggressivität und deutliche Zeichen unmittelbar drohender Gefahren für sich oder andere zu erkennen sind

VORSICHT

Sicherstellungen sind nur zulässig, wenn sie durch die Stationsärztin oder in ihrer Abwesenheit durch einen anderen Arzt angeordnet werden (Urteil des OLG Köln vom 2.12.1992, Az: 27 U 103/91; im Volltext abrufbar [Az in Suchmaske eingeben] unter http://dejure.org).

Bei Personen, die unter Betreuung stehen, ist für regelmäßige und dauerhafte Fixierungen (z. B. regelmäßiges Anbringen eines Bauchgurts und von Bettgittern zur Nacht) und andere freiheitsbeschränkende Maßnahmen ebenfalls ein richterlicher Beschluss nötig.

Eine Fixierung von Patienten, die nicht unter Betreuung stehen, ist nur dann zulässig, wenn die Voraussetzungen des rechtfertigenden Notstands oder der Notwehr vorliegen, wobei hiervon nur kurzfristige Fixierungen erfasst werden. Eine richterliche Genehmigung für eine längere Fixierung ist hier nicht möglich.

Durchführung von Zwangsmaßnahmen

Zwangsmaßnahmen werden in der Regel vom (Stations-)Arzt nach Rücksprache mit der zuständigen Oberärztin angeordnet.

Fixierung und Zwangsmedikation

Die einzelnen **Schritte** bei Fixierung und Zwangsmedikation:

- In einem Einzelzimmer ein Bett mit Fixierungsgurten vorbereiten. Auf Akutstationen empfiehlt es sich, immer ein Bett vorbereitet zu haben. Dabei die Funktionstüchtigkeit und den ordnungsgemäßen Zustand des Gurtsystems sowie des Verschlusssystems kontrollieren.
- Sofern nicht genügend Pflegende im Dienst sind, auf anderen Stationen um Unterstützung bei der Zwangsmaßnahme bitten.
- Auf ärztliche Anordnung Medikamente richten.
- Im Vorfeld mit allen Durchführenden die Vorgehensweise besprechen. Dies vermeidet unnötige Fehler und Verletzungen von Patient und Mitarbeitenden.
- Zur etwaigen Gefahrenabwehr Mitpatientinnen in ihre Zimmer bitten und Besucher dazu anhalten, die Station zu verlassen.
- Auf Gefahrenquellen in der Umgebung achten: Scharfe und spitze Gegenstände entfernen, auf mögliche Wurfgeschosse achten (Bilder, Möbel und weiteres Inventar), eigene Verletzungsgefahr (durch Schmuck, Uhr, Piercings) minimieren.
- Den Patienten (mit Nennung der Gründe) über die anstehende Zwangsmaßnahme informieren und ihn bitten, freiwillig in sein Zimmer zu gehen.
- Sofern der Patient der Aufforderung der Pflegenden oder der Ärztin, in sein Zimmer zu gehen, nicht nachkommt, versuchen, ihn mit mehreren Personen in das vorbereitete Zimmer zu führen.
- Den Patienten erneut über die Notwendigkeit der Medikamenteneinnahme und über das weitere Vorgehen aufklären.
- Bei weiterer Verweigerung den Patienten auf ein abgesprochenes Zeichen hin an Armen und Beinen festhalten und ins Bett legen (auf ausreichend Mitarbeiter achten, mindestens vier). Hierbei ist es wichtig, dass alle Mitwirkenden gleichzeitig und sicher zufassen, denn sollte sich ein Arm oder Bein aus dem Griff lösen, besteht die Gefahr, dass eine der Mitarbeiterinnen geschlagen oder getreten wird.
- Den Patienten mithilfe weiterer Mitarbeitenden ins Bett heben.
- Sofern möglich, dem Patienten die Schuhe ausziehen.
- Danach den Patienten mit Gurten fixieren und diese auf korrekten Sitz überprüfen. Die Gurte dürfen nicht zu eng bzw. nicht zu locker angelegt sein (Vorgaben der Hersteller beachten!).
- Erneut eine orale Medikation anbieten.
- Falls erforderlich, Medikation intramuskulär oder intravenös verabreichen.
- Die Kleidung des Patienten nach Feuerzeugen, spitzen Gegenstände oder anderen potenziell fremd- und eigengefährdenden Gegenständen untersuchen.
- Für die Zeit der Fixierung einen ständigen Sicht- und Hörkontakt sicherstellen, ggf. 1:1-Betreuung.
- Puls, Blutdruck und korrekten Sitz der Fixierung regelmäßig kontrollieren sowie psychischen und körperlichen Zustand des Patienten überwachen.
- Vorgang dokumentieren und später im Team reflektieren (eine Fixierung kann nicht nur für den Patienten eine traumatische Erfahrung sein!).
- Ist der Patient wieder für Gespräche zugänglich, wird das gesamte Vorgehen mit ihm besprochen. Die Rolle der Krankheit, aber auch sein Verhalten in der Krankheit wird reflektiert.
- Lösen der Fixierung nur nach Rücksprache mit der zuständigen Ärztin.

Dauer der Fixierung

Grundsätzlich gilt, dass nur ein Arzt und das Gericht die **Dauer einer Sicherstellung** festlegen können, dennoch sollte diese Maßnahme immer nur so kurz wie nötig angewendet werden. Es gibt demnach keine festgeschriebene Mindest- oder Höchstdauer für eine Fixierung. Der Zeitraum wird immer an jeden einzelnen Betroffenen und die Ursache der Fixierung angepasst. In vielen Fällen beruhigen sich die Patientinnen schon nach einiger Zeit, und ihnen wird bewusst, warum sie in dieser Zwangslage sind. Sie zeigen sich dann meist sehr kooperativ, sind im Gespräch wieder zugänglich und können aus der Sicherstellung befreit werden, weil keine Eigen- oder Fremdgefährdung mehr besteht.

Eine Defixierung sollte dennoch immer unter Einhaltung eines bestimmten Sicherheitsabstands erfolgen, da die Kooperationsbereitschaft des Patienten mitunter auch durch die Sicherstellung auferlegt sein kann. Davon sollte zwar nicht grundsätzlich ausgegangen werden, jedoch sind solche Überlegungen in die Entscheidung über die Defixierung einzubeziehen. Defixierungen sollten daher grundsätzlich gemeinsam mit der Ärztin im Team besprochen werden, um unnötige Gefahrenmomente für alle Beteiligten zu vermeiden.

VORSICHT

Die Fixierung muss auf jeden Fall gelöst werden, wenn nach der Beurteilung eines erfahrenen Arztes (bei rechtfertigendem Notstand) oder des Gerichts (bei länger andauernder Fixierung) keine Eigen- oder Fremdgefährdung mehr besteht! Bleibt die Sicherstellung trotzdem bestehen, wird aus einem rechtfertigenden Notstand eine **Freiheitsberaubung** (§ 239 StGB), die mit bis zu 10 Jahren Freiheitsstrafe geahndet werden kann.

Dokumentation von Zwangsmaßnahmen

Eine **genaue Dokumentation** der Geschehnisse, die zur Zwangsmaßnahme geführt haben, ist unerlässlich. Sie muss den Anlass, die Dauer der Maßnahme, das Verhalten der Patientin, die erfolgten pflegerischen Interventionen und die Reaktion der Patientin enthalten.

Umgang der Pflegenden mit Zwang

Zwangsmaßnahmen durchzuführen und die Reaktionen der Patienten darauf zu ertragen, bedeutet für die Pflegenden eine zusätzliche **psychische Belastung.** Vielen fällt es schwer, diese Aufgabe als Bestandteil ihrer Tätigkeit zu akzeptieren. Es empfiehlt sich der Austausch mit den Kolleginnen über Fallbesprechungen oder die Supervision (➤ Kap. 14.5.3).

Zu den schwierigen Aufgaben der Pflegenden bei der Umsetzung angeordneter Zwangsmaßnahmen gehört z. B.:

- Patientinnen unter besonderen Umständen (→ rechtliche Grundlagen) gegen ihren Willen medizinisch zu behandeln, ihnen z. B. Medikamente zu injizieren
- Ausgangs- und andere Regelungen ggf. mit Zwang durchzusetzen
- Suizidgefährdete Patienten an selbstgefährdenden Handlungen zu hindern
- Patientinnen voreinander zu schützen

Während der Zwangsbehandlung werden die Weichen für die spätere Zusammenarbeit gestellt. Gerade deshalb gehen Pflegende während der Zwangsmaßnahmen respektvoll mit den Betroffenen um. Auch dem scheinbar nicht zugänglichen Patienten wird jede Maßnahme erklärt. Zwang darf nicht in Brutalität und Willkür ausarten und Patientinnen v. a. nicht demütigen. Pflegende müssen wissen, dass sich Patienten im Nachhinein sehr genau an das Verhalten jedes Einzelnen erinnern können und dies auch rückmelden.

Die **Isolierung** einer Patientin, d. h. eine vorübergehende Unterbringung in einem Zimmer, das absolut reizarm ist und keine Verletzungs- und Gefährdungsmöglichkeiten lässt, findet hauptsächlich noch in forensischen Kliniken statt.

14.6 Erhebung des psychopathologischen Befunds

DEFINITION

Psychopathologie: Lehre von der Beschreibung des auffälligen Erlebens, Befindens und Verhaltens eines psychisch Erkrankten. Die Psychopathologie liefert Begriffe zur Beschreibung psychischer Auffälligkeiten. Der psychopathologische Befund dient der anschaulichen Beschreibung aller psychischen Auffälligkeiten, die bei einem Erkrankten beobachtet werden können. Er sollte differenziert und ausführlich sowie in regelmäßigen Abständen im Behandlungsverlauf erhoben und dokumentiert werden.

14.6.1 Diagnostik und Differenzialdiagnose

Die **Diagnose** von psychischen Erkrankungen stützt sich weitgehend auf die Befunde aus Gesprächen, Beobachtungen und psychologischen Tests *(psychopathologische Befunde)*.

Aufgrund der engen Beziehung zwischen Psyche und Körper können körperliche Erkrankungen viele psychiatrische Krankheitsbilder hervorrufen. Wird die körperliche Erkrankung behandelt, verschwinden in gleichem Maße die psychischen Symptome. Umgekehrt können im Rahmen psychischer Krankheiten zahlreiche somatische Beschwerden auftreten. Charakteristische und häufige Beschwerden sind Schlafstörungen, Kopfdruck, Appetitlosigkeit, Heißhunger, Magenbeschwerden, Rückenschmerzen, Obstipation, Schwindel, Herzklopfen, Zyklusstörungen und sexuelle Störungen. Diese gilt es abzuklären durch:

- Anamnese
- Körperliche Untersuchung und Krankenbeobachtung
- Technische Diagnostik

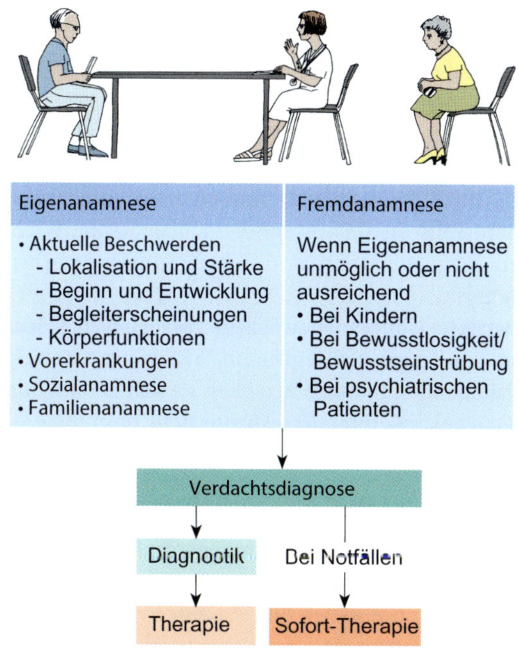

Abb. 14.12 Bei der **Fremdanamnese** wird ein Dritter, meist ein Angehöriger, hinzugezogen. Dieser Schritt bedarf der Einwilligung des Patienten. [L215]

Anamnese

Während der Erhebung der **Anamnese** versucht der Arzt, etwas über die Beschwerden, die Krankheitsvorgeschichte, das soziale Umfeld und den Lebenslauf der Patientin zu erfahren und sich ein Bild von ihrer Persönlichkeit zu machen. Kann die Patientin selbst wenig zu ihren Problemen sagen, ist die Fremdanamnese (➤ Abb. 14.12) von besonderer Bedeutung (➤ Kap. 14.5.7). Im Rahmen der Anamnese werden insbesondere auch Drogenkonsum, Alkohol- oder Medikamentenmissbrauch angesprochen. Ein Hausbesuch zur Komplettierung der Anamnese kann sehr wertvolle Informationen bringen.

Technische Diagnostik

Die technische Diagnostik umfasst in der Regel:

- EEG (➤ Kap. 1.7.4)
- EKG
- Laboruntersuchung mit Prüfung der Schilddrüsenfunktion, ggf. auch Borrelientiter
- Ggf. CT oder MRT des Kopfes (➤ Kap. 1.7.3)
- Ggf. Liquorpunktion (➤ Kap. 1.7.2)
- Ggf. Doppler-Sonografie der hirnzuführenden Blutgefäße (➤ Kap. 1.7.5)

Mit diesen Methoden werden neurologische und somatische Grunderkrankungen ausgeschlossen.

Die psychiatrische Diagnose stützt sich neben Gesprächen, Beobachtungen und psychologischen Tests zunehmend auch auf **neurologische Untersuchungen.** Immer häufiger stößt man heute bei psychisch Erkrankten durch moderne apparative Untersuchungsmethoden (➤ Kap. 1.7) auch auf körperliche, meist neurologische Befunde.

Patientinnenbeobachtung

Pflegende sind rund um die Uhr auf der Station. Sie leisten durch Beobachtung der körperlichen und psychischen Verfassung der Patienten einen unerlässlichen Beitrag zur Diagnosefindung. Beurteilt werden u. a. Bewusstsein und Orientierung, Aufmerksamkeit und Gedächtnis. Beim Denken sind einerseits die *Denkvorgänge* und andererseits die *Gedankeninhalte* bedeutsam. Wichtig sind außerdem Wahrnehmung, Ich-Erleben, Stimmung, Antrieb und Psychomotorik.

Daneben achten Pflegende auf Tagesschwankungen, Störungen der Sozialkontakte, Aggressionstendenzen, Suizidalität oder Neigung zur Selbstschädigung. Außerdem bemühen sie sich herauszufinden, ob sich ein Patient krank fühlt *(Krankheitsgefühl)*, ob er seine Störungen als Krankheit verstehen kann *(Krankheitseinsicht)* und wie er zur Behandlung steht.

Alle Beobachtungen werden nicht nur der Ärztin, sondern dem gesamten therapeutischen Team mitgeteilt. Die Ärztin ist auf die Hinweise der Pflegenden und des übrigen Teams angewiesen, um eine sichere Diagnose stellen und Patienten richtig therapieren zu können. So kann es sein, dass eine Patientin, die wegen Verfolgungswahns eingewiesen worden ist, im Arztgespräch das Vorliegen von Verfolgungsideen verneint, den Pflegenden aber erklärt, sie könne nicht essen, weil ihre Nachbarn sie vergiften wollten. Das Nicht-essen-Wollen ist hier ein entscheidender Hinweis auf das Vorliegen eines Vergiftungswahns im Zusammenhang mit einem Verfolgungswahn.

14.6.2 Bewusstseinsstörungen erkennen

DEFINITION

Bewusstsein: Gesamtheit alles psychisch Erlebbaren (Gedanken, Gefühle, Wahrnehmungen), verbunden mit dem Wissen um sich selbst und die Umwelt. Bei einer Bewusstseinsstörung ist diese Gesamtheit gestört.

Bewusstseinsstörungen werden unterteilt in **quantitative** und **qualitative** Bewusstseinsstörungen.

Quantitative Bewusstseinsstörungen

Quantitative Bewusstseinsstörungen werden auch als *Vigilanzstörung* oder *Minderung der Wachheit* bezeichnet. In leichten Fällen sind die Patienten nur schläfrig *(Benommenheit)*. Bei stärkerer Ausprägung schlafen sie, sind aber erweckbar *(Somnolenz)*. Im *Sopor* zeigt die Patientin selbst auf starke Schmerzreize nur ungerichtete Antworten (z. B. Bewegungen). Die schwerste Form ist das *Koma* (➤ Kap. 1.6.6), bei der der Patient auch durch stärkste Reize nicht erweckbar ist. Quantitative Bewusstseinsstörungen werden v. a. bei somatischen Erkrankungen wie Schädel-Hirn-Traumen (➤ Kap. 8.1), Schlaganfällen (➤ Kap. 2.1) oder Stoffwechselentgleisungen beobachtet.

Qualitative Bewusstseinsstörungen

Bei **qualitativen Bewusstseinsstörungen** sind die Bewusstseinsinhalte verändert. Mögliche Formen sind die **Bewusstseinstrübung, -einengung** und **-verschiebung.**

Qualitative Bewusstseinsstörungen kommen vor beim *Delir* (➤ Kap. 17.2.1), beim *Dämmerzustand* (ein Zustand, bei dem das Bewusstsein auf eine einzige Sache eingeengt ist; die Umwelt kann nicht oder kaum wahrgenommen werden) und beim sog. *Oneiroid* (einem traumartig desorientiert-verworrenen Zustand; der Patient ist wie in Trance). Ursachen für solche Zustände können z. B. Epilepsien, Hirntraumata, extremer Sauerstoffmangel oder giftige Substanzen sein. Zu erkennen sind qualitative Bewusstseinsstörungen am Verhalten einer Patientin und an ihren Äußerungen (➤ Tab. 14.1).

14.6.3 Orientierungsstörungen erkennen

DEFINITION

- **Orientierungsstörung:** Beeinträchtigung der Fähigkeit, sich bezüglich Zeit, Ort, Situation und eigener Person zurechtzufinden
- **Desorientiertheit:** Aufhebung der Orientierung; schwerste Form der Orientierungsstörung

Orientierung ist das Wissen um die gegenwärtige Situation. Der wache, gesunde Mensch weiß, wo er sich befindet, welcher Wochentag ist, was gerade geschieht und wer er selbst ist. Bei Orientierungsstörungen ist dieses Wissen nur noch z. T. oder gar nicht mehr vorhanden. In der Regel wird mit zunehmendem Schweregrad erst die zeitliche, dann die örtliche und situative und erst zuletzt die Orientierung zur eigenen Person beeinträchtigt (➤ Tab. 14.2).

Zu erkennen sind Orientierungsstörungen am Verhalten des Patienten und an den Antworten, die er auf Fragen bezüglich Zeit, Ort, Situation (➤ Abb. 14.13) oder eigener Person gibt.

Tab. 14.1 Überblick über die qualitativen Bewusstseinsstörungen

	Bewusstseinstrübung	Bewusstseinseinengung	Bewusstseinsverschiebung
Definition	Mangelnde Klarheit des Erlebens	Reduktion der Bewusstseinsinhalte, d. h., es erscheint nur noch ein kleiner Ausschnitt des Gesamterlebens im Bewusstsein	Gefühl einer allgemeinen Intensitätssteigerung (z. B. der Wachheit, der Wahrnehmung, der Erkenntnis)
Klinik	Patient ist verwirrt und desorientiert	Patient wirkt fasziniert durch eine einzige Sache, spricht auf Außenreize nur vermindert an	Patient wirkt ekstatisch („entrückt"), schildert umfassende Erkenntnisse und Einsichten
Ursache (Bsp.)	Akute organische Psychosen (➤ Kap. 17)	Akute organische Psychosen (➤ Kap. 17)	Manie, Schizophrenie, Einnahme von Drogen

Tab. 14.2 Überblick über die Orientierungsstörungen.

	Störung der zeitlichen Orientierung	Störung der örtlichen Orientierung	Störung der situativen Orientierung	Störung der Orientierung zur eigenen Person
Definition	Nichtwissen von Datum, Tag, Monat, Jahr, Jahreszeit	Nichtwissen des Ortes, an dem man sich aufhält (z. B. Stadt, Krankenhaus, Büro)	Nichtwissen der Situation, in der man sich befindet	Nichtwissen, wer man ist (z. B. Name, Vorname, Geburtsdatum)
Klinik (Bsp.)	Patient sagt, es sei Januar, tatsächlich ist es aber August	Patientin meint, sie sei zu Hause (und verhält sich auch so), dabei ist sie im Krankenhaus	Patient glaubt, man wolle ihm seine Kleidung stehlen Er erkennt nicht, dass er sich für eine ärztliche Untersuchung ausziehen soll	Patientin kennt noch ihren Vornamen, aber nicht mehr ihren Nachnamen. Sie sagt, sie sei schon vor längerer Zeit geboren
Ursache (Bsp.)	Organische Psychosen (➤ Kap. 17), z. B. Demenz	Organische Psychosen (➤ Kap. 17), z. B. Demenz, Delir	Organische Psychosen (➤ Kap. 17), z. B. Demenz, Delir, Wahn	Schwere Demenz (➤ Kap. 22.4), Wahn

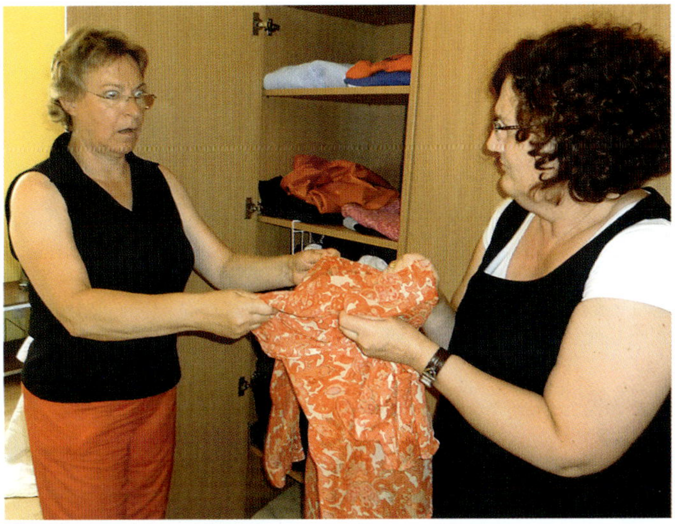

Abb. 14.13 Eine Frau beschuldigt ihre Freundin, die ihr beim Einräumen des Kleiderschranks helfen möchte, als Kleiderdiebin, da ihre situative Orientierung gestört ist und sie die Hilfestellung verkennt. [M322]

14.6.4 Aufmerksamkeits- und Konzentrationsstörungen erkennen

DEFINITION

- **Aufmerksamkeitsstörung:** Störung der Fähigkeit, sich einem Ausschnitt der Gesamtwahrnehmung oder des Gesamterlebens *zuzuwenden*
- **Konzentrationsstörung:** Störung der Fähigkeit, über längere Zeit bei einem Ausschnitt der Gesamtwahrnehmung oder des Gesamterlebens zu *verweilen*

Bei **Störungen der Aufmerksamkeit** und **Konzentration** kann die betroffene Person „nicht richtig zuhören" und sich nicht über längere Zeit mit einer Sache beschäftigen. Diese Störungen treten u. a. bei psychotischen und depressiven, aber auch bei hirnorganischen Erkrankungen auf. Das Aufmerksamkeitsdefizit-/(Hyperaktivitäts-) Syndrom geht typischerweise gleichfalls mit Störungen der Konzentration und Aufmerksamkeit einher und gewinnt in der Erwachsenenpsychiatrie zunehmend an Bedeutung.

Hat die untersuchende Person im Gespräch den Eindruck, dass eine Patientin an einer Aufmerksamkeits- oder Konzentrationsstörung leidet, kann sie diesen Eindruck z. B. durch Rechenaufgaben, Buchstabieren oder spezielle Tests kontrollieren. Beispielsweise kann ein Patient durchaus den Eindruck vermitteln, dass er zuhört, indem er sein Gegenüber aufmerksam anschaut. Bei der Bitte, den letzten Satz zumindest sinngemäß zu wiederholen, scheitert er jedoch.

14.6.5 Gedächtnisstörungen erkennen

DEFINITION

Gedächtnisstörung: Beeinträchtigung der Fähigkeit, sich Wahrnehmungen und Empfindungen zu merken und sich später daran zu erinnern

Unser Gedächtnis (➤ Abb. 14.14) besteht aus zwei Komponenten: der Fähigkeit, Wahrnehmungen und Empfindungen zu speichern *(Merkfähigkeit)*, und der Fähigkeit, diese wieder abzurufen *(Erinnerung)*. Im praktischen Alltag sind diese beiden Komponenten aber nicht voneinander zu trennen.

Gedächtnisstörungen

Gedächtnisstörungen können die Merkfähigkeit, das Kurz- und das Langzeitgedächtnis betreffen.

- **Merkfähigkeitsstörungen:** Eine Patientin hat Neues bereits nach wenigen Minuten wieder vergessen.
- **Störungen des Kurzzeitgedächtnisses:** Ein Patient kann Neues nur für einige Minuten bis Stunden behalten.
- **Störungen des Langzeitgedächtnisses:** Eine Patientin kann sich an Ereignisse, die Monate bis Jahre zurückliegen, nicht mehr erinnern.

Gedächtnisstörungen betreffen meist zunächst neue Gedächtnisinhalte und erst später alte. Das bedeutet, dass lange zurückliegende Erinnerungen auch am längsten bewahrt werden. Beispielsweise vergisst ein Patient mit einer zunehmenden Gedächtnisstörung anfangs lediglich die Namen der Pflegenden, später dann die der Enkel und schließlich die der eigenen Kinder. Kompliziertes wird in der Regel schneller vergessen als Einfaches, Ungewohntes schneller als lange Eingeübtes.

Amnesie

Als **Amnesien** werden zeitlich oder inhaltlich begrenzte *Gedächtnislücken* bezeichnet. Typisches Beispiel einer zeitlich begrenzten

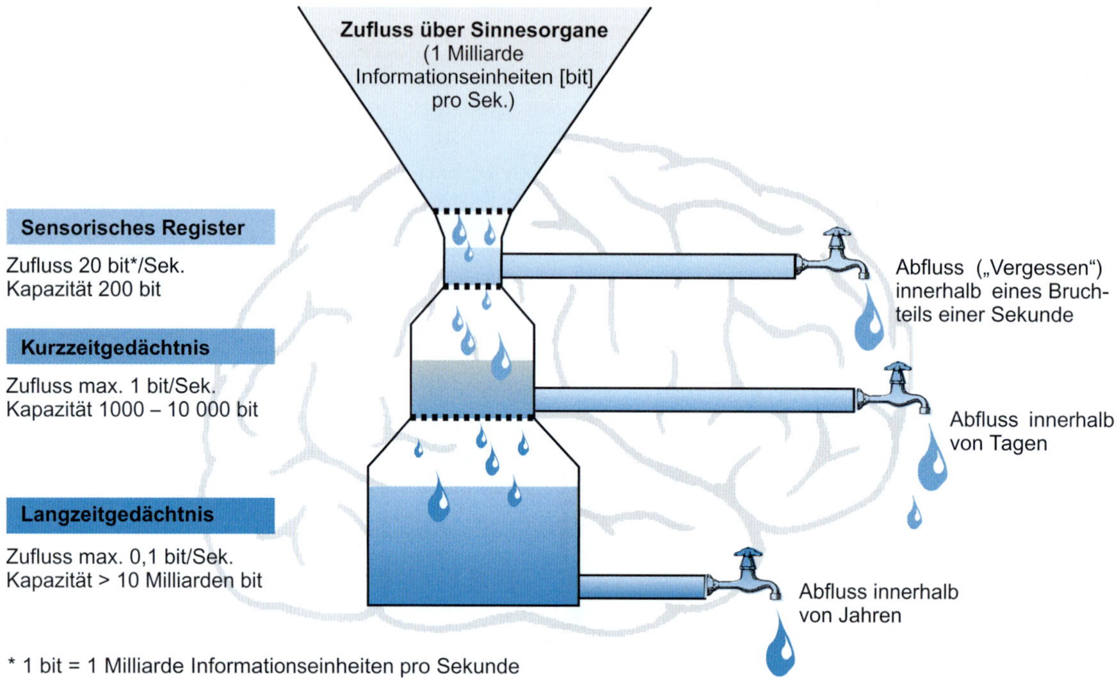

Abb. 14.14 Gedächtnismodell: Je länger die Speicherzeit, desto größer ist die Kapazität des jeweiligen Gedächtnisspeichers. Die zufließende Information muss mehrere „Filter" durchlaufen, um ins Langzeitgedächtnis zu gelangen. So sammelt sich im Langzeitgedächtnis nur eine kleine Auswahl der zugeflossenen Information an. Die Auswahlkriterien hängen stark von emotionalen Faktoren ab. [A400]

Amnesie ist die Erinnerungslücke für die Zeit direkt vor einer Gehirnerschütterung.

Konfabulationen

Konfabulationen sind *Pseudoerinnerungen* („scheinbare Erinnerungen"). Ein Patient füllt eine Erinnerungslücke mit einem spontanen Einfall aus und hält diesen für eine echte Erinnerung.

14.6.6 Denkstörungen erkennen

DEFINITION

Denkstörungen: Störungen im Denkablauf, kombiniert mit der Unfähigkeit, Bedeutungen zu erkennen und Beziehungen herzustellen. Sie sind unterteilt in:

- **Formale Denkstörungen** mit Störungen des *Gedankengangs*
- **Inhaltliche Denkstörungen** mit krankhaftem *Gedankeninhalt*

Formale Denkstörungen

Formale Denkstörungen sind Störungen des Gedankengangs (➤ Tab. 14.3). Der Patient klagt, er könne nicht mehr klar denken, es falle ihm ständig etwas anderes ein *(Ideenflucht)* oder der Denkablauf sei gebremst und stockend.

Bei Verdacht auf eine formale Denkstörung achtet die untersuchende Person im Gespräch insbesondere darauf, wie eine Patientin auf Fragen eingeht, ob sie beim Thema bleiben kann und ob ihr das Nachdenken sichtlich Mühe bereitet.

Im Umgang mit **denkgestörten Patienten** ist es besonders wichtig, die Gespräche in einem ruhigen, geschützten Rahmen zu führen, um die Betroffenen nicht zu überfordern. Denkgehemmten Menschen lässt man Zeit, da Hetze ihr Krankheitsgefühl verstärkt. Bei Patientinnen mit Ideenflucht spricht man nur wenige Themen an und stellt ganz klare Fragen. Bei sehr schweren Denkstörungen sollten eher kurze Gesprächskontakte stattfinden.

Inhaltliche Denkstörungen

Von **inhaltlichen Denkstörungen** spricht man, wenn sich das Denken offensichtlich mit veränderten, für Außenstehende nicht nachvollziehbaren Inhalten beschäftigt und die Urteilsfähigkeit des Patienten beeinträchtigt ist. Diese Störung liegt z. B. beim *Wahn* vor.

DEFINITION

Wahn: Im Widerspruch zur Realität stehende Überzeugung der Patientin, die ohne entsprechende Anregung von außen entsteht und von der Patientin mit unmittelbarer Gewissheit erlebt und trotz beweisbarer Gegengründe aufrechterhalten wird. Es handelt sich also um eine „Privatwirklichkeit", die von niemandem geteilt wird.

Es ist leichter, einen **Wahn** zu erkennen, als zu erklären, was ein Wahn ist. Hier ein Beispiel: Ein Patient kommt nachts in die Klinik, um sich

Tab. 14.3 Die häufigsten formalen Denkstörungen

	Definition	Klinik (Bsp.)	Ursache (Bsp.)
Denkhemmung	Unfähigkeit, einen klaren Gedanken zu fassen	Patientin klagt, sie könne nicht mehr denken und komme zu keinem Ergebnis	Depressionen
Denkverlangsamung	Objektive Verlangsamung des Denkens	Patient spricht langsam, sein Wortschatz ist reduziert. Das Mitdenken fällt ihm schwer	Schizophrenien
Umständliches Denken	Unfähigkeit, Nebensächliches von Wichtigem zu trennen	Patientin bleibt beim Erzählen an jeder Kleinigkeit hängen	organische Psychosen, Minderbegabung
Grübeln	Ständige Beschäftigung mit bestimmten, meist unangenehmen Gedankengängen	Patient sagt, er müsse pausenlos über die finanzielle Lage der Familie grübeln und könne an nichts anderes mehr denken	Depressionen
Einengung des Denkens	Fixierung des Denkumfangs auf wenige Themen	Patientin redet nur von der Ungerechtigkeit ihres Rentenbescheids. Auf etwas anderes angesprochen, antwortet sie kurz, um dann sofort zum Thema Rente zurückzukehren	organische Psychose
Assoziativ gelockertes Denken	Patient „springt" im Gedankengang, lässt sich im Denken von Wort-, Bild- und gelegentlich auch Klangassoziationen leiten	Patient spricht von der kastanienbraunen Haarfarbe seiner Ehefrau, wechselt zum Thema Bäume, springt zum Waldsterben und dann zu den verstorbenen Großeltern	Manie, Psychosen jeder Art
Ideenflucht	Vermehrung von Einfällen, ohne dass diese zu Ende gedacht werden	Patientin möchte zuerst einen Kuchen backen, im nächsten Moment ein Softwareprogramm schreiben und löst schließlich ein politisches Problem; gleichzeitig bestehen Größenideen	Manie
Gedankensperre/-abreißen	Plötzliches Abbrechen eines bis dahin flüssigen Gedankengangs ohne erkennbaren Grund; evtl. kombiniert mit einer Störung des Ich-Erlebens (Sperre ist „von außen" gemacht)	Patientin spricht über ihre Schulzeit, hält plötzlich inne, schaut sich irritiert um und fährt dann mit der Schilderung ihrer Ehe fort	Schizophrenien
Zerfahrenes Denken	Völlig zusammenhangloses und zerrissenes (inkohärentes) Denken und Sprechen. Im Extremfall „Wortsalat"	Typischer Satz des Patienten: „Mein meiner Mutter mal mein meine – mein Nachbar malt macht – gestern macht es und stinkt nach Gas und im Ofen."	Schizophrenien

bei der Notärztin zu beschweren, er werde von den Klinikärzten zu Hause durch Kameras überwacht. Letzte Nacht habe man ihm sogar einen kleinen Sender in die Brust eingebaut, um jederzeit seinen Aufenthaltsort feststellen zu können. Er wisse, dass er ein besonders interessanter Fall sei, aber so könne man es doch nicht machen! Auf den Einwand der Ärzte und Pflegenden, dies könne doch gar nicht sein, da keine Narbe an der Brust zu sehen sei, antwortet der Patient, die hätten die Ärzte listigerweise unsichtbar gemacht.

Typisch für das Erscheinungsbild eines Wahns ist, dass die wahnhafte Überzeugung mit unmittelbarer Gewissheit erlebt wird. Ein Wahn ist durch Argumente nicht korrigierbar und wird von der Umwelt nicht geteilt.

Eine Wahnsymptomatik ist oft ein Bewältigungsversuch der Psyche bei einer aufkommenden psychischen Krankheit mit diffusen, nicht fassbaren Ängsten: Der Wahn dient psychodynamisch der Erklärung einer sonst unverständlichen und daher bedrohlichen Um- oder Innenwelt. Der oben beschriebene Patient kann sich durch den Wahn erklären, warum er sich beobachtet fühlt, warum er Angst hat, warum seine Brust schmerzt. Dadurch ist er zumindest teilweise entlastet.

Psychiaterinnen unterscheiden den Wahn von Aberglauben, religiösen Überzeugungen und gemeinsamen Irrtümern: Der Wahninhalt ist persönlichkeitsspezifisch.

Die **Wahnthemen** *(Wahninhalte)* sind kulturell und sozial beeinflusst. Typisch in der heutigen Gesellschaft sind z. B.:

- **Beziehungswahn:** Die Ereignisse in der Umgebung haben eine besondere Bedeutung für den Kranken. Er bezieht alles, was geschieht, auf sich. Beispiel: Eine Patientin kommt ins Krankenhaus, weil die Leute in der Straßenbahn nur noch darüber sprächen, dass sie krank sei und Medikamente brauche.
- **Verfolgungswahn:** Der Verfolgungswahn kann als Sonderform des Beziehungswahns betrachtet werden. Die Kranke bezieht nicht nur alles, was geschieht, *auf* sich, sondern *gegen* sich und fühlt sich als Ziel von Feindseligkeit. Infolgedessen haben viele Patienten große Angst.
- **Verarmungswahn:** Der Kranke ist unerschütterlich von seinem drohenden finanziellen Ruin überzeugt.
- **Größenwahn:** Die Patientin überschätzt sich. Sie erlebt sich z. B. als ungewöhnlich begabt, schön, mächtig oder hält sich für ein göttliches Wesen oder die Bundeskanzlerin.
- **Schuldwahn:** Der Patient ist sicher, dass er gegen ein göttliches oder sittliches Gebot verstoßen und große Schuld auf sich geladen hat.
- **Hypochondrischer Wahn:** Die Patientin ist davon überzeugt, krank oder gar dem Tode verfallen zu sein. Auch Untersuchungsergebnisse ohne Befund beruhigen sie nicht.

Wahn kommt bei verschiedenen psychischen Erkrankungen vor, z. B.:

- Schizophrenien und schizoaffektive Psychosen (➤ Kap. 15.1, ➤ Kap. 15.2)
- Depressionen (➤ Kap. 16.2)
- Isolierte Wahnerkrankungen (➤ Kap. 15.3)
- Organisch bedingte psychische Störungen (➤ Kap. 17.1, ➤ Kap. 17.2)

Pflegende reden Betroffenen den Wahn nicht aus, da dies in der Regel nicht nur sinnlos, sondern sogar gefährlich wäre und Patienten verunsichern würde. Gleichzeitig teilen sie aber auch nicht die Überzeugung Betroffener, denn dies würde es schwer oder unmöglich machen, den Wahn aufzugeben, wenn sich die Krankheit bessert. Eine gute und ehrliche Strategie ist es, Betroffenen zu sagen, dass man die Überzeugung nicht teilt, aber ihre Ansicht der Sache akzeptiert. Ansonsten versuchen Pflegende, am Wahn vorbei die gesunden Anteile Betroffener zu erreichen, etwa durch Gespräche über Themen, die nichts mit dem Wahn zu tun haben oder durch gemeinsame Aktivitäten.

14.6.7 Ängste und Zwänge erkennen

Angst- und Zwangsstörungen ➤ Kap. 19

Ängste hat jeder Mensch, denn sie sind sinnvoll. Sie signalisieren uns Gefahren, veranlassen uns zum Angriff oder zur Flucht. Jeder kennt z. B. die Angst vor Prüfungen oder vor unbekannten Menschen. Krankhaft sind Ängste dann, wenn sie das Erleben eines Menschen und sein Verhalten unangemessen und fast ausschließlich bestimmen.

Hypochondrie

Patienten mit einer **Hypochondrie** befürchten ständig, krank zu sein oder in Kürze zu erkranken, ohne dass dies durch vorhandene Befunde zu rechtfertigen wäre. Hypochondrische Patientinnen beobachten ihren Körper in übermäßiger Weise (➤ Abb. 14.15).

Die hypochondrische Störung gilt als eigenständige Erkrankung, sie tritt jedoch häufiger als Begleitsymptom (z. B. bei depressiven Störungen) auf.

Phobie

Phobien (➤ Kap. 19.2.2) sind Angstgefühle angesichts bestimmter Objekte oder Situationen, wobei Betroffenen vom Verstand her klar ist, dass diese Angst unbegründet ist. Beispielsweise empfindet jemand panische Angst vor dem Überqueren eines großen Platzes *(Agoraphobie)* oder vor geschlossenen Räumen *(Klaustrophobie)*. Kennzeichnend für die Phobie ist die Vermeidung, d. h., die betroffene Person meidet die angstauslösende Situation (z. B. freie Plätze, geschlossene Räume). Hierdurch tritt jedoch keine Besserung der Angst ein.

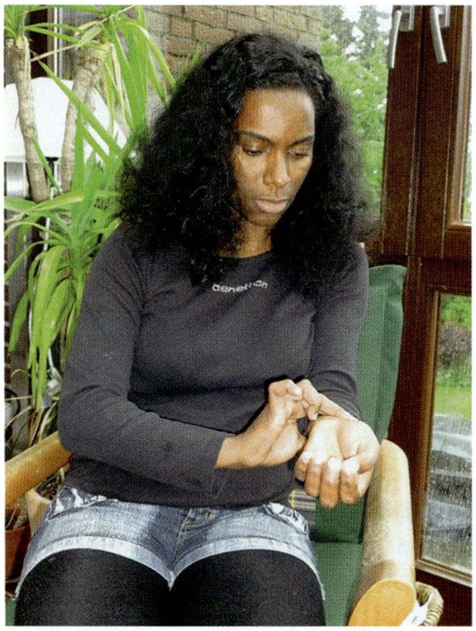

Abb. 14.15 Patienten mit einer **Hypochondrie** sind ständig auf der Suche nach Krankheitsanzeichen. Dadurch können sich (vegetative) Körperfunktionen tatsächlich verändern, wie z. B. der Pulsschlag bei Angst vor einer Herzerkrankung. [M322]

Zwang

Kennzeichnend für den krankhaften **Zwang** ist, dass sich Betroffenen Ideen, Vorstellungen oder Handlungsimpulse immer wieder stereotyp aufdrängen. Sie werden als quälend oder sinnlos erlebt, aber dennoch kann ihnen die betroffene Person nicht ausweichen. So kann ein Patient mit einem Waschzwang u. U. täglich Stunden mit dem Waschen seiner Hände zubringen. Unterlässt er dies, steigen unerträgliche Ängste auf.

Zwänge sind Leitsymptom der Zwangsstörung (➤ Kap. 19.3), kommen aber auch bei Depressionen und Schizophrenien vor. Man unterscheidet Zwangsgedanken und Zwangshandlungen.

Im Umgang mit Patientinnen, die unter unangemessenen Ängsten und Zwängen leiden, versuchen die Pflegenden, möglichst sachlich zu bleiben, die Empfindungen der Patientinnen aber dennoch ernst zu nehmen. Bei Zwangspatienten achten sie darauf, dass die Mitpatientinnen durch die Rituale nicht zu stark beeinträchtigt werden.

14.6.8 Wahrnehmungsstörungen erkennen

DEFINITION

Halluzination *(Trugbild, Sinnestäuschung):* Wahrnehmungserlebnis ohne reales Objekt und ohne Reizquelle in der Außenwelt, das Betroffene aber für einen wirklichen Sinneseindruck halten.

Bei den häufig vorkommenden akustischen Halluzinationen z. B. nimmt der Betroffene akustische Täuschungen in den unterschiedlichsten Ausprägungen wahr. Dies können sowohl Lärm oder Geräusche sein als auch Stimmen, die murmeln, flüstern oder sogar ganze Sätze sprechen. In vielen Fällen kennt die betroffene Person die Sprecher. Für Außenstehende sind diese Halluzinationen weder wahrnehmbar noch nachvollziehbar.

Es gibt Halluzinationen auf allen Sinnesgebieten (➤ Tab. 14.4). Manchmal gibt der Inhalt der Halluzination Hinweise auf die zugrunde liegende Erkrankung. So sind z. B. „dialogische Stimmen", d. h. Stimmen, die über den Kranken reden, ein häufiges Symptom bei schizophrenen Störungen.

Im Umgang mit halluzinierenden Patienten ist zu beachten, dass sie durch ihr inneres Erleben oft völlig in Anspruch genommen und daher sozial manchmal nicht mehr handlungsfähig sind. Viele haben große Angst, müssen vor äußeren Belastungen abgeschirmt werden und Rückzugsmöglichkeiten haben. Gespräche sollten kurz sein und sich um unverfängliche Themen drehen. Wie beim Wahn ist es wichtig, den Patientinnen ihre Wahrnehmung nicht ausreden zu wollen, sondern sie ernst zu nehmen und gleichzeitig zu verdeutlichen, dass man selbst die Wahrnehmung nicht teilt.

Tab. 14.4 Übersicht über Arten von Halluzinationen

Halluzination	Definition	Klinik (Bsp.)	Ursache (Bsp.)
Akustische Halluzination	Hören von Stimmen oder Geräuschen	Patient hört die Stimme eines Bekannten, der sagt, das alles sei doch Unsinn	Schizophrenie
Optische Halluzination	Sehen von Personen, Gegenständen oder ganzen Szenen und Handlungsabläufen	Patientin sieht eine Teufelsfratze an einer völlig weißen Wand	akute organische Psychose
Körperhalluzination (Leibhalluzination)	Fühlen von Berührung, Druck, Schmerzen u. Ä.	Patient klagt über elektrische Schläge und Bestrahlungen, die aus der Wand kämen	Schizophrenie, organische Psychosen
Olfaktorische (Geruchs-) **und gustatorische** (Geschmacks-) **Halluzination**	Riechen bzw. Schmecken; oft gemeinsam auftretend und meist unangenehm	Patientin isst nicht, weil das Essen nach Blut schmecke, außerdem habe sie Angst, weil es im Zimmer so stark nach Gas rieche	Schizophrenie

Im Gegensatz zu Halluzinationen handelt es sich bei **Illusionen** um Verkennungen tatsächlich vorhandener Sinneseindrücke. Beispielsweise hält das fiebernde, ängstliche („fantasierende") Kind den Schrank im Zimmer für einen bedrohlichen Riesen.

Bei der **Wahnwahrnehmung** hingegen misst die Patientin einer realen Wahrnehmung eine abnorme Bedeutung bei. Beispielsweise sieht sie jemanden auf der Straße und ist überzeugt, dass ein Komplott gegen sie geschmiedet wird.

14.6.9 Störungen des Ich-Erlebens erkennen

DEFINITION

Störung des Ich-Erlebens: Gestörtes Erleben der eigenen Persönlichkeit (des „Ichs") mit Störung der Abgrenzung zwischen eigener Person und Umwelt

Das **„Ich"** ist der Teil der Psyche, der dem Menschen Sicherheit über seine Individualität und Persönlichkeit gibt. Dazu gehört, dass eigene psychische Vorgänge (z. B. Gefühle, Gedanken) auch als eigen oder „meinhaftig" erkannt werden. Bei einigen psychischen Erkrankungen, besonders bei Schizophrenien, kommt es zu einer Störung der „Ich-Grenzen" und dadurch zu Unsicherheiten: Denke ich, oder denkt ein anderer in mir?
Zu den **Ich-Störungen** gehören:

- **Derealisation:** Die Umgebung erscheint dem Patienten als verändert, unwirklich, fremdartig und unvertraut.
- **Depersonalisation:** Die eigene Person oder Teile des eigenen Körpers kommen der Kranken verändert, unwirklich oder fremd vor. Sie steht sich selbst fremd gegenüber („Ich bin ein Roboter geworden", „Ich lebe nicht mehr").
- **Gedankenausbreitung:** Der Patient hat den Eindruck, dass seine Gedanken von anderen gelesen würden, dass andere wüssten, was er denkt.
- **Gedankenentzug:** Die Patientin klagt, dass andere ihr ihre Gedanken wegnehmen würden.
- **Gedankeneingebung:** Der Kranke meint, dass andere seine Gedanken von außen beeinflussen und steuern würden.
- **Fremdbeeinflussungserlebnisse:** Hier erlebt die Patientin ihre Handlungen und Handlungsantriebe als von außen beeinflusst. Beispielsweise sagt eine Patientin, sie wolle nicht schreien, aber es schreie aus ihr heraus, und das liege an den Strahlen.

VORSICHT

Angst nicht verstärken

Die Auflösung der eigenen Ich-Grenzen bereitet erhebliche Angst. Es besteht die Gefahr, die Patienten durch ungeschickten Umgang weiter zu gefährden. Man muss die Versuche der Betroffenen, sich z. B. durch Rückzug vor zu großer Nähe zu schützen, akzeptieren. Gleichzeitig ist es wichtig, Kontakt zu den Patientinnen zu halten.

14.6.10 Affektstörungen erkennen

DEFINITION

Affektivität (Emotionalität): Gesamtheit der Gefühlsregungen, Stimmungen und des Selbstwertgefühls eines Menschen

Ob Gefühle angemessen sind oder nicht, hängt immer von der Situation ab. Gesunde Menschen kennen eine große Breite möglicher Affekte: von rasender Wut bis zu stillem Glück. Je nach Situation sind auch extreme Gefühlsregungen adäquat und normal. Andererseits können Gefühle unangemessen erscheinen, selbst wenn sie wenig dramatisch sind, z. B. Gleichgültigkeit nach einem Todesfall oder ständige, mürrische Gereiztheit.

Bei der Beurteilung des Affekts achten Pflegende auf die Grundstimmung (z. B. deprimiert, fröhlich), die Angemessenheit angesichts der jeweiligen Situation, die Stabilität der Gefühle und die emotionale Schwingungsfähigkeit (d. h. die „Schwankungsbreite").

Überblick über die wichtigsten Affektstörungen

- **Depression:** Niedergeschlagenheit („Ich kann mich über nichts mehr freuen")
- **Hoffnungslosigkeit** („Ich werde nie mehr gesund")
- **Ängstlichkeit** („Ich habe Angst vor allem und jedem")
- **Gefühl der Empfindungslosigkeit:** Gefühl, nichts mehr empfinden zu können und innen leer zu sein („In mir ist alles tot; wenn ich wenigstens weinen könnte")
- **Insuffizienzgefühle:** Gefühl, nichts wert zu sein („Ich bin unfähig, zu denken oder zu arbeiten. Eigentlich bin ich absolut überflüssig")

- **Affektstarre:** Verringerung der emotionalen Schwingungsfähigkeit (verminderte Spannbreite der Gefühle)
- **Euphorie:** gesteigertes Wohlbefinden („Ich bin so glücklich wie nie zuvor")
- **Übersteigerte Selbstwertgefühle** („Ich habe ein Firmenkonzept, mit dem bin ich in 4 Wochen Millionär")
- **Dysphorie:** Missmut
- **Affektarmut:** Gefühlsarmut
- **Ambivalenz:** gleichzeitige Existenz widersprüchlicher, eigentlich einander ausschließender Gefühle
- **Parathymie:** paradoxer Affekt, d. h., Gefühl und Erlebnis passen nicht zusammen (der Patient berichtet lächelnd, die Ärztin habe ihm gerade ein Gift gespritzt, das seine Knochen auflöse)
- **Affektlabilität:** Das Gefühl schwankt stark hin und her.

Hoffnungslosigkeit, Ängstlichkeit, das Gefühl der Empfindungslosigkeit, Insuffizienzgefühle und Affektstarre sind typisch für Depressionen. Es müssen aber bei einem depressiven Patienten nicht alle genannten Symptome gleichzeitig auftreten und umgekehrt können die Gefühle auch bei anderen Krankheitsbildern vorkommen. Euphorie und übersteigerte Selbstwertgefühle sowie Dysphorie sind häufig bei Manien zu beobachten, Affektarmut, Ambivalenz und Parathymie bei Schizophrenien.

Es ist nicht möglich, einer Patientin unangemessen erscheinende Gefühle und Stimmungen auszureden. Die Pflegenden lassen sie zu, auch wenn dies auf Dauer sehr belastend ist. Oft können sie die Kranken sprachlich gut erreichen („Ich weiß, dass Sie keine Hoffnung haben. Das ist Ausdruck Ihrer Krankheit. Ich glaube aber, dass es Ihnen wieder besser gehen wird. Sie müssen Geduld haben").

14.6.11 Antriebs- und psychomotorische Störungen erkennen

DEFINITION

Antriebsstörung: Minderung oder Steigerung der inneren Kraft zur (zielgerichteten) Aktivität

Der **Antrieb** ist der „psychische" Motor, der dem Menschen Tätigkeiten überhaupt erst ermöglicht. Antrieb ist vom Willen weitgehend unabhängig.

Antriebsarmut

Als **Antriebsarmut** wird ein Mangel an Initiative und psychischer Energie bezeichnet. Betroffene können sich kaum zu etwas aufraffen, es fehlt ihnen an Spontaneität, Initiative und Tatgeist. In maximaler Ausprägung führt Antriebsarmut zur völligen motorischen Bewegungslosigkeit, dem **Stupor.** Antriebsmangel ist eine mögliche Ursache psychisch bedingter Stummheit *(Mutismus).*

Antriebsarmut ist ein häufiges Symptom bei Schizophrenien. Depressive Menschen empfinden dagegen oft eher eine **Antriebshemmung,** eine quälende „Bremsung" ihres Antriebs.

Im Umgang mit antriebsarmen Patienten ist Pflegenden stets bewusst, dass die **Antriebslosigkeit** nicht Ausdruck von Charakter- oder Willensschwäche ist. Sie motivieren Betroffene immer wieder, überfordern sie jedoch nicht.

Antriebssteigerung

Eine Patientin mit **Antriebssteigerung** platzt geradezu vor Energie. Sie ist ständig in Bewegung und unermüdlich tätig. Antriebsgesteigerte Patienten haben Mühe, die Distanz (den angemessenen Abstand zu anderen) zu wahren und können ihre Mitmenschen dadurch verletzen. Gesteigerter Antrieb ist typisch für Manien.

Psychomotorische Störungen

DEFINITION

Psychomotorische Störung: Störung in der Art, sich zu bewegen (Erscheinungsbild der Bewegung, Körperhaltung während der Bewegung)

Alle Bewegungen eines Menschen werden nicht nur von seinem Willen, sondern auch von seinem körperlichen und psychischen Zustand mit beeinflusst. Dementsprechend können auch hier Störungen auftreten:

- **Akinese/Hypokinese** sind Bewegungslosigkeit bzw. Bewegungsarmut.
- **Stereotypien** sind Bewegungen oder Worte, die immer wieder gleichförmig wiederholt werden (z. B. unruhiges Nesteln beim alkoholischen Entzugsdelir).
- Bei der **Katalepsie** verharren Betroffene in unnatürlichen Stellungen (= wächserne Biegsamkeit), sie wird noch gelegentlich bei schweren (katatonen) Schizophrenien beobachtet.
- **Manierierte** und **bizarre Bewegungen** sind an sich alltägliche Bewegungen, die aber auffällig geziert, schwülstig oder posenhaft ausgeführt werden.

Auffällige Veränderungen der Psychomotorik findet man manchmal bei Schizophrenien und organischen Psychosen.

14.7 Therapien in der Psychiatrie

14.7.1 Medikamente

Zur medikamentösen Behandlung psychischer Krankheiten werden **Psychopharmaka** eingesetzt. Sie entfalten ihre Wirkung im ZNS und werden therapeutisch zur Besserung von krankheitsbedingtem Verhalten, Erleben und Befinden verwendet. Zu den Psychopharmaka zählen u. a.:

- **Neuroleptika/Antipsychotika** (➤ Pharma-Info 15.1)
- **Antidepressiva** (➤ Pharma-Info 16.1)
- **Phasenprophylaktika,** z. B. Lithium (➤ Pharma-Info 16.2)
- **Benzodiazepine** (➤ Pharma-Info 16.3)

Viele Patientinnen haben die Befürchtung, dass Psychopharmaka nur der Ruhigstellung, nicht aber der eigentlichen Behandlung ihrer

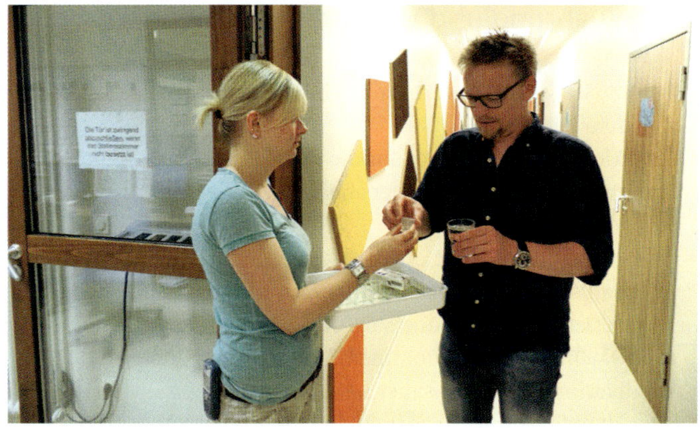

Abb. 14.16 In der Psychiatrie sind die Pflegenden nicht nur beim Richten der Medikamente gefordert; sie haben auch später bei der Medikamentenausgabe Einfluss auf die Akzeptanz der Psychopharmaka durch den Patienten. [M322]

Erkrankung dienen. Sie haben Angst, dass die Einnahme dieser Medikamente ihre Persönlichkeit verändert. Diese Ängste müssen den Patienten genommen werden. Der Nutzen von Psychopharmaka bei vielen psychiatrischen Erkrankungen ist wissenschaftlich belegt, sodass sie aus der modernen Psychiatrie nicht mehr wegzudenken sind:

- Bei der Akutbehandlung schwerer Depressionen und Schizophrenien sind sie erstes Mittel der Wahl.
- Bei rezidivierenden Depressionen und Schizophrenien kann die Rezidivquote durch eine Langzeitbehandlung mit Psychopharmaka deutlich verbessert werden. So kann die Rückfallquote bei Schizophrenien durch Neuroleptika von 80 auf 20 % gesenkt werden.
- Bei Schizophrenien ist eine Behandlung mit Psychopharmaka oft Voraussetzung für eine soziale Reintegration.
- Bei Krankheiten, die eine psychotherapeutische Behandlung erfordern, können Psychopharmaka notwendig sein, um zunächst einmal die Symptome zu lindern. Der Aufbau einer Zusammenarbeit und der Beginn einer Psychotherapie werden damit oft erst möglich.

Für viele Patienten hängt die langfristige Prognose davon ab, ob sie zur regelmäßigen Einnahme von Psychopharmaka motiviert werden können! Wichtig ist deshalb die **Compliance.** Darunter versteht man die Bereitschaft der Betroffenen, sich auf die Behandlung einzulassen. Sie ist u. a. abhängig von der Krankheitseinsicht und Persönlichkeit.

Das Präparat und dessen Dosierung werden für jeden Patienten individuell festgelegt. Eine entscheidende Rolle spielen dabei das Ansprechen des Patienten auf das Präparat, dessen Nebenwirkungen und der innere Leidensdruck des Betroffenen.

Akzeptanz von Psychopharmaka

Nicht selten kommt es vor, dass gerade diejenigen Patientinnen die Einnahme von **Psychopharmaka** ablehnen oder sogar ganz verweigern, die sie am dringendsten benötigen. Dafür gibt es verschiedene Gründe:

- Zunächst gibt es die krankheitsuneinsichtigen Patienten, die Veränderungen in ihrer Wahrnehmung und somit auch ihrem Verhalten nicht erkennen. Für die Betroffenen ist nicht nachvollziehbar, dass man ihnen dringend zur Einnahme von Medikamenten rät, sie fühlen sich missverstanden und in ihrer freien Willensbestimmung eingeschränkt. Entweder aus diesem Grund oder einer grundsätzlichen (auch durch Vorerfahrungen begründeten) Angst gegenüber Psychopharmaka entwickeln sie Ängste oder sogar Aggressionen. Die Ängste, die Patientinnen vor bestimmten Psychopharmaka haben, sind z. T. durchaus nachvollziehbar und sollten auch entsprechend ernst genommen werden. Die größte Angst besteht meist vor Überdosierungen, vor der Entwicklung einer Abhängigkeit von bestimmten Substanzen sowie deren als bedrohlich und einschränkend empfundenen Begleiterscheinungen oder vor gravierenden Persönlichkeitsveränderungen.
- Auf der anderen Seite gibt es jedoch auch Patientinnen, die vor unsachgemäßer Medikamenteneinnahme geschützt werden müssen oder, anders ausgedrückt, die dazu neigen, mehr Medikamente einzunehmen, als erforderlich sind. Da es viele Medikamente gibt, die sich begünstigend auf die Psyche auswirken (z. B. Beruhigungsmittel) und quälende Gedanken abstellen oder motorische Unruhe bekämpfen, fällt vielen Menschen der Griff zu solchen Präparaten besonders leicht.

Weder im Fall der Verweigerung noch in dem des inadäquaten Umgangs mit bestimmten Medikamentengruppen ist von „böser Absicht“ oder Fahrlässigkeit auszugehen. Meist ist es eher die Unwissenheit vieler Menschen, die sie dazu veranlasst, die Einnahme von Psychopharmaka entweder grundsätzlich abzulehnen oder im umgekehrten und schlimmsten Fall Missbrauch damit zu betreiben. Die **Akzeptanz** der Medikamente (➤ Abb. 14.16) wird gesteigert, wenn

- der Patient über die Wirkungsweise des Präparats informiert und über mögliche negative Begleiterscheinungen aufgeklärt ist;
- die Patientin einen Zusammenhang zwischen besserer Befindlichkeit und Medikamenteneinnahme erkennt;
- die Nebenwirkungen gering sind, z. B., indem die geringstmögliche Dosis verordnet oder im Bedarfsfall ein Medikamentenwechsel vorgenommen wird;
- Nebenwirkungen gezielt mitbehandelt oder durch Medikamentenwechsel vermieden werden;
- nicht zu oft am Tag Medikamente eingenommen werden müssen;
- möglichst wenige Präparate gleichzeitig verordnet werden;
- die Vorerfahrungen des Patienten mit bestimmten Präparaten bei der Wahl der Medikamente berücksichtigt werden;
- die Arbeitsfähigkeit nicht eingeschränkt wird;
- die Patientin trotz Medikation noch aktiv am Straßenverkehr teilnehmen kann und ihre Fahrtüchtigkeit dadurch nicht eingeschränkt wird.

Grundsätzlich trägt der Arzt die Verantwortung für die Psychopharmakotherapie; in der Verantwortung der Pflegenden liegt es, die Medikamente nach ärztlicher Anordnung zu stellen und auf die ordnungsgemäße Einnahme zu achten. Bemerken die Pflegenden jedoch, dass die Patientin das ärztliche Aufklärungsgespräch nicht verstanden oder bestimmte Details vergessen hat, ergänzen sie die wichtigsten Informationen oder bitten den Arzt, die Patientin erneut über die Notwendigkeit und/oder Wirkungsweise bestimmter Medikamente zu informieren.

Aufbewahrung und Verabreichung

Folgende Maßnahmen verhindern Konflikte und Missbrauch und helfen dem Patienten:

- Alle Medikamente werden für die Patientinnen unzugänglich aufbewahrt, da suizidale oder abhängige Patienten versuchen könnten, sie zu entwenden.
- Die Pflegekraft, welche die Medikamente verteilt, sollte sie im Idealfall auch gestellt haben. In vielen Krankenhäusern wird das Tablettenstellen jedoch aus organisatorischen Gründen vom Nachtdienst übernommen. Vor dem Verabreichen der Medikation muss sich daher unbedingt vergewissert werden, dass die Medikamente korrekt gestellt wurden (Vier-Augen-Prinzip).
- Das Pflegepersonal sollte über die Wirkungsweisen der Medikamente ausreichend informiert sein. Nicht selten kommt es vor, dass Patientinnen gezielt danach fragen, wofür das Medikament genommen werden muss.
- Werden z. B. mehrere Präparate in Tropfenform verabreicht, sollten diese aus Gründen der besseren Nachvollziehbarkeit für Patienten wie Pflegende nicht in einem gemeinsamen, sondern in getrennten Töpfchen dargereicht werden.
- Die Medikamente werden regelmäßig und pünktlich gegeben, in der Regel nach dem Frühstück, Mittag- und Abendessen. Dies erleichtert den Patientinnen die Tagesstrukturierung.
- Die Pflegenden schaffen eine ruhige und gelöste Atmosphäre, da die Medikamenteneinnahme für viele Patienten nicht einfach ist.
- Die Patientin nimmt die Medikamente in Gegenwart einer Pflegekraft ein. Ausreichend Wasser steht bereit, um zu gewährleisten, dass der Patient die Medikamente auch wirklich schluckt.
- Manche Patientinnen täuschen die Einnahme der Medikamente vor, da sie mit der Medikation nicht einverstanden sind. Hierbei hilft es, den Patienten bei und nach der Einnahme viel Wasser trinken zu lassen und ihn ggf. für eine bestimmte Zeit nach der Einnahme unter Beobachtung zu nehmen, indem er z. B. noch für 20 min vor der Dienstzimmertür sitzen bleibt.
- Gerade auch bei suizidalen Patientinnen sollte immer darauf geachtet werden, dass die Medikamente auch wirklich eingenommen werden. Menschen, die keinen Sinn mehr in ihrem Leben sehen, könnten die Medikamente u. U. im Mund aufbewahren und in einem unbeobachteten Moment wieder herausnehmen, um sie zu sammeln und sich später damit zu vergiften.
- Um zu vermeiden, dass Medikamente von Patienten im Mund aufbewahrt werden, können anstelle von Tabletten auch Tropfen gegeben werden. Doch auch hierbei ist verstärkt darauf zu achten, dass die Patientin nach der Einnahme beobachtet wird, um zu vermeiden, dass sie das eingenommene Medikament nicht unmittelbar wieder erbricht oder ausspuckt. Stehen keine Tropfen zur Verfügung, können Tabletten ggf. auch gemörsert werden.
- Ist eine Mundkontrolle nötig, muss immer auch unter die Zunge geschaut werden.

Sind die Pflegenden unsicher, ob eine Patientin die verordneten Medikamente wirklich genommen hat, fragen sie am besten offen nach. Oft bestehen trotz Aufklärung Unsicherheiten, die durch ein weiteres Gespräch ausgeräumt werden können.

Trainieren der Medikamenteneinnahme

Die Einnahme von Medikamenten ist im Krankenhaus oft weniger ein Problem als nach der Entlassung zu Hause. Die Patienten werden zu bestimmten Zeiten – meist nach den Mahlzeiten – vom Pflegepersonal daran erinnert. Viele Patientinnen sind jedoch auch noch nach der stationären Behandlung auf bestimmte Medikamente angewiesen. Oft werden diese im Alltag jedoch vergessen oder vertauscht oder leere Packungen nicht ersetzt. Viele Patienten setzen ihre Medikamente auch ohne Rücksprache mit der Ärztin ab, da sie sich gesund fühlen.

Aus diesem Grund ist es Aufgabe der Pflegenden, die selbstständige **Medikamenteneinnahme** vor der Entlassung systematisch mit den Patienten zu trainieren. Das Medikamentenmanagement stellt somit einen wichtigen Bestandteil der Pflegeplanung bzw. der Entlassungsvorbereitung dar. Patientinnen üben hierbei unter Anleitung, ihre Medikamente zu richten, selbstständig einzunehmen und sich rechtzeitig ein neues Rezept zu besorgen. Dafür ist es zwingend erforderlich, dass die Patienten über die Wirkungsweisen der Medikamente informiert sind.

14.7.2 Somatische Verfahren

Elektrokrampftherapie

Die **Elektrokrampftherapie** (kurz *EKT, Heilkrampfbehandlung*) ist eine Methode, bei der mithilfe von elektrischem Strom künstlich zerebrale Krampfanfälle ausgelöst werden (➤ Abb. 14.17). Sie wird unter Narkose und medikamentöser Muskelentspannung durchgeführt. Gelegentliche Nebenwirkungen sind Gedächtnisstörungen oder Verwirrtheitszustände, die sich jedoch fast immer innerhalb einiger Stunden zurückbilden. In manchen Fällen klagen die Patienten über Kopfschmerzen. Die EKT führt *nicht* zu bleibenden Persönlichkeitsveränderungen oder Hirnschädigungen.

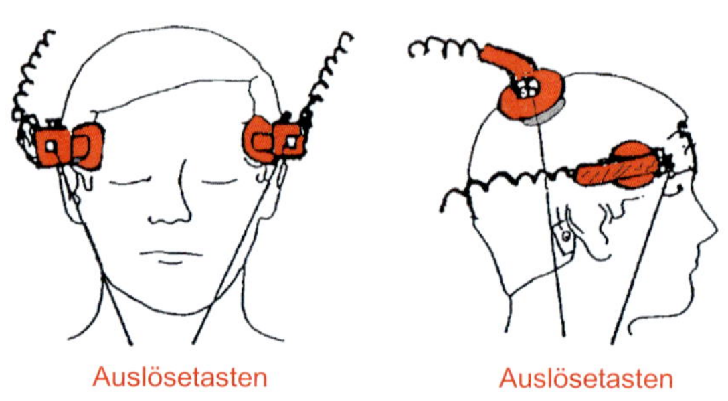

Abb. 14.17 Die Elektroden werden bei der **Elektrokrampftherapie** am Kopf angebracht, um mithilfe von Strom zerebrale Krampfanfälle auszulösen. Richtig durchgeführt, ist die Elektrokrampftherapie relativ nebenwirkungsarm und bisweilen lebensrettend. [V194]

Indikationen für eine EKT sind in Deutschland schwere endogene Depressionen (➤ Kap. 16.2) und bestimmte schizophrene Krankheitsbilder (➤ Kap. 15.1), falls die herkömmlichen Therapieverfahren keinen Erfolg hatten. Akut lebensrettend kann die EKT bei der perniziösen Katatonie sein, die im Rahmen schizophrener Erkrankungen (➤ Kap. 15.1.5) auftritt: Sie geht einher mit extremer Erregung (in der die Patientin auch wie versteinert wirken kann), hohem Fieber und Versagen lebenswichtiger Funktionen (z. B. Elektrolytentgleisungen, Kreislaufversagen).

Warum der ausgelöste Krampfanfall heilend wirkt, ist letztlich nicht geklärt; Veränderungen der Neurotransmitter im Gehirn scheinen eine wichtige Rolle zu spielen. Die EKT wurde in den 1930er-Jahren noch vor den Psychopharmaka entwickelt und ist bei schweren Depressionen auch heute noch die wirksamste Behandlungsmethode. Das Komplikationsrisiko ist vergleichsweise gering und z. B. niedriger als bei einer Entbindung. Die EKT kann heute auch bei hochbetagten Menschen, Schrittmacherträgern und Schwangeren durchgeführt werden.

Obwohl die EKT eine gut wirksame und vergleichsweise nebenwirkungsarme Behandlung ist, waren Vorurteile darüber weitverbreitet: Der Patient werde mit „elektrischen Schlägen" behandelt, durch die er sich alle Knochen brechen könne. Nach der Behandlung sei er völlig wesensverändert oder geistig behindert. Auch wenn die Wirklichkeit ganz anders aussieht, ist es wegen dieser Vorurteile oft schwer, die Patientinnen, die Gesellschaft und häufig auch das Personal vom Nutzen der EKT zu überzeugen. Sie wird in Deutschland und der Schweiz daher nur selten durchgeführt, was angesichts von Leid und Risiken einer therapieresistenten Depression (Suizidrate 10 %) durchaus kritisch zu bewerten ist.

VORSICHT

Vor der Durchführung der Behandlung muss der Patient ausführlich aufgeklärt werden. Es muss immer die Einwilligung des Betroffenen bzw. seiner gesetzlichen Vertreterin vorliegen.

Wachtherapie

Schlafentzug wirkt antidepressiv. Auf eine **Wachtherapie** reagieren ungefähr 60 % aller depressiven Patienten positiv, besonders solche mit ausgeprägten Tagesschwankungen im Stimmungsverlauf (morgendliches Stimmungstief).

Wirkungsweise

Über die **Wirkungsweise** des Schlafentzugs gibt es verschiedene Theorien, aber ähnlich wie bei der EKT noch keine endgültige wissenschaftliche Erklärung. Diskutiert werden eine heilende Beeinflussung des Tagesrhythmus ebenso wie Beziehungen zur Adrenalin- und Kortisolausschüttung im Körper.

Ablauf

Beim **kompletten Schlafentzug** wird der Patient die ganze Nacht wachgehalten. Dieses Verfahren ist aber heute zunehmend unüblich geworden, denn man erzielt den gleichen Effekt durch den **partiellen Schlafentzug,** bei dem die Patientin zwischen Mitternacht und 2 Uhr morgens geweckt wird, sodass nur der Schlaf der frühen Morgenstunden entzogen wird. Oftmals können Patienten das eingeschränkte Wachen nur in der zweiten Nachthälfte besser akzeptieren, zumal sie abends durch die Aussicht, im Schlaf der Depressionssymptomatik entgehen zu können, oft entlastet sind. Wichtig ist, jeglichen Schlaf in der Wachphase zu unterbinden, denn auch nur ein kurzes Einnicken kann den positiven Effekt verhindern.

Die nebenwirkungsfreie Behandlung sollte pro Woche maximal zweimal durchgeführt werden. Leider hält der Effekt nur kurz (1 Tag bis 1 Woche) an. Dennoch ist auch eine kurze Besserung für viele Patientinnen eine große Erleichterung und gibt ihnen die Kraft, den Wirkungseintritt der medikamentösen Therapie abzuwarten. Zudem kann durch Schlafentzugstherapie oder EKT eine „Tür" aufgestoßen werden, die dann die Medikamentenwirkung deutlich verbessert.

Pflege

Pflegende, welche die Wachtherapie begleiten, werden vor besondere Anforderungen gestellt. Ihre Aufgabe ist es, die Patienten während der Nacht zu betreuen und ihnen das Wachbleiben durch Beschäftigungsangebote zu erleichtern. Jeder Mensch verhält sich unter Schlafentzug anders, und es ist ganz natürlich, dass den Patientinnen das Wachbleiben nach einer gewissen Zeit besonders schwerfällt. Die einen benötigen regelrechte Animation, während sich andere sehr gut allein beschäftigen können, indem sie z. B. lesen oder Handarbeiten verrichten. Die Aufgaben der Pflegenden beschränken sich jedoch nicht allein auf die Unterhaltung der Patienten während der Wachtherapie. Genauso kann es vorkommen, dass Patientinnen einen erhöhten Gesprächsbedarf anmelden und der Pflegekraft viel Aufmerksamkeit abverlangen. In der Regel haben Pflegende während der Nacht jedoch neben der Begleitung der Wachtherapie auch noch diverse andere Aufgaben zu erledigen, die sie nicht vernachlässigen dürfen. Ideal ist es daher, wenn mehrere Patientinnen gleichzeitig an der Wachtherapie teilnehmen, da das gemeinsame Wachen in der Gruppe aus nachvollziehbaren Gründen vielfach einfacher gelingt. Da bereits ein kurzes Nickerchen die Wirkung des gesamten Schlafentzugs aufhebt, sollten sich die Patienten nicht in ihren Zimmern, sondern vorwiegend in den Gemeinschaftsräumen aufhalten und angezogen sein, d. h., normale Straßenkleidung tragen. Auf den Konsum koffeinhaltiger Getränke wie Kaffee, Cola oder Energydrinks sollte während der Wachtherapie gänzlich verzichtet werden. Stattdessen sollten Möglichkeiten gefunden werden, dem Patienten das nächtliche Wachbleiben möglichst angenehm zu gestalten. So können z. B. über Tag Filme, auf die sich die Gruppe geeinigt hat, besorgt oder andere das Wachbleiben erleichternde Vorbereitungen (durch die Patientinnen selbst) getroffen werden.

Lichttherapie

Ist eine Erkrankung auf einen Lichtmangel zurückzuführen, wie z. B. die saisonal bedingte (Winter-)Depression (kurz SAD), hilft die **Lichttherapie** (➤ Abb. 14.18).

Dabei werden Betroffene bis zu 2 h täglich (meist vormittags) sehr starkem Licht ausgesetzt. Die Lichtintensität der Speziallampen

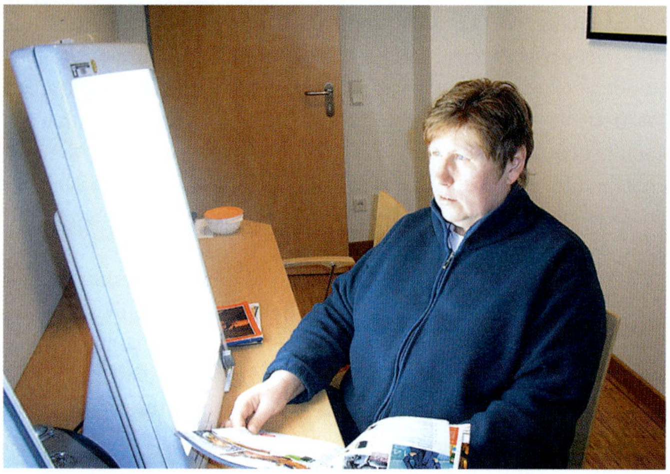

Abb. 14.18 Lichttherapie-Platz. Diese Therapieform wird insbesondere bei der Winterdepression eingesetzt. [M325]

entspricht ungefähr der eines hellen Sommertages; ein durch normale Glühbirnen erhellter Raum reicht nicht aus. Die Behandlung ist nebenwirkungsarm, selten kommt es zu harmlosen Hautreizungen. Die natürliche Lichttherapie – das Sonnenlicht – kann und soll diese Therapieform durch Spaziergänge unterstützen. Die Sonnenbank kann die Lichttherapie nicht ersetzen, da hierbei ultraviolettes Licht zur Anwendung kommt, das für die Therapie ungeeignet ist (Gefahr einer Netzhautschädigung!).

14.7.3 Psychotherapeutische Verfahren

DEFINITION

Psychotherapie: Behandlung erkrankter Menschen durch psychologische Mittel. Es gibt verschiedene psychotherapeutische Behandlungsverfahren, die sich hinsichtlich ihrer Annahmen über die Entstehung der Krankheit, ihres Menschenbildes und ihres therapeutischen Vorgehens stark unterscheiden.

Aus verschiedenen Grundrichtungen heraus haben sich inzwischen mehrere hundert **psychotherapeutische Verfahren** entwickelt. Alle haben zum Ziel, gestörte Einstellungen und Verhaltensweisen des Patienten zu verändern und dadurch sein seelisches und/oder körperliches Leid zu mindern bzw. zu heilen.

Die wesentliche Voraussetzung für den Erfolg jeder Psychotherapie ist eine tragfähige vertrauensvolle Beziehung zwischen Patientin und Therapeut. Die beiden müssen ein **Arbeitsbündnis** eingehen. Hat ein Patient Vertrauen zur Therapeutin, arbeitet er besser mit und akzeptiert auch die jeweiligen Behandlungsverfahren.

Ein **Therapieprozess** kann z. B. aus drei Schritten bestehen:

- Analyse des Problems
- Festlegung des Therapieziels (z. B.: „Ich möchte meine Angst vor anderen Menschen abbauen“)
- Bestimmen der Vorgehensweise zum Erreichen des Ziels (z. B. Gespräche und/oder Konfrontation mit der belastenden Situation)

Eine solche Einteilung in Therapieschritte gibt sowohl der Patientin als auch dem Therapeuten mehr Klarheit über den Verlauf und die Ziele der Therapie.

Psychotherapie auf der Station

Im stationären Bereich werden z. B. die *akuten Symptome* der Erkrankung mithilfe der Psychotherapie bearbeitet (Krisenintervention). In der Regel kommen dabei verschiedene Methoden gleichzeitig zur Anwendung. Auch Einzel- und Gruppenbehandlung werden häufig kombiniert. Die meisten Verfahren sind bei diversen psychischen Störungen geeignet. Die behandelnde Ärztin legt in Absprache mit dem Patienten die individuellen „Therapiepakete“ fest. Ärzte, Therapeutinnen und Pflegende arbeiten dabei Hand in Hand.

Meist werden psychotherapeutische Verfahren, medikamentöse Therapie und Soziotherapie (➤ Kap. 14.7.8) miteinander verknüpft. Ganz wichtig ist, dass Pflegende über den jeweiligen Stand der Therapie informiert sind (➤ Kap. 14.5.3), damit sie im Pflegealltag angemessen auf das Verhalten der psychisch Kranken eingehen und ihre jeweiligen Fortschritte begleiten können. Ihre Arbeit stellt einen wichtigen Faktor innerhalb des psychotherapeutischen Prozesses dar, der während der Behandlung (und z. T. darüber hinaus) einen großen Einfluss auf die Betroffenen hat.

Bei vielen Patientinnen ist nach dem Klinikaufenthalt eine psychotherapeutische Nachsorge notwendig, die ambulant erfolgen kann. Die dazu notwendigen Schritte werden meist schon in der Klinik vorbereitet, etwa das Vermitteln von Adressen oder Kontakten zu externen Psychotherapeuten, Selbsthilfe- oder Angehörigengruppen (➤ Kap. 14.5.5).

Tiefenpsychologische Verfahren: Psychoanalyse

DEFINITION

Tiefenpsychologische Verfahren: psychotherapeutische Verfahren, die auf der Existenz unbewusster Persönlichkeitsanteile basieren. Diese sind die Grundlage für die Gefühle und das Verhalten der Menschen.

Nach Ansicht der **Tiefenpsychologie** erschließt sich das Unbewusste dem Bewusstsein nicht willentlich. Es äußert sich aber in Träumen, Assoziationen oder Fehlleistungen wie „Versprechern“ oder Witzen. Über diesen Weg werden unbewusste Konflikte der Deutung zugänglich. Die Tiefenpsychologie hat ein überaus ausführliches und fundiertes Seelenmodell entwickelt.

Das bekannteste tiefenpsychologische Verfahren ist die von dem Wiener Nervenarzt *Sigmund Freud* begründete **Psychoanalyse.**

Sigmund Freud (1856–1939) wurde in Freiberg (Mähren) als Sohn jüdischer Eltern geboren. Als Nervenarzt in Wien tätig, entwickelte er die *Psychoanalyse,* eine Methode zur Erklärung und Behandlung von Seelenstörungen. In einem umfangreichen wissenschaftlichen Werk erläuterte er seine Entdeckung des *Unbewussten,* entwickelte sein *Instanzenmodell,* beschäftigte sich mit der Traumdeutung ebenso wie mit vielen kultur- und gesellschaftsphilosophischen Fragen. Viele Patientinnen behandelte er selbst mit seiner Methode der Psychoanalyse. Dabei sollte der Patient, auf der Couch liegend, durch *freies Assoziieren* seinen unbewussten Anteilen näherkommen und so eine Heilung erfahren. Besonders wegen seiner Libido- und Sexualtheorien wurde Freud anfänglich angefeindet. Seine Bedeutung kann heute jedoch kaum überschätzt werden – er gab einem ganzen Zeitalter eine charakteristische Prägung. Viele seiner Schüler erlangten selbst Weltruhm (z. B. *C. G. Jung, A. Adler, S. Ferenczi, O. Rank, E. Jones).* Von den Nationalsozialisten angefeindet, ging er 1938 ins Exil nach London, wo er im Jahr darauf verstarb.

Das Ziel der Psychoanalyse ist es, dem Patienten zu helfen, sich von seinen inneren Zwängen und alten Verhaltens- und Erlebnismustern zu befreien, die ihn in der Gegenwart „krank" machen. Das Hauptaugenmerk wird hierbei auf die Kindheit der Patientin gelegt. Freud ging davon aus, dass psychische Krankheiten ihren Ursprung in seelischen Konflikten haben, deren Wurzeln bis in die frühe Kindheit zurückreichen.

Entstehung psychischer Störungen nach Freud

Um den Entstehungsmechanismus psychischer Störungen nach Freud verstehen zu können, bedarf es der Kenntnisse über sein Instanzenmodell und sein Phasenmodell der psychosexuellen Entwicklung.

Nach dem **Instanzenmodell** prägen den Menschen folgende drei Instanzen (➤ Abb. 14.19):

- **Es:** Im Es finden sich die unbewussten *triebhaften* und *emotionalen* Bedürfnisse des Menschen, die vehement nach Befriedigung drängen.
- **Über-Ich:** Es enthält die gesellschaftlichen und elterlichen Werte und Normen und bildet das menschliche *Gewissen.* Ein Teil des Über-Ichs, das *Ideal-Ich,* umfasst die persönlichen Werte, Normen und Idealvorstellungen.
- **Ich:** Die Aufgabe des Ichs ist es, Kompromisse zwischen den triebhaften Wünschen des Es, der Realität und den Ansprüchen des Über-Ichs zu finden. Dafür verfügt das Ich über eine Reihe von Funktionen, u. a. die Wahrnehmung, die Intelligenz, die Steuerung des Verhaltens und die Abwehr bedrohlicher Erfahrungen. Es reagiert nach dem Realitätsprinzip: Es wägt Vor- und Nachteile einer Entscheidung ab und sucht eine akzeptable Erklärung.

Nach dem Instanzenmodell entstehen psychische Erkrankungen, wenn die Konflikte zwischen Es und Über-Ich durch das Ich nicht adäquat gelöst werden können. So besitzen Menschen mit Zwangsstörungen und häufig auch Betroffene von Depressionen ein übermäßig strafendes Über-Ich („Du bist ein schlechter Mensch", „Du hast versagt"). Das Ich ist unfähig, die unrealistischen Forderungen des Über-Ichs abzuschwächen.

Des Weiteren entwickelte Freud das **Phasenmodell der psychosexuellen Entwicklung**beim Kind. Als eine der wichtigsten Triebfedern im menschlichen Leben sah Freud die Sexualität, auch *Libido* genannt, die es auch schon beim Kind gibt. Während der kindlichen Entwicklung richtet sich die sexuelle Energie nach einem spezifischen zeitlichen Ablauf auf verschiedene Körperbereiche, die *erogenen Zonen.* Ihre Stimulation wird als angenehm erlebt und führt zu Lustgewinn. Im Laufe der psychosexuellen Entwicklung muss das Kind verschiedene Aufgaben bewältigen, um eine reife und stabile Persönlichkeit zu erlangen.

- **Orale Entwicklungsphase (ca. 0–1 Jahr):** Erogene Zonen sind Mund und Haut. In dieser Phase muss die Einheit von Mutter und Kind allmählich aufgegeben werden, damit sich das Kind als eigenständiger Mensch *(Subjekt)* kennenlernen kann. Dabei erfährt es die anderen, zunächst die Mutter, als *Objekt* (➤ Abb. 14.20).
- **Anal-sadistische Entwicklungsphase (ca. 2–3 Jahre):** Erogene Zonen sind der After und die Arm- und Beinmuskulatur. In dieser Phase lernt das Kind erste Formen der Selbst- und Fremdkontrolle.
- **Phallische/ödipale Phase (ca. 4–5 Jahre):** Erogene Zone ist das Genitale. Zunächst interessiert das Kind sich nur für sein eigenes Genital *(Autoerotismus),* dann entstehen sexuelle Wünsche gegenüber der Mutter (bei Jungen) bzw. dem Vater (bei Mädchen). Dadurch entsteht der *Ödipuskomplex:* Das Kind begehrt den gegengeschlechtlichen Elternteil und fürchtet die Rivalität und Rache des gleichgeschlechtlichen Elternteils. Bei Jungen entsteht die Angst, der Vater könne sie kastrieren *(Kastrationsangst).* Der Ödipuskomplex wird durch Identifikation der Jungen mit dem Vater bzw. der Mädchen mit der Mutter positiv gelöst.

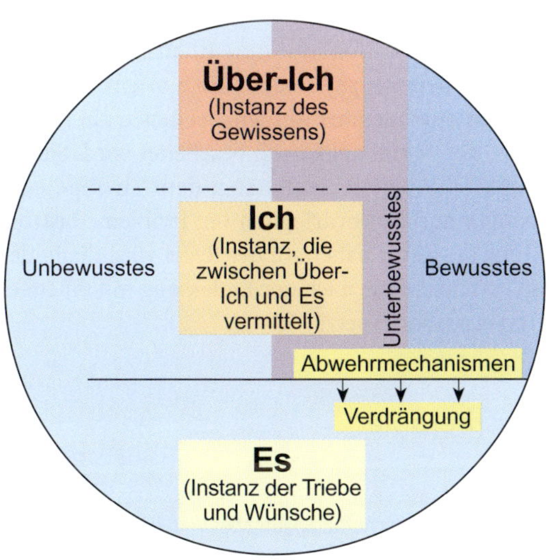

Abb. 14.19 Beziehung von Es, Ich und Über-Ich nach dem Instanzenmodell von Sigmund Freud. [A400]

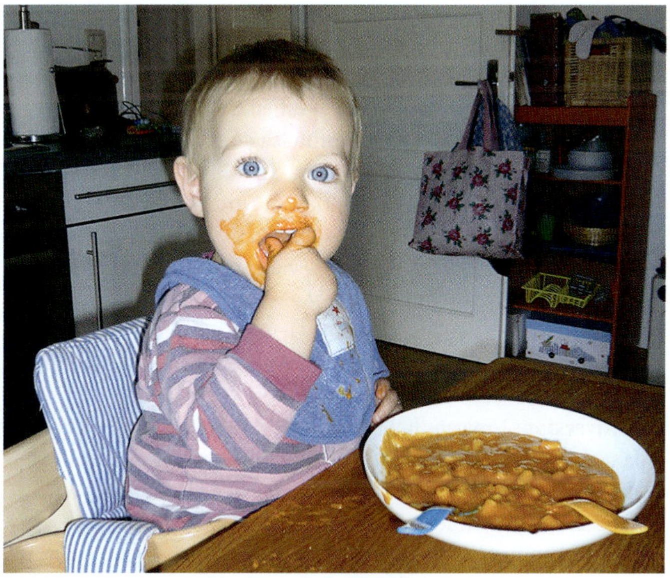

Abb. 14.20 Die Entwicklung in den ersten 3 Lebensjahren ist für das ganze Leben entscheidend, weil in dieser Zeit grundlegende menschliche Erfahrungen gemacht werden. [O124]

- **Latenzphase:** Ungefähr im 6. Lebensjahr tritt nach Freud ein Stillstand in der psychosexuellen Entwicklung ein. Die frei werdenden Energien können für Aufgaben der sozialen Anpassung verwendet werden.

Misslingt die Lösung entwicklungsbedingter Konflikte in einer dieser Phasen, entstehen gemäß der psychoanalytischen Theorie nach Freud psychische Krankheiten. So haben Menschen mit Depressionen oft Frustrationen in der oralen Phase erlitten (z. B. ständige Trennungserlebnisse), Menschen mit Zwangsstörungen Frustrationen in der anal-sadistischen Phase (z. B. durch drastische Einschränkung ihrer Aktivitäten seitens der strengen Eltern) und histrionische Persönlichkeiten Frustrationen in der ödipalen Phase. Die „tieferen" Gründe für ihre psychischen Probleme sind Betroffenen meistens nicht bewusst, sondern vielmehr ins Unbewusste „verdrängt". Dieser innerpsychische Verdrängungsprozess wird in der Tiefenpsychologie *Abwehr* genannt. Er dient dazu, unakzeptable Wünsche, Triebe, Erlebnisse oder Bedürfnisse aus dem Bewusstsein fernzuhalten.

Nach Freud gibt es verschiedene **Abwehrmechanismen:**

- **Verdrängung:** Diesem sehr häufigen Mechanismus unterliegen die Gefühle, die in der aktuellen Situation, in der sie ausgelöst wurden, nicht verarbeitet bzw. ausgelebt werden konnten. Wird der Betroffene später mit dem verdrängten Thema konfrontiert, bricht der alte Konflikt wieder auf und bewirkt jene psychischen Probleme, die im Erwachsenenalter unverständlich erscheinen.
- **Projektion:** Eigene, unakzeptable Regungen werden anderen zugeschrieben. Beispiel: Eine Mutter, die ihr Kind bestraft, sagt: „Es gibt Mütter, die furchtbar aggressiv mit ihren Kindern umgehen!"
- **Verschiebung:** Ein Triebimpuls wird von dem Objekt, dem er zunächst galt, auf ein anderes, „ungefährlicheres" Objekt verschoben. Bekanntes Beispiel: Der vom Chef gegängelte Ehemann beschimpft zu Hause seine Frau.
- **Verleugnung:** Unakzeptables wird „wegdiskutiert": „Es ist schon aus biologischen Gründen unmöglich, dass Eltern ihre Kinder nicht mögen."
- **Rationalisierung:** Durch logische Gründe werden unakzeptable Erlebnisse annehmbar. Klassisches Beispiel ist die Fabel vom Fuchs, der die hoch hängenden Trauben trotz aller Anstrengungen nicht erreichen kann. Daraufhin sagt er: „Macht nichts, sie sind mir sowieso zu sauer!"
- **Isolieren:** Ein unangenehmes Erlebnis wird zwar nicht als Ganzes vergessen, aber die begleitenden Gefühle werden abgespalten. „Ich kann mich erinnern, wie er mich schlug, aber es hat mir nichts ausgemacht."
- **Reaktionsbildung:** Unakzeptable Gefühle werden ins Gegenteil verkehrt. Aus aggressiven Tendenzen entsteht so z. B. ein überfürsorgliches Verhalten.
- **Konversion:** Umwandlung einer psychischen Regung in ein körperliches Symptom. Es tritt z. B. eine Lähmung auf, weil sich der Patient nicht traut, auf Dinge zuzugehen (früher oft auch als „Hysterie" bezeichnet).
- **Sublimierung:** Die Energie eines unakzeptablen Triebes wird in künstlerische oder soziale Tätigkeiten umgelenkt.
- **Regression:** Zurückfallen in kindliche Verhaltens- und Erlebensweisen.

Ablauf der Psychoanalyse

In der Psychoanalyse wird versucht, die **frühkindlichen Konflikte,** die den Störungen zugrunde liegen, zu erkennen und zu bearbeiten. Die **Fixierungen** (Stehenbleiben auf kindlichen Stufen) lassen sich nur lösen, wenn der frühkindliche Konflikt mit allen Schmerzen im Heute nachgeholt wird, die Traumata durchgearbeitet werden. Das geschieht mithilfe der **Übertragung.** Freud geht davon aus, dass der Patient die Beziehung, die er zu seinen Eltern hatte, auf die Therapeutin überträgt. Auf diese Weise erkennt die Therapeutin, welche Probleme der Patient hat, deckt sie gemeinsam mit ihm in vielen Gesprächen auf und bearbeitet sie.

Um an das Unbewusste zu gelangen, wird die Patientin vom Therapeuten aufgefordert, „frei zu assoziieren". Sie soll alles erzählen, was ihr im Moment in den Sinn kommt. Dabei liegt sie in der Regel entspannt auf einer Couch. Auf diese Weise sollen die psychischen Inhalte unzensiert, also am Über-Ich vorbei, ans Tageslicht kommen.

In der Therapie werden v. a. **Widerstände** gedeutet. Um unangenehmen Erkenntnissen zu entgehen, sträuben sich Patienten gegen bestimmte Themen. Die Therapeutin weist den Patienten darauf hin, dass es sich um einen Widerstand handelt, und versucht zu klären, welche Probleme dahinterstecken.

Psychoanalytisch orientierte Therapieformen

Es gibt verschiedene psychoanalytisch orientierte **Therapieformen.** Im eher selten indizierten Standardverfahren, der **großen Psychoanalyse,** wird ein Strukturwandel der Persönlichkeit angestrebt. Der Patient wird über einige Jahre mehrmals wöchentlich behandelt. Die *Regression* des Patienten wird gefördert, um problematische frühkindliche Erlebnisse wieder in sein Bewusstsein zu rufen.

Heutzutage wird überwiegend die **tiefenpsychologisch fundierte Psychotherapie** durchgeführt. Sie ist zeitlich begrenzt und wird aktiv vom Therapeuten gestaltet. Er bringt durch Fragen wichtige Themen ins Spiel und versucht, die Ursachen und Gründe des aktuellen Konflikts aufzuklären. Durch Deutung wird der Konflikt dem Patienten zugänglich gemacht.

Im Rahmen eines stationären Aufenthalts in einer psychiatrischen Klinik können nur psychoanalytisch orientierte **Kurz- oder Fokaltherapien** durchgeführt werden, bei denen ein Hauptkonflikt der Patientin, der *Fokus,* analytisch bearbeitet wird. Sie finden als Einzeltherapie statt. Die Patientin sitzt dem Therapeuten gegenüber. Es werden nur die vordringlichsten Probleme bearbeitet, die die Symptome ausgelöst haben. In der Regel wird die in der Klinik begonnene Psychoanalyse nach der Entlassung mit einem externen Psychotherapeuten fortgesetzt.

Verhaltenstherapie

DEFINITION

Verhaltenstherapie: Psychotherapeutisches Verfahren, das davon ausgeht, dass gestörtes Verhalten und Erleben erlernt wurde und durch geeignete psychotherapeutische Behandlung auch wieder „verlernt" werden kann.

Wirkungsweise

Die Pioniere der Verhaltenstherapie, die amerikanischen Psychologen *John B. Watson* (1878–1956) und *Burrhus F. Skinner* (1904–1990), formulierten die **Reiz-Reaktions-Theorie.** Sie besagt, dass bestimmte Reize immer wieder dasselbe falsche Verhalten hervorrufen. Ein Mensch, der psychisch krank ist, hat diese Reaktionsweisen irgendwann gelernt. So hat er als Kind z. B. schlechte Erfahrungen mit Rolltreppen gemacht und leidet nun als Erwachsener unter einer Rolltreppenphobie. Um die beängstigende Situation nicht erleben zu müssen, hat er ein *Vermeidungsverhalten* entwickelt. Er fährt nie Rolltreppe, sondern sucht sich eine normale Treppe und vermeidet so die korrigierende Erfahrung, dass Rolltreppen in der Regel ohne Probleme genutzt werden können. Auf diese Weise erhält er seine Angsterkrankung aufrecht. Es können im Laufe der Zeit weitere Ängste hinzukommen, z. B. die Angst vor Aufzügen, U-Bahnhöfen und Straßenbahnen. Die Angst „generalisiert". [vgl. 14]

In der **Verhaltenstherapie** werden Probleme (Reize) und deren Symptome (Reaktionen auf Reize) bearbeitet, die dem Patienten durchaus bewusst sind, z. B. die Angst vor Spinnen oder Rolltreppen. Unbewusste Motive und Konflikte bleiben, anders als bei der Psychoanalyse und Gesprächspsychotherapie, im Hintergrund.

Typische **Indikationen** für eine Verhaltenstherapie sind:

- Ängste
- Zwänge
- Depressionen
- Ess-Störungen
- Chronische Konfliktsituationen
- Abhängigkeits- und Suchterkrankungen

In den Therapiesitzungen wird nicht nur gesprochen, sondern konkret gehandelt: Der Therapeut geht etwa mit einem Menschen, der an Platzangst leidet (*Agoraphobie,* ➤ Kap. 19.2.3) auf eine große, belebte Straßenkreuzung, um die dort entstehende Angst „wegzutrainieren". Wichtig ist, gemeinsam mit dem Patienten eine **Verhaltensanalyse** zu erstellen. Hier kommt das *SORCK-Schema* zur Anwendung, in dem

- der **S**timulus für ein Verhalten,
- die beeinflussenden **O**rganvariablen (Prädispositionen, Modell-Lernen etc.),
- die **R**eaktionen,
- die (kurz- und langfristigen) negativen und positiven K(**C**) onsequenzen und
- die **K**ontingenz

analysiert werden und überlegt wird, wo Veränderungen ansetzen könnten.

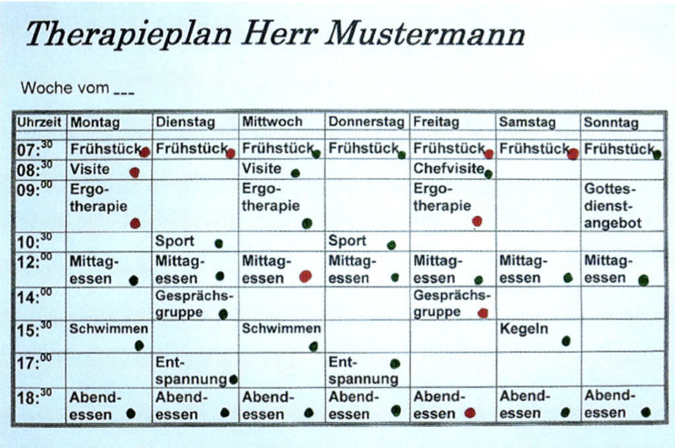

Therapieplan Herr Mustermann

Woche vom ___

Uhrzeit	Montag	Dienstag	Mittwoch	Donnerstag	Freitag	Samstag	Sonntag
07:30	Frühstück	Frühstück	Frühstück	Frühstück	Frühstück	Frühstück	Frühstück
08:30	Visite		Visite		Chefvisite		
09:00	Ergo-therapie		Ergo-therapie		Ergo-therapie		Gottes-dienst-angebot
10:30		Sport		Sport			
12:00	Mittag-essen	Mittag-essen	Mittag-essen	Mittag-essen	Mittag-essen	Mittag-essen	Mittag-essen
14:00		Gesprächs-gruppe			Gesprächs-gruppe		
15:30	Schwimmen		Schwimmen			Kegeln	
17:00		Ent-spannung		Ent-spannung			
18:30	Abend-essen	Abend-essen	Abend-essen	Abend-essen	Abend-essen	Abend-essen	Abend-essen

Abb. 14.21 Token-System (engl. „token economy", übersetzbar als Münzeintausch- oder Münzverstärkungssystem): ein Beispiel der operanten Konditionierung. Der Patient erhält z. B. für die Teilnahme an Therapien und Mahlzeiten einen grünen Punkt, für das unentschuldigte Fernbleiben einen roten Punkt. In einem zuvor fest definierten Zeitraum (z. B. 1 Woche) werden die grünen Punkte addiert. Erreicht der Patient eine vorab festgelegte Mindestpunktzahl, erhält er eine ebenfalls vorher abgesprochene Belohnung. [M322]

Verschiedene Behandlungsstrategien

Die Verhaltenstherapie kennt verschiedene Behandlungsstrategien:

- **Operante Konditionierung:** Dabei wird erwünschtes Verhalten systematisch gefördert und unerwünschtes Verhalten unterdrückt *(gelöscht).* Hierfür werden *Belohnungen* – früher auch *Strafen* – eingesetzt (➤ Abb. 14.21). Systematisches Belohnen wird als **positive Verstärkung,** das Wegfallen von Strafen als **negative Verstärkung** bezeichnet. Damit **Belohnungen** wirken, müssen einige Punkte beachtet werden:
  - **Attraktive Belohnung:** Ist die Belohnung für die Teilnahme an der Arbeitstherapie weniger attraktiv als ein (unerwünschtes) Alternativverhalten (z. B. im Bett liegen zu bleiben), wird die Patientin das Alternativverhalten vorziehen.
  - **Angemessene Belohnung:** Kekse oder Zigaretten wirken schnell lächerlich und fördern daneben ein unangebrachtes Abhängigkeitsverhältnis.
  - **Individuelle Belohnung:** Der Patient darf wählen, z. B. zwischen gemeinsamen Spielen, Spaziergängen, Stadtbummel. In manchen psychiatrischen Einrichtungen werden auch Münzen eingesetzt, die der Patient zum Einkauf auf dem Klinikgelände verwenden kann.
  - **Konsequente Belohnung:** Zumindest anfangs muss die Belohnung zeitnah zum gewünschten Verhalten erfolgen. Nur so wird gerade für schwer erkrankte Patientinnen der Zusammenhang ausreichend deutlich.
  - **Belohnung:** Sie darf nicht auf anderem, bequemerem Wege erreichbar sein.
- **Systematische Desensibilisierung:** ein sehr wichtiges verhaltenstherapeutisches Verfahren zur Behandlung von Phobien. Der Patient lernt zuerst, sich zu *entspannen.* Dann entwickelt er zusammen mit dem Therapeuten eine Angsthierarchie: Er gibt an, wovor er sich in der angsteinflößenden Situation am meisten fürchtet, wovor nicht so sehr, wovor am wenigsten. In den Sitzungen soll der Patient sich zunächst entspannen und wird dann in entspanntem Zustand gemäß seiner eigenen Angsthierarchie nach und nach mit den ängstigenden Situationen konfrontiert, zunächst mit der am wenigsten Angst auslösenden. Da Entspannung und Angst einander ausschließen, macht der Patient die Erfahrung, dass die erwarteten unangenehmen Konsequenzen ausbleiben. Er „verlernt" allmählich seine Angst. Leidet der Patient etwa an einer Spinnenphobie, soll er sich im ersten Schritt

eine Spinne vorstellen, dann diese zeichnen, dann Spinnennetze suchen und Spinnen beobachten und im letzten Schritt sogar das verhasste Insekt über seine Hand krabbeln lassen.
- **Reizkonfrontation (Reizüberflutung):** Auch diese Strategie dient dem Abbau von Ängsten. Dabei wird die Patientin *direkt* der gefürchteten bzw. der am meisten gefürchteten Situation ausgesetzt (die er ja sonst immer vermeidet). So erlebt sie, dass die Angst nicht nur auszuhalten ist, sondern mit der Zeit sogar nachlässt. Wichtig bei der Konfrontationsbehandlung ist die sog. *Reaktionsverhinderung,* was bedeutet, dass die Patientin ihr pathologisches Verhalten in der Situation nicht anwenden darf. Auch Tricks gilt es zu eliminieren. So kann z. B. eine Beruhigungstablette in der Hosentasche, die die Patientin nehmen könnte, wenn sie starke Angst bekäme, die gesamte Konfrontationsbehandlung zum Scheitern bringen. Solche Therapien funktionieren in der Regel nur dann, wenn die Patientin aus eigener Motivation daran teilnimmt. Diese Therapie wird z. B. bei **Zwangserkrankungen** angewendet (➤ Kap. 19.3). Patienten mit einer Zwangsstörung verbringen sehr viel Zeit mit sog. Zwangshandlungen, duschen z. B. mehrmals täglich mehr als ½ h lang und benötigen jedes Mal fünf Handtücher. Dahinter steht die Angst, von Bakterien regelrecht „verseucht" zu werden. In Absprache mit dem Team legen Bezugspflegende und Patient gemeinsam eine Vorgehensweise fest, welche die Zwangshandlung für eine bestimmte Zeit nicht in vollem Maße zulässt oder sogar ganz unterbindet. Statt 30 min darf der Patient nur noch 10 min duschen und zum Abtrocknen nur *ein* Handtuch benutzen. Auf diese Weise kann der Patient die Erfahrung machen, dass ihm auch bei Verzicht auf die Zwangshandlung nichts passiert. Bei **Angsterkrankungen** (Phobien, Panikstörungen) trainiert die Patientin, in der angstauslösenden Situation zu verbleiben. So muss eine Patientin mit ausgeprägter Höhenangst z. B. auf hohe Türme steigen (➤ Abb. 14.22). Sie lernt durch häufiges Wiederholen dieser Übungen, dass ihre krankhaften Befürchtungen („Ich bekomme einen Herzinfarkt, wenn ich von einem hohen Turm herunterblicke") nicht eintreffen, und kann so seine Angst „wegtrainieren".

Das **Unterbinden von Zwangshandlungen** kann beim Patienten zu großen inneren Anspannungen führen. Die Therapiemaßnahme darf nur nach Absprache mit dem Team und in Einverständnis mit dem Patienten durchgeführt werden.

In den Anfängen der Verhaltenstherapie ging man davon aus, dass sich jedes krank machende Verhalten einfach „wegtrainieren" lasse, indem man Betroffenen das „falsche" Reiz-Reaktions-Muster abgewöhne. Doch die Erfahrung zeigte, dass die Erfolge oft nicht lange anhielten. Heute weiß man, dass Gefühle und Gedanken der Betroffenen nicht einfach ausgeklammert werden dürfen. Im Rahmen der *kognitiven Wende* rückten in den 1950er-Jahren diese inneren, das Verhalten steuernden Prozesse *(Kognitionen)* in den Brennpunkt des Interesses.

Einer der bekanntesten Vertreter der **kognitiven Therapie** ist *Aaron T. Beck* (*1921). Er forschte v. a. über Depressionen. Durch seine Studien konnte er beweisen, dass die erlernten inneren Vorgänge, also

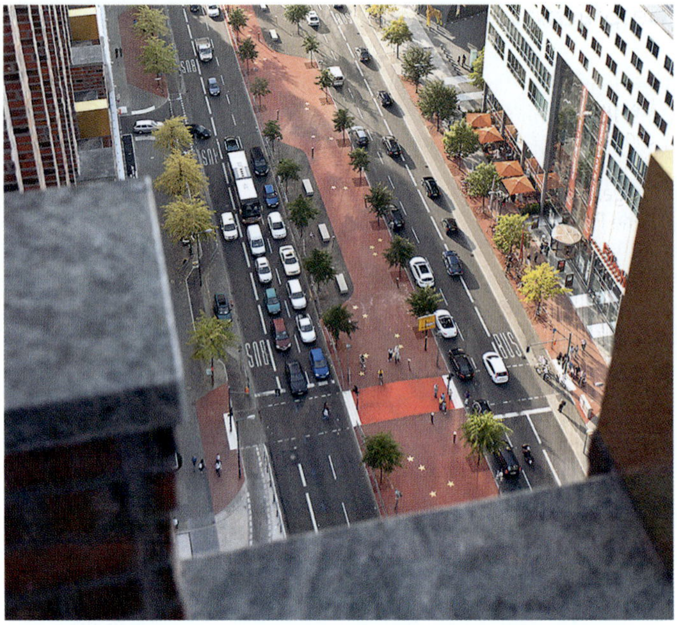

Abb. 14.22 Höhenangst *(Akrophobie)* zählt zu den häufigsten Phobien (➤ Kap. 19.2.2). Durch schrittweise Konfrontation mit der angsteinflößenden Situation verlernt der Patient stufenweise seine Angst. [J787]

die Gedanken und Einstellungen Betroffener, beeinflussbar sind. Durch gezieltes Training können neue Denkmuster erworben werden. In der Therapie sollen Patientinnen sich ihrer inneren Dialoge bewusst werden und diese meist negativen Selbstgespräche *(dysfunktionale Kognitionen)* positiv beeinflussen. Ein Mensch mit Depressionen, der sich ständig einredet, er sei nichts wert, wird dazu angehalten, diese negative Formulierung durch eine positive zu ersetzen, etwa: „Ich bin ein wertvoller Mensch". Dadurch ändert sich letztlich auch sein Verhalten.

Fehlerhaftes Denken zeigt sich in vielen Formen, etwa auch in willkürlichen Schlussfolgerungen („Hans hat nicht angerufen, also mag er mich nicht"), Alles-oder-Nichts-Denken („Wenn Hans mich nicht liebt, ist mein Leben gar nichts mehr wert") und falschen Generalisierungen („Hans liebt mich nicht, kein Mensch liebt mich"). Bei solchen Denkmustern ist auch eine Realitätsüberprüfung sinnvoll – wie realistisch sind die Annahmen und gibt es auch andere Erklärungen („Hans hat nicht angerufen, weil etwas Nachvollziehbares dazwischengekommen ist – das bedeutet nicht, dass er mich nicht mag").

Weitere verhaltenstherapeutische Verfahren

Immer mehr Bedeutung erlangen psychoedukative Verfahren. Patientinnen erhalten im Rahmen dieser Therapien gezielt Informationen zu ihren Diagnosen. Zum Beispiel kann das Erkennen eigener Frühwarnsymptome an Betroffene vermittelt werden, wodurch diese bei evtl. Rückfällen eine schnellere und häufig niedrigerschwellige Hilfe in Anspruch nehmen können. So werden z. B. in Gruppensitzungen Therapiemanuale gelesen und durchgearbeitet, oder es wird mit Wandzeitungen und Overhead-Projektoren gearbeitet.

Weitere wichtige verhaltenstherapeutische Verfahren sind das **Training sozialer Kompetenzen,** Selbstkontrollverfahren und **Lernen am Modell** (Lernen durch Imitation).

Gesprächs(psycho)therapie nach Rogers

DEFINITION

Gesprächs(psycho)therapie nach Carl Rogers *(klientenzentrierte Psychotherapie,* engl.: „non-directive psychotherapy"): psychotherapeutisches Verfahren, bei dem die Selbstentfaltung des Patienten im Vordergrund steht. Sie geht von der Annahme aus, dass jeder Mensch die Fähigkeit besitzt, seine Probleme selbst zu lösen.

Carl Rogers (1902–1987) ging davon aus, dass psychisch erkrankte Menschen in ihrer Selbstentfaltung blockiert sind. Sie erleben, dass nur bestimmte Teile ihrer Persönlichkeit von der Umwelt akzeptiert werden. Diese Anteile nehmen sie bewusst wahr, alle anderen verdrängen sie. Ihr Selbstkonzept halten sie nur noch durch verschiedene *Abwehrmechanismen* aufrecht. Die Gesprächs(psycho)therapie ist von der Annahme geprägt, dass jeder Mensch die Fähigkeit besitzt, seine Persönlichkeit zu verändern und seine Probleme selbst zu lösen. [vgl. 15]

Ablauf einer Gesprächs(psycho)therapie

Eine ganz wesentliche Rolle bei der Gesprächs(psycho)therapie spielt die Therapeutin-Klient-Beziehung (➤ Abb. 14.23). Die Grundhaltung des Therapeuten der Patientin gegenüber ist durch drei Gesprächsregeln geprägt:

- **Akzeptanz:** Die Therapeutin bringt dem Klienten bedingungslose Wertschätzung entgegen und akzeptiert ihn uneingeschränkt.
- **Empathie:** Der Therapeut fühlt sich in die Klientin ein und versucht, sie zu verstehen.
- **Kongruenz** *(Echtheit):* Die Therapeutin ist mit sich selbst eins, d. h., sie kann sich selbst wahrnehmen und ihr Erleben auch dem Klienten mitteilen.

Pflegende sollten sich bei Gesprächen mit Patienten an den Gesprächsregeln nach Rogers orientieren, d. h., ihnen Akzeptanz, Empathie und unbedingte Wertschätzung entgegenbringen.

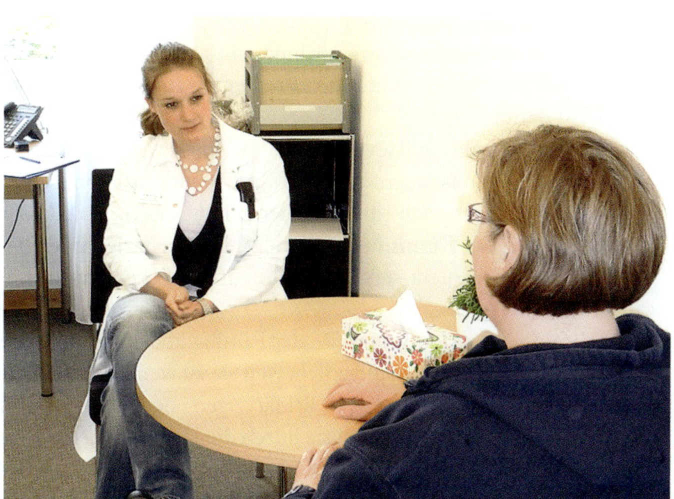

Abb. 14.23 Bei der **Gesprächstherapie** wird der Gesprächsverlauf vom Patienten bestimmt. [M322]

Der Gesprächsverlauf ist **nondirektiv,** das bedeutet, er wird nicht vom Therapeuten bestimmt, sondern von der Patientin. Im Gespräch mit der Patientin bewertet der Therapeut nichts von dem, was die Patientin sagt oder tut, sondern begleitet sie mit großem Verständnis. Er versucht, die emotionale Bedeutung des Gesagten zu erfassen und zu interpretieren. Allerdings sucht er keine Lösungen für die Probleme der Patientin, sondern unterstützt sie vielmehr in ihrer Selbsterkundung.

Eine wichtige Gesprächstechnik ist das **Spiegeln:** Die Therapeutin fasst das, was der Patient gesagt hat, in klaren Worten zusammen und setzt u. U. neue Schwerpunkte. Auf diese Weise kommt der Patient zu neuen Erkenntnissen und traut sich, z. B. Gedanken und Gefühle auszusprechen, die er bisher aufgrund von Ängsten oder inneren Tabus zurückgehalten hat.

Im therapeutischen Prozess soll es den Patientinnen gelingen, ihre Selbst und ihre Umwelt wieder umfassender wahrzunehmen und auf diese Weise zu gesunden.

Gruppentherapie

DEFINITION

Gruppentherapie: psychotherapeutisches Verfahren, bei dem mehrere Patienten gleichzeitig unter der Leitung einer oder mehrerer Therapeutinnen betreut werden. Dabei werden verschiedene gruppendynamische Abläufe gezielt therapeutisch genutzt.

Bei der Gruppentherapie ist v. a. wichtig, was innerhalb der Gruppe, also zwischen mehreren Patienten passiert. Egal, ob sie sich miteinander identifizieren oder ihre Probleme auf Mitpatientinnen projizieren: In jedem Fall lernen sie voneinander. Sie sehen, dass andere Patienten ggf. mit denselben Symptomen zu kämpfen haben und können beobachten, wie diese damit umgehen.

Gruppentherapien haben einige **Vorteile** gegenüber Einzeltherapien, z. B.:

- Angebot von Lernmöglichkeiten im zwischenmenschlichen Bereich
- Vorbeugung vor Rückzugstendenzen und sozialer Isolation
- Erleichterung des Beziehungsaufbaus zu Mitpatienten
- Möglichkeit zur Entwicklung und Erprobung neuer sozialer Kompetenzen
- Motivation durch positive persönliche Erfahrungsberichte von Leidensgefährtinnen
- Vermittlung von Eigenverantwortung für den Therapieerfolg

Auch dem Therapeuten bringt eine Gruppentherapie neue Erkenntnisse. Er kann den Patienten in der Gruppe beobachten. Dadurch lernt er ihn besser kennen und kann ihn gezielter unterstützen.

Verschiedene Formen der Gruppentherapie

Mehrere psychotherapeutische Schulen haben Konzepte für die Therapie in der Gruppe entwickelt:

- **Psychoanalytisch orientierte Gruppentherapie:** Hier werden die Beziehungen der Teilnehmerinnen mithilfe psychodynamischer Deutungen bearbeitet. Je nach Ausrichtung wird entweder die Gruppe als Ganzes betrachtet, oder es werden mehrere Einzeltherapien parallel durchgeführt. Im Zentrum steht die Übertragung zwischen Patient und Therapeutin.

- **Encounter-Gruppen:** In den von Rogers, dem Begründer der Gesprächspsychotherapie, entwickelten Encounter-Gruppen sollen sich emotionale Entwicklungen und Beziehungen frei entfalten. Dieses sehr unstrukturierte Konzept liegt auch manchen Selbsthilfegruppen zugrunde.
- **Psychodrama nach Moreno:** Die Teilnehmer drücken ihre Probleme und Konflikte in Rollenspielen aus. Ein Teil der Gruppe ist das Publikum; das Spiel wird vom Therapeuten geleitet.
- **Themenzentrierte Interaktion (TZI):** Dieser von Ruth Cohn (1912–2010) entwickelten Methode liegt ein ganzheitliches und humanistisches Menschenbild zugrunde. Es handelt sich nicht in erster Linie um eine Therapieform, sondern um eine Möglichkeit, mit Gruppen zielorientiert ein bestimmtes Thema zu bearbeiten. Entscheidend ist, dass der Fokus nicht nur auf dem Thema (Es) liegt, sondern dass auch der Einzelne (Ich) und die Gruppeninteraktion (Wir) berücksichtigt werden. Ziel ist es, in diesem Sinne Es, Ich und Wir in eine dynamische Balance zu bringen. In der themenzentrierten Interaktion wird nach insgesamt neun klar definierten Regeln gehandelt, z. B. „Sprich per ‚ich' und nicht per ‚man'", um die Verantwortung des Einzelnen für seine Aussagen zu unterstreichen.
- **Verhaltenstherapie:** Verhaltenstherapeuten haben einige teils sehr konkrete Konzepte zur Behandlung einzelner Störungen in Gruppen entwickelt. So gibt es Verhaltenstherapiegruppen bei Angststörungen oder Depressionen sowie das Training sozialer Fertigkeiten oder das Problemlösetraining zur Rückfallprophylaxe bei Schizophrenien. Typischerweise bekommen Patientinnen im Sinne der *Psychoedukation* genaue Informationen über ihre Erkrankung und die dazu bekannten Therapien. Schritte zur Überwindung einzelner Probleme werden ausführlich besprochen und praktisch eingeübt. Oft bekommen die Patienten zusätzlich Bücher oder Selbsthilfemanuale zum Lesen *(Bibliotherapie)* und müssen „Hausaufgaben" machen, d. h., das in der Gruppe Gelernte auf den Alltag übertragen. In der nächsten Sitzung berichten sie über ihre Erfahrungen.

Unterschieden werden außerdem:

- **Offene Gruppen:** Hier wechselt die Zusammensetzung der Teilnehmerinnen.
- **Geschlossene Gruppen:** Die Teilnehmerzusammensetzung ist konstant.

Gruppentherapie auf der Station

Gerade im stationären Bereich kann das therapeutische Angebot durch Gruppentherapien stark erweitert werden. Oft sprechen auch organisatorische (oder finanzielle) Gründe für die Gruppenarbeit und gegen Einzelsitzungen. Gruppentherapien sind für motivierte Patientinnen geeignet, die sich und ihre Probleme in die Gruppe einbringen und aktiv an ihr teilnehmen können. Ein Patient muss nicht nur der Therapeutin, sondern auch den anderen Gruppenmitgliedern vertrauen können. Für Patienten mit gravierenden Störungen im zwischenmenschlichen Bereich oder starken Rückzugstendenzen sind Gruppentherapien dagegen oft zu fordernd. Letztlich entscheiden Therapeuten oder Ärztinnen, wer für eine Gruppentherapie geeignet ist. Auch pflegerische Angebote werden oft in Gruppen durchgeführt.

Paar- und Familientherapie

DEFINITION

Paar- und Familientherapie: psychotherapeutisches Verfahren, an dem beide Ehe-/Lebenspartner bzw. alle Mitglieder einer Familie teilnehmen. Im Zentrum des Interesses steht der Umgang aller Beteiligten miteinander. Er soll gezielt verändert werden, um insbesondere dem Patienten eine neue Rolle zu ermöglichen.

Wie bei der Gruppentherapie wurden auch für die **Paar- und Familientherapie** verschiedene Verfahren entwickelt. Störungen der Patientin werden hierbei generell nicht nur als Folge seiner eigenen Biografie betrachtet, sondern auch als Folge familiärer Interaktionen. Die Familie wird als System gesehen – jedes Mitglied spielt eine bestimmte Rolle und trägt durch sein Verhalten zum „Stil" der Familie bei. Die Patientin hat eine „Rolle" im Familiensystem, die ihr nicht guttut und die (Mit-)Ursache ihrer Erkrankung ist.

Ziel der Familientherapie ist daher, die Stärken der Familie ausfindig zu machen und an ihnen zu arbeiten. Dabei soll *nicht* nach einem Schuldigen für die Probleme der Patientinnen gesucht werden.

Bei der Arbeit mit Familien ist es wichtig, dass der Therapeut eine tragfähige Beziehung zu *allen* Beteiligten aufbaut *(Allparteilichkeit)* und sich in familiären Auseinandersetzungen nicht auf eine Seite schlägt.

Verschiedene Formen der Paar- und Familientherapie

Mögliche **Interventionen** (Einflussnahmen) in der Familientherapie sind:

- **Psychoedukation:** Die ganze Familie wird über psychiatrische Sachverhalte (z. B. die Erkrankung eines Familienmitglieds) informiert und im Umgang mit ihm angeleitet.
- **Verschreibungen:** Die Familie wird aufgefordert, sich in einem Punkt ganz anders zu verhalten als zuvor. Beispiel: Der magersüchtige Sohn soll von niemandem in der Familie mehr aufs Essen angesprochen werden.
- **Grenzziehungen:** Die Möglichkeiten der Familienmitglieder, sich voneinander abzugrenzen, werden gebessert. Beispiel: Die fürsorgliche Mutter lernt, ihrem Kind mehr Verantwortung zu übertragen und weniger unter den Problemen zu leiden, die sich zunächst daraus ergeben.
- **Training des Problemlöseverhaltens:** Beispielsweise lernt eine Familie, wie sie konsequent auf aggressive Impulsdurchbrüche eines geistig behinderten Kinds reagieren kann.
- **Verbesserung der Kommunikation:** Die Familienmitglieder lernen, z. B. Kritik nicht versteckt zu äußern, sondern offen auszusprechen.
- **Vermitteln neuer Deutungen:** In der Familie übliche Erklärungen (z. B. die Mutter ist unglücklich, weil sie zu wenig Geld hat) werden infrage gestellt und neue Erklärungen angeboten (z. B. die Mutter ist unglücklich, weil sie durch die Doppelbelastung von Beruf und Haushalt chronisch überfordert ist).
- **Befragungen:** Jedes Familienmitglied legt seine Auffassung eines Problems dar, sodass für alle Beteiligten ein möglichst umfassendes Bild entsteht.

- **Paradoxe Interventionen:** Auf Anweisung der Therapeutin wird zunächst genau das Gegenteil von dem gemacht, was letztlich erreicht werden soll. Beispiel: Ein magersüchtiger Patient darf nicht mehr an den Familienmahlzeiten teilnehmen.
- **Zirkuläres Fragen** (auch: *triadische Frage*): eine Technik, die in der systemischen Therapie verwendet wird. Bei dieser Technik werden die Gefühle und Reaktionen, die eine Person A infolge des Verhaltens von B entwickelt, nicht direkt von Person A erfragt, sondern von einer dritten Person C. Beispiel: „Sag mal, Peter, was glaubst du, was dein Vater fühlt, wenn er deine Mutter so weinen sieht?"
- **Sokratischer Dialog:** Durch gezielte Fragen und Gegenfragen werden den Gesprächspartnerinnen Freiheiten und Gestaltungsmöglichkeiten bewusster (gemacht).

Bei akut psychotischen Patienten sind Paar- oder Familientherapien wegen der emotionalen Belastung kontraindiziert. Ansonsten sind sie bei vielen psychischen Störungen möglich. Voraussetzung ist aber in jedem Falle die Motivation aller Beteiligten.

14.7.4 Entspannungsverfahren

Entspannungsverfahren werden heute in praktisch allen psychiatrischen Einrichtungen angeboten. In der Regel erlernen die Patienten die Entspannungsverfahren in der Gruppe. Ziel ist es, sie nach und nach in die Lage zu versetzen, Entspannungsverfahren in Stresssituationen ohne fremde Hilfe selbst anzuwenden.

Biofeedback ➤ Kap. 12.8.4

Progressive Muskelrelaxation nach Jacobson

Bei der **progressiven Muskelrelaxation (PMR) nach Jacobson** wird über die Entspannung der Muskulatur auch die psychische Anspannung gesenkt. Dabei werden einzelne Muskelgruppen zunächst gezielt angespannt und dann entspannt. Patientinnen sollten die Übungen mehrmals in der Woche wiederholen. [vgl. 16]

Dieses Entspannungsverfahren gehört mittlerweile zu den Standardangeboten bei der stationären psychiatrischen Behandlung. Es kann gut in Gruppen erarbeitet werden, oft unter Anleitung von Pflegenden oder Psychologinnen.

Die PMR sollte nicht bei akut psychotischen Patienten eingesetzt werden.

Autogenes Training

Das **autogene Training** nach *J. H. Schulz* (1884–1970) ist ein autosuggestives Verfahren (➤ Abb. 14.24). Der Patient beeinflusst sich selbst, indem er bestimmte Übungen durchführt. In Einzelschritten wird durch Formeln (z. B. „Ich bin ganz ruhig – mein rechter Arm ist schwer und warm") eine Entspannung einzelner Körperteile erreicht, bis hin zur Beeinflussung von Atmung und Herzschlag. In der Folge wird auch die psychische Verfassung beeinflusst. [vgl. 17]

Das autogene Training unterstützt die Selbstständigkeit und Selbsthilfefähigkeit der Patientinnen und ist mittlerweile ein Standardverfahren bei einer Vielzahl psychischer Störungen. Bei akut psychotischen Patienten kann die Konzentration auf den Körper allerdings zu einer Verschlechterung führen.

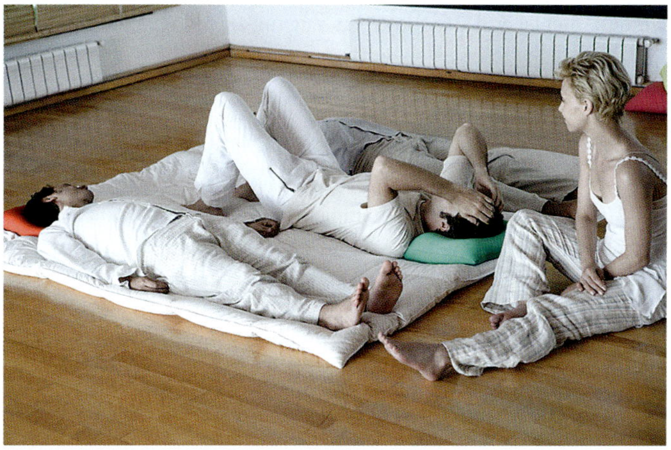

Abb. 14.24 Durch **autogenes Training** kann sich der Patient mithilfe von Wärme- und Schwereempfindungen gezielt und tiefgehend entspannen. [J787]

14.7.5 Kreative Therapieverfahren

Der Grundgedanke aller **kreativen Therapieverfahren** ist, dass Betroffene seelische Konflikte häufig nicht in Worten ausdrücken, also auch nicht mit Therapeutinnen darüber sprechen können. In kreativen Therapien werden dem Patienten verschiedene andere Möglichkeiten angeboten, sich auszudrücken. Speziell ausgebildete Therapeuten interpretieren die Ergebnisse der Therapiesitzungen. Die meisten dieser Verfahren werden in der Gruppe angeboten, es gibt aber auch – je nach Indikation – Einzeltherapien. Durch kreative Therapien werden die Gefühle der Patientin freigesetzt, ihre Ausdrucksfähigkeit und Kreativität gefördert. Die Arbeit in der Gruppe verbessert ihre sozialen Kompetenzen.

Tanztherapie

Tanz ist eines der ältesten Ausdrucksmittel der Menschheit. Über die Körpersprache wird beim Tanz verloren gegangenes Selbstvertrauen wieder geweckt. Heute kommen in der **Tanztherapie** Standardtänze und frei improvisiertes Tanzen zum Einsatz. Der Patient erfährt seinen Körper in einem anderen Kontext. Dabei können – wie auch bei anderen körperbetonten Therapien – intensive emotionale Prozesse ausgelöst werden. Die Therapeutin nimmt die Bewegungen des Patienten auf und reagiert darauf, wodurch ein intensiver, wenn auch wortloser Dialog entsteht. Außerdem werden bei der Tanztherapie – ähnlich wie beim Patientensport – die positiven Effekte körperlicher Betätigung auf das psychische Befinden genutzt.

Konzentrative Bewegungstherapie

Die **konzentrative Bewegungstherapie** ist ebenfalls eine körperorientierte Therapieform. Die Übungen finden im Liegen, Stehen oder Gehen statt; der eigene Körper soll konzentriert wahrgenommen werden. Ziel ist es, Körperkontakt, Zugang zu den eigenen Gefühlen und Ausdrucksfähigkeit zu verbessern.

Musiktherapie

Die **Musiktherapie** ist eine Therapieform, bei der die Musik als nonverbales Mittel zur Kommunikation eingesetzt wird. Bei der *passiven* Musiktherapie hört der Patient Musik, bei der *aktiven* Musiktherapie drückt er sich selbst musikalisch aus (➤ Abb. 14.25). Zum Einsatz kommen dabei u. a. auch Orff-Instrumente (Trommeln, Rasseln, Flöten), die ohne Vorbildung gespielt werden können. Das Musikinstrument bildet über die Selbsterfahrung eine Brücke zu einem erweiterten und verbesserten Selbstausdruck und schafft Kontakt zum Gegenüber.

Ziel der Musiktherapie ist es, emotionale und kommunikative Vorgänge im Patienten zu aktivieren und seine Erlebnisfähigkeit auszuweiten. [vgl. 18]

Kunsttherapie

Die **Kunsttherapie,** auch Gestaltungstherapie genannt, geht davon aus, dass sich in gestalterischen Arbeiten (wie etwa Bildern oder Plastiken) das bewusste und unbewusste Erleben der Patientinnen widerspiegelt. In den Arbeiten können die Symbole bewusst gemacht werden, die für die Blockierungen im seelischen Leben der Patienten verantwortlich sind. Dies geschieht in einem gemeinsamen Prozess von Therapeutin und Patientin oder Patientengruppe. Im Anschluss an das gestalterische Arbeiten folgt ein Gespräch mit dem Therapeuten über das Werk: Welche Gefühle spiegelt es wider? Welche Gefühle löst es aus? Inwieweit bezieht es sich auf die aktuelle Lebenssituation der Patientinnen? Besonders hilfreich ist die Kunsttherapie bei Patienten, die ihre Gedanken und Gefühle (zunächst) nur schlecht oder gar nicht in Worten ausdrücken können. [vgl. 19]

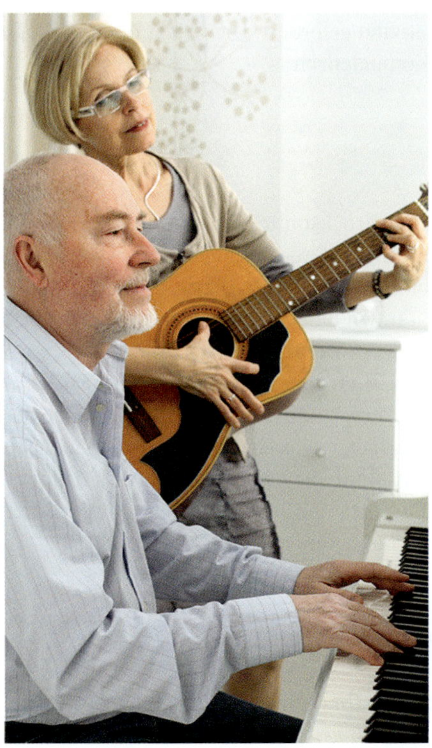

Abb. 14.25 Künstlerische und kreative Aktivitäten wie Tanz, Musik und Malerei müssen nicht auf therapeutische Maßnahmen beschränkt bleiben. Es gibt genügend öffentliche Angebote, welche die Patientinnen auch nach einer Therapie nutzen können, um eine neu entdeckte Begeisterung nicht wieder versiegen zu lassen und soziale Kontakte zu knüpfen. [J787]

14.7.6 Hypnotische Verfahren

Hypnose ist ein Suggestionsverfahren, bei dem durch gezielte willentliche Beeinflussung mithilfe gleichförmiger Sinnesreize ein Zustand tiefer Ruhe und Entspannung hervorgerufen wird. Wahrnehmungsfähigkeit und Verstandeskontrolle sind dabei herabgesetzt. Dieser Zustand wird mithilfe der Hypnotherapeutin erreicht. Zwischen ihr und dem hypnotisierten Patienten besteht dabei eine enge Verbindung, der *Rapport.* Der Patient setzt die Anregungen der Therapeutin in Gefühle, Fantasien oder Handlungen um (➤ Abb. 14.26).

Der Hypnose haftet oft der Ruf des Unheimlichen an: Es wird befürchtet, dass sich der Patient unter Hypnose wesensfremd verhalten könne oder der Therapeutin völlig ausgeliefert sei. Diese Vorurteile sind unbegründet. In den letzten Jahren gewinnt die Hypnose immer mehr an Bedeutung. Sie eignet sich z. B. zur **Schmerzbehandlung** oder bei **psychosomatischen** und **neurotischen Störungen.**

Bei psychotischen Störungen darf Hypnose nicht angewandt werden. Deshalb wird sie in psychiatrischen Kliniken nur ausgewählt angeboten.

14.7.7 Ergotherapien

Ergotherapien (griech. „ergon" = Arbeit) werden bei einer stationären Behandlung zusätzlich zu Psychotherapien eingesetzt. Sie werden von speziell ausgebildeten Ergotherapeutinnen durchgeführt. Ergotherapie umfasst **Beschäftigungs-** und **Arbeitstherapie.**

Arbeit und Beschäftigung sind Teil der menschlichen Selbstverwirklichung und der eigenständigen Lebensgestaltung. Daher kommt der Ergotherapie große Bedeutung zu: Sie nutzt die entsprechenden Fähigkeiten des Patienten zur Selbsthilfe und entwickelt sie systematisch

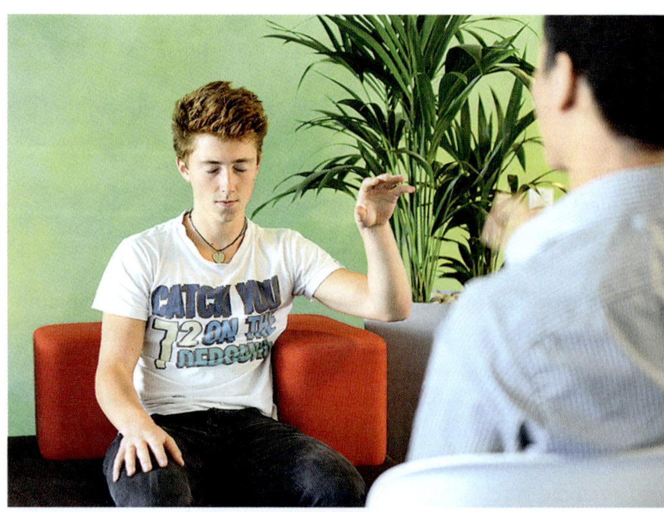

Abb. 14.26 Nur wenn der Patient bereit ist, sich hypnotisieren zu lassen, hat diese Behandlungsmethode Aussicht auf Erfolg. [K340]

weiter. Durch die Ergotherapie werden *Ausdauer* und *Konzentration* trainiert. Die Patientinnen gewinnen wieder mehr *Selbstvertrauen*, wenn sie die Ergebnisse ihrer Anstrengungen sehen können. Sie lernen, ihr Leistungsvermögen realistisch einzuschätzen. Systematische Ergotherapie ist zudem ein wichtiger Bestandteil der *beruflichen Rehabilitation.*

Beschäftigungstherapie

Die **Beschäftigungstherapie** ist meistens musisch-kreativ ausgelegt, Möglichkeiten sind z. B. Handarbeiten, Töpfern, Malen, Basteln, Holz- oder Steinbearbeitung. Leistungsdruck wird vermieden, auf Perfektion und Qualität der Ergebnisse wird kein besonderer Wert gelegt. Wesentlich ist lediglich, dass Patienten Freude am Tun haben und dabei erfahren, dass sie (wieder) etwas zustande bringen.

Die **Gestaltungstherapie** ist eine besondere Form der Beschäftigungstherapie, bei der die Werke der Patientinnen auf tiefenpsychologischer Grundlage gedeutet werden. Hierfür ist eine Zusatzausbildung zum Gestaltungstherapeuten erforderlich.

Arbeitstherapie

Die **Arbeitstherapie** soll die Wiedereingliederung ins Berufsleben erleichtern. Im Mittelpunkt steht entsprechend das schrittweise Trainieren von Leistungsvermögen und Selbstverantwortung. Die Patienten werden gezielt belastet, ihre Arbeit bewertet. Die Bedingungen sollten realistisch sein. Dazu gehören auch festgelegte Arbeitszeiten und -pausen, Leistungskontrollen und die Übernahme auch unangenehmer Aufgaben. Wenn möglich, werden die Patientinnen finanziell entlohnt.

Angebote der Arbeitstherapie sind z. B. einfache Industriearbeiten wie das Zusammenstecken oder -schrauben von Einzelteilen. Oft gibt es eine Schreinerei oder eine Schlosserei, in der komplexere handwerkliche Tätigkeiten trainiert werden. Besonders wichtig sind heute auch Angebote wie Büro- und Computertraining.

14.7.8 Sozialarbeit

Eine wichtige Aufgabe im Rahmen der **Sozialarbeit** ist die Entwicklung von Perspektiven für die Zeit nach der Entlassung. Oft ist das soziale Umfeld (z. B. Wohnsitz, Arbeitsplatz) psychisch Erkrankter problematisch. Einsamkeit, Obdachlosigkeit und Arbeitslosigkeit verschlechtern ihre Lebensqualität und Prognose.

Ein weiteres Ziel ist es, die soziale Einbindung der Patientinnen, den Kontakt zu Angehörigen und Freunden zu fördern oder zu verbessern. Deshalb arbeiten die Sozialarbeiter eng mit den Angehörigen zusammen. Auf diese Weise können sie nicht nur das Krankheitsverständnis der Angehörigen verbessern, sondern auch abklären, welche Hilfen die Patienten in ihrem privaten Umfeld brauchen. Das ist besonders im Hinblick auf die Entlassung wichtig. Gleichzeitig werden auch die Belastungen für die Angehörigen erträglicher. Je besser das soziale Netz ist, desto seltener gibt es Rückfälle.

Der **Sozialdienst** hat die Aufgabe, mit den Patientinnen Lösungsstrategien für ihre individuellen Probleme zu erarbeiten und die ersten Schritte dazu einzuleiten. Beispielsweise hilft er bei:

- Behördengängen
- Planung der Wohn- und Lebenssituation
- Organisation von Arbeitsversuchen (stufenweise Wiedereingliederung am Arbeitsplatz)
- Klärung finanzieller Probleme
- Suche nach geeigneten Reha-Möglichkeiten

Da hierfür viel Zeit benötigt wird, werden die Kontakte zwischen Sozialdienst und Patienten frühzeitig hergestellt.

14.7.9 Coping

DEFINITION

Coping (engl. „to cope" = zurechtkommen, fertig werden mit): Bewältigungsverhalten in Krisensituationen, besonders bei psychischer Krankheit. Der Begriff umschreibt allgemein die psychischen Verhaltensweisen, die jemand entwickelt, um Krankheiten oder unangenehme medizinische Maßnahmen zu bewältigen.

Die Bewältigung von Lebenskrisen erfordert von den Betroffenen schwierige psychische Anpassungsprozesse. Ziel der Coping-Therapie ist es, Bewältigungsstrategien zu vermitteln und dem Patienten zu helfen, trotz Krankheit die bestmögliche Lebensqualität zu erreichen.

Coping-Strategien zur besseren Bewältigung psychischer Krankheiten können von Patientinnen erlernt und trainiert werden. Im Bereich der Psychiatrie und Psychotherapie wurden Trainingsprogramme insbesondere für Psychosen entwickelt. Coping-Strategien werden heute für verschiedenste psychische Krankheitsbilder, v. a. in der Psychoedukation von Patienten erlernt und geübt.

Psychoedukation findet in kleinen Patientengruppen (4–10 Personen) unter Leitung einer Therapeutin statt, in der Regel mit einem festen, fortlaufenden Programm über mehrere Sitzungen. Die Gruppentreffen dienen der Vermittlung von Informationen über die Krankheit und der Schulung von Bewältigungsstrategien.

Psychoedukation bei Menschen mit Schizophrenie

Viele Menschen mit einer Schizophrenie haben kein Krankheitsempfinden oder können ihre Symptome nur schwer zuordnen. Daher ist zunächst die Entwicklung eines Krankheitsmodells zusammen mit den Patienten in der Gruppe nötig. Hier hat sich das **Vulnerabilitäts-Stress-Modell** bewährt, das besagt, dass die Patientin eine Veranlagung für die Krankheit *(Vulnerabilität)* in sich trägt und die Krankheit bei psychischen Belastungen *(Stress)* zum Ausbruch kommt (➤ Kap. 15.1.2).

Effektive Coping-Strategien für Menschen mit Schizophrenie können in folgenden Bereichen erarbeitet werden [vgl. 20]:

- **Kognitive Strategien** sind Methoden der Aufmerksamkeitsverlagerung oder der Suche nach Ablenkung, um z. B. Distanz zu wahnhaftem Erleben zu finden.
- **Verhaltensstrategien** bestehen in der Einübung von Aktivitäten (Spazierengehen, Besuche, Sport), um Isolation und Rückzugsverhalten entgegenzuwirken.
- **Physiologische Strategien** sind Entspannungstechniken oder Atemkontrolltechniken (gegen Hyperventilation).

14

- **Sensorische Strategien** wie Radiohören oder Fernsehen können die Intensität akustischer Halluzinationen verringern.

Ein bekanntes Beispiel für ein solches Trainingsprogramm ist das **integrierte psychologische Therapieprogramm für schizophrene Patienten (ITP)** nach *Brenner* [vgl. 21], das auf dem Vulnerabilitäts-Stress-Modell aufbaut und in Kleingruppen durchgeführt wird. Dieses Trainingsprogramm gliedert sich wie folgt:

- **Kognitive Differenzierung:** Die Patientinnen üben z. B. anhand von einzelnen Begriffen die Bildung von Wortdefinitionen, Gegensatzpaaren, Oberbegriffen etc.
- **Soziale Fertigkeiten:** Auf Fotos werden soziale Situationen gezeigt, die von den Teilnehmern erkannt und adäquat bewertet werden sollen.
- **Verbale Kommunikation:** Die Teilnehmerinnen sollen sich in der Rolle des Sprechers oder der Zuhörerin üben.
- **Interpersonelles Problemlösen:** In Rollenspielen werden verschiedene soziale Fertigkeiten trainiert (z. B. Wünsche äußern, ein Recht durchsetzen).

14.8 Rehabilitation bei psychischen Störungen

DEFINITION

Rehabilitation: alle Maßnahmen, die akut oder chronisch kranken Menschen sowie behinderten oder von Behinderung bedrohten Menschen ein möglichst selbstständiges und selbstbestimmtes Leben mit Teilnahme an allen relevanten Lebensaktivitäten ermöglichen sollen

Grundlagen der rehabilitativen Pflege in der Neurologie ➤ Kap. 1.3

Auch in der Psychiatrie können **Rehabilitationsmaßnahmen** wirksam werden. Psychiatrische Patienten werden durch Übung, Erfolgserlebnisse und ein unterstützendes soziales Netz in die Lage versetzt, ein weitgehend oder komplett selbstständiges Leben zu führen.

Maßnahmen der Rehabilitation psychisch kranker Menschen

Rehabilitative Maßnahmen lassen sich gemäß der *Bundesarbeitsgemeinschaft Rehabilitation psychisch kranker Menschen* (BAG RPK) in drei Bereiche aufteilen [vgl. 22]:

Medizinische Leistungen:

- Fachärztliche psychiatrische Behandlung
- Psychiatrische Krankenpflege
- Aufklärung über die Wirkung und den Umgang mit Medikamenten
- Psychotherapie als Einzelbehandlung und in Gruppen
- Aufklärung über die Erkrankung, psychoedukative, bewältigungsorientierte Verfahren
- Arbeitstherapie, Ergotherapie, Arbeitsdiagnostik, Belastungserprobung
- Angehörigenarbeit
- Bewegungstherapie, Musiktherapie
- Kunsttherapie, Kreativangebote

Sozialtherapeutische Leistungen:

- Lebenspraktisches Training
- Freizeittherapeutische Förderung von Einzelnen und in Gruppen
- Sportangebote
- Kulturangebote
- Wohngruppenarbeit
- Integration in Gruppen bzw. Vereine der Gemeinde
- Individuelle Begleitung und Rehabilitationsberatung

Berufliche Leistungen:

- Berufsfindung und Arbeitserprobung
- Arbeitstraining, ggf. in einer Werkstatt für psychisch Behinderte
- Berufliche Anpassung im erlernten bzw. angelernten Berufsfeld
- Berufsvorbereitung auf eine anschließende Umschulung/Ausbildung
- Berufsorientierende Bildungsangebote, theoretischer Unterricht in den Berufsfeldern
- Begleitung während Umschulung/Ausbildung
- Unterstützung beim Übergang in den Beruf, Bewerbertraining, Vorbereitung auf Vorstellungsgespräche

Häufig bleiben nach Abklingen der akuten Krankheitssymptomatik bei Betroffenen Restsymptome wie verminderter Antrieb, mangelnde Belastbarkeit und nur eingeschränkte Krankheitseinsicht zurück. Daher müssen sich rehabilitative Maßnahmen an diesen Defiziten orientieren und gleichzeitig noch vorhandene **Ressourcen fördern.** So kann z. B. für manchen psychisch Erkrankten der Umzug in ein Wohnheim mit der dort vorhandenen fachlichen Unterstützung und Begleitung notwendig sein, um den Alltag wieder bewältigen oder eine Arbeit aufnehmen zu können. Auch ist bei mangelnder Krankheitseinsicht oft eine Begleitung erforderlich, um die medizinische Versorgung sicherzustellen, ohne die es wieder zu einem Rückfall kommen könnte. Ambulantes betreutes Wohnen und die Werkstatt für psychisch Kranke helfen bei der Bewältigung des Alltags in der eigenen Wohnung bzw. geben Tagesstruktur und trainieren Ausdauer und Konzentration.

Ziele und Aufgaben der Rehabilitation psychisch Kranker

Die BAG RPK nennt folgende Ziele und Aufgaben der Rehabilitation psychisch Kranker:

Akzeptanz der Erkrankung und Entwicklung von Perspektiven:

- Verstehen der Erkrankung
- Erkennen von belastenden Faktoren und angemessener Umgang damit im Alltag

Entwicklung einer Lebens- und Berufsperspektive:

- Erkennen von Fähigkeiten und deren Förderung
- Berufliche Orientierung und Erprobung
- Entscheidung für einen Beruf mit anschließenden praktischen Erfahrungen in diesem Berufsfeld
- Beginn mit der Berufsausbildung bzw. Arbeitsaufnahme im bereits erlernten Beruf

Entwicklung von sozialer Kompetenz:

- Entwicklung sozialer Kompetenz im Zusammenleben und Zusammenarbeiten

- Beziehungsaufnahme im Umfeld; u. a. bei kulturellen Veranstaltungen, beim Sport, in Vereinen und bei städtischen/kommunalen Angeboten
- Hinführung zu eigenständiger Handlungsfähigkeit [vgl. 23]

Therapie und Rehabilitation ergänzen einander

Die Übergänge zwischen stationären und ambulanten rehabilitativen Maßnahmen sind fließend: So kann eine in der Klinik begonnene Arbeitstherapie ambulant weitergeführt werden; ambulante psychiatrische Pflege dient der Unterstützung bei alltagspraktischen Fragen sowie bei der regelmäßigen Medikamenteneinnahme, und die Kontinuität in der ärztlichen Versorgung wird über die Klinikambulanz aufrechterhalten. Therapie und Rehabilitation sind insofern nicht zu trennen, sondern eher zwei sich ergänzende Perspektiven mit Blick auf die Patientin [vgl. 22]:

- Aus der **therapeutischen Perspektive** steht die psychische und körperliche Krankheitssymptomatik im Vordergrund. Es geht also um Symptome der Erkrankung, die durch die unterschiedlichen Behandlungsmethoden zurückgedrängt und zum Verschwinden gebracht werden sollen. Das primäre Ziel therapeutischer Maßnahmen ist die Symptomfreiheit.
- Aus der **rehabilitativen Perspektive** stehen demgegenüber nicht so sehr die Symptome selbst, sondern die daraus entstehenden bzw. mit ihnen in Zusammenhang stehenden funktionalen Einschränkungen im Vordergrund, also die fehlenden oder eingeschränkten Fähigkeiten und Fertigkeiten in der Bewältigung sozialer Rollen und Anforderungen. Die Fragestellung ist weniger, welche Symptome noch bestehen, sondern eher, wie ein psychisch Kranker (trotz der noch bestehenden Symptomatik) seine Anforderungen in Beruf, Freizeit, Familie oder Partnerschaft bewältigt. Es geht um vorhandene oder eingeschränkte soziale Kompetenzen und Fertigkeiten. Dabei werden aber nicht nur die Einschränkungen und Ressourcen des Individuums, sondern auch die der sozialen Umgebung berücksichtigt.

Case-Management

Pflegende nehmen im Rehabilitationsteam aufgrund der räumlichen, zeitlichen und kommunikativen Nähe zu Patienten eine zentrale Position ein. Insbesondere an der Schnittstelle zwischen stationärer und ambulanter Versorgung spielen Pflegende als **Bezugspflege-Case-Manager** eine entscheidende Rolle. Neben den unmittelbaren Pflegeleistungen übernehmen sie auch die Koordination aller den Patienten betreffenden rehabilitativen Leistungen sowie die Anleitung, Schulung und Beratung der Betroffenen.

LITERATUR UND KONTAKTADRESSEN

Literaturnachweis

1. Griesinger W. Pathologie und Therapie der psychischen Krankheiten. Stuttgart 1845.
2. www.dsm5.org
3. Dilling H et al. (Hrsg.). Internationale Klassifikation psychischer Störungen: ICD-10 Kapitel V (F) Klinisch-diagnostische Leitlinien. 6. A. Bern: Huber 2008.
4. Huber G. Psychiatrie: Lehrbuch für Studium und Weiterbildung. 7. A. Stuttgart: Schattauer 2005.
5. Mentzos S. Neurotische Konfliktverarbeitung. Einführung in die psychoanalytische Neurosenlehre unter Berücksichtigung neuer Perspektiven. Frankfurt/M.: Fischer 2000.
6. Tölle R, Windgassen K. Psychiatrie. 15. A. Berlin: Springer 2009.
7. Kistner W. Der Pflegeprozess in der Psychiatrie. 4. A. München: Elsevier Urban & Fischer 2002.
8. Holnburger M. Pflegestandards in der Psychiatrie. 3. A. München: Elsevier Urban & Fischer 2004.
9. Gültekin JE, Liebchen A. Pflegevisite und Pflegeprozess – Theorie und Praxis für die stationäre und ambulante Pflege. Stuttgart: Kohlhammer 2003.
10. Schlettig H-J, von der Heide U. Bezugspflege. 3. A. Berlin: Springer 2000.
11. Gold K, Gühne M (Hrsg.). Einzel- und Gruppenaktivitäten in der psychiatrischen Pflege. München: Elsevier Urban & Fischer 2008.
12. Sauter D, Richter D (Hrsg.). Gewalt in der psychiatrischen Pflege. Bern: Huber 1998.
13. Richter D. Patientenübergriffe auf Mitarbeiter psychiatrischer Kliniken. Häufigkeit, Folgen, Präventionsmöglichkeiten. Freiburg: Lambertus 1999.
14. Schuster K. Abenteuer Verhaltenstherapie. Neue Erlebnisse mit sich und der Welt. München: dtv 1999.
15. Rogers CR. Therapeut und Klient. Grundlagen der Gesprächspsychotherapie. 18. A. Frankfurt/M.: Fischer 2004.
16. Hainbuch F. Muskelentspannung nach Jacobson. 3. A. München: Gräfe & Unzer 2004.
17. Langen D. Autogenes Training. München: Gräfe & Unzer 2005.
18. Neander K-D. Musik und Pflege. München: Urban & Fischer 1999.
19. Spreti F von, Martius P, Förstl H (Hrsg.). Kunsttherapie bei psychischen Störungen. 2. A. München: Elsevier Urban & Fischer 2012.
20. Wiedemann G, Riedl U. Schizophrene Psychosen. In: Batra A, Buchkremer G, Wassmann W (Hrsg.). Verhaltenstherapie. Grundlagen – Methoden – Anwendungsgebiete. 3. A. Stuttgart: Thieme 2009.
21. Brenner HD. Integriertes Psychologisches Therapieprogramm bei schizophren Erkrankten (ITP). 6. A. Weinheim: Beltz PVU 2008.
22. Frieboes R-M, Zaudig M, Nosper M. Rehabilitation bei psychischen Störungen. München: Elsevier Urban & Fischer 2005.
23. www.bagrpk.de
24. Hamberger M. Musiktherapie im Alter: Demenz, Depression, Sterben und Tod. 3. A. Freising: Laubsänger-Verlag 2011.
25. Moritz S, Krieger E, Bohn F. MKT+: Individualisiertes Metakognitives Therapieprogramm für Menschen mit Psychose. Berlin, Heidelberg: Springer 2017.
26. Tebartz van Elst L, Schramm E, Berger M. Psychiatrie und Psychotherapie, Luger Tebartz von Elst, Elisabeth Schramm, Mathias Berger. 7. A. München: Urban und Fischer/Elsevier 2024.

Weiterführende Literatur

Sauter D et al. Lehrbuch psychiatrische Pflege. 3. A. Bern: Huber 2011.

Schädle-Deininger H, Villinger U. Praktische psychiatrische Pflege. Bonn: Psychiatrie-Verlag 2014.

Kontaktadressen

Das Psychiatrienetz (www.psychiatrie.de) stellt Inhalte und Materialien für Psychiatrieerfahrene, Angehörige, Profis und die interessierte Öffentlichkeit zur Verfügung.

Deutsche Arbeitsgemeinschaft Selbsthilfegruppen e. V., Otto-Suhr-Allee 115, 10585 Berlin; www.dag-shg.de

Deutscher Fachverband für Verhaltenstherapie (DVT), Georgskommende 7, 48143 Münster; Tel.: 0251/4 40 75; www.verhaltenstherapie.de

Deutsche Gesellschaft für Verhaltenstherapie (DGVT), Postfach 1343, 72003 Tübingen; Tel.: 07071/9 43 40; www.dgvt.de

Gesellschaft für wissenschaftliche Gesprächspsychotherapie (GwG), Melatengürtel 125 a, 50825 Köln; Tel.: 0221/9 25 90 80; www.gwg-ev.org

Deutsche Gesellschaft für Systemische Therapie und Familientherapie (DGSF), Jakordenstr. 23, 50668 Köln; Tel.: 0221/61 31 33; www.dgsf.org

Milton H. Erickson Gesellschaft für Klinische Hypnose, Waisenhausstr. 55, 80637 München; Tel.: 089/34 02 97 20; www.meg-hypnose.de

KAPITEL

15 Pflege von Menschen mit Erkrankungen aus dem schizophrenen Formenkreis

Pflegesituation

Hintergründe zur Pflegesituation

Pflegerisches Setting: stationäre Akutpflege, Psychiatrie
Patient: Herr Kilian Winkler, 28 Jahre
Diagnose: V. a. Schizophrenie mit akuter psychotischer Episode

Die Stimmen in meinem Kopf

Kilian Winkler wurde auf Veranlassung seines Arbeitgebers, einer IT-Firma, von der Polizei in eine psychiatrische Einrichtung gebracht. Auslöser war sein plötzliches Fernbleiben von der Arbeit: Er erschien über eine Woche nicht im Büro, ohne sich abzumelden. Schon in den Wochen zuvor war es laut Kollegen zu auffälligem Verhalten gekommen. Kilian hatte wiederholt laut mit sich selbst gesprochen, technische Geräte und Steckdosen mit Klebeband versiegelt und gegenüber Mitarbeitenden geäußert, dass er sich „abgehört" fühle. Bei Eintreffen der Polizei zeigte Kilian zunächst Misstrauen, äußerte aber zugleich auch Erleichterung. Er teilte den Einsatzkräften mit, dass „Strahlen aus der Steckdose" seine Gedanken überwachen und kontrollieren würden. Als man ihm vorschlug, sich ärztlich untersuchen zu lassen, stimmte er nach mehrmaliger Aufforderung zu und begleitete die Beamten.

Während der ersten Kontaktaufnahme auf der Station wirkte Kilian zunächst zurückhaltend, beinahe distanziert. Sobald jedoch gezielte Fragen gestellt wurden, zeigten sich eine deutliche psychomotorische Unruhe und zunehmendes Misstrauen. Er sprach von Menschen, die „ihn kontrollieren wollen" und behauptete mehrfach, man könne ihm „Gedanken klauen". In seinen Äußerungen offenbarte sich ein ausgeprägtes paranoides Wahnerleben. Zudem berichtete Kilian von einer inneren männlichen Stimme, die ihn regelmäßig warne, niemandem zu vertrauen. Diese Stimme gebe ihm konkrete Anweisungen – unter anderem solle er das Zimmer nicht verlassen und keinesfalls Medikamente einnehmen. Auch seine Mutter sei inzwischen „Teil des Systems" und gegen ihn gerichtet. Dennoch ließ sich Kilian schließlich davon überzeugen, für einige Tage in der Klinik zu bleiben, unter der Bedingung, zunächst keine Medikamente zu erhalten.

Am darauffolgenden Tag erschien Kilians Mutter auf der Station, um ihm Kleidung und persönliche Dinge zu bringen. Im Gespräch mit dem Pflegeteam schilderte sie eine zunehmend auffällige Veränderung ihres Sohnes in den letzten Wochen: Er habe sich immer mehr isoliert, kaum noch telefoniert, sei schnell gereizt gewesen und habe sich immer häufiger zurückgezogen. Laut Aussage der Mutter sei Kilian eigentlich ein sehr freundlicher, humorvoller und kontaktfreudiger Mensch – sein jetziges Verhalten erlebe sie als völlig untypisch.

In der ersten Woche der stationären Aufnahme zeigt Kilian keine Krankheitseinsicht. Er lehnt sämtliche diagnostischen Maßnahmen ab und verweigert die Nahrungsaufnahme, da er überzeugt ist, dass das Essen vergiftet sei. Auch dem Pflegepersonal begegnet er mit erheblichem Misstrauen. Auf Ansprache reagiert er distanziert, vermeidet konsequent Blickkontakt und hält sich bevorzugt in seinem Zimmer auf. Kilian blockiert technische Vorrichtungen in seinem Umfeld, darunter Rauchmelder und Steckdosen, die er als potenzielle Überwachungsgeräte identifiziert. Er zeigt deutlich paranoide Züge wie Misstrauen und die Vermutung, abgehört zu werden. Er wirkt außerdem angespannt und jederzeit bereit, sich zurückzuziehen.

Als Pflegefachkraft ist Ihnen bewusst, dass der Aufbau einer tragfähigen therapeutischen Beziehung ein zentraler Bestandteil der Pflege ist. Kilians tiefes Misstrauen gegenüber der Umwelt, seine Angst vor Kontrolle und die inneren Stimmen machen es notwendig, sehr behutsam vorzugehen.

Lernfragen:

1. Die Pflege von Personen mit Erkrankungen des schizophrenen Formenkreises braucht viel Verständnis und Geduld. Nehmen Sie Bezug auf Kilians Fall und nennen Sie pflegerische Schwerpunkte.
2. Erkrankungen des schizophrenen Formenkreises sind vielschichtig. Beschreiben Sie, welche Symptome auftreten können und wie sie den Erkrankten beeinträchtigen können.
3. Schizophrenie wird häufig mit der Persönlichkeitsspaltung verwechselt oder gleichgesetzt. Beschreiben Sie, was unter dem Begriff Schizophrenie verstanden wird.
4. Bei Schizophrenien wird von einer multifaktoriellen Genese ausgegangen. Es treffen somit mehrere Faktoren aufeinander. Eine mögliche Erklärungsgrundlage bildet das Vulnerabilitäts-Stress-Modell. Legen Sie dar, was das Modell vorgibt.

15.1 Schizophrenie

DEFINITION

Schizophrenie: endogene Psychose (➤ Kap. 14.4.3), welche die ganze Persönlichkeit betrifft und tiefgreifend verändert. Sie ist durch eine schwere Störung des Denkens, Fühlens und Wahrnehmens gekennzeichnet. Die Schizophrenie kann in unterschiedlichen Erscheinungsformen auftreten; ihrer Entstehung liegt ein vielfältiges Ursachengefüge zugrunde, das bis heute nicht abschließend geklärt ist.

15.1.1 Begriff und Einteilung

Das Wesen der Krankheit **Schizophrenie** ist schwer zu erklären. Früher sprach man von „Irresein", „Verrücktheit" oder „Wahnsinn". Heute vermeidet man solche wertenden Ausdrücke und spricht von *Schizophrenien* oder allgemeiner von *Psychosen.*

Beschreibungen schizophren Erkrankter kennt man seit dem Altertum, die Krankheit kommt in allen Kulturen mit gleicher Häufigkeit vor. Da es viele Erscheinungsformen gibt, spricht man auch von der „Gruppe der Schizophrenien" oder von „Erkrankungen des schizophrenen Formenkreises".

Die Einteilung dieser Erkrankungen ist nicht immer einheitlich. Die ICD-11 wird voraussichtlich die aktuelle Einteilung abändern und die Definition in Richtung einer Spektrumstörung verfassen. Generell werden aktuell (ICD-10) folgende Formen unterschieden, die fließend ineinander übergehen; ihre Einteilung erfolgt dabei jeweils nach der vorherrschenden Symptomatik in der aktuellen Krankheitsphase:

- Paranoid-halluzinatorische Schizophrenie (➤ Kap. 15.1.3)
- Hebephrene Schizophrenie (➤ Kap. 15.1.4)
- Katatone Schizophrenie (➤ Kap. 15.1.5)
- Schizophrenia simplex (➤ Kap. 15.1.6)
- Zönästhetische Schizophrenie (➤ Kap. 15.1.7)
- Schizophrene Residuen (➤ Kap. 15.1.8)

15.1.2 Gemeinsame Kennzeichen schizophrener Erkrankungen

Schizophrene Erlebnisweisen sind so ungewöhnlich, dass man sie nur schwer mitteilen oder nachvollziehen kann. Im Zentrum der Erkrankung stehen charakteristische Veränderungen von Denkstruktur, Wahrnehmung und Affekt. Der Bezug der Kranken zur Realität ist gestört. Ihre intellektuellen Fähigkeiten bleiben in der Regel erhalten.

Aufgrund der bereits oben erwähnten verschiedenen Erscheinungsformen und Ausprägungen des Krankheitsbildes gibt es nicht *die* Schizophrenie. Trotz aller Unterschiede sind aber bestimmte **Kennzeichen** bei Krankheitsentstehung, Symptomen, Behandlungsstrategien und Pflege allen Formen gemeinsam.

Krankheitshäufigkeit

Ungefähr 1 % der Bevölkerung erkrankt irgendwann im Laufe des Lebens an einer Schizophrenie; die Krankheit ist also keineswegs selten.

Krankheitsentstehung

Die **Ursachen** der Schizophrenie sind vielfältig. Viele Faktoren wirken bei der Krankheitsentstehung zusammen:

- Ergebnisse von Familien- und Zwillingsstudien zeigen, dass Schizophrenien genetisch mitbedingt sind. So erkranken Geschwister oder Kinder von Schizophrenen mit einer Wahrscheinlichkeit von 10 % selbst, bei eineiigen Zwillingen beträgt die Übereinstimmung sogar 30–80 %. Vererbt wird jedoch nicht die Krankheit selbst, sondern eher eine Krankheitsbereitschaft, die sog. Vulnerabilität („Verletzlichkeit, Anfälligkeit"). In einer genomweiten Assoziationsstudie durch das Psychiatric Genomic Consortium wurden insgesamt 108 Genvarianten (SNP) identifiziert, deren Träger ein signifikant erhöhtes Psychoserisiko zeigten. Nun gelang es, für das sog. *C4-Gen* (Komplementfaktor 4) eine Assoziation zur Schizophrenieentwicklung nachzuweisen. Bisher war C4 nur für seine wichtige Rolle in der unspezifischen Immunabwehr bekannt. Jetzt zeigt sich aber auch, dass eine häufig bei Schizophreniepatienten beobachtete strukturelle Veränderung der Genregion C4 mit einem verstärkten Kappen von Nervenzellverbindungen einhergeht.
- Genetische Faktoren allein reichen jedoch nicht zur Manifestation der Erkrankung aus. Betroffene berichten gehäuft von Komplikationen unter und kurz nach ihrer Geburt, durch die das

noch unreife Gehirn möglicherweise (z. B. durch Sauerstoffmangel) geschädigt wurde. *Perinatal erworbene Hirnschädigungen* können eine Teilursache der Krankheitsentstehung sein
- Es gibt epidemiologische Daten, die für eine *Infektionshypothese* sprechen: Retrospektiv fand man heraus, dass das Erkranken der Mutter an einer Virusgrippe während Grippeepidemien im zweiten Schwangerschaftstrimenon das Risiko des Ungeborenen, später an einer Schizophrenie zu erkranken, erhöht. Zudem gibt es ein Überwiegen der Wintergeburten von schizophrenen Patienten auf der Nordhalbkugel, was mit einem erhöhten Erkrankungsrisiko der Mutter im zweiten Trimenon für Virusinfektionen einhergeht.
- Neurobiochemisch wird eine Störung der Dopaminwirkung u. a. im Bereich des limbischen Systems angenommen *(Dopaminhypothese,* ➤ Abb. 15.1). Diese Veränderungen sollen dann zu einer Störung der Informationsverarbeitung führen, als deren Folge der Patient z. B. Wichtiges nicht mehr von Unwichtigem trennen kann (*Filterstörung,* ➤ Abb. 15.2).

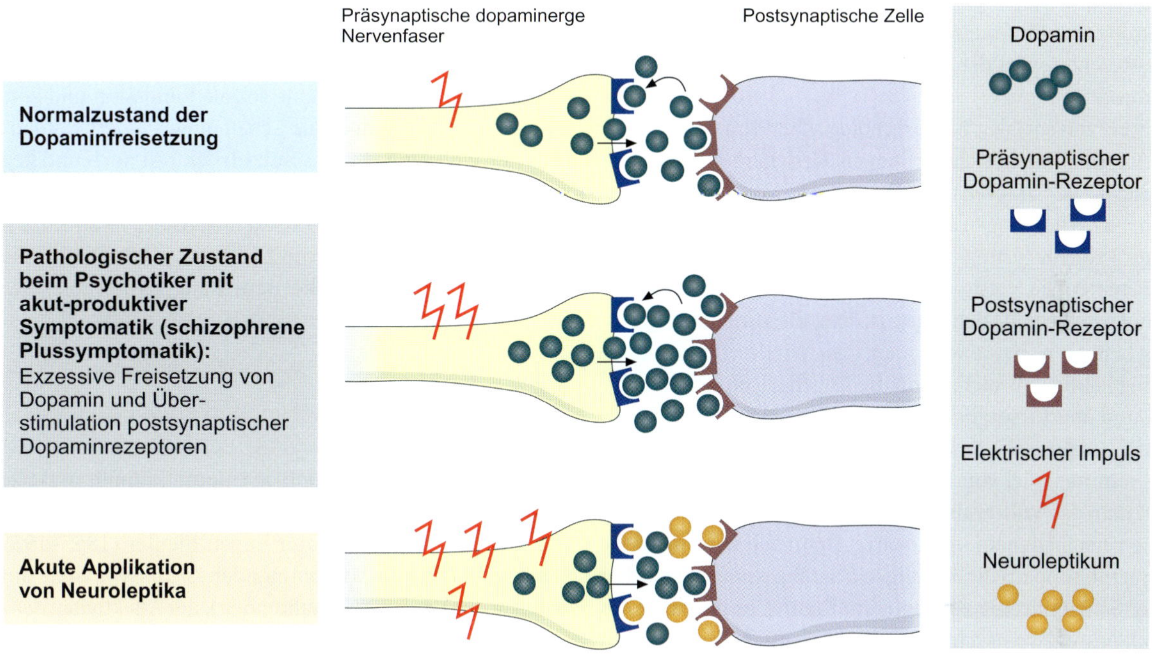

Abb. 15.1 Dopaminhypothese: Die Übertragung eines Informationssignals im Gehirn von einer Nervenzelle zur anderen findet durch Ausschüttung chemischer Substanzen, sog. Neurotransmitter, statt. Bei der Psychose kommt es zu einer übermäßigen Ausschüttung des Neurotransmitters Dopamin, die dann die psychotischen Symptome verursacht. Übrigens löst auch Cannabis eine Erhöhung des Dopamins aus, weshalb Cannabis Psychosen auslösen kann. Mit Medikamenten (Neuroleptika/Antipsychotika) kann die Dopaminausschüttung wieder normalisiert werden. Die Symptome verschwinden. [L157]

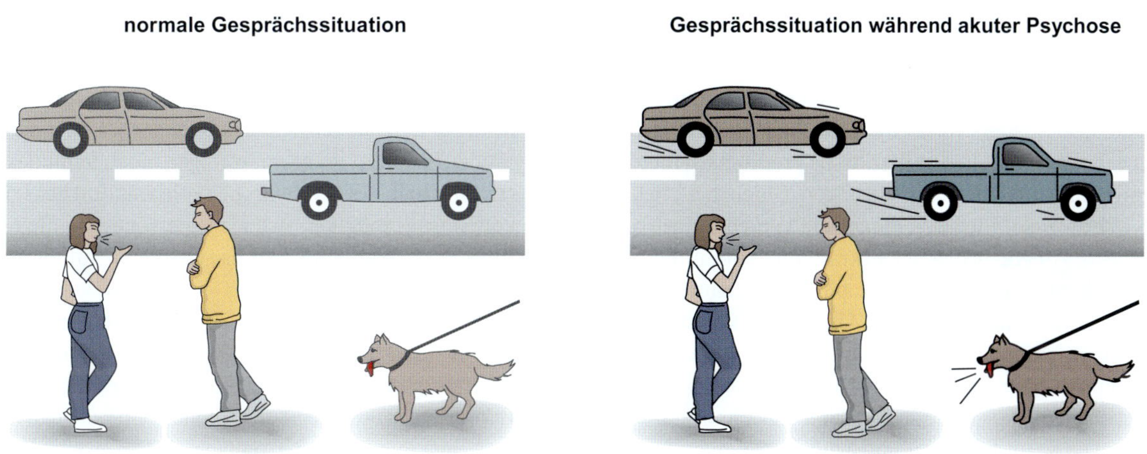

Abb. 15.2 Filterstörung in der akuten Psychose: Links eine normale Gesprächssituation auf der Straße. Dem gesunden Menschen gelingt es, sich auf das Gespräch zu konzentrieren und andere Außenreize abzufiltern. Die psychosekranke Person (rechtes Bild) ist dazu nicht in der Lage: Alle Eindrücke und Geräusche stürmen ungehindert auf sie ein und erdrücken ihn geradezu. Sie kann irrelevante Reize nicht mehr ausblenden. [L157]

- Seit einigen Jahren wird auch eine *Glutamathypothese* der Schizophrenie diskutiert. Ein gewichtiges Argument für diese Hypothese ist die Existenz eines analogen Phänomens zur Amphetaminpsychose, der Glutamatpsychose durch Phencyclidin (PCP). Die psychoseauslösende Wirkung des Phencyclidins ist seit Langem bekannt. Das L-Isomer des PCP-Derivats Ketamin, das für Narkosen eingesetzt wurde, kann akute Psychosen auslösen. PCP kann bei gesunden Menschen Positiv- und Negativ-Symptome auslösen. Die PCP-Psychose gilt als ideales Modell für die Schizophrenie. Glutamat ist der wichtigste Neurotransmitter der kortikalen Neurone. Es sind bislang acht glutamaterge Rezeptoren identifiziert worden. Sie teilen sich in zwei Gruppen: drei ionotrope und fünf metabotrope Rezeptoren. Von allen Glutamat-Rezeptoren ist der NMDA-Rezeptor der psychiatrisch interessanteste.
- Der Nachweis von sozialen und psychologischen Krankheitsursachen ist bisher nicht sicher gelungen. Gesichert ist aber, dass psychosoziale Faktoren erheblich auf den Krankheitsverlauf einwirken. Sicherlich tragen *belastende Lebensereignisse* (engl. „life events") zur Auslösung einer Erkrankung bei. Hier scheinen es weniger materielle Notsituationen als vielmehr belastende zwischenmenschliche Beziehungen zu sein, die zur Krankheitsauslösung beitragen. Heute weiß man, dass Wiedererkrankungen überzufällig häufig auftreten, wenn die Angehörigen sich überengagiert und überfürsorglich oder aber völlig gleichgültig verhalten (engl. „expressed emotions", EE).

Aus dem Zusammenspiel von Krankheitsanlage und auslösenden Faktoren hat man das **Vulnerabilitäts-Stress-Modell** entwickelt. Es integriert die verschiedenen o. g. Ansätze. Demnach wird nicht die Krankheit vererbt, sondern die Anfälligkeit, auf Belastungen jeglicher Art mit einer Schizophrenie zu reagieren. Kommt es im Laufe des Lebens durch besondere psychische oder körperliche Belastungen zu „Verletzungen", verändert sich der Hirnstoffwechsel. Je höher die Vulnerabilität eines Menschen ist, desto eher können zusätzliche Belastungen zum Ausbruch der Erkrankung führen. [vgl. 1]

Krankheitsverlauf

Eine schizophrene Erkrankung beginnt in der Regel in der Pubertät, vorher hat in der Regel eine hinreichend normale Entwicklung stattgefunden, in der insbesondere ein normaler Realitätsbezug aufgebaut werden konnte. Im Vorfeld treten unspezifische Prodromalsymptome (z. B. Konzentrations- und Leistungsstörungen, Gereiztheit, Schlafstörungen, psychosozialer Rückzug, illusionäre Verkennungen) auf, die mehrere Jahre vor Ausbruch der Erkrankung vorhanden sein können, aber nicht als beginnende Schizophrenie erkannt werden.

Meist beginnt eine Schizophrenie bei Männern zwischen dem 20. und dem 25. Lebensjahr, bei Frauen im Schnitt 5 Jahre später. Neuerkrankungen kommen aber auch noch im 4. oder 5. Lebensjahrzehnt, vereinzelt noch später vor. Selten gibt es auch frühe Manifestationen im Kindesalter. Die Krankheit kann schleichend beginnen, mit ungewöhnlichen oder unverständlichen Verhaltensweisen, die nicht sofort an eine Psychose denken lassen. Oft kann es Monate oder Jahre dauern, bis die Krankheit durch Entwicklung von Wahn oder Halluzinationen eindeutig ausbricht. Je schleichender der Verlauf, desto schwieriger ist die Behandlung und desto ungünstiger die Prognose.

Die Erkrankung verläuft phasenhaft. Bei ca. 20 % der Betroffenen heilt die Schizophrenie nach einer ersten Phase folgenlos aus und tritt nicht wieder auf. Bei den übrigen kann es zu weiteren Phasen kommen; mit der Zahl solcher Rezidive steigt auch die Gefahr der Entwicklung eines Residuums (bleibende Folgen). Die Wiedererkrankungen, auch Episoden oder Wellen genannt, dauern mit großer Variation ungefähr 3 Monate an. Nach 6–7 Episoden erschöpft sich die Krankheit allmählich; es tritt keine wesentliche Verschlechterung mehr ein. Nur bei ca. 20 % der Patientinnen ist der Verlauf ausgesprochen ungünstig mit schlechter medikamentöser Ansprechbarkeit oder Entwicklung eines ausgeprägten Residuums mit bleibenden Veränderungen. Ungefähr 10 % benötigen auf Dauer eine Heimunterbringung. Mehr als 60 % erreichen eine soziale Remission und können wieder weitgehend in das normale Leben eingegliedert werden mit Arbeit, eigener Wohnung etc. Das **Suizidrisiko** ist hoch und liegt bei 10 %.

Medikamente haben die Prognose und den Krankheitsverlauf wesentlich verbessert. So senken Neuroleptika/Antipsychotika die Rückfallquote innerhalb von 2 Jahren von 80 auf 20 %. Daher ist eine neuroleptische/antipsychotische Langzeittherapie, oft über Jahre, überaus wichtig.

Symptome

Durch eine schizophrene Erkrankung können praktisch alle psychischen Funktionen gestört werden. Die Vielzahl der **Symptome** hat der deutsche Psychiater Eugen Bleuler (1857–1939) wie folgt eingeteilt: Die stets vorkommenden *Grundsymptome* umfassen Störungen des Denkens (Zerfahrenheit), der Affektivität, der Ambivalenz und Autismus. *Akzessorische* (hinzutretende) *Symptome* wie Wahn, Halluzinationen und katatone Störungen müssen nicht immer vorkommen, sind aber oftmals eindrucksvoll.

Formale Denkstörungen

Die eindrücklichste formale Denkstörung bei der Schizophrenie ist die **Zerfahrenheit.** Das Denken erscheint zusammenhanglos und nicht nachvollziehbar. Die kranke Person redet Unverständliches, bildet kaum richtige Wörter oder Sätze, erscheint völlig wirr und durcheinander. Der außenstehende Untersucher kann den Gedankengängen der Patientin nicht mehr folgen, doch kann das zerfahrene Denken innerhalb des psychotischen Erlebens durchaus sinnvoll sein. Manchmal ist es möglich, sich als Untersucher in die psychotische Erlebniswelt „einzuhören" und das Gesagte zumindest teilweise zu verstehen.

Andere Denkstörungen sind ebenfalls tiefgreifend: Beim **Gedankenabreißen** (Sperrung des Denkens) bricht der zuvor flüssige Gedankengang plötzlich ab, manchmal sogar mitten im Satz. Beim **Gedankenentzug** beschreibt die Patientin, ein Gedanke werde ihr von außen „weggenommen" oder „entzogen". Umgekehrt hat der Patient bei den **gemachten Gedanken** das Gefühl, Gedanken würden ihm von außen „eingezwungen", es seien nicht seine eigenen Gedanken, die er denke.

Die Bedeutungen der verschiedenen Wörter werden nicht mehr scharf gegeneinander abgegrenzt **(Begriffszerfall).** Manchmal bilden die Patientinnen durch Verknüpfung von Begriffen ganz neue Wörter *(Neologismen).* Ein Patient ist z. B. mit seinen Turnschuhen gelaufen und erzählt später, er habe „gelaufsohlt".

Bei der **Manieriertheit** bedienen sich Patienten einer geziert und affektiert wirkenden sprachlichen (und auch körperlichen) Ausdrucksweise.

Formale Denkstörungen müssen nicht immer stark ausgeprägt sein. Manchmal wirken Patientinnen im Gespräch auf den ersten Blick nur unkonzentriert. Sie berichten z. B., sich nicht mehr auf Lesen oder Fernsehen konzentrieren zu können.

Affektstörungen

Besonders quälend ist es für viele Patienten, regelmäßig in einem Zwiespalt der Gefühle, Empfindungen oder Wünsche zu stecken. Dieses als **Ambivalenz** bekannte Symptom äußert sich darin, dass die Patientinnen z. B. für ein und dieselbe Person Hass und Liebe gleichzeitig empfinden, in einer Situation zugleich weinen und lachen. Eigentlich miteinander unvereinbare Gefühlsqualitäten treten zugleich auf und stehen oft beziehungslos nebeneinander. Betroffene können gleichzeitig Glück und Angst erleben, in einer für Gesunde schwer verstehbaren und kaum nachvollziehbaren Weise.

Bei **Affektverflachung** sind Affekt- und Gefühlsäußerungen nur vermindert auslösbar. Die Affektverflachung tritt oft nach längerem Krankheitsverlauf auf. Im Extremfall verfallen Patienten in **Apathie,** die nach außen als Teilnahmslosigkeit und Gefühlsleere sichtbar wird.

Typisch sind auch paradoxe Affekte **(Parathymie).** Hierbei stimmen die Gedankeninhalte nicht mit den nach außen sichtbaren Gefühlsäußerungen überein. Schreckliche Erlebnisse können munter lächelnd erzählt werden – und umgekehrt.

Angst ist im Erleben der Schizophrenen allgegenwärtig, v. a. in der Akutphase der Erkrankung. Die in der Erkrankung neu aufkommenden psychotischen Erlebnisweisen lösen hochgradige Angst aus. Die Patientin fühlt eine bedrohliche Veränderung ihrer Gefühls- und Erlebniswelt, sie spürt die zunehmende Auflösung der Grenzen zwischen ihrem eigenen inneren Erleben und der Außenwelt. In der Psychiatrie spricht man von der Auflösung der Ich-Grenzen. All dies wird von Patientinnen als eminent beängstigend empfunden. Diese diffuse Angst ist oft der Hintergrund für die Anspannung und Erregung der Patienten.

Darüber hinaus können an Schizophrenie Erkrankte in der akuten Krankheitsphase depressiv oder manisch, heiter-unernst, ja sogar enthemmt und ausgelassen sein.

Autismus

Autismus bei Kindern ➤ Kap. 21.4.1

Hierunter versteht man eine „Ich-Versunkenheit" und Abkapselung von der Realität. Die Patienten leben in einer „Privatwelt". Autistische Patientinnen können sich daher nicht so verhalten, wie es die jeweilige Situation erfordern würde. Beispielsweise befragt ein Betroffener stundenlang seine Mitpatienten nach ihren Vorfahren und erstellt Stammbäume, ohne das Desinteresse und den Ärger der Mitpatientinnen überhaupt wahrzunehmen. Autismus ist ein Mechanismus, durch den sich die ich-gestörte kranke Person vor Überforderungen schützt. Extrem autistische Kranke nehmen keinen Anteil mehr an ihrer Umgebung, sprechen kaum noch *(Mutismus)* oder bewegen sich nicht mehr *(Stupor).*

Inhaltliche Denkstörungen: Wahn

Wahn ist definierbar als eine Vorstellung oder Wahrnehmung des Patienten, die nicht der Realität entspricht und von der er dennoch unkorrigierbar überzeugt ist. Die Patientin erkennt Symptome wie Halluzinationen oder Ich-Störungen weder als krankheitsbedingt noch inhaltlich falsch. Sie erlebt sie vielmehr als real und vertritt sie mit absoluter Gewissheit, selbst wenn sie objektiv als unrealistisch bewiesen wurden. Die Entwicklung der Wahnsymptomatik versteht man heute als einen (unbewussten) Bewältigungsversuch der Kranken. Das Zerfließen der Ich-Grenzen, die Auflösung der Grenze zwischen Ich und Außenwelt, löst eine massive, diffuse Angst aus. Durch die Entwicklung des Wahns wird dieser zunächst ungerichteten Angst eine Richtung gegeben. Dadurch sind Betroffene zumindest teilweise entlastet. Die Angst ist leichter zu ertragen, wenn Patientinnen eine Ursache für sie ausmachen können, z. B. durch die Entwicklung eines Verfolgungswahns.

Meist entsteht Wahn aus einer **Wahnstimmung** heraus. Die Patienten merken, dass sich etwas Bedrohliches zusammenbraut. Ihre Umgebung erscheint ihnen merkwürdig, viele belanglose Handlungen geheimnisvoll. Die genaue Bedeutung können sie jedoch nicht entschlüsseln. Bei der **Wahnwahrnehmung** misst der Patient einer realen Begebenheit oder einem Gegenstand eine objektiv falsche Bedeutung zu. Er hält z. B. alle blauen Autos für die Autos von Verfolgern. **Überwertige Ideen** sind dem normalen Erleben näher. Es handelt sich um stark gefühlsbetonte Überzeugungen, an denen auch gegen erheblichen Widerstand festgehalten wird.

In den meisten Fällen zeigen sich **Wahnthemen** als Beziehungs-, Beeinträchtigungs- und Verfolgungswahn. Eine Patientin mit **Beziehungswahn** bezieht alles, was um sie herum passiert, auf sich. Dies können neben Bemerkungen, Mimik und Gesten von Mitmenschen auch so abwegige Dinge wie Zeitungs-, Radio- oder Fernsehberichte sein. Sie ist überzeugt davon, dass alles ihretwegen geschieht und nur für sie von Bedeutung ist. Auch bei einem **Beeinträchtigungswahn** wähnt sich der Patient als Ursache und Mittelpunkt des Geschehens. Hinzu kommt noch das Gefühl, alles arbeite nicht für, sondern gegen ihn. Er vermutet überall Feindseligkeit und böse Absicht, fühlt sich ungerecht behandelt und übergangen. Dies kann bis hin zu Tötungsvorwürfen führen. Eine Steigerung ist der **Verfolgungswahn** (➤ Abb. 15.3). Betroffene sich in Verkennung harmloser Ereignisse selbst von engsten Vertrauten beobachtet und verfolgt, sprechen ihre Gedanken allerdings aus Angst oft nicht aus. Des Weiteren erwähnenswert sind der **Eifersuchtswahn** (der Patient hält seinen Partner für untreu), der **Liebeswahn** (die Patientin ist überzeugt, von einer ihr fremden Person geliebt zu werden), der **Größenwahn** (der Patient fühlt sich mit großer Macht ausgestattet), der **Versündigungswahn** (die Patientin glaubt, sie habe Schuld auf sich geladen) und der **hypochondrische Wahn,** bei dem der Patient der festen Überzeugung ist, an einer schweren Krankheit zu leiden und dem Tod nahe zu sein.

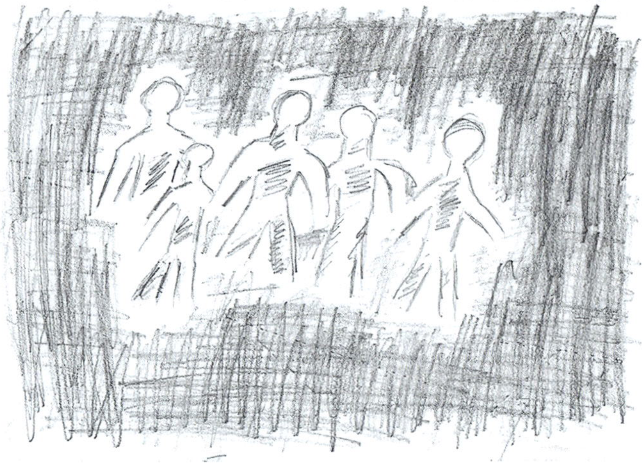

Abb. 15.3 Zeichnung eines Patienten, der unter Verfolgungswahn leidet [R382]

Wahrnehmungsstörungen

Viele an Schizophrenie erkrankte Menschen haben mindestens einmal im Verlauf der Erkrankung optische oder akustische Wahrnehmungsstörungen.

Besonders häufige Wahrnehmungsstörungen sind **Halluzinationen.** Den Sinneseindrücken, die Betroffene wahrnehmen, liegt keinerlei reales Objekt zugrunde. Halluzinationen kommen in allen Sinnesbereichen (Sehen, Hören, Riechen, Schmecken, Fühlen) vor. Bei *optischen* Halluzinationen berichten die Patienten oft von ganzen Szenarien mit vielen kleinen Tieren oder aber es werden nichtexistente Personen oder Schatten wahrgenommen. *Akustische* Halluzinationen können als kommentierende („Sie wäscht sich"), imperative („Wirf dich vor den Zug") oder dialogisierende, sich über die Patientinnen unterhaltende Stimmen empfunden werden. Teilweise werden aber nur einzelne Wörter gehört. Es können aber auch Geräusche (Pfeifgeräusche, Brummen, Knarren etc.) auftreten. Ist der *Geschmackssinn* in die Halluzinationen einbezogen, berichten die Patienten z. B. von bitter schmeckendem Essen (und äußern deswegen wahnhafte Vergiftungsängste). Bei *Geruchshalluzinationen* können die Kranken giftige oder faulige Gase wahrnehmen, manchmal wird Verwesungsgeruch benannt. Körperhalluzinationen werden typischerweise als von „außen gemacht" empfunden. Die Patientinnen erzählen etwa, man würde sie bestrahlen oder mit Nadeln durchbohren. Daneben gibt es eigenartige Leibgefühle (Brennen, Kribbeln, Schrumpfen der Glieder), die als **Zönästhesien** bezeichnet werden.

Illusionäre Verkennungen sind dadurch gekennzeichnet, dass etwas real Vorhandenes für etwas anderes gehalten wird. Ein typisches Beispiel sind Bäume im Nebel, die für gefährliche Monster gehalten werden. Aber auch Personenverkennungen (jemand wird für jemand anderes gehalten) treten auf.

Störungen des Antriebs und der Psychomotorik

Katatone Erscheinungen *(Erkrankung mit gestörter Willkürmotorik)* durch Störungen des Antriebs und der Psychomotorik sind heute im Vergleich zu früher weniger deutlich ausgeprägt. Zur Katatonie gehören z. B. die motorische Erstarrung, bizarre Haltungen, Automatismen, Manierismen, das Grimassieren oder Bewegungsstürme. Dabei nehmen die Patienten alles wahr, was in ihrer Umwelt geschieht, sie können sich aber nicht am Geschehen beteiligen. Katatone Erscheinungen können durch Bewegungslosigkeit oder durch erhöhte Erregung gekennzeichnet sein und gehen meist mit starker innerer Anspannung einher. Sehr selten, aber lebensbedrohlich ist die **perniziöse Katatonie** (➤ Kap. 15.1.5).

Der Antrieb kann in der akuten Krankheitsphase durch innere Unruhe oder eine manische Stimmungslage gesteigert sein. Bei Entwicklung einer Residualsymptomatik nach langem Krankheitsverlauf entsteht oft **Antriebsarmut:** Die Patientinnen können sich zu kaum etwas aufraffen, stehen morgens nicht auf, waschen sich nicht etc. Oft wird dies fälschlicherweise mit „Faulheit" verwechselt. Tatsächlich ist der residuäre Patient jedoch oft nicht zur Regelung seines Alltags fähig und bedarf gerade vonseiten der Pflegenden einer strukturierenden Unterstützung.

Störungen des Ich-Erlebens

Zum Kern der schizophrenen Erkrankung gehört die Veränderung des Ich-Erlebens. An Schizophrenie Erkrankte können sich selbst als fremd oder unheimlich erleben, Veränderungen an einzelnen Körperteilen beobachten **(Depersonalisation).** Genauso können sie auch ihre Umwelt als unvertraut, sonderbar und räumlich verfälscht empfinden **(Derealisation).** Die Patientinnen fühlen sich „wie im falschen Film". Bei den Betroffenen kann die Grenze zwischen „Ich" und „Umwelt" komplett zerbrechen, sodass sie die eigenen Denk- und Willensprozesse nicht mehr als solche erkennen.

Besonders belastend für viele Patienten ist in diesem Zusammenhang das Gefühl, ihre Gedanken gehörten ihnen nicht mehr allein. Leiden Patientinnen unter **Gedankenausbreitung,** sind sie überzeugt, alle anderen könnten ihre Gedanken lesen und wüssten genau, was sie über sie denken. Beim **Gedankenlautwerden** hört der Patient seine eigenen Gedanken laut. Oft berichten Patientinnen, ihre Gedanken seien fremdgesteuert. Eine fremde Macht entziehe ihnen ihre Ideen mitten im Satz, sodass sie nicht zu Ende denken können **(Gedankenentzug).** Genauso können Patienten Gedanken als von anderen gedacht und aufgezwungen empfinden (Beispiel: Ein Mann behauptet, seine Frau „gebe ihm schon seit einigen Monaten Gedanken in den Kopf": **Gedankeneingebung**). Die Patientinnen beklagen, sie müssten alles mitdenken, was anderen Leuten durch den Kopf geht.

Die Fremdbeeinflussung kann neben den Gedanken auch Gefühlsäußerungen und Handlungsweisen betreffen. Die Patienten haben das Gefühl, schreien, toben oder um sich schlagen zu „müssen". Eine typische Beschreibung: „Die Schreie kommen nicht von mir. Meine Stimmbänder werden bestrahlt, und dann schreit es aus mir heraus."

Ich-Störungen im engeren Sinne zeigen an, wie tief die Persönlichkeit eines Psychotikers erkrankt sein kann. Scharfetter nennt *fünf basale Ich-Funktionen,* die gestört sein können [vgl. 2]:

- Die Gewissheit der eigenen Lebendigkeit (Ich-Vitalität) („Lebe ich noch?")
- Die Gewissheit der Eigenbestimmung des Denkens und Erlebens (Ich-Aktivität) („Ich werde fremdgesteuert.")
- Die Gewissheit, dass der eigene Leib eine Einheit ist (Ich-Konsistenz) („Dies Bein gehört mir nicht.")

- Die Gewissheit, dass die eigene Person und die Außenwelt voneinander abgegrenzt sind (Ich-Demarkation) („Meine Gedanken fließen überall hin.")
- Die Gewissheit um eine eigene Identität und Person (Ich-Identität) („Ich bin jemand anders.").

Positive und negative Symptome

Zur Einteilung der Vielzahl von Symptomen ist auch die Unterscheidung zwischen sog. positiven und negativen Symptomen gebräuchlich und zweckmäßig:

- **Positive Symptome** (Plussymptome) sind Phänomene, die bei einem gesunden Menschen nicht auftreten, z. B. Wahn, Wahrnehmungsstörungen (Halluzinationen) und Störungen des Ich-Erlebens.
- **Negative Symptome** (Minussymptome) bezeichnen das Fehlen von Funktionen und Teilbereichen der Psyche, die beim Gesunden normalerweise anzutreffen sind, z. B. Störungen von Affekt, Antrieb oder Denkfähigkeiten, Freudlosigkeit, fehlende Spontaneität, sozialer Rückzug oder verminderte soziale Leistungsfähigkeit.

Behandlungsstrategie

Ein Hauptproblem in der **Behandlung** ist die fehlende oder mangelnde Krankheitseinsicht der Betroffenen, die ihre Krankheit oft nicht selbst wahrnehmen können. Dies erfordert seitens der Behandelnden viel Einfühlungsvermögen, um die ambivalenten Patienten durch die Therapie zu führen.

Entsprechend den vielfältigen Ursachen und Beeinflussungsfaktoren einer Schizophrenie gibt es keine einzelne Therapieform, welche die Schizophrenie einfach beseitigen kann. Medikamentöse Therapie, Psychotherapie (➤ Kap. 14.7.3) und Soziotherapie (➤ Kap. 14.7.8) müssen immer zusammen eingesetzt werden, um die Patientinnen so weit wie möglich zu rehabilitieren.

Rehabilitation ➤ Kap. 14.8

Medikamentöse Therapie

Die Hauptsäule der Schizophrenietherapie ist jedoch die medikamentöse Behandlung. Seit der Entdeckung des ersten Neuroleptikums, Chlorpromazin, im Jahre 1952 ist es überhaupt erst möglich geworden, einen Großteil der Kranken zu heilen oder ihren Zustand zumindest deutlich zu bessern.

Die **medikamentöse Therapie** wirkt besonders auf die Positivsymptomatik. Sie stützt sich in erster Linie auf Neuroleptika/Antipsychotika (➤ Pharma-Info 15.1), die bei der Schizophrenie auch zur Langzeitbehandlung und Rezidivprophylaxe eingesetzt werden. Bei starken Angstzuständen werden zusätzlich Tranquilizer (z. B. Benzodiazepine, ➤ Pharma-Info 16.3) gegeben.

Pharma-Info 15.1

Neuroleptika

Als Neuroleptika (engl. „major tranquilizers") werden Medikamente bezeichnet, die nicht nur sedierend wirken, sondern darüber hinaus die gestörten psychischen Funktionen zu „ordnen" vermögen. Je stärker diese antipsychotische Wirkung eines Medikaments ist, desto geringer sedierend wirkt es in der Regel. Man spricht dann auch von einem Antipsychotikum.

Darüber hinaus wirken Neuroleptika in unterschiedlichem Maße antihistaminisch, antiemetisch, antiadrenerg und anticholinerg. Man unterscheidet hoch-, mittel- und niedrigpotente sowie die atypischen Neuroleptika.

Hoch- und mittelpotente Neuroleptika/Antipsychotika

Hoch- und **mittelpotente Neuroleptika** bzw. **Antipsychotika** wirken besonders gegen psychotische Spannungszustände und Erregung, Angst, Wahn und Halluzinationen. Sie ordnen den formalen Gedankengang. Ihre beruhigende Wirkung ist nur gering.

Zu den hochpotenten Neuroleptika zählen Haloperidol (z. B. Haldol®), Fluphenazin (z. B. Lyogen®) und Flupentixol (z. B. Fluanxol®), zu den mittelpotenten z. B. Zuclopenthixol (etwa Ciatyl®) oder Perazin (z. B. Taxilan®). Die besser verträglichen atypischen Neuroleptika wie z. B. Amisulprid (Solian®), Quetiapin (Seroquel®), Aripiprazol (Abilify®), Risperidon (Risperdal®) oder Olanzapin (Zyprexa®) verdrängen die klassischen Neuroleptika wegen ihrer geringeren Nebenwirkungen zunehmend.

Indikationen Psychotische Störungen bei Schizophrenien, wahnhaften Depressionen, hirnorganischem Psychosyndrom und Delir. Sie werden aber auch zur Stimmungsstabilisierung bei Persönlichkeitsstörungen oder affektiven Erkrankungen sowie zur Rückfallprophylaxe bei chronisch verlaufenden schizophrenen Psychosen eingesetzt.

Unerwünschte Wirkungen Die unerwünschten Wirkungen betreffen in erster Linie das extrapyramidalmotorische System (kurz *EPMS*):

Dyskinesien sind spontan auftretende unwillkürliche Bewegungen. Bei der Neuroleptikatherapie sind zwei Formen von Dyskinesien zu unterscheiden:

- Gelegentlich treten zu Beginn der Therapie **Frühdyskinesien** *(initiale Dyskinesien)* auf. Meist handelt es sich dabei um schmerzhafte Zungen-, Schlund- und Blickkrämpfe oder um Krämpfe der Kiefermuskulatur. Frühdyskinesien müssen sofort mit Biperiden (z. B. Akineton®) behandelt werden. Die Neuroleptikatherapie kann fortgesetzt werden; ein Wechsel des Neuroleptikums ist jedoch angeraten.
- **Spätdyskinesien** *(tardive Dyskinesien)* entwickeln sich erst nach länger dauernder Neuroleptikatherapie. Am häufigsten sind unwillkürliche Bewegungen der Mund-, Schlund- und Gesichtsmuskulatur, z. B. Schmatz- und Kaubewegungen. Bei einigen Patienten sind die Spätdyskinesien therapieresistent. Über die Gefahr von Spätdyskinesien muss der Patient aufgeklärt werden. Bei Spätdyskinesien kann ein Behandlungsversuch mit Tiaprid (Tiapridex®) unternommen werden, Biperiden ist kontraindiziert. Das Neuroleptikum sollte oft gewechselt werden. Das geringste Risiko für die Entwicklung von

Spätdyskinesien haben die Neuroleptika Clozapin (Leponex®) und Quetiapin (Seroquel®).

Bei der **Akathisie** haben Betroffene einen solchen Bewegungsdrang, dass sie weder ruhig sitzen noch stehen können. Sie trippeln auf der Stelle, laufen unruhig auf und ab und „zappeln" auf dem Stuhl herum. Die Betroffenen leiden oft sehr darunter. Eine Akathisie ist manchmal nur schwer von einer krankheitsbedingten Unruhe zu unterscheiden. Die Behandlung der Akathisie besteht in der Dosisreduktion des Neuroleptikums (falls möglich) und der Gabe eines Betablockers.

Das **pharmakogene Parkinson-Syndrom** (➤ Kap. 5.2.1) zeigt sich durch Muskelsteifigkeit (Rigor), Zittern (Tremor) und v. a. Bewegungsarmut (Hypokinese). Die Patienten wirken steif und bewegen sich roboterhaft mit kleinen Schritten und starrer Mimik. Das pharmakogene Parkinson-Syndrom wird durch Gabe von Biperiden (z. B. Akineton®) und evtl. Umstellung des Neuroleptikums therapiert.

Weitere Nebenwirkungen bestehen in Blutdrucksenkung, Kreislauflabilität, Mundtrockenheit, Kopfschmerzen, Thrombosegefahr, Obstipation, Allergien, depressiver Verstimmung, deliranten Symptomen und – besonders belastend, oft übersehen und ungern angesprochen – Libido- und Potenzstörungen.

Durch Neuroleptika bedingte Gewichtszunahme und Blutzuckererhöhungen im Rahmen des **metabolischen Syndroms** rücken zunehmend in den Fokus der ärztlichen Aufmerksamkeit.

Eine sehr seltene, aber lebensgefährliche Nebenwirkung ist das **maligne neuroleptische Syndrom** mit Fieber, Rigor und Akinese, Bewusstseinsstörungen, starkem Schwitzen und Tachypnoe. Es äußert sich in derselben Weise wie die perniziöse Katatonie (➤ Kap. 15.1.5) und lässt sich von dieser nur durch Laborparameter unterscheiden (CPK ↑, SGOT ↑, LDH ↑).

Pflegerische Begleitung Pflegefachkräfte verbringen je nach Arbeitsumfeld, in dem sie tätig sind, den größten zeitlichen Anteil mit Betroffenen. Ihnen kommt daher in der Begleitung von erkrankten Menschen eine besondere Rolle zu. Während in der stationären Versorgung z. B. die Erkennung von Symptomen im Alltag (z. B. inadäquates Verhalten in alltäglichen Situationen aufgrund von Halluzinationen), die Weitergabe dieser Beobachtung an die ärztliche Berufsgruppe und weiteres Mitwirken an der Therapie, wie z. B. die Unterstützung bei der Förderung der Adhärenz zur Einnahme von Medikation im Fokus stehen, sieht dies in der Arbeit im häuslichen Umfeld anders aus. In der psychiatrischen häuslichen Krankenpflege (pHKP) ist die medikamentöse Therapie beispielsweise keine Aufgabe der pflegerischen Berufsgruppe (gesonderte Verordnung über somatische häusliche Krankenpflege notwendig). Hier stehen die Zusammenarbeit mit den Betroffenen und die Wiedererlangung/Verbesserung der Lebensqualität im Fokus. Aufgaben können in diesem Umfeld je nach Bedürfnissen und auch Wünschen der Klientel abweichen und z. B. aus gemeinsamen Behördengängen, entlastenden Gesprächen oder auch der Erstellung eines Krisenplanes für evtl. erneut auftretende Episoden bestehen.

Unabhängig vom Setting sollten Pflegende immer in der Lage sein, Nebenwirkungen von Medikamenten zu erkennen. Viele betroffene Personen äußern die Beschwerden nicht selbständig (z. B. wegen krankheitsbedingter Antriebsarmut oder Depression) oder nehmen sie gar nicht selbst wahr; so werden z. B. gerade Spätdyskinesien von den Patienten oft nicht als störend oder behindernd empfunden. Das Augenmerk sollte ebenso akuten Schwierigkeiten wie Kreislauf- und Verdauungsbeschwerden wie längerfristigen Veränderungen gelten (z. B. Gewichtszunahme, Libidoverlust oder dyskinetische Veränderungen).

Um die medikamentöse Therapie sicherzustellen, gibt es von einigen hochwirksamen Neuroleptika Depotformen. Diese werden nur alle paar Wochen als i. m. Injektion verabreicht. Neben der Behandlung gegen den freien Willen kann diese Form der Verabreichung für einige Betroffene attraktiver sein, weshalb auch die freie Entscheidung für eine Depotpräperat eine Option sein kann.

Niedrigpotente Neuroleptika

Zu den niedrigpotenten Neuroleptika zählen u. a. Thioridazin (z. B. Melleril®), Pipamperon (z. B. Dipiperon®), Promethazin (z. B. Atosil®), Levomepromazin (z. B. Neurocil®) und Melperon (z. B. Eunerpan®).

Wirkungen Niedrigpotente Neuroleptika wirken stark sedierend und gering antipsychotisch. Sie dämpfen Erregungszustände und fördern den Nachtschlaf.

Indikationen Erregungs-, Angst- und Spannungszustände sowie Schlafstörungen.

Unerwünschte Wirkungen Vor allem starke Müdigkeit mit Störung der Arbeitsfähigkeit und vegetative Nebenwirkungen wie Mundtrockenheit oder verstärkter Speichelfluss, Schwitzen, Akkommodationsstörungen und Obstipation zu nennen. Motorische Störungen hingegen sind sehr selten.

Atypische Neuroleptika/Antipsychotika

Atypika sind Olanzapin (z. B. Zyprexa®), Quetiapin (z. B. Seroquel®), Ziprasidon (Zeldox®), Amisulprid (z. B. Solian®), Zotepin (z. B. Nipolept®) und Risperidon (z. B. Risperdal®).

Wirkungen Atypische Neuroleptika beeinflussen nach heutigem Kenntnisstand auch die Negativsymptomatik, d. h. die Antriebsarmut, die verminderte affektive Schwingungsfähigkeit oder die verminderte Leistungsfähigkeit. Auf die Positivsymptomatik wirken sie ähnlich gut wie die klassischen Neuroleptika. Sie haben deutlich weniger Nebenwirkungen, besonders im kardialen und extrapyramidalmotorischen Bereich. Die Verwendung dieser neuen Neuroleptika bedeutet eine wesentliche Verbesserung der Lebensqualität für die Betroffenen.

Sonderstellung: Clozapin

Clozapin (z. B. Leponex®) ist vom Wirkprofil den mittelstarken Neuroleptika zuzuordnen. Es wird ebenfalls als *atypisches Neuroleptikum* bezeichnet, da es ein anderes Nebenwirkungsspektrum hat (insbesondere keine Effekte auf das EPMS) und oft noch wirkt, wenn andere Neuroleptika versagen.

Wichtigste **Nebenwirkung** ist die seltene, aber gefährliche **Agranulozytose** (Absinken der Granulozyten unter 500/µl Blut). Unter der Behandlung mit Clozapin müssen daher regelmäßige Blutbildkontrollen (zunächst 1-mal wöchentlich, später 1-mal monatlich) erfolgen. Durch diese Vorsichtsmaßnahme und rechtzeitiges Absetzen des Medikaments kann ein lebensbedrohlicher Abfall der Leukozyten in der Regel verhindert werden. Das Medikament darf nur von bestimmten, von der Herstellerfirma autorisierten Fachärzten eingesetzt werden. Bei unzuverlässigen Patienten, bei denen kein regelmäßiger Arztkontakt vorausgesetzt werden kann, darf es nicht gegeben werden. Erste Hinweise auf eine Agranulozytose sind das Auftreten von Fieber oder Halsschmerzen – dann muss sofort der Arzt informiert werden!

Nicht so bedrohlich, aber für die Patientinnen belastend sind zu Beginn der Therapie starker Speichelfluss und Müdigkeit sowie später die Gefahr einer massiven Gewichtszunahme.

Patientenberatung

Die Medikation mit Neuroleptika empfinden viele Patientinnen als belastend. Sie haben das Gefühl, sich zwischen einer schweren Krankheit oder schlimmen Nebenwirkungen entscheiden zu müssen. Diese Patienten müssen mit ihren Fragen und Sorgen ernst genommen werden. Aufgrund ihrer Skepsis gegenüber den Medikamenten lassen einige Patientinnen diese heimlich weg (z. B. durch unbemerktes Ausspucken) oder verweigern sie ganz offensiv.

Im Gespräch werden die Gründe besprochen, die für oder gegen eine Medikation sprechen. Neben der Beobachtung der regelmäßigen Medikamenteneinnahme sind Information und Aufklärung über Wirkungen und unerwünschte Wirkungen deshalb auch eine entscheidende pflegerische Aufgabe.

Wichtig ist die Beurteilung, wie zuverlässig Betroffene bei der Medikamenteneinnahme sind. Davon hängt z. B. ab, ob die Ärztin auch nach der Entlassung Tabletten verschreiben wird oder ob sie die Einstellung des Patienten auf ein Depot-Neuroleptikum anstrebt.

Entgegen einem weitverbreiteten Vorurteil machen Neuroleptika nicht abhängig!

Psycho- und Soziotherapie

Psychotherapie bei Schizophrenen ist immer supportiv, d. h. stützend und strukturierend. Gesprächskontakte sollten im Stationsalltag eher häufig und kurz als selten und lang sein. Der psychosekranke Mensch braucht immer wieder die stützende Zuwendung seines Bezugspersonals. Er soll Hilfe erfahren bei aufkommenden Ängsten ebenso wie bei Schwierigkeiten in der Bewältigung des Stations- und Lebensalltags. Unter dieser Voraussetzung können psychotherapeutisch viele bekannte Verfahren eingesetzt werden. Jede aufdeckende Psychotherapie wie z. B. Tiefenpsychologie belastet den akut Kranken jedoch zu sehr und kann ihn sogar weiter in die Krankheit hineintreiben.

Verhaltenstherapeutisch können die verschiedensten Probleme bearbeitet werden. Wenn es den Patienten besser geht, werden gemeinsam krankheitsauslösende Situationen und Faktoren analysiert, damit die Patienten ihnen in Zukunft ausweichen können. Rollenspiele können die soziale Kompetenz verbessern. Gegen die häufig auftretenden Konzentrationsstörungen hilft kognitives Training.

Immer mehr erkennt man den Wert psychoedukativer Gruppen. In ihnen erhalten die Patientinnen Informationen über die Krankheit; das Herausarbeiten warnender Frühsymptome wird besonders wichtig genommen, damit die Patientinnen z. B. bei Rezidiven den Beginn der Krankheit erkennen und sich frühzeitig in Behandlung begeben können. Die Patienten sollen auch lernen, Belastungen und Stress besser zu bewältigen.

Ein großes Problem für die Wiedereingliederung in den Alltag ist die Negativsymptomatik, die in der Behandlung oft sehr hartnäckig ist. Neuere Neuroleptika versprechen bessere Erfolge als frühere. Jedoch mindestens ebenso wichtig ist eine aktivierende und strukturierende Begleitung der Kranken. Für die notwendige Aktivierung sind die pflegerisch angewandten Therapieformen (z. B. Training der Alltagsbewältigung) besonders wichtig (**Soziotherapie,** ➤ Kap. 14.7.8). Ergänzt wird das Behandlungskonzept durch Sport, Ergo- und Arbeitstherapie.

Psychoanalytisch orientierte Verfahren sind nicht geeignet, da sie die Gefahr einer emotionalen Überstimulation bergen, die oft zu erneuten Rezidiven führt.

Psychoedukation bei Schizophrenie ➤ Kap. 14.7.9

Pflegerische Begleitung

Die **Pflege** schizophrener Patienten ist immer eine Gratwanderung zwischen Unterstimulation, welche die Negativsymptomatik begünstigt, und Überstimulation, welche die Positivsymptome verstärken kann und zu einer Krankheitsverschlechterung führt. Der Umgang mit den Erkrankten erfordert viel Geduld und Toleranz von den Pflegenden. Insbesondere ist auf die Stärkung und die Förderung der gesunden Anteile der Patientinnen zu achten.

Gesprächsführung und Beziehungsgestaltung

Wichtig für schizophrene Patienten sind **klare, einfache und übersichtliche Informationen.** Der Kommunikationsstil muss eindeutig sein; ironische Bemerkungen, Anspielungen, Zweideutigkeiten, komplizierte Erklärungen, vage Aussagen und Flüstern müssen unbedingt vermieden werden. Absprachen und Verabredungen, etwa zum gemeinsamen Spaziergang, sind einzuhalten, um so Verlässlichkeit zu zeigen und das Vertrauen der Patientinnen nicht zu gefährden. Der Patient wird zudem ermuntert, Unklarheiten anzusprechen und bei Unsicherheit nachzufragen. Ambivalente Patientinnen werden bei ihrer Entscheidungsfindung unterstützt, ggf. werden Vor- und Nachteile gemeinsam abgewogen.

Die Pflegenden nehmen insbesondere in der akut psychotischen Phase alle **Wahnideen und Halluzinationen** des Patienten ernst. Auf keinen Fall versuchen sie, ihm seine Vorstellungen auszureden. Durch Diskussionen würden die Pflegenden den Patienten nur weiter verunsichern und seine Angst vergrößern. Gleichzeitig machen Pflegende dem Patienten deutlich, dass ihre Überzeugung und Wahrnehmung eine andere ist *(Konsens im Dissens:* „Ich glaube Ihnen, dass Sie das so empfinden; meine Wahrnehmung ist aber eine andere"). Besonders wichtig ist es, dem Patienten einfühlsam und verständnisvoll zu begegnen, Ängste zu akzeptieren und Gespräche über „neutrale" und nicht wahnbesetzte Themen anzubieten.

Durch regelmäßige Kontakte lernen die Pflegenden die Symbolsprache der Patientin besser kennen und sind in der Lage, auch zunächst wirr erscheinende Äußerungen nachzuvollziehen oder nichtsprachliche Hinweise zu verstehen. Die Interpretation nonverbaler Signale stellt dabei eine besonders große Herausforderung in der Pflege schizophrener Patienten dar, die nur durch ein angemessenes Maß an Nähe zu den Patientinnen erreicht wird. Dies gelingt am besten durch die **Bezugspflege** (➤ Kap. 14.5.3).

Die (Bezugs-)Pflegenden unterstützen den Patienten beim Aufbau und Halten sozialer Kontakte, vermitteln z. B. bei Furcht gegenüber einer Mitpatientin oder begleiten ihn zu externen Terminen. Sie helfen ihm bei der Bewältigung alltäglicher Verrichtungen und versuchen, seine gesunden Anteile zu stärken. Sie motivieren die Patientin ggf. zu Bewegung und sportlichen Aktivitäten, die ihr helfen, ihre Unruhe zu bewältigen oder ihre gestörte Körperwahrnehmung zu korrigieren. So erstellen sie eine individuelle Pflegeplanung *für* und im Idealfall *mit* der Patientin. Dadurch und durch fortwährende Information der Patientin über pflegerische Maßnahmen stabilisiert sich das Vertrauensverhältnis zwischen ihr und den (Bezugs-)Pflegenden. [vgl. 3]

Bezugspflegende müssen ein konstantes und ausgewogenes Verhältnis zwischen Nähe und Distanz im Umgang mit den Patienten finden. Zu viel Nähe bedroht und kann die Krankheit verschlimmern, zu viel Distanz verstärkt die Einsamkeit und lässt die Kranken mit ihrer Angst allein.

Nach Auseinandersetzungen bemühen sich Pflegende verstärkt, den Kontakt zu den Patientinnen zu halten. Sie achten insbesondere auf eine möglicherweise wahnhafte oder paranoide Verarbeitung von Konflikten.

Kommunikation in der Beziehungsgestaltung ➤ Kap. 14.5.5

VORSICHT

Im pflegerischen Umgang mit schizophren Erkrankten ist es äußerst wichtig, auf evtl. bestehende **suizidale Gedanken oder Tendenzen** der Betroffenen zu achten!

Hilfe bei der Alltagsbewältigung

Die **Pflege** schizophrener Menschen muss sich immer am Krankheitsstadium, am Zustand der Betroffenen und an den aktuellen Krankheitssymptomen orientieren. Manchmal ist eine stetige Aktivierung ebenso sinnvoll wie ein vorübergehendes „In-Ruhe-Lassen" des Patienten. Hierbei gilt es dann, individuell abzuwägen zwischen pflegerischem Auftrag einerseits und Wahrung der Bedürfnislage der Patientin andererseits.

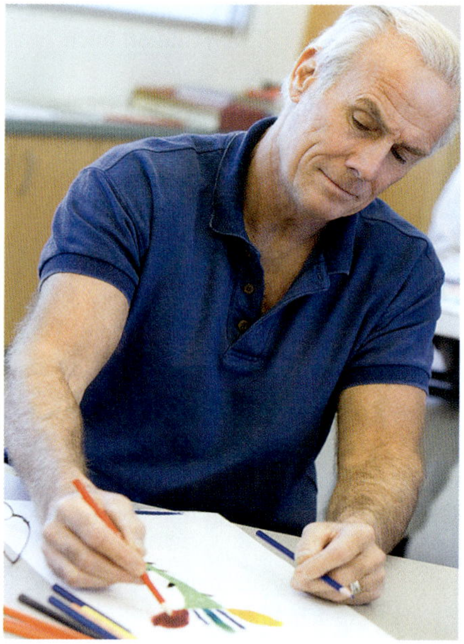

Abb. 15.4 Die **Maltherapie** kann helfen, den Tag zu strukturieren. Der Patient kann Ausdauer und Konzentration trainieren. [J787]

Ein gutes Beispiel hierfür stellt die Körper- und Kleiderpflege dar: In der Erkrankung empfinden viele Menschen es als weniger wichtig, darauf zu achten und vernachlässigen ihr Äußeres. Pflegende sollten ihren persönlichen Reinlichkeitsanspruch nicht auf die Patientinnen übertragen. Vielmehr spiegeln sie dem Patienten sein Erscheinungsbild und bringen in Erfahrung, warum es bei ihm zu einer Vernachlässigung in diesem Bereich kommt und inwieweit sie ihn dabei unterstützen können und müssen.

Anhand eines persönlichen und individuellen Tages- und/oder Wochenplans kann die Patientin erkennen, welche Termine, Therapien, Kontakte und Untersuchungen in der nächsten Zeit für sie anstehen. Dabei sind auch Ruhephasen sehr wichtig und einzubauen. Ausgeprägten Rückzugstendenzen muss jedoch durch eine angemessene und für die Patientin individuell passende Aktivierung entgegengewirkt werden. Die pflegerische Interaktion kann von der Motivation bis zur Anleitung oder direkten Hilfestellung zu einer sinnvollen Tagesstrukturierung und bei der Freizeitbeschäftigung reichen (➤ Abb. 15.4). Wichtig ist es dabei, das richtige Maß für den Patienten zu finden. [vgl. 4]

Angehörigenbegleitung und -beratung

Angehörige schizophrener Patientinnen benötigen häufig Rat und Unterstützung im Umgang mit den Kranken, v. a. aber auch viel Verständnis und „ein offenes Ohr", damit sie über Erlebnisse und Probleme reden können, die mit der Krankheit verbunden sind.

Die nahen Angehörigen haben zumeist unmittelbar die Veränderungen im Verhalten ihres Ehepartners, Kindes, Elternteils etc. erlebt. Vielleicht haben sie Reaktionen der Betroffenen nicht einordnen können, mussten Konflikte ertragen oder haben einfach nicht verstanden, „was da passiert". [vgl. 5]

Angehörige stellen eine wichtige zusätzliche Informationsquelle für alle an der Behandlung Beteiligten dar. Vor allem sind sie aber in den meisten Fällen die wichtigsten Bezugspersonen des schizophren Erkrankten und benötigen als solche offene Informationen über die Erkrankung. Auf diese Weise fühlen sie sich verstanden und können auch nach einer stationären Behandlung eine angemessene (familiäre) Unterstützung geben. Viele Krankenhäuser bieten auch spezielle Angehörigengruppen an.

15.1.3 Paranoid-halluzinatorische Schizophrenie

Die **paranoid-halluzinatorische Schizophrenie** ist die häufigste Form der Schizophrenie. In den meisten Fällen tritt sie zwischen dem 30. und 40. Lebensjahr auf, bei Männern auch früher. Der Verlauf ist schubförmig.

Symptome

Bei dieser Form der Schizophrenie herrschen Verfolgungswahn und andere Wahnideen sowie akustische Halluzinationen vor. Die Patienten hören imperative, dialogisierende oder kommentierende Stimmen, die über sie reden und ihnen Dinge befehlen. Hinzu kommt der Zerfall des „Ichs" und der Grenzen zur Außenwelt. Die Patientinnen sind sich selbst in ihrem Verhalten und ihrer Körperwahrnehmung fremd. Sie fühlen sich wie von außen gelenkt. Oft sind sie zudem in ihren Affekten gestört (➤ Kap. 15.1.1). Die Vielzahl der Erlebnisse löst häufig große Angst aus.

Pflegerische Begleitung

Die Pflegenden nehmen Wahnideen und Halluzinationen der Patienten ernst, bleiben jedoch bei ihrer Sichtweise der Realität. Unter keinen Umständen streiten sich Pflegende über den Realitätswert von Wahnvorstellungen. Vielmehr einigen sich Pflegende und Patientinnen darauf, dass sie nicht einer Meinung sind *(Konsens im Dissens)*. Patienten haben somit nach Abklingen der akuten Symptomatik nicht das Gefühl, die Pflegenden hätten ihnen zuliebe „Theater gespielt".

Vielmehr ist es bedeutend, den Patientinnen während der Akutphase durch die pflegerische Begleitung Sicherheit zu vermitteln. Das kann z. B. auch bedeuten, ihnen zu zeigen, dass Stationstüren und die Fenster verschlossen sind und sie sich so sicher fühlen können. Da speziell ein Vergiftungswahn bis zur Nahrungsverweigerung führen kann, sind auch hier besondere Maßnahmen notwendig. Das kann z. B. ein Vorkosten von Speisen und Getränken oder das Anbieten von verschlossenen Lebensmitteln sein.

Aufgrund der Problematik, die Patienten in ihrem Erleben auf der einen Seite ernst nehmen und Wahninhalte auf der anderen Seite nicht verstärken zu wollen, ist es ratsam, sie vom Wahnthema abzulenken und unverfänglichere Themen anzusprechen, z. B. Hobbys, Sport oder persönliche Interessen. Wenn die Patientin jedoch über den Wahn sprechen will, gehen die Pflegenden auf ihren Wunsch ein, allerdings ohne sie durch konkretes Nachfragen in ihrem paranoiden Erleben zu bestärken. Vielmehr wird auf die Gefühlslage der Patientin eingegangen. Dafür ist ein geschützter Rahmen insofern wichtig, als Wahn und Halluzinationen häufig mit Angst und Erregung einhergehen, sodass es aus einem zunächst harmlos und gelassen erscheinenden Gespräch heraus bei den Betroffenen zu plötzlichen Affektausbrüchen kommen kann. Ein späteres Gespräch über die Erlebnisse der Akutphase kann die Patienten erleichtern.

In der pflegerischen Begleitung paranoid-halluzinatorischer Patientinnen ist darüber hinaus zu beachten, dass sie bei Aktivitäten möglicherweise rasch ermüden. Physische und psychische Überforderungen sind aus diesem Grund unbedingt zu vermeiden.

15.1.4 Hebephrene Schizophrenie

Die **hebephrene Schizophrenie** beginnt schon sehr früh, oft zwischen dem 15. und 25. Lebensjahr (griech. „hebe" = Jugend).

Symptome

Die Patienten reagieren oft unpassend, lächeln, schneiden Grimassen. In ihrem Denken sind sie ungeordnet, ihre Sprache erscheint bizarr und manieriert, oft sind sie weitschweifig und wenig geordnet im Reden. Sie verhalten sich enthemmt und albern („läppisch") und können oft keine Distanz zu Mitpatientinnen und Pflegenden halten. Anders als bei der paranoid-halluzinatorischen Schizophrenie treten nur in seltenen Fällen Wahnideen und Halluzinationen auf. Im klinischen Bild sieht man zudem Symptome wie Affektverflachung, Störungen des Antriebs und formale Denkstörungen.

Die Prognose ist im Gegensatz zu anderen Schizophrenieformen eher ungünstig, die Kranken neigen zur Ausbildung einer Residualsymptomatik.

Pflegerische Begleitung

Die Pflegenden begegnen dem albern-unernsten Verhalten des Patienten sachlich und lassen sich von der gehobenen Stimmung nicht beeinflussen. Ansonsten gelten für die pflegerische Begleitung hebephrener Patientinnen die gleichen allgemeinen Regeln wie die für den Umgang mit anderen schizophrenen Patienten (➤ Kap. 15.1.1).

Stille, zurückgezogene Patientinnen werden mit dem Ziel der Antriebsstärkung und der Tagesstrukturierung von den Pflegenden mit kleinen Aufgaben in den Stationsalltag eingebunden. Patienten, die im Gespräch weitschweifig und unkonzentriert sind, geben sie geeignete Themen und den Zeitrahmen vor.

15.1.5 Katatone Schizophrenie

Bei der **katatonen Schizophrenie** liegt der Krankheitsausbruch um das 25. Lebensjahr herum. In den westlichen Industrieländern tritt diese Form aus bisher ungeklärten Gründen seltener auf.

15

Symptome

Hauptmerkmale der katatonen Schizophrenie sind entweder Hypokinese bis hin zum Stupor oder Hyperkinesen und psychomotorische Erregungszustände. Diese völlig unterschiedlichen Erscheinungen treten in Schüben auf, die von symptomfreien Intervallen unterbrochen werden. Daneben kommt es häufig zu Wahnvorstellungen und Halluzinationen.

Hypokinetische Phase

In einer hypokinetischen Phase reagieren die Patienten kaum auf ihre Umgebung. Sie liegen bei vollem Bewusstsein fast bewegungslos im Bett, bleiben trotz funktionsfähiger Sprechorgane stumm **(Mutismus),** und ihr Gesicht ist starr und ausdruckslos. Typisch sind Haltungsstereotypien, bei denen die Patientinnen unsinnige und bizarre Haltungen einnehmen, die sie auch beibehalten, wenn ein anderer sie zu bewegen versucht **(Negativismus).** Zugleich lassen die Patienten sich von außen eine Gliederstellung auferlegen, in der sie verharren (**Flexibilitas cerea** = wächserne Biegsamkeit). Halten solche Körperhaltungen über Stunden oder sogar Tage an, bezeichnet man dies als **Katalepsie.**

Hyperkinetische Phase

Dazu im Gegensatz stehen hyperkinetische Phasen, die sich in psychomotorischen und auch sprachlichen Erregungszuständen äußern. Kennzeichnend sind Stereotypien in Bewegung und Sprache, in extremen Fällen führt die Patientin mehrere Tage die gleichen Bewegungen aus oder spricht immer denselben Satz. In diesem Zusammenhang kann es auch zur Nachahmung der Bewegung anderer **(Echopraxie),** zum Nachsprechen von Sätzen **(Echolalie)** und zu Befehlsautomatismen kommen, bei denen der Patient gegen seinen Willen alles ausführt, was ihm gesagt wird. Solche Zustände können zu kritischen Situationen in Form von Erschöpfungszuständen, schweren Mangelzuständen infolge ungenügender Nahrungszufuhr sowie Selbst- und Fremdverletzungen führen.

VORSICHT

Lebensbedrohlich ist die **perniziöse Katatonie.** Sie geht einher mit akuter innerer Anspannung (die sich nach außen als Erregung oder Erstarrung zeigt), hohem Fieber, Tachykardie, Kreislaufstörungen und Entgleisungen anderer Organfunktionen. Die perniziöse Katatonie kann nur intensivmedizinisch behandelt werden. Bleiben (hochpotente) Neuroleptika und Benzodiazepine erfolglos, wird eine Elektrokrampftherapie (➤ Kap. 14.7.2) durchgeführt.

Pflegerische Begleitung

Berichten von Betroffenen zufolge bekommen Patienten trotz ihrer Regungslosigkeit und dem Negativismus sehr wohl mit, was um sie herum geschieht und gesprochen wird. Dieses ist bei der **Pflege** und in der Kommunikation unbedingt zu beachten.

Verharrt eine Patientin über längere Zeit in einer bizarren Position, ist dies dem Arzt mitzuteilen, da organische Schäden die Folge sein können. Kommt es zu einer Katalepsie, benötigt die Patientin neben grundpflegerischer Unterstützung auch intensivpflegeähnliche Überwachung und Pflege, damit sie keine körperlichen Schäden erleidet (z. B. Prophylaxe von Dekubitus, Pneumonie, Kontrakturen oder eines Flüssigkeitsmangelzustands) und eine Verschlechterung des Zustands frühzeitig erkannt wird (Gefahr der perniziösen Katatonie). Zwangsmethoden (z. B. im Zusammenhang mit Nahrungsverweigerung) sollten jedoch nicht angewandt werden. Sie verstärken die Angst der Patientin. Bei stuporösen Patienten ist aufgrund des fehlenden Lidschlags zudem auf die Augenpflege zu achten.

Einer Patientin mit Erregungszuständen sollten Möglichkeiten für den Abbau der motorischen Unruhe gegeben werden. Die Pflegenden schaffen Rückzugsmöglichkeiten, damit sie nicht von Mitpatienten belästigt wird oder sie selbst diese nicht belästigt. Bei Echolalie machen sie die Patienten auf ihr Sprachverhalten aufmerksam und lenken sie durch Beschäftigung ab.

VORSICHT

In vielen Fällen wechseln Erregung und Stupor völlig unvermittelt. Gefährliche Gegenstände wie Glasflaschen und Scheren gehören deshalb nicht in die Reichweite dieser Patienten!

15.1.6 Schizophrenia simplex

Die Schizophrenia simplex ist eine Form der Schizophrenie, die mit einer ausgeprägten Negativsymptomatik einhergeht und keine produktiven positiven Symptome wie Wahn und Halluzinationen kennt. Die Betroffenen sind in vielen Fällen lange Zeit psychiatrisch unbehandelt geblieben, da der Verlauf schleichend und eher symptomarm ist.

Symptome

Typisch für die Schizophrenia simplex sind Denkstörungen, schnelle geistige und körperliche Erschöpfung, Leistungsabfall, Antriebsminderung und Schlafstörungen. Viele Patientinnen werden von ihren Mitmenschen als verschroben eingestuft. Oft erleben sie infolge der Krankheit einen beruflichen und sozialen Abstieg, da sie den an sie gestellten Anforderungen nicht mehr gerecht werden können. Kommen depressive Symptome hinzu, suchen sie häufig freiwillig eine Klinik auf. Ansonsten sind meist Verwahrlosungs- und Rückzugstendenzen der Grund für eine Einweisung.

Bei schleichendem Beginn und chronischem Verlauf ist die Prognose eher ungünstig. Häufig kommt es zu Defektzuständen. Sofern die Soziotherapie (➤ Kap. 14.7.8) etwas am Verhalten und sozialen Umfeld des Patienten ändern kann, ist ihm ein selbstständiges Leben möglich.

Pflegerische Begleitung

Bei der **Pflege** einer Patientin mit Schizophrenia simplex stehen aktivierende und ressourcenorientierte Maßnahmen im Vordergrund. Hier sind z. B. die Körper- und Kleiderpflege, lebenspraktisches Training, Kontakte zu Angehörigen und Freizeitbeschäftigung wie Spaziergänge oder Spiele von Bedeutung (*Alltagsbewältigung,* ➤ Kap. 14.5.5). Bei allen Maßnahmen ist auf die Belastbarkeit des einzelnen Patienten Rücksicht zu nehmen. Die Pflegenden achten darauf, die Patientinnen nicht zu überfordern und ihnen ausreichend Rückzugsmöglichkeiten zu schaffen.

15.1.7 Zönästhetische Schizophrenie

Für die **zönästhetische Schizophrenie** typisch sind eigenartige Leibempfindungen. Andere schizophrene Symptome fehlen in vielen Fällen.

Symptome

Die Leibesmissempfindungen äußern sich in Taubheits- oder Fremdheitsgefühl an den Gliedmaßen, verschiedenen Arten von Schmerzen sowie unerklärlichen Hitze- und Kälteempfindungen. Hinzu kommt die Vorstellung, Körperteile würden bewegt, gedrückt oder gezogen. Die Patientinnen erleben unnatürliche Schwere oder Leichtigkeit, Verkleinerung und Schrumpfung. Dabei hat der Patient jedoch nur selten das Gefühl, seine Empfindungen würden von außen zugefügt.

Pflegerische Begleitung

Die Pflegenden begegnen den Patientinnen verständnisvoll und geben ihnen ausreichend Raum für Gespräche, in denen sie sich ihre Empfindungen beschreiben lassen. Sie achten zudem auf suizidale Tendenzen.

15.1.8 Schizophrene Residuen

Erlebt ein Patient viele schizophrene Schübe, kann er schließlich einen Zustand erreichen, in dem er einzelne Symptome zeigt, die sich weder bessern noch verschlimmern (lat. „residuum" = Rest). Eine akute Symptomatik tritt nur selten auf.

Symptome

Typische bleibende Symptome sind kognitive Störungen wie Denk- oder Konzentrationsstörungen, Beeinträchtigungen des Allgemeinbefindens, mangelnde körperliche und geistige Belastbarkeit, erhöhte Erregbarkeit und Intoleranz gegen Stress, Verlust des Selbstvertrauens und insgesamt Minderung von Antrieb, Ausdauer und Geduld. Hinzu kommen vegetative Störungen wie Schlafprobleme.

Pflegerische Begleitung

Die Pflegenden begegnen den Patientinnen empathisch und v. a. geduldig. Pflegerische Hauptaufgabe ist es, sie immer wieder zu aktivieren und zur Freizeitbeschäftigung, zu kleineren Aufgaben und zur Teilnahme an verschiedenen Therapien zu motivieren, um der Antriebsarmut entgegenzuwirken und ein weiteres Absinken ihrer geistigen und körperlichen Fähigkeiten zu vermeiden.

Ziel pflegerischer Maßnahmen ist die Aufrechterhaltung oder Wiedererlangung verloren gegangener Selbstständigkeit. Die Pflegenden unterstützen daher die Patienten bei alltäglichen Aktivitäten und gewähren ihnen dabei größtmögliche Selbstverantwortung und Eigenständigkeit *(Hilfe zur Selbsthilfe)*, ohne sie zu sehr zu behüten oder zu bevormunden.

15.2 Schizoaffektive Psychosen

DEFINITION

Schizoaffektive Psychosen: episodische Erkrankungen mit dem Auftreten von schizophrenen und affektiven Symptomen in derselben Krankheitsphase

Schizoaffektive Psychosen stellen ein Krankheitsbild zwischen schizophrenen und affektiven Psychosen dar. Je nachdem, ob die Stimmung pathologisch gehoben oder gesenkt ist, handelt es sich um eine **schizomanische** oder **schizodepressive** Episode. Die Prognose ist unter einer ausreichenden medikamentösen Therapie als relativ günstig anzusehen.

15.2.1 Schizomanische Psychose

Schizomanische Psychosen zeigen sowohl schizophrene als auch manische Symptome. Meist handelt es sich um rasch fortschreitende *(floride)* Psychosen mit akutem Beginn. Das Verhalten kann stark gestört sein. Im Allgemeinen kommt es unter Behandlung innerhalb weniger Wochen zu einer vollständigen Rückbildung.

Symptome

- **Affektive Anteile** machen sich durch Antriebssteigerung, übertriebenes Selbstbewusstsein, aber häufig auch durch Reizbarkeit und aggressive Tendenzen bemerkbar. Die Patientinnen können sich nur schwer konzentrieren und verlieren oft jegliches Gefühl für Distanz.
- Als **schizophrene Anteile** kommen Größen- und Verfolgungswahn, gestörtes Ich-Erleben mit Gedankenausbreitung und -abreißen sowie das Gefühl, fremdgesteuert zu sein, hinzu.

Behandlungsstrategie

Zur **Akuttherapie** sind hochpotente Neuroleptika geeignet (➤ Pharma-Info 15.1), die bei starker Erregung mit Benzodiazepinen (➤ Pharma-Info 16.3) oder gelegentlich auch mit niedrigpotenten Präparaten kombiniert werden können.

Eine **Prophylaxe** mit Lithium (➤ Pharma-Info 16.2) ist insbesondere bei typischerweise stark rezidivierenden bipolar anmutenden Verläufen indiziert. Lithium hat bei der schizoaffektiven Störung wahrscheinlich eine geringere Wirksamkeit als bei den bipolaren affektiven Störungen, v. a. bei rein schizodepressiven Störungen und bei im Vordergrund stehender schizophrener Symptomatik. Man nimmt an, dass Carbamazepin einen ähnlichen phasenprophylaktischen Effekt bei der schizoaffektiven Störung hat wie Lithium.

Pflegerische Begleitung

Die **Pflege** schizomanischer Patienten richtet sich danach, welche Symptome im Vordergrund stehen. Die Pflege bei vorherrschend schizophrener Symptomatik entspricht der allgemeinen Pflege bei Schizophrenie (➤ Kap. 15.1.2), bei vorherrschend manischer Symptomatik der der Pflege bei manischen Patientinnen (➤ Kap. 16.3.3).

Prognose

Bei schizomanischen Verläufen kommt es in der Regel nach wenigen Wochen zu einer vollständigen Rückbildung der Symptome. Je ausgeprägter der schizophrene Anteil ist, desto schlechter ist auf lange Sicht die Prognose.

15.2.2 Schizodepressive Psychose

Schizodepressive Psychosen zeigen schizophrene und depressive Symptome innerhalb einer Episode.

Symptome

- Als **affektive Anteile** sind typische depressive Symptome wie Antriebslosigkeit, Desinteresse, Schuldgefühle und Hoffnungslosigkeit bis hin zu suizidalen Tendenzen zu nennen. Hinzu kommen Appetitlosigkeit, Gewichtsverlust und Schlafstörungen.
- Die **schizophrenen Anteile** sind geprägt von gestörtem Ich-Erleben mit Gedankenausbreiten und dem Gefühl der Fremdbeeinflussung. Wahnideen und akustische Halluzinationen sind ebenfalls häufig.

Behandlungsstrategie

Die **Akuttherapie** erfolgt wie bei der schizomanischen Psychose durch hochpotente Neuroleptika (➤ Pharma-Info 15.1). Wegen der depressiven Symptomatik können sie mit Antidepressiva (➤ Pharma-Info 16.1) kombiniert werden. Eine **Prophylaxe** erscheint wie bei den schizomanischen Episoden als äußerst sinnvoll. Sie verläuft entsprechend der Prophylaxe von schizomanischen Psychosen (➤ Kap. 15.2.1).

Pflegerische Begleitung

Die **Pflege** schizodepressiver Patientinnen richtet sich ebenfalls danach, welche Symptome im Vordergrund stehen. Die Pflege bei vorherrschend schizophrener Symptomatik entspricht der allgemeinen Pflege bei Schizophrenie (➤ Kap. 15.1.2), die bei vorherrschend depressiver Symptomatik der der Pflege von depressiven Patienten (➤ Kap. 16.2.5).

Prognose

Schizodepressive Psychosen beginnen meist schleichend und nehmen einen chronischen Verlauf. Die Prognose ist ungünstiger als bei den schizomanischen Psychosen. Ein Teil der schizodepressiven Patientubben entwickelt auf lange Sicht ein schizophrenes Residuum (➤ Kap. 15.1.8).

15.3 Anhaltende wahnhafte Störungen

Im Gegensatz zu den bisher erwähnten Störungen (➤ Kap. 15.1) werden unter **anhaltenden wahnhaften Störungen** oder Wahnentwicklungen gemäß ICD-10 verschiedene Störungen verstanden, *„bei denen ein lang andauernder Wahn das einzige oder das am meisten ins Auge fallende klinische Charakteristikum darstellt und die nicht als organisch, schizophren oder affektiv klassifiziert werden können"*. [vgl. 6]

Die wahnhafte Störung ist charakterisiert durch die Entwicklung eines einzelnen Wahns oder mehrerer aufeinander bezogener Wahninhalte, die im Allgemeinen lange, manchmal lebenslang, andauern. Nicht mit der Diagnose vereinbar sind eindeutige und anhaltende akustische Halluzinationen (Stimmen), schizophrene Symptome, Affektverflachung, deutliche affektive Symptome oder eine eindeutige Gehirnerkrankung.

Der Inhalt des Wahns oder des Wahnsystems ist sehr unterschiedlich (➤ Kap. 15.1.2). Die Wahnideen sind, anders als bei den anderen Erkrankungen des schizophrenen Formenkreises, nicht bizarr, sondern durchaus nachvollziehbar. Die Krankheit entwickelt sich in der Regel langsam über Jahre. Oft entwickelt sich im Laufe der Zeit ein differenziertes, vielschichtiges „Wahngebäude". Anders als bei der Schizophrenie sind Affekt, Sprache und Verhalten bei dem Erkrankten normal. Es gibt einige **typische Formen** der Wahnentwicklung:

- **Paranoia** *(sensitiver Beziehungswahn):* Bei der klassischen Paranoia eines sensitiven Menschen entwickelt sich aus dem ständigen Gefühl der Minderwertigkeit und des Gekränktseins schließlich die wahnhafte Überzeugung, von allen verachtet, beobachtet oder verlacht zu werden.
- **Querulantenwahn:** Hier sind Kranke der Überzeugung, ständig von Behörden, Gerichten oder sonstigen Institutionen falsch behandelt und gekränkt zu werden.
- **Dysmorphophobie:** Der Kranke ist der Überzeugung, durch einen vermeintlichen Körperfehler (oft Nase oder Gesicht) grob entstellt zu sein.
- **Dermatozoenwahn:** Vorwiegend ältere, vereinsamte Menschen entwickeln die Überzeugung, dass auf ihrer Haut kleine Tierchen krabbeln würden. Vielfach findet sich eine hirnorganische Mitbeteiligung.
- **Wahnentwicklung bei Schwerhörigkeit:** Durch den Hörverlust und die damit verbundene Isolierung werden die Kranken zu-

nehmend misstrauisch und fühlen sich schließlich in wahnhafter Weise von ihrer Umgebung bedroht.
- **Symbiontischer Wahn** *(Folie à deux):* Die Wahnsymptomatik wird von einem eng mit dem Kranken zusammenlebenden Gesunden mit übernommen.

Behandlungsstrategie

Wahnhafte Störungen sind schwer zu behandeln. Nach jahrelangem Krankheitsverlauf ist die Symptomatik oft chronifiziert und hat sich fest in die Persönlichkeit des Betroffenen eingegraben. Es kann ein Behandlungsversuch mit Neuroleptika unternommen werden, bei depressiver oder unruhiger Symptomatik auch mit Antidepressiva oder Sedativa. Häufig ist die Störung jedoch therapieresistent; zudem sind die Erkrankten in der Regel nicht behandlungswillig. Ein Zugang über psychotherapeutische Kontakte kann versucht werden. Oft benötigen die Patienten eine sozialtherapeutische Betreuung.

Pflegerische Begleitung

Die Pflege bei wahnhaften Störungen entspricht der allgemeinen Pflege bei Wahnideen und Halluzinationen (➢ Kap. 15.1.2 und ➢ Kap. 15.1.3).

Ausblick ICD-11

Aktuell arbeiten wir in Deutschland noch nach der ICD-10. Mit der bevorstehenden Einführung der ICD-11, die schrittweise erfolgen wird, sind einige Änderungen im Bereich der Diagnosegruppe der Schizophrenien und Psychosen zu erwarten. Eine der markantesten Neuerungen wird der Wegfall der bisher bekannten Subtypen der Schizophrenie (wie paranoid, hebephren und kataton) sein.
Diese Änderung basiert auf Forschungsergebnissen, die zeigen, dass die Subtypen häufig nicht stabil sind und sich im Krankheitsverlauf verändern können. In der ICD-11 wird voraussichtlich ein dimensionaler Ansatz verfolgt, der verschiedene Symptombereiche berücksichtigt.
Die neue Klassifikation wird eine flexiblere und individuellere Diagnosestellung für Betroffene ermöglichen. Für Fachkräfte bedeutet dies, dass sie sich mit einem neuen Diagnosesystem vertraut machen müssen. Gleichzeitig bietet die Veränderung die Chance, Patienten ganzheitlicher zu betrachten und ihre individuellen Symptommuster besser zu verstehen.
Obwohl ein konkretes Einführungsdatum noch nicht feststeht, ist es wichtig, sich auf diese bevorstehenden Änderungen vorzubereiten.

LITERATUR UND KONTAKTADRESSEN

Literaturnachweis

1. Tölle R. Psychiatrie: einschließlich Psychotherapie. 14. A. Berlin: Springer 2008.
2. Scharfetter Ch. Schizophrene Menschen. Diagnostik, Psychopathologie, Forschungsansätze. 5. A. Weinheim: Beltz 1999.
3. Arieti S. Schizophrenie. Ursachen, Verlauf, Therapie, Hilfen für Betroffene. 8. A. München: Piper 2004.
4. Gold K, Gühne M (Hrsg.). Einzel- und Gruppenaktivitäten in der psychiatrischen Pflege. München: Elsevier Urban & Fischer 2008.
5. Bäuml J. Psychosen aus dem schizophrenen Formenkreis. Ein Ratgeber für Patienten und Angehörige. Berlin: Springer 2006.
6. Schüttler R. Deskriptives Klassifikationskonzept mit operationalisierten Kriterien für die Einteilung psychiatrischer Störungen im Erwachsenenalter. ICD-10, Kapitel V, F00 – F99 (Psychische und Verhaltensstörungen). München: Zuckschwerdt 2000.
7. Häffner H. Das Rätsel Schizophrenie: Eine Krankheit wird entschlüsselt. München: Beck 2017.
8. Lincoln T. Kognitive Verhaltenstherapie der Schizophrenie: Ein individuenzentrierter Ansatz. 2. A. Göttingen, Bern: Hogrefe 2014.
9. Eggers Ch. Schizophrenie des Kindes- und Jugendalters. Berlin: Medizinisch Wissenschaftliche Verlagsgesellschaft 2013.
10. Gaebel W, Zielasek J, Falkai P. Psychotic Disorders in ICD-11. Die Psychiatrie – Grundlagen und Perspektiven 2015; 12: 71–76.
11. Falkai P, Hasan, A. Praxishandbuch Schizophrenie. 2. A. München: Urban und Fischer Verlag Elsevier, 2019.

Kontaktadressen

BASTA – Bündnis für psychisch erkrankte Menschen, Möhlstr. 26, 81675 München; Tel.: 0 89/41 40 66 74; http://www.bastagegenstigma.de/

World Psychiatric Association (WPA), International programme to fight the stigma and discrimination because of schizophrenia; www.openthedoors.com

15

KAPITEL

16 Pflege von Menschen mit affektiven Störungen

Pflegesituation

Hintergründe zur Pflegesituation

Pflegerisches Setting: stationäre Akutpflege
Patient: Herr Peter Bürger, 52 Jahre
Diagnose: Depression

Plötzlich wurde das Leben schwer

Der Auszubildende Roman Révész hat seinen Einsatz auf einer psychiatrischen Station. Heute darf er bei einem Aufnahmegespräch dabei sein. Die Oberärztin Alicia Yating spricht mit dem Patienten Peter Bürger. Dieser ist 52 Jahre alt, hat eine Frau und zwei Kinder und ist Geschäftsführer eines großen Unternehmens. Roman Révész kennt Peter Bürger aus der lokalen Zeitung und von seinem Internetauftritt. Dort wirkt er immer groß, stark und perfekt gestylt. Er wurde notfallmäßig aufgenommen und soll heute sein erstes Gespräch haben. Vermutet wird eine Depression. Roman ist erstaunt. Dieser Mann scheint alles in seinem Leben erreicht zu haben und soll an einer psychischen Erkrankung leiden? Das kann er sich nicht vorstellen. Die Oberärztin Alicia Yating möchte im Gespräch mit Herrn Bürger herausfinden, ob und welche psychiatrische Diagnose vorliegt. Roman kommt pünktlich in das Arztzimmer, stellt sich bei Alicia Yating vor und setzt sich auf einen Stuhl.

Wenig später betritt Herr Bürger den Raum, ein großer Mann in Jogginghose und T-Shirt mit einem langen und ungepflegten Bart. Auch beim Friseur scheint er länger nicht gewesen zu sein. Er schaut beide an, setzt sich auf den Stuhl und murmelt ein: *„Guten Morgen."* Alicia Yating beginnt das Gespräch: *„Guten Morgen Herr Bürger, ich bin die Oberärztin Alicia Yating und neben mir sitzt Roman Révész. Er ist Auszubildender in der Pflege. Er würde gerne bei dem Aufnahmegespräch dabei sein. Ist das für Sie in Ordnung?"* Herr Bürger schaut Roman an und nickt. *„Dann erzählen Sie mir bitte, wie Sie zu uns gekommen sind."*

Herr Bürger überlegt lange. Für Roman fühlt sich die Zeit endlos an. Dann seufzt Herr Bürger und erzählt: *„Ach, ich weiß auch nicht. Mir geht es nicht gut, aber dass es mir schlecht, kann ich auch nicht sagen. Ich fühle mich schon seit ein paar Wochen komisch, irgendwie einfach leer. Ich habe das Gefühl, die Firma und meine Familie im Stich gelassen zu haben. Aber ich habe es einfach nicht mehr geschafft. Die Tage haben sich endlos lang angefühlt. Die Erfolge der Firma, die immer mein beruflicher Antrieb waren, sind mir mittlerweile egal. Dann dachte ich, vielleicht habe ich all die Jahre zu hart gearbeitet und brauche eine Pause. Meine Frau hat einen Familienurlaub für uns alle geplant. Nach Dänemark sind wir gefahren. Das Wetter war toll. Alle hatten Spaß, nur ich nicht. Ich kann nicht mal sagen, warum. Auf der Rückfahrt konnte ich auf einmal nicht mehr weiterfahren. Meine Frau gibt sich so viel Mühe und ich kann ihr nichts zurückgeben. Sie hat schon oft geweint deswegen. Ich lasse alle im Stich. Da denke ich oft dran. Ich kann und will so nicht mehr weiterleben."* Herrn Bürgers Stimme zittert und bricht, ihm stehen Tränen in den Augen.

Lernfragen:

1. Identifizieren Sie die Symptome der Depression, die bei Herrn Bürger vorliegen.
2. Eine Möglichkeit, Depressionen zu behandeln, ist die Anwendung von Antidepressiva. Beschreiben Sie, was Antidepressiva sind, und welche Untergruppen es gibt.
3. Herr Bürger soll Antidepressiva einnehmen. Benennen Sie Beratungsinhalte zur Therapie mit Antidepressiva.
4. Benennen Sie pflegerische Schwerpunkte im Umgang mit Herrn Bürger.

16

DEFINITION

Affektive Störungen: psychische Erkrankungen mit Beeinträchtigung von Stimmung, Antrieb und Gefühlen. Bei gedrückter Stimmung spricht man von **Depression,** bei gehobener Stimmung von **Manie.** Der Verlauf ist phasenhaft, zwischen den einzelnen Krankheitsphasen sind die Patienten in der Regel vollkommen gesund und zeigen im Gegensatz zur Schizophrenie nur sehr selten die Entwicklung eines Residuums.

16.1 Ursachen, Einteilung und Verlauf affektiver Störungen

Die Beobachtung einer depressiven Stimmung ist zunächst nur ein Symptom und noch keine Diagnose. Denn Depressionen können aus den verschiedensten Ursachen und bei fast allen psychischen Erkrankungen als Symptom vorkommen. So gibt es Depressionen bei Schizophrenien ebenso wie bei hirnorganisch veränderten oder dementen Patientinnen. Depressionen können darüber hinaus psychogen ausgelöst sein, d. h. reaktiv als Antwort auf belastende Lebensereignisse auftreten, oder neurotisch (d. h. lebensgeschichtlich) bedingt sein. Neben den organischen und den psychogenen Depressionen gibt es noch die endogenen (griech.: von innen entstehenden) Depressionen, bei denen man keine äußere Ursache für die Krankheitsentstehung angeben kann *(affektive Psychosen, Melancholien).*

Während bei der exogenen Depression der Betrieb der Serotonin-Neurotransmitter unterbrochen wird, geht man davon aus, dass sich bei der endogenen Depression das System der endogenen Opioide verändert: das der Moleküle, wie z. B. der Endorphine, die – ausgehend vom Hypothalamus und von der Hypophyse – verantwortlich dafür sind, Gefühle der Freude zu vermitteln. Diese Klassifizierung, die zwischen endogenen und exogenen Depressionen unterscheidet, wurde geprägt, als Psychiaterinnen davon ausgingen, dass die Depressionen, die durch die Lebensumstände der Patienten entstehen, mit Psychotherapie und nicht mit Medikamenten behandelt werden sollten, da sie eine „Reaktion" auf die Umwelt wären und nicht ein chemisches Ungleichgewicht darstellten

Heute wissen wir, dass dies nicht so ist. Gegenwärtig werden beide Arten der Krankheit mit einer Kombination von Antidepressiva und Psychotherapie behandelt. In der Praxis wird nicht mehr zwischen endogen und exogen unterschieden, da beide (also äußere und innere) Faktoren eine Rolle bei der Entstehung von Depressionen spielen.

Affektive Störungen können also verschiedene **Ursachen** haben. Heute gehen Wissenschaftler davon aus, dass affektive Störungen oft *multifaktoriell* bedingt sind, d. h. durch ein Zusammenspiel von genetischer Veranlagung und Umwelteinflüssen entstehen (*Vulnerabilitäts-Stress-Modell,* ➤ Kap. 14.3). Oft, jedoch nicht immer lassen sich belastende Lebensereignisse (wie Trennungen, Verluste, Streitigkeiten, Arbeitslosigkeit oder chronischer Stress), hormonelle Umstellungen (Wochenbett) oder körperliche Erkrankungen als Auslöser der Krankheitsepisoden ermitteln. Neurobiochemisch sind Neurotransmitterstörungen im Gehirn nachweisbar, und zwar ein Noradrenalin- und Serotoninmangel.

Eine Vielzahl von Studien belegt, dass bestimmte Persönlichkeitsdimensionen komorbide mit depressiven Erkrankungen auftreten. Die Dimension „Neurotizismus" beschreibt das Ausmaß von Ängstlichkeit, negativer Emotionalität, Reaktivität auf Stress und Depressivität eines Menschen. Etliche Hinweise belegen, dass dieser Persönlichkeitszug genetisch determiniert ist und zugrunde liegende genetische Faktoren auch überlappend die Entstehung von Angsterkrankungen und depressiven Störungen beeinflussen.

Der klassische Verlauf: manisch-depressive Psychosen

Den klassischen Krankheitsverlauf bietet die endogene affektive Psychose *(Zyklothymie, manisch-depressive Krankheit).* Manche Patienten machen nur eine einzelne Episode durch, bei anderen treten wiederholte Phasen auf. Klassischerweise werden **unipolare Verläufe** mit ausschließlich depressiven Phasen (ca. ⅔ aller Erkrankungen) von **bipolaren Verläufen** mit depressiven und manischen Phasen (ca. ⅓ aller Erkrankungen) unterschieden (➤ Abb. 16.1). Verlaufsformen mit ausschließlich manischen Phasen sind sehr selten. Depressive Phasen dauern durchschnittlich 6 Monate an (Schwankungsbreite wenige Tage bis > 1 Jahr), manische Phasen sind durchschnittlich kürzer. Oft kommt es nach einer manischen Phase zu einer sog. depressiven Nachschwankung und umgekehrt.

Zwischen den einzelnen Episoden erholen sich Patientinnen typischerweise vollständig. Bei einigen Betroffenen wechseln die Phasen sehr schnell, bei mehr als vier Erkrankungsphasen pro Jahr spricht man von **Rapid Cycling** (➤ Kap. 16.4). Bei echten Rapid-Cyclern können die Phasen innerhalb von Tagen, teilweise sogar Stunden (eher bei Jugendlichen) wechseln.

Das gesunde Intervall zwischen zwei Phasen kann sehr unterschiedlich lang sein, von einigen Tagen bis zu Jahrzehnten. Die Zyklusdauer, d. h. der Abstand vom Beginn einer Erkrankungsphase bis zur nächsten, beträgt bei der unipolaren Depression durchschnittlich 5 Jahre, bei der bipolaren Affektpsychose ist sie ca. 1 Jahr kürzer.

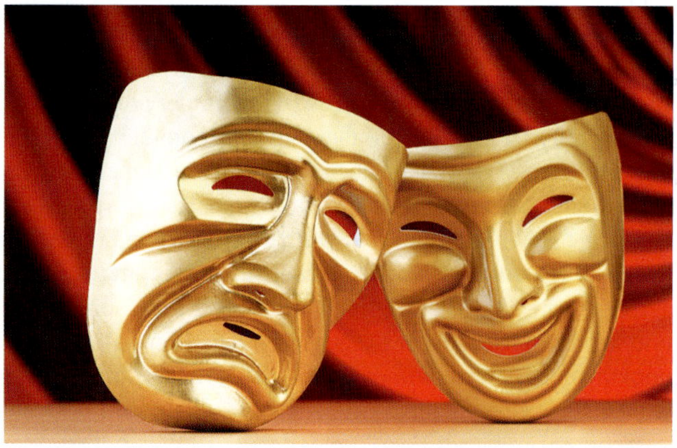

Depressive Verstimmung
- Denkhemmung
- Psychomotorische Hemmung
- Vitalstörungen
- Wahnthemen Schuld und Verarmung

Manische Verstimmung
- Ideenflucht
- Psychomotorische Erregung
- Steigerung der Vitalgefühle
- Wahnthema Größenideen

Abb. 16.1 Die beiden Pole der affektiven Störung: Depression und Manie [J787]

Monopolare Verlaufsformen beginnen vorwiegend zwischen dem 30. und 40. Lebensjahr, bipolare Affektpsychosen wesentlich früher, oft schon vor dem 20. Lebensjahr. Bei den affektiven Erkrankungen werden juvenile Formen diskutiert, die von den typischen Formen im Erwachsenenalter symptomatisch abweichen können (➤ Kap. 21.4.10).

16.2 Depression

DEFINITION

Depression: affektive Störung mit krankhaft niedergedrückter Stimmung, die mit einer Vielzahl psychischer und körperlicher Symptome einhergehen kann. Die Störung ist sehr häufig; schätzungsweise 15 % aller Menschen leiden mindestens einmal im Leben an einer behandlungsbedürftigen Depression.

Jeder Mensch erlebt neben Zeiten der Freude auch Zeiten der Traurigkeit, denn Stimmungsschwankungen gehören zum Leben. Depressionen sind nicht nur durch die besondere Schwere und Dauer der Trauer und Niedergeschlagenheit gekennzeichnet, sie sind auch qualitativ anders als die „normale" Traurigkeit. Sie verändern den Menschen und können von ihm allein oft nicht bewältigt werden.

16.2.1 Krankheitsentstehung

Depressionen können bei verschiedenen psychischen Erkrankungen auftreten. Sie können alleiniges Symptom oder Teil einer komplexen psychischen Störung sein. In manchen Fällen gibt es einen konkreten Auslöser, in anderen Fällen sind die Ursachen der Depression völlig unklar. [vgl. 1]

Die **ICD-10** (➤ Kap. 14.4.2), das heute gängige Klassifikationsschema psychischer Störungen, fragt nicht mehr nach den Ursachen der Erkrankung, sondern stellt in ihrer Einteilung nur noch auf die beobachtbare Symptomatik ab. Dies dient v. a. der besseren Vergleichbarkeit psychiatrischer Erkrankungen im internationalen Austausch und weniger einer exakten Diagnosestellung. Unterschieden werden einzelne depressive Episoden, rezidivierende *(wiederholt auftretende)* und anhaltende depressive Störungen sowie bipolare Verläufe (mit gegenwärtig depressiver Episode). Weitere Kriterien sind der Schweregrad der Störung (leicht, mittelgradig, schwer) und die Begleitsymptome (mit und ohne psychotische Symptome).

16.2.2 Symptomatik

Psychische Symptome

Affektive Symptome

Charakteristisch für depressive Erkrankungen sind **affektive Symptome** (➤ Kap. 14.6.10). Depressive Patientinnen sind niedergeschlagen, bedrückt und freudlos. Einige bezeichnen sich als traurig; viele betonen, dass sie noch nicht einmal echte Traurigkeit empfinden können, sie seien vielmehr „leer" und „wie abgestorben", befinden sich in einem Zustand der Gefühllosigkeit (➤ Abb. 16.2). Oft leiden die Kranken insbesondere unter dem Fehlen liebevoller Gefühle gegenüber anderen („Ich bin nur noch Mutter vom Kopf her, vom Herzen her bin ich tot"). Auch sich selbst können die Betroffenen nicht mehr positiv wahrnehmen: Sie halten sich für wertlos, überflüssig, schuldig *(Insuffizienzgefühle)* oder todkrank. Sie sind von Minderwertigkeitsgefühlen geplagt, trauen sich nichts mehr zu. Sie sind mutlos, haben keine Hoffnung auf Besserung oder auf eine gute Zukunft. Oft erscheint ihnen das Weiterleben unerträglich und sinnlos, sodass sie den Suizid als letzten Ausweg ansehen.

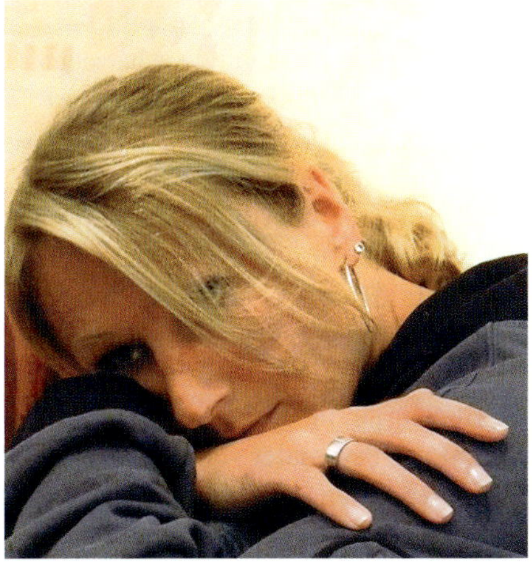

Abb. 16.2 Einige Menschen mit einer Depression bezeichnen sich als traurig, andere betonen, dass sie noch nicht einmal echte Traurigkeit empfinden könnten, sie seien vielmehr „leer" und „wie abgestorben" *(Gefühl der Gefühllosigkeit).* [M322]

Die Kombination von negativem Selbstbild, negativem Weltbild und negativen Zukunftserwartungen ist so typisch, dass sie als **depressive Triade** bezeichnet wird. Sie spielt v. a. in der kognitiven Verhaltenstherapie eine Rolle.

Antriebsstörungen

Verminderter Antrieb ist ein weiteres Anzeichen für eine depressive Erkrankung (➤ Abb. 16.3). Weder für Hobbys noch für ihren Beruf

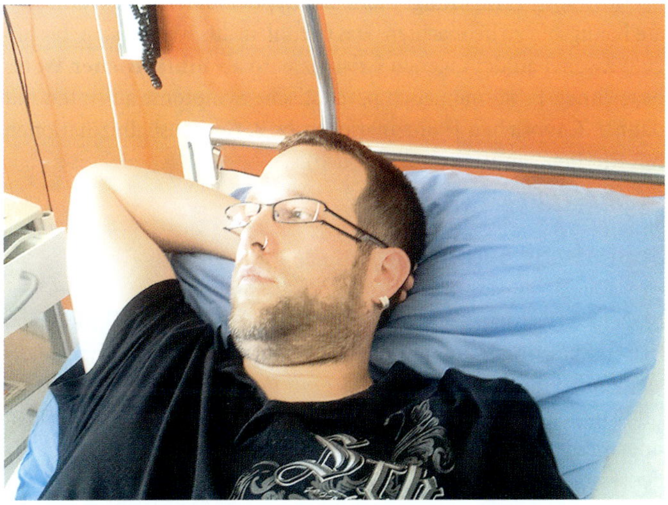

Abb. 16.3 Depressive Menschen haben häufig massive **Antriebsstörungen** und neigen dazu, ganze Tage im Bett zu verbringen. Dem wirken die Pflegenden mit aktivierenden Maßnahmen entgegen. [M322]

16

können die Kranken Interesse aufbringen. Sie haben keinen Schwung und werden schnell müde. Sie bewegen sich nur langsam, der Gesichtsausdruck ist leidend oder erstarrt. In Extremfällen kommt es zu einem depressiven **Stupor:** Betroffene sind nahezu bewegungslos, stumm und reagieren nicht mehr auf ihre Umwelt.

Aufgrund dieser **Antriebshemmung** kann der Außenstehende nur schwer die innere Unruhe wahrnehmen, die viele Patienten quält. Oft leiden sie auch unter **Angstgefühlen,** die schleichend oder überfallartig auftreten können. Manchmal verspüren depressive Patientinnen andererseits eine starke psychomotorische **Erregung.** Sie ringen ständig die Hände oder laufen rastlos auf und ab. Dann spricht der Psychiater von *agitierter Depression.* Viele depressive Menschen gehen immer weiter auf Distanz zu ihren Mitmenschen und sind nicht mehr imstande, emotionale Bindungen aufrechtzuerhalten. Sie fühlen sich, als säßen sie unter einer Glasglocke oder in einem tiefen Loch.

Denkstörungen

Auch das **Denken** ist erschwert und verlangsamt, wie gebremst *(Denkhemmung).* Manchmal müssen die Patientinnen zwanghaft über einige wenige bedrückende Themen nachdenken *(Grübeln).* Das Zeiterleben ist verändert. Vielen Patienten erscheinen die Vorgänge des täglichen Lebens als sich endlos lang hinziehend, nicht enden wollend *(Zeitdehnung).* Es stellen sich typische, negativistische Denkmuster ein (dysfunktionale Kognitionen).

Daneben sind Störungen von Konzentration, Aufmerksamkeit und Gedächtnis häufig. Diese Störungen können so ausgeprägt sein, dass v. a. bei alten Menschen eine Demenz anstelle einer Depression diagnostiziert wird *(Pseudodemenz).* Mit Abklingen der Depression verschwinden auch die pseudodementen Symptome.

Wahnhafte Störungen

Bei schweren Depressionen kann ein **Wahn** entstehen. Dieser spiegelt typischerweise das negative Selbstwertgefühl der Kranken wider. **Schuldwahn, Verarmungswahn** und **hypochondrischer Wahn** sind am häufigsten zu beobachten. Das Gefühl, nichts wert zu sein, bis hin zum Zweifel an der eigenen Existenz wird als **nihilistischer Wahn** bezeichnet. Es können auch psychotische Symptome auftreten mit dann z. T. typischen Halluzinationen (z. B. Geruchshalluzinationen mit Riechen von Verwesungsgeruch).

Somatische Symptome

Manchmal werden Depressionen sehr körpernah erlebt. Die **körperlichen Symptome** können dabei alle Organe betreffen. Typischerweise klagen die Betroffenen über ein Druck- oder Schweregefühl im Brustbereich, über Kopfschmerzen, muskuläre Verspannungen oder schwere Glieder. Aber auch Rückenschmerzen können eine depressive Genese haben.

Charakteristische **vegetative Symptome** sind Ein- und Durchschlafstörungen mit morgendlichem Früherwachen, Appetitstörungen, Verstopfung oder Durchfall, Herzbeschwerden (Tachykardie, Rhythmusstörungen), Libido- und Potenzstörungen und Schwitzen. Hinzu kommen Kopfschmerzen mit Druckgefühl über den Augen, an Stirn und Hinterkopf, Zahnschmerzen und Prothesenprobleme ohne auffälligen Befund, Würgereiz und Ohrgeräusche.

Die Tagesschwankungen mit „Morgentief“ und „abendlicher Aufhellung“ weisen auf eine **Störung des Biorhythmus** *(zirkadiane Störung)* hin.

16.2.3 Diagnostik

Die verschiedenen Erscheinungsformen der Depression können anhand ihrer Symptomatik nur schwer unterschieden werden. Deshalb müssen außerdem die Biografie, die Krankengeschichte, die aktuelle Lebenssituation und die Familienanamnese Berücksichtigung finden. Für eine **depressive Episode einer bipolaren affektiven Störung** sprechen:

- Positive Familienanamnese (Erkrankungen in der Verwandtschaft)
- Frühere depressive und/oder manische Phasen (von Betroffenen und von ihren Angehörigen oft nur als „psychische Erkrankung“ erwähnt)
- Ausgeprägte Tagesschwankungen
- Schlafstörungen mit morgendlichem Früherwachen
- Depressive Wahnbildung
- Fehlen eines aktuellen Auslösers (z. B. Tod des Ehepartners)

Bei **neurotischen** und **reaktiven Depressionen** ist ein belastendes Ereignis vorausgegangen, das den Zustand der Patientin ausreichend erklärt. Bei neurotischen Depressionen entwickelt sich die Symptomatik aus einer schwierigen und belasteten Lebensgeschichte, klassischerweise beginnen die Konflikte (nach *Freud*) bereits im Kindes- und Jugendalter (➤ Kap. 14.7.3).

Bei einer **larvierten Depression** (*larviert* = maskiert) stehen die Vitalstörungen und vegetativen Symptome so im Vordergrund, dass sie die depressive Verstimmung überdecken. Der Patient klagt nur über quälende körperliche Symptome wie Kopf- oder Magenschmerzen, fühlt sich aber keinesfalls depressiv gestimmt.

Saisonal abhängige Depressionen (SAD) treten in den Herbst- und Wintermonaten auf und beruhen angeblich auf einem gestörten Melatonin-Serotonin-Gleichgewicht. Abgesehen von der gedrückten Stimmungslage zeigen die Patientinnen ein vermehrtes Schlafbedürfnis und gesteigerten Appetit.

16.2.4 Behandlungsstrategie

Ob eine Depression ambulant behandelt werden kann oder eine Krankenhausaufnahme sinnvoller ist, hängt von der Schwere der Erkrankung, dem sozialen Umfeld und der Persönlichkeit der Kranken ab. Während einige Patienten die Krankenhausaufnahme als Entlastung und sich dadurch als krank „anerkannt“ empfinden, stellt die Aufnahme in eine psychiatrische Klinik für andere eine zusätzliche psychische Belastung mit der Gefahr der Krankheitsverschlimmerung dar. *Suizidale Tendenzen,* die nicht selten auftreten, sind jedoch immer ein Grund für eine stationäre Aufnahme.

Die **medizinische Therapie** von Depressionen stützt sich auf:
- Akutbehandlung mit Antidepressiva (➤ Pharma-Info 16.1)
- Rückfallprophylaxe mit Lithiumsalzen (➤ Pharma-Info 16.2) oder Antidepressiva
- Wachtherapie (➤ Kap. 14.7.2)
- Lichttherapie (➤ Kap. 14.7.2, ➤ Abb. 16.4)
- Psychotherapeutische Verfahren (➤ Kap. 14.7.3) [vgl. 2]
- Elektrokrampftherapie bei therapieresistenten Depressionen (➤ Kap. 14.7.2)

In der Akutphase kann sich auch anbieten, zusätzlich Neuroleptika/Antipsychotika (➤ Pharma-Info 15.1) oder Benzodiazepine (**cave:** Suchtpotenzial; ➤ Pharma-Info 15.3) zu verabreichen.

Antidepressiva

Antidepressiva ➤ Pharma-Info 16.1

Pharma-Info 16.1

Antidepressiva

Medikamente, die stimmungsaufhellend und angstlösend wirken, werden als **Antidepressiva** *(Thymoleptika)* bezeichnet (➤ Abb. 16.5). Einige Antidepressiva wirken darüber hinaus beruhigend, andere antriebssteigernd. Die Untergruppe der Serotonin-Wiederaufnahmehemmer wirkt außerdem gegen Zwänge.

Entgegen einem häufigen Vorurteil besteht **keine Abhängigkeitsgefahr!** Antidepressiva hellen nur die *depressive* Verstimmung auf, sie heben nicht die ausgeglichene Stimmung eines Gesunden, können aber bei bipolar Erkrankten eine Manie auslösen. Allerdings dauert es ca. 10–21 Tage bis zur Stimmungsaufhellung.

Indikationen

Indikationen für Antidepressiva sind v. a. mittelschwere und schwere depressive Verstimmungen, aber auch Zwangsstörungen, Angststörungen, posttraumatische Belastungsstörungen sowie somatoforme Störungen. Darüber hinaus können sie eingesetzt werden bei Entzugsbehandlungen und Schlafstörungen. Oft werden sie über die akute Krankheitssymptomatik hinaus auch zur Rückfallprophylaxe bei rezidivierenden depressiven Störungen eingesetzt. Unterstützend können Antidepressiva bei chronischen Schmerzen (➤ Kap. 12.4.4) gegeben werden.

Einteilung

Antidepressiva werden meist nach ihrer chemischen Struktur eingeteilt.

Tri- und tetrazyklische Antidepressiva Tri- und tetrazyklische Antidepressiva sind die älteste Substanzklasse unter den Antidepressiva und werden seit über 40 Jahren angewendet. Zu ihnen zählen z. B. Amitriptylin (z. B. Laroxyl®), Doxepin (z. B. Aponal®), Imipramin (z. B. Tofranil®) und Maprotilin (z. B. Ludiomil®).

Tri- und tetrazyklische Antidepressiva haben eine Reihe unerwünschter Wirkungen, die sich v. a. aus ihrer zentralen und peripheren anticholinergen Wirkung erklären und die Patienten erheblich belasten können: Kreislaufregulationsstörungen, Tachykardie, Schwindel, Mundtrockenheit, (nächtliches) Schwitzen, Akkommodationsstörungen, Glaukom, Fingerzittern, Obstipation, Blasenentleerungsstörungen. Viele Patientinnen sind insbesondere anfänglich sediert und benommen. Langfristig ist eine Gewichtszunahme recht häufig. Seltene Nebenwirkungen sind Herzrhythmusstörungen, zerebrale Krampfanfälle und Delir. Da das Nebenwirkungsprofil der einzelnen Substanzen unterschiedlich ist, möglichst bei Nebenwirkungen auf ein anderes Präparat wechseln.

Kontraindikationen sind eine Prostatavergrößerung, ein Glaukom und Herzrhythmusstörungen.

MAO-Hemmer Die reversiblen **MAO-Hemmer** (kurz für *Monoaminoxidase-Hemmer*) wie Moclobemid (z. B. Aurorix®) hemmen selektiv und reversibel einen Untertyp der Monoaminoxidase, sodass die Konzentration von Noradrenalin und Serotonin an den Nervenendigungen erhöht und somit die Signalübertragung im Gehirn verbessert wird. Sie haben weniger Nebenwirkungen als trizyklische Antidepressiva, sind aber bei schweren Depressionen weniger wirksam.

Irreversible MAO-Hemmer wie z. B. Jatrosom® zeigen oftmals noch Wirkung bei chronifizierten Depressionen.

Selektive Serotonin-Wiederaufnahmehemmer (SSRI) SSRI wie Sertralin (z. B. Zoloft®), Fluoxetin (z. B. Fluctin®), Citalopram (z. B. Cipramil®) oder Escitalopram (Cipralex®) gehören zu den neueren Antidepressiva. Da sie bei ungefähr gleicher Wirksamkeit insgesamt besser verträglich sind als die trizyklischen Antidepressiva, haben sie sich etabliert, insbesondere auch bei älteren Patienten mit Kontraindikationen gegen trizyklische Antidepressiva.

Nebenwirkungsfrei sind selektive Serotonin-Wiederaufnahmehemmer aber auch nicht: Gastrointestinale Symptome, Unruhe und Schlafstörungen können auftreten.

Neuere Antidepressiva Es handelt sich dabei um Antidepressiva mit unterschiedlichen Wirkmechanismen, die bei insgesamt deutlich verbesserter Verträglichkeit einen großen Fortschritt in der Therapie der Depressionen darstellen. Hierzu gehören u. a. Venlafaxin (z. B. Trevilor®), Mirtazapin (z. B. Remergil®), Reboxetin (z. B. Edronax®), Duloxetin (z. B. Cymbalta®) und Agomelatin (Valdoxan®).

Patientinnen- und Angehörigenberatung

Typischerweise treten die Nebenwirkungen der antidepressiven Therapie bereits *vor* der aufhellenden Wirkung auf und führen bei depressiven Patienten zu noch mehr Angst und Unsicherheit. Die Zeit bis zur Stimmungsaufhellung (nach ca. 10–21 Tagen) ist für die Patientinnen nur schwer zu ertragen, da Antriebssteigerung, Sedierung und andere unerwünschte Wirkungen schon früher wahrgenommen werden. In dieser Phase brauchen Betroffene besondere Unterstützung.

Wichtig sind eine **Obstipationsprophylaxe** und die regelmäßige **Miktionskontrolle** (Frage nach Beschwerden wie Nachtröpfeln und unwillkürlichem Harnabgang).

Patienten mit **Mundtrockenheit** hilft vermehrtes Trinken, Kaugummi kauen oder das Lutschen saurer Bonbons. Einer **Gewichtszunahme** kann durch Aufklärung über ausgewogene und kalorienreduzierte Ernährung und Motivation zu ausreichender Bewegung entgegengewirkt werden.

Klagen über Schwierigkeiten beim Lesen sind ein Hinweis auf harmlose, meist vorübergehende **Akkommodationsstörungen.** Die Patientinnen brauchen deshalb keine neue Brille. Bei akuter Sehstörung und Augenschmerzen hingegen besteht Glaukomverdacht. Dann muss sofort der Arzt informiert werden!

Der **Fingertremor** behindert feinmotorische Arbeiten. Für depressive Patienten ist das „Versagen" bei entsprechenden Beschäftigungen (z. B. Stricken) ein weiterer Beweis ihrer Unzulänglichkeit. Man sollte sie daher zu Tätigkeiten ermutigen, die ihre Fingerfertigkeit nicht zu sehr in Anspruch nehmen (z. B. Lesen). [vgl. 5]

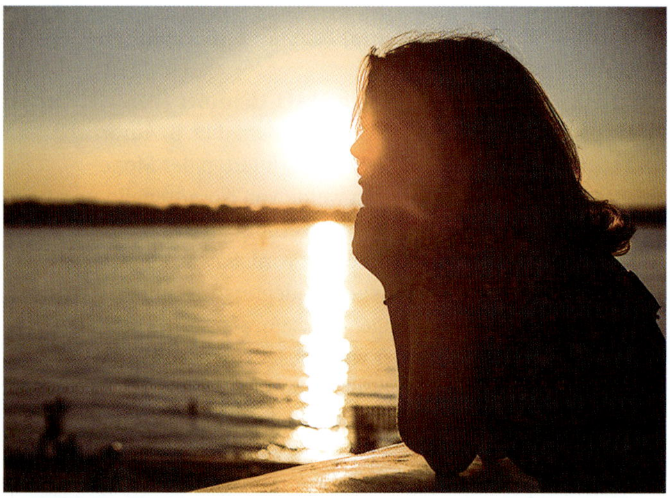

Abb. 16.4 Die saisonal abhängige Depression (SAD) wird durch die **Lichttherapie** günstig beeinflusst. Für die Lichttherapie kann man natürliches (Sonnen-)Licht, aber auch spezielle Lampen benutzen (➤ Kap. 14.7.2). [J787]

Auf die medikamentöse Therapie mit **Antidepressiva** sprechen schätzungsweise 70–80 % der Patientinnen mit einer endogenen Depression gut an. Bei anderen Depressionsformen sind die Erfolge weniger gut.

Antidepressiva müssen zudem mindestens 6 Monate nach Abklingen der depressiven Phase weiter genommen werden, da es sonst leicht zu einem Rezidiv kommen kann. Sie werden meistens oral gegeben. Trotz einer fast unüberschaubaren Vielfalt an Antidepressiva kann man im Vorhinein nicht sagen, welches Medikament bei welcher Person wirkt. Bei der Auswahl des Antidepressivums orientiert man sich daher vorwiegend am unterschiedlichen Nebenwirkungsspektrum der Medikamente. So werden, je nachdem, ob der Patient eher *gehemmt-apathisch, gehemmt-ängstlich* oder *agitiert-ängstlich* ist, dämpfende oder aktivierende Antidepressiva gegeben. Ältere Patientinnen sollten möglichst keine Medikamente mit kardialen Nebenwirkungen bekommen.

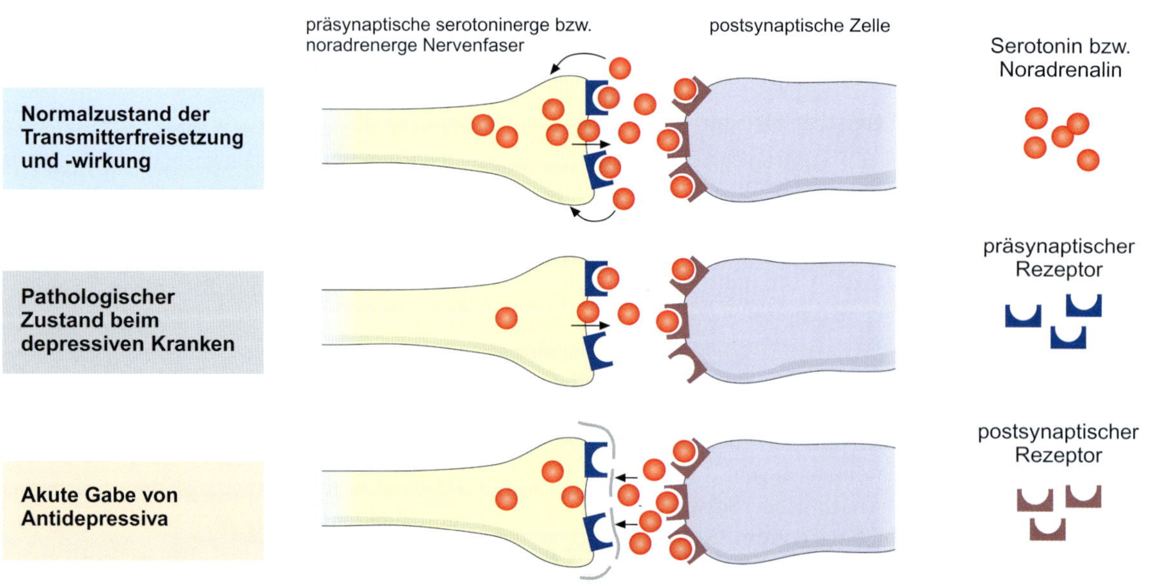

Abb. 16.5 Wirkungsweise der Antidepressiva: An den Nervenendigungen im Gehirn (synaptischer Spalt) kommt es zu einem Mangel der Neurotransmitter Serotonin und Noradrenalin, was die Signalübertragung von Zelle zu Zelle stört. Die Antidepressiva erhöhen durch teils unterschiedliche Wirkmechanismen die Konzentration dieser Neurotransmitter; dadurch kommt es zu einer Besserung der depressiven Symptome. [L157]

VORSICHT

Viele depressive Patienten haben **suizidale Gedanken,** evtl. sogar **Suizidabsichten.** Dies sollten die Pflegenden stets mit im Auge behalten (➤ Kap. 24). Oft sprechen die Patientinnen nicht selbst davon. Bei Verdacht sollte man sie offen auf suizidale Gedanken ansprechen. Bei suizidalen Äußerungen sind Arzt oder Therapeutin hinzuzuziehen.

Wissenschaftlich unbewiesen ist allerdings die oft gehörte Behauptung, dass in der 2. oder 3. Behandlungswoche mit Antidepressiva die Suizidgefahr besonders groß sei, der gebesserte Antrieb bei fehlender Stimmungsaufhellung erhöhe die Gefahr eines Suizidversuchs. Tatsächlich ist während des gesamten Behandlungsverlaufs auf Suizidalität zu achten!

Medikamentöse Rückfallprophylaxe

Nach zwei depressiven Episoden und mindestens einer manischen Phase sollte eine medikamentöse **Rückfallprophylaxe** überlegt werden (*bipolare Verläufe,* ➤ Kap. 16.4).

16.2.5 Pflege eines Menschen mit Depression

Der Umgang mit depressiven Menschen erfordert ein hohes Maß an Einfühlungsvermögen und Geduld seitens aller Beteiligten. Betroffene befinden sich bildhaft ausgedrückt in einem inneren Gefängnis, aus dem sie andere emotional nicht mehr erreichen können, in dem sie selbst jedoch für Außenstehende auch meist emotional schwer oder gar nicht mehr erreichbar scheinen. Dadurch stoßen Pflegende – wie natürlich auch Angehörige – bei der Begleitung depressiver Patienten oftmals nicht nur an ihre fachlichen, sondern auch an ihre persönlichen Grenzen.

Besonders wichtig bei der Pflege depressiver Patientinnen ist es, eine gesunde Balance zwischen aktivierenden Maßnahmen und einer möglichen Überforderung zu finden. Die Schwierigkeit in der Begleitung depressiver Menschen liegt v. a. darin, die Betroffenen weder „überzubehüten", indem man ihnen permanent Verantwortung abnimmt, noch sie „abzuschreiben", weil sie das Gefühl vermitteln, dass sie die angebotene Hilfestellung und Zuwendung nicht zu schätzen wissen. [vgl. 3]

Gesprächsführung

Charakteristisch für die Depression ist, dass sich die Betroffenen von ihrer inneren Traurigkeit auch nicht durch Zuwendung seitens der Pflegenden oder ihrer engsten Angehörigen distanzieren können.

Aus vielen nachträglichen Äußerungen genesener Patientinnen weiß man, dass sie sich durch ein Zuviel an Zuwendung unter Druck gesetzt fühlen und noch mehr Schuldgefühle entwickeln, weil sie für die ihnen entgegengebrachte Zuwendung keine Gegenleistung erbringen oder Dankbarkeit zeigen können. Durch Zuwendungsentzug fühlen sie sich wiederum in ihren ohnehin schon stark ausgeprägten Minderwertigkeitsgefühlen bestätigt. Unangebrachter Trost („Es ist doch völlig unnötig, dass Sie sich wegen solcher Kleinigkeiten schuldig fühlen!") oder der Einsatz von allgemeinen Floskeln („Alles wird wieder gut!") ist unangemessen, denn hierdurch signalisieren die Pflegenden den Betroffenen, dass sie sie nicht verstehen und nicht ausreichend ernst nehmen.

Wichtig ist es, dem Patienten gut zuzuhören, sein Gefühl der Ausweglosigkeit zu akzeptieren und ihn über den Bezug zwischen seiner Gefühlslage zu seiner depressiven Erkrankung zu informieren. Aus objektiver Sicht lassen sich häufig für bestimmte Probleme Lösungen erkennen. Die Sicht eines depressiv erkrankten Menschen sieht jedoch meist ganz anders aus, denn im akuten Krankheitsstadium erscheint ihnen ihre Situation ausweglos und eine Lösung ihrer Probleme unmöglich. Pflegende dürfen sich durch ihr Gefühl, dass ihre tröstenden und zuwendenden Worte regelrecht auf „taube Ohren" stoßen, nicht entmutigen lassen.

Beziehungsgestaltung

Patientinnen reagieren meist positiv auf eine persönliche Begleitung in ihrer Krankheitsphase und empfinden sie als angenehm und hilfreich. Dies gelingt am besten im Rahmen der **Bezugspflege** (➤ Kap. 14.5.3). Die Bezugspflegeperson steht in regelmäßigem Kontakt mit dem Patienten, ohne ihn zu bedrängen. Durch persönliche und empathische Ansprache und aufmunternde Worte vermittelt sie ihm Sicherheit und Zuversicht. Sie sollte den Patienten motivieren, auch schon kleinere Veränderungen und Besserungssignale selbst wahrzunehmen und zu beschreiben.

Depressive Patientinnen lösen bei ihren Mitmenschen nach einer kurzen Phase des Mitleids oft Hilflosigkeit, Resignation und manchmal sogar Wut aus. Ihr Klagen strengt an, und irgendwann kann das Gefühl entstehen, dass sie sich sogar in ihrer depressiven Haltung ganz wohlfühlen. Damit übernimmt man die negative Sicht der Patientin und ihre depressive Selbsteinschätzung. Diese **Gegenübertragung,** welche die Krankheit der Patientin nicht ernst nimmt, muss erkannt werden, damit sie sich nicht gegen die Kranke richtet.

Ein großes Problem sind für viele Betroffene die **gesellschaftlichen Folgen** ihrer Erkrankung. Schon vor ihrem Klinikaufenthalt haben sie möglicherweise zwischenmenschliche und berufliche Probleme gehabt, die mit zur Einweisung geführt haben. Aufgrund ihrer Minderwertigkeitsgefühle und ihrer übersteigerten Selbstansprüche glauben sie, ihren eigenen Erwartungen und denen anderer Menschen nicht mehr genügen zu können. Dies kann im Verlauf der Erkrankung dazu führen, dass sie tatsächlich viele Dinge nicht mehr zufriedenstellend schaffen, die sie früher ohne Mühe bewältigen konnten. Sie fühlen sich als Versager und haben Angst, Partnerin, Freunde und Arbeitsstelle zu verlieren. Private Kontakte können sie oft nicht mehr aufrechterhalten, mit dem Rückzug droht die emotionale Vereinsamung. Die Pflegenden sprechen mit dem Patienten über seine Ängste. Sie weisen ihn immer wieder darauf hin, dass sich erfahrungsgemäß nach Besserung seiner Erkrankung die alten Kontakte wieder aktivieren und neue knüpfen lassen. Sie motivieren die Patientin dazu und begleiten evtl. auch Außenaktivitäten wie z. B. einen Cafébesuch.

Weder Pflegende noch Angehörige dürfen den akut depressiv Erkrankten auffordern „sich zusammenzureißen" und „positiv zu denken".

Sanfte Aktivierung und Hilfe bei der Alltagsbewältigung

Für depressive Menschen sind oft schon einfachste Aufgaben und die Anforderungen des täglichen Lebens eine große Anstrengung und Herausforderung. Im akuten Stadium wird der Patient deshalb zunächst entlastet und ihm werden ausreichend Rückzugsmöglichkeiten geboten.

Zu starker Rückzug ist auf Dauer allerdings zu vermeiden und **aktivierende Maßnahmen** nach dem Grundsatz „Fördern, ohne zu überfordern" sollten so bald wie möglich einsetzen. Bei gemeinsamen Beschäftigungen und in den Therapien erfahren die Patientinnen, dass sie mehr können, als sie sich zugetraut hätten, und kleine Erfolgserlebnisse erhöhen die Motivation zu weiteren Aktivitäten. Da Patienten oft zunächst „keine Lust" haben oder verlangsamt sind, brauchen die begleitenden Pflegenden viel Geduld und eine gute Motivationsfähigkeit.

Die Pflegenden achten auf die Einhaltung der **Tagesstruktur** und auch auf die **Körperpflege** und eine ausreichende **Flüssigkeits- und Nahrungszufuhr.** Das bedeutet u. a., dass die Patientin morgens regelmäßig zu angemessener Uhrzeit aufsteht und sich auch nicht wieder ins Bett zurückzieht (Morgentief!). Dazu gehört ggf. auch die Motivation oder Anleitung zur Körperpflege, selten sogar die direkte Hilfestellung dabei bzw. ihre komplette Übernahme. Bei ausgeprägten Tagesschwankungen kann diese auch auf den Nachmittag oder Abend verlegt werden. Manchen Menschen bietet ein kurzzeitiges Zurückziehen ins Bett im Tagesverlauf Sicherheit und Geborgenheit, bei anderen Menschen wiederum wirkt sich ein längeres morgendliches Liegenbleiben bzw. ein mittägliches Hinlegen depressionsfördernd aus. Ungeachtet der Einzelfallentscheidung sollte berücksichtigt werden, dass ein Mittagsschlaf auch immer die Gefahr von nächtlichen Ein- oder Durchschlafstörungen birgt. Bei **Schlafstörungen** und Unruhe haben sich alternativ zu Medikamenten auch Beruhigungstees, entspannende Bäder, der Einsatz ätherischer Öle und Entspannungstechniken (➤ Kap. 14.7.4) bewährt.

Bedingt durch verminderten Antrieb, Konzentrations- und Gedächtnisstörungen, Wahn und Störungen des Selbstwertgefühls brauchen depressive Patientinnen bei vielen alltäglichen Verrichtungen pflegerische Unterstützung und Hilfestellung. Dabei nehmen die Pflegenden ihnen aber nur die nötigsten Dinge ab und übertragen den Patienten so viel Eigenverantwortung wie möglich. Sie motivieren auch langsam und träge erscheinende Patientinnen geduldig, vermeiden dabei aber gleichermaßen eine Überbehütung wie auch ein Drängeln und Unter-Druck-Setzen.

Dem Patienten werden wiederkehrend gemeinsame Unternehmungen wie Spaziergänge oder andere **Einzel- oder Gruppenaktivitäten** angeboten, und er wird dazu ermuntert, sich am Stationsleben zu beteiligen. Auch wenn er desinteressiert erscheint, ist es wichtig, ihn einzuladen, da er sich sonst u. U. ausgegrenzt fühlt. Jedoch auch hier drängen die Pflegenden ihn nicht zur Teilnahme an bestimmten Sport-, Freizeit- oder sonstigen Beschäftigungsangeboten. Denn dadurch fühlt sich der Patient möglicherweise unter Druck gesetzt und überfordert, was zu einer Bestätigung seiner negativen Selbstwahrnehmung führen kann. Vielmehr sollte ihm die Möglichkeit gegeben werden, bei Gruppenaktivitäten auch nur zuzusehen und dabei zu sein, ohne aktiv daran teilnehmen zu müssen. Äußert die Patientin hingegen selbst den Wunsch zur Teilnahme an bestimmten Freizeit- oder Beschäftigungsangeboten, sollte sie darin durch Lob und Zuspruch entsprechend positiv bestärkt werden. Art und Intensität der Beschäftigungen werden nur langsam gesteigert. [vgl. 4]

Allgemeine **Alltagstätigkeiten** sollten Pflegende z. B. in Koch- und Backgruppen, in Einkaufstrainings oder anhand sich ergebender Tätigkeiten wie Kleiderpflege, Bettenmachen oder Tischdienst auf der Station bedarfs- und ressourcenorientiert mit dem Patienten üben. Dabei sollten sich solche Übungen am Alltag der Patientin in ihrem häuslichen Umfeld orientieren. **Konzentration und Gedächtnis** können z. B. durch Gesellschafts- und Ratespiele, durch das Lösen von Kreuzworträtseln, durch spezielle Konzentrations- und Gedächtnisübungen oder in Lese- und Diskussionsrunden trainiert werden.

Suizidgefahr

Umgang mit suizidgefährdeten Patienten ➤ Kap. 24.2

Ein wichtiges pflegerisches Thema ist die mögliche **Suizidgefahr.** Die Pflegenden müssen auf suizidale Äußerungen der Patientinnen, aber auch auf andere Anzeichen wie z. B. eine plötzliche auffällige Stimmungsbesserung nach vorheriger Niedergeschlagenheit, das Verschenken von persönlichem Eigentum oder geschriebene Abschiedsbriefe achten, sie darauf ansprechen und ihnen anbieten, über ihre Suizidgedanken zu reden. Dieser offensive Umgang mit dem Problem befreit die Patienten von Schuldgefühlen und schafft Vertrauen.
Die Sicherheit der Patientinnen hat äußerste Priorität und erfordert im klinischen Setting ggf. eine engmaschige Beobachtung, die bis zu Sichtkontrollen in Abständen von 15 min oder noch kürzeren Abständen über mehrere Tage hinweg reichen kann. Einige Kliniken verfügen zudem über spezielle Überwachungsräume. Gefährliche Gegenstände aus dem Besitz des Patienten, die insbesondere zum Schneiden oder Strangulieren geeignet sind (z. B. Gürtel, Scheren, Messer, Rasierklingen, Kopfhörerkabel, Gegenstände aus Glas, Spiegel), werden unter Verschluss genommen. Bei Patientinnen, die bereits einen Suizidversuch unternommen haben, achten die Pflegenden darauf, evtl. nötige Verbände nur mit Pflastern anzulegen, da z. B. Mullbinden wiederum zum Strangulieren verwendet werden können. Besonders nachts ist die Gefahr eines unbemerkten Suizidversuchs groß, da weniger Pflegende auf der Station sind.

Besonders sollte auf die Einnahme der Medikation geachtet werden, um das Sammeln von Tabletten zu verhindern.

Im **häuslichen Arbeitsfeld,** in welchem Pflegende in der Regel im 1 : 1 Kontakt allein mit Betroffenen arbeiten, ist es wichtig, Suizidalität zunächst erkennen zu können und dann auch anzusprechen. Ein Vermeiden der Thematik ist keine präventive Maßnahme (Mythos: „Schlafende Hunde nicht wecken"), sondern ein Pflegefehler. Für die Einschätzung des Suizidrisikos gibt es unterstützende Assessments, die auch bisher weniger erfahrenen Pflegenden die Entscheidung bzgl. einer ggf. anzustrebenden Klinikeinweisung oder aber des Belassens in der Häuslichkeit vereinfachen können. Bei letzterem können sogenannte Non-Suizidverträge weiterhelfen. Wichtig ist an dieser Stelle jedoch zu betonen, dass alle pflegerischen Assessments keine rechtliche Sicherheit bieten, sondern lediglich der persönlichen Absprache und einer Erhöhung der Verbindlichkeit und auch der Hemmschwelle dienen.

16.3 Manie

DEFINITION

Manie: affektive Störung mit gehobener Stimmung, Antriebssteigerung, Denkstörungen sowie evtl. Wahn; in der Regel Teil einer bipolaren affektiven Störung

16.3.1 Klinisches Erscheinungsbild

Hauptsymptome der manischen Patienten sind Ideenflucht (beschleunigtes Denken), gesteigerter Antrieb und gehobene Stimmung. Oft überschätzen sie ihre Möglichkeiten und Fähigkeiten und sind in ihrer Kritik- und Urteilsfähigkeit deutlich eingeschränkt. Sie fühlen sich ausgesprochen wohl und keineswegs krank *(heitere Manie)*. Einige Betroffene sind aber auch gereizt und aggressiv, insbesondere wenn ihre Umgebung sich ihnen widersetzt *(gereizte Manie)*.

Vorkommen manischer Zustände

Manische Zustände kommen (fast) nie als monopolare Erkrankung vor, sondern sind Teil einer bipolaren affektiven Störung (➤ Kap. 16.4) oder Begleitsymptom verschiedener psychiatrischer Krankheitsbilder:
- Schizoaffektive Psychosen (➤ Kap. 15.2)
- Nebenwirkung von Medikamenteneinnahme, z. B. Glukokortikoide, MAO-Hemmer (➤ Pharma-Info 16.1), Steroide, Antiparkinsonmedikamente
- Somatische Erkrankungen, z. B. Hirntumoren (➤ Kap. 7.1)
- Drogenmissbrauch, z. B. Psychostimulanzien, Amphetamine

Symptome

Typische Symptommuster

- **Ideenflucht:** Das Denken ist beschleunigt, aber auch flüchtiger als sonst, die Kranken springen von Einfall zu Einfall. Durch äußere Eindrücke werden sie sofort abgelenkt, sie können sich nicht mehr konzentrieren.
- **Wahn:** Als Ausdruck der veränderten Grundstimmung dominieren Größenideen. So ist eine manische Patientin z. B. der felsenfesten Überzeugung, durch ihre Spenden die Armut auf der Welt beseitigt zu haben, und feiert dies mit allen Mitpatienten.
- **Antriebssteigerung:** Sie führt zu psychomotorischer Erregung, Bewegungsdrang und Redefluten. Manische Patientinnen eilen von einer Beschäftigung zur nächsten, meist ohne zu einem Ergebnis gekommen zu sein, und entwickeln große Energien. In schweren Fällen sind sie so erregt, dass sie toben und Gegenstände zerstören.
- **Vegetative Symptome:** Hierzu zählen insbesondere verkürzte Schlafdauer und gesteigerte Libido. Beides wird von den Patienten aber nicht als störend empfunden.
- **Psychomotorische Erregung:** Die Patientinnen sind typischerweise ständig in Bewegung, versuchen zu entweichen und suchen andauernd das Gespräch mit Patienten und Pflegenden.
- **Kritikminderung:** Gehobene Stimmung, Größenideen und Antriebssteigerung führen beim Kranken oft zu einem Realitätsverlust und unüberlegten Handlungen. Typisch sind Verschuldung durch maßlose Einkäufe, Übernahme unerfüllbarer Verpflichtungen und unüberlegte Geschäftsgründungen. Zwischenmenschliche Kontakte werden schnell hergestellt und ebenso schnell wieder gelöst; ungewöhnlich schnell lassen sich Betroffene auf sexuelle Kontakte ein.

Spezielle Symptommuster

In Abhängigkeit von der Zusammenstellung verschiedener Symptome kennt man spezielle Symptommuster:
- **Heitere Manie:** gekennzeichnet durch grundlose Heiterkeit, Übermut, Optimismus und Scherzhaftigkeit
- **Geordnete Manie:** typisch ist die fehlende Ideenflucht, das Denken erscheint völlig adäquat und geordnet
- **Verworrene Manie:** Ideenflucht bis zur Denkzerfahrenheit (➤ Kap. 15.1.2)
- **Gereizte Manie:** durch Reizbarkeit und Aggressivität geprägt
- **Überkochende Manie:** auf dem Gipfel der manischen Phase Ideenflucht, mangelndes Konzentrationsvermögen, gepaart mit Halluzinationen und paranoiden bis katatonen Symptomen

16.3.2 Behandlungsstrategien

Obwohl manische Patienten sich subjektiv bestens und gesund fühlen, müssen sie behandelt werden, um Schaden von ihnen und ihrer Umgebung abzuwenden. Bei akuter Eigen- oder Fremdgefährdung kann u. U. die Einweisung in eine geschlossene psychiatrische Abteilung notwendig sein.
Die unerlässliche **medikamentöse Therapie** setzt an mehreren Punkten an:
- Medikamentöse Therapie mit Neuroleptika, Lithium, Valproat oder Carbamazepin
- Sedierung mit Benzodiazepinen
- Rückfallprophylaxe mit Lithium, Carbamazepin, Valproat oder Olanzapin.

Eine Psychotherapie ist während der akuten Erkrankung meist nicht möglich, da die Patientinnen ihre Probleme nicht erkennen können. Dennoch benötigen die Patienten eine enge supportive *(stützende)* Begleitung.

Medikamentöse Akuttherapie

Die **medikamentöse Therapie in der Akutphase** stützt sich in erster Linie auf die Gabe von Neuroleptika (➤ Pharma-Info 15.1) und Lithium (➤ Pharma-Info 16.2). Bei schweren akuten manischen Phasen werden Benzodiazepine (➤ Pharma-Info 16.3) und Neuroleptika kombiniert. Nebenwirkungen wie Dyskinesien erfordern die Gabe von

Biperiden (z. B. Akineton®) oder einen Neuroleptikawechsel. Lithium eignet sich zur Behandlung von Manien, weil es in der Regel weniger Nebenwirkungen aufweist als die Behandlung mit Neuroleptika. Die Wirkung tritt jedoch erst nach ca. 1 Woche ein, also merklich später als bei den Neuroleptika. Das kann die Behandlung gerade hochmanischer, gereizter Patienten mit Lithium zu einem großen Problem machen.

Weitere Möglichkeiten sind Carbamazepin und Valproat. Letzteres ist bei Rapid-Cyclern sogar überlegen.

Neue Untersuchungen zeigen eine antimanische und auch phasenprophylaktische Wirkung verschiedener atypischer Neuroleptika/Antipsychotika, allen voran Olanzapin (z. B. Zyprexa®). Aber auch Aripiprazol (Abilify®) soll eine antimanische Wirkung haben.

Pharma-Info 16.2

Lithium

Indikation Lithium (z. B. Quilonum®) wird eingesetzt zur:

- Prophylaxe rezidivierender depressiver Störungen und Manien
- Prophylaxe schizoaffektiver Psychosen
- Akutbehandlung der Manie
- Unterstützung der Antidepressiva bei der Akutbehandlung einer Depression
- Therapie einer bestimmten Kopfschmerzform (Cluster-Kopfschmerz ➤ Kap. 13.4.2).

Bei etwa 75 % der Patientinnen verringern Lithiumsalze die Rückfallquote bei episodisch verlaufenden Depressionen und/oder Manien.

Nebenwirkungen Die Lithiummedikation muss vom Patienten sehr exakt und gewissenhaft eingenommen werden, da es leicht zu **Überdosierungen** mit Vergiftungserscheinungen kommen kann. Die Patientin ist darauf hinzuweisen, dass sie bei ersten Anzeichen einer solchen Überdosierung sofort den Arzt aufsuchen muss (Übelkeit, Erbrechen, Durchfall, Handtremor, Abgeschlagenheit, Müdigkeit, Schwindel, verwaschene Sprache). Da der Lithiumspiegel im Blut sehr eng mit dem Wasserhaushalt des Körpers zusammenhängt, muss der Patient auf Änderungen im Wasserhaushalt achten (z. B. starkes Schwitzen, fiebrige Erkrankungen, Nierenerkrankungen, Diarrhöen). Nebenwirkungen einer Lithiumtherapie können darüber hinaus sein: Fingerzittern, Polyurie, verstärkter Durst, Schilddrüsenunterfunktion und -vergrößerung sowie – für viele besonders belastend – Gewichtszunahme. Lithiumsalze sind außerdem teratogen (d. h., sie rufen in der Schwangerschaft Fehlbildungen hervor). Bei Frauen im gebärfähigen Alter ist daher auf eine geeignete Kontrazeption zu achten.

Die vielfältigen, aber insgesamt nicht oft auftretenden Nebenwirkungen machen entsprechende Kontrollen erforderlich: Vor Beginn der Behandlung sind Körpergewicht, Halsumfang, Urinstatus, Blutbild, Kreatinin, Elektrolyte, Blutzucker, Schilddrüsenwerte und EKG zu überprüfen. Diese Kontrollen werden in regelmäßigen Abständen nach Arztanordnung wiederholt und im sog. **Lithiumausweis** (➤ Abb. 16.6) dokumentiert. Der Serumlithiumspiegel wird zu Beginn der Behandlung wöchentlich, später monatlich bis ¼-jährlich bestimmt, außerdem bei jedem Verdacht auf Überdosierung oder Einnahmefehler.

Kontraindikationen Schwere Herz- und Nierenleiden, Nebennierenunterfunktion sowie eine (geplante) Schwangerschaft.

Pflegerische Begleitung Die Pflegenden beobachten Patienten nicht nur auf mögliche Nebenwirkungen der Lithiumbehandlung und etwaige Anzeichen einer Überdosierung, sondern auch auf Erkrankungen, die zu einer erhöhten Gefahr der Intoxikation führen (z. B. Durchfall, Erbrechen, Fieber). Die Patientinnen sollten keine Medikamente eigenmächtig einnehmen (auch frei verkäufliche Schmerzmittel oder harntreibende Tees können den Lithiumspiegel erhöhen) und Speisen normal salzen.

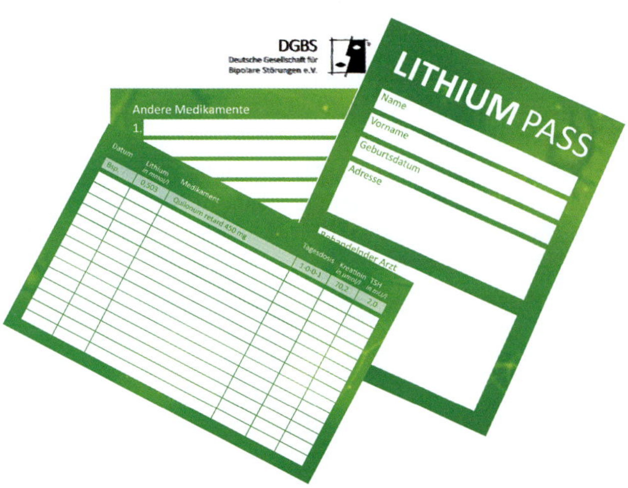

Abb. 16.6 Jede Person, die ein Lithiumpräparat einnimmt, sollte stets einen **Lithiumausweis** bei sich tragen. [W1383]

Patientenberatung

Die **Aufklärung** sowohl der Patientin als auch der Angehörigen über Verlauf, Frühsymptome, Gefahren, Auslöser und Prophylaxe der Manie ist in mehrerlei Hinsicht besonders wichtig. Zum einen haben manische Patienten meist keinerlei Krankheitseinsicht und sehen sich nicht als behandlungsbedürftig an. Zum anderen müssen Angehörige oft die Konsequenzen des maßlosen Handelns der Patientinnen tragen. Dazu gehört es, in ihrem privaten Umfeld für Verständnis zu werben, zu vermitteln oder auch juristische Konflikte zu regeln. Viele Angehörige fühlen sich überfordert und haben ein schlechtes Gewissen, wenn sie die Patienten in die Klinik bringen und behandeln lassen.

VORSICHT

Gefährlich ist die **Lithiumintoxikation.** Sie wird durch kochsalzarme Diät, Verlust von Natrium und Flüssigkeit (Diarrhö, Erbrechen, Schwitzen, Fieber, Diuretika) oder falsche Einnahme des Präparats begünstigt und zeigt sich zunächst durch gastrointestinale Symptome sowie uncharakteristische ZNS-

Erscheinungen (Müdigkeit, Apathie, Schwindel, Tremor). In schwersten Fällen kommt es zu zerebralen Krampfanfällen, Koma, Herzrhythmusstörungen und akutem Nierenversagen. Die Behandlung ist nur auf einer Intensivstation möglich und umfasst neben symptomatischen Maßnahmen eine forcierte Diurese und Hämodialyse.

16.3.3 Pflege eines Menschen mit einer Manie

Dem inneren Gefängnis eines depressiven Menschen steht die Grenzenlosigkeit der an einer Manie erkrankten Person gegenüber. Manisch Erkrankte zeigen in der akuten Krankheitsphase meist **keine Krankheitseinsicht,** weshalb es oftmals sehr schwierig ist, den Patienten ihre Verhaltensweise zu spiegeln, da sie diese nicht oder nur schwer als Krankheitssymptom annehmen können.

Gesprächsführung und Beziehungsgestaltung

Die **Kommunikation** zu den Patientinnen bleibt ruhig, sachlich und klar. Keinesfalls lassen Pflegende sich auf Witzeleien, Sprüche oder Anzüglichkeiten ein, um die Patienten nicht noch in ihrem Verhalten zu bestärken. Sie bremsen hingegen vorsichtig die Redeflut der Patientinnen. Wichtig ist es, den Patienten mögliche Freiräume zu lassen, aber auch die nötigen Grenzen aufzuzeigen und die eigenen Grenzen zu bewahren. Dies erfordert eine konsequente und einheitliche Linie im Team, klare Regeln und Strukturen. Wahnideen werden weder bestärkt noch aberkannt. Konfliktgespräche werden weitestgehend vermieden, ggf. ist deeskalierendes Handeln angebracht. Etwaige verbale Entgleisungen (Beschimpfungen) oder Impulsdurchbrüche sind krankheitsbedingt und dürfen keinesfalls persönlich genommen werden.

Auf die **Stationsatmosphäre** wirkt sich die Anwesenheit bereits *einer* manischen Person mitunter auflockernd aus – sie regt Mitpatientinnen an, macht Scherze und sorgt durch vielerlei andere unkonventionelle Aktivitäten für allgemeines Aufsehen. Die Pflegenden müssen verhindern, dass andere Patienten zu sehr einbezogen oder gar in Mitleidenschaft gezogen werden. An einer Manie Erkrankte können mitunter die Grenzen anderer Menschen nicht richtig wahrnehmen. Eventuell müssen manische Patientinnen auch von anderen manischen Patienten abgeschirmt werden, damit sich die Atmosphäre nicht zu sehr „hochschaukelt".

Ein weiteres, sehr häufig zu beobachtendes Phänomen ist die **sexuelle Enthemmtheit** manischer Patienten in der Akutphase. Mitpatientinnen sind daher unbedingt vor etwaigen sexuellen Beleidigungen oder Übergriffen zu schützen, die eigene Distanz ist dringend zu wahren.

Nach der Akutphase leiden die Patientinnen häufig unter **Schuldgefühlen,** bei deren Bewältigung die Pflegenden durch Krankheitsaufklärung und Verständnis helfen können. Vorhaltungen sind absolut unangebracht und fachlich falsch. Aus dieser Gefühlslage heraus kann eine ernsthafte depressive Verstimmung entstehen. Auch ist ein **Suizidrisiko** zu beachten, das in dieser Phase durchaus erhöht ist.

Umgang mit Antriebssteigerung und Hilfe bei der Alltagsbewältigung

Weitere charakteristische Symptome der Manie sind die **Antriebssteigerung** und der stark **ausgeprägte Bewegungsdrang** der Betroffenen. Pflegende lassen sich nicht von der Hektik und Umtriebigkeit anstecken und sorgen für eine möglichst reizarme Umgebung. Allerdings provozieren Bewegungseinschränkungen nicht selten Gereiztheit bis hin zu Aggressivität. Um dem vorzubeugen, wird den Patienten ausreichend Entfaltungsspielraum gewährt und die Möglichkeit geboten, ihre übersteigerte Energie auszuleben, ohne sich dabei zu überfordern.

Auf keinen Fall dürfen Patienten durch ein Überangebot an Freizeitaktivitäten oder Beschäftigungsangeboten überstimuliert werden. Im Bereich der kreativen Aktivitäten empfiehlt sich z. B. Malen, während motorische Unruhezustände und Bewegungsunruhe durch gezielte Bewegungsmaßnahmen erfolgreich kompensiert werden können. Wegen der möglichen **Ideenflucht** ist es in diesem Zusammenhang ratsam, den Patientinnen nicht eine Vielzahl von Beschäftigungsmöglichkeiten anzubieten, sondern sie z. B. nur zwischen bestimmten Alternativen wählen zu lassen und sie zu ermuntern, diese Tätigkeit auch zu beenden.

Manische Patienten müssen auch vor sich selbst bzw. den Folgen ihres krankheitsbedingten Handelns geschützt werden. In der akuten Krankheitsphase neigen viele Betroffene dazu, großzügig bis verschwenderisch mit **Geld** umzugehen und größere Anschaffungen vorzunehmen oder aber Mitpatientinnen zu Geschäften zu überreden oder sie zu beschenken. Deshalb sollte dringend darauf geachtet werden, dass sich Betroffene nicht verschulden. Mitpatienten werden darauf hingewiesen, weder Geld noch Gegenstände jeglicher Art zu verleihen oder anzunehmen. Wichtig ist in diesem Zusammenhang, dass Verträge, die im manischen Zustand abgeschlossen werden, rechtlich unwirksam sind. Auch das Telefonverhalten der Patientinnen muss mitunter beobachtet und kontrolliert werden, damit sich Betroffene weder durch hohe Telefongebühren noch durch telefonische Bestellungen finanziell ruinieren. Oftmals macht es Sinn, manischen Patienten ihr Geld einzuteilen und Mobiltelefone unter Verschluss zu halten.

Viele Patientinnen neigen zudem zu **unkontrollierter Nahrungsaufnahme.** Sie nehmen häufig ein natürliches Sättigungsgefühl nicht mehr wahr und essen und trinken dann ggf. im Übermaß. Durch die Überaktivität kann es jedoch gleichermaßen vorkommen, dass die Patienten viel zu schnell essen, weil sie gedanklich bereits mit anderen Dingen beschäftigt sind. Besonders beim Essen sollte daher für eine möglichst ruhige und reizarme Umgebung gesorgt werden. Dies kann auch bedeuten, dass Patientinnen (mit oder ohne pflegerische Begleitung) ihr Essen in einer Kleingruppe oder auch allein in ihrem Zimmer einnehmen, wo sie nicht durch Mitpatienten oder andere äußere Reize von der Nahrungsaufnahme abgelenkt wird. Es muss darauf geachtet werden, dass Patientinnen regelmäßige Mahlzeiten und angemessene Portionen, die ggf. auch von Pflegenden eingeteilt werden, zu sich nehmen.

Eng mit der Nahrungsaufnahme verknüpft ist die **Verdauung.** Viele manische Patientinnen vernachlässigen in der akuten Krankheitsphase die natürlichen physiologischen Vorgänge, sodass Pflegende auch auf die Verdauung der Betroffenen achten und ggf. regulierende Maßnahmen ergreifen.

Des Weiteren ist einer Vernachlässigung von **Körper- und Kleiderpflege** sowie der Ordnung und Sauberkeit im direkten Umfeld der Patienten (besonders des Patientenzimmers) pflegerisch durch Motivation, Anleitung oder direkte Hilfestellung zu begegnen, wobei die Toleranzgrenze nicht zu eng gesteckt sein sollte.

Die motorische Unruhe zeigt sich nicht nur tagsüber. Manische Patientinnen haben oft **erhebliche Schlafstörungen** und sind während der Nacht sehr unruhig. Eine ausführliche Dokumentation des Schlafverhaltens ist zur Kontrolle sehr wichtig. In akuten Phasen ist die Gabe von Schlafmedikamenten sinnvoll, da die Patientin ansonsten in einen völlig verschobenen Tag-Nacht-Rhythmus gerät und zudem Mitpatienten nachts stört. Zusätzlich werden den Betroffenen noch alternative Möglichkeiten wie entspannende Bäder oder Tees angeboten.

Pharma-Info 16.3

Benzodiazepine

Wirkungen Benzodiazepine sind Medikamente, die angstlösend, sedierend (beruhigend), schlafanstoßend, antikonvulsiv (antiepileptisch) und (zentral) muskelentspannend wirken.
Indikationen In der Psychiatrie sind sie kurzzeitig zur Behandlung von Angst (z. B. bei psychotischen Spannungszuständen oder sehr schweren Depressionen) indiziert. Außerdem eignen sie sich zur Therapie akuter Anspannung (z. B. präoperativ), als Antiepileptikum (➤ Kap. 9.3.4) und zur Sedierung (etwa des Herzinfarktpatienten).
Nebenwirkungen Benzodiazepine sind in der Regel gut verträglich. Die wichtigste akute Nebenwirkung ist Müdigkeit (Beeinträchtigung der Fahrtüchtigkeit!). Die Toxizität von Benzodiazepinen ist gering, d. h., sie sind recht „sichere" Medikamente. Allerdings sind sie in höherer Dosierung aufgrund von Atemdepression lebensgefährlich. Auch muss das Akkumulationsrisiko beachtet werden!
Antidot Für die Behandlung akuter Überdosierungen (etwa als Suizidversuch mit gesammelten Tabletten) steht heute als spezifisches Antidot Flumazenil (Anexate®) zur intravenösen Gabe zur Verfügung.
Langzeiteinnahme Bei Langzeiteinnahme von Benzodiazepinen besteht **Suchtgefahr** – eine Suchtentwicklung kann bereits nach wenigen Wochen eintreten. Viele Patientinnen brauchen immer höhere Dosen. Bei plötzlichem Absetzen kommt es zu Entzugssymptomen wie Schlaflosigkeit, Unruhe, Zittern, Angstzuständen und Albträumen, in schweren Fällen zu zerebralen Krampfanfällen und Delirien.
Kontraindikationen Akute Alkohol-, Rauschgift- oder Psychopharmakavergiftungen. In Schwangerschaft und Stillzeit sowie bei Suchtgefährdung ist auf eine enge Indikationsstellung zu achten.
Darreichungsformen Benzodiazepine werden meist oral als Tabletten, Dragees oder Tropfen verabreicht. Ein Teil der zahlreichen Präparate ist auch für die rektale Anwendung (z. B. zur Prämedikation und Anfallsbehandlung bei Kindern) oder zur intravenösen Injektion erhältlich.

Benzodiazepine

Suchtpotenzial
Benzodiazepine werden weitaus häufiger eingesetzt (etwa als Schlafmittel), als es sinnvoll ist, und sind in zahlreichen Kombinationspräparaten (z. B. gegen Muskelverspannungen) enthalten. Ihr **Suchtpotenzial** wird von Angehörigen medizinischer Berufe leider oft unterschätzt.

Atmung beobachten
Da Benzodiazepine eine zentrale Hemmung der Atmung bewirken, muss insbesondere bei intravenöser Gabe und bei Patienten mit vorbestehenden Atemstörungen die Atmung des Patienten beobachtet werden.

16.4 Bipolare affektive Störungen

Von einer **bipolaren affektiven Störung** spricht man, wenn Betroffene depressive und manische Phasen im Wechsel erlebt. Die einzelnen Phasen dauern Tage bis Monate an. Dazwischen kann eine symptomfreie Zeit von einigen Tagen bis zu mehreren Jahren liegen.

Der Umschwung in die andere Phase kann auch völlig unvorhersehbar innerhalb weniger Stunden erfolgen. Diesen schnellen Phasenwechsel (laut Definition 4 × jährlich und mehr) bezeichnet man als **Rapid-Cycler-Syndrom.**

DEFINITION

- **Rapid-Cycler-Syndrom:** mindestens 4 bipolare Krankheitszyklen pro Jahr
- **Ultra-Rapid-Cycler-Syndrom:** Phasenwechsel innerhalb von 48 h, kurze Phasendauer

Behandlungsmöglichkeiten und Phasenprophylaxe

Bei bipolaren Verläufen ist es wichtig, den ständigen Phasenwechsel zu durchbrechen, um Patienten und Angehörige zu entlasten. Dies gelingt am besten mit einer langfristig angelegten **Phasenprophylaxe.** Sie wird mit Lithium, ggf. auch Carbamazepin durchgeführt. Bei ca. 75 % der Patientinnen ist eine deutliche Besserung bzgl. Anzahl, Dauer und Schweregrad der einzelnen Phasen zu erkennen. Beim Rapid-Cycler-Syndrom ist die Phasenprophylaxe mit Valproat wahrscheinlich wirksamer.

Um die therapeutisch wirksame Dosis genau einstellen zu können, muss der *Lithiumspiegel* im Plasma zu Beginn der Therapie wöchentlich kontrolliert werden. Schwerwiegende Nebenwirkungen treten bei korrekter Lithiumtherapie nur selten auf.

Zur Prophylaxe gehören aber immer auch eine regelmäßige Psychotherapie (➤ Kap. 14.7.3) und Veränderungen in der Lebensweise, z. B. das Erlernen von Techniken zur Stressbewältigung (➤ Kap. 14.7.4).

Pflegerische Begleitung

Die Pflege ist der Phase angepasst, in der sich Betroffene gerade befinden. [vgl. 6]

Pflege von depressiven Patienten, ➤ Kap. 16.2.5

Pflege von manischen Patienten, ➤ Kap. 16.3.3

LITERATUR UND KONTAKTADRESSEN

Literaturnachweis

1. Tölle R. Depressionen: Erkennen und behandeln. 2. A. München: Beck 2003.
2. Hautzinger M. Kognitive Verhaltenstherapie bei Depressionen. 7. A. Weinheim: Beltz 2013.
3. Schulz M. Pflege von depressiven Patienten. Heilberufe 2009; 61: 25–26.
4. Gold K, Gühne M (Hrsg.). Einzel- und Gruppenaktivitäten in der psychiatrischen Pflege. München: Elsevier Urban & Fischer 2008.
5. Cleve J. Licht am Ende des Tunnels. Wie Depressive und ihre Angehörigen sich selbst helfen können. 2. A. Bern: Huber 2000.
6. Bock T, Kösler A. Spannungsfelder bei Patienten mit bipolaren Erkrankungen – eine besondere Herausforderung in der Pflege. Psych Pflege 2005; 11: 275–278.
7. Lesch KP. Neurogenomics of depression. In: Licinio J, Wong ML (eds.). Biology of Depression. Weinheim: Wiley-VCH 2005.
8. Lesch KP. Neurogenomics of depression. In: Licinio J, Wong ML (eds.). Biology of Depression. Weinheim: Wiley-VCH 2005.
9. Köhler T. Affektive Störungen: Biologische und psychologische Erklärungsansätze – biologische und psychologische Therapien. Tübingen: dgvt-Verlag 2016.
10. Fuchs T, Berger M. Affektive Störungen: Klinik – Therapie – Perspektiven. Stuttgart: Schattauer 2013.
11. Holtmann M, Legenbauer T, Grasmann D. Störungen der Affektregulation. Göttingen: Hogrefe 2017.
12. Meyer T, Hautzinger M. Bipolare Störungen: Kognitiv-verhaltenstherapeutisches Behandlungsmanual. Mit Online-Materialien. Weinheim: Beltz 2013.
13. Assion HJ, Brieger P. Bipolare Störungen: Das Praxishandbuch. Stuttgart: Kohlhammer Verlag, 2021.

Kontaktadressen

Stiftung Deutsche Depressionshilfe, www.deutsche-depressionshilfe.de, Info-Telefon Depression: 0800/33 44 533

Deutsche Gesellschaft für Bipolare Störungen e. V. (DGBS), Postanschrift der Geschäftsstelle: DGBS, Klinik für Psychiatrie, Heinrich-Hoffmann-Straße 10, 60528 Frankfurt am Main; Beratungstelefon: 0800/55 33 33 55; www.dgbs.de

KAPITEL

17 Pflege von Menschen mit organisch bedingten psychischen Störungen

Pflegesituation

Hintergründe zur Pflegesituation

Pflegerisches Setting: stationäre Akutpflege, Psychiatrie
Patientin: Frau Elisa Hosseini, 34 Jahre
Diagnose: Epilepsie

So kenne ich meine Schwester nicht

Es ist kurz vor Ende Ihres Nachtdienstes, als ein Anruf aus der Notaufnahme der psychiatrischen Klinik eingeht. Eine neue Patientin wird angekündigt. Ronja Hosseini, sichtlich angespannt, hat ihre Schwester Elisa, 34 Jahre alt, zur stationären Aufnahme gebracht. Im Aufnahmegespräche schildert Ronja die letzten Tage als zunehmend belastend: Elisa sei immer verwirrter geworden, habe kaum geschlafen, Stimmen gehört, spreche von einer Bedrohung durch die Nachbarn und wirke „nicht mehr wie sie selbst". Besonders beunruhigend sei gewesen, dass Elisa mitten in der Nacht plötzlich alle Fenster schloss und sich im Badezimmer verbarrikadierte – sie sagte, sie müsse sich verstecken.

Beim Aufnahmegespräch sitzen Sie als Pflegefachkraft gemeinsam mit Dr. Kampel, dem diensthabenden Psychiater, und den beiden Schwestern in einem kleinen, ruhigen Raum. Ronja wirkt erschöpft und ringt mit den Tränen, während sie beschreibt, wie stark sich Elisas Verhalten in den letzten Tagen verändert hat. *„So kenne ich meine Schwester nicht"*, sagt sie unter Tränen.

Elisa Hosseini selbst wirkt in diesem Moment abwesend, aber nicht akut aggressiv oder bedrohlich. Sie ist ruhig, hält wenig Blickkontakt und scheint geistig woanders zu sein. Doch als Dr. Kampel erste diagnostische Vermutungen in Richtung einer Schizophrenie äußert, klinkt sich Elisa plötzlich aktiv ins Gespräch ein. Mit leiser, aber bestimmter Stimme sagt sie: *„Ich leide unter Epilepsie. Seit meinem 16. Lebensjahr. Temporallappenepilepsie. Ich nehme eigentlich Valproat – 1.000 Milligramm – aber ich habe es in letzter Zeit nicht mehr regelmäßig genommen. Ich ... ich hatte so viel Stress. Und irgendwie dachte ich, die Tabletten vergiften mich."*

Nach dem Gespräch wird Elisa aufgenommen und auf der geschützten Station untergebracht. Sie zeigt keine Krankheitseinsicht, wirkt weiterhin misstrauisch und zieht sich zurück. Es wird ein Neurologe hinzugezogen, der eine EEG-Diagnostik und eine körperliche Untersuchung durchführt. Die neurologische Einschätzung ergibt: Die psychotischen Symptome stehen mit hoher Wahrscheinlichkeit im Zusammenhang mit einem vor wenigen Tagen erlebten epileptischen Anfall.

Es handelt sich also um eine postiktale Psychose – eine bekannte, aber oft schwer erkennbare Komplikation bei chronischer Epilepsie. Eine Behandlung mit Olanzapin 5 mg wird eingeleitet, zusätzlich wird Elisa wieder auf eine regelmäßige Einnahme von Valproat eingestellt.

Bereits nach wenigen Tagen zeigt sich eine Besserung der psychotischen Symptome. Elisa beginnt, die Wahninhalte als „eigenartig“ zu hinterfragen, äußert erste Zweifel an ihrer vorherigen Wahrnehmung. In Gesprächen mit Ihnen als Pflegefachkraft zeigt sie sich zunehmend zugänglicher, hört aufmerksam zu und nimmt Angebote zur Tagesstruktur wieder an.

Lernfragen:

1. Als Pflegefachkraft begleiten Sie Elisa besonders intensiv in dieser sensiblen Übergangsphase. Erläutern Sie Ihre pflegerischen Schwerpunkte bei der Begleitung.
2. Die Pflegefachkraft spielt für die zu pflegende Person eine zentrale Rolle. Legen Sie dar, warum das im Fallbeispiel wichtig ist.
3. Die Epilepsie bildet ein komplexes Krankheitsbild ab. Beschreiben Sie, wie es zu psychotischen Symptomen im Rahmen einer Epilepsie kommen kann.
4. Benennen Sie, was vor der Entlassung von Elisa und für das Entlassmanagement notwendig sein könnte.

DEFINITION

Organisch bedingte psychische Störung (körperlich begründbare psychische Störung, traditionell: *exogene Psychose*): durch eine körperliche Erkrankung bedingte psychische Störung

17

17.1 Gemeinsame Kennzeichen organisch bedingter psychischer Störungen

Anders als bei den bisher beschriebenen Krankheiten werden in diesem Kapitel psychische Störungen beschrieben, die ganz oder überwiegend auf nachweisbare körperliche Erkrankungen zurückzuführen sind. Einer **organisch bedingten psychischen Störung** können verschiedene körperliche Erkrankungen zugrunde liegen. Immer jedoch ist das Gehirn in Mitleidenschaft gezogen: Entweder ist die Krankheit direkt im Gehirn lokalisiert (z. B. bei einem Gehirntumor oder Alzheimer-Demenz) oder das Gehirn ist sekundär betroffen (z. B. bei Leberschäden oder Schilddrüsenfunktionsstörungen).

17.1.1 Ursachen

Die **Ursachen** sind überaus vielfältig: Schädel-Hirn-Traumata (➤ Kap. 8.2), Tumoren (➤ Kap. 7.1) oder Abbauprozesse wie bei der Alzheimer-Demenz (➤ Kap. 22.4.1), entzündliche Prozesse (z. B. Enzephalitiden bei HIV oder Syphilis, ➤ Kap. 6), Herz-Kreislauf-Erkrankungen (Herzinsuffizienz, Gefäßverkalkungen), Exsikkose, aber auch Krankheiten, die das Gehirn sekundär in Mitleidenschaft ziehen, wie Leber- oder Niereninsuffizienz, Hormonstörungen wie Schilddrüsen- oder Nebennierenrindenüberfunktion, Vitaminmangelzustände oder konsumierende Erkrankungen wie Krebs.

Dabei ist die Beobachtung überraschend, dass ganz unterschiedliche Ursachen zu ähnlichen klinischen Bildern führen, denn das Gehirn antwortet auf verschiedene Schäden mit den gleichen Symptomen: „*Den zahlreichen und unterschiedlichen Verursachungen entsprechen aber keineswegs zahlreiche und verschiedene psychische Symptome. Weitgehend unabhängig von* der Art der Schädigung oder Funktionsstörung reagiert das Gehirn relativ gleichförmig.“ [vgl. 1] Die Symptomatik sagt also meist nichts über die Art ihrer Verursachung aus.

17.1.2 Einteilung

Organisch bedingte psychische Störungen können nach verschiedenen **Kriterien** eingeteilt werden:

- Nach dem zeitlichen Verlauf werden **akute** und **chronische** organisch bedingte psychische Störungen unterschieden.
- Nach der Lokalisation der zugrunde liegenden Erkrankung werden vielfach **hirnorganische** psychische Störungen (die Ursache liegt im Gehirn selbst) und **symptomatische** psychische Störungen (die Ursache liegt außerhalb des Gehirns) mit sekundärer Funktionsstörung des Gehirns unterschieden.

Üblicherweise jedoch werden heute organische psychische Störungen ebenso wie die übrigen psychischen Krankheiten nach der ICD-10 klassifiziert:

- Demenzen verschiedener Ursache (➤ Kap. 17.2.1, ➤ Kap. 22.4)
- Delir (➤ Kap. 17.2.1)
- Organisches amnestisches Syndrom (➤ Kap. 17.2.2)
- Sonstige psychische Störungen körperlicher Ursache (➤ Kap. 17.2.3)
- Organisch bedingte psychische Syndrome (➤ Kap. 17.2.4).

17.1.3 Diagnostik und Differenzialdiagnose

Die **Diagnose** einer organisch bedingten psychischen Störung wird anhand des psychopathologischen Befunds (➤ Kap. 14.6), durch spezielle standardisierte Tests und durch technisch-medizinische Untersuchungen (➤ Kap. 1.7) zum Aufdecken der zugrunde liegenden Erkrankung gestellt. Manchmal ist die Ähnlichkeit zwischen organisch bedingten psychischen Störungen und anderen psychischen Erkrankungen, z. B. einer endogenen Depression (➤ Kap. 16.2) oder Schizophrenie (➤ Kap. 15.1), sehr groß. Oft kann dann auch der erfahrene Arzt nicht unterscheiden, ob eine psychische Störung organisch bedingt ist oder nicht. Daher steht vor der Diagnose einer psychischen Störung stets die Abklärung organischer Erkrankungen. Hierzu gehören die körperliche Untersuchung bei Krankenhausaufnahme durch den Arzt, Blutentnahme, EKG, EEG und schließlich bei entsprechendem Verdacht auch weiterführende Untersuchungen wie kranielle Computertomografie (cCT) oder Magnetresonanztomografie (cMRT) (➤ Kap. 1.7.3), Liquoruntersuchungen (➤ Kap. 1.7.2), Ultraschalluntersuchungen (➤ Kap. 1.7.5) etc.

17.2 Organisch bedingte psychische Syndrome

17.2.1 Demenz und Delir

Funktionsstörungen oder Schädigungen des Gehirns können sich auf zwei Arten zeigen:

- als chronisches, überdauerndes Syndrom, das als „Demenz“ oder „organisches Psychosyndrom“ bezeichnet wird; bei leichterer Ausprägung spricht man von „leichter kognitiver Störung“.
- Zum anderen kann die Störung akut und vorübergehend sein, dann spricht man vom „Delir“.

Hier entspricht die Begriffsbestimmung nicht dem klinischen Alltagsgebrauch, in dem bei „Demenz“ oft die Altersdemenz gemeint ist, bei „Delir“ oft das Alkoholdelir.

Demenz

Da die Betroffenen vornehmlich in der Gerontopsychiatrie betreut werden, wird die **Demenz** ausführlich in ➤ Kap. 22.4 dargestellt.

Delir

Das **Delir** ist der Prototyp der akuten organischen Psychose. Ein Delir findet sich nicht nur beim Alkoholentzug, es kann auch vorkommen bei Medikamentenunverträglichkeiten oder -überdosierungen, bei Hyperthyreose, hochfiebrigen Erkrankungen, Exsikkose etc. Leitsymptom ist die praktisch immer vorkommende Bewusstseinsstörung (im Gegensatz zu dementen Patienten, die zwar desorientiert, aber bewusstseinsklar sind). Im Delir ist das Bewusstsein getrübt, das Denken ist verwirrt bis zur Zusammenhanglosigkeit. Dieses inkohärente *(nicht zusammenhängende)* Denken weist keinerlei inneren Zusammenhang auf, wie es z. B. beim zerfahrenen Denken von schizophren Erkrankten (➤ Kap. 15.1.1) oder beim ideenflüchtigen Denken eines an einer Manie erkrankten Patienten (➤ Kap. 16.3.1) zumindest noch ansatzweise erkennbar sein kann. Die Betroffenen sind in der Regel extrem unruhig, dabei ratlos und ängstlich. Oft liegen optische Halluzinationen vor (krabbelnde Tiere, Flocken in der Luft). Die Patientinnen laufen in ihrer Unruhe oft ziellos auf der Station umher, kramen oder nesteln ständig und zeichnen sich insgesamt durch extreme motorische Unruhe aus. Die Stimmung schwankt sehr stark zwischen depressiv-klagsam und gereizt-euphorisch. Die Handlungen der Patienten sind ziellos, das Urteilsvermögen ist praktisch aufgehoben.

Im **Prädelir,** einer Vorstufe des Delirs, findet sich eine flüchtige vegetative Symptomatik mit Schreckhaftigkeit, Schlafstörungen, Schwitzen und morgendlichem Tremor; die Patientinnen zeigen zunehmende Unruhe und Umtriebigkeit.

Das Delir ist eine schwerwiegende Erkrankung. Bei voller Ausprägung führt es unbehandelt bei ca. 15 % der Betroffenen zum Tode; optimal behandelt liegt die Letalität immer noch bei 1–2 %. Ein Delir klingt typischerweise nach 5–7 Tagen ab. Vitamin-B-Mangelzustände sind insbesondere beim Alkoholdelir gefährlich und können zu einem Korsakow-Syndrom (➤ Kap. 17.2.2) führen. Nach Abklingen besteht oft eine Erinnerungslosigkeit für die Zeit des Delirs (Amnesie).

Die Behandlung erfolgt je nach Ursache. Wichtig ist zunächst, die Ursache auszuschalten (Alkohol, Medikamente, Fieber, Exsikkose etc.). Beim Alkoholdelir kann mit Clonidin (z. B. Catapresan®), Carbamazepin (➤ Pharma-Info 9.1), Clomethiazol (z. B. Distraneurin®) und Haloperidol (➤ Pharma-Info 15.1) behandelt werden.

Pflege von Menschen mit einem Delir

Die pflegerische Betreuung deliranter Patienten beinhaltet gleichermaßen somatische wie auch psychiatrische Aspekte.

Aus **somatischer** Sicht ist auf eine kontinuierliche Krankenbeobachtung zu achten, da die vegetative Begleitsymptomatik sehr stark ausgeprägt sein kann. Die Patientinnen fiebern, schwitzen stark, zeigen einen Tremor und z. T. gefährlich erhöhte Vitalwerte. Dies erfordert eine engmaschige Überwachung der Betroffenen mit regelmäßigen Kontrollen von Puls, Blutdruck, Blutzucker, Körpertemperatur, Atmung sowie Ein- und Ausfuhr und die entsprechende Dokumentation. Es ist unbedingt auf eine ausreichende Flüssigkeitszufuhr zu achten. Um ein entstehendes Delir möglichst frühzeitig zu erkennen, ist die regelmäßige Überwachung der Vitalparameter (Puls, Blutdruck) insbesondere bei Risikopatientinnen (z. B. im Alkoholentzug) von großer Bedeutung.

VORSICHT

Notfall!

Bei Veränderungen im Krankheitszustand ist unbedingt der Arzt zu informieren, da bei schweren Verläufen mitunter eine intensivmedizinische Behandlung erforderlich sein kann!

Die **psychiatrische** Pflege deliranter Patientinnen ist besonders durch ein ruhiges und unmissverständliches Auftreten geprägt, das den Kranken ausreichend Sicherheit und Orientierung ermöglicht. Die oft mit massiven Angst- und motorischen Unruhezuständen einhergehende Verwirrtheit der Betroffenen macht eine Einzelbetreuung mit festen Bezugspersonen in den meisten Fällen unumgänglich. Um die Patienten insgesamt nicht zu überfordern, ist bei der Gesprächsführung darauf zu achten, ihnen durch kurze und verständliche Aussagen oder einfache Fragen zu begegnen. Auch nichtsprachliche Äußerungen (nonverbale Botschaften) oder leichte Berührungen haben auf manche Patientinnen einen positiven Einfluss. Beruhigend wirkt sich auf die Patienten zudem eine ruhige, reizarme und ansprechende Gestaltung der Räumlichkeiten aus. Es sollte daher unbedingt darauf geachtet werden, Außenreize zu minimieren und den Patientinnen einen geregelten und übersichtlichen Tagesablauf zu bieten.

Verwirrte Menschen haben naturgemäß ein erhöhtes Sicherheits- und Schutzbedürfnis. Der Angst kann bereits durch geringen Aufwand wie z. B. dezente Lichtquellen im Zimmer oder vermehrte Kontrollgänge erfolgreich entgegengewirkt werden. Zum Schutz der Patienten kann evtl. auch ihre Sicherstellung notwendig sein (➤ Kap. 14.5.8).

17.2.2 Organisches amnestisches Syndrom

Das **organische amnestische Syndrom** ist eine besondere und seltene Ausprägung der Demenz. Gedächtnisstörungen stehen hier ganz im Vordergrund, während andere für die Demenz typische Symptome (Denk-, Antriebs-, psychomotorische und affektive Störungen) schwächer ausgeprägt sind oder ganz fehlen.

Es besteht eine auffallende Beeinträchtigung des Kurzzeit- und meist auch des Langzeitgedächtnisses. Daraus folgt Desorientiertheit, die oft begleitet ist von *Konfabulationen* (Füllen von Erinnerungslücken mit Vorgängen, die nur in der Fantasie existieren und in keinem Zusammenhang mit der Realität stehen). Die betroffene Person ist verwirrt. Die Wahrnehmung und andere kognitive Funktionen (einschl. des Intellekts) sind im Allgemeinen intakt.

Das ausschließlich durch alkoholtoxische Einflüsse verursachte amnestische Syndrom heißt auch **Korsakow-Syndrom** oder *Korsakow-Psychose.* Das Korsakow-Syndrom kann im Anschluss an ein schweres, wiederholtes Delir auftreten. Die Betroffenen zeichnen sich durch eine medikamentös nur schwer beeinflussbare ausgeprägte Unruhe aus, sie sind sehr umtriebig und benötigen oft eine intensive pflegerische Begleitung.

Pflege von Menschen mit einem organischen amnestischen Syndrom

Da das Korsakow-Syndrom eine ähnliche Symptomatik aufweist wie andere demenzielle Erkrankungen, richtet sich auch der allgemeine Umgang mit den Betroffenen in erster Linie nach den Richtlinien der *Pflege von Menschen mit einer Demenz* (➤ Kap. 22.5).

Ähnlich wie bei der Demenz ist der Pflegebedarf bzw. die Pflegeintensität bei Patienten mit Korsakow-Syndrom in unmittelbarem Zusammenhang mit dem Ausprägungsgrad der Organveränderungen zu sehen. Dieser Umstand erschwert eine Standardisierung der pflegerischen Aufgaben und macht eine individuelle und ressourcenorientierte Pflegeplanung erforderlich.

Da die primäre Ursache für ein Korsakow-Syndrom in einer jahrelangen Alkoholabhängigkeit bzw. jahrelangem Alkoholmissbrauch liegt, stellt **Alkoholabstinenz** das oberste Gebot für diese Patientinnen dar. Die Pflege in der Akutphase orientiert sich an den Behandlungsstrategien in der Alkoholentgiftung (➤ Kap. 23.4.3). Der Suchtdruck der Patienten ist in der ersten Zeit der Alkoholabstinenz stärker ausgeprägt, lässt in der Regel im weiteren Verlauf der Korsakow-Erkrankung jedoch deutlich nach.

Aufgrund der organischen Gehirnveränderungen leidet die Mehrzahl der Betroffenen unter **Gedächtnisstörungen,** die überwiegend das Kurzzeitgedächtnis, in besonders schweren Fällen jedoch auch das Langzeitgedächtnis betreffen. Mitunter vergessen die Betroffenen, was sie noch vor wenigen Minuten gesagt oder getan haben. Da ihre intellektuellen und sprachlichen Fähigkeiten in der Regel erhalten bleiben, neigen sie im „Bedarfsfall" zum **Konfabulieren** (s. o.), einem charakteristischen Phänomen des Korsakow-Syndroms. Hierbei wird nicht immer deutlich, ob sich die Betroffenen ihrer Erinnerungslücken bewusst sind und schämen und so lediglich versuchen, ihre Defizite durch „Notlügen" weniger offensichtlich werden zu lassen. Ebenso kann es jedoch auch sein, dass die Patientin von ihren Schilderungen fest überzeugt ist. Unabhängig davon, ob Betroffene bewusst oder unbewusst konfabulieren, bezichtigen die Pflegenden sie niemals des Lügens, sondern begegnen ihnen jederzeit wertschätzend und verständnisvoll.

Der Umgang mit Gedächtnisstörungen macht für die Pflegenden die **Biografiearbeit** zwingend erforderlich. Mit dem Wissen um die wichtigsten biografischen Daten des Patienten und mithilfe bestimmter **Validationstechniken** (➤ Kap. 22.5.3) lassen sich vereinzelte krankheitsbedingte Erinnerungslücken beim Patienten wieder vorsichtig schließen.

Die Gedächtnisstörungen der Betroffenen gehen meist auch mit **Verwirrtheitszuständen** und **Orientierungsstörungen** einher. Dies wird besonders auffällig, wenn die Patientinnen in eine fremde Umgebung kommen, z. B. zur Aufnahme in ein psychiatrisches Krankenhaus oder beim Umzug in ein Alten- oder Pflegeheim. **Orientierungshilfen** wie z. B. Namensschilder an den Patientenzimmern oder Wegweiser zur Toilette oder zu anderen wichtigen Räumen helfen den Patientinnen, sich in der fremden Umgebung besser zurechtzufinden. Je nach Gesundheitszustand und Orientierungsgrad ist eine geschützte/geschlossene Unterbringung sinnvoll, da die Patienten u. U. nicht eigenständig zu ihrer Station/Wohngruppe zurückfinden würden.

Viele Korsakow-Patienten fallen im stationären Setting zudem durch starke **motorische Unruhe** und Umtriebigkeit auf. Dieses Phänomen liegt – ähnlich wie z. B. auch eine gesteigerte Aggressionsbereitschaft – in erster Linie in ihrer Desorientiertheit begründet. Hier ist es wichtig, dass den Betroffenen ausreichend Bewegungsmöglichkeiten gegeben werden, z. B. durch Spaziergänge über den Stationsflur oder begleitet außerhalb des Krankenhauses. Der **Bezugspflege** (➤ Kap. 14.5.3) kommt eine besondere Bedeutung zu. Zwar lassen Unruhezustände desorientierter Patientinnen sich nicht allein durch Beziehungsarbeit vermeiden, mit zunehmendem Vertrauen in die Bezugspersonen fällt es den Betroffenen jedoch leichter, Ängste abzubauen und sich auf Hilfsangebote einzulassen.

17.2.3 Sonstige psychische Störungen körperlicher Ursache

Die hier beschriebenen Störungen zeichnen sich durch einige Besonderheiten aus: Bewusstseinsstörungen und kognitive Defizite sind in der Regel nicht zu beobachten, die Symptomatik ähnelt oft endogenen oder psychoreaktiven Erkrankungen, neben organischen finden sich oft andere zusätzliche Ursachen. Die Symptomatik kann flüchtig sein.

Organisch-depressive Störungen

Depressive Störungen können von einer Vielzahl organischer Krankheiten ausgehen. Sie hängen entweder direkt mit einer organischen Erkrankung des Gehirns zusammen, z. B. Demenz (➤ Kap. 22.4), Parkinson-Syndrom (➤ Kap. 5.2.1), Chorea Huntington (➤ Kap. 5.2.4), Hirninfarkt (➤ Kap. 2.1), multiple Sklerose (➤ Kap. 6.11), Epilepsie (➤ Kap. 9.3) und Schädel-Hirn-Trauma (➤ Kap. 8.2). Oder sie sind auf allgemein-körperliche Erkrankungen zurückzuführen, z. B. Infektionen (z. B. Tbc, Lungenentzündung), Schilddrüsenerkrankungen, Stoffwechselstörungen oder bösartige Tumoren.

Die Symptomatik ist sehr vielgestaltig und kann der einer Depression (➤ Kap. 16.2) entsprechen. Oft ist der organische Faktor nicht die alleinige Ursache, in der Regel bestehen noch andere Entstehungsbedingungen, z. B. belastende Lebensveränderungen. Überzufällig häufig treffen Altersdemenz und Depression zusammen.

Die Behandlung organisch-depressiver Patienten ist nicht wesentlich anders als die organisch gesunder. Die körperliche Grundkrankheit muss mit behandelt werden. Die medikamentöse Behandlung ist ähnlich; es treten allerdings rascher Nebenwirkungen auf. Auch Elektrokrampftherapie (➤ Kap. 14.7.2), Schlafentzug (➤ Kap. 14.7.2) und Psychotherapie (➤ Kap. 14.7.3) sind möglich.

Organisch-maniforme Störungen

Maniforme Störungen ähneln einer Manie (➤ Kap. 16.3). Oft fehlt den organisch-maniformen Zuständen allerdings das Ansteckende und Mitreißende der Manie, die organische Euphorie wirkt leer. Diese affektiven Störungen treten oft bei Patientinnen mit Hirntumoren (➤ Kap. 7.1) oder Hirntraumata (➤ Kap. 8.2) auf. Sie werden auch als symptomatische Manien bezeichnet. Auch hier unterscheidet sich die Behandlung prinzipiell nicht von der organisch gesunder Patienten.

Organisch-paranoide Störungen

Die Symptomatik kann einer paranoid-halluzinatorischen Schizophrenie (➤ Kap. 15.1.3) täuschend ähnlich sein. Auch werden **Wahnentwicklungen** bei organischer Hirnschädigung beobachtet. Vielfach kommt es auch unter organischer Schädigung zur Entwicklung von **Halluzinosen,** die sich durch Halluzinationen und Wahn auszeichnen. Bewusstseinsstörungen wie beim Delir liegen nicht vor. Der Verlauf kann akut und vorübergehend, aber auch chronifizierend sein. Vorkommen von Halluzinosen:

- **Optische Halluzinose:** z. B. bei Intoxikation mit Halluzinogenen (LSD)
- **Akustische Halluzinose:** z. B. bei Alkoholabhängigkeit
- **Haptische (taktile) Halluzinose:** z. B. bei Amphetamin-Intoxikation
- Bei regelmäßigem Kokaingebrauch (Dauerkonsum) kann es zur sog. **Kokainpsychose** kommen
- Eine Sonderform der **taktilen Halluzinose** ist der Dermatozoenwahn. Hier liegt häufig eine Chronifizierung vor; oft handelt es sich bei den Erkrankten um ältere, vereinsamte Frauen. Die Patienten glauben, auf, in oder unter der Haut von Parasiten befallen zu sein, die z. B. zu Jucken, Stechen und Brennen führen. Viele berichten über Kriechen, Krabbeln, Hüpfen oder Durchbohren. Manche behaupten sogar, das Ungeziefer zu sehen, und demonstrieren dafür in ihren Augen beweiskräftige Tatsachen: Meist sind es Hautschuppen, Hautteilchen, Staubkörner oder Textilfasern.

Viele Patienten sind den ganzen Tag mit ihrer Halluzinose befasst und füllen gewissermaßen ihre soziale Isolierung damit aus. Die Störung ist aufgrund ihrer Chronifizierung schwer zu behandeln. Gelingt eine Besserung der wahnhaften Symptomatik (durch Neuroleptika, ➤ Pharma-Info 15.1), entwickelt sich nicht selten im Gefolge eine Depression, da den Patientinnen ein wesentlicher „Lebensinhalt“ genommen wurde.

Weitere organisch bedingte Störungen

Organisch bedingte Störungen können praktisch jedes Symptombild zeigen, das die Psychiatrie kennt. So sind im ICD-10 noch aufgelistet:

- Organische Angststörung
- Organische dissoziative Störung
- Organische emotional-labile (asthenische) Störung.

Neben der Behandlung der organischen Ursache sind die Behandlungsstrategien den nichtorganischen Krankheitsbildern sehr ähnlich.

17.2.4 Organisch bedingte Persönlichkeitsveränderungen

Oft kommt es durch Hirnkrankheiten und Hirnfunktionsstörungen nicht zu umschriebenen psychiatrischen Symptomen wie Wahn oder Depression, sondern zu **Veränderungen in der Persönlichkeit** des Betroffenen. Das wird am Verhalten des Patienten sichtbar: Er wird gleichgültiger, umständlicher oder reizbarer, verliert an Schwung und Initiative. Als weiteres typisches Anzeichen einer solchen organisch bedingten Persönlichkeitsveränderung gilt die Zuspitzung charakteristischer Persönlichkeitsmerkmale: Die Sparsame wird geizig, die Penible umständlich, der Heitere geschwätzig. Neue Verhaltensweisen sind eher selten.

Bei Schädigung des Frontalhirns (z. B. durch ein langsam wachsendes Meningeom oder ein Hirntrauma) kann es zu einem Abbau von Taktgefühl kommen, die Persönlichkeit „vergröbert“, der Patient wird distanzärmer, verliert das Feingefühl für soziale Situationen und angemessenes Verhalten (Frontalhirnsyndrom). Im Extremfall können völlig neue, von Nahestehenden als taktlos empfundene Verhaltensweisen auftreten, so z. B. anzügliches Verhalten eines älteren Mannes gegenüber Frauen.

17.3 Organisch bedingte psychische Störungen bei speziellen Erkrankungen

17.3.1 Infektionskrankheiten des Gehirns

Den bakteriellen bzw. viralen Befall des Gehirns nennt man **Enzephalitis** (➤ Kap. 6.3), eine entsprechende Erkrankung der Hirnhäute **Meningitis** (➤ Kap. 6.2). Es sollte hier u. a. auch nach Zeckenbissen in der Anamnese (Borrelieninfektion) gefragt werden. Im Vordergrund der akuten Enzephalitis oder Meningitis stehen körperliche Symptome (Fieber, Erbrechen, Meningismus [Nackensteifigkeit], Kopfschmerzen etc.). Darüber hinaus treten oft auch psychiatrische Symptome auf, sie dominieren in der Regel aber nicht das klinische Bild. Hierzu gehören Somnolenz (Schläfrigkeit), Apathie, eine deliran-

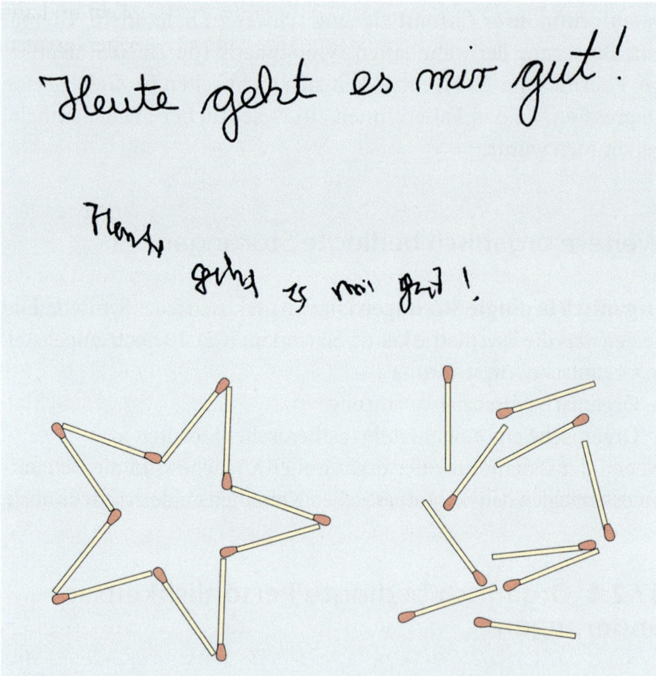

Abb. 17.1 Schriftprobe und Streichholztest bei **Enzephalopathie.** Das Gehirn ist unfähig, koordinierte Handlungen durchzuführen. Dem Patienten gelingt es nicht, einfache Wörter zu Papier zu bringen oder aus Streichhölzern einen Stern zu legen. [L190]

te oder demenzielle Symptomatik, aber auch affektive Verstimmungszustände oder eine paranoid-halluzinatorische Symptomatik.

Um festzustellen, wie stark das Gehirn beeinträchtigt ist, lässt man die Patientinnen mit Streichhölzern die Umrisse eines Sterns oder Hauses legen; bei Hirnschäden gelingt dieser *Streichholztest* nicht gut (➤ Abb. 17.1).

Die **Neurolues** (➤ Kap. 6.8) stand Anfang des letzten Jahrhunderts wegen ihrer vielfältigen psychiatrischen Erscheinungen im Mittelpunkt der psychiatrischen Forschung. Für die Behandlung der Lues (Syphilis) wurde im Jahre 1927 sogar der Nobelpreis an Julius Wagner von Jauregg (1857–1940) vergeben. Die Krankheit wird hervorgerufen durch einen Befall des Gehirns mit dem Bakterium *Treponema pallidum.* Eine psychische Symptomatik kommt erst Jahrzehnte nach der Infektion zum Ausbruch. Die Patienten zeigen zunächst einen uncharakteristischen Leistungsabfall, ehe es später zu akuten Psychosen kommt, u. a. zum euphorisch-expansiven Syndrom mit Größenwahn. Die Krankheit endet oft in einer Demenz. Seit der Entdeckung der Antibiotika ist die Lues gut behandelbar, heute sehen wir die geschilderte Symptomatik in den Industrieländern kaum mehr.

Dagegen ist die **HIV-Enzephalitis** (➤ Kap. 6.5) immer noch von hoher Aktualität. Die psychischen Störungen sind häufig und vielgestaltig. Früh kann es zu kognitiven Einbußen kommen, häufig sind depressive Syndrome. Es treten auch hirnorganische Persönlichkeitsveränderungen auf, die Patientinnen werden gleichgültig, antriebsarm und träge. Es kann sich auch eine Demenz entwickeln. Eine paranoid-halluzinatorische Symptomatik scheint eher selten zu sein.
Pflege bei infektiösen und entzündlichen Erkrankungen des ZNS ➤ Kap. 6

17.3.2 Hirntumoren

Alle Arten von **Hirntumoren** (➤ Kap. 7.1) können psychische Störungen verursachen. Nicht selten sind unspezifische Verhaltensänderungen wie Konzentrationsstörungen oder Gleichgültigkeit erste Zeichen des Tumors. Je nachdem, wo der Tumor sich befindet, kann es dabei zu unterschiedlichen Symptomen kommen. Tumoren im vorderen Hirnbereich führen zum Frontalhirnsyndrom mit Wesensveränderung, z. B. Verflachung der Gefühle, unangemessenen Affekten, Kritiklosigkeit, Distanzlosigkeit zu anderen Menschen, unpassendem pathologischem Lachen und Weinen.
Pflege bei ZNS-Tumoren ➤ Kap. 7

17.3.3 Epilepsie

Bei **Epileptikern** sind vielgestaltige psychische Störungen beobachtbar, von Persönlichkeitsveränderungen bis hin zu Verstimmungszuständen, Dämmerzuständen und paranoid-halluzinatorischer Symptomatik.

Die früher als typisch für Epileptikerinnen beschriebene **enechetische Persönlichkeitsveränderung** sieht man heute nur noch selten. Sie zeichnet sich durch Umständlichkeit und zähes, haftendes Denken aus. Das Festhalten an einem Gedanken oder Einfall wird *Perseveration* genannt. Laut einigen Autoren sei diese Persönlichkeitsveränderung häufiger bei Schläfenlappenepilepsien anzutreffen.

Verstimmungszustände treten bei Epileptikern häufiger auf als im Durchschnitt der Bevölkerung, die Stimmung kann euphorisch sein, aber auch depressiv bis missmutig-gereizt. Überdurchschnittlich häufig kommt es bei Epileptikerinnen zu Suiziden und Suizidversuchen (➤ Kap. 24).

Dämmerzustände können nach einem generalisierten oder psychomotorischen Anfall auftreten. Die Patienten wirken äußerlich geordnet, zeigen jedoch bei genauerer Betrachtung eine Bewusstseinstrübung und handeln automatenhaft („wie in Trance“). Dabei kann die Handlung selbst völlig unauffällig aussehen (z. B. fahren die Patientinnen mit öffentlichen Verkehrsmitteln, ohne auffällig zu werden), sie sind jedoch nur beschränkt ansprechbar. Nach dem „Aufwachen“ besteht oft eine Amnesie. Kommt es im Rahmen eines Dämmerzustands mit Unruhe und Gereiztheit zu einer Straftat, so sind die Patienten für diese Tat als nicht schuldfähig anzusehen.

Eine **paranoid-halluzinatorische Symptomatik** bei Epileptikerinnen kann einer Schizophrenie (➤ Kap. 15.1) ähnlich sein, auch hier gibt es keine spezifische Symptomatik für Epileptiker. Die Symptomatik kann u. U. wochenlang andauern.
Pflege bei zerebralen Krampfanfällen ➤ Kap. 9.2.3

17.3.4 Schädel-Hirn-Trauma

Schädel-Hirn-Traumata (➤ Kap. 8.2) entstehen z. B. durch Unfallschädigungen des Gehirns. Offene Schädel-Hirn-Verletzungen werden von Chirurgen oder Neurochirurginnen behandelt. Bei den sog. gedeckten oder stumpfen Hirntraumata unterscheidet man die Commotio cerebri und die Contusio cerebri.

Commotio cerebri

Bei der **Commotio** *(Gehirnerschütterung)* kommt es z. B. durch einen Unfall zu einer Schädigung des Gehirns, allerdings ohne Substanzverlust an Hirngewebe. Kardinalsymptom ist die Bewusstlosigkeit, deren Dauer in der Regel mit dem Ausmaß der Schädigung korreliert. Die Bewusstlosigkeit hält einige Minuten bis maximal 1 h an. Üblich ist eine Erinnerungslosigkeit für die Zeit vor bzw. nach dem Unfall (retrograde bzw. anterograde Amnesie). Nach der Commotio leiden die Patienten oft noch für längere Zeit an verschiedenen Symptomen wie Schwindel, Kopfschmerzen, Erbrechen oder Erschöpfbarkeit. Neurologische Ausfälle (z. B. Lähmungen) kommen nicht vor. Die Commotio klingt vollständig wieder ab.

Contusio cerebri

Bei der **Contusio** *(Gehirnprellung)* ist die Schädigung des Gehirns so erheblich, dass es zu einem dauerhaften Verlust von Hirngewebe kommt. Die Bewusstseinsstörung dauert länger als bei der Commotio. Es kann zu neurologischen Ausfällen kommen. Bei einer *Kontusionspsychose* im Gefolge eines Unfalls kommt es zu einer deliranten Symptomatik, die häufig in einer psychiatrischen Klinik behandelt werden muss. Nach einer Contusio können psychische Störungen überdauern, z. B. mit demenziellen Symptomen oder organisch bedingten Persönlichkeitsstörungen.

Pflege bei Verletzungen des ZNS ➤ Kap. 8

17.3.5 Hormonstörungen

Die häufigste Ursache für organisch bedingte psychische Störungen bei **Hormonstörungen** *(Endokrinopathien)* sind **Schilddrüsenfunktionsstörungen** (➤ Abb. 17.2). Typischerweise treten affektive Störungen auf. Bei einer *Überfunktion* der Schilddrüse (Hyperthyreose) sind Patientinnen agitiert, unruhig, oft auch maniform. Bei einer *Unterfunktion* (Hypothyreose) treten vorwiegend depressive Verstimmungen auf, die mit Apathie und Antriebsarmut einhergehen.

Das **Cushing-Syndrom** (erhöhter Blutspiegel von Kortisol) geht vielfach einher mit Stimmungsschwankungen, Unruhe oder Apathie, evtl. auch paranoid-halluzinatorischer Symptomatik.

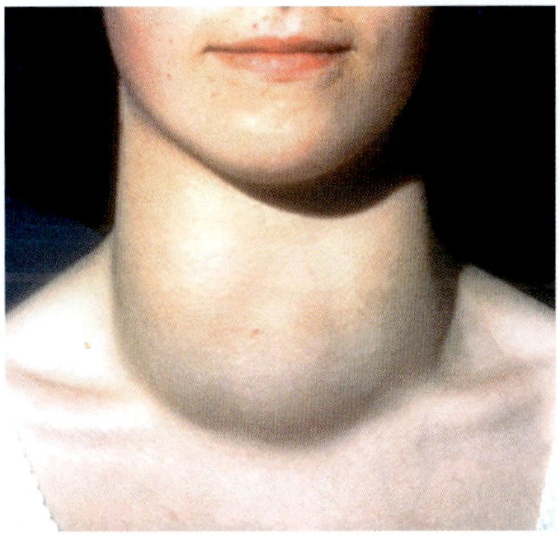

Abb. 17.2 Schilddrüsenfunktionsstörungen sind nicht selten Ursache einer exogenen Psychose. Hier eine 20-jährige Patientin mit einer Knotenstruma (Struma nodosa). [T127]

Hyperparathyreoidismus (vermehrte Parathormonbildung) kann Apathie, gelegentlich auch Persönlichkeitsveränderungen hervorrufen.

17.3.6 Metabolische Enzephalopathien

Viele Stoffwechselkrankheiten gehen v. a. im fortgeschrittenen Stadium mit psychischen Veränderungen einher.

Ist der Leberstoffwechsel und somit die Entgiftungsfunktion der Leber gestört, gelangen hirntoxische Stoffe vermehrt ins Blut. Eine wichtige Rolle spielt dabei das Eiweißabbauprodukt Ammoniak. Als Folge entwickelt sich eine **hepatische Enzephalopathie.** Sie beginnt mit Apathie, Unruhe, Merkstörungen und Störungen des Schlaf-Wach-Rhythmus als ersten psychischen Symptomen und schreitet über zunehmende Bewusstseinstrübung und Desorientiertheit fort.

Die **terminale Niereninsuffizienz** kann Verstimmungszustände, Apathien oder schizophrenieähnliche Symptome hervorrufen. Bei langjähriger Dialyse kann sich eine Aluminium-Enzephalopathie entwickeln.

Ein **Vitamin-B_{12}-Mangel** (v. a. bei Alkoholikern) kann zu einem Korsakow-Syndrom (➤ Kap. 17.2.2), seltener zu Depressionen und paranoid-halluzinatorischer Symptomatik führen.

Karzinompatienten leiden häufig unter psychischen Störungen, die verschiedenster Ursache sein können. So können reaktive Depressionen ebenso auftreten wie metabolisch bedingte Enzephalopathien beim **paraneoplastischen Syndrom** (Freisetzung von schädigenden Substanzen durch Tumoren).

17.3.7 Degenerative Hirnerkrankungen

Bei der selten auftretenden **Pick-Krankheit** kommt es aus unbekannter Ursache zu einer Atrophie der Hirnsubstanz, und zwar v. a. im Bereich des Frontalhirns. Entsprechend dieser Lokalisation beginnt die Pick-Krankheit mit Persönlichkeitsveränderungen: Die Patientinnen verlieren zunehmend das Taktgefühl im sozialen Umgang, „vergröbern" in ihren Gefühlsregungen und können ihr Verhalten zunehmend weniger steuern. Bei weiterem Fortschreiten kommt es zum Verlust des Sprachschatzes und Gedächtnisses, die Krankheit endet in einem ausgeprägten demenziellen Abbau und ist therapeutisch nicht beeinflussbar.

Auch bei der **Parkinson-Krankheit** (➤ Kap. 5.2.1) sind psychische Begleitsymptome häufig, hier v. a. depressive Symptome, die bei 40 % der Parkinson-Patienten auftreten. Hier sind Antidepressiva indiziert.

Die **Chorea Huntington** (➤ Kap. 5.2.4) ist eine autosomal-dominant vererbte Erkrankung, 50 % der Kinder von Betroffenen erkranken ebenfalls. Der Beginn liegt meist im 4. bis 5. Lebensjahrzehnt. Bei der seltenen juvenilen Form oder Westphal-Variante wird die Erkrankung bereits vor dem 20. Lebensjahr symptomatisch. Die Symptomatik besteht einerseits in ausgeprägten, ausfahrenden Bewegungsstörungen der Extremitäten, andererseits in organischen Persönlichkeitsveränderungen mit Reizbarkeit, Triebenthemmung und Verstimmbarkeit. Später kommt es zur Demenz. Auch diese Erkrankung ist therapeutisch nicht beeinflussbar.

17.4 Psychische Störungen in Schwangerschaft und Wochenbett

17.4.1 Medikamentöse Therapie in der Schwangerschaft

Ein besonderes Problem stellt die **medikamentöse Therapie** von psychisch erkrankten Schwangeren dar. Es gilt, sorgfältig abzuwägen zwischen dem Risiko einer Schädigung des Kindes und dem Nutzen, den die Kranke (und damit auch das Kind) von einer Behandlung und Gesundung haben. Nicht nur das Psychopharmakon, auch die (unbehandelte) akute Psychose kann für das Kind gesundheitsgefährdend sein. Daher ist manchmal eine Medikation unausweichlich, z. B. bei einer ausgeprägten paranoid-halluzinatorischen Symptomatik.

Unter den **Neuroleptika/Antipsychotika** (➤ Pharma-Info 15.1) liegen derzeit die meisten Erfahrungen bei der Verwendung von Haloperidol vor, hier ist es nach bisherigen Beobachtungen nicht zu einer Erhöhung der natürlichen Fehlbildungsrate gekommen.

17

Antidepressiva (➤ Pharma-Info 16.1) zeigen nach bisherigen Beobachtungen kein erhöhtes Teratogenitätsrisiko (Fehlbildungsrisiko), vereinzelt wurden nach Behandlung der Mutter mit Trizyklika (z. B. Saroten®) beim Neugeborenen Entzugssymptome mit Zittrigkeit, Übererregbarkeit und vereinzelt auch Krämpfen beobachtet.

Problematisch ist die Gabe von **Phasenprophylaktika** (➤ Pharma-Info 16.2), da diese die Fehlbildungsrate in der besonders kritischen Embryonalperiode (erste drei Schwangerschaftsmonate) erhöhen. Unter Lithium soll es zu vermehrten Herzfehlbildungen kommen *(Ebstein-Anomalie)*, Carbamazepin und insbesondere Valproat erhöhen deutlich die Rate von Neuralrohrdefekten („offener Rücken"). Zu bedenken ist allerdings, dass es unter den letzten beiden Medikamenten zu einer Erhöhung der natürlichen Fehlbildungsrate von 2 % auf 4–6 % kommt, die weitaus meisten Kinder werden aber trotz Gabe dieser Medikamente gesund geboren.

Bei **Benzodiazepinen** (➤ Pharma-Info 16.3) wird ein erhöhtes Risiko für Herzfehlbildungen und Lippen-Kiefer-Gaumen-Spalten beschrieben, neuere Untersuchungen bestreiten dies jedoch. Nach der Geburt kommt es häufig zum *„Floppy-Infant-Syndrom"* (engl. „floppy" = schlaff; „infant" = Kind) mit Bewegungsarmut, Trinkschwäche, schnellem Herzschlag und verringerter Muskelspannung. [vgl. 2]

17.4.2 Wochenbettpsychosen

Während der Schwangerschaft kommt es auffallend selten zu Depressionen bzw. wahnhaften Erkrankungen, es scheint einen gewissen (hormonellen) Schutz zu geben. Dafür treten diese Erkrankungen im **Wochenbett** ca. 10-mal häufiger auf als im sonstigen Leben einer Frau. Diese zumeist depressiven Psychosen beginnen in der Regel 1–2 Wochen nach der Geburt. Es treten auch reaktive Depressionen, schizophrene und schizoaffektive Psychosen auf. Ein Drittel der Frauen muss nach einer weiteren Schwangerschaft und Geburt mit einem erneuten Auftreten der Erkrankung rechnen. Man vermutet neben hormonellen auch genetische und psychoreaktive Ursachen.

Bei Erkrankungen im Wochenbett können die Mütter normal mit Medikamenten behandelt werden, allerdings ist ein Abstillen erforderlich, da die meisten Psychopharmaka in die Muttermilch übergehen. [vgl. 3] Wichtig ist, ein mögliches Tötungsrisiko des Kindes im Auge zu haben, insbesondere dann, wenn es aufgrund der Wochenbettpsychose zu einer starken Ablehnung des Kindes kommt.

LITERATUR UND KONTAKTADRESSEN

Literaturnachweis

1. Tölle R, Windgassen K. Psychiatrie. 15. A. Heidelberg: Springer 2009.
2. Hornsteib Ch, Klier C. Auf einmal ist da ein Kind. Postpartale Depression – Erkennen und Helfen (DVD). Stuttgart: Kohlhammer 2005.
3. Wortmann-Fleischer S, Downing G, Hornstein Ch. Postpartale psychische Störungen. Ein interaktionszentrierter Therapieleitfaden. 2. A. Stuttgart: Kohlhammer 2016.

Kontaktadresse

Schatten & Licht – Krise nach der Geburt e. V., Obere Weinbergstr. 3, 86465 Welden; Tel.: 0 82 93/96 58 64; www.schatten-und-licht.de

Weitere Literaturhinweise und Kontaktadressen finden sich in den Kapiteln zu den einzelnen organischen Erkrankungen.

KAPITEL

18 Pflege von Menschen mit Persönlichkeitsstörungen

Pflegesituation

Hintergründe zur Pflegesituation

Pflegerisches Setting: stationäre Akutpflege Psychiatrie
Patient: Herr Maximilian Karlay, 25 Jahre
Diagnose: dissoziale Persönlichkeitsstörung

Respekt ist erlernbar

Julian Hartmann ist im zweiten Ausbildungsjahr zum Pflegefachmann und absolviert seit einer Woche seinen Pflichteinsatz in der Psychiatrie. Sein Praxisanleiter ist Mario Benites, der bereits seit zehn Jahren auf der Station tätig ist. Heute erwarten die beiden eine Neuaufnahme. *„Also Julian, heute kommt Maximilian Karlay zu uns. Maximilian ist 25 Jahre alt und bei ihm soll abgeklärt werden, ob sein Verhalten auf eine psychische Erkrankung zurückzuführen ist. Wir werden hier mit ihm arbeiten und bei der Diagnostik unterstützen. Hast du Fragen zum Ablauf der Aufnahme?“*, fragt Mario, während er die Dokumentation für den neuen Patienten anlegt. Julian überlegt: *„Was für ein Verhalten zeigt er denn?“ „Bei Maximilian ist es so, dass er schon in der Schule mit aggressivem Verhalten aufgefallen ist. Regeln hatten für ihn anscheinend keine Bedeutung. Er ist von mehreren Schulen geflogen, fiel oft durch Schulschwänzen oder Drangsalierung anderer Mitschüler auf. Seit er nicht mehr auf der Schule ist, verbringt er die meiste Zeit daheim. Er hat drei Ausbildungen abgebrochen, weil er sich nicht an Regeln gehalten hat und negativ aufgefallen ist. Auch zu Hause gibt es häufig Konflikte. Als es nun auch zu gewalttätigen Auseinandersetzungen mit seiner Mutter kam, hat sie Hilfe bei unserer hauseigenen Ambulanz gesucht. Bei der Vorstellung wurde dann vereinbart, dass Maximilian stationär bei uns aufgenommen wird, um eine weitere Diagnostik durchführen zu können.“*

Mario und Julian gehen zum Besprechungsraum, wo sie bereits von Maximilian Karlay und seiner Mutter erwartet werden. *„Hallo, ich bin Sabine Karlay, ich bin die Mutter von Maximilian“*, stellt sich die Frau vor. Maximilian sagt nichts und starrt aus dem Fenster. Mario Benites geht auf Maximilian zu und streckt ihm die Hand entgegen: *„Hallo, ich bin Mario Benites, und das ist mein Auszubildender Julian Hartmann. Und Sie sind dann Maximilian Karlay?“* Dieser ignoriert das Angebot und starrt weiter aus dem Fenster. *„Herr Karlay, Sie sind die nächsten Wochen bei uns, damit wir feststellen können, ob bei Ihnen alles in Ordnung ist. Dafür ist allerdings Ihre Mitarbeit gefragt. In Ihrer Vergangenheit kam es wohl öfter vor, dass Sie sich nicht an Regeln gehalten haben. Das geht hier nicht. Ich habe Ihnen eine Behandlungsvereinbarung mitgebracht. Dort steht drinnen, was passiert, wenn Sie sich nicht an die Regeln halten. Das besprechen wir gemeinsam mit Ihnen. Aber jetzt zeigen wir Ihnen erstmal die Station und Ihr*

Zimmer. Frau Karlay, ich würde Sie bitten, hier kurz zu warten. Unsere Ärztin möchte noch mit Ihnen sprechen. Herr Karlay, wenn Sie mir bitte folgen würden?"

Mario steht auf und wendet sich zur Tür. Maximilian Karlay stöhnt entnervt, schnappt sich seine Tasche und folgt ihm, ebenso wie Julian. Im Zimmer angekommen helfen Mario und Julian Herrn Karlay, seine Sachen in die Schränke zu sortieren. Anschließend verabschieden die beiden sich und kehren ins Dienstzimmer zurück.

Im Dienstzimmer fällt Mario auf, dass Julian in sich gekehrt ist. *„Ist alles in Ordnung, Julian? Du bist so still."* Julian überlegt: *„Herr Karlay scheint laut den Informationen aus der Ambulanz ein eher schwieriger Mensch zu sein, der keinen Bock hat, sich an irgendwelche Regeln zu halten. Er war aggressiv, hat Mitschüler gemobbt und verprügelt und will sich wohl einfach nicht an Regeln halten. Was macht er dann hier?"* Mario nickt verständnisvoll. *„Du meinst, er ist vielleicht einfach nur faul und ein unangenehmer Zeitgenosse?"* Als Julian etwas verlegen schaut, erklärt Marion ihm: *„Weißt du, es gibt eine psychische Erkrankung, die nennt sich dissoziale Persönlichkeitsstörung. Grob gesagt können Menschen mit dieser Störung sich nicht sozial verhalten. Wir werden schauen, ob das bei Herrn Karlay zutrifft. Und jetzt los, lass uns eine Pause machen. Ich habe Hunger und mein Kaffee von heute Morgen ist schon kalt."*

Lernfragen

1. Nennen Sie die drei Kriterien einer dissozialen Persönlichkeitsstörung, die bei Maximilian Karlay zutreffen könnten.
2. Erläutern Sie den Vorgang der Diagnostik, den Herrn Karlay jetzt im stationären Rahmen durchlaufen wird.
3. Erläutern Sie, warum mit Herrn Karlay eine Behandlungsvereinbarung geschlossen werden sollte.
4. Erläutern Sie, wie Pflegefachmann Mario bei einem Regelverstoß von Herrn Karlay reagieren sollte.
5. Erläutern Sie, woran sich die Behandlung von Herrn Karlay orientieren sollte.

18.1 Persönlichkeit

Es gibt psychologische, pädagogische und philosophische Definitionen des Begriffs „Persönlichkeit". Das vorliegende Kapitel orientiert sich an den Definitionen, die in der ICD-10 verwendet werden.

DEFINITION

In der ICD-10 wird die **Persönlichkeit** als ein anhaltendes Muster von Erlebens- und Verhaltensweisen eines Menschen angesehen, in dem sich der individuelle Lebensstil und das Verhältnis des Individuums zu sich selbst und anderen Personen ausdrücken. [vgl. 13]

18.2 Persönlichkeitsstörungen

Unter **Persönlichkeitsstörungen** versteht man die pathologische Ausprägung von Persönlichkeitseigenschaften und -stilen. Durch ausgesprochen starre und unflexible Wahrnehmungs-, Verhaltens- und Denkmuster ist den Betroffenen kein situationsangemessenes Erleben und Verhalten möglich und es kommt zu normabweichenden Verhaltensauffälligkeiten. Diese führen häufig zu interaktionellen Schwierigkeiten, Einbußen in der sozialen und persönlichen Funktionsfähigkeit und zu emotionalem Leiden, wodurch sich schließlich die Krankheitswertigkeit ergibt und auch ein Behandlungsbedarf entsteht. Sie sind nicht Folge einer anderen psychischen Erkrankung oder einer Erkrankung des Gehirns. Sie können allein oder in Kombination mit anderen psychischen Erkrankungen auftreten.

Persönlichkeitsstörungen sind, genau wie Persönlichkeitsänderungen, in der ICD-10 in Kapitel F60 aufgeführt. Persönlichkeitsstörungen treten in der Regel bereits in der Kindheit oder Adoleszenz auf und manifestieren sich im Erwachsenenalter. Früher wurde daher empfohlen, die Diagnosen auch erst am Ende der Adoleszenz zu vergeben. Im Diagnostic and Statistical Manual of Mental Disorders (DSM-5) wird eine Diagnose im frühen Jugendalter angeraten, um zielgerichteter vorzubeugen und zu behandeln [vgl. 1]. Symptome einer Persönlichkeitsänderung werden, als Folge von einschneidenden Belastungen, erst im Erwachsenenalter beobachtet [vgl. 13].

18.2.1 Allgemeine Aspekte

Diagnostik

Für die **Diagnose** einer Persönlichkeitsstörung reicht nicht ein einzelnes diagnostisches Gespräch, vielmehr ist die Beobachtung Betroffener (evtl. im stationären Rahmen) über einen längeren Zeitraum und über unterschiedliche Situationen hinweg in Verbindung mit einer umfassenden Psychodiagnostik erforderlich, wenngleich es aktuell nur eine Leitlinie für die Behandlung von Borderline-Persönlichkeitsstörungen gibt. [vgl. 4] Mögliche diagnostische Instrumente sind strukturierte Interviews, unspezifische und spezifische Fragebögen (z. B. Borderline-Persönlichkeits-Inventar, BPI) und bei einem tiefenpsychologischen Ansatz die Nutzung der operationalisierten psychodynamischen Diagnostik (OPD) zur Erfassung der Strukturpathologie. Neben den Patienten sollten Bezugspersonen aus dem häuslichen Umfeld in den diagnostischen Prozess miteinbezogen und befragt werden.

Ursachen

Wie bei den meisten psychischen Erkrankungen haben sich multifaktorielle Modelle zur Erklärung der **Krankheitsentstehung** als hilfreich erwiesen. Auch wenn nach strenger Definition die Persönlichkeitsstörung nicht Folge einer Hirnschädigung sein sollte, gibt es insbesondere bei den durch Impulsivität gekennzeichneten Störungen Hinweise auf neurologische Schädigungen, die aber eher diffuser Natur als konkret auf eine umschriebene Hirnschädigung zurückführbar sind.

Es gibt nur wenige Studien, die auf eine genetische Komponente bei einzelnen Persönlichkeitsstörungen (z. B. die dissoziale Persönlichkeitsstörung) hinweisen [vgl. 3]. Vielmehr werden familiäre Einflüsse (z. B. Erfahrungen in der Kindheit), psychosoziale Faktoren (Heimaufenthalte, Trennungssituationen, familiäre Konflikte, Gewalt und Missbrauch) [vgl. 16] sowie Frustration der interpersonellen Grundbedürfnisse [vgl. 13] als ursächlich beschrieben. Ein Teil der Menschen mit Persönlichkeitsstörungen berichtet von traumatischen Erfahrungen in der Kindheit [vgl. 9], eine Vielzahl Betroffener kann allerdings keine nennenswerten Belastungen vorweisen [vgl. 7]. Außerdem wird der Einfluss mangelnder sozialer Integration (z. B. mangelnde Sprachfertigkeiten) [vgl. 14] diskutiert. Es wird empfohlen, ein individuelles biopsychosoziales Störungsmodell für Betroffene zu entwickeln, in dem den spezifischen Faktoren Rechnung getragen wird [vgl. 12].

Diagnosekriterien

Laut ICD-10 sollten folgende allgemeine Kriterien für die Diagnosestellung jeder Persönlichkeitsstörung erfüllt sein:

- Die Erfahrungs- und Verhaltensmuster weichen auf mehreren Ebenen (Kognitionen, Affektivität, Impulskontrolle/Bedürfnisbefriedigung, Interaktionsgestaltung) deutlich von kulturell erwarteten und akzeptierten Normen ab.
- Das auffällige Verhaltensmuster ist tiefgreifend und in vielen persönlichen und sozialen Situationen eindeutig unpassend und unflexibel.
- Die Störung führt zu persönlichem Leid oder nachteiligem Einfluss auf die soziale Umwelt, manchmal jedoch erst im späteren Verlauf.
- Das auffällige Verhaltensmuster ist andauernd, situationsübergreifend und nicht beschränkt auf Episoden psychischer Krankheiten oder durch organische Erkrankungen erklärbar.
- Die Störungen beginnen in der Kindheit und Jugend und manifestieren sich auf Dauer im Erwachsenenalter. [vgl. 13]

Neben den beschriebenen Kriterien zeigten verschiedene Studien, dass Menschen mit einer diagnostizierten Persönlichkeitsstörung mehr Anpassungsschwierigkeiten in Beruf und Familie zeigten, häufiger psychiatrische oder psychotherapeutische Hilfe in Anspruch nahmen, häufiger von Scheidungen betroffen oder ohne festen Partner waren und häufiger Ärztinnen aufgrund körperlicher Symptome konsultieren als Menschen ohne Persönlichkeitsstörungen [vgl. 2, 5]. Ob ein Verhalten, Erleben oder Kognitionen eine pathologische Ausprägung annehmen oder als eine Normvariante eines Persönlichkeitsstils wahrgenommen wird, hängt von der Funktionsfähigkeit im individuellen Kontext ab [vgl. 6]. Störungsspezifische Diagnosekriterien laut ICD-10 [vgl. 13], die sich zum Teil überlappen und nicht immer klar abgrenzen lassen, werden im weiteren Verlauf unter den verschiedenen Persönlichkeitsstörungen beschrieben. Nach der DSM-5 [vgl. 1] erfolgt die Einteilung in drei Hauptgruppen:

- **Cluster A (sonderbar oder exzentrisch):**
  - Paranoide Persönlichkeitsstörung
  - Schizoide Persönlichkeitsstörung
  - Schizotypische Persönlichkeitsstörung
- **Cluster B (dramatisch, emotional oder sprunghaft):**
  - Antisoziale Persönlichkeitsstörung
  - Borderline-Persönlichkeitsstörung
  - Histrionische Persönlichkeitsstörung
  - Narzisstische Persönlichkeitsstörung
- **Cluster C (ängstlich oder furchtsam):**
  - Vermeidende Persönlichkeitsstörung
  - Abhängige Persönlichkeitsstörung
  - Zwanghafte Persönlichkeitsstörung

Differenzialdiagnose

Mögliche (andere) Differenzialdiagnosen, die eine Verhaltensauffälligkeit ausgelöst haben können, sind: paranoid-halluzinatorisches Syndrom, Depression, Missbrauch psychotroper Substanzen, hirnorganische Veränderungen.

Behandlungsstrategie

Nach einer eingehenden Diagnostik, in deren Rahmen eine Persönlichkeitsstörung festgestellt wurde, erfolgt bei hinreichender Therapieindikation die Behandlung. Diese kann ambulant, teilstationär oder stationär erfolgen, wobei nach stationären Aufenthalten auch eine langfristige ambulante Weiterbehandlung notwendig ist. Manche Patienten benötigen aufgrund von wellenartigen Verläufen der Symptomatik wiederholt eine stationäre Behandlung.

Die Behandlung richtet sich nach dem aktuellen Anliegen und dem Hilfebedarf der Betroffenen. Eine genaue Analyse des Ursachengefüges ist notwendig, um hilfreiche Therapieziele zu formulieren, da die Bearbeitung des Anliegens nicht immer zu einer Verbesserung der Situation führen kann (z. B. depressives Erleben in Folge von Ablehnung gegenüber einer Patientin mit einer narzisstischen Persönlichkeitsstruktur, die eigene Anteile im Sinne von Empathiemangel nicht erkennt) [vgl. 8].

Für einige Persönlichkeitsstörungen gibt es evidenzbasierte Behandlungskonzepte, z. B. für die emotional instabile Persönlichkeitsstörung, Borderline-Typ (z. B. dialektisch-behaviorale Therapie, Schematherapie), die dissoziale Persönlichkeitsstörung (z. B. Reasoning-and-Rehabilitation-Programm, Rückfall-Vermeidungsmodell) und die ängstlich-vermeidende Persönlichkeitsstörung (z. B. kognitiv-behaviorale Therapie, interpersonale Therapie).

Am Anfang einer Psychotherapie sollten die Vermittlung der Diagnose, Psychoedukation und die Erarbeitung und Vermittlung eines individuellen Störungsmodells stehen. Hierbei sind ein wertschätzender Umgang zur Vorbeugung von Stigmatisierung und die Förderung der Behandlungsmotivation essenziell. Oft kann bereits die Vermittlung von Krankheitswissen und die Integration der Symptomatik in die eigene Lebensgeschichte Betroffene entlasten.

Die Behandlung orientiert sich nicht an der Persönlichkeitsstörung selbst, sondern an den daraus resultierenden Schwierigkeiten, z. B. in der Interaktion, im emotionalen Erleben, der Realitäts- und Selbstwahrnehmung, der Selbstdarstellung oder der Impulskontrolle [vgl. 6]. Es wird empfohlen, bestehende Komorbiditäten in den individuellen Behandlungsplan zu integrieren. Dabei sollten die Themen, an ihrer Relevanz für das Leben der Betroffenen orientiert, nacheinander bearbeitet werden.

Bei der dialektisch behavioralen Therapie (DBT) werden die Behandlungsziele z. B. hierarchisch eingeteilt: Behandlung von 1. schwerwiegenden Problemen im Handeln, 2. Problemen des emotionalen Erlebens, 3. Selbstwertproblemen und individuellen Schwierigkeiten [vgl. 18].

Neben der psychotherapeutischen Behandlung kann eine medikamentöse Therapie indiziert sein, die sich ebenfalls an der beschriebenen Symptomatik orientiert (vgl. Antidepressiva, ➤ Pharma-Info 16.1; Neuroleptika, ➤ Pharma-Info 15.1; zur Phasenprophylaxe auch Antikonvulsiva als Stimmungsstabilisierer, ➤ Pharma-Info 9.1). Gerade bei stationären Behandlungen sind ein engmaschiger Austausch im Team (regelmäßige Teambesprechungen, ➤ Abb. 18.1), klare Absprachen untereinander und Supervision wichtig, um verlässlich und kongruent gegenüber den Patientinnen aufzutreten und Überlastung bei den Mitarbeitenden zu vermeiden.

Pflegerische Begleitung

Bei der pflegerischen Begleitung von Menschen mit Persönlichkeitsstörungen ist die professionelle Beziehungsgestaltung von zentraler Bedeutung, da sie oft die erste heilsame/gesunde Beziehungserfahrung für die Betroffenen darstellt. Besonders bei der emotional-instabilen oder der narzisstischen Persönlichkeitsstörung können Pflegefachkräfte die ersten Personen sein, die einen gesunden und wohlwollenden Kontakt bieten. In der Beziehungsgestaltung manifestieren sich häufig die Symptome der Persönlichkeitsstörungen, insbesondere bei Narzissmus und der emotional-instabilen Persönlichkeitsstörung. Daher ist eine adäquate Krankenbeobachtung nur im Kontext einer oder einer sozialen Interaktion möglich.

Die Pflegenden sind gefordert, eine klare, verlässliche und empathische Haltung zu bewahren, um den Patienten durch den Beziehungsprozess zu führen. Neue Verhaltensweisen müssen gemeinsam erarbeitet und eingeübt werden, um die Alltagsbewältigung zu verbessern. Die Pflegenden machen den Patienten immer wieder klar, dass die Behandlung ein langwieriger Prozess ist und spiegeln ihnen auch kleinschrittige Veränderungen. Gerade zu Behandlungsbeginn können diese Entwicklungen im sozialen Umfeld zu Irritationen und Konflikten führen. So kann es zu Lob, Kritik, aber auch Ignorieren der Veränderungen kommen.

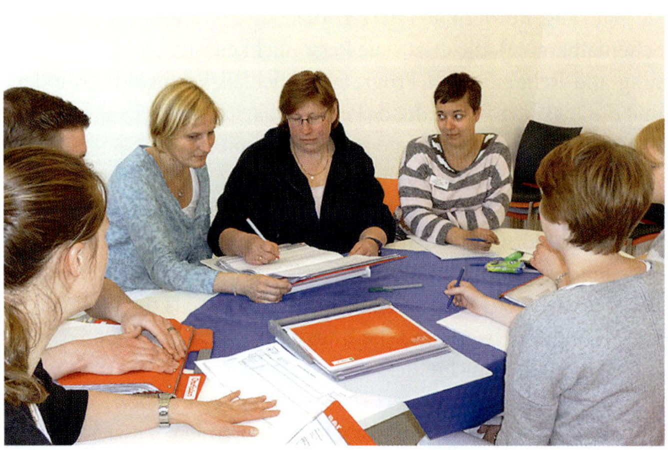

Abb. 18.1 Regelmäßige **Teambesprechungen** und genaue Absprachen, die optimalerweise auch schriftlich festgehalten werden, sind wichtig. [M322]

Krisen für die Beziehungsgestaltung nutzen

Ein erfahrenes Team ist sich der Gefahr von **Krisen** wie Impulsdurchbrüchen, problematischen Beziehungen zwischen Patienten, Gruppendynamiken innerhalb der Patientinnengruppe oder Suiziddrohungen und manchmal auch Suiziden (auch nach dem stationären Aufenthalt) stets bewusst. Das Auftreten und Austragen von Konflikten – auch unter Mitpatienten – gehört zum Alltag und sollte als Chance zur Veränderung gesehen und sinnvoll für den therapeutischen Prozess genutzt werden.

18.2.2 Histrionische Persönlichkeitsstörung

Die **histrionische Persönlichkeitsstörung** ist laut ICD-10 [vgl. 13] durch mindestens vier der folgenden Eigenschaften oder Verhaltensweisen gekennzeichnet:

- Dramatische Inszenierung der eigenen Person, theatralisches Verhalten oder ein übertriebener Ausdruck von Gefühlen
- Hohe Suggestibilität (leichte Beeinflussbarkeit durch Personen oder Umstände)
- Oberflächliche, labile Affekte
- Ständige Suche nach aufregenden Erlebnissen oder Aktivitäten, um Aufmerksamkeit zu generieren
- Unangemessen verführerisches Auftreten
- Übermäßiges Interesse an körperlicher Attraktivität

Pflegerische Begleitung Histrionische Patientinnen wirken in ihrem Verhalten und in ihren Äußerungen oft demonstrativ, theatralisch und dramatisierend. Pflegende sollten darauf nur so wenig wie möglich eingehen und eher auf authentisches und angemessenes Verhalten reagieren. Ihnen sollte bewusst sein, dass hinter der Fassade von übertriebener Emotionalität eine ausgeprägte Sensibilität und Verletzbarkeit steckt. Durch regelmäßige, fest vereinbarte Kontakte tragen die Pflegenden dazu bei, dass die Patienten ihr übersteigertes Geltungsbedürfnis ablegen, ihr Selbstwertgefühl stärken und sich auf eine tragfähige und nicht nur oberflächliche Beziehung einlassen können.

18.2.3 Paranoide Persönlichkeitsstörung

Bei Menschen mit einer **paranoiden Persönlichkeitsstörung** liegen, laut ICD-10 [vgl. 13], mindestens vier der folgenden Eigenschaften oder Verhaltensweisen vor:

- Übertriebene Empfindlichkeit bei negativen Erfahrungen.
- Neigung, dauerhaft Groll zu hegen.
- Eigentlich freundlich gemeinte Handlungen werden feindlich umgedeutet und Motive als böswillig ausgelegt, sodass z. B. „Verschwörungstheorien" entwickelt werden.
- Rigides Denken und Neigung zu Streit aufgrund von Bestehen auf bestimmten Rechten.

- Oftmals ungerechtfertigtes Misstrauen gegenüber dem Partner oder der Partnerin.
- Ständige Selbstbezogenheit/Überheblichkeit oder die häufige Beschäftigung mit Verschwörungstheorien als Erklärungen für Ereignisse.

Pflegerische Begleitung Durch kontinuierliche Zuwendung und wohlwollende Begleitung erleichtern die Pflegenden den Patientinnen, sich von ihrem Misstrauen und ihrer Feindseligkeit zu distanzieren und die verzerrte Wahrnehmung ihrer Mitmenschen zu korrigieren. Die Pflegenden sind im Umgang mit diesen Patienten ruhig und vermeiden Konflikte so weit wie möglich, um das streitsüchtige und auf dem eigenen Recht beharrende Verhalten nicht zu verstärken.

18.2.4 Schizoide Persönlichkeitsstörung

Bei einer **schizoiden Persönlichkeitsstörung** sollten von den folgenden Kriterien laut ICD-10 [vgl. 13] mindestens vier erfüllt sein:

- Kaum oder keine Freude an Tätigkeiten
- Emotionslosigkeit, Distanziertheit oder affektive Abflachung
- Reduzierte Fähigkeit, zärtliche Gefühle oder Wut gegenüber anderen auszudrücken
- Gleichgültigkeit bei Rückmeldungen
- Kaum Interesse an sexuellen Erfahrungen mit anderen Menschen
- Bevorzugung von Einzelaktivitäten
- Übermäßige Fantasie und Introvertiertheit
- Kaum oder keine engen Beziehungen oder Freundschaften oder ein mangelndes Gespür (nicht vorsätzlich) für soziale Normen und Konventionen

Pflegerische Begleitung Im pflegerischen Umgang mit schizoiden Persönlichkeiten gilt es, Ablehnung und abweisendes Verhalten auszuhalten und als zur Persönlichkeitsstörung gehörend einzustufen. Die Pflegenden sollten dem Patienten immer wieder Kontaktbereitschaft signalisieren, da er sich aufgrund seines Leidensdrucks in Behandlung begeben hat und die Chance bekommen soll, aus seinem Zustand von Verschlossenheit und Distanziertheit herauszufinden. Um einen besseren Zugang zu Patientinnen zu bekommen, sollten die Pflegenden in der Kommunikation die Interessen und Ressourcen der Betroffenen aufgreifen.

18.2.5 Anankastische (zwanghafte) Persönlichkeitsstörung

Die **anankastische** oder **zwanghafte Persönlichkeitsstörung** ist laut ICD-10 [vgl. 13] durch mindestens vier der folgenden Eigenschaften oder Verhaltensweisen gekennzeichnet:

- Übermäßige Vorsicht oder Zweifel
- Ständige Beschäftigung mit Details, Regeln und Ordnung (➤ Abb. 18.2)
- Perfektionismus (behindert die Fertigstellung der Aufgaben)
- Übermäßige Gewissenhaftigkeit oder Skrupelhaftigkeit
- Unverhältnismäßige Leistungsbezogenheit, mit Vernachlässigung von und Verzicht auf zwischenmenschliche Beziehungen
- Übertriebene Einhaltung sozialer Normen und Werte

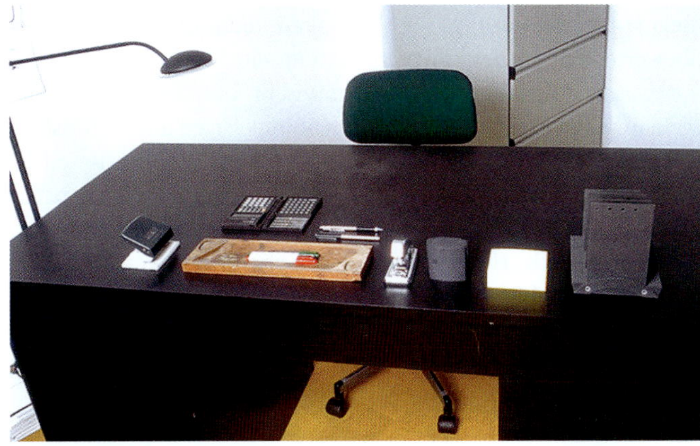

Abb. 18.2 Menschen mit einer zwanghaften Persönlichkeitsstörung sind überaus ordentlich. [K183]

- Rigides Denken oder Handeln oder Bestehen auf Unterordnung der anderen unter die eigenen Vorgaben oder Abneigung Aufgaben zu delegieren.

Pflegerische Begleitung Vielfach ist es ein stark ausgeprägter Perfektionismus in Verbindung mit einem hohen, selbst gesetzten Normen- und Wertegerüst, mit dem sich die Betroffenen unter massiven Druck setzen. Die Pflegenden akzeptieren dies zunächst, spiegeln den Betroffenen jedoch, dass Abweichungen vom persönlichen Leistungsanspruch kein Fehlverhalten darstellen, sondern lediglich aus Sicht der Betroffenen selbst als unerträglich empfunden werden. Dazu gehört es z. B. auch, sie regelrecht dazu zu motivieren, gegen selbst aufgestellte Normen zu verstoßen bzw. in bestimmten Situationen gezielt einmal nicht perfekt und vorbildlich zu sein. Am Beispiel eines zwanghaft ordentlichen Menschen könnte dies ein Verlassen des Zimmers sein, ohne vorher alles an seinen Platz geräumt zu haben. Darüber hinaus soll durch gezielte Ansprache und Motivation erreicht werden, dass die Patientin ihre Freizeit für sich positiv gestaltet und ihren Interessen und Hobbys nachgeht. Damit soll der Patientin verdeutlicht werden, dass ihre Tagesgestaltung nicht nur von Gewissenhaftigkeit und Starrsinn geprägt sein muss. Für die Entwicklung sozialer Kontakte und des Bewusstseins dafür, wie wichtig diese sind, hat die Stationsgemeinschaft eine große Bedeutung.

18.2.6 Dissoziale Persönlichkeitsstörung

Menschen mit einer **dissozialen Persönlichkeitsstörung** zeigen oft (nicht zwingend) bereits in der Kindheit eine Störung des Sozialverhaltens. Laut ICD-10 [vgl. 13] müssen mindestens drei der folgenden Kriterien erfüllt sein:

- Unbeteiligtheit gegenüber den Emotionen anderer
- Deutliches und andauerndes verantwortungsloses Verhalten gegenüber Normen, Regeln und Verpflichtungen
- Unfähigkeit, Beziehungen aufrechtzuerhalten (eingehen möglich)
- Geringe Frustrationstoleranz, auch aggressives oder gewalttätiges Verhalten
- Fehlendes Schuldbewusstsein oder Lernen aus negativen Konsequenzen oder die Neigung, andere für das eigene Verhalten verantwortlich zu machen oder plausibel zu rationalisieren.

Pflegerische Begleitung Fehlverhalten weder über- noch unterzubewerten fällt insbesondere im Stationsalltag nicht immer leicht, da es gerade dort unter Mitpatienten und im Umgang mit Stationsregeln immer wieder zu Konflikten sowie impulsiven und aggressiven Ausbrüchen bei den Betroffenen kommen kann. Pflegende sollten das Sozialverhalten dieser Patientinnen daher engmaschig beobachten. Auch eine klare Grenzsetzung – zum Schutz der Mitpatienten – ist erforderlich. Hierbei kann eine Behandlungsvereinbarung (➤ Kap. 14.5.7) hilfreich und für die Patientinnen richtungweisend sein.

Das Verhalten dissozialer Patienten sollte als missglückter Anpassungsversuch an gesellschaftliche Normen verstanden werden. Pflegende müssen sich bewusst sein, dass Fehlverhalten oft als Kompensation für fehlende Aufmerksamkeit dient und dass negative Konsequenzen von den Betroffenen als Bestätigung akzeptiert werden.

Kommt es zu Auffälligkeiten, wird den Patienten das entsprechende Fehlverhalten sachlich gespiegelt, und auch die Zusammenhänge zwischen Regelerfordernis und -verletzung werden ausführlich erklärt. Nur so gelingt es, bei Betroffenen ein Bewusstsein für Schuld bzw. Verantwortung für das eigene Verhalten und ein Empfinden für die Gefühle anderer zu entwickeln. Durch die sachliche und wertfreie Diskussion erfährt die Patientin ein (ihr möglicherweise fremdes) Gefühl von Wertschätzung und Akzeptanz.

18

Eine schwach ausgeprägte Frustrationstoleranz, die Menschen mit einer dissozialen Persönlichkeitsstörung häufig kennzeichnet, verhindert leider vielfach eine konstruktive Auseinandersetzung mit vorangegangenem Fehlverhalten, sodass impulsiven Handlungen z. B. durch sportliche Betätigung erfolgreich vorgebeugt werden kann.

VORSICHT

Es ist umstritten, stark angespannten und aggressiven Patientinnen die Möglichkeit des Boxens zu geben. Befürworter sehen dies als gute Möglichkeit des akuten Spannungsabbaus. Gleichzeitig kann es aber auch Aggressionen triggern und weiter verstärken – der Patient steigert sich in die Aggression hinein.
Sollte ein Team sich entscheiden, Boxen zur Impulsregulierung anzubieten, so bedarf es eines geeigneten Ortes. Selbstverständlich müssen dann geeignete Utensilien wie Boxhandschuhe (obligat), ein Boxsack oder eine Boxscheibe zur Verfügung gestellt werden.

18.2.7 Emotional-instabile Persönlichkeitsstörung

Bei den **emotional-instabilen Persönlichkeitsstörungen** unterscheidet man laut ICD-10 [vgl. 13] zwischen dem impulsiven Typ und dem Borderline-Typ.

Impulsiver Typ

Der **impulsive Typus** wird diagnostiziert, wenn mindestens zwei der folgenden Eigenschaften oder Verhaltensweisen und in jedem Fall eine deutliche Tendenz zu Konflikten mit anderen, vor allem, wenn impulsives Verhalten getadelt oder unterbunden wird, vorliegen:

- Tendenz, unreflektiert zu handeln
- Neigung zu explosiven Verhaltensweisen oder Wut- oder Gewaltausbrüchen
- Probleme in der Aufrechterhaltung von Handlungen, die nicht unmittelbar verstärkt werden. oder eine unbeständige oder unberechenbare Stimmung

Pflegerische Begleitung Pflegerisch ergeben sich ähnliche Erfordernisse wie bei Patienten mit einer dissozialen Persönlichkeitsstörung (➤ Kap. 18.2.6).

Borderline-Typ

Mit dem Begriff **Borderline-Persönlichkeitsstörung** wird eine Grenzstörung (engl. „Borderline“ = Grenzlinie) bezeichnet, die früher häufig zwischen Neurose (➤ Kap. 14.4.3), Psychose (➤ Kap. 14.4.3) und Persönlichkeitsstörung eingeordnet wurde, mittlerweile jedoch zu den Persönlichkeitsstörungen gezählt wird.

Das Krankheitsbild zeigt über die Symptome des impulsiven Typs hinaus ausgeprägte Störungen des Selbstbildes, weshalb nach ICD-10 [vgl. 13] mindestens drei der dort beschriebenen Symptome auch bei dieser Diagnose vorliegen müssen. Darüber hinaus sind mindestens zwei der folgenden Eigenschaften und Verhaltensweisen erforderlich:

- Störung oder Unsicherheit bezüglich des Selbstbildes, eigener Ziele und „innerer Präferenzen“
- Neigung zu intensiven, aber instabilen Beziehung, oft mit emotionalen Krisen
- Übertriebene Bemühungen, ein Verlassenwerden zu vermeiden
- Androhen und Durchführen von Selbstschädigungen
- Gefühl von Leere

Bei emotionalen Krisenzuständen drohen Borderline-Persönlichkeiten oft mit Suizid oder unternehmen tatsächlich einen Selbsttötungsversuch (➤ Kap. 24).

Selbstverletzungen und Selbstschädigungen

Viele Menschen denken bei selbstverletzenden Verhaltensweisen an „Ritzen“, was oftmals als Kernmerkmal einer Borderline-Persönlichkeitsstörung betrachtet wird (➤ Abb. 18.3). Selbstverletzungen können aber auf verschiedene Weisen vorgenommen werden und

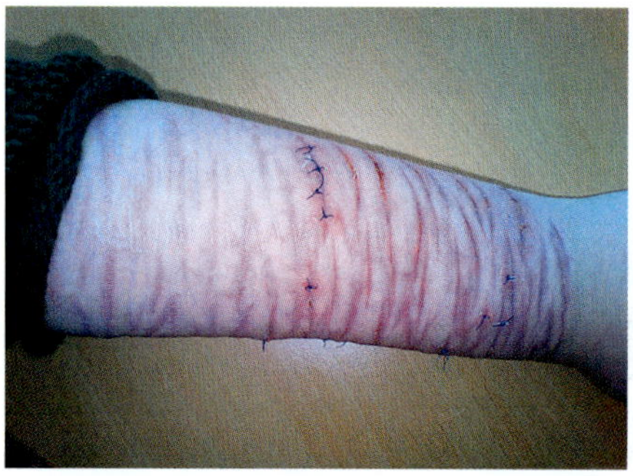

Abb. 18.3 Selbstverletzungen: Der Arm dieser Patientin ist übersät mit alten und frischen Ritzwunden, die nicht selten auch chirurgisch versorgt werden müssen. [P460]

zeigen sich auch bei anderen Störungen, die mit Problemen in der Affektregulation einhergehen. Manche unter einer Borderline-Persönlichkeitsstörung leidenden Personen zeigen kein selbstverletzendes Verhalten. Das erwähnte „Ritzen" steht für ein oberflächliches bis tiefes Schneiden mit scharfkantigen Gegenständen (z. B. Rasierklinge, Messer, Anspitzerklinge, Scherbe) an verschiedenen Körperstellen (oftmals bei Rechtshändern der linke Arm, jedoch auch Beine, Bauch oder Hals). Darüber hinaus gibt es noch viele weitere Formen der Selbstverletzung (z. B. Zigaretten auf der Haut ausdrücken, Haut aufkratzen, Nähte oder Verletzungen wieder öffnen, den Kopf gegen harte Gegenstände schlagen) mit einem fließenden Übergang zur Selbstschädigung (z. B. Drogen- und Medikamentenmissbrauch, selbstinduziertes Erbrechen, Verweigerung von Nahrungsmitteln). Manche Selbstverletzungen müssen chirurgisch versorgt werden und auch manche selbstschädigenden Verhaltensweisen machen eine somatische Behandlung notwendig. Die Frequenz der Selbstverletzungen und Selbstschädigungen hängt meistens von der aktuellen emotionalen Stabilität und den alternativen Bewältigungsstrategien ab. Um das maladaptive Verhalten abzubauen, können Verhaltensanalysen helfen. Diese werden innerhalb von 24 h nach dem Verhalten schriftlich ausgefüllt, um das Ursachengefüge und die mit der Handlung einhergehenden Gedanken und Emotionen zu begreifen und Ansätze für alternative Emotionsregulationsstrategien zu erarbeiten.

Skills-Training

Alternative Emotionsregulationsstrategien werden im klinischen Alltag oft „Skills" genannt. Skills sind sehr vielfältig und werden von jedem Menschen (oft automatisch) im Alltag angewendet, um ein Ziel zu erreichen. Anders als Selbstverletzungen oder Selbstschädigungen führen sie nicht nur kurz-, sondern auch langfristig zu einem Wunsch oder Ziel. Es wird zwischen „Kopf-Skills" (oder unsichtbaren Skills, z. B. in 7er-Schritten von 300 rückwärts rechnen) und „Handlungs-Skills" (oder sichtbaren Skills, z. B. Murmeln in die Schuhe legen und darauf laufen) unterschieden (➤ Abb. 18.4). Ein wichtiges Modul der DBT-Behandlung ist das Skills-Training [vgl. 18], Skills können aber auch im Rahmen anderer Behandlungsansätzen erarbeitet werden.

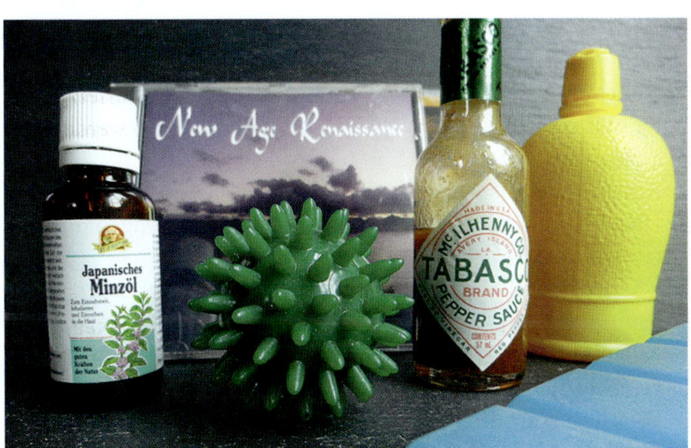

Abb. 18.4 Beispiele für Materialien, mit denen im **Skills-Training** starke Reize gesetzt werden können [M322]

Pflegerische Begleitung Im Rahmen der pflegerischen Begleitung richtet sich der Fokus insbesondere auf die **Beziehungsgestaltung.** Primäres Ziel ist es daher, den im zwischenmenschlichen Bereich oft schwer gestörten Menschen eine positive und eine die frühere Erfahrungen korrigierende Beziehungsgestaltung zu ermöglichen.

Viele Patientinnen berichten von einer grundlegenden **Angst vor Beziehungen.** Die meisten Ängste dieser Art resultieren aus Negativerfahrungen im zwischenmenschlichen Bereich, z. B. durch zu intensive Beziehungen in der Vergangenheit oder aber – im umgekehrten Fall – vor Beziehungsabbrüchen. Den Bezugspflegenden (➤ Kap. 14.5.3) wird aus diesem Grund sehr viel Einfühlungsvermögen und Geduld abverlangt.

Viele Betroffene kompensieren ihre grundlegende Beziehungsangst mit **Misstrauen** und neigen dazu, Grenzen auszutesten. Wichtig ist es daher, dass pflegerische Kontakte gleichbleibend wohlwollend und v. a. regelmäßig stattfinden und nicht nur als Reaktion auf krankheitsbedingtes, oft herausforderndes Verhalten erfolgen. Die Pflegenden sollten innerhalb der Beziehungsgestaltung zum Borderline-Patienten konsequent auf ein ausgewogenes Nähe-Distanz-Verhältnis achten.

Die Pflegenden sind sich bewusst, dass die Patientinnen zum schnellen **Wechsel zwischen Abwertung und Idealisierung** neigen, da sie das Nebeneinanderbestehen von guten und als schlecht empfundenen Anteilen einer Person nicht tolerieren können. Durch agierendes und provokantes Verhalten testen sie die pflegerische Beziehung aus und überprüfen ihre Beständigkeit.

Patienten mit einer Borderline-Persönlichkeitsstörung benötigen im Stationsalltag fest vereinbarte Regeln und Grenzen. Sie neigen dazu, Teammitglieder gegeneinander auszuspielen, um für sich Vorteile und Sonderregelungen herauszuschlagen. Dem beugt das Team durch ein einheitliches Vorgehen, verbindliche Absprachen und einen kontinuierlichen Informationsaustausch erfolgreich vor.

Auf Konflikte und Fehlverhalten, wie z. B. die Missachtung der Stationsregeln oder unerlaubten Drogen- oder Alkoholkonsum, sollten die Pflegenden nicht mit Ablehnung und Zurückweisung reagieren, sondern dies offen thematisieren und hinterfragen. Damit machen sie den Patientinnen klar, dass sie bereit sind, sie trotz der Verstöße zu begleiten. Natürlich gibt es hier auch Verhaltensweisen, die im stationären Rahmen nicht dauerhaft tragbar sind. Konsequenzen dafür sollten in einer Behandlungsvereinbarung (➤ Kap. 14.5.7) festgehalten werden.

Belastend für die Patienten sind die ausgeprägten **Stimmungsschwankungen** in Verbindung mit einer massiven inneren **Anspannung** und einem (scheinbar) nicht zu ordnenden **Gefühlschaos,** was in letzter und schlimmster Konsequenz dann zu selbstverletzendem Verhalten bis zu suizidalen Impulsen führen kann.

Nach **Selbstverletzungen** – häufig Ritzen und Schneiden in die Haut – versorgen die Pflegenden die Wunde. Dabei sollte weder dramatisierend noch bagatellisierend reagiert werden. Auf sachliche Art sollte gemeinsam mit dem Patienten überlegt werden, inwieweit er den Selbstverletzungsdruck im Vorfeld hätte umgehen können und wie er zukünftig darauf reagieren kann. Die Pflegenden motivieren die Patienten daher, sich frühzeitig zu melden, und erarbeiten und erproben dann mit ihnen druckentlastende Maßnahmen wie Sport, Gespräche, ablenkende Beschäftigungen oder Skills. [vgl. 17]

Skills-Training in der DBT

Skills (engl. für *Fertigkeiten)* sind in der Behandlung von Borderline-Patienten ein wichtiger Baustein. Es geht um Fähigkeiten, mit deren Hilfe die Patientinnen krankhafte Verhaltens-, Denk- und Gefühlsmuster verändern können. Das Skills-Training (➤ Abb. 18.4) wird oft in Gruppen vermittelt und gliedert sich in vier Bereiche:

- **Innere Achtsamkeit:** Vermittlung von Techniken, sich selbst bewusster zu spüren, auf der Gefühlsebene wahrzunehmen und mehr Kontrolle über sich zu bekommen
- **Zwischenmenschliche Fertigkeiten:** Einüben von sozialen Kompetenzen, um Beziehungen zu knüpfen und zu pflegen, mit gegenseitiger Achtung und Akzeptanz von Wünschen und Bedürfnissen
- **Umgang mit Gefühlen:** Beobachten, Beschreiben und Verstehen von Gefühlen, um ihre Bedeutung für das Handeln einordnen zu können
- **Stresstoleranz:** Bei emotionalem Stress Reduktion der Anspannung durch gedanklich entlastende Strategien, körperliche Ablenkung oder starke äußere Reize

Die Pflegenden begleiten die Betroffenen letztendlich bei einem Prozess der Nachreifung und des Erwachsenwerdens. Deshalb ist es notwendig, den Patientinnen – im Rahmen ihrer psychischen Belastbarkeit – schrittweise mehr Eigenverantwortung zu überlassen und ihnen die Konsequenzen ihrer Entscheidungen zu spiegeln, v. a. in den Bereichen Beziehungsgestaltung und Sozialverhalten, Umgang mit Krankheitssymptomen sowie Alltags- und Lebensgestaltung. Darüber hinaus sollten die Patienten in diesem Prozess zu einem gefestigten Selbstbild und einem klaren Identitätsgefühl gelangen und sich ihrer Ziele in verschiedenen Lebensbereichen bewusst werden. Hier begleiten die Pflegenden die Patientinnen bei ihren Ängsten und reflektieren die persönliche Entwicklung. Wichtig ist es auch, die pflegerische Beziehung bei der Entlassung nicht abrupt enden zu lassen, sondern den Abschied kleinschrittig vorzubereiten und ihnen nach der Entlassung weiterhin z. B. telefonischen Kontakt anzubieten.

18

Die Pflege von Patienten mit einer Borderline-Persönlichkeitsstörung stellt an alle Mitarbeiterinnen hohe Anforderungen. Die Pflegenden müssen bereit sein, sich auf diesen oft langen Beziehungsprozess einzulassen, und dürfen Zurückweisung und Ablehnung seitens der Patienten nicht persönlich nehmen. Die Patientinnen werden oft als sehr „anstrengend" erlebt. Deswegen sollten die Pflegenden ihre Grenzen im Blick haben. Innerhalb des Teams sollte die Möglichkeit bestehen, sich über die eigenen Gefühle und die Gefühle im Umgang mit den Patienten regelmäßig auszutauschen. Im Idealfall geschieht dies im Rahmen von Supervisionen (➤ Kap. 14.5.3). [vgl. 10]

18.2.8 Narzisstische Persönlichkeitsstörung

Narzissmus beschreibt die gefühlsmäßige Einstellung eines Menschen zu sich selbst. Ihren Ursprung hat die Bezeichnung in der griechischen Sage des wunderschönen Jünglings Narziss, der sich in sein eigenes Spiegelbild verliebte, die Liebe anderer gering achtete und schließlich zur Strafe in eine Narzisse verwandelt wurde.

Laut ICD-10 [vgl. 13] wird die narzisstische Persönlichkeitsstörung der Kategorie „Sonstige spezifische Persönlichkeitsstörungen" zugeordnet, sodass neben den allgemeinen Diagnosekriterien einer Persönlichkeitsstörung keine expliziten Symptome zur näheren Beschreibung dieser Störung aufgelistet werden.

Menschen mit einer **narzisstischen Persönlichkeitsstörung** haben ein (vordergründig) großartiges Selbstbild. Sie pflegen oft intensive Fantasien von Macht, Ruhm und Erfolg und haben ein großes Bedürfnis nach Anerkennung und Bewunderung. Hintergründig besteht jedoch eine ausgeprägte Selbstwertproblematik, die narzisstische Personen durch ihre überhöhte Selbstdarstellung zu kompensieren versuchen. Gegenüber anderen sind sie abwertend, wenig einfühlsam und dabei jedoch gleichzeitig leicht kränkbar und leicht zu verunsichern. Da sie eine besondere Behandlung einfordern, häufig arrogant auftreten und über die Interessen anderer hinweggehen, werden narzisstische Menschen meist als unangenehm erlebt und sind wenig beliebt. Soziale Konflikte oder auch juristische Auseinandersetzungen sind mögliche Folgen.

Pflegerische Begleitung Nicht selten beanspruchen narzisstische Menschen für sich eine Sonderrolle gegenüber den anderen Patienten auf der Station. Im täglichen Umgang achten die Pflegenden daher v. a. auf die Gleichbehandlung aller Patientinnen und auch auf die Einhaltung bestehender Stations- und Verhaltensregeln. Zur Vermeidung eines subjektiv empfundenen Sonderstatus werden Sonderregelungen daher grundsätzlich nur innerhalb des Teams – niemals nur in Einzelabsprache mit dem Patienten – besprochen. Da dies von den Patientinnen vielfach nur sehr schwer akzeptiert werden kann, benötigen insbesondere die Bezugspflegenden (➤ Kap. 14.5.3) im Umgang mit narzisstischen Menschen ein gutes Konfliktmanagement, das sie dazu befähigt, Auseinandersetzungen weder zu forcieren noch gänzlich zu scheuen.

Auch die Beziehungsgestaltung gestaltet sich mitunter recht schwierig, da narzisstisch strukturierte Patienten ihr wirkliches Gefühlsempfinden zu überspielen versuchen. Die Pflegenden verstärken weder das großartige Selbstbild, noch lehnen sie die Patientinnen deswegen ab. Vielmehr akzeptieren und respektieren sie sie so, wie sie sind. Die Pflegenden sollten immer die überhöhte Sensibilität der Patienten beachten, zumal eine vom Patienten empfundene Kränkung zu suizidalen Krisen (➤ Kap. 24) führen kann.

18.2.9 Ängstlich-vermeidende Persönlichkeitsstörung

Personen mit einer **ängstlich-vermeidenden Persönlichkeitsstörung** müssen laut ICD-10 [vgl. 13] mindestens vier der folgenden Symptome aufweisen:

- Andauernde Anspannung oder Besorgnis
- Überzeugung, selbst sozial unbeholfen, minderwertig und unattraktiv zu sein
- Übertriebene Sorge, in sozialen Situationen kritisiert oder abgelehnt zu werden
- Nutzung von persönlichen Kontakten nur bei Sicherheit, gemocht zu werden
- Einschränkung des Lebensstils vor dem Hintergrund des Bedürfnisses nach körperlicher Sicherheit oder die Vermeidung sozialer und beruflicher Aktivitäten, um potenzielle Kritik, Missbilligung oder Ablehnung zu meiden

Pflegerische Begleitung Zentrale Inhalte der Pflege sind die Stärkung des Selbstwertgefühls und der Aufbau sozialer Kontakte. Pflegende gehen auf positive Eigenschaften und Fähigkeiten sowie kleinschrittige Entwicklungen des Patienten lobend und verstärkend ein und können durch das Übertragen von Stationsaufgaben zur Überwindung von Minderwertigkeitsgefühlen beitragen.

Beim Aufbau von Kontakten zu anderen Menschen bieten die gemeinsamen Stationsaktivitäten ein gutes Übungsfeld, aber auch für das private Umfeld können die Patientinnen motiviert werden, sich z. B. einer Sportgruppe anzuschließen.

18.2.10 Abhängige (asthenische) Persönlichkeitsstörung

Die **abhängige Persönlichkeitsstörung** zeichnet sich laut ICD-10 [vgl. 13] durch das Vorhandensein von mindestens vier der folgenden Symptome aus:

- Ermunterung anderer Personen, Entscheidungen zu treffen
- Unterordnung eigener Bedürfnisse oder Nachgiebigkeit hinsichtlich der Wünsche anderer
- Mangelnde Bereitschaft zur Äußerung angemessener Ansprüche gegenüber Personen, von denen man abhängt
- Unbehagen bei Alleinsein aus Sorge, nicht für sich sorgen zu können
- Angst vor dem Verlassenwerden aus der Überzeugung, nicht für sich selbst sorgen zu können
- Unentschlossenheit hinsichtlich des selbstständigen Treffens von Alltagsentscheidungen

Pflegerische Begleitung Patienten mit einer abhängigen Persönlichkeitsstörung sollen lernen, selbst Verantwortung zu übernehmen und sich bei Entscheidungen nicht von anderen abhängig zu machen. Deswegen sollten Pflegende – anders als bei den meisten anderen Krankheitsbildern – nicht zu sehr „die Richtung vorgeben", sondern den Patientinnen eigene Handlungsspielräume schaffen. Beispielsweise soll ein Patient selbst entscheiden, ob er sich über zu laute und ihn störende Musik aus dem Nebenzimmer beschwert oder sein Bedürfnis nach Ruhe unterordnet.

Pro und Kontra der – zunächst als ungewohnt und angstbesetzt empfundenen – Gefühle werden mit den Betroffenen besprochen und der Umgang mit Eigenverantwortung und Selbstständigkeit reflektiert. Die Wahrnehmung eigener Bedürfnisse soll den Patientinnen bewusster werden.

18.3 Störungen der Sexualpräferenz und der Geschlechtsidentität

18.3.1 Störungen der Sexualpräferenz

Unter einer **Störung der Sexualpräferenz** (auch *Paraphilie* genannt, von griech. „pará" = abseits/neben und „philía" = Freundschaft/Liebe) versteht man das sexuelle Verlangen nach ungewöhnlichen Sexualobjekten oder ungewöhnlichen sexuellen Aktivitäten. Die allgemeinen und damit immer zu erfüllenden Kriterien für die Diagnose einer Sexualpräferenzstörung sind, dass die ungewöhnlichen sexuellen Impulse als wiederholt und dranghaft, d. h. unkontrollierbar und beeinträchtigend empfunden werden und anhaltend den Hauptanteil der sexuellen Befriedigung ausmachen. Die Symptomatik sollte seit mindestens sechs Monaten bestehen [vgl. 17]. Störungen der Sexualpräferenz treten häufiger bei Männern als bei Frauen auf.

Fetischismus und fetischistischer Transvestitismus

Fetischismus meint die Fokussierung sexueller Erregung und Befriedigung auf ein unbelebtes Objekt. Fetischistische Gedanken hingegen kommen häufig vor und stellen, sofern sie zu keiner Beeinträchtigung führen, keine Störung dar [vgl. 13]. Viele Fetische dienen als Ersatz für den menschlichen Körper (z. B. Wäschestücke, Schuhe). Häufig werden auch Gegenstände aus Leder, Plastik oder Gummi verwendet. Diese Abweichung kann bei geringer Ausprägung gut in die partnerschaftliche Sexualität eingebaut werden, z. B., indem der Partner bestimmte Kleidungsstücke trägt oder wenn ein Körperteil der Partnerin (Brust, Füße, Gesäß) zum Fetisch wird.

Beim **fetischistischen Transvestitismus** werden Kleider des anderen Geschlechts zur sexuellen Stimulation angezogen und evtl. zusätzlich noch Perücken und Kosmetika verwendet. Die Verkleidung ermöglicht ein Erleben illusionärer Doppelsexualität. Der Transvestit unterscheidet sich vom Transsexuellen (➤ Kap. 18.3.2) dadurch, dass er keinen tatsächlichen Wunsch nach Geschlechtsumwandlung hat, sondern lediglich die „Verkleidung" sexuell erregend findet. Nach eingetretenem Orgasmus besteht das Verlangen, die gegengeschlechtliche Kleidung wieder auszuziehen. [vgl. 13]

Exhibitionismus

Exhibitionisten erreichen wiederholt sexuelle Befriedigung, indem sie ihre Genitalien vor fremden (meist gegengeschlechtlichen) Personen in der Öffentlichkeit entblößen und häufig auch dabei masturbieren. Es besteht kein Wunsch nach engerem Kontakt, denn gerade die Anonymität trägt wesentlich zur sexuellen Erregung bei. In der Regel handelt es sich bei den Betroffenen um heterosexuelle Männer [vgl. 13].

Voyeurismus

Voyeurismus ist die sexuelle Befriedigung durch heimliches Beobachten der Intimitäten (z. B. Entkleiden) anderer. Häufig wird dabei masturbiert. Anonymität und Angst vor Entdeckung tragen zur Erregung bei. Es besteht kein Wunsch entdeckt zu werden oder mit der beobachteten Person eine sexuelle Beziehung einzugehen [vgl. 13].

Pädophilie

Als **Pädophilie** bezeichnet man die sexuelle Präferenz für Kinder, die sich meist noch in der Vorpubertät befinden. Pädophilie kann sich sowohl auf Mädchen als auch auf Jungen beziehen. Von Pädophilie sind fast ausschließlich Männer betroffen, der Altersunterschied muss mindestens fünf Jahre betragen und der Betroffene oder die Betroffene selbst mindestens sechzehn Jahre alt sein [vgl. 13].

Sadomasochismus

Sadomasochismus beschreibt die sexuelle Erregung und Befriedigung durch das Zufügen *(Sadismus)* oder Erleiden *(Masochismus)* von Schmerzen und Erniedrigung. Laut ICD-10 muss mindestens eines der folgenden Charakteristika vorliegen:

- Schmerzen
- Erniedrigung oder Unterwerfung

Außerdem ist diese Aktivität notwendig für oder wichtigste Quelle sexueller Erregung [vgl. 13].

Sonstige Störungen der Sexualpräferenz

Die bis hierher beschriebenen Störungen stellen eigene Diagnosen laut ICD-10 dar. Darüber hinaus werden unter „Sonstige Störungen der Sexualpräferenz" weitere ungewöhnliche sexuelle Präferenzen und Aktivitäten, wie beispielsweise Frotteurismus (sexuelle Erregung durch das Pressen des eigenen Körpers an andere Menschen in Menschenansammlungen), Sodomie (sexuelle Handlungen an Tieren) oder Nekrophilie (sexuelle Handlungen an Leichen/-teilen) beschrieben [vgl. 13].

18

Behandlungsstrategie

Eine Indikation zur Therapie ist gegeben, wenn entweder die Betroffenen oder andere unter deren Sexualität leiden.

Schwierig wird es, wenn eine Therapie nach sexuell delinquentem Verhalten gerichtlich angeordnet wird, der Patient aber eigentlich an seiner sexuellen Ausrichtung festhalten möchte. Dann wird der Aufbau der Therapiemotivation zum ersten Therapieziel.

Verhaltenstherapeutische Interventionen können verdeckte Sensibilisierung, Selbstkontrollmethoden sowie Methoden zur Verstärkung nicht devianten Sexualverhaltens und zur Verbesserung der Selbstsicherheit sein.

18.3.2 Störung der Geschlechtsidentität

Die Störung der Geschlechtsidentität, die sog. **Transsexualität,** ist gekennzeichnet durch den dauerhaft bestehenden Wunsch, dem anderen Geschlecht anzugehören. Psychisches und körperliches Geschlecht passen nicht zusammen: Transsexuelle erleben sich subjektiv als nicht zum eigenen Geschlecht gehörig und wünschen häufig eine chirurgische und hormonelle Behandlung, um sich dem bevorzugten Geschlecht anzugleichen. Laut ICD-10 muss die Symptomatik seit mindestens zwei Jahren bestehen und nicht Ausdruck einer anderen psychischen Erkrankung oder einer Chromosomenaberration sein [vgl. 13].

Außerdem gibt es den **Transvestitismus** unter Beibehaltung beider Geschlechtsrollen, wobei die gegengeschlechtliche Kleidung getragen wird, um sich vorrübergehend dem anderen Geschlecht zugehörig zu fühlen. Es besteht jedoch kein Wunsch zur Geschlechtsumwandlung und anders als beim Fetisch Transvestitismus gibt es keine sexuelle Motivation.

Eine weitere Störung, die in der frühen Kindheit auftreten kann, ist die **Störung der Geschlechtsidentität in der Kindheit.** Kriterien sind, dass Kinder intensiv und ohne Zusammenhang mit kulturellen Werten darunter leiden, ihrem Geschlecht anzugehören, sich die Zugehörigkeit zum anderen Geschlecht wünschen oder sogar bereits darauf bestehen. Die Symptomatik sollte mindestens seit sechs Monaten vorliegen und vor dem Erreichen der Pubertät beschrieben werden. Bei **Mädchen** muss außerdem mindestens eines der folgenden Kriterien auftreten:

- Anhaltende Aversion gegen weibliche Kleidung
- Bestehen auf u. a. männlicher Unterwäsche und Accessoires
- Ablehnung anatomisch weiblicher Merkmale. Mindestens zwei von:
  - Behauptung, einen Penis zu besitzen oder dass einer wächst
  - Ablehnung, im Sitzen zu urinieren
  - Versicherung, keine Brüste zu bekommen und nicht zu menstruieren

Bei **Jungen** tritt eines der folgenden Merkmale auf:

- Beschäftigung mit typischerweise weiblichen Aktivitäten
- Wunsch, mit Mädchen Zeit zu verbringen
- Ablehnung von typischerweise männlichem Spielzeug oder Aktivitäten
- Ablehnung von anatomischen Gegebenheiten des männlichen Geschlechts. Mindestens zwei von:
  - Behauptung, zur Frau heranzuwachsen
  - Ekel vor Hoden und Penis
  - Behauptung, dass es besser wäre, diese nicht zu haben

Behandlungsstrategie

Laut aktueller Leitlinie ist eine psychotherapeutische Behandlung von Menschen, die eine **Geschlechtsangleichung** vornehmen lassen möchten, nicht mehr notwendig. Eine psychotische Störung sollte jedoch ausgeschlossen werden. Es wird die Erhebung einer ausführlichen Anamnese und eines psychopathologischen Befundes empfohlen. Die Personen sollten zurechnungsfähig sein und umfassend über die Behandlung aufgeklärt werden. Es wird empfohlen, die Person mit dem gewünschten Geschlecht und Namen anzusprechen, in Orientierung am SBGG (Selbstbestimmungsgesetz). Es sollte immer darauf geachtet werden, ob die Indikation für eine psychotherapeutische Behandlung gegeben ist. Neben der äußerlichen Veränderung des Aussehens und der hormonellen Behandlung erfolgt oftmals ein operativer Eingriff zur Anpassung der Geschlechtsmerkmale [vgl. 11].

18.3.3 Pflegerische Begleitung

Pflegende begegnen Menschen mit Störungen der Sexualpräferenz und der Geschlechtsidentität offen, einfühlsam sowie empathisch und vermeiden jede Form von Abwertung oder Unsachlichkeit. Sie schaffen eine angemessene Gesprächsatmosphäre, verstehen diesen Anteil als einen Teil der Persönlichkeit der Betroffenen und vermitteln ihnen dies auch. Innerhalb der Patientengruppe haben sie dabei eine Vorbildfunktion und sind ggf. auch gefordert, Vorurteile oder stigmatisierendes Verhalten der Mitpatienten abzubauen und ggf. auch zu unterbinden.

Transsexuelle Personen werden mittlerweile zunehmend entsprechend ihrer Geschlechtsidentität behandelt, z. B. in Bezug auf Zimmerbelegung und Ansprechen des Namens. Jedoch gibt es hier in den unterschiedlichen Kliniken und Settings noch kein einheitliches Vorgehen.

18.4 Andauernde Persönlichkeitsänderung, nicht als Folge einer Schädigung oder Erkrankung des Gehirns

Die Persönlichkeit eines Menschen kann sich nach **Extrembelastungen** (z. B. Krieg oder Folter), nach einer psychischen Erkrankung und bei einem chronischen Schmerzsyndrom so verändern, dass das grundlegende Erlebens- und Verhaltensmuster dieses Menschen nicht mehr wiedererkennbar ist. Es handelt sich dann um eine Persönlichkeitsstörung, die nicht auf eine genetische Disposition oder längere lebens- und lerngeschichtliche Erfahrungen zurückzuführen ist, sondern die Folge extremer psychischer Belastung ist.
Laut ICD-10 sollten die folgenden Kriterien erfüllt sein [vgl. 13]:

- Eindeutige Veränderung der Wahrnehmung, in der Beziehung und im Denken der Betroffenen in Bezug auf deren Umgebung und sich selbst
- Ausgeprägte Persönlichkeitsänderung mit unflexiblem und unangepasstem Verhalten
- Besonders wichtig: keine anamnestischen Hinweise für das Vorliegen einer Persönlichkeitsstörung oder einer Entwicklungsstörung des Kindes- und Jugendalters
- Beeinträchtigung im psychosozialen Funktionsniveau oder subjektives Leiden

Oft ist die Abgrenzung zur posttraumatischen Belastungsstörung (PTBS) schwierig. Man geht bei der Persönlichkeitsänderung, anders als oft bei der PTBS, eher von ursächlichen Erfahrungen im Erwachsenenalter aus.

Für die Vergabe der Diagnose muss die Persönlichkeitsänderung über einen Zeitraum von mindestens zwei Jahren bestehen.

18.4.1 Behandlungsstrategie

Wie bei posttraumatischen Belastungsstörungen (➤ Kap. 19.4.1) ist neben der psychischen – ggf. auch körperlichen – Ruhe und Erholung das therapeutische Gespräch über das auslösende Ereignis von zentraler Bedeutung. Grundlage ist dabei (wie bei allen therapeutischen Kontakten) eine vertrauensvolle Beziehung, die es dem Patienten erlaubt, sich zu erinnern und seinen Empfindungen nachzufühlen. Die Erlebnisse sollen besprochen und dadurch gefühlsmäßig aktiviert und im therapeutisch geschützten Rahmen wiedererlebt werden. Aus therapeutischer Sicht soll durch die Aktivierung der Gefühle deren quälende Intensität nachlassen. Im Grunde soll eine **Gewöhnung an die Erinnerung** (ein Habituationseffekt) stattfinden. Dieser Effekt kann sich z. B. nicht einstellen, wenn Gefühle verdrängt und unterdrückt und die traumatischen Erfahrungen nicht als Bestandteil der Vergangenheit, sondern der Gegenwart eingeordnet werden.

Möglicherweise komorbid auftretende psychische Erkrankungen wie Depressionen (➤ Kap. 16.2), Angststörungen (➤ Kap. 19.2) oder Zwangsstörungen (➤ Kap. 19.3) sollten getrennt davon therapeutisch und/oder medikamentös behandelt werden.

18.5 Störungen der Impulskontrolle

Als **Störungen der Impulskontrolle** bezeichnet man unterschiedliche Verhaltensstörungen, die durch wiederholte Handlungen ohne vernünftige Motivation gekennzeichnet sind und von den Betroffenen als unkontrollierbar erlebt werden. Trotz negativer Konsequenzen schaffen es die Patientinnen nicht, auftretenden dranghaften Impulsen zu widerstehen. Häufig werden die Betroffenen selbst und/oder andere Menschen dabei geschädigt. Die Ursachen sind unklar.

18.5.1 Formen

Pathologisches Spielen

Eine der häufigsten Störungen ist der **Drang zum Glücksspiel.** Laut ICD-10 müssen zwei oder mehr Episoden von Glückspiel innerhalb eines Jahres auftreten, Betroffene setzen das Glücksspiel trotz subjektivem Leidensdruck fort, schaffen es nicht, den Drang durch Willensanstrengung zu unterbrechen und sind gedanklich mit dem Thema beschäftigt. [vgl. 13]

Pathologische Brandstiftung (Pyromanie)

Unter **Pyromanie** versteht man den inneren Drang zur Brandstiftung. Pyromanen sind fasziniert von allem, was mit Feuer zu tun hat (z. B. Löschfahrzeuge, brennbare Flüssigkeiten, Feuerlöscher). Vor einer Brandstiftung empfinden sie eine wachsende innere Anspannung, danach Erleichterung. Erkennbare Motive wie Versicherungsbetrug, politischer Fanatismus, Rache oder Mordabsichten bestehen nicht. Laut ICD-10 müssen mindestens zwei Brandstiftungen ohne erkennbares Motiv erfolgt sein [vgl. 13].

Pathologisches Stehlen (Kleptomanie)

Kleptomanie beschreibt eine Störung, bei der die betroffene Person mindestens zweimal dem Drang zu stehlen nicht widerstehen konnte, ohne dabei das Ziel zu verfolgen, sich selbst zu bereichern [vgl. 17]. Die Betroffenen empfinden typischerweise vor dem Diebstahl starke Anspannung, danach ein Gefühl der Erleichterung und Befriedigung.

Trichotillomanie

Die Betroffenen beschreiben, laut ICD-10, einen Drang, sich die Haare auszureißen, mit Erleichterung danach. Es ist ein deutlicher Haarverlust erkennbar. Es besteht keine Hauterkrankung oder ein Wahn oder Halluzinationen. [vgl. 13]

18.5.2 Behandlungsstrategie

Kognitiv-verhaltenstherapeutische Ansätze konzentrieren sich darauf, den auftretenden dysfunktionalen Impuls der Patientinnen durch genaue Situationsanalysen und bewusste Aufmerksamkeitslenkung zu verändern und kontrollierbarer zu machen. Darüber hinaus werden funktionalere Verhaltensweisen zum Spannungsabbau entwickelt und eingeübt.

LITERATUR UND KONTAKTADRESSEN

Literaturnachweis

1. American Psychiatric Association (2013). Diagnostic and statistical manual of mental disorders. Fifth edition (DSM-5). Washington DC: American Psychiatric Publishing.
2. Andreoli A, Gressot G, Aapro N, Trico L, Gognalons MY. Personality disorders as a predictor of outcome. Journal of Personality Disorders 1989; 3: 307–320.
3. Cloninger CR, Sigwardson S, Bohman M. Predisposition to petty criminality in swedish adoptees. II: Cross-fostering analysis of gene-environment interation. Archives of General Psychiatry 1982; 39: 1.242–1.253.
4. DGPPN e.V. (Hrsg.) für die Leitliniengruppe. S3-Leitlinie Borderline-Persönlichkeitsstörung. Reg.-Nr. 038-015. Version 1.0 vom 14.11.2022. Aus: https://register.awmf.org/assets/guidelines/038-015l_S3_Borderline-Persoenlichkeitsst%C3%B6rungen_2022-11.pdf (letzter Zugriff: 10.11.2025)
5. Drake RE, Adler DA, Vaillant GE. Antecedents of personality disorders in a community sample of men. Journal of Personality Disorders 1988; 2: 60–68.
6. Fiedler P. Persönlichkeitsstörungen. In: Klinische Psychologie & Psychotherapie (pp. 1.101–1.121). Berlin, Heidelberg: Springer 2011.
7. Fiedler P, Herpertz S. Persönlichkeitsstörungen im Spannungsfeld zwischen Biologie und Sozialisation. In: Voderholzer U, Hohagen F. (Hrsg.). Therapie psychischer Erkrankungen. State of the Art (S. 317–340). 5. A. München: Urban & Fischer 2010.
8. Geibel-Jakobs M, Ecker W. Persönlichkeitsstörungen. In: Linden M, Hautzinger M. Verhaltenstherapiemanual (Vol. 8). Heidelberg: Springer 2015.
9. Pilkington PD, Bishop A, Younan R. Adverse childhood experiences and early maladaptive schemas in adulthood: A systematic review and meta-analysis. Clinical psychology & psychotherapy 2021; 28(3): 569–584.
10. Kreisman J, Straus H. Ich hasse dich – verlass' mich nicht. Die schwarzweiße Welt der Borderline-Persönlichkeit. 26. A. München: Kösel 2012.
11. Nieder TO, Strauß B. S3-Leitlinie zur Diagnostik, Beratung und Behandlung im Kontext von Geschlechtsinkongruenz, Geschlechtsdysphorie und Trans-Gesundheit: Hintergrund, Methode und zentrale Empfehlungen. Zeitschrift für Sexualforschung 2019; 32: 70–79.
12. Westen D, Kegley AR. Theories of Personality and Personality Disorder. In Skodol AE, Oldham JM. The American Psychiatric Association Publishing Textbook of Personality Disorders. pp. 119–128. Washington DC: American Psychiatric Pub 2021.
13. Remschmidt, H, Schmidt, M, Poustka, F. Multiaxiales Klassifikationsschema für psychische Störungen des Kindes-und Jugendalters nach ICD-10 der WHO. 6., korr. Aufl. Hans Huber-Verlag: Bern 2012.
14. Ross T, Malanin A, Pfäfflin F. Stressbelastung, Persönlichkeitsstörungen und Migration. Verhaltenstherapie und Verhaltensmedizin 2004; 25(3): 345–366.
15. Sachse R, Sachse M. Persönlichkeitsstörungen verstehen: zum Umgang mit schwierigen Klienten. Köln: Psychiatrie Verlag, Imprint BALANCE buch+ medien verlag 2024.
16. Sauter D. Aspekte der Pflege von PatientInnen mit Missbrauchserfahrungen. Psych Pflege 2004a; 10: 144–151.
17. Lackner R. Stabilisierung in der Traumabehandlung: Ein ganzheitliches methodenübergreifendes Praxisbuch. Heidelberg: Springer 2021.
18. Von Auer AK, Bohus M (Hrsg.). Interaktives Skillstraining für Jugendliche mit Problemen der Gefühlsregulation (DBT-A): Das Therapeutenmanual – akkreditiert vom Deutschen Dachverband DBT. Stuttgart: Klett-Cotta 2018.

Kontaktadressen

Anonyme-Spieler (GA) Interessengemeinschaft e.V., GA-Kontaktstelle, Bovestraße 41a, 22043 Hamburg; Hotline anonyme Spieler: 0 18 05/10 40 11

Borderline ps e.V./Borderline Plattform, Postfach 820102, 12503 Berlin

Gesellschaft zur Erforschung und Therapie von Persönlichkeitsstörungen e.V., c/o Klinik für Persönlichkeits- und Traumafolgestörunge, PD Dr. Emanuel Severus, Langenhorner Chaussee 560, 22419 Hamburg; Tel: 01 70/6 687 7 12; E-Mail: bdulz@geps.info

Dachverband DBT e. V., c/o AWP Berlin, Tempelhofer Damm 227, 12099 Berlin; www.dachverband-dbt.de

Deutschsprachige Gesellschaft für Psychotraumatologie (DeGPT e. V.), Irene Wehlen-Schüßler, Sophie-von-La-Roche-Straße 4, 56077 Koblenz; Tel.: 02 61/28 74 21 92; E-Mail: info@degpt.de; www.degpt.de

18

KAPITEL

19 Pflege von Menschen mit Angst-, Zwangs-, Belastungs- und somatoformen Störungen

Pflegesituation

Hintergründe zur Pflegesituation

Pflegerisches Setting: ambulante Versorgung
Patientin: Frau Toni Williams, 39 Jahre
Diagnose: generalisierte Angststörung

Ich bin ständig unter Spannung

Toni Williams ist 39 Jahre alt, lebt allein in einer kleinen Mietwohnung in einem Mehrparteienhaus und wird seit vier Wochen regelmäßig durch einen ambulanten psychiatrischen Pflegedienst betreut. Die Einbeziehung erfolgte auf Empfehlung ihrer Hausärztin über den sozialpsychiatrischen Dienst, da Frau Williams seit über einem Jahr zunehmend unter einer generalisierten Angststörung (GAD) leidet.

Toni Williams beschreibt eine Reihe körperlicher Symptome wie Herzrasen, Schwitzen, Anspannung der Muskeln und außerdem das Gefühl, „ständig auf der Hut sein zu müssen", um drohendes Unheil zu verhindern. Ihre Sorgen beziehen sich vor allem auf ihre finanzielle Lage, ihre berufliche Zukunft, die Gesundheit ihrer Mutter, die nach einem Schlaganfall auf Hilfe angewiesen ist, sowie auf ihre eigene Fähigkeit, den Alltag zu bewältigen.

Die Beziehung zu ihrer Mutter, die eine Etage über ihr wohnt, ist von Sorge und Verantwortungsgefühl geprägt. Toni Williams fühlt sich permanent in Alarmbereitschaft, da sie jederzeit mit einem Notfall rechnet. Gleichzeitig empfindet sie Schuld, wenn sie sich Zeit für sich selbst nimmt. Diese innere Zerrissenheit trägt erheblich zur Chronifizierung ihrer Ängste bei.

Frau Williams berichtet von Schlafstörungen, frühmorgendlichem Erwachen und dem Gefühl, bereits beim Aufstehen erschöpft zu sein. Körperliche Symptome wie Muskelverspannungen, Zittern, Übelkeit, Schwäche und gelegentlicher Schwindel begleiten ihren Alltag. Auch der Gang zum Supermarkt oder Gespräche mit fremden Menschen lösen bei ihr zunehmend Überforderungsgefühle aus. Ein Erstgespräch bei einer niedergelassenen Psychotherapeutin ist vereinbart, doch der Termin liegt aufgrund langer Wartezeiten noch drei Monate in der Zukunft.

Der ambulante Pflegedienst ist dreimal pro Woche zur Unterstützung bei der Tagesstrukturierung, Medikamentenüberwachung (SSRI: Sertralin 50 mg) und zur Psychoedukation vor Ort. An einem Dienstagmorgen scheint Toni Williams deutlich angespannter als sonst. Sie spricht gehetzt, wirkt fahrig und unterbricht sich häufig. Plötzlich sagt sie: *„Ich habe das Gefühl, ich verliere den Verstand. Mein Herz rast. Ich kann nicht mehr klar denken."* Kurz darauf wird sie blass, beginnt zu zittern, atmet schnell und flach. Sie fasst sich an die Brust, gerät in Panik und ruft: *„Ich bekomme keine Luft – ich glaube, ich sterbe!"*

Die Pflegekraft erkennt die Situation als akute Panikattacke. Sie bleibt besonnen, spricht in ruhigem Ton mit ihrer Patientin, erklärt, dass es sich um eine häufige, aber ungefährliche Reaktion handelt, und begleitet sie zu einem Stuhl. Dort leitet sie eine Atemübung an (4 Sekunden einatmen, 6 Sekunden ausatmen) und bleibt durchgehend an Frau Williams Seite.

Nach etwa 5 Minuten lässt die körperliche Anspannung nach. Toni Williams beginnt zu weinen und beschreibt, dass sie seit einigen Wochen häufiger „solche Momente" habe – vor allem morgens, wenn die Gedanken um ihre Mutter und ihre Zukunft kreisen. Aus Scham habe sie bislang mit niemandem darüber gesprochen.

Lernfragen:

1. Eine Panikattacke stellt eine akute Eskalation der Angstsymptomatik im Rahmen einer generalisierten Angststörung dar. Frau Williams ist psychosozial stark belastet durch ihre familiäre Verantwortung, die emotionale Vereinsamung und eine fehlende therapeutische Anbindung. Ihre Scham über die Panikattacken sowie das lange Warten auf einen Therapieplatz verstärken den Leidensdruck zusätzlich. Beschreiben Sie, welche pflegerischen Maßnahmen in der Krise selbst und im Verlauf unterstützend wirken.
2. Bei einer generalisierten Angststörung kann die zu pflegende Person auch Medikamente erhalten. Erklären Sie, wann es sinnvoll ist, Medikamente anzuwenden.
3. Toni Williams zeigt derzeit typische Symptome für eine generalisierte Angststörung. Um welche Symptome handelt es sich? Listen Sie diese auf und ergänzen Sie weitere mögliche Symptome.
4. Bei Angststörungen liegen die Pflegeschwerpunkte häufig darauf, den Alltag zu strukturieren und die Tagesgestaltung zu unterstützen. Geben Sie Pflegeziele und Maßnahmen für Frau Williams an.

19.1 Angst

In diesem Kapitel werden Erkrankungen beschrieben, bei denen das Gefühl der **Angst** Leitsymptom ist. Angst ist ein Gefühl wie Wut, Freude, Trauer oder Liebe und ist wie alle Gefühle mit körperlichen Reaktionen und typischen beobachtbaren Verhaltensweisen verbunden. Evolutionsbiologisch wurde ein Organismus bei einer drohenden Gefahr durch Angst zum Kampf oder zur Flucht mobilisiert. Durch die Aktivierung des Sympathikus wird der Körper in erhöhte Leistungsbereitschaft versetzt: Dazu wird z. B. Blut in die Muskeln gepumpt und die Pulsfrequenz erhöht. Gleichzeitig werden Vorgänge, die in der speziellen Gefahrensituation nicht unbedingt notwendig sind, reduziert: So werden u. a. Verdauungsprozesse verlangsamt oder eingestellt und die Fortpflanzungslust gedämpft. Kann durch Kampf oder Flucht die Bedrohung nicht abgewendet werden, folgt körperlich Erstarrung. Die Angst als Gefühl hat sich als überlebenswichtig für Organismen erwiesen (➤ Abb. 19.1). Neben dem Wetter und den Gegebenheiten des Wohnortes waren Tiere und feindlich gesinnte Mitmenschen Bedrohungen, die das Leben gefährdeten und denen der Mensch mit Kampf oder Flucht begegnen musste. Angst ist dementsprechend ein Gefühl, das der Mensch seit jeher innehat und das zu seiner Sicherheit entscheidend beiträgt.

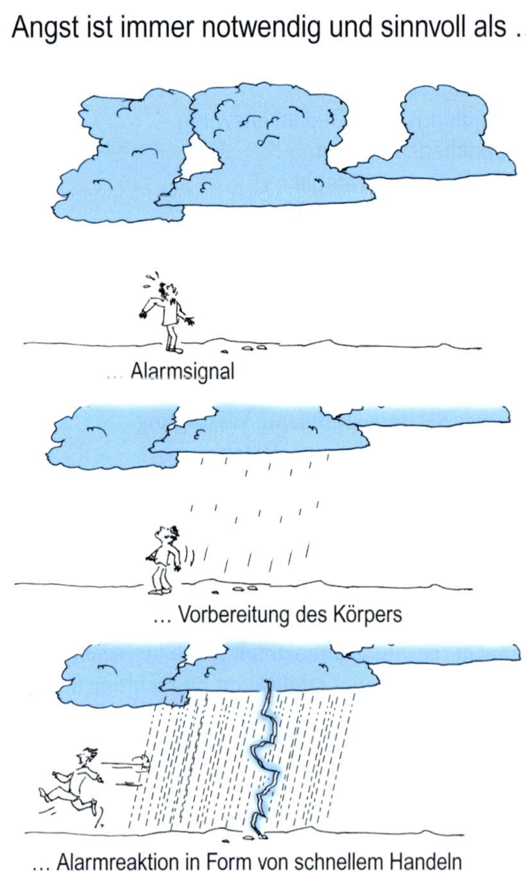

Abb. 19.1 Angst ist überlebenswichtig. [L104]

19.2 Angststörungen

Auch heute gibt es real bedrohliche Situationen, die in Menschen Angst auslösen, z. B. Angst vor körperlichen Angriffen oder vor psychischen Anfeindungen, Angst vor Geschwindigkeit, vor steilen Abhängen, Betrunkenen, die einem aggressiv begegnen, oder die Angst vor dem Tod naher Angehöriger. Diese Liste könnte endlos weitergeführt werden. Meistens ist für Menschen verstehbar, warum sie in den jeweiligen Situationen Angst empfinden, und sie betrachten sie deshalb als angemessen oder sogar sinnvoll. Angst kann sogar bis zu einem gewissen Grad als angenehm und spannend erlebt und gezielt provoziert werden (z. B. durch Krimis, Gruselfilme, Klettern, Fallschirmspringen).

Angst wird dann zur Krankheit, wenn von den Betroffenen selbst oder Außenstehenden das Ausmaß und der Auslöser der Angst als nicht mehr angemessen empfunden werden. Der Betroffene kann die Angstreaktion nicht mehr steuern und fühlt sich ihr hilflos ausgeliefert. Die Angst führt zu subjektivem Leid der Betroffenen und ihren Angehörigen und dient nicht mehr dem Überleben, sondern beeinträchtigt das Leben.

19.2.1 Allgemeine Aspekte

Diagnostik

Im Rahmen der Angstforschung hat sich etabliert, die **Angstreaktion** auf drei Ebenen zu beobachten und zu beschreiben:

- Auf der kognitiven Ebene (lat. *cogere* = denken) werden die Gedanken eines Menschen beachtet,
- auf der physiologischen Ebene seine körperlichen Reaktionen und
- auf der Verhaltensebene das sichtbare Verhalten.

Jemand, der Angst vor großen Höhen hat und auf einem hohen Turm steht, beschäftigt sich gedanklich fast ausschließlich mit möglichen Gefahren und befürchtet, abzustürzen und sogar zu sterben (kognitive Ebene). Auf der physiologischen Ebene stellt man z. B. einen Anstieg von Blutdruck und Puls sowie Schweißausbrüche fest, während auf der Verhaltensebene z. B. beobachtet werden kann, wie dieser Mensch versucht, nicht in die Tiefe zu schauen, sich am Geländer festzuklammern und möglichst schnell den Turm zu verlassen.

Krankheitsentstehung

Bei den Angst- und Zwangserkrankungen (➤ Kap. 19.2) haben sich v. a. **multifaktorielle Krankheitsentstehungsmodelle** als plausibel und hilfreich erwiesen. Anlage- und Umweltfaktoren, die individuelle Lebens- und Lerngeschichte eines Menschen sowie aktuelle Auslöser müssen bei der Diagnostik und Therapie mit bedacht werden. Menschen unterscheiden sich hinsichtlich ihrer psychophysiologischen Reagibilität, hinsichtlich des Erziehungsstils, den sie genossen haben, hinsichtlich der Erfahrungen, aus denen sie gelernt haben, und der Krisen, die sie erlebt haben. Hieraus ergibt sich die individuelle Prädisposition zur Entwicklung einer Angststörung.

Bei der Entstehung von Angst- und Zwangserkrankungen (➤ Kap. 19.2) spielen die psychophysiologischen Lernmechanismen des klassischen und operanten Konditionierens eine zentrale Rolle.

Klassisches Konditionieren

Bei der **klassischen Konditionierung** nach Iwan Petrowitsch Pawlow (1849–1936) geht es um den Zusammenhang von Reizen und Reflexen. Durch den Prozess der klassischen Konditionierung koppeln sich Reaktionen an bestimmte Situationen. Durch diesen Prozess kann allein die Erinnerung an eine Situation das entsprechende Gefühl und die dazugehörigen autonomen körperlichen Reaktionen wachrufen. Bei einem Menschen mit Höhenangst (s. obiges Beispiel) kann diese Angst z. B. bereits ausgelöst werden, wenn er nur an die Situation mit dem Turm denkt oder einen Turm auf einem Foto sieht. Mithilfe des klassischen Konditionierungsmodells lässt sich die Entstehung einer Angststörung erklären: Ein Reiz (z. B. Höhe) löst in einer bestimmten Situation Angst aus. Die psychophysiologische Reaktion wird in der Folge an den Reiz gekoppelt und tritt bei erneuter Konfrontation mit dem Reiz jedes Mal wieder auf.

Der Pawlow-Hund

In Pawlows Experimenten wurde einem Hund Futter dargeboten, woraufhin bei diesem eine verstärkte Speichelproduktion einsetzte. Die Speichelproduktion ist eine Reaktion des autonomen Nervensystems auf den **Reiz** „Futter", d.h. eine **Reaktion,** die nicht dem bewussten Willen unterliegt. Später läutete jedes Mal bei der Futtergabe gleichzeitig eine Klingel. Nach einiger Zeit zeigte sich die vermehrte Speichelproduktion des Hundes nicht nur bei der Futtergabe, sondern auch beim Hören der Klingel. Eine Reaktion des autonomen Nervensystems (Speichelproduktion) wurde vom Reiz „Futter" auf den Reiz „Klingel" übertragen. Wenn auf das Klingeln keine Futtergabe mehr folgte, verringerte sich die Speichelproduktion nach einiger Zeit allmählich wieder. Die Reaktion „Speichelproduktion" wurde somit wieder von der Situation „Futtergabe" entkoppelt.

Operantes Konditionieren

Der zweite wichtige Lernmechanismus ist das **operante Konditionieren** nach Burrhus Frederic Skinner (1904–1990). Dabei handelt es sich um das Lernen durch Verstärkung. Die Grundannahme dieser Lerntheorie ist, dass Verhalten durch seine Konsequenzen gesteuert wird (➤ Kap. 14.7.3).

Unter **positiver Verstärkung** versteht man wohltuende und angenehme Konsequenzen (z. B. Lob, Zuwendung), die dazu animieren, das vorherige Verhalten zu wiederholen und häufiger zu zeigen. Sind die Konsequenzen auf ein bestimmtes Verhalten jedoch unangenehm, machen sie das Auftreten des Verhaltens unwahrscheinlicher, und man spricht von **Bestrafung** (z. B. körperliche Züchtigung).

Bei der **negativen Verstärkung** handelt es sich um Konsequenzen, die unangenehme Zustände aufheben. Wenn der Mensch mit Höhenangst den Turm verlässt, nimmt seine Angst ab. Ein aversiver Gefühlszustand, seine Angst, wird beendet. Das „Flüchten" vom Turm wird dementsprechend durch die Reduktion der Angst negativ verstärkt und dadurch zukünftig öfter gezeigt. Ein Verhalten, das durch Angstreduktion negativ verstärkt wird, nennt man **Vermeidungsverhalten;** es ist für die Aufrechterhaltung von Angststörungen verantwortlich.

Der Prozess der negativen Verstärkung ist wichtig für das Verständnis psychopathologischer Phänomene, denn er kann zunächst unverständlich erscheinendes Verhalten erklären. Viele Verhaltensweisen werden nicht ausgeführt, weil eine Patientin positive Verstärkung erwartet, sondern weil unangenehme, belastende oder quälende Zustände beendet werden und die betroffene Person auf diese Weise versucht, ihr Funktionsniveau aufrechtzuerhalten. Um der Angst zu entgehen, vermeidet der Betroffene zukünftig Aussichtsplattformen. Er sieht sich keine Fotos von hohen Türmen an und will keine Geschichten von Ballonfahrten der Freunde hören. Langfristig verfestigt sich dadurch die Angst, weil der Betroffene keine korrigierenden Erfahrungen mehr macht. Er erlebt nicht mehr das Abklingen der Angst in der Situation selbst, sondern wird immer ungeübter im Bewältigen der Situation, wodurch die Erwartungsangst vor den entsprechenden Situationen immer mehr zunimmt. So steigt das psychophysiologische Anspannungsniveau, während die Schwelle zur Auslösung von Angstreaktionen auf der psychophysiologischen Ebene immer niedriger wird (➤ Abb. 19.2). Es entsteht ein Teufelskreis aus Vermeidung und Angst, der sich selbst aufrechterhält (➤ Abb. 19.3). [vgl. 1]

Pflegerische Begleitung

Der pflegerische Umgang mit Patientinnen, die unter einer Angststörung leiden, muss einerseits einfühlsam und verständnisvoll sein, andererseits sollten Pflegende die Betroffenen jedoch auch zu einer sinnvollen Tagesstruktur und Freizeitgestaltung motivieren und dabei ihre Ressourcen berücksichtigen. Auf diese Weise gelangen die Patienten zu mehr Normalität und ihre Ängste nehmen weniger Raum ein. Ihr Selbstvertrauen und ihre Selbstständigkeit können die Pflegenden stärken, indem sie ihnen kleinere Aufgaben auf der Station übertragen, sie in gemeinsame Aktivitäten einbeziehen und sie bei Eigeninitiative und Eigenverantwortung lobend bestärken.

Die Pflegenden ermöglichen den Patientinnen, über ihre Ängste vor Überforderung und vor den Veränderungen, welche die Behandlung mit sich bringt, zu sprechen: So kann für die Betroffenen z. B. das Wegfallen der Funktionalität der Angst und das Aufgeben der Rolle des Kranken und des zu Beschützenden schwierig sein und sie vor neue Herausforderungen stellen.

Umgang mit suizidgefährdeten Patienten ➤ Kap. 24.3

19.2.2 Spezifische Phobien

Bei den **spezifischen Phobien** (griech. „phobos" = Furcht) handelt es sich um übermäßige und unangemessene Ängste, die sich auf bestimmte, abgrenzbare Situationen oder Objekte beziehen (z. B. Angst vor Höhen, Angst vor dem Fliegen, vor Spinnen, vor dem Anblick von Blut etc.). Patientinnen können oft das erste Auftreten der Phobie genau benennen und auch beschreiben, wie sie in der Folgezeit die Situation vermieden haben.

Es gibt spezifische Phobien, die für die Betroffenen zwar lästig, nicht jedoch behandlungsbedürftig sind. Pathologisch werden die Ängste dann, wenn sie zu deutlichen Einschränkungen in der Lebensgestaltung führen. Wenn das Ausmaß des Vermeidungsverhalten stetig zunimmt und sich auf immer mehr Alltagssituationen erstreckt, können die Einschränkungen sowie das Leid des Betroffenen und

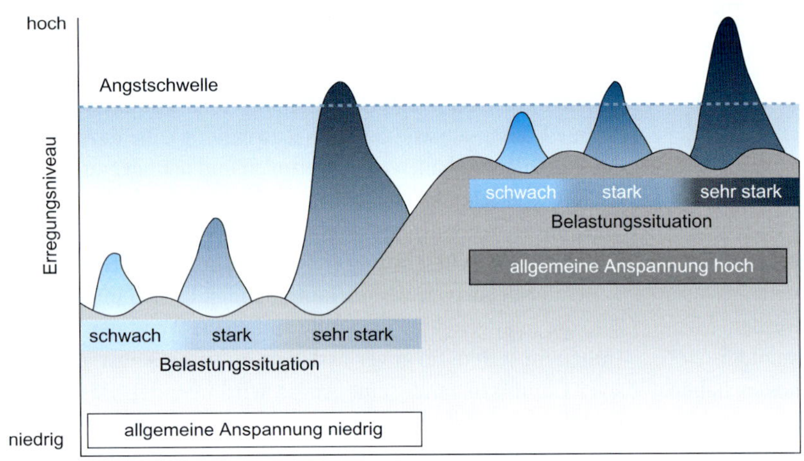

Abb. 19.2 Stress und Angstreaktionen im Alltagsleben [L190]

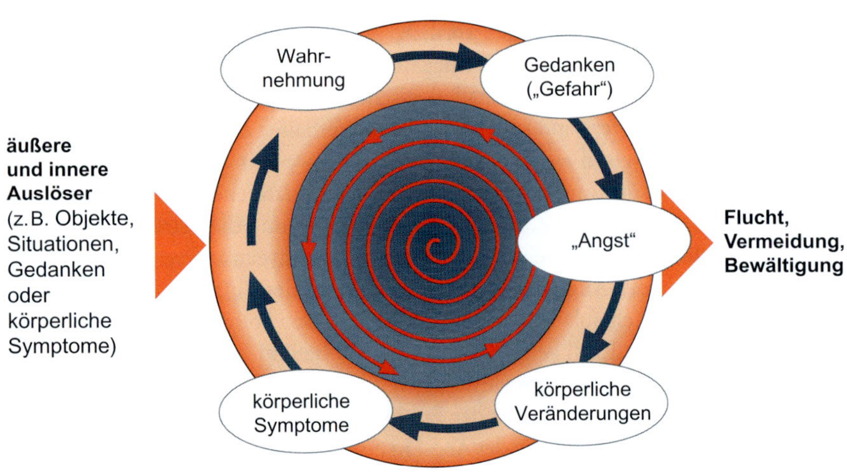

Abb. 19.3 Der „Teufelskreis der Angst" [L190]

seiner Angehörigen so groß werden, dass eine Behandlung notwendig wird.

Ein Spinnenphobiker braucht z. B. professionelle Hilfe, wenn er den Dachboden oder den Keller aus Angst vor Spinnen nicht mehr betritt und wenn er irgendwann nicht mehr allein in der Wohnung bleibt, weil er glaubt, Spinnen ohne fremde Hilfe nicht entfernen zu können. Dieser Mensch grenzt sich immer mehr ein, und es besteht die Gefahr der weiteren Ausbreitung der Symptomatik (Generalisierung), weil er keine korrigierenden Erfahrungen mehr machen kann.

Soziale Phobie

Die **soziale Phobie** kann, ähnlich wie die spezifischen Phobien, auf bestimmte, eigentlich ungefährliche Situationen eingegrenzt werden. Leitsymptom ist die Angst vor der Beobachtung und Bewertung durch andere Menschen. Dabei geht es nicht um die Angst vor Menschenmengen, in denen man anonym ist und nicht auffällt. Es geht vielmehr um Situationen, in denen man als einzelne Person Beachtung findet und Aufmerksamkeit auf sich zieht, z. B. beim Halten von Vorträgen, auf Partys, in Arbeitsgruppen, bei gemeinsamen Essen etc. Menschen mit sozialen Phobien befürchten, sich unangemessen oder peinlich zu verhalten, Angstsymptome zu zeigen oder lächerlich zu wirken und deswegen von anderen abgewertet zu werden. Solche Situationen werden entsprechend vermieden oder nur mithilfe von sog. Sicherheitsstrategien bewältigt, z. B. bei Vorträgen das Ablesen vom Blatt oder das Auftragen eines starken Make-ups, um Erröten zu kaschieren. Dadurch geraten die Betroffenen in einen Teufelskreis (➤ Abb. 19.3): Ihre soziale Kompetenz nimmt immer weiter ab, und sie ziehen sich noch weiter zurück, um vermeintlichen (oder inzwischen auch tatsächlichen) Peinlichkeiten aus dem Weg zu gehen.

Allgemeine Behandlungsstrategien bei Angsterkrankungen

Ziel einer **Therapie** bei Angsterkrankungen ist die Bewältigung der Angst durch Aufgabe des Vermeidungsverhaltens.

Nach Problemanalyse und Diagnostik, die immer auch eine Differenzialdiagnostik sein muss, um psychotische, wahnhafte oder hirnorganische Störungen auszuschließen, erfolgt die Therapieplanung. Zur Behandlung von Angst-, Zwangs- und Panikstörungen haben sich konfrontative Verfahren bewährt. Dabei handelt es sich um Verfahren, bei denen sich Betroffene direkt in die ungefährlichen, angstauslösenden Situationen begeben (sog. **Exposition**) und eine Abnahme der Angst erleben oder, dass die zentrale Befürchtung nicht eintritt. Das Vorgehen bei einer Expositionsbehandlung unterscheidet sich dahingehend, ob direkt die am stärksten angstbesetzte Situation gewählt wird (sog. Reizüberflutung; engl. „flooding") oder ob man sich der schwersten Situation schrittweise annähert (sog. graduierte Exposition). Wenn die Exposition in realen Situationen durchgeführt wird, bezeichnet man sie als *Exposition in vivo,* wenn die Konfrontation in der Vorstellung erfolgt, wird sie *Exposition in sensu* genannt. [vgl. 2]

Reizüberflutung (Flooding)

Grundlage jeder **Exposition** ist die ausführliche theoretische Herleitung der Expositionsbehandlung mit den Patienten. Diese Vorbereitung dient der Information der Betroffenen, um die Prinzipien und Wirkmechanismen der Übungen zu verstehen, sowie dem Motivationsaufbau und der Festigung der Arbeitsbeziehung zwischen Therapeutin und Patient. Erst wenn er nach vollständiger Aufklärung seine Einwilligung gibt, können Expositionsübungen beginnen. Die Patientin übergibt die Kontrolle zur Durchführung der Exposition an den Therapeuten. Dabei muss auch bedacht und besprochen werden, was ein Therapeut alles tun darf, um Vermeidung seitens der Patientin zu verhindern. Expositionen ohne ausführliche kognitive Vorbereitung und ohne Vertrauen zum Therapeuten wirken nicht. Sie stellen einen Kunstfehler dar.

Mit der Situation zu beginnen, die die Patientin als am schwierigsten einschätzt (Flooding), hat den Vorteil, dass die Patientin nach erfolgreich beendeter Übung keine schwereren Expositionen mehr erwarten muss und somit Erwartungsängste verhindert werden. Prinzipiell kann die Angst jedoch immer wieder auftreten, auch wenn Folgeübungen eigentlich als leichter eingeschätzt wurden.

Graduierte Exposition

Graduierte Expositionen werden gewählt, wenn man feststellt, dass dem Patienten die Fertigkeiten fehlen, um die schwierigsten Situationen auszuhalten. So müsste ein Mensch mit sozialen Ängsten, der immer allein und ohne soziale Kontakte gelebt hat, zuerst im sozialen Kompetenztraining lernen, wie man Kontakte schließt und wie man erfolgreiches soziales Verhalten zeigt. Schwere Konfrontationsübungen (z. B. Übungen, in denen der Patient Peinlichkeiten ertragen muss), sind nur für Patienten geeignet, die bereits über eine gewisse soziale Kompetenz und ausreichend Übung in sozialen Kontakten verfügen.

Auch gesundheitliche Probleme können für ein graduiertes Vorgehen sprechen. Eine Asthmatikerin, die unter Höhenangst leidet, muss ihr psychophysiologisches System erst durch Steigerung der Schweregrade gewöhnen (trainieren), um nicht in der ersten schweren Übung Luftnot zu bekommen. Auch bei Kindern und Jugendlichen kann es u. U. sinnvoll sein, den Schweregrad systematisch zu steigern – je nachdem, ob sie in der kognitiven Vorbereitung die therapeutischen Konsequenzen voll verstanden und überblickt haben. Davon muss sich eine Therapeutin immer überzeugen. Auch nach schweren psychischen Traumata (posttraumatische Belastungsreaktionen, ➤ Kap. 19.4.1) kann ein graduiertes Vorgehen indiziert sein.

Exposition in vivo

Bei der **Exposition in vivo** sucht man die realen angstbesetzten Situationen mit den Betroffenen auf. Ziel der Übung ist es, dass die Patienten in der angstbesetzten Situation das Abklingen der Angst erfahren, ohne Vermeidungs- oder Sicherheitsverhalten einzusetzen. Durch das Unterlassen der Vermeidung setzt eine Gewöhnung an die Angstsymptome (sog. **Habituation**) ein. Durch diese korrigierende reale Erfahrung erleben Betroffene, dass man Angst aushalten und überleben kann und dass sie auch ohne eigenes Zutun mit der Zeit nachlässt. Die Aufgabe des Therapeuten besteht während der Übung darin, Vermeidungsverhalten seitens der Patientinnen zu verhindern und zu gewährleisten, dass die Übung lange genug durchgeführt wird, damit Betroffene auch tatsächlich eine Angstreduktion wahrnehmen können.

Eine Person mit Höhenangst muss z. B. so lange auf einem Turm bleiben, bis die Angst abklingt. Sie darf nicht wegschauen und muss immer wieder auf angstauslösende Reize vom Therapeuten hingewiesen werden, um sich gedanklich nicht ablenken zu können. Genauso muss die Patientin mit Spinnenphobie eine Spinne so lange auf der Hand halten oder ihre Hand in einem Spinnenterrarium belassen, bis sie eine deutliche Reduktion der Angst feststellen kann. Menschen mit Flugangst müssen einen ausreichend langen Flug mit der Therapeutin buchen, weil ein Inlandflug zu kurz ist, um eine Habituation zu erreichen. Oder der Patient mit einer sozialen Phobie muss einen Vortrag halten oder in Anwesenheit anderer essen, bis seine Angst und Anspannung nachlassen.

Aufbau neuen Verhaltens

Parallel zum Abbau von Ängsten und Zwängen (➤ Kap. 19.3) muss adäquates, d. h. **situationsangemessenes Verhalten** aufgebaut werden. Patientinnen, die unter einer sozialen Phobie leidet, müssen lernen, sich zu überwinden und mit etwaigen negativen Bewertungen anderer zu leben. Sie können gleichzeitig im sozialen Kompetenztraining neues adäquates Verhalten lernen und im geschützten Rahmen einer Übungsgruppe einüben.

Patienten, die unter einem Waschzwang leiden (➤ Kap. 19.3), müssen parallel zur Exposition oder nach einer Reihe von Expositionen adäquates Hygieneverhalten systematisch einüben („Wie oft am Tag wäscht man sich eigentlich die Hände?").

19

Pflegerische Begleitung

Phobien werden meist ambulant behandelt. Bei bestehenden Begleiterkrankungen wie Depressionen oder erheblichen Einschränkungen im Alltag kann jedoch eine stationäre Behandlung erforderlich sein. Pflegende sorgen im stationären Setting für sicherheitsgebende Routinen und Strukturen, um eine Verschlimmerung der Symptomatik zu vermeiden. Sie unterstützen den Erhalt und Ausbau von Alltagsfähigkeiten, etwa die selbstständige Organisation des persönlichen Umfelds, die Wahrnehmung eigener Bedürfnisse, das Vorbringen von Anliegen, die Entwicklung von Perspektiven oder außerstationäre Erledigungen. Ebenso fördern sie gesunde Freizeitgestaltung und das Reflektieren der eigenen körperlichen und psychischen Belastung. Dies dient der Stabilisierung bereits bewältigter Angstsituationen und einer schrittweisen Erweiterung des Handlungsbereichs. Die Konfrontation mit angstauslösenden Situationen bleibt jedoch für die Betroffenen oft quälend und anstrengend. Besondere Herausforderungen bestehen für Patienten mit sozialer Phobie, etwa bei gemeinsamen Mahlzeiten oder während Visiten mit mehreren Fachpersonen.

Besondere Bedeutung hat die soziale Phobie bei stationären Behandlungen. Hierbei stellen die Kontaktaufnahme zur Patientinnengemeinschaft und z. B. gemeinsame Mahlzeiten im Speiseraum die Betroffenen vor große Herausforderungen. Deshalb müssen sie pflegerisch einfühlsam und motivierend begleitet werden.

Die Angst ernst nehmen

Mitunter sind sich Menschen mit Phobien der Widersinnigkeit ihrer Angst verstandesmäßig durchaus bewusst. Dennoch stellt sie die Bewältigung ihrer Angst vor bestimmten Situationen, die Nichtbetroffene meist als „banal" ansehen würden, vor schier unlösbar scheinende Probleme.

19.2.3 Panikstörung

Personen mit einer **Panikstörung** leiden unter wiederholten, plötzlich einsetzenden Panikattacken und befürchten ein erneutes Eintreten solcher Panikattacken. Die Angstattacken gehen mit starken physiologischen Symptomen wie z. B. Schwindel, Herzrasen, Schweißausbrüchen oder einem Engegefühl in der Brust einher, und die Betroffenen befürchten, daran zu sterben oder die Kontrolle zu verlieren. Werden aufgrund der Angst vor Panikattacken spezifische Situationen (z. B. Kaufhäuser oder Busfahren) vermieden, spricht man von einer **Agoraphobie mit Panikstörung.**

Aufgrund der Vermeidung machen Betroffene keine korrigierenden Erfahrungen, sodass die Angst vor diesen Situationen und die damit verbundenen körperlichen Reaktionen zunehmen, wodurch die Panikattacken wiederum häufiger auftreten können. Oft werden sie bereits durch kleinste körperliche Veränderungen ausgelöst, die von Patienten sehr genau beobachtet und als Beginn eines aufkommenden Panikanfalls katastrophisierend (z. B. als Herzinfarkt) interpretiert werden. Durch diese katastrophisierenden Gedanken steigt bei der Patientin die Angst und dadurch auch die physiologische Erregung, sodass die Schwelle zur Auslösung von Panikattacken immer schneller erreicht wird. Die ersten Anfälle treten meist in belastenden, stressreichen, manchmal von psychophysiologischer Erschöpfung und Anstrengung geprägten Situationen auf, die in der Folgezeit vermieden werden.

Behandlungsstrategie

Da Panikattacken häufig durch die Überinterpretation eigentlich harmloser körperlicher Symptome (starkes Herzklopfen wird z. B. als Anzeichen eines Herzinfarkts fehlgedeutet) ausgelöst werden, liegt ein Schwerpunkt der Behandlung der Panikstörung auf der Gewöhnung und der Reattribuierung (Umdeutung) interozeptiver Reize (körperlicher Symptome). So erfährt der Patient durch sog. **Verhaltensexperimente,** dass Körpersymptome wie z. B. ein erhöhter Herzschlag (bewusst ausgelöst durch körperliche Belastung) nicht prinzipiell Anzeichen eines Herzinfarkts sind. Gleichzeitig wird dadurch auch eine Habituation an physiologische Angstsymptome erreicht. Darüber hinaus haben sich auch bei der Panikstörung **Expositionen in vivo** (➤ Kap. 19.2.2) als erfolgreich erwiesen (➤ Abb. 19.4). Eine häufige

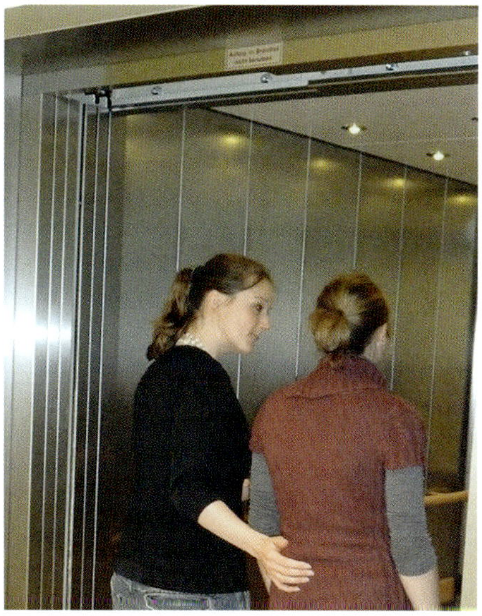

Abb. 19.4 Exposition in vivo [M322]

Folge des Erlebens von Panikattacken ist die Vermeidung vermeintlich gefährlicher Situationen, die letztlich die Störung aufrechterhält. Daher muss in der Therapie die Konfrontation mit angstauslösenden Situationen stattfinden und eine Habituation in ihnen angestrebt werden. Häufig handelt es sich dabei um Situationen, in denen Hilfe (bei einem plötzlich auftretenden Panikanfall) nicht rechtzeitig zu erwarten wäre (z. B. in einem einsamen Waldgebiet, allein zu Hause, im Stau, im Kaufhaus oder auf einem Kirchturm).

Wenn die Attacke in der Übung auftritt, muss man auf jeden Fall bis zum Abklingen der Symptomatik in der Situation bleiben. Ein Abbruch der Exposition käme einer Vermeidung gleich, denn die Panikattacke würde dann durch das Beenden der Konfrontation abklingen und nicht durch Habituation.

Expositionsübungen müssen wiederholt und zunehmend auch selbstständig von den Patientinnen bewältigt werden, um erfolgreich sein zu können. Die Patienten müssen ihr Vermeidungs- und Sicherheitsverhalten kennenlernen und sich selbst „auf die Schliche kommen". Zu den Sicherheitsstrategien von Betroffenen gehören z. B. beruhigende Medikamente, das Mitführen von Handys, Ärzte und Apotheken in der Nähe, Notausgänge, gedankliche Beruhigungen wie „Es wird schon nichts passieren" etc.

Pflegerische Begleitung

Die Pflegenden unterstützen Patienten während einer Panikattacke, indem sie Ruhe bewahren und die Tatsache betonen, dass Panikattacken temporär sind und auf jeden Fall wieder abklingen. Zunächst werden die Patientinnen auf die überschießende, aber normale Angstreaktion hingewiesen. Dabei wird erklärt, dass diese Angstreaktion nicht schädlich für den Körper ist. Pflegende beobachten und lassen Betroffene beschreiben, was gerade passiert. Sie fragen nach den körperlichen und emotionalen Empfindungen der Patienten und ermutigen sie, ihre Gedanken auszusprechen. Dies hilft den Patientinnen, sich zu orientieren und trägt zur Beruhigung bei. Es wird bewusst Zeit genommen, um gemeinsam den Höhepunkt der Panikattacke zu überstehen und die Patienten nach und nach zu beruhigen. Der Fokus liegt darauf, katastrophisierende Gedanken und körperliche Empfindungen zur Seite zu schieben. Wenn nötig, kann eine gut geschulte Pflegefachperson eine Atemübung anleiten, um die Patientinnen in der Beruhigung zu unterstützen.

Es ist jedoch wichtig, dass Pflegende darauf achten, die Patienten nicht zu sehr von der pflegerischen Anwesenheit oder Intervention abhängig zu machen. Betroffene müssen im Verlauf lernen, mit zukünftigen Panikattacken selbstständig umzugehen und diese eigenständig zu bewältigen.

Die Pflegenden motivieren Patientinnen dazu, die im Rahmen der Therapie erarbeiteten Problemlösungsstrategien anzuwenden, um baldmöglichst Panikattacken ohne Hilfsmaßnahmen bewältigen zu können. Dazu gehört es z. B. auch, Patienten in Momenten, in denen eine Panikattacke droht oder gerade erfolgt, an hilfreiche gedankliche Strategien und Kompensationsmöglichkeiten zu erinnern und zur Nutzung dieser zu motovieren. Ziel der pflegerischen Begleitung ist immer, die Alltagsfähigkeiten der Patientinnen zu erhalten und einer Vermeidung entgegenzuwirken.

Sofern keine individuellen Gründe dagegensprechen, begleiten Pflegende Patienten in vermeintlich bedrohlichen Situationen und bieten ihnen so ein Gefühl von Sicherheit. Sie achten dabei jedoch immer darauf, dass Betroffene durch ihre Anwesenheit und Unterstützung in kein zu großes Abhängigkeitsverhältnis zu ihnen geraten.

19.2.4 Generalisierte Angststörung

Kernsymptom der **generalisierten Angststörung** ist das übermäßige und als unkontrollierbar empfundene Sorgen über verschiedenste Themen (z. B. die eigene Gesundheit oder die naher Angehöriger, Beruf, finanzielle Situation, Partnerschaft, aber auch alltägliche Anforderungen). Patientinnen sind häufig dauerhaft ängstlich und angespannt, ruhelos und reizbar. Darüber hinaus treten aufgrund des vielen Sorgens nicht selten Schlaf- und Konzentrationsstörungen auf.

Behandlungsstrategie

Ein Schwerpunkt der Behandlung der generalisierten Angststörung liegt auf der **kognitiven Umstrukturierung,** was „Umdenken" meint. Da Betroffene häufig bestimmte Überzeugungen und Annahmen über sich selbst und die Welt sowie ihre Zukunft haben, die das Sorgen begünstigen, werden in der Therapie angstauslösende Gedanken identifiziert, an der Realität überprüft und entkatastrophisiert. Des Weiteren wird trainiert, sie durch „hilfreichere" Gedanken zu ersetzen.

Zudem vermeiden Patienten häufig, sich „real" mit ihren Befürchtungen auseinanderzusetzen, und versuchen, das Sorgen zu unterdrücken. Hierdurch wird es längerfristig jedoch noch verstärkt. Deswegen ist auch die **Konfrontation** mit Befürchtungen, indem die Patientinnen z. B. Sorgenszenarien bis zum Ende durchdenken, aufschreiben und immer wieder lesen, ein wichtiger Bestandteil der Therapie. Hierbei sollen eine Habituation an die Sorgeninhalte sowie ein anderer Umgang mit Ängsten, Sorgen und Befürchtungen erzielt werden.

Pflegerische Begleitung

Patienten mit einer generalisierten Angststörung suchen oft die Nähe der Pflegenden. Das Wissen um die jederzeitige Erreichbarkeit der Pflegenden gibt ihnen ein Gefühl der Sicherheit und des Ernst-genommen-Werdens. Dies kann die Angst mindern, sollte jedoch nicht zum Regelfall werden. Schließlich ist es Ziel jeder Therapie, dass die Patientinnen ihre Angst bewältigen, unangenehme Empfindungen und Alleinsein aushalten können und trotzdem handlungsfähig sind.

Zu Beginn der Behandlung erleichtern engmaschige pflegerische Kontakte den Betroffenen das Einleben auf der Station bzw. im Krankenhaus. Nach der Eingewöhnungs- und Orientierungsphase sollte jedoch bald mit den Patienten besprochen werden, wie sie sich trotz ihrer Angst und Anspannung einer sinnvollen Alltagsgestaltung zuwenden können. Im Einzelnen bedeutet dies, mit den Patientinnen Übungen zu besprechen, wie sie selbstständiger und handlungsfähiger werden können, um z. B. allein in die Stadt zu gehen oder sich anderweitig ohne Begleitung zu beschäftigen. Die Anforderungen sollten langsam und kontinuierlich gesteigert werden.

Pflegende haben einen starken psychoedukativen Anteil an der Behandlung. Sie erklären dem Patienten auf eine alltagsnahe und leicht verständliche Weise die Entstehung und Auswirkungen seiner Erkrankung. Je besser die Patientin ihre Situation und die Erkrankung versteht, desto besser kann sie mit der Zeit ihre Situation kontrollieren und Lösungen ableiten.

Die Gefühle und das Erleben des Patienten sollten regelmäßig reflektiert werden. Ein Angsttagebuch kann hierbei hilfreich sein, um Gedanken, Gefühle und das Angsterleben nach einer Episode zu dokumentieren und somit besser zu verstehen.

19.3 Zwangsstörungen

19.3.1 Handlungs- und Gedankenzwang

Nach der ICD-10 sind die zentralen Merkmale dieser Störung wiederkehrende Gedanken oder Handlungen, die immer wieder ausgeführt werden müssen. Die Person versucht erfolglos, sich gegen diese Gedanken zu wehren oder Widerstand gegen das Ausführen der Handlungen zu leisten. Der Widerstand erfolgt, weil die Person letztlich Einsicht in die Sinnlosigkeit der Gedanken und Handlungen hat. Zwangspatienten sind durch ihre Zwänge ausgesprochen gequält und in ihrer Lebensgestaltung eingeschränkt.

Häufige **Handlungszwänge** sind Wasch- oder Kontrollzwänge. Beim Waschzwang waschen sich Betroffene bis zu hundertmal am Tag die Hände, um eine Infektion oder Kontamination zu vermeiden, obwohl die Haut an den Hände durch das Waschen schon pergamentartig verdünnt und von der Waschlotion angegriffen ist (➤ Abb. 19.5). Beim Kontrollzwang werden z. B. vor dem Verlassen des Hauses so oft der Herd und andere Elektrogeräte kontrolliert, dass sich die Betroffenen grundsätzlich bei Terminen verspäten.

Unter **Gedankenzwängen** versteht man sich aufdrängende, als sehr unangenehm oder ängstigend empfundene Gedanken, Vorstellungen oder Impulse. So kann eine Mutter z. B. unter dem sich aufdrängenden Zwangsgedanken leiden, ihrem Kind etwas antun zu können, oder

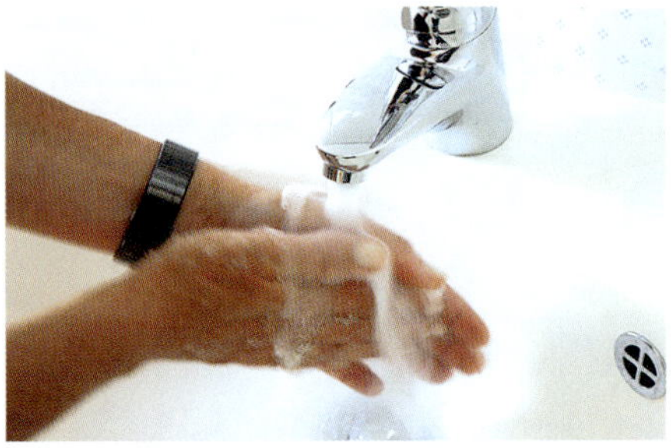

Abb. 19.5 Handlungszwang „Hände waschen" [J787]

ein gläubiger Mensch kann den Impuls haben, in der Kirche obszöne Äußerungen schreiend von sich zu geben.

19.3.2 Krankheitsursachen

Die Ursachen sind **multifaktoriell.** Bislang gibt es keine wissenschaftlichen Hinweise darauf, dass Zwangsstörungen bei einem bestimmten Persönlichkeitstyp auftreten. Es gibt schwache Hinweise auf familiäre Häufungen und von biochemischer Seite Hinweise auf Störungen des Serotoninhaushalts, wobei jedoch schwer zu klären ist, ob Letzteres Ursache oder Folge der Erkrankung ist. Klassische und operante Konditionierungsprozesse (Vermeidungsverhalten) spielen bei der Entstehung und Aufrechterhaltung der Erkrankung eine große Rolle (➤ Kap. 19.2.1).

Meistens treten erste Zwangssymptome – ähnlich wie Phobien oder Panikstörungen – in stressreichen, psychophysiologisch belastenden Situationen auf, in denen derartige Gedanken, die zu anderen Zeiten einfach als unsinnig abgetan werden würden, auf einmal größere Aufmerksamkeit und Bedeutung erhalten. Daraufhin wird ein bestimmtes Verhalten entwickelt, um den Gedanken zu „neutralisieren" – das Zwangsverhalten. Der einschießende Gedanke, sich in der U-Bahn mit einer schweren Krankheit infizieren zu können, und die damit verbundene Angst-Ekel-Reaktion führen z. B. zu intensivem Händewaschen bei der Rückkehr in die eigene Wohnung. Anfänglich reduziert dies den Stress, was das Händewaschen wiederum negativ verstärkt (➤ Kap. 19.2.1). Die Angst, sich zu infizieren, könnte z. B. stärker geworden sein, nachdem man einen schweren Infekt überstanden hat, und wird durch Hygieneverhalten reduziert. Mit jedem Händewaschen erleben die Betroffenen Erleichterung.

Wenn Stress- und Belastungssituationen anhalten und durch das Kontroll- oder Hygieneverhalten Erleichterung erlangt werden kann, besteht nicht nur die Gefahr, dass das Verhalten aufrechterhalten wird, sondern sich zudem eine Eigendynamik entwickelt, die sich – wie bei anderen psychischen Störungen (➤ Kap. 20.2, ➤ Kap. 19.2.3) – im Sinne eines Teufelskreises selbst unterhält. Betroffene machen keine korrigierenden Erfahrungen mehr, engen ihre Wahrnehmung zunehmend auf die Zwangssymptomatik ein und „verlernen" dabei adäquates Hygiene- und Kontrollverhalten.

Bei Zwangsgedanken, besonders obszönen oder gewalttätigen Inhalts, erreicht der Widerstand gegen diese Gedanken bzw. der Versuch, sie zu unterdrücken, genau das Gegenteil. Die Gedanken verschwinden nicht, sondern werden immer häufiger und heftiger, weil unser Gehirn die aufgewendete Widerstandsenergie als etwas Wichtiges registriert.

19.3.3 Behandlungsstrategie

Zwangspatientinnen fühlen sich durch ihre Symptomatik oft gequält und leiden erheblich darunter. Dieses Leiden macht deutlich, dass sie die Sinnlosigkeit der Zwangsgedanken und -handlungen durchaus erkennen. Dies ist der wichtigste Unterschied zum Wahn (➤ Kap. 15.1.1), bei dem die Patienten von der Wahrhaftigkeit der Wahninhalte überzeugt sind.

Gespräche über den Zwang und das Aufarbeiten der Inhalte von Zwangshandlungen und Zwangsgedanken werden letztlich immer wieder deutlich machen, dass die Patientin um die Sinnlosigkeit weiß, aber trotz dieser Einsicht ihr Verhalten nicht ändern kann, da sie Schwierigkeiten hat, die starken Emotionen von Angst und Ekel auszuhalten. Die Zwangsrituale dienen der Verhinderung dieser Emotionen. Dies verdeutlicht, dass es sich bei der Zwangsstörung auch um eine Angsterkrankung handelt. Dementsprechend spielen Expositionsübungen (➤ Kap. 19.2.2) in der Zwangsbehandlung eine wichtige Rolle.

Betroffene müssen im Vorfeld der Durchführung der Expositionen das Prinzip der Gewöhnung *(Habituation)* in der angstbesetzten Situation genau kennenlernen und mit der Therapeutin planen, was unternommen werden muss, um Neutralisierungsverhalten zu unterbinden.

Ein Patient, der unter dem wiederkehrenden Gedanken leidet „Ich könnte mich mit einer tödlichen Krankheit infizieren", müsste sich so lange einer potenziellen „Gefahrenquelle" aussetzen, ohne dabei Neutralisierungsverhalten (z. B. Händewaschen) anzuwenden, bis die aufkommende Angst vor einer Infektion nach dem Prinzip der Habituation abklingt. Ziel ist es, möglichst schwierige, d. h. möglichst stark angstbesetzte Situationen bewusst zu erleben. Dazu könnte der Patient zunächst zusammen mit der Therapeutin und später auch allein z. B. Bahnhofstoiletten aufsuchen und dort alles berühren (auch die Toiletten selbst), ohne die Hände zu waschen, jeder Passantin die Hände schütteln und danach ein Brötchen essen, ohne sich zuvor die Hände gewaschen zu haben etc. Um den Patienten bei seinen Bemühungen zu unterstützen, könnte gemeinsam vereinbart werden, z. B. das Wasser im Zimmer des Patienten vorübergehend abzustellen. Konsequenterweise ist in dieser Situation darauf zu achten, dass dem Patienten in der Zwischenzeit keine anderen „Wasserquellen" (z. B. in einer Wärm- oder Mineralwasserflasche aufbewahrtes Wasser) zur Verfügung stehen, wohingegen schmutziges Regenwasser vom Balkon nach grundsätzlichem Einverständnis des Patienten „erlaubt" wäre. [vgl. 3]

Parallel zu den Expositionsübungen kann es notwendig sein, adäquates Hygieneverhalten aufzubauen. Dazu bespricht und übt man das allgemein übliche Händewaschen z. B. vor jeder Mahlzeit, am Abend und am Morgen.

Darüber hinaus ist die kognitive Therapie dysfunktionaler Annahmen, wie überschätzte Ansteckungswahrscheinlichkeiten und unterschätzte eigene Bewältigungsfähigkeiten, ein wichtiger Bestandteil der Zwangsbehandlung. Nach stationärer Behandlung sollte sichergestellt sein, dass auch zu Hause begleitete Expositionen stattfinden.

19.3.4 Pflegerische Begleitung

Bei der Begleitung von Patientinnen mit Zwangsstörungen ist es zunächst wichtig, die Rituale und Handlungen kennenzulernen und gezielt zu beobachten. Berücksichtigt werden muss, dass schon der Aufenthalt auf der Station unter Mitpatienten für einen Menschen mit Zwangserkrankungen eine große Einschränkung in der Ausübung seiner Zwangshandlungen bedeutet (z. B. durch gemeinsame Badnutzung), was meist zu hoher innerer Anspannung führt. Erst wenn sich Betroffene auf die Behandlung einlassen können und Vertrauen gefasst haben, können die Pflegenden zusammen mit ihnen überlegen, inwieweit sie ihre Zwangshandlungen reduzieren und Alternativen einsetzen können. Es wird also ein fester zeitlicher Rahmen für die Handlungen vereinbart und die Patienten werden bei Bedarf von den Pflegenden bei ihren Zwangshandlungen unterbrochen. Da die Patientin dadurch unter großen Druck und in einen Zustand hoher Anspannung gerät, ist es wichtig, ihr entsprechende Hilfestellung oder auch Entlastung (z. B. durch ablenkende Aktivitäten oder Gespräche) anzubieten. Darauf aufbauend können auch Übungen im Bereich des lebenspraktischen Trainings durchgeführt werden (z. B. Küchendienst oder kleine Reinigungsarbeiten).

Gespräche steuern

Zwangsgedanken eines Patienten sollten die Pflegenden nicht als unsinnig darstellen oder dagegen argumentieren. Auch hier soll der Patient lernen, mit seinen Gedanken umzugehen und sich nicht von ihnen beherrschen zu lassen. Deswegen werden die Gespräche über Inhalte der Zwangsgedanken zeitlich begrenzt; Pflegende lassen sich nicht zu Argumentationen und häufigen Rückversicherungen verleiten. Hilfreich für die Patientinnen sind sinnvolle Beschäftigungen und Ablenkung durch genügend Therapie- und Freizeitaktivitäten.

19.4 Belastungs- und Anpassungsstörungen

19.4.1 Belastungsreaktionen

Belastungsreaktionen sind psychische Reaktionen auf Belastungssituationen bei eigentlich psychisch unauffälligen Menschen. Nach der ICD-10 muss ein zeitlicher Zusammenhang zwischen einer außergewöhnlichen Belastung und dem Beginn der Symptome erkennbar sein. Das auslösende Ereignis kann nicht nur eine reale Bedrohung (z. B. Erdbeben, Hausbrand, Hochwasser) sein, sondern auch eine Bedrohung der sozialen Stellung durch Kündigung, Todesfall oder Unfall. Die Symptomatik kann nach anfänglicher Betäubung durch Angst, Panik, Verzweiflung, psychophysiologische Erregtheit oder Rückzug gekennzeichnet sein.

Bei einer **akuten Belastungsreaktion** klingen die Symptome nach 1–2 Tagen ab. Wenn sich die Symptome jedoch kurzfristig nicht bessern oder sogar verschlechtern (in Verbindung mit zunehmend schwieriger werdender Alltagsbewältigung), kann sich eine akute Belastungsreaktion zu einer **Anpassungsstörung** oder – abhängig von Stärke und Umfang des traumatischen Ereignisses – auch zu einer posttraumatischen Belastungsstörung entwickeln.

Eine **posttraumatische Belastungsstörung (PTBS)** wird erst nach dem Bestehen bestimmter Symptome für vier Wochen und mehr nach einem belastenden Ereignis diagnostiziert. Sie ist die Reaktion auf ein (oder mehrere) zutiefst erschütterndes Ereignis, das häufig mit einer

Bedrohung für Leben oder Gesundheit des Betroffenen einhergeht (z. B. Krieg, Mord, Folter, Vergewaltigung, schwerer Unfall, Naturkatastrophe; s. auch ➤ Kap. 18.4). Eine PTBS ist v. a. durch folgende Symptome gekennzeichnet:

- Automatisches und als unkontrollierbar empfundenes Wiedererleben des Traumas (z. B. in Form von inneren Bildern, „Flashbacks" genannt, oder Albträumen)
- Vermeidung von Orten, Dingen und Menschen, die an das traumatische Ereignis erinnern
- Gefühlstaubheit
- Anhaltende Übererregung
- Verstärkte Wachsamkeit

Behandlungsstrategie

Die **akute Belastungsreaktion** wird meist sofort und schnell behandelt – eher im Sinne einer Krisenintervention als einer längerfristigen Therapie. Bei Unfällen, Katastrophen, Bränden etc. stehen den Betroffenen speziell geschulte Therapeutinnen zur Seite, die ihnen gezielt und v. a. individuell Hilfestellung bei der Traumabewältigung leisten.

Manchmal kann aufgrund des subjektiven Leidensdrucks eine Aufnahme in eine psychiatrische Klinik notwendig werden. Dort können aufgrund des geschützten und ruhigen Rahmens mitunter recht schnelle Behandlungserfolge erzielt werden. Manche Patienten benötigen eine kurzfristige medikamentöse Behandlung mit Schlaf- oder Beruhigungsmitteln.

Während Anpassungsstörungen meist ambulant gut behandelbar sind, findet die Behandlung einer **PTBS** häufig in stationären Spezialabteilungen statt, in der Regel in Form einer Kombination aus Einzel- und Gruppentherapie. Der Schwerpunkt liegt speziell auf der Traumabewältigung. Durch eine intensive Auseinandersetzung mit den traumatischen Ereignissen (u. a. durch die Anwendung von Expositionsübungen) lassen sich eine Verarbeitung der Erlebnisse und eine Reduzierung der Symptome erreichen. Zudem wird eine Modifikation dysfunktionaler Gedanken und Überzeugungen sowie der Abbau von Vermeidungsverhalten angestrebt. Zunehmend werden auch imaginative und körperorientierte Therapiemethoden in die Behandlungskonzepte integriert (z. B. EMDR).

Pflegerische Begleitung

In psychiatrischen Kliniken werden häufig Patientinnen mit Belastungsreaktionen behandelt. Pflegende sollten empathisch auf die Patienten eingehen und ihnen Sicherheit vermitteln, ohne den Fokus direkt auf das Trauma zu legen. Stattdessen ist eine bedürfnisorientierte Begleitung wichtig, bei der die Patientinnen durch geduldiges Zuhören und Unterstützung wie ein Telefonat oder Spaziergang das Gefühl bekommen, nicht allein zu sein. Bei Flashbacks oder schmerzhaften Erinnerungen können Patienten vorübergehend den Bezug zur Realität verlieren. In solchen Momenten sollten Pflegende die Patientinnen unterstützen, den Fokus auf die aktuelle Situation zu lenken, ohne sie mit dem Trauma zu konfrontieren. Hilfreich können stärkere Reize wie Eisbeutel oder Chili sein, stets unter Berücksichtigung des Patientenbedarfs. Pflegende sollten sicherstellen, dass Interventionen respektvoll und bedürfnisorientiert sind, ohne Unmögliches zu versprechen.

19.4.2 Anpassungsstörungen

Nach der ICD-10 handelt es sich bei der **Anpassungsstörung** um Zustände subjektiven Leidens und emotionaler Beeinträchtigung, die nach entscheidenden Lebensveränderungen, belastenden Ereignissen oder nach schwerer körperlicher Krankheit auftreten. Sie entstehen durch eine unwirksame Anpassung an veränderte Begebenheiten. In der Regel kann man bei der Anpassungsstörung deshalb davon ausgehen, dass die Störung ohne das belastende Ereignis nicht eingetreten wäre.

Anpassungsstörungen dauern länger an als akute Belastungsreaktionen und verlaufen schwankend. Auch ungewöhnlich lange und problematisch verlaufende Trauerreaktionen fallen unter diese Kategorie. Anpassungsstörungen können dahingehend differenziert werden, ob die Symptomatik eher depressiv oder ängstlich gefärbt ist.

Behandlungsstrategie

Die Therapie kann einzel- oder gruppentherapeutisch (➤ Kap. 14.7.3), stationär oder ambulant erfolgen. Fast alle therapeutischen Schulen werden das belastende Ereignis thematisieren, nicht zuletzt, um die mit dem Ereignis verbundenen Gefühle für die Betroffenen erlebbar zu machen (z. B. Trauer und Weinen nach einem Todesfall, der sich schon einige Jahre zuvor ereignet hat). Im Rahmen dieser Gespräche werden auch sog. Tabuthemen angesprochen, d. h. Themen, die von den Betroffenen bisher vermieden wurden, unter denen sie jedoch nachweislich leiden (z. B. nach Gewaltanwendung). Dadurch soll eine adäquate Anpassungsleistung an die eingetretenen Veränderungen erzielt werden.

Abstand vom Ereignis und die damit verbundene psychische und physische Erholung können v. a. zu Anfang von großer Bedeutung sein. Später jedoch sollte auch über eine direkte Konfrontation mit der die Belastung auslösenden Situation nachgedacht werden (z. B. nach einem Verkehrsunfall den Ort des Geschehens aufsuchen).

Pflegerische Begleitung

Pflegende begegnen Patientinnen, die unter einer Anpassungsstörung leiden, mit einem hohen Maß an Empathie, nehmen ihr belastendes Erleben ernst und achten v. a. auf Probleme und Einschränkungen in der Alltagsbewältigung sowie im lebenspraktischen und sozialen Bereich. Sie helfen ihnen ggf. bei Fragen zum Aufbau von sozialen Kontakten, zeigen ihnen Möglichkeiten zur Teilnahme an lokalen Freizeitangeboten auf oder vermitteln Kontakte zu unterstützenden Beratungsstellen.

19.5 Dissoziative Störungen

Bei Patienten, die unter einer **dissoziativen Störung** (auch: *Konversionsstörung)* der Bewegung, Wahrnehmung oder Empfindung leiden, treten Lähmungen im Bewegungsapparat auf, entstehen epilepsieartige „Anfälle" oder auch Empfindungsstörungen, Schmerzzustände, Erbrechen, Blindheit oder Taubheit, die nicht durch eine somatische Ursache erklärt werden können: Auftretende Lähmungen oder Sensibilitätsstörungen beispielsweise sind nicht mit der Innervation der gelähmten Gebiete in Einklang zu bringen, „epileptische Anfälle" gehen ohne Stürze und Verletzungen (Zungenbiss) einher, oder aber es kann bei dissoziativer Blindheit kein Schaden am Auge oder an den versorgenden Nerven diagnostiziert werden.

Für die Vergabe der Diagnose „dissoziative Störung" muss ein zeitlicher Zusammenhang zwischen den dissoziativen Symptomen und belastenden Ereignissen oder emotionalen Konflikten vorliegen.

Ein Patient mit **dissoziativer Amnesie** kann sich an belastende Erlebnisse oder Probleme nur noch lückenhaft oder gar nicht mehr erinnern. Dabei kann das Ausmaß der Amnesie schwanken. Für den Patienten bedeuten diese Gedächtnisausfälle eine große Belastung. Er ist ratlos und gerät oft in depressive Verstimmungen.

Dissoziative Fugue (frz. „fugue" = Flucht) bedeutet so viel wie „psychogenes Weglaufen". Die Patientinnen verlassen ohne vorherige Ankündigung plötzlich ihre Wohnung oder ihren Arbeitsplatz. Ihre Ziele sind häufig Orte, an denen sie sich früher oft aufgehalten haben. In vielen Fällen kommen die Symptome der dissoziativen Amnesie hinzu. Die Patientinnen „erwachen" irgendwo und wissen nicht, wie sie an diesen Ort gelangt sind. Nach außen wirken sie jedoch geordnet und kontrolliert.

Auch die **multiple Persönlichkeitsstörung** zählt zu den dissoziativen Störungen. Die Betroffenen verhalten sich so, als bestünden sie aus mehreren voneinander unabhängigen Persönlichkeiten, die mitunter über eigene Namen, Interessen, Charaktereigenschaften, Vorlieben und Erinnerungen verfügen. Die Störung ist selten und auch hinsichtlich ihrer Existenz umstritten.

19.5.1 Krankheitsursachen

Die Ursachen der dissoziativen Störungen sind im Vergleich zu den Ursachen anderer psychischer Erkrankungen schwerer zu fassen. Aus der individuellen Lebens- und Lerngeschichte müssen Hinweise zur Erklärung der Phänomene gefunden werden (➤ Kap. 18.2). Manchmal gibt es traumatisierende Ereignisse, die mit der Symptomatik in Zusammenhang stehen und deren belastende Erinnerungen symbolisch abgespalten werden. Es kann aber auch ein Verhalten sein, das von der Umgebung verstärkt wurde und dem Patienten subjektiv einen Vorteil verschafft (z. B. Aufmerksamkeit und Fürsorge bei epilepsieartigen Anfällen). Psychoanalytiker – bei den ersten Fällen von Sigmund Freud handelte es sich um Konversionsneurosen – vermuten, dass symbolhaft unbewusste Konflikte nach außen drängen.

19.5.2 Behandlungsstrategie

Erst nach entsprechender Differenzialdiagnostik, die sowohl psychiatrische als auch allgemeine somatische und neurologische Elemente beinhalten sollte, erfolgt eine umfassende Problemanalyse, die möglichst auch fremdanamnestische Daten enthält. Derzeit gibt es nur wenige evidenzbasierte Aussagen zur Behandlung von dissoziativen Störungen.

In psychoanalytischen Therapien wird versucht, den zugrunde liegenden unbewussten Konflikt bewusst zu machen, indem das Verhalten hinsichtlich seiner Symbolkraft gedeutet wird. Verhaltenstherapeutisch erfolgen in der ersten Phase eine Stabilisierung und Symptomreduktion durch Informationsvermittlung, eine Erarbeitung von Frühwarnzeichen und Strategien zur Beendigung der dissoziativen Symptomatik sowie eine Verbesserung von Emotionsregulation und Problemlösung. In einer möglichen zweiten Phase wird bei traumatischen Erlebnissen die Auseinandersetzung damit gefördert und antidissoziative Fertigkeiten werden ausgebaut. Dabei ist die Beziehungsarbeit zwischen Therapeut und Patient besonders wichtig, auf deren Basis das Verständnis und die Bearbeitung der Symptomatik überhaupt erst möglich werden.

19.5.3 Pflegerische Begleitung

Im Umgang mit Patienten, die unter dissoziativen Störungen leiden, müssen die Symptome ernst genommen werden. Gespräche sollten sich nicht nur auf die Erkrankung beschränken. Positiv verstärkt wird, wenn die Patientin über ihre Gefühle spricht und sich Themen außerhalb ihrer Krankheit zuwendet. Die Dissoziation selbst ist ein körperliches Erstarren und das Gefühl der Entfremdung von der eigenen Person nach einem traumatischen Erlebnis oder einer hoch stressigen Phase. Die Patienten haben oft den Bezug zur Realität verloren. In solchen Momenten ist es wichtig, dass sich die Patientinnen in Raum und Zeit reorientieren, um wieder Zugang zur aktuellen Situation zu finden.

Die Pflegenden begegnen den Patienten mit klaren, verständlichen Äußerungen darüber, wer sie sind und wo sie sich befinden. Unter Umständen müssen Pflegende auch für die Sicherheit der Patientinnen sorgen. Starke Reize (z. B. ein Kältereiz durch einen Eisbeutel) bringen Betroffene schneller in die Realität zurück.

Auch müssen somatische Ursachen wie Krampfanfälle oder Delir ausgeschlossen werden, um Fehldiagnosen zu vermeiden.

19.6 Somatoforme Störungen, Somatisierungsstörung und hypochondrische Störung

Gemeinsam ist diesen Störungen das Leiden unter körperlichen Beschwerden in Verbindung mit der Angst, erkrankt zu sein, ohne dass eine organische Grunderkrankung festzustellen ist.

19.6.1 Formen

Somatoforme Störungen

Patienten mit **somatoformen Störungen** zeigen oft eine jahrelang bestehende körperliche Symptomatik, die sich auf ein bestimmtes organisches System eingrenzen lässt (im Bereich des Magen-Darm-Trakts z. B. Völlegefühl, Obstipation und/oder Durchfälle), ohne dass eine Erkrankung des betreffenden Organsystems die Beschwerden eindeutig erklärt. Trotz wiederholt unauffälliger Befunde (Magen-Darm-Spiegelung, Laborwerte etc.) und ärztlicher Aufklärung bestehen Betroffene auf weiteren Untersuchungen, weil sie unter der fortbestehenden Symptomatik leiden.

Somatoforme Schmerzstörungen sind oft auf einen bestimmten Bereich begrenzt (z. B. im Lendenwirbelsäulen- oder Schulter-Nacken-Bereich), ohne dass organische Schäden (z. B. ein Bandscheibenvorfall) nachweisbar wären. Aufgrund der u. U. jahrelangen Leidensgeschichte weigern sich die Patienten oft nachdrücklich, die Versicherung der Ärztinnen anzunehmen, dass keine somatische Erkrankung besteht, da die Schilderung der Symptomatik ohne somatische Befunde aus Sicht der Betroffenen unglaubwürdig erscheint.

Somatisierungsstörung

Patienten mit einer **Somatisierungsstörung** klagen über wechselnde Beschwerden wie Blähungen, Übelkeit, Gelenk- und Rückenschmerzen, juckende oder brennende Stellen auf der Haut sowie sexuelle und menstruelle Störungen. Für die Diagnose müssen die wechselnden körperlichen Beschwerden über einen längeren Zeitraum vorliegen, ohne dass körperlich begründbare Fehlfunktionen nachweislich diagnostiziert werden konnten, welche die Symptome hinreichend erklären.

Hypochondrische Störung

19

Bei der **hypochondrischen Störung** leiden die Betroffenen unter der anhaltenden Angst, an einer schweren, unentdeckten Krankheit zu leiden. Sie beobachten ihren Körper sehr genau, um erste Krankheitsanzeichen nicht zu übersehen, und suchen häufig ärztliche Rückversicherung, die sie jedoch nur kurzfristig beruhigen kann. Neue oder als verändert wahrgenommene Symptome werden als Anzeichnen neuer Krankheiten interpretiert; so kann z. B. die Feststellung einer kleinen Hautveränderung zu der Überzeugung führen, an Hautkrebs erkrankt zu sein.

19.6.2 Krankheitsursachen

Manche Patientinnen haben schwere Krankheiten durchlebt und entwickeln in der Folgezeit zunehmend Krankheitsängste, die durch **Vermeidungs- und Sicherheitsverhalten** verstärkt werden (z. B. Schonverhalten, Beruhigung durch Ärzte, übertrieben gesunde Lebensführung und intensive Informationssuche). Andere wiederum erleben im Rahmen ihrer Lebens- und Lerngeschichte Rollenmodelle (z. B. Eltern, Lehrerinnen, Freunde), deren Verhalten und Sorgen sie übernehmen. Auch Erfahrungen von sexueller oder anderer körperlicher Gewalt findet man teilweise in der Lebensgeschichte dieser Patientinnen.

Klassisch konditionierte Lernprozesse (➤ Kap. 19.2.1) können durch die Kopplung von Angst und körperlichen Symptomen und späterem Vermeidungsverhalten zu einer Verstärkung eigentlich normaler psychophysiologischer Prozesse führen. Dabei spielt die Wahrnehmung eine große Rolle. Diese kann sich auf eine Symptomatik verengen und dadurch verzerrt und unrealistisch werden. Zudem sinkt die Wahrnehmungsschwelle für die Symptomatik mit der Zeit, sodass Betroffene immer sensibler für Schmerzen oder eigene Körperreaktionen werden.

19.6.3 Behandlungsstrategie

Basis jeder Therapie ist ein vertrauensvolles Verhältnis. Dazu müssen die Behandler den Patienten signalisieren, dass sie ihnen, ihrem Leiden und Erleben Glauben schenken. Vor einer Psychotherapie muss eine umfassende körperliche Untersuchung durchgeführt werden, die jedoch meist aufgrund einer längeren Krankheitsgeschichte bereits mehrfach erfolgt ist.

Wenn ein vertrauensvolles Verhältnis besteht, können Patient und Therapeutin ein mögliches Entstehungsmodell der Erkrankung erarbeiten, in dem neben den medizinischen auch psychologische und soziale Faktoren der Lebens- und Lerngeschichte berücksichtigt werden.

Falls es sich bei der Symptomatik um konditionierte Kopplungen handelt, können z. B. bei der hypochondrischen Störung Konfrontationsübungen in Situationen durchgeführt werden, die der Patient für gesundheitsgefährdend hält (➤ Kap. 19.2.3). Auf der kognitiven Ebene können die Gedanken überprüft und modifiziert werden, die bei Krankheitssymptomen auftreten. Gleichzeitig wird so auch an der Wahrnehmung gearbeitet, die durch gedankliche Interpretationen gefärbt wird (Entkatastrophisieren). Strategien können entwickelt werden, um den Fokus der Aufmerksamkeit mehr auf das zu legen, was den Betroffenen grundsätzlich im Leben wichtig ist. Zusätzlich muss überprüft werden, ob die Lebensführung einer Patientin nicht symptomverstärkend wirkt (Stress, Verspannungen, ungesundes Essen etc.). Alternative, werteorientierte Freizeitgestaltung, Bewegungsangebote sowie bei Schmerzen Krankengymnastik und Entspannungsübungen können ebenfalls wichtig sein.

Bei der hypochondrischen Störung muss über die Aufgabe von Schonverhalten gesprochen werden, das sich der Patient zur Krankheitsvermeidung angewöhnt haben könnte. Die Thematisierung familiärer und persönlicher Krisen, Depressionen oder Ängste gehören ebenso in die Therapie wie auch berufliche und sonstige Belastungen.

19.6.4 Pflegerische Begleitung

Hypochondrische Patienten und Patientinnen mit Somatisierungsstörungen nehmen die Pflegenden meist stark in Anspruch und klagen häufig über ihre Beschwerden. Dabei ist dies für sie oft die einzige Möglichkeit zu kommunizieren. Für die pflegerische Beziehung ist es wichtig, die Beschwerden ernst zu nehmen und nicht als unbegründet und eingebildet zu werten.

Die Pflegenden sollten darauf achten, dass nicht nur die körperlichen Beschwerden Anlass und Inhalt der Gespräche sind. Durch kontinuierliche Begleitung können sie eine Vertrauensbasis aufbauen und den Betroffenen damit den Zugang zu ihrem emotionalen Erleben erleichtern. Auch hier ist es, wie bei den funktionellen psychophysiologischen Störungen (➤ Kap. 20.1), pflegerische Aufgabe, den Patientinnen beim Umgang mit ihren Symptomen zur Selbstfürsorge anzuleiten und in der Alltagsbewältigung zu stärken (➤ Kap. 14.5.5). Die Pflegenden sollten auf den Leidensdruck und die Beschwerden verständnisvoll reagieren und auch versuchen, die Belastbarkeit der Patienten im Alltag schrittweise zu steigern, ohne ihn dabei zu überfordern.

LITERATUR UND KONTAKTADRESSEN

Literaturnachweis

1. Margraf J, Schneider S. Panik. Angstanfälle und ihre Behandlung. 3. A. Berlin: Springer 2015.
2. Margraf J, Schneider S. Lehrbuch der Verhaltenstherapie (2 Bd.). 4. A. Berlin: Springer 2018.
3. Lakatos A, Reinecker H. Kognitive Verhaltenstherapie bei Zwangsstörungen. 4. A. Göttingen: Hogrefe 2016.
4. Voderholzer U, Hohagen F (Hrsg.) Therapie psychischer Erkrankungen – State of the Art 2025. 20. A. München: Elsevier 2024.
5. Hagen S, Gebauer M. Therapie-Tools Angststörungen. 3. A. Weinheim: Beltz 2025.
6. Wengenroth M. Therapie-Tools Akzeptanz- und Commitmenttherapie (ACT). 3. A. Weinheim: Beltz 2025.
7. Deutsche Gesellschaft für Psychosomatische Medizin und Ärztliche Psychotherapie e.V. (DGPM). S3-Leitlinie Behandlung von Angststörungen. Registernummer 051-028. AWMF 2021.
8. Berger T, Friedl N, Weisel K et al. Angststörungen. In: Digitale Gesundheitsinterventionen: Anwendungen in Therapie und Prävention. Berlin, Heidelberg: Springer, 2023.
9. Hunger-Schoppe C, Retzlaff R. Angst-und Zwangsstörungen. In: Systemische Psychotherapie: Lehrbuch für Studium und Weiterbildung. Berlin, Heidelberg: Springer 2024.
10. Sperner-Unterweger B. Anpassungsstörung und posttraumatische Belastungsstörung. In: Konsiliar-/Liaisonpsychiatrie und -psychosomatik: Ein Praxishandbuch für Medizin und Psychologie. Stuttgart: Kohlammer, 2024.

Kontaktadressen

Deutsche Angst-Hilfe e. V., Bayerstr. 77a, 80335 München; Tel.: 0 89/21 52 97 72; www.angstselbsthilfe.de

Deutsche Gesellschaft Zwangserkrankungen e. V., Postfach 702334, 22023 Hamburg; Tel.: 0 40/68 91 37 00; www.zwaenge.de

KAPITEL

20 Pflege von Menschen mit psychophysiologischen Störungen und Essstörungen

Pflegesituation

Hintergründe zur Pflegesituation

Pflegerisches Setting: stationäre Akutpflege
Patientin: Frau Lucia Fernandez, 16 Jahre
Diagnose: Bulimia nervosa

Flachbrustbarbie

Agatha Friedson ist Pflegefachkraft auf einer psychiatrischen Station, die sich mit psychophysiologischen Störungen beschäftigt. Heute kommt Lucia Fernandez in die Klinik. Sie ist 16 Jahre alt und Pflegefachfrau Agatha kennt sie schon von einem vorherigen Klinikaufenthalt. Mit 13 Jahren war Lucia das erste Mal Patientin in der Psychiatrie aufgrund einer Anorexie. Laut damaliger Diagnostik trat die Anorexie in Verbindung mit einer Depression auf, beides wahrscheinlich durch den plötzlichen Tod des Vates ausgelöst. Der Tod ihres Vaters hat Lucia damals sehr getroffen. Nach dem stationären Aufenthalt konnte sie in die ambulante Versorgung entlassen werden. Jetzt, nach drei Jahren, ist sie wieder da. Pflegefachfrau Agatha schnappt sich den Aufnahmebogen und betritt das Besprechungszimmer.

Dort sitzen Lucia Fernandez und ihre Mutter Rosa. *„Guten Tag Frau Fernandez und hallo Lucia, ich bin Pflegefachfrau Agatha Friedson."* Rosa Fernandez nickt: *„Ja, ich erinnere mich an Sie. Sie haben meine Tochter doch letztes Mal schon betreut, nicht wahr?" „Das stimmt. Möchten Sie mir erzählen, warum wir uns hier wiedersehen?"* Lucia schaut betreten zu Boden und ihre Mutter beginnt zu erzählen: *„Es hat wieder angefangen. Sie hungert sich wieder zu Tode. Allerdings dieses Mal anders. Sie isst und isst, sie stopft richtig. Teilweise erwische ich sie nachts in der Küche, wie sie mit den Händen Essen in sich hineinschaufelt. Und die Flaschen, ich habe bestimmt 20 Wasserflaschen aus ihrem Zimmer geholt. Dann höre ich sie brechen, nachdem sie sich so vollgestopft hat. Beim ersten Mal dachte ich noch, kein Wunder, bei der Menge Essen wäre mir auch schlecht. Aber dann passierte es immer wieder und … ich weiß mir keinen Rat mehr. Unsere Ärztin hat uns deswegen einen Termin hier besorgt. Aber warum sie das wieder macht … ich weiß es nicht."*

Agatha Friedson nickt verständnisvoll und wendet sich an Lucia: *„Möchtest du mir erzählen, warum du das tust?"* Lucia sieht auf: *„Ich weiß es nicht. Ich kann es irgendwie nicht so richtig kontrollieren. Und dann ist da noch dieses Foto." „Welches Foto, Lucia?"*, fragt ihre Mutter. Lucia schaut beschämt zu Boden: *„Ein Junge aus meiner Klasse hat ein Foto gemacht und gepostet … ich bin die Einzige in der Klasse ohne wirkliche Brüste und er hat ‚Flachbrustbarbie' auf das Bild geschrieben. Alle haben es gesehen und gelacht. Und das Essen hat dann irgendwie geholfen. Und dann habe ich mich so vor mir selbst geekelt, ich musste es unbedingt wieder loswerden. Ich habe keine Brüste und bin wieder viel zu fett."*

Agatha legt ihre Hand auf Lucias Hand und drückt sie kurz: *„Es ist gut, dass du jetzt hier bist. Wir werden schauen, wie wir dir helfen können."*

Lernfragen:

1. Nennen Sie die Kriterien für die Diagnose Bulimia nervosa, die Sie bei Lucia Fernandez identifizieren können. Ergänzen Sie weitere Kriterien anhand des Kapitels.
2. Erläutern Sie, welche Therapieformen zur Behandlung von Lucia Fernandez zum Einsatz kommen könnten.
3. Nennen Sie die pflegerischen Schwerpunkte in der Behandlung von Lucia Fernandez.
4. Erläutern Sie, welche körperlichen Folgesymptome eine Bulimie nach sich ziehen kann.

20.1 Psychophysiologische Erkrankungen

DEFINITION

Die **Psychophysiologie** beschäftigt sich mit den Zusammenhängen von physischen und psychischen Prozessen im Körper. Dabei werden die Organsysteme Herz, Lunge, Magen, Darm, Gefäße, Urogenitalsystem und Sinnesorgane in ihrem Zusammenspiel mit dem Nervensystem, dem Immunsystem und dem endokrinen System beobachtet und untersucht und die physikalischen, biochemischen und bioelektrischen Prozesse beschrieben.

Bei den **psychophysiologischen Erkrankungen** handelt es sich um Erkrankungen, bei denen sowohl psychische als auch physische Faktoren eine Rolle spielen und miteinander interagieren, weshalb bei der Diagnostik und Therapie beiden Bereichen Rechnung getragen wird. Es besteht zwar ein Zusammenhang, die genaue Wirkweise der beiden Faktoren aufeinander lässt sich jedoch häufig nicht vollständig aufklären. Die Psychophysiologie weist starke Überlappungen mit den Begriffen funktionelle Störungen oder psychosomatische Erkrankungen auf, wobei bei Zweiterem die klar erkennbare organische Ursache fehlt. In der Primärversorgung machen psychophysiologische Erkrankungen 30 % der Diagnosen aus [vgl. 1]. Oft treten psychophysiologische Erkrankungen komorbid bei anderen psychischen Erkrankungen auf (z. B. Schlafstörungen bei Depressionen). Das folgende Kapitel orientiert sich an den Diagnosen, die in der ICD-10 unter F5 – Verhaltensauffälligkeiten mit körperlichen Störungen und Faktoren – zu finden sind [vgl. 24]. Im Bereich psychische Störungen bei andernorts klassifizierter körperlicher Erkrankung werden exemplarisch zwei häufig auftretende körperlichen Erkrankungen beschrieben. Bei den Essstörungen werden zusätzlich die Binge-Eating-Disorder, die bisher nur im DSM-V verschlüsselt wurde, sowie Adipositas betrachtet.

20.1.1 Entstehung psychophysiologischer Erkrankungen

20

Die Ursachenannahmen sind multifaktoriell, d. h., neben der genetisch-biologischen Anlage eines Menschen spielen gleichermaßen auch seine Lebens- und Lerngeschichte sowie aktuelle Situationsfaktoren (psychosoziale Faktoren) eine entscheidende Rolle.

Eine Grundannahme *(Arbeitshypothese oder Paradigma)* in der Psychophysiologie ist, dass sich unser Organismus bei guter Funktionsfähigkeit und – einigermaßen bestehender – Beschwerdefreiheit in einem Fließgleichgewicht *(Homöostase)* befindet. Störungen der Homöostase finden jederzeit statt, z. B. positiv durch Freude, Sex, Glück oder aber im negativen Sinne durch Ärger, Angst und Lärm. Im Normalfall regulieren die neuronalen und endokrinen Systeme des Körpers nach Abklingen der Stressoren das Zusammenspiel der Organsysteme, bis das Fließgleichgewicht wiederhergestellt ist. Anhaltende Störungen des Fließgleichgewichts können zu Veränderungen im psychophysiologischen Gleichgewicht führen, die subjektives Leid zur Folge haben. Mitunter sind dahingehend sogar Organveränderungen oder -schäden nachweisbar, z. B. an der Magenschleimhaut. Es können jedoch auch Funktionsstörungen entstehen, ohne dass organische Veränderungen oder Störungen vorhanden sind, z. B. bei den sexuellen Störungen.

Störungsaufrechterhaltend wirken selektive Aufmerksamkeitsprozesse auf das körperliche Leiden sowie Schon- und Vermeidungsverhaltensweisen, die je nach kognitiver Bewertung aversiv oder angenehm erlebt werden können. Oftmals spielt auch der sogenannte sekundäre Krankheitsgewinn, wie z. B. Zuwendung und Aufmerksamkeit durch Dritte aufgrund der Beeinträchtigung, eine entscheidende Rolle.

20.1.2 Pflegerische Beziehungsgestaltung bei Menschen mit psychophysiologischen Erkrankungen

Wenn Menschen mit psychophysiologischen Erkrankungen auf einer psychiatrischen Station aufgenommen werden, fühlen sie sich möglicherweise nicht ernst genommen und fordern weitere körperliche Untersuchungen.

Die Pflegenden geben den Patientinnen zu verstehen, dass sie sie sehr wohl als krank, leidend und therapiebedürftig einschätzen. Gespräche oder Klagen über somatische Beschwerden werden nicht heruntergespielt, aber auch nicht übermäßig beachtet. Stattdessen sollte die pflegerische Beziehungsgestaltung auf andere Inhalte gelenkt werden, damit den Patienten das Gefühl vermittelt wird, dass sie Zuwendung und Beachtung nicht nur über ihre körperliche Symptomatik bekommen, und sie sich schrittweise auf die Behandlung der psychischen Komponente ihrer Erkrankung einlassen können.

Um die Überzeugung von einer rein körperlichen Ursache nicht zu verstärken, gehen die Pflegenden auf den Wunsch nach zusätzlichen Untersuchungen und Medikamenten nicht ein (Gefahr der iatrogenen Chronifizierung), sondern erklären den Betroffenen einfühlsam und vorsichtig, dass sie sich in Behandlung begeben haben, um an der psychischen Ursache ihrer Beschwerden zu arbeiten. Dabei kann durch Verdeutlichung der Zusammenhänge zwischen Körper und Psyche die Fähigkeit zur Selbstbeobachtung gestärkt werden (z. B. führt Angst zu Pulsbeschleunigung, die von vielen Betroffenen als bedrohliches Herzrasen empfunden wird). Außerdem motivieren die Pflegenden die Patientinnen dazu, an der Linderung ihrer Symptome aktiv mitzuwirken, z. B. durch Entspannungstechniken (➤ Kap. 14.7.4), Ernährungsumstellung, Atemtechniken (➤ Abb. 20.4) oder individuelle Stressbewältigungsstrategien (➤ Kap. 14.7.9).

20.1.3 Schlafstörungen

Symptome

Bei Schlafstörungen unterscheidet man vorrangig zwischen Insomnien (ungenügende Schlafdauer und -qualität über einen beträchtlichen Zeitraum) und Hypersomnien (exzessive Schläfrigkeit und Schlafanfälle über Tag, die nicht durch eine unzureichende Schlafdauer erklärt werden können). Diese Schlafstörungen können sich als Einschlaf- und Durchschlafstörungen (➤ Abb. 20.1) oder als morgendliches Früherwachen zeigen. Außerdem gibt es Parasomnien, zu denen das Schlafwandeln, Pavor nocturnus und Alb- oder Angstträume gehören. Beim Schlafwandeln (Somnambulismus) verlässt die Person während des Schlafens wiederholt das Bett, geht umher

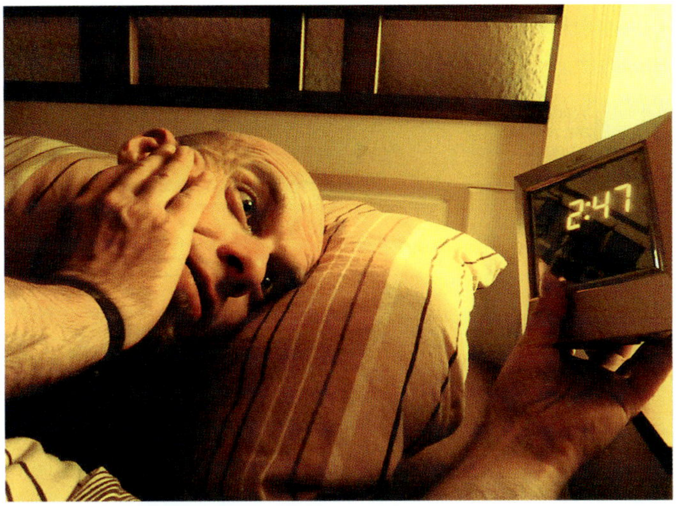

Abb. 20.1 Nächtliches Wachliegen: Verschiedene Ursachen können zu Ein- und Durchschlafstörungen führen. [M322]

und ist nur schwer durch Außenstehende zu erwecken. Pavor nocturnus (auch „Nachtschreck" genannt) tritt vorwiegend bei jüngeren Kindern auf und zeichnet sich durch nächtliches Erwachen mit lautem Schreien aus, für das weitestgehend Amnesie besteht. Albträume oder Angstträume sind für Kinder in bestimmten Entwicklungsphasen typisch, hier verbleiben nach dem Erwachen lebhafte Erinnerungen an bedrohliche Situationen [vgl. 5].

Schlafdauer

Es gibt keine Richtlinien, wie lang die **Schlafdauer** sein muss. Manche Menschen fühlen sich bereits nach 4, andere erst nach 7 h Schlaf erholt. Wichtig für einen erholsamen Schlaf ist nicht unbedingt die Dauer des Schlafs, sondern dass typische Schlafphasen wie Tief- und Traumphasen (REM-Phase: engl. „rapid eye movements") durchlaufen werden.

Ursachen

Für die beschriebenen Schlafstörungen gibt es keine hinreichende organische Erklärung. Folgende **Faktoren** können zur Entstehung und Aufrechterhaltung, gerade von Insomnien, beitragen: fehlende Schlafhygiene und -rituale, Missbrauch digitaler Medien und übermäßiger Konsum koffeinhaltiger Getränke, hoher Erregungszustand oder erlernte Sorgen bezogen auf die Folgen des Schlafmangels sowie speziell bei Kindern fehlende Grenzsetzung. Oft treten Schlafstörungen auch als ein Symptom bei anderen psychischen Erkrankungen auf [vgl. 5].

Diagnostik

Neben der Erhebung einer Schlafanamnese ist das Führen eines Schlaftagebuchs, die Abnahme von Screening-Fragebögen und strukturierten Interviews sowie der Einsatz von apparativ-technischen Untersuchungsmethoden sinnvoll. Das gezielte Erfragen von Substanzen, die den Schlaf stören können, wird empfohlen [vgl. 22].

Behandlungsstrategie

Bei Schlafstörungen ist eine kognitive Verhaltenstherapie das Mittel erster Wahl. Bei unzureichendem Erfolg oder fehlenden Möglichkeiten kann eine psychopharmakologische Behandlung erwogen werden. Kurzfristig können Benzodiazepine oder sedierende Antidepressiva eingesetzt werden, zu deren langfristiger Wirksamkeit und der generellen Wirksamkeit anderer Medikamente oder Behandlungsansätze (z. B. Achtsamkeit) können keine evidenzbasierten Aussagen getroffen werden [vgl. 22]. Die Berücksichtigung des Kontexts des Patienten (aktuelle Wohnumgebung, Einbezug der Bezugspersonen) wird empfohlen [vgl. 5].

Pflegerische Begleitung

Patienten mit Schlafstörungen haben oft unangemessene Vorstellungen über die Dauer und Qualität eines erholsamen Schlafs. Aufgabe der Pflegenden ist es, ihnen zu erklären, dass es keine allgemeine ideale Schlafdauer gibt und gelegentliches Aufwachen in der Nacht nicht zwangsläufig pathologisch ist.

Außerdem sollen die Patientinnen über den Teufelskreis aus Angst vor der Schlaflosigkeit, Ärger über das Ausbleiben des Schlafs und daraus erst recht resultierenden Einschlafstörungen aufgeklärt werden. Die Pflegenden achten auf der Station darauf, dass betroffene Patienten tagsüber nicht schlafen oder sich aufs Bett legen. Sie halten die Patientinnen an, immer zur gleichen Zeit ins Bett zu gehen, und wirken durch ein Abendprogramm (Spiele, Leserunde, Filme) möglicher Langeweile entgegen (➤ Abb. 20.2). Manche Patienten

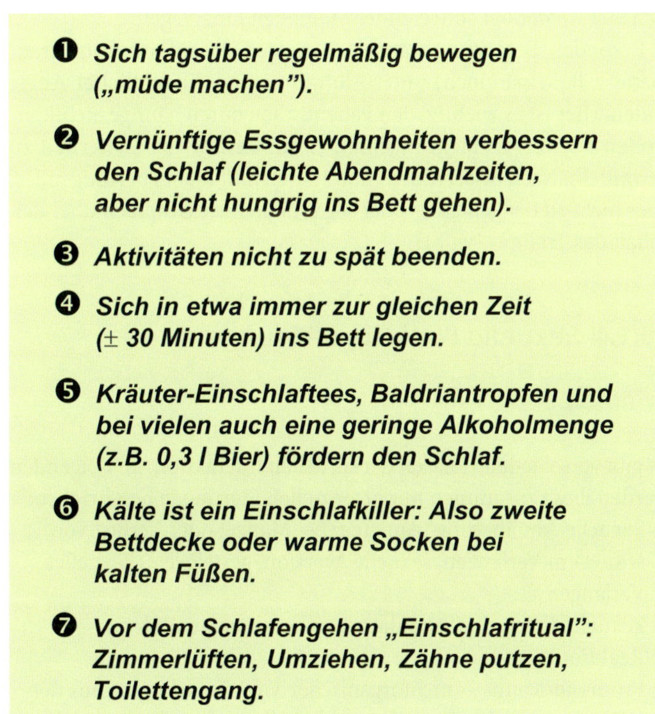

Abb. 20.2 Die **Prinzipien gesunder Schlafhygiene** lassen sich mit Einschränkungen auch auf den Alltag im Krankenhaus übertragen. [M325]

Schlafprotokoll					Name:							
Bitte abends ausfüllen							Bitte morgens ausfüllen					
Datum	Genussmittel			Medikamente (Schlafmittel und andere)	Wann/ Wie lange tagsüber gelegen?	Wann ins Bett gegangen?	Wann aufgestanden?	Wie oft aufgewacht?	Wie haben Sie geschlafen? Und wie lange?			Bemerkungen
	Alkohol	Nikotin	Kaffee, Cola, Tee						Gut	Mittel	Schlecht	
14.6.97	*1 Bier (12.00 h)*	*5 Zig.*	*3 Tassen Tee (16.00 h)*		*13.00 h 1 Stunde*	*22.30 h*	*6.00 h*	*3 x*			*4 Std.*	*Ärger mit dem Chef*

Abb. 20.3 Das **Führen eines Schlafprotokolls** durch den Patienten hilft, das Ausmaß der Schlafstörung festzulegen, und kann Anhaltspunkte für die Ursache(n) der Schlafstörungen geben. [A400]

gehen abends um 20 Uhr ins Bett, weil sie „todmüde" sind, und wachen um 3 Uhr morgens auf. Die Patientinnen sehen nur die Uhrzeit, aber nicht die Tatsache, dass sie 7 h geschlafen haben. Damit die Patienten ihr Schlafpensum vor Augen haben, können sie ein Schlafprotokoll führen, in dem sie Aufwachzeit und Stimmung notieren (➤ Abb. 20.3).

Schlafgewohnheiten wie Lichtverhältnisse und Raumtemperatur sowie Einschlafrituale (z. B. Entspannungsmusik oder warme Getränke) sollten erfragt und so weit wie möglich beibehalten werden. Bei Durchschlafstörungen wird den Patientinnen erklärt, dass sie nicht zu lange wach im Bett liegen bleiben sollten. Es ist besser, kurz aufzustehen, dann z. B. einen Beruhigungstee zu trinken, ein kurzes Gespräch mit dem Nachtdienst zu führen oder etwas zu lesen und sich erst wieder bei auftretender Müdigkeit hinzulegen.

Besondere Begleitung brauchen Patienten, die aufgrund von Traumata (z. B. Missbrauch) unter Albträumen oder nächtlicher Angst leiden. Hier ist es wichtig, den Patientinnen durch häufige Sichtkontrollen oder etwas Licht im Zimmer ein Gefühl von Sicherheit zu vermitteln. Nach belastenden Albträumen hilft oft ein beruhigendes, aber nicht zu tief gehendes oder sogar deutendes Gespräch über den Inhalt des Traums. [vgl. 1]

20.1.4 Sexuelle Funktionsstörungen

Symptome

Es gibt verschiedene Phasen der sexuellen Interaktion, im Folgenden werden diese zusammen mit potenziellen Störungen beschrieben:

- Sexuelle Annäherung (Appetenz) ↔ Mangel oder Verlust von sexuellem Verlangen, sexuelle Aversion, gesteigertes sexuelles Verlangen
- Sexuelle Erregung/Stimulation ↔ Versagen genitaler Reaktionen
- Immissio/Koitus ↔ nichtorganischer Vaginismus (Spasmus der Vagina, macht das Eindringen unmöglich oder schmerzhaft), nichtorganische Dyspareunie (Schmerzen während des Geschlechtsverkehrs)
- Orgasmus ↔ mangelnde sexuelle Befriedigung, Orgasmusstörung, Ejaculatio praecox (Unfähigkeit, die Ejakulation so zu kontrollieren, dass der Geschlechtsverkehr für beide Seiten befriedigend ist) [vgl. 25]

Die folgenden Kriterien sollten bei allen sexuellen Funktionsstörungen erfüllt sein:

- Betroffene sind nicht in der Lage, sexuelle Beziehungen so zu gestalten, wie sie es möchten.
- Die Funktionsstörung tritt häufig, aber nicht immer auf.
- Sie besteht seit mindestens sechs Monaten.
- Sie ist nicht auf eine andere psychische oder Verhaltensstörung, eine körperliche Störung (endokrine Störung) oder eine medikamentöse Behandlung zurückzuführen [vgl. 21].

Ursachen

Auch bei sexuellen Funktionsstörungen zeigt sich ein multifaktorielles Ursachengefüge, sie können angeboren oder erworben sein. Da sowohl somatische als auch psychische Faktoren (Selbstverstärkungsmechanismus) eine Rolle spielen können, wird eine fachärztliche Vorstellung empfohlen [vgl. 18].

Diagnostik

Je nach beschriebener Symptomatik variiert das empfohlene diagnostische Vorgehen. In jedem Fall wird die Erhebung einer Anamnese mit besonderem Fokus auf Vorerkrankungen, Operationen, Traumata, Medikamente, psychosoziale und Sexualanamnese empfohlen, außerdem eine körperliche Untersuchung und ggf. die Abnahme von Laborparametern. Weiterführende diagnostische Mittel wie eine Duplexsonografie zur Darstellung der Beckenstrombahn und Penisgefäße sind im Einzelfall abzuwägen [vgl. 18].

Behandlungsstrategie

Zur Behandlung sexueller Funktionsstörungen werden eine **verhaltenstherapeutische Psychotherapie** (Sexualtherapie), eine **(psycho-) pharmakologische Behandlung** (oft mit selektiven Serotoninwiederaufnahmehemmern, SSRI, ➤ Pharma-Info 16.1) oder teilweise der Einsatz von geeigneten Instrumenten (z. B. Vakuumpumpe) empfohlen. Von besonderer Relevanz ist, Betroffene vor der Verwendung von illegal erworbenen Präparaten und potenziell gefährlichen Instrumenten zu warnen. Selten werden invasive Ansätze (z. B. Implantation von Penisprothesen) durchgeführt [vgl. 18].

20.1.5 Psychische Störungen bei andernorts klassifizierter körperlicher Erkrankung

Asthma bronchiale

Symptome

Kernsymptom ist eine chronische Entzündung der Atemwege. In Frequenz und Intensität variabel, können dabei zusätzlich die folgenden Symptome auftreten: Atemnot, Giemen, Brustenge, Husten, eine bronchiale Hyperreagibilität oder bronchiale Obstruktion [vgl. 11]. Es kann zu Exazerbationen (deutliche Verschlechterung des Krankheitsbildes bei chronisch verlaufenden Erkrankungen) kommen, in deren Zusammenhang Asthmaanfälle, Zunahme der Symptome und Abnahme der Lungenfunktion auftreten. Bei intensiven Verläufen der Exazerbationen können Betroffene daran versterben. Verschiedene Asthma-Phänotypen werden diskutiert, wovon die folgenden am häufigsten genannt werden:

- Allergisches (extrinsisches) vs. nichtallergisches (intrinsisches) Asthma
- Asthmaformen mit unterschiedlich starker Typ-2-Marker-Expression (Biomarker weisen auf das Vorliegen von Typ-2-Entzündungen hin)
- Eosinophiles vs. nichteosinophiles Asthma (Unterscheidung über Vorliegen einer eosinophilen Atemwegsentzündung) [vgl. 7]

Ursachen

Es wird von einer multifaktoriellen Genese ausgegangen. Neben einer genetischen Disposition spielen auch psychosoziale Faktoren sowohl bei der Entstehung als auch bei der Aufrechterhaltung der Symptomatik eine Rolle. Sowohl externe (z. B. bestimmte Allergene) als auch interne Trigger (z. B. Stress) tragen zur Aufrechterhaltung der Symptomatik bei [vgl. 11].

Diagnostik

Die Diagnostik beinhaltet eine eingehende Anamnese einschließlich Familienanamnese, charakteristische körperliche Befunde sowie Lungenfunktionsprüfungen und die Erhebung von typischen Biomarkern. Je nach Symptomatik können weitere Untersuchungen notwendig sein. [vgl. 7]

Behandlungsstrategie

Die Behandlungsmöglichkeiten umfassen sowohl medikamentöse als auch nichtmedikamentöse Ansätze und sollten individuell auf die Patienten abgestimmt werden. Je nach Ausprägung der Symptomatik wird zwischen einer ausschließlichen Bedarfsmedikation oder einer Bedarfsmedikation mit Langzeitmedikation unterschieden. Zusätzlich empfehlen sich die Verbesserung der Krankheitsbewältigung und Selbsthilfe durch gezielte Schulungen, Lungensport und physiotherapeutische oder rehabilitative Interventionen (➤ Abb. 20.4). Es wird dringend empfohlen, nicht zu rauchen und eine rauchfreie Umgebung zu ermöglichen. Gerade bei Kindern und Jugendlichen sollten die Bezugspersonen in die Behandlung involviert werden. Bei allergischen Reaktionen sollten die entsprechenden Trigger (z. B. Tiere) vermieden werden. Bei zusätzlich zum Asthma bestehender Adipositas ist eine Gewichtsreduktion indiziert. Außerdem sollten Hausstaubmilben und Räume mit hoher Luftfeuchtigkeit und Schimmel gemieden werden. Im Zusammenhang mit Exazerbationen ist in der Regel eine Intensivierung der Behandlung notwendig [vgl. 4].

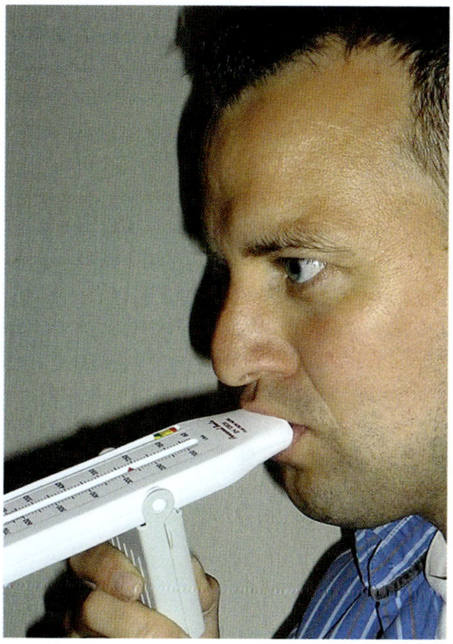

Abb. 20.4 Atemgymnastik: Durch bewusstes Atmen und Wahrnehmen der Atmung (hier Messung des exspiratorischen Flusses mittels Peak-Flow-Meter) wird der Patient in seiner Ganzheit positiv beeinflusst. Darüber hinaus dient die Atemgymnastik der Verbesserung der Lungenfunktion, der Förderung der Brustkorbbeweglichkeit und der Mobilisierung von Sekret in den Atemwegen. [M322]

Magengeschwür (Ulcus ventriculi)

Symptome

Es handelt sich um ein Geschwür in der Magenschleimhaut. Beschwerden äußern sich auf verschiedene Weise: Es werden dumpfe oder brennende Schmerzen beschrieben. Diese werden durch die Nahrungsaufnahme teils verstärkt und teils abgemildert. Außerdem wird von Blähungen, Aufstoßen, Völlegefühl, Übelkeit, Erbrechen, Appetitlosigkeit und Gewichtsverlust berichtet.

Ursachen

Mögliche Ursachen sind: auslösende Erkrankungen wie Gastritis vom Typ B (ausgelöst durch *Helicobacter pylori*), Nebenwirkungen nichtsteroidaler Antirheumatika (NSAR, z. B. Acetylsalicylsäure, Indometacin oder Diclofenac), Noxen (Nikotin- oder Alkoholabusus),

Zollinger-Ellison-Syndrom, Hyperparathyreoidismus oder psychische Faktoren (Stress). Aufgrund von familiären Häufungen geht man von einer familiären Vulnerabilität aus [vgl. 10].

Diagnostik

Um ein individuelles Ursachengefüge zu erstellen, ist die Erhebung einer Anamnese wichtig. Darüber hinaus kann eine Biopsie im Rahmen einer Endoskopie (Ösophago-Gastro-Duodenoskopie, ÖGD) erfolgen und ggf. der Nachweis von *Helicobacter pylori*. In der neuen Leitlinie von 2022 werden neue Diagnostikverfahren wie nichtinvasive Tests und eine FeNO-Messung (Fractional exhaled Nitric Oxide) empfohlen. [vgl. 10]

Behandlungsstrategie

Es gibt zwei Behandlungsansätze: bei der **medikamentösen Behandlung** wird ein Säurehemmer (Protonenpumpenhemmer) und bei nachgewiesenen *Helicobactor pylori* eine Triple-Therapie mit dazu zusätzlich zwei Antibiotika eingesetzt. Bei Rezidiven oder Komplikationen können individuelle, **operative Therapien** notwendig werden [vgl. 10].

Pflegerische Begleitung

Die **Pflege** von Patientinnen mit chronisch-entzündlichen oder auch akuten Magen- oder Darmerkrankungen verlangt große Sensibilität. Informationen über das psychosoziale Umfeld und die Lebensweise sind Voraussetzung für eine ganzheitliche Sichtweise und einen einfühlsamen Umgang, wodurch sich Betroffene angenommen fühlen und sich auf eine Behandlung sowohl auf der körperlichen als auch auf der psychischen Ebene einlassen können. Vor allem bezüglich der Ernährung und des Umgangs mit Stressfaktoren werden Pflegende beratend tätig.

Besonders depressiv verstimmte Patienten benötigen häufig viel Zuwendung und Unterstützung im Umgang mit ihrer Krankheit. Die Pflegenden achten außerdem darauf, dass die Krankheit nicht zum einzigen Lebensinhalt wird, und motivieren die Betroffenen, den Blick auf ihre gesunden Anteile und Ressourcen (Hobbys, Interessen, Freundschaften) zu richten.

20.2 Essstörungen

DEFINITION

Bei **Essstörungen** handelt es sich z. B. um Krankheiten, bei denen durch die Betroffenen selbst (u. a. durch Hungern, selbst herbeigeführtes Erbrechen und andere Maßnahmen) ein Gewichtsverlust herbeigeführt wird. Die zwei häufigsten Essstörungen sind die Magersucht *(Anorexia nervosa)* und die Bulimie *(Bulimia nervosa)*. Meist sind junge Frauen von der Erkrankung betroffen, aber auch junge Männer werden immer häufiger behandelt. Betroffene können sowohl unter Unter- als auch unter Übergewicht leiden. Bei manchen Unterformen stehen jedoch auch andere Symptome (z. B. Erleben von Kontrolle) im Vordergrund.

20.2.1 Adipositas

Symptome

Hauptsymptom ist eine übermäßige Vermehrung des Körperfetts. In der Regel werden Übergewicht oder Adipositas anhand des Body Mass Index (BMI) berechnet. Als übergewichtig gilt eine Person laut WHO ab einem BMI von 25, ab 30 spricht man von Adipositas [vgl. 26]. Gerade bei jüngeren Erwachsenen zeigt sich eine Zunahme dieser Erkrankung [vgl. 24]. Adipositas bedeutet für die Betroffenen eine Einschränkung der Lebensqualität, oft das Auftreten komorbider Symptome und Störungsbilder (z. B. metabolisches Syndrom) [vgl. 16] sowie ein höheres Mortalitätsrisiko.

Ursachen

Mit Adipositas assoziierte Entstehungsfaktoren sind: familiäre Disposition, genetische Ursachen, Lebensstil (z. B. Bewegungsmangel, Fehlernährung), ständige Verfügbarkeit von Nahrung, Schlafmangel, Stress, depressive Erkrankungen, niedriger Sozialstatus, Essstörungen (z. B. Binge Eating Disorder, Night Eating Disorder), endokrine Erkrankungen (z. B. Hypothyreose, Cushing-Syndrom), Medikamente (z. B. Antidepressiva, Neuroleptika, Phasenprophylaktika, Antiepileptika, Antidiabetika, Glukokortikoide, einige Kontrazeptiva, Betablocker) und andere Ursachen (z. B. Immobilisierung, Schwangerschaft, Nikotinverzicht, psychische Belastung z. B. nach sexuellen Übergriffen oder Vernachlässigung in der Kindheit) [vgl. 6].

Diagnostik

Vor einer individuellen Behandlung ist, neben einer körperlichen Untersuchung, eine ausführliche Anamnese der Betroffenen, die Berücksichtigung des kulturellen Hintergrunds sowie der individuellen Kognitionen notwendig. Teilweise werden Selbst- und Fremdbeurteilungsbögen eingesetzt. Auch im Behandlungsverlauf sind körperliche Untersuchungen indiziert, um mögliche Auswirkungen der Gewichtsabnahme und andere physiologische Veränderungen zu identifizieren [vgl. 6].

Behandlungsstrategie

Die Behandlung besteht aus **Ernährungs-, Bewegungs- und Verhaltenstherapie.** Neben der Gewichtsreduktion ist auch eine Stabilisierung des Essverhaltens auf lange Sicht wichtig. Die Ernährungsempfehlungen sollten sich individuell an den Patientinnen orientieren, eine Ernährungsberatung kann im Einzel- oder Gruppensetting erfolgen, ebenso die Vermittlung von Krankheitswissen. Bei allen Behandlungsbausteinen ist die Betrachtung des Gesamtkontextes der Person (z. B. Bezugspersonen, Arbeitsplatz) relevant.

Die Gewichtsreduktion sollte über ein **Energiedefizit** erfolgen. Mögliche Ansatzpunkte sind hierbei die Reduktion des Fettverzehrs, die Reduktion des Kohlenhydratverzehrs, die Reduktion von beiden oder der Einsatz von Formulaprodukten (z. B. Eiweißgetränke). Um Gesundheitsschäden zu vermeiden, ist auch hierbei die individuelle Betrachtung des Einzelfalls indiziert. Neben gezielter Bewegung, angepasst an die körperliche Verfassung der Patienten, ist es wichtig, zu mehr körperlicher Aktivität im Alltag zu motivieren. Zur Gewichtsreduktion wird Bewegung von mehr als 150 Minuten pro Woche mit einem Kalorienverbrauch von 1.200 bis 1.800 Kilokalorien (kcal) empfohlen [vgl. 6].

Um langfristig vom Erfolg einer Gewichtsreduktion zu profitieren, ist körperliche Aktivität genauso wichtig wie ein angemessenes Essverhalten [vgl. 20]. Darüber hinaus sollte eine individuelle verhaltenstherapeutische Behandlung im Einzel- oder Gruppensetting durchgeführt werden. Mögliche Interventionen hierbei sind u. a. Selbstbeobachtung, Stimuluskontrolle, kognitive Umstrukturierung oder Problemlösetraining. Eine medikamentöse Behandlung sollte erst erwogen werden, wenn die anderen Therapieansätze erfolglos waren [vgl. 23]. In der aktuellen Leitlinie wird auf den Profit durch E-Health- Angebote hingewiesen [vgl. 6]. Wenn alle konservativen Behandlungsmethoden erschöpft sind, kann bei stark adipösen Personen ein chirurgischer Eingriff erwogen werden [vgl. 8].

Berechnung des Ruheenergieverbrauchs

- BMI > 25 bis < 30 kg/m²: GU (MJ/d) = 0,045 × Körpergewicht (kg) + 1,006 × Geschlecht – 0,015 × Alter (J) + 3,407
- BMI ≥ 30 kg/m²: GU (MJ/d) = 0,05 × Körpergewicht (kg) + 1,103 × Geschlecht – 0,016 × Alter (J) + 2,924

Geschlecht: weiblich = 0; männlich = 1
Zur Umrechnung von kJ auf kcal mit dem Faktor 0,239 multiplizieren.
GU = Grundumsatz [vgl. 19]

Pflegerische Begleitung

Adipositas kann neben Ernährungs- und Lebensstilfaktoren auch eine Folge psychotraumatischer Erfahrungen sein, bei denen Übergewicht als maladaptive Anpassung an negative Erlebnisse dient. Essen kann als Bewältigungsstrategie zur Emotionsregulation oder als Schutzmechanismus genutzt werden. Daher ist es wichtig, neben der Ernährung auch alternative Coping-Strategien zu fördern (z. B. Bewegung, Achtsamkeitstechniken oder therapeutische Unterstützung).

Ernährungsempfehlungen

- Kleinere Portionen und ballaststoffreiche Lebensmittel bevorzugen
- Fett- und energiereiche Lebensmittel sowie Alkohol reduzieren
- Kalorienzufuhr um 500–800 kcal/d senken
- Energiereiche Getränke vermeiden, kalorienfreie Alternativen wählen
- Regelmäßige Gewichtskontrolle und Führen von Ernährungsprotokollen zur Selbstkontrolle

20.2.2 Anorexia nervosa

Symptome

Nach der ICD-10 gelten folgende **Kriterien** für die Diagnose einer Anorexia nervosa [vgl. 21]:

- Das tatsächliche Körpergewicht liegt mindestens 15 % unter dem erwarteten.

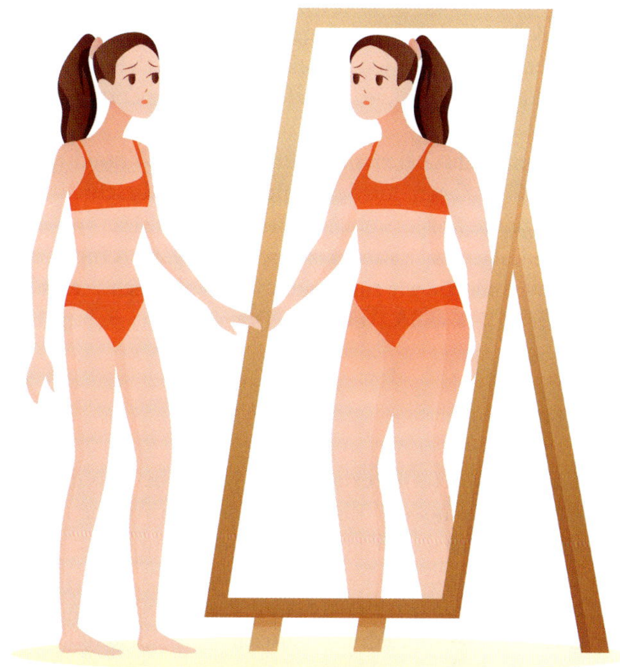

Abb. 20.5 Magersucht (Anorexia nervosa): In erster Linie erkranken junge Mädchen und Frauen; Männer sind insgesamt seltener, aber doch zunehmend häufiger betroffen. Das Körpergefühl dieser Patientinnen ist massiv gestört. Sie empfinden sich häufig auch noch dann als zu dick, wenn sie bereits bis auf die Knochen abgemagert sind. [J787]

- Der Gewichtsverlust ist selbst herbeigeführt durch:
  - Vermeidung hochkalorischer Speisen und/oder selbstinduziertes Erbrechen
  - Selbstinduziertes Abführen
  - Übertriebene körperliche Aktivität
  - Gebrauch von Appetitzüglern oder Diuretika
- Körperschemastörung: Die Angst, dick zu werden, besteht als eine tief verwurzelte, überwertige Idee, und die Betroffenen legen eine sehr niedrige Gewichtsschwelle für sich selbst fest (➤ Abb. 20.5).
- Es liegt eine umfassende endokrine Störung auf der Hypothalamus-Hypophysen-Gonaden-Achse (Störung im Hormonsystem) vor. Sie manifestiert sich bei Frauen als *Amenorrhö* (Ausbleiben der monatlichen Regelblutung) und bei Männern als Interessenverlust an Sexualität.

Folge der Mangelernährung sind häufig eine Senkung von Körpertemperatur, Herzschlagfrequenz und Blutdruck sowie Haarausfall, brüchige Nägel, Flaumbehaarung am Körper *(Lanugobehaarung)*, trophische Störungen an Haaren und Nägeln, Hungerödeme, Veränderungen des Blutbilds und Elektrolytstörungen (z. B. Hypokaliämie).

Beginnt die Erkrankung vor der Pubertät, bilden sich die sekundären Geschlechtsmerkmale nicht oder stark verzögert aus. Auch das Wachstum stoppt. Nach der Normalisierung des Essverhaltens und des Gewichts wird die körperliche Entwicklung meist normal abgeschlossen (sog. *Nachreifung)*.

Patientinnen befolgen fast immer eine strikte Regelung der Kalorienaufnahme durch Fasten. Sie betreiben exzessiv Sport, um ihren

20

Kalorienverbrauch zusätzlich zu steigern. Besonders nach „Diätsünden" wie z. B. dem Verzehr von Schokolade, die zu heftigen Schuldgefühlen führen können, werden teilweise Abführmittel, Appetitzügler und Diuretika angewendet, was kurzfristig zu einer Entlastung von Schuldgefühlen führt.

Meist besteht selbst bei vitaler Bedrohung keine Krankheitseinsicht bei den Betroffenen. Aus Selbstbildnissen und Beschreibungen wird die verzerrte Körperwahrnehmung deutlich. Das von ihnen angestrebte Idealgewicht ist unangemessen niedrig. Manchmal haben Patienten mit Anorexie wie auch mit Bulimie zusätzlich Persönlichkeitsstörungen (➤ Kap. 18.2) und/oder Depressionen (➤ Kap. 16.2).

Ursachen

Für die Entstehung der **Anorexia nervosa** gelten ebenfalls multifaktorielle Entstehungsmodelle. Eine genetische Veranlagung ist nicht auszuschließen, da nach Zwillingsstudien die Wahrscheinlichkeit, dass bei Erkrankung eines eineiigen Zwillings der andere Zwilling ebenfalls eine Magersucht entwickeln wird, etwa bei 50 % liegt. Relativ häufig finden sich diskrete hirnorganische Auffälligkeiten, deren pathogenetische Bedeutung bislang jedoch noch nicht geklärt ist.

Auch angeborene Stoffwechselunterschiede werden diskutiert und können mit verursachend sein. Neben der biologischen Veranlagung und der individuellen Lebens- und Lerngeschichte ist auch aktuellen Krisen und/oder längeren Problemsituationen Beachtung zu schenken.

Die grundsätzliche Furcht der Patientinnen, zu dick zu sein, wird nicht zuletzt auch durch die Schönheitsideale der westlichen Gesellschaft mitgeprägt.

Gerade in Übergangssituationen, in denen Menschen mit herausfordernden Entwicklungsaufgaben (z. B. Beginn der Pubertät) konfrontiert werden, gibt es eine besondere Vulnerabilität für die Entwicklung von Symptomen, die das subjektiv empfundene Erleben von Kontrolle nähren.

Die Symptome können eine Eigendynamik entwickeln und zum Teufelskreis werden, der in sich selbst verstärkt und aufrechterhalten wird, weil sich u. a. die Wahrnehmung des eigenen Körpers der Patienten ändert (Körperschemastörung).

Diagnostik

Vor einer individuellen Behandlung ist, neben einer körperlichen Untersuchung, eine ausführliche Anamnese der Betroffenen, die Berücksichtigung des kulturellen Hintergrunds sowie der individuellen Kognitionen notwendig. Teilweise werden Selbst- und Fremdbeurteilungsbögen eingesetzt. Auch im Behandlungsverlauf sind körperliche Untersuchungen indiziert, um mögliche Auswirkungen der Gewichtsabnahme und andere physiologische Veränderungen zu identifizieren.

Behandlungsstrategie

Ein frühzeitiges Intervenieren ist wichtig, um einer Chronifizierung der Symptomatik vorzubeugen. Behandler sollten Erfahrung in der Behandlung von Anorexien haben, eine engmaschige Absprache zwischen den Behandlerinnen ist wichtig.

Das zentrale, erste Therapieziel ist die **Stabilisierung des Körpergewichts** bei Erwachsenen bei einem BMI von mind. 18,5 kg/m^2, bei Kindern und Jugendlichen bei der 25. Perzentile. Gerade bei dieser Form der Essstörung ist die regelmäßige körperliche Untersuchung und Kontrolle von Laborparametern, Gewicht und Größe der Patienten notwendig, um einer vitalen Gefährdung vorzubeugen.

Je nach Ausprägung ist das passende Behandlungssetting (stationär, teilstationär, ambulant) zu wählen. Im Rahmen der Behandlung sollten eine **Ernährungsberatung** und eine **evidenzbasierte Psychotherapie** mit dem Ziel einer angemessenen Gewichtszunahme und einer Normalisierung des Essverhaltens erfolgen. In Deutschland wird eine Gewichtszunahme von etwa 500 g/Woche angestrebt [vgl. 13], wobei dies individuell vereinbart werden kann. Bei stark untergewichtigen Personen kann eine Ernährung per Magensonde oder Infusionen (auch unter freiheitsentziehenden Bedingungen) notwendig werden, um das Überleben zu sichern. Erst bei hinreichender somatischer Stabilität ist ein psychotherapeutisches Arbeiten möglich.

Aufgrund der Schwere und Komplexität der Symptomatik erleben Patientinnen oft starke Ambivalenzen, wodurch viel an **Störungseinsicht** und **Therapiemotivation** gearbeitet werden muss. Gerade bei der Behandlung von Kindern und Jugendlichen sind eine ausführliche Psychoedukation und das Involvieren der Bezugspersonen notwendig. Außerdem kann darüber der Transfer der therapeutischen Inhalte in den häuslichen Alltag unterstützt werden. Dies ist vor allem bei einem Übergang aus einem stationären Behandlungs-Setting sehr wichtig. Mit allen Beteiligten sollte offen und transparent über die Inhalte der Therapie, Absprachen und Konsequenzen bei Nichteinhaltung gesprochen werden.

Bei ausgeprägten Ängsten, die Gewichtszunahme und körperliche Unruhe betreffen, ist der Einsatz von Neuroleptika zur psychopharmakologischen Unterstützung zu erwägen. Diese sollten, ebenso wie Antidepressiva, nicht zur Gewichtszunahme eingesetzt werden. Zur Rückfallprophylaxe sollten über einen Zeitraum von mindestens einem Jahr regelmäßige, ambulante Folgetermine angeboten werden [vgl. 13].

Pflegerische Begleitung

Patientinnen benötigen eine pflegerische Begleitung mit klaren Regeln und Strukturen. Primäres Ziel ist die Hinführung zu einer selbstständigen Nahrungsaufnahme. Ein verbindlicher Ernährungsplan mit Haupt- und Zwischenmahlzeiten (➤ Abb. 20.6) unterstützt die **Gewichtszunahme** (500–1.000 g pro Woche).

Vitalgefährdungen wie Elektrolytverschiebungen und Herzrhythmusstörungen müssen ausgeschlossen werden.

In akuten Fällen kann eine Magensonde oder eine intravenöse Flüssigkeits- und Elektrolytgabe erforderlich sein, um Defizite auszugleichen.

Eine reine Mahlzeitenüberwachung reicht nicht aus – die Funktion der Essstörung muss exploriert werden. Dies erfordert eine gezielte Milieugestaltung, Beziehungsarbeit und präzise Krankenbeobachtung. Erreichte Fortschritte sollten mit Vergünstigungen belohnt werden, um Motivation und Eigenverantwortung zu stärken. Falls das Zielgewicht

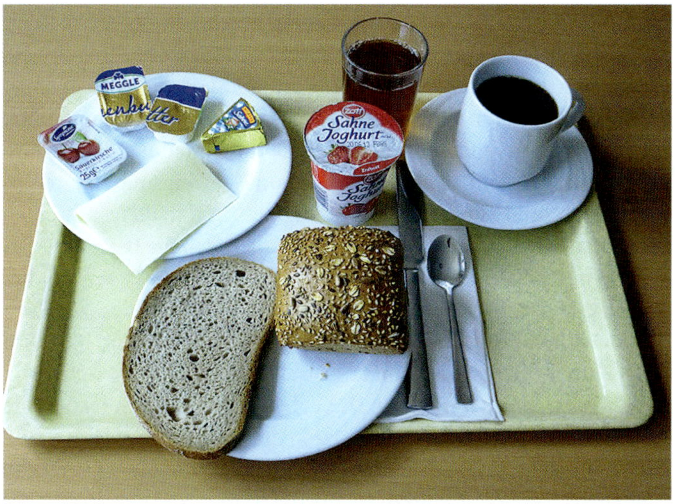

Abb. 20.6 Beispiel für eine typische Frühstücksmahlzeit für eine anorektische Patientin mit dem Ziel der Gewichtszunahme. [M322]

nicht erreicht wird, müssen klare Konsequenzen besprochen werden. Diese sollten im Sinne der Patienten und des Behandlungsvertrags liegen, müssen jedoch klar definiert und konsequent umgesetzt werden.

Ein Unterlaufen der vereinbarten Regelungen (z. B. Nichteinhalten der Mahlzeiten oder heimlicher Sport) stellt keineswegs böse Absicht dar, sondern ist auf massive Ängste vor einer Gewichtszunahme zurückzuführen.

Gewichtskontrollen erfolgen an bestimmten Wochentagen, durchaus jedoch – bei Verdacht auf Manipulationen (s. u.) – auch ohne vorherige Ankündigung.

Aufgrund fehlender Krankheitseinsicht, einhergehend mit einer verzerrten Körperwahrnehmung, und aufgrund mangelnder *Compliance* (Bereitschaft zur Mitarbeit) missachten die Patientinnen häufig die Behandlungsvereinbarungen, indem sie

- durch heimliche sportliche Betätigung Kalorien verbrennen,
- Mahlzeiten erbrechen oder Nahrung verschwinden lassen,
- Laxanzien oder in hohen Dosen abführend wirkenden Süßstoff konsumieren,
- das Gewicht durch vermehrte Flüssigkeitszufuhr oder versteckte schwere Gegenstände in der Kleidung zu manipulieren versuchen.

Auch das **Essverhalten** an sich kann gestört sein, d. h., Nahrung wird stark gewürzt, übermäßig zerkleinert oder auf unübliche Weise miteinander vermischt. Beachtet werden muss auch, dass das Hungergefühl durch übermäßiges Trinken oder durch Kaugummis beeinflusst wird.

Zur pflegerischen Begleitung gehört auch die gemeinsame Nahrungszubereitung im Hauswirtschaftstraining. Café- oder Restaurantbesuche und Esstraining in der Gruppe dienen dazu, den sozialen Aspekt des gemeinsamen Essens kennenzulernen und die Mahlzeiten wieder genießen zu können.

Für die pflegerische Beziehung sind **Einfühlungsvermögen und Klarheit** wichtig. Pflegende reagieren verständnisvoll auf die Ängste der Patienten und fördern die Krankheitseinsicht, indem sie den Patientinnen ihr Verhalten spiegeln, Verstöße gegen die Absprachen thematisieren und pflegerische Maßnahmen umfassend begründen.

Für das Team sind ein einheitliches Vorgehen und ein guter Informationsaustausch erforderlich, da es aufgrund des Leidensdrucks und eines eventuell bestehenden Autonomiekonfliktes häufig zu Diskussionen, zu oben genannten Manipulationen oder zum Ausspielen des Teams gegeneinander kommt.

20.2.3 Bulimia nervosa

Symptome

Nach der ICD-10 müssen für die Diagnose „Bulimia nervosa" folgende **Kriterien** erfüllt sein [vgl. 21]:

- Häufige Episoden von Essanfällen, bei denen große Mengen an Nahrung in sehr kurzer Zeit verzehrt werden
- Andauernde Beschäftigung mit dem Essen, eine unwiderstehliche Gier oder der Zwang zu essen
- Übertriebene Beschäftigung mit der Kontrolle des Körpergewichts
- Versuch, der Gewichtszunahme durch eine der folgenden Verhaltensweisen entgegenzutreten:
  - Selbstinduziertes Erbrechen
  - Zeitweilige Hungerperioden
  - Missbrauch von Abführmitteln
  - Gebrauch von Appetitzüglern
- Übertriebene Sorge um Körperform und Gewicht; Selbstwahrnehmung als „zu fett"

Die **Bulimie** beginnt meist im Jugendalter mit Veränderungen des Essverhaltens. Die Patientinnen haben Angst, zu dick zu werden oder zu sein, und versuchen meist, strenge Diäten einzuhalten. Hungergefühle werden unterdrückt, bis es zu (häufig als unkontrollierbar erlebten) Heißhungerattacken kommt. Die drohende Gewichtszunahme wird dann durch Gegenmaßnahmen wie selbstinduziertes Erbrechen zu verhindern versucht. Das pathologische Verhaltensmuster verfestigt sich allmählich und gewinnt an Eigendynamik. Oft ist es durch heftige Gefühle wie Erleichterung oder sogar Euphorie während des Essanfalls sowie quälende Schuldgefühle und depressive Verstimmungen nach dem Essen gekennzeichnet.

Das angestrebte Gewicht liegt bei der Bulimia nervosa wie bei der Anorexie unter dem Normalgewicht. Bulimie-Patienten sind allerdings meistens nicht mager, sondern eher normal- oder leicht übergewichtig, da sie durch die Essattacken immer wieder Kalorien zu sich nehmen. Bei den wiederholten Essanfällen können täglich bis zu 21.000 kcal verzehrt werden.

Körperliche Folgesymptome sind Ösophagusentzündungen und Karies infolge des häufigen Erbrechens von saurem Magensaft. Bei ausgeprägter Symptomatik tritt eine Hypokaliämie auf.

Ursachen

Die **Ursachen** der Bulimie sind mit denen der Anorexie vergleichbar: Häufig sind Krisen- und Schwellensituationen, Hilflosigkeit, Bedürfnis nach Kontrolle und Schönheitsideale sowie mangelnde Emotionsregulationsfähigkeiten auslösende und krankheitsaufrechterhaltende Faktoren. Nicht selten bestand in der Vorgeschichte eine Anorexie.

Diagnostik

Vor einer individuellen Behandlung ist, neben einer körperlichen Untersuchung, eine ausführliche Anamnese der Betroffenen, die Berücksichtigung des kulturellen Hintergrunds sowie der individuellen Kognitionen notwendig. Teilweise werden Selbst- und Fremdbeurteilungsbögen eingesetzt. Auch im Verlauf der Behandlung sind körperliche Untersuchungen indiziert, um mögliche Auswirkungen der Symptomatik und der Stabilisierung des Essverhaltens zu identifizieren.

Behandlungsstrategie

Auch hier kann die Behandlung ambulant, teilstationär oder stationär erfolgen. Den höchsten Evidenzgrad für Jugendliche und Erwachsene erreicht dabei die Psychotherapie (kognitive Verhaltenstherapie oder dialektisch behaviorale Ansätze). Andere Therapieformen (u. a. interpersonelle Psychotherapie – IPT, tiefenpsychologische Verfahren) sind hier nur zweite Wahl.

Manchmal wird die Teilnahme an evidenzbasierten Selbstmanagementprogrammen (unter therapeutischer Anleitung) empfohlen. Von einer Monopharmakotherapie wird abgeraten, als Kombinationsbehandlung ist das Präparat Fluoxetin für Erwachsene zugelassen. Bei komorbid bestehenden anderen Symptomen ist die Ergänzung um entsprechende Therapiebausteine indiziert [vgl. 9].

Pflegerische Begleitung

Ein strukturierter **Essensplan** mit festen Essenszeiten und -portionen ist entscheidend, um den Patientinnen zu helfen, ein gesundes Essverhalten zu entwickeln und Essanfälle zu vermeiden. Es ist jedoch wichtig, die Mahlzeiten in einer ruhigen Atmosphäre zu gestalten, ohne Zeitdruck, um das Risiko von nachträglichem Erbrechen zu minimieren. Es gehört auch zu den pflegerischen Aufgaben, die Patienten während und nach dem Essen zu beobachten (Krankenbeobachtung in Bezug auf das Essverhalten und mögliche Spannungszustände) und zu betreuen. Besonders nach den Mahlzeiten ist es wichtig, den Erbrechensdruck zu verhindern. Das Personal sollte Alternativen zum Spannungsabbau anbieten, wie Snoezelen, gemeinsame Zeit im Tagesraum oder Spaziergänge. Dabei muss auch der „Milieucharakter" berücksichtigt werden, um keine Atmosphäre der Überwachung oder Zwangsernährung zu schaffen. Viele Patientinnen berichten von negativen Erfahrungen, bei denen sie das Gefühl hatten, in einer überwachten Umgebung wie in einem „Knast" oder „KZ" zu sein. Dies führt zu Widerstand und Reaktanz, was das therapeutische Ziel gefährdet. Daher ist es entscheidend, eine Balance zwischen Unterstützung und Autonomie zu finden.

> Oberste Pflegeziele stellen immer die Wiederherstellung der Eigenverantwortung und Entwicklung einer gesunden Esskultur dar.

Trotz aller Einsicht kann es immer wieder zu Rückfällen kommen, weil die Patientinnen dem Druck nicht standhalten konnten. Rückfälle, d. h. Essanfälle mit nachfolgendem Erbrechen, sollten niemals moralisierend oder wertend reflektiert werden, vielmehr sollte auf sachliche Art und Weise nach Auslösern und Lösungsstrategien gesucht werden. In Einzelfällen werden bei ausgeprägter Symptomatik zusätzliche Regelungen vereinbart, z. B. die Einteilung des Geldes, Küchenverbot oder das Wegschließen von Nahrungsmitteln.

Bei fortschreitender Normalisierung des Essverhaltens schreiben die Patienten Ernährungsprotokolle, achten dabei auf Menge, Zusammensetzung, Hunger- und Sättigungsgefühl und besprechen dies regelmäßig mit ihren Bezugspflegenden.

Gewichtskontrollen finden regelmäßig statt. Im Bedarfsfall wird sogar eine Gewichtsreduktion angestrebt.
Durch gemeinsame, pflegerisch begleitete Mahlzeiten lernen die Patientinnen, angemessen zu portionieren, langsam zu essen und das Essen zu genießen. Süßigkeiten sollten nicht generell verboten werden, da sonst der Heißhunger zu groß werden und eine Essattacke auslösen kann. Um sich von den ständigen Gedanken ans Essen abzulenken, brauchen die Patienten eine ausgefüllte Tagesstruktur, die neben ergotherapeutischen (➤ Kap. 14.7.7) auch bewegungstherapeutische Angebote (➤ Kap. 14.7.5) vorsehen sollte.

Ein großes Problem vieler Patientinnen ist die Identifikation mit der weiblichen Rolle. Hier kann eine Pflegende u. U. als Vorbild dienen und Gesprächsbereitschaft signalisieren.

Patientenberatung

Aufklärung über eine gesunde und ausgewogene Ernährung ist ebenfalls pflegerische Aufgabe, hier bietet sich ein **Hauswirtschaftstraining** mit gemeinsamem Einkaufen, Kochen und Essen an.

20.2.4 Binge Eating Disorder

Symptome

Das Hauptsymptom sind regelmäßige (mind. wöchentlich in drei Monaten) Essanfälle, mit dabei erlebtem Kontrollverlust und Leidensdruck ohne den Einsatz unangemessener Gegenmaßnahmen, nicht im Rahmen einer bulimischen oder anorektischen Erkrankung.

Diese Diagnose wird bisher nur im Diagnostic and Statistical Manual of Mental Disorder (DSM-5) beschrieben. Mindestens drei der folgenden **Kriterien** müssen dabei erfüllt sein:

- Schneller essen als sonst
- Unangenehmes Völlegefühl
- Viel essen, ohne hungrig zu sein
- Aus Scham allein essen
- Ekel, Schuldgefühle oder Niedergeschlagenheit nach einem Essanfall

Abhängig von der Frequenz der Essanfälle und der funktionellen Beeinträchtigung kann ein **Schweregrad** der Störung bestimmt werden [vgl. 2]:

- Mild: 1–3 Essanfälle/Woche
- Mittel: 4–7 Essanfälle/Woche
- Schwer: 8–13 Essanfälle/Woche
- Extrem schwer: 14 und mehr Essanfälle/Woche

Ursachen

Das Ursachengefüge ist multifaktoriell. Wenngleich die genaue Ätiologie noch nicht geklärt ist, geht man von einer familiären Disposition aus. Mögliche weitere Einflussfaktoren sind:

- Veränderungen in dopaminergen und opioiden Neurotransmitter-Netzwerken, die mit Essanfällen assoziiert sind [vgl. 17],
- Übergewicht bzw. Adipositas im Kindesalter [vgl. 9, 14]
- Psychosoziale Risikofaktoren:
  - Allgemeine vulnerabilisierende Faktoren wie kritische Lebensereignisse (z. B. Trennung der Eltern), Vernachlässigung, Stress in der Schule, Depressivität oder Schüchternheit
  - Essstörungsspezifische Faktoren wie ein gezügeltes Essverhalten, emotionales Essen, restriktive elterliche Ernährungspraktiken, erhöhtes Körpergewicht, Unzufriedenheit mit der Figur sowie ein ausgeprägtes Schlankheitsideal, figur- und gewichtsbezogene Kritik [vgl. 9, 12, 14].

Diagnostik

Vor einer individuellen Behandlung ist, neben einer körperlichen Untersuchung, eine ausführliche Anamnese der Betroffenen sowie der individuellen Kognitionen notwendig. Teilweise werden Selbst- und Fremdbeurteilungsbögen eingesetzt. Auch im Verlauf der Behandlung sind körperliche Untersuchungen indiziert, um mögliche Auswirkungen der Symptomatik und der Stabilisierung des Essverhaltens zu identifizieren

Behandlungsstrategie

Die Behandlungsstrategien richten sich nach dem Behandlungsziel. Ein möglicher Ansatz ist die **Psychotherapie,** hier hat sich die kognitive Verhaltenstherapie als wirksam erwiesen. Des Weiteren werden manualisierte und strukturierte Selbsthilfen empfohlen. Da offiziell kein Medikament zur Therapie der Binge Eating Disorder zugelassen ist, ist eine psychopharmakologische Behandlung ausschließlich als individueller Heilversuch und bei Ablehnung oder Misslingen einer Psychotherapie zu erwägen. Bei einer Komorbidität mit Adipositas erweist sich die dort beschriebene multimodale konservative Gewichtsreduktionstherapie als kurzfristig wirksam. Bei unzureichendem Erfolg ambulanter Therapien ist eine stationäre Therapie zu erwägen. Wie bei den anderen Essstörungen sollten gerade bei Kindern und Jugendlichen die Bezugspersonen involviert werden [vgl. 9].

Nachsorge

Essstörungen sind schwere und zu Chronizität neigende Erkrankungen. Bis zu 6 % der Patientinnen sterben an ihrer Erkrankung. [vgl. 3, 15] Ob jemand wirklich geheilt ist, zeigt erst der langfristige Verlauf. Nach stationären Aufenthalten sind ambulante Hilfen durch Psychotherapeutinnen und Selbsthilfegruppen erforderlich. Wiederaufnahmen ins stationäre Behandlungssetting können notwendig werden, verbunden mit der Hoffnung, dass die Aufenthalte kürzer und der Aufnahmeanlass nicht dramatischer werden.

LITERATUR UND KONTAKTADRESSEN

Literaturnachweis

1. Abbass A, Schubiner H. Psychophysiologische Störungen: Ein Leitfaden für Diagnose, Psychotherapie und psychosomatische Grundversorgung. Stuttgart: Kohlhammer Verlag, 2020.
2. American Psychiatric Association. Diagnostic and statistical manual of mental disorders. Fifth edition (DSM-5). Washington DC: American Psychiatric Publishing, 2013.
3. Arcelus J. (2011). Mortality rates in patients with anorexia nervosa and other eating disorders: A meta-analysis of 36 studies. Archives of General Psychiatry, 68(7), 724.
4. Bundesärztekammer (BÄK), Kassenärztliche Bundesvereinigung (KBV), Arbeitsgemeinschaft der Wissenschaftlichen Medizinischen Fachgesellschaften (AWMF). Nationale VersorgungsLeitlinie Asthma, Version 5.0. 2024. Aus: register.awmf.org/de/leitlinien/detail/nvl-002. (letzter Zugriff: 01.10.2025)
5. Deutsche Gesellschaft für Kinder- und Jugendpsychiatrie, Psychosomatik und Psychotherapie e. V. (DGKJP). S1-Leitlinie 028-012 „Nichtorganische Schlafstörungen". 2018.
6. Deutsche Adipositas-Gesellschaft (DAG) e.V. S3-Leitlinie Adipositas – Prävention und Therapie. Version 5.0 Oktober 2024. Aus: https://register.awmf.org/de/leitlinien/detail/050-001 (letzter Zugriff: 01.10.2025)
7. Deutsche Gesellschaft für Pneumologie und Beatmungsmedizin e.V. S2k-Leitlinie zur fachärztlichen Diagnostik und Therapie von Asthma 2023. Aus: https://register.awmf.org/de/leitlinien/detail/020-009 (letzter Zugriff: 01.10.2025)
8. Deutscher Bundestag. Gesetz zur Verbesserung der Rechte von Patientinnen und Patienten. Bundesgesetzblatt 2013. (Teil 1, Nr. 9): 277–282.
9. Fairburn CG, Doll HA, Welch SL, Hay PJ, Davies BA, O'Connor ME. Risk factors for binge eating disorder – A community-based, case-control study. Archives of General Psychiatry 1998; 55(5): 425–432.
10. Fischbach W, Bornschein, J, Hoffmann, J. C. et al. Aktualisierte S2k-Leitlinie Helicobacter pylori und gastroduodenale Ulkuskrankheit der Deutschen Gesellschaft für Gastroenterologie, Verdauungs- und Stoffwechselkrankheiten (DGVS). Zeitschrift für Gastroenterologie 2023; 61: 544–606.
11. Global Initiative for Asthma (GINA). The Global Strategy for Asthma Management and Prevention. 2025. www.ginasthma.org (letzter Zugriff: 10.10.2025)
12. Hartmann AS, Czaja J, Rief W, Hilbert A. Psychosocial risk factors of loss of control eating in primary school children: A retrospective case-control study. International Journal of Eating Disorders 2012; 45: 751–758.
13. Herpertz S, Fichter M, Herpertz-Dahlmann B et al. S3-Leitlinie Diagnostik und Behandlung der Essstörungen. Heidelberg/Berlin: Springer, 2018.
14. Hilbert A, Pike KM, Goldschmidt AB, Wilfley DE, Fairburn CG, Dohm FA, Walsh BT, Weissman RS. Risk factors across the eating disorders. Psychiatry Research 2014; 220 (1–2): 500–506.
15. Hoang U, Goldacre M, James,A. Mortality following hospital discharge with a diagnosis of eating disorder: National record linkage study, England, 2001–2009. The International Journal of Eating Disorders, 2014. 47(5): 507–515.
16. Kahn R, Buse J, Ferrannini E, Stern M. The metabolic syndrome: time for a critical appraisal: joint statement from the American Diabetes Association and the European Association for the Study of Diabetes. Diabetes Care 2005; 28 (9): 2.289–2.304.
17. Kessler RC, Avenevoli S, Costello EJ et al. Prevalence, persistence, and sociodemographic correlates of DSM-IV disorders in the National Comorbidity Survey Replication Adolescent Supplement. Archives of General Psychiatry 2012; 69: 372–380.
18. Kurz M. Sexuelle Funktionsstörungen: Erektile Dysfunktion und Ejaculatio praecox. Journal für Urologie und Urogynäkologie 2013; 20 (1): 9–10.
19. Müller MJ, Bosy-Westphal A, Klaus S, Kreymann G, Luhrmann PM, Neuhauser-Berthold M, Noack R, Pirke KM, Platte P, Selberg O, Steiniger J. World Health Organization equations have shortcomings for predicting resting energy expenditure in persons from a modern, affluent population: generation of a new reference standard from a retrospective analysis

20

of a German database of resting energy expenditure. American Journal of Clinical Nutrition 2004; 80 (5): 1.379–1.390.
20. Pavlou KN, Krey S, Steffee WP. Exercise as an adjunct to weight loss and maintenance in moderately obese subjects. American Journal of Clinical Nutrition 1989; 49 (5 Suppl): 1.115–1.123.
21. Remschmidt H, Schmidt M, Poustka F. Multiaxiales Klassifikationsschema für psychische Störungen des Kindes-und Jugendalters nach ICD-10 der WHO. 6., korr. A. Bern: Hans Huber-Verlag, 2012.
22. Riemann D, Baum E, Cohrs S et al. S3-Leitlinie nicht erholsamer schlaf/schlafstörungen. 2017.
23. Rucker D, Padwal R, Li SK, Curioni C, Lau DC. Long term pharmacotherapy for obesity and overweight: updated meta-analysis. British Medical Journal 2007; 335 (7631): 1.194–1.199.
24. Schlenklewitz A, Haftenberger M, Lampert T, Ziese T. Übergewicht und Adipositas in Deutschland – Ergebnisse der Studie zur Gesundheit Erwachsener in Deutschland (DEGS1). Bundesgesundheitsblatt 2013; 56: 786–794.
25. Strauß B. Sexuelle Störungen. In: Senf W, Broda M (Hrsg.). Praxis der Psychotherapie. Ein integratives Lehrbuch (S. 432–444). 5. A. Stuttgart: Thieme, 2012.
26. WHO Global InfoBase team. The SuRF Report 2. Surveillance of chronic disease risk factors: country-level data and comparable estimates. Geneva: World Health Organization, 2005.

Kontaktadressen

Deutsche Atemwegsliga e. V. in der Deutschen Gesellschaft für Pneumologie, Geschäftsstelle, Raiffeisenstr. 38, 33175 Bad Lippspringe; Tel.: 0 52 52/93 36 15; Fax.: 0 52 52/93 36 16; E-Mail: kontakt@atemwegsliga.de; www.atemwegsliga.de

Bundesfachverband Essstörungen e. V., Pilotystr. 6/Rgb., 80538 München; Tel.: 01 51/58 85 07 64, Fax.: 0 89/21 99 73 23; E-Mail: bfe-essstoerungen@gmx.de; www.bundesfachverbandessstoerungen.de

Deutsche Adipositas-Gesellschaft e. V., Geschäftsstelle, Fraunhoferstr. 5, 82152 Martinsried; Tel.: 0 89/71 04 83 58; Fax.: 0 89/71 04 94 64; E-Mail: mail@adipositas-gesellschaft.de; www.adipositas-gesellschaft.de

Deutsche Gesellschaft für Essstörungen e. V., E-Mail: info@dgess.de, www.dgess.de

Bundeszentrale für gesundheitliche Aufklärung (BZgA), E-Mail: essstoerung@bzga.de, www.bzga-essstoerungen.de

KAPITEL

21 Pflege in der Kinder- und Jugendpsychiatrie

Pflegesituation

Hintergründe zur Pflegesituation

Pflegerisches Setting: Ambulanz des Kinder- und Jugendpsychiatrischen Dienstes
Patient: Herr Ben Matheis, 8 Jahre
Diagnose: Verdacht auf ADHS

Wirbel im Kopf

Am späten Vormittag ruft die Klassenlehrerin der 2c der städtischen Grundschule die Schulsozialarbeiterin zu Hilfe: Ben Matheis, 8 Jahre alt, hat nach einem Streit mit einem Mitschüler einen Stuhl umgeworfen und laut schreiend den Klassenraum verlassen. Es ist nicht das erste Mal, dass Ben durch impulsives Verhalten auffällt. Er ruft häufig in den Unterricht hinein, verlässt ohne Erlaubnis seinen Platz, kann sich kaum länger als ein paar Minuten konzentrieren und gerät schnell in Streit mit anderen Kindern.

Ben ist Einzelkind. Seine Eltern sind geschieden, die Trennung liegt mittlerweile vier Jahre zurück. Sein Vater wohnt etwa 45 Minuten entfernt und Ben sieht ihn jedes zweite Wochenende. Seitdem gab es immer wieder Phasen, in denen Ben sehr anhänglich oder aggressiv reagierte. Schon in der Kindertagesstätte fiel er durch gelegentliche Wutausbrüche auf, mit dem Schuleintritt haben sich diese noch verstärkt. Vor einem Jahr ist er mit seiner Mutter zu ihrem neuen Partner gezogen, weshalb er die Schule wechselte. Ben äußert gelegentlich den Wunsch nach einem Geschwisterkind: *„Ich wünschte, ich hätte noch einen Bruder oder eine Schwester, dann wäre ich nicht so allein."* Seine Mutter berichtet: *„Zu Hause ist es oft anstrengend. Ben will dann nicht zuhören und macht, was er will. Ich bin manchmal am Ende meiner Kräfte."* Sie ist verunsichert und fragt sich, ob sie irgendetwas falsch macht.

Im schulischen Kontext wurden wiederholt Beobachtungen dokumentiert, die auf eine Aufmerksamkeitsdefizit-/Hyperaktivitätsstörung (ADHS) hindeuten könnten. Seine Mutter kann diesen Verdacht nachvollziehen, ist sich aber unsicher, ob es tatsächlich ADHS ist oder ob Ben die Trennung seiner Eltern noch nicht verarbeitet hat. Daraufhin hat sie einen Termin beim Kinder- und Jugendpsychiatrischen Dienst vereinbart.

Ben sitzt unruhig auf einem bunten Sitzkissen im Aufnahmezimmer. Der Auszubildende Tom Nelson tritt ein und stellt sich freundlich vor. *„Hallo Ben, ich bin Tom, Auszubildender zum Pflegefachmann. Das heißt, ich lerne noch, genau wie du. Magst du mir erzählen, was du heute in der Schule so gemacht hast?"*, fragt er lächelnd, während er sich auf Augenhöhe zu Ben hinunterbeugt. Ben schaut ihn an und sagt leise: *„In der Schule war's wieder laut. Ich konnte nicht stillsitzen. Der Unterricht ist oft langweilig." „Das ist ganz schön anstrengend, oder?"* Tom Nelson spricht mit warmem Ton: *„Aber jetzt bist du ja bei uns. Wir sind hier, um dir zu helfen. Komm mit, wir gehen ins Sprechzimmer, wo Doktor Falkner und meine Kollegin Miriam schon auf uns warten."*

Im Sprechzimmer angekommen, begrüßen Dr. Falkner und Pflegekraft Miriam Hagedorn Ben und seine Mutter herzlich. Dr. Falkner wendet sich zunächst Ben zu und stellt einfache, offene Fragen. Ben berichtet, dass es in der Schule *„oft zu laut"* sei und dass *„alles zu schnell geht"*. Er beschreibt, dass er sich manchmal *„wie in einem Wirbel"* fühlt und nicht weiß, wie er sich dann beruhigen kann. Die Mutter schildert anschließend die aktuelle Situation zu Hause.

Tom Nelson bietet Ben ein Spiel an. Als Ben interessiert darauf schaut, sagt Dr. Falkner zu ihm: „Wir planen jetzt einige Untersuchungen, um Dir zu helfen. Wenn Du magst, spiel doch einfach ein bisschen mit Tom und ich spreche mit Deiner Mutter."
Dr. Falkner erklärt das weitere Vorgehen: *„Wir werden nun eine umfassende Diagnostik durchführen. Dazu gehören Gespräche, Verhaltensbeobachtungen und psychologische Tests. Ziel ist es, besser zu verstehen, was dich, Ben, innerlich beschäftigt und wie wir dir am besten helfen können."* Er erläutert, dass auf Grundlage der bisherigen Beobachtungen und Schilderungen mehrere mögliche Ursachen für Bens Verhalten in Betracht gezogen werden. Neben einer ADHS werden auch Differenzialdiagnosen geprüft, darunter: Angststörungen, Anpassungsstörungen, Autismus-Spektrum-Störungen und depressive Entwicklungen im Kindesalter. *„Uns ist wichtig"*, ergänzt Miriam Hagedorn, *„dass wir Ben in seiner Gesamtheit sehen, nicht nur das Verhalten, das Schwierigkeiten macht. Und hier gebe ich Ihnen noch den Beurteilungsbogen Conners3 mit. Bitte bringen Sie den zum nächsten Termin ausgefüllt wieder mit."* Die Mutter nickt und wirkt erleichtert. In der nächsten Zeit beginnt die Diagnostik, die Ben helfen soll, seine Konzentration, Gefühlswahrnehmung und Aufmerksamkeit besser zu zeigen. Für ihn ist es der erste Schritt auf dem Weg zu mehr Verständnis und Unterstützung.

Lernaufgaben:

1. Stellen Sie die Verhaltensweisen von Ben dar, die sowohl im schulischen als auch im häuslichen Umfeld auf eine mögliche ADHS hinweisen.
2. Erklären Sie, warum bei Ben neben ADHS auch andere Differenzialdiagnosen wie Angststörungen, Anpassungsstörungen, Autismus-Spektrum-Störungen oder depressive Entwicklungen in Betracht gezogen werden.
3. Die Behandlung von Ben sollte möglichst ambulant erfolgen, da stationäre Klinikaufenthalte bei Kindern wie ihm durch Deprivation zusätzlich belastend wirken können. Erläutern Sie, was unter dem Begriff „Deprivation" verstanden wird und warum sie bei Kindern wie Ben besonders schädlich sein kann.
4. Der Auszubildende Tom Nelson bietet Ben im Aufnahmegespräch ein Spiel an. Begründen Sie diese Handlung unter Berücksichtigung der kindlichen Entwicklungspsychologie sowie der pflegerischen Beziehungsgestaltung in der Kinder- und Jugendpsychiatrie.
5. Zeigen Sie auf, welche Informationen Pflegekraft Miriam Hagedorn Bens Mutter zum Beurteilungsbogen „Conners3" geben sollte und welche weiteren Bezugspersonen diesen Bogen ausfüllen sollten, um eine umfassende Diagnostik zu ermöglichen.
6. Definieren Sie den Begriff „multimodal" im Zusammenhang mit der Behandlung von ADHS und beschreiben Sie, welche multimodalen Therapieansätze bei Ben angewendet werden könnten.

21.1 Einführung

DEFINITION

Kinder- und Jugendpsychiatrie: Diagnostik, Therapie und Prophylaxe von psychischen Störungen bei Kindern und Jugendlichen bis zum 18. Lebensjahr, in manchen Fällen auch darüber hinaus. Seit 1968 eigenes medizinisches Fachgebiet.

Die **Kinder- und Jugendpsychiatrie** unterscheidet sich von der Erwachsenenpsychiatrie sowohl hinsichtlich der Häufigkeit und Ausprägung bestimmter Krankheitsbilder als auch hinsichtlich der eingesetzten Behandlungsformen. Einige Störungen haben in der Kindheit und Jugend ein unspezifisches Symptombild; das Vollbild zeigt sich dann erst im Erwachsenenalter. So äußern sich Depressionen im Kindesalter durch Lustlosigkeit, Lernstörungen, Rückzugsverhalten oder Aggressivität, aber auch durch motorische Unruhe. Auch frühe Psychosen zeigen zunächst eine unspezifische Symptomatik und werden daher häufig erst Jahre später diagnostiziert; die sog. DUP („duration of untreated psychosis"); Dauer der unbehandelten Psychose kann bis zu 7 Jahre dauern. Im Erwachsenenalter zeigen sie hingegen ein genauer umrissenes Krankheitsbild (➤ Kap. 15.1). Es gibt psychische Störungen, die schon im Kleinkindalter auftreten und teilweise bis ins Erwachsenenalter hineinwirken, wie z. B. der frühkindliche Autismus (➤ Kap. 21.4.1) oder die ADHS. Andere Störungen wie die Anorexia nervosa beginnen häufig erst im Jugendalter (➤ Kap. 21.4.11).

Auch die **Behandlungsschwerpunkte** liegen etwas anders als im Erwachsenenalter: Bei Kindern und Jugendlichen hat auch die

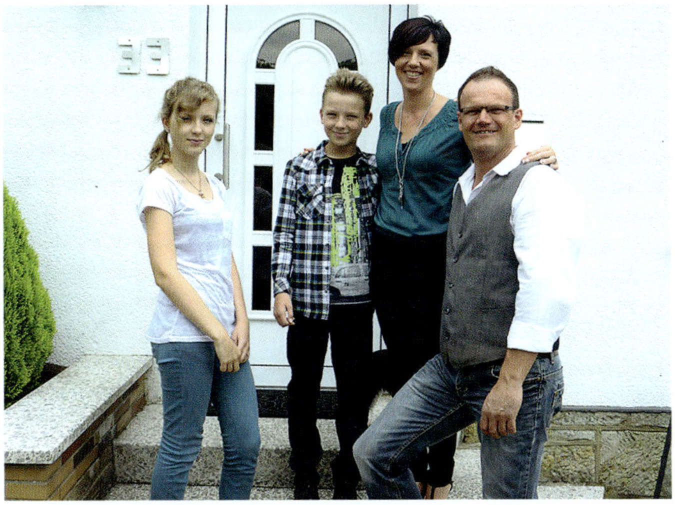

Abb. 21.1 Das **soziale Umfeld** ist entscheidend für die gesunde Entwicklung von Kindern und Jugendlichen. Demzufolge nimmt bei der psychotherapeutischen Behandlung von Kindern und Jugendlichen die Elternarbeit einen zentralen Stellenwert ein. [G050, L190]

medikamentöse Therapie mit den Besonderheiten der Biochemie in der Kindheit und Pubertät ihren Stellenwert und ist im Prinzip bei bestimmten Störungen mit der Behandlung Erwachsener quasi identisch (z. B. Psychosen), tritt gegenüber erwachsenen Patienten aber eher etwas in den Hintergrund. Dafür nimmt die **Elternarbeit** einen wichtigen Stellenwert ein, d. h., das soziale Umfeld wird in viel stärkerem Maß einbezogen (➤ Abb. 21.1) als bei Erwachsenen (z. B. im Rahmen einer Familientherapie oder von Hilfeplankonferenzen). Zudem kommen bestimmte Methoden (Triple-P, Marte Meo) in der Familienarbeit zur Anwendung, um die Kompetenzen der Eltern zu stärken und positive Interaktionsmuster zu etablieren.

Bei der Einzelarbeit in Pflege und Therapie besteht bei Kindern und Jugendlichen die Notwendigkeit zu spielerischem Handeln, da sie aufgrund der geringeren Lebenserfahrung über eine weniger große Reflexionsfähigkeit verfügen. Zudem spielt eine pubertätsspezifische Dynamik, in der es um die Auseinandersetzung *mit* und die Abgrenzung *von* Erwachsenen geht, eine bedeutende Rolle.

Die **Ursachen** für psychische Störungen sind bei Kindern, Jugendlichen und Erwachsenen im Grundsatz gleich. Oft wird der Grundstein für psychische Störungen im Erwachsenenalter schon in der Kindheit gelegt. Die körperliche und psychische Entwicklung vollzieht sich in einem komplexen Zusammenspiel von biologischen Reifungsvorgängen und einem die Entwicklung fördernden sozialen Umfeld. Durch ungünstige Bedingungen in der kindlichen Umgebung können schwere Entwicklungsschäden auftreten, die zu psychischen Störungen führen. Je nach angeborener Veranlagung wirken schädigende Einflüsse unterschiedlich stark.

Psychoanalytische Entwicklungstheorie nach Freud ➤ Kap. 14.7.3

Alle Kinder besitzen von Natur aus eine große **Anpassungsfähigkeit,** die ihnen das psychische Überleben oder gar Gesunden auch nach schwersten psychosozialen Belastungen ermöglicht.

21.2 Besonderheiten der Pflege in der Kinder- und Jugendpsychiatrie

21.2.1 Pflege- und Erziehungsdienst

In der stationären Kinder- und Jugendpsychiatrie bildet das Mit- und Nebeneinander von Therapie, Pflege und Erziehung eine wesentliche Grundlage. Dies ist v. a. darin begründet, dass sich die Kinder und Jugendlichen in einem ausgeprägten Entwicklungsprozess befinden und auf Unterstützung, Begleitung, Erziehung und Lenkung angewiesen sind.

Pflege- und Erziehungsdienst (PED)

Die enge Verzahnung von Pflege und Erziehung drückt sich sprachlich im Begriff **Pflege- und Erziehungsdienst** (PED) aus. Der PED übernimmt in der Pflege und Erziehung der Kinder viele unterschiedliche Rollen (➤ Kap. 21.2.2). Auf den Stationen arbeiten sowohl Gesundheits- und Kinderkrankenpflegerinnen, Gesundheits- und Krankenpfleger, Sozialpädagoginnen als auch Erzieher und Heilerziehungspflegerinnen im PED. Alle Berufsgruppen nehmen dabei in der Regel sowohl pflegerische als auch erzieherische Aufgaben wahr. Dies stellt eine Besonderheit gegenüber der Pflege von psychisch kranken Erwachsenen dar.

Die Arbeit der Mitarbeitenden des PED in der Kinder- und Jugendpsychiatrie stellt einen zentralen Teil des Behandlungsprozesses dar, da sie den größten Teil der Zeit mit den jungen Patientinnen verbringen und erster Ansprechpartner bei Problemen sind. Sie erleben die Kinder und Jugendlichen im Alltag, wo sie sich in der Regel ungezwungener verhalten als in der Therapie. So können Auffälligkeiten im Verhalten gut beobachtet werden.

Im Gegensatz zu Tätigkeiten in der somatischen Pflege stehen pädagogische und co-therapeutische Aufgaben für den PED im Vordergrund. Dies stellt eine besondere Herausforderung für die pflegerischen Mitarbeitenden dar, da sie – im Gegensatz zu den pädagogischen Mitarbeitenden – in der Ausbildung nur begrenzt darauf vorbereitet werden. Sie müssen u. a. erst lernen, einen angemessenen Grad zwischen Nähe und Distanz zu ihren jungen Patienten zu finden. Besonders junge und unerfahrene Mitarbeitende neigen dazu, sich mit den Problemen der Kinder und Jugendlichen so zu identifizieren, dass es ihnen schwerfällt, sich abzugrenzen.

Eine weitere wichtige Rolle spielt die Arbeit mit der Familie und auch dem sozialen Umfeld der Patientinnen. Den Mitarbeitenden des PED fällt es mitunter schwer, empathisch mit den Familien, insbesondere den Eltern, umzugehen, da sie sie als Ursache für die Probleme der Patienten sehen. Eine gute Beziehung ist aber auch hier unerlässlich, da Kinder und Jugendliche nicht allein leben und eine positive Änderung im Verhalten oder eine Verbesserung der Problematik nur dann möglich ist, wenn die Familie ebenfalls zur Mitarbeit bereit ist. Veränderungen werden erfahrungsgemäß nur dann akzeptiert und als positiv empfunden, wenn die gesamte Familie diese wünscht und an der Entwicklung teilnimmt. Sollte dies nicht der Fall sein, ist ein Rückfall in destruktive Verhaltensweisen nach der Entlassung sehr wahrscheinlich.

Eine weitere Grundlage und nicht zuletzt Voraussetzung für den Erfolg der stationären Behandlung eines Kindes oder Jugendlichen ist ein standardisiertes **Pflege- und Erziehungskonzept.** Dies wird in Kooperation mit allen am Pflege- und Behandlungsprozess beteiligten Berufsgruppen erstellt und orientiert sich an Alter, Geschlecht und Problematik des Patienten. Wichtig ist, dass sich alle Mitarbeitenden der Station an diesem Konzept orientieren und danach handeln, was individuelle Abweichungen allerdings nicht ausschließt. Ein zu starres Festhalten daran kann genauso wenig förderlich für die Therapie der Kinder und Jugendlichen sein wie zu häufige Abweichungen. Wichtig ist natürlich, dass die jeweiligen Stationskonzepte regelmäßig evaluiert und je nach Ergebnis verändert werden. [vgl. 1]

Die stationäre Aufnahme eines Kindes oder Jugendlichen ist in den meisten Fällen aber nicht immer eine erzwungene Loslösung vom Elternhaus. Nicht außer Acht zu lassen ist hierbei, dass Kinder auch dann eine enge Bindung zu ihren Eltern haben, wenn diese unzulänglich oder nicht liebevoll handeln, ihre Kinder vernachlässigen, misshandeln oder sogar (sexuell) missbrauchen. „Schlechte Eltern sind besser als keine."

21.2.2 Die Rolle von Pflege und Erziehung im stationären Alltag

Die verschiedenen Rollen der Mitarbeitenden des PED in der Kinder- und Jugendpsychiatrie sind vielfältig und orientieren sich individuell an den Bedürfnissen des Kindes oder Jugendlichen. Während sie bei jüngeren Kindern häufig die Rolle einer Ersatzmutter oder eines Ersatzvaters einnehmen müssen, ohne in Konkurrenz zu den eigentlichen Eltern zu treten, wünschen sich Jugendliche eher einen verständnisvollen Zuhörer, zu dem sie jederzeit mit ihren Sorgen und Problemen kommen können.

Hierbei müssen die Mitarbeitenden auch beachten, inwieweit Nacherziehung in der Klinik sinnvoll ist. Bei einem Kind im Grundschulalter lassen sich Defizite in der Erziehung evtl. ausgleichen, bei einem 17-Jährigen wäre ein solcher Versuch dagegen eher kontraindiziert, da dies sicherlich auf Ablehnung stoßen würde und den Erfolg der Therapie negativ beeinflussen könnte. Das bedeutet natürlich nicht, dass störende Verhaltensweisen von Patienten geduldet werden (➤ Kap. 21.2.4).

Der Aufbau von persönlichen Beziehungen zu den Kindern und Jugendlichen (➤ Kap. 21.2.3) beginnt bereits am Tag der Aufnahme und ist entscheidend für den Erfolg der Therapie. Aus diesem Grund sollte das Erstgespräch des PED gut vorbereitet sein. Ängste, Unsicherheiten oder auch ablehnendes Verhalten der Patientinnen sollten möglichst früh ab- und Vertrauen aufgebaut werden.

In die **Pflege- und Erziehungsplanung** sollten alle für das Kind oder den Jugendlichen wichtigen Personen aus dem sozialen Umfeld einbezogen werden, die für eine Stabilisierung und Lösung des Pflege- oder Erziehungsproblems von Bedeutung sind. Eine besondere Rolle spielen hierbei Eltern oder andere primäre Bezugspersonen wie Mitarbeitende aus der stationären Jugendhilfe (Wohngruppe), die auch in die pflegerisch-erzieherische Arbeit einbezogen werden sollten.

In kinder- und jugendpsychiatrischen Kliniken ist es üblich, dass alle Berufsgruppen, die mit dem Patienten und seiner Familie arbeiten, an der Pflege- und Erziehungs- bzw. Therapieplanung mitwirken. Die Zusammenarbeit im multiprofessionellen Team ermöglicht allen Beteiligten, ein genaues Bild über die Problematik der Betroffenen zu bekommen und gezielte Maßnahmen zu entwickeln.

Wenn möglich, sollten auch die Kinder oder Jugendlichen selbst in die Planung einbezogen werden. Die Erfahrung hat gezeigt, dass sie oft sehr genau wissen, wo ihre Probleme liegen und was für sie hilfreich ist. Sollte dies in Ausnahmefällen aufgrund des Alters des Kindes oder in Krisensituationen nicht möglich sein, ist es auf jeden Fall wichtig, ihnen die Maßnahmen genau zu erläutern.

Elternarbeit

Eine zentrale Rolle in der Kinder- und Jugendpsychiatrie spielt die Angehörigen- bzw. **Elternarbeit.** Besonders bei Kindern und jüngeren Jugendlichen wird eine Therapie nur dann erfolgreich sein, wenn es gelingt, alle Beteiligten einzubeziehen.

Bei den Zielvereinbarungen sollten nicht nur die Wünsche der Patientinnen eine Rolle spielen, sondern die aller Familienmitglieder. Besonders günstig ist es, wenn alle gemeinsam an der Lösung des Problems arbeiten und mögliche Strategien entwickeln, die zu ihrer Familie passen.

Die Mitarbeitenden des PED sollten sich von Beginn an um eine gute und vertrauensvolle Beziehung zu den Eltern bemühen und sie, wenn möglich, in alle Entscheidungen einbeziehen.

Gute Möglichkeiten für Elternkontakte bieten Gespräche vor und nach Belastungserprobungen am Wochenende. Auch die Etablierung eines Familienkaffees oder -frühstücks in regelmäßigen Abständen gibt allen Beteiligten die Möglichkeit, sich besser kennenzulernen. Außerdem vermitteln diese festen Termine den Eltern das Gefühl, auf der Station willkommen zu sein.

Absprachen und Regelungen

Die meisten Kliniken haben eine **Hausordnung,** in der allgemeine Regeln und Absprachen festgelegt sind. Diese wird dem Patienten und seinen Eltern im Aufnahmegespräch vorgestellt und auch von diesen unterschrieben. Hierbei geht es in der Regel um:

- **Schulbesuch:** Da eine kinder- und jugendpsychiatrische Behandlung mehrere Monate dauern kann, aber auch die psychische Symptomatik im Schulalltag deutlich wird, ist es üblich, dass die Patientinnen die Klinikschule besuchen, damit sie einerseits nicht zu viel versäumen, andererseits auch das Schulumfeld in die Diagnostik eingebunden wird. Außerdem besteht hier auch die Möglichkeit, in geschützter Umgebung an bestimmten schulischen Problemen zu arbeiten. In Ausnahmefällen kann dort sogar ein Schulabschluss erreicht werden.
- **Alltagsgestaltung:** Die Freizeitgestaltung hat einen hohen Stellenwert. Viele Kinder und Jugendliche haben nicht gelernt, sich sinnvoll zu beschäftigen. Sie verbringen die meiste Zeit am PC oder Handy. Gruppenangebote wie Sport, Kochen, Musik u. Ä. ermöglichen den jungen Patienten, soziale Fertigkeiten zu erlernen und bieten den Mitarbeitenden des PED einen guten Zugang zu den Patientinnen. Auch Malen und Basteln sind vielen Kindern und Jugendlichen fremd geworden. Sie geben ihnen aber die Möglichkeit, ihre Fähigkeiten zu erkennen und stärken ihr Selbstwertgefühl.
- **Taschengeld:** Wie viel sinnvoll und angemessen ist, muss im Einzelfall mit den Patienten und ihren Erziehungsberechtigten besprochen werden. Hier spielen Aufnahmegrund und Krankheitsbild, aber auch die Kooperationsbereitschaft des Kindes

oder Jugendlichen eine entscheidende Rolle. Möglich sind auch festgesetzte Taschengeldbeträge, die für alle Patientinnen gleich sind und ausgezahlt werden.

- **Soziale Kontakte:** Die bestehenden sozialen Kontakte zur Familie, zu Freunden oder zur Wohngemeinschaft sind wichtig. Wenn keine therapeutischen Gründe dagegensprechen, werden diese Kontakte aufrechterhalten und unterstützt bzw. gefördert. Zu Beginn des Klinikaufenthalts finden aus therapeutischen Gründen die ersten Besuchskontakte meist auf den Stationen statt. Danach sind auch Ausgänge und Tagesbeurlaubungen außerhalb der Station möglich. Zu einem späteren Zeitpunkt können über das Wochenende (in der Regel von Samstag auf Sonntag) Belastungserprobungen zu Hause stattfinden. Diese werden im Vorfeld mit den Kindern und Jugendlichen gemeinsam geplant und nach ihrer Rückkehr reflektiert.

VORSICHT

Bei erfolgtem (sexuellem) Missbrauch oder körperlichen Misshandlungen durch nahe Angehörige im Elternhaus sind Besuche nur in Begleitung eines Mitarbeitenden erlaubt oder auch gar nicht möglich.

- **Umgang mit Regelverstößen:** Die Erziehungsberechtigten und der Patient verpflichten sich, sich an bestimmte Regeln (keine körperliche Gewalt, keine Drogen oder Alkohol, keine Waffen auf der Station u. Ä.) zu halten. Falls das Kind oder der Jugendliche dazu nicht in der Lage ist, hat dieses Verhalten Konsequenzen, welche die Eltern oder Erziehungsberechtigten mittragen müssen. Dies kann in schweren Fällen auch eine kurzfristige, zeitlich begrenzte Entlassung nach Hause oder eine Unterbringung auf einer geschützten/geschlossenen Station bedeuten.

21.2.3 Beziehungsgestaltung

Die wichtigste und bedeutungsvollste Aufgabe des PED in der Kinder- und Jugendpsychiatrie ist die **Beziehungsgestaltung.** Sie ist die Grundlage für die pflegerisch-therapeutische Arbeit und beginnt schon bei der Aufnahme der Patientin.

Bewährt hat sich das Bezugspflege- oder -betreuersystem (➤ Kap. 14.5.3). In der Regel hat ein Mitarbeitender ein bis zwei Bezugspatienten, für die er in erster Linie verantwortlich ist. Hierbei kann die Beziehung je nach Problematik der Patientin sehr eng werden, was eine hohe Anforderung an den PED stellt (➤ Abb. 21.2).

Ziele der Beziehungsarbeit sind in erster Linie die Herstellung eines vertrauensvollen Verhältnisses, eine kontinuierliche Begleitung des Kindes oder Jugendlichen und die Arbeit an alltagspraktischen Problemen. Um ein gutes Maß von Nähe und Distanz einzuhalten, ist die Unterstützung durch das Team sehr wichtig. Dies gilt insbesondere für die Betreuung von bindungsgestörten Patienten. Die Heranwachsenden haben häufig sehr negative Beziehungserfahrungen gemacht und übertragen diese auf ihre Bezugsperson. Wie schon beschrieben, kann es auch vorkommen, dass der PED die Rolle eines „Ersatzelternteils" einnimmt. Hierbei ist es sehr wichtig, darauf zu achten, nicht in Konkurrenz zu den leiblichen Eltern zu kommen, damit die Kinder oder Jugendlichen nicht in einen Loyalitätskonflikt geraten.

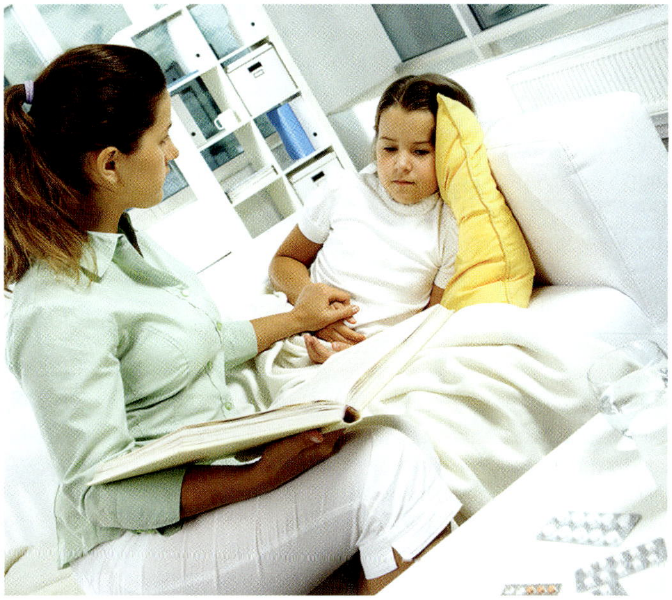

Abb. 21.2 Das **Bezugspflegesystem** hat sich besonders in der Kinder- und Jugendpsychiatrie bewährt, auch wenn Bezugspflegende die Geborgenheit einer Familie meist nicht ersetzen können. [J787]

Es hat sich als günstig erwiesen, mit den Heranwachsenden feste Termine für Aktivitäten oder Gespräche zu vereinbaren, da der Arbeitsalltag es nicht immer zulässt, spontan etwas mit dem Kind oder Jugendlichen zu unternehmen oder mit ihm zu sprechen. Natürlich müssen Gespräche in Krisensituationen immer möglich sein. Bei jüngeren Kindern haben sich feste Rituale wie Vorlesen oder Spielen vor dem Zubettgehen bewährt.

Eine weitere wichtige Aufgabe der Bezugsperson ist die Anwesenheit bei Familiengesprächen. Viele Patientinnen haben Angst vor diesen Gesprächen, da ihnen die angesprochenen Themen oft sehr nahegehen. Die Anwesenheit der Bezugsperson gibt Sicherheit. Außerdem besteht so die Möglichkeit, das Gespräch später zu reflektieren oder mit Emotionen wie Angst, Wut usw. umzugehen.

Die Bezugsperson stellt auch die Verbindung zu den Mitarbeitenden der anderen Berufsgruppen dar. Besonders mit dem Einzel- und Familientherapeuten sollte sie eng zusammenarbeiten und seine Ziele in die Pflege- und Erziehungsplanung einbeziehen.

Auch wenn die jungen Patientinnen oft nicht freiwillig in die Klinik kommen, leben sie sich in der Regel schnell ein. Besonders bei Kindern mit schweren familiären Problemen bietet die Klinik einen geschützten Raum, in dem sie mit viel Unterstützung an ihren Problemen arbeiten können. Eine enge, vertrauensvolle Beziehung zur Bezugsperson tut ihr Übriges, dass sie sich auf der Station wohlfühlen. Dies kann aber auch zu Schwierigkeiten führen, wenn die Patienten entlassen werden. Hier ist es Aufgabe der Bezugsperson, sie behutsam auf die anstehende Entlassung und Trennung vorzubereiten.

Viele Kliniken legen schon am Aufnahmetag einen provisorischen Entlassungstermin fest, um den Kindern und Jugendlichen zu verdeutlichen, dass die Zeit in der Klinik begrenzt ist. Auch wenn dieser Termin je nach Therapieverlauf flexibel ist, stellen sich die Patientinnen schon von Beginn der Behandlung auf die bevorstehende Entlassung ein.

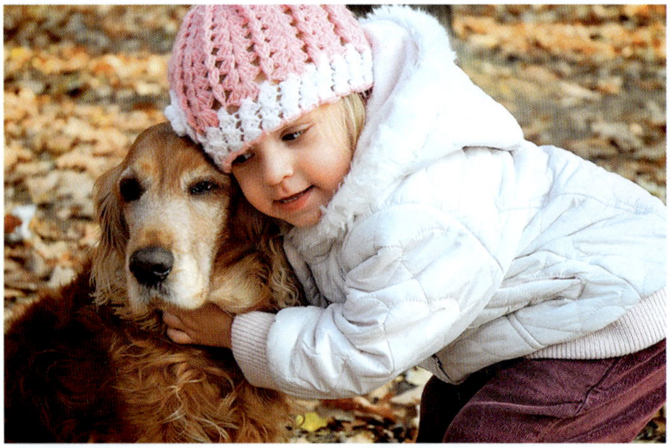

Abb. 21.3 Haustiere vermitteln Geborgenheit und häufig bekommen Pflegende erst über den „Umweg" der gemeinsamen Tierbetreuung Zugang zu den Kindern und Jugendlichen. [J787]

In einigen Einrichtungen gibt es mittlerweile **Haustiere,** z. B. Hunde, Katzen, Kaninchen, Meerschweinchen, Fische oder Wellensittiche (➤ Abb. 21.3), und es werden auch Therapiehunde eingesetzt, die besonders im Umgang mit psychisch erkrankten Personen ausgebildet sind.
Fest etabliert hat sich in fast allen Kliniken die **Reittherapie.** Vielen Kindern und Jugendlichen fällt es gerade zu Beginn der Therapie sehr viel leichter, zu einem Tier Kontakt aufzunehmen als zu fremden Menschen. Sie können ihnen ihre Sorgen anvertrauen, ohne Angst haben zu müssen, dass sie ihr Vertrauen missbrauchen. Außerdem lernen sie, für das Tier Verantwortung zu übernehmen. Die Reittherapie bietet auch eine gute Möglichkeit, das Selbstwertgefühl der Kinder und Jugendlichen zu stärken, da sie häufig sehr schnell Erfolge beim Reiten erzielen können. Das gilt auch für das Gefühl, ein so großes Tier führen zu können. Besonders für misshandelte oder missbrauchte Kinder ist dies eine gute Erfahrung, da sie häufig mit dem Gefühl leben, dass der Täter übermächtig ist, während sie selbst hilflos und ohnmächtig sind. Die Kontrolle über ein großes Tier kann das Gefühl der Macht- und Hilflosigkeit mindern.

21.2.4 Probleme und Konfliktsituationen

Ambivalenzkonflikte

Kinder und Jugendliche stellen an die Mitarbeitenden des PED und an die Therapeutinnen andere Erwartungen als psychisch erkrankte Erwachsene. Einerseits benötigen sie noch pädagogische Anleitung und Unterstützung, andererseits geht es im pubertierenden Alter auch um Verselbstständigung und Loslösung des Jugendlichen vom Elternhaus. Daraus ergibt sich häufig ein **Ambivalenzkonflikt** des Jugendlichen im Umgang mit den Erwachsenen: die benötigte Anleitung und Unterstützung auf der einen Seite und der Wunsch, möglichst frei und selbstständig zu sein, auf der anderen Seite. Beiden Anforderungen müssen die Mitarbeitenden des PED gerecht werden. Sie müssen über den Grad der Fürsorge und den Grad der Selbstständigkeit entscheiden, was nicht immer leicht ist. Entscheidungen sollten daher in gemeinsamen Teambesprechungen mit den Therapeuten erfolgen, immer orientiert an den individuellen Bedürfnissen der Kinder und Jugendlichen.

Regelverstöße

Regelverstöße sind häufig ein Zeichen von Machtkämpfen, dem Austesten von Grenzen oder auch von Überforderung. Sie können aber auch Ausdruck und somit Symptom der psychiatrischen Erkrankung sein. Hierbei kann es sich sowohl um einfache Verstöße gegen die Stationsregeln als auch um schwerwiegendere Verstöße handeln. Typische Beispiele aus dem Stationsalltag sind:

- Überziehen des Ausgangs, Nichteinhalten des Sichtkontakts
- Rauchen, Drogen- und Alkoholkonsum
- Verweigerung von Schule, Therapien, Gruppenstunden
- Beschaffen und Verstecken von verbotenen Gegenständen (z. B. Feuerzeuge, Waffen, Alkohol, Rasierklingen, Glasscherben)
- Diebstahl
- Körperliche Gewalt gegen Mitpatienten oder Personal
- Gravierende verbale Beschimpfungen
- Unerlaubtes Benutzen von modernen Medien, insbesondere Handys
- Entweichen (➤ Kap. 14.5.7).

In der Therapie wird ein solches Verhalten analysiert, und mit den Patientinnen werden Strategien für konstruktiveres Verhalten erarbeitet. Da auf der Station nicht nur der einzelne Patient, sondern die ganze Gruppe gesehen werden muss, hat ein solches Verhalten in der Regel Konsequenzen. Diese sollten, wenn möglich, schon bei der Aufnahme besprochen werden, sodass sich sowohl das Kind oder der Jugendliche als auch seine Erziehungsberechtigten darauf einstellen können.

Bei schwerwiegenden Regelverstößen sollte das ganze Team entscheiden, wie mit der Situation umgegangen wird und ob der Patient auf der Station noch tragbar ist, da diese Entscheidung von allen mitgetragen werden muss. Wichtig dabei bleibt, klassische Sozialverhaltensstörungen von psychiatrischer Symptomatik zu unterscheiden, da bei Krankheitssymptomatik eine Entlassung der Patientin aus pädagogischen Gründen ungerechtfertigt wäre.

Impulsdurchbrüche

Eine besondere Herausforderung für das Pflege- und Erziehungsteam stellen **Impulsdurchbrüche** mit körperlich aggressiven Übergriffen auf Mitpatienten oder Mitarbeitende dar. Als hilfreich hat sich in solchen Situationen, insbesondere bei jüngeren Kindern, die sog. Externalisierung des Problems erwiesen. Sie sollte, wenn möglich, mit den Kindern besprochen werden, bevor sie ihren ersten Ausbruch auf der Station haben, damit sie von Anfang an in die Pflege und Betreuung eingebunden werden kann. Bei der **Externalisierung** wird der Wutausbruch zu einem eigenständigen Wesen (z. B. zu einem „Wüterich" oder „Wutmonster"), das Macht über die Patientin übernimmt. Alle an der Therapie Beteiligten sollen dem Kind helfen, das Monster zu bekämpfen. Außerdem wird die Patientin aufgefordert, vergangene Situationen zu analysieren, sodass sie frühzeitig erkennt, was das Wutmonster ärgert und wie es sich ankündigt. Das Positive bei der Externalisierung ist, dass es hier weniger zu Schuldzuweisungen gegenüber den Betroffenen kommt, da das Problem getrennt vom Kind gesehen wird.

Bei älteren Jugendlichen haben sich bestimmte Deeskalationsstrategien als förderlich erwiesen. Diese beinhalten nicht nur Sicherheitstechniken, die in Krisensituationen Anwendung finden, sondern in erster Linie eine spezielle Gesprächsführung, wie z. B. „Ich-Botschaften" und „Talking-down" (➤ Kap. 14.5.7), um eine Eskalation zu verhindern.

Neben dem Umgang mit akuten aggressiven Impulsdurchbrüchen spielen präventive Maßnahmen eine große Rolle. Diese orientieren sich in erster Linie an der Problematik des Patienten und werden in der Therapie erarbeitet. Es ist aber auch möglich, in kleinen Gruppen mit Kindern und Jugendlichen zu arbeiten. Das „Faustlos Curriculum", das für Kindertagesstätten und Grundschulen entwickelt wurde, könnte eine Grundlage dafür bieten. Das Curriculum ist eine Maßnahme zur Gewaltprävention. Die Ziele sind: Empathieförderung, Impulskontrolle sowie Umgang mit Ärger und Wut. Wichtig ist dabei, dass es nicht darum geht, negative Emotionen zu unterbinden, sondern darum, konstruktiv mit diesen Gefühlen umzugehen. Im „Faustlos Curriculum" wird davon ausgegangen, dass diese Fähigkeiten erlernbar sind. [vgl. 2]

Bei Impulskontrollstörungen vor dem Hintergrund einer hauptsächlich biologischen Genese (Affektkontrollstörung im Rahmen der psychiatrischen Erkrankung) ist zumeist eine Medikation indiziert, da rein pädagogische und therapeutische Maßnahmen die Problematik nur unzureichend regulieren können.

Zimmerkontrolle

Bestimmte Gegenstände sind auf den Stationen in der Regel nicht erlaubt. Dazu zählen v. a. Drogen und Alkohol. Außerdem dürfen die Patientinnen keine Feuerzeuge, Streichhölzer, Scherben aller Art, Taschenmesser und sonstige scharfe Gegenstände in ihren Zimmern aufbewahren. Bei Verdacht auf z. B. Alkohol- oder Drogenmissbrauch und Suizidalität kann ohne vorherige Ankündigung eine **Zimmerkontrolle** erfolgen.

- Durchsucht werden dabei persönliche Gegenstände, Taschen, Schränke und das Bett. Dabei muss auf Besonderheiten des Zimmers geachtet werden, z. B. auf abgelöste Tapeten, Matratzenritzen, lockere Teppichecken oder Fußleisten. Bei akutem Verdacht werden alle Zimmer, Toiletten und Bäder und manchmal auch Mitpatienten kontrolliert. Es darf nicht außer Acht gelassen werden, dass auch Mitpatienten oder Besucher solche verbotenen Gegenstände mitbringen.
- Grundsätzlich gilt, dass die Durchsuchung der Zimmer nur in Anwesenheit der Patientinnen erfolgt. Gegenstände, die den Kindern oder Jugendlichen abgenommen werden, werden schriftlich erfasst und kommen unter Verschluss oder werden den Eltern mitgegeben.
- Wichtig bei einer Zimmerkontrolle ist auch, dass immer zwei Mitarbeitende anwesend sind. So lassen sich sowohl massive Auseinandersetzungen mit dem Patienten als auch Schuldzuweisungen des Kindes oder Jugendlichen, etwas beschädigt oder entwendet zu haben, vermeiden.

21.3 Indikationen zur stationären Aufnahme, Anamnese und Behandlung

21.3.1 Ätiologie psychischer Störungen im Kindes- und Jugendalter

Psychische Störungen im Kindes- und Jugendalter entstehen – wie bei Erwachsenen auch – durch das Zusammenspiel unterschiedlicher Faktoren:

- **Biologische Faktoren:** Geschlecht, genetische Veranlagung (z. B. Down-Syndrom), Schizophrenie (➤ Kap. 21.4.9), Depression (➤ Kap. 21.4.10)
- **Somatische Faktoren:** angeborene oder erworbene Schädigungen des ZNS, chronische Krankheiten, Suchtmittel- und Alkoholkonsum während der Schwangerschaft
- **Konstitutionelle Faktoren:** Unterschiede in Temperament, Aktivität, Empfindsamkeit (Sensibilität), Anpassungsfähigkeit, Regulation vegetativer Funktionen wie Essen, Trinken und Ausscheiden
- **Psychosoziale Faktoren:** lieblose, überfordernde oder unterfordernde Eltern-Kind-Beziehung, inkonsequente Erziehung, mangelnde oder ungünstige Freundschaften mit Gleichaltrigen, Suchtmittelkonsum und Delinquenz in der Peergroup, Trennungs- und Verlusterfahrungen, Vernachlässigung, Bedrohungen, chronische familiäre Konflikte, körperlicher oder sexueller Missbrauch, psychische Erkrankungen oder Kriminalität eines Elternteils
- **Akute Belastungsfaktoren:** Krankenhausaufenthalte, Umzüge, Trennung, Tod oder auch Geburt von Familienmitgliedern, schwere und belastende Lebensereignisse (Katastrophen, Krieg etc.)

21.3.2 Stationäre Aufnahme

Kinder und Jugendliche, die in eine kinderpsychiatrische Klinik eingewiesen werden, kommen oft aus einem belasteten familiären Umfeld und nach z. T. bereits langer Vorgeschichte. Die jüngsten Patienten sind im Säuglings- oder Kleinkindalter (Regulationsstörungen, die eines besonderen Behandlungssetting unter Einbeziehung der primären Bezugsperson[en] bedürfen), die älteren bis 18 Jahre, in Ausnahmefällen auch älter. Oft sind die Familien durch mehrere psychiatrische Erkrankungen und soziale Faktoren belastet. Für die stationäre Aufnahme müssen normalerweise eine Einwilligung des/der Sorgeberechtigten und eine ärztliche Einweisung vorliegen (➤ Abb. 21.4). Eine stationäre Behandlung sollte erst dann erfolgen, wenn ambulante und/oder tagesklinische Optionen ausgeschöpft sind oder unzureichend wären, da ein sehr schweres Erkrankungsbild vorliegt.

Einweisung durch das Gericht

Die stationäre Aufnahme erfolgt zumeist mit Einverständnis und auf Wunsch der Patientin selbst sowie der Sorgeberechtigten. Bei Vor-

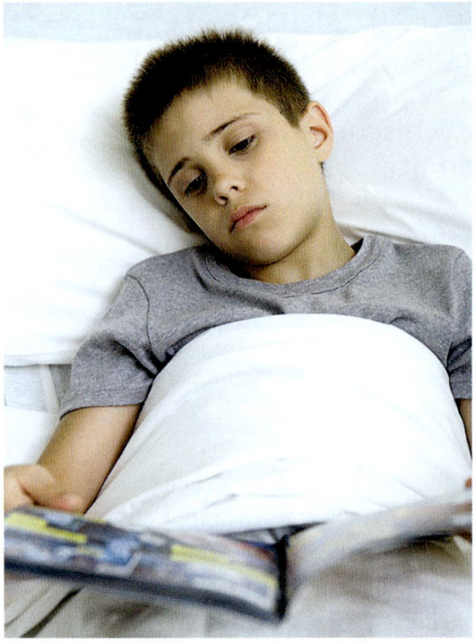

Abb. 21.4 Um ein Kind in eine kinderpsychiatrische Klinik einzuweisen, müssen schwerwiegende Gründe vorliegen. Ist im Fall einer schwerwiegenden behandlungsbedürftigen Störung das Wohl des Kindes gefährdet, kann eine Einweisung auch unter Beteiligung des Amtsgerichts erfolgen. [J787]

liegen einer Gefahr für die Betroffenen kann die stationäre Aufnahme auch gegen den Willen des Kindes oder Jugendlichen erfolgen, dann in der Regel auf Antrag der Sorgeberechtigten mit Genehmigung durch das zuständige Amtsgericht (§ 1631b BGB).

Nur wenn die Sorgeberechtigten nicht erreichbar oder mit der Behandlung nicht einverstanden sind, kann bei entsprechender Gefährdung die Behandlung nach den Landesgesetzen für die Unterbringung von psychisch Kranken (PsychKG) oder unter (zumindest teilweisem) Sorgerechtsentzug (§ 1666 BGB) durch einen Amtsvormund, meist das zuständige Jugendamt, erfolgen. In jedem Fall ist die Belastung einer zwangsweisen Unterbringung gegen den zu erwartenden Nutzen abzuwägen.

Inobhutnahme: Möchte ein Jugendlicher aus triftigen Gründen nicht mehr nach Hause, kann er nach § 42 Kinder- und Jugendhilfegesetz (KJHG) durch Vermittlung des Jugendamtes aufgenommen und geschützt untergebracht werden. Willigen die Eltern ein, lassen sich vormundschaftsgerichtliche Maßnahmen vermeiden.

Notfälle

In folgenden Situationen erfordert die psychische Verfassung des Kindes bzw. Jugendlichen sofortige Aufnahme und Betreuung:

- Akute Suizidalität (➤ Kap. 24.3), Zustand nach Suizidversuch (➤ Kap. 24.4; **cave:** Abklärung zur akuten Intoxikation mit der Notwendigkeit intensivmedizinischer Überwachung)
- Affektiver Durchbruch mit Fremdgefährdung
- Schwere Manien, schwere Psychosen, Verwirrtheitszustände, Halluzinationen, Wahn
- Stuporöse Zustände
- Panikzustände (➤ Kap. 19.2.3)
- Lebensbedrohlicher körperlicher Mangelzustand bei Verdacht auf eine Essstörung (➤ Kap. 21.4.11; **cave:** Abklärung der zunächst somatischen Behandlung, insbesondere bei körperlich erheblicher Kachexie mit Stoffwechselentgleisungen und kardialen Komplikationen)
- Akute Dekompensation nach traumatischen Erfahrungen
- Ggf. schwere depressive Zustände (➤ Kap. 21.4.10)
- Ggf. schwere Zwangsstörungen (➤ Kap. 21.4.7)

Hier ist meist eine entsprechende Krisenintervention notwendig und sofortige ärztliche Hilfe angesagt. Sorgeberechtigte, Amtsvormund oder Pfleger werden über die Behandlung baldmöglichst informiert.

Bei einer **Akutreaktion nach Traumatisierung** ist eine stationäre Aufnahme besonders kritisch zu hinterfragen, da der plötzliche Wechsel in die Klinik als erneute Traumatisierung erlebt werden kann. Wenn möglich, ist hier (zunächst) eine intensive ambulante Behandlung im gewohnten Umfeld zu bevorzugen.

Unterbringung

Die **Unterbringung** der Kinder und Jugendlichen erfolgt in den meisten Einrichtungen nach Alter getrennt (➤ Abb. 21.5). Stationen in der Kinder- und Jugendpsychiatrie sind grundsätzlich in Kleingruppen von ca. 8–12 Patienten eingeteilt. Bei Selbst- oder Fremdgefährdung kann eine solche Gruppe oder auch eine ganze Station geschlossen werden. Die jungen Patientinnen müssen also nicht auf eine fremde geschlossene Station verlegt werden. Als sinnvoll und praktikabel hat sich folgende Einteilung erwiesen:

- Kinder < 3 Jahre (möglichst im tagesklinischen Setting) mit Einbezug/Mitaufnahme der primären Bezugsperson
- Kleine Kinder: 3–10 Jahre
- Kinder: 10–13 Jahre
- Jugendliche: 14–18 Jahre
- Spezielle Settings (z. B. Suchtstation im Jugendbereich)

Auch bei Kindern > 3 Jahren und Jugendlichen kann in manchen Fällen die Mitaufnahme von Eltern(teilen) sinnvoll sein, z. B. in Elternapartments.

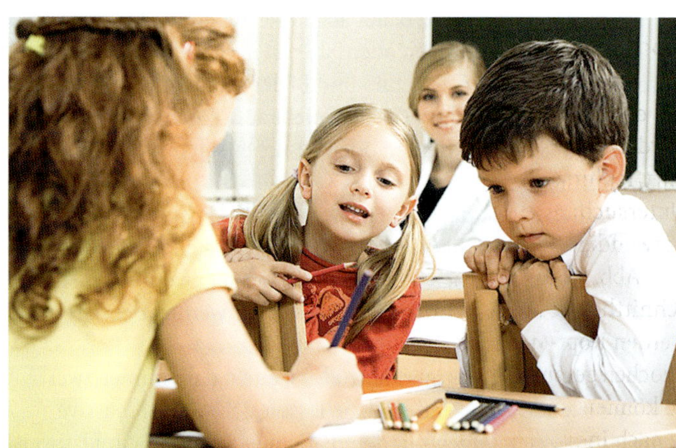

Abb. 21.5 Werden Kinder oder Jugendliche aus ihrem gewohnten sozialen Umfeld herausgenommen, erfolgt die Unterbringung in der entsprechenden kinder- und jugendpsychiatrischen Einrichtung in einer altersgemäßen Gruppe, die dem jungen Patienten Geborgenheit und Unterstützung vermitteln soll. [J787]

21.3.3 Anamnese und Diagnostik

Das anamnestische Gespräch

Grundlage der Diagnostik sind eine ausführliche Anamnese und die Beobachtung. Im **anamnestischen Gespräch** mit den Eltern unter Anwesenheit des Kindes und im separaten Gespräch ohne Eltern (insbesondere bei älteren Kindern und Jugendlichen) werden verschiedene Aspekte erfragt:

- Vorstellungsanlass
- Krankheiten in der Familie (psychische und somatische), aktuelle psychosoziale Lebenssituation der Familie (Familienanamnese)
- Probleme bei der Geburt: prä-, peri- und postnatale Risikofaktoren
- Krankheiten und Impfungen des Kindes/Jugendlichen
- Bei älteren Kindern/Jugendlichen: Suchtmittelkonsum, Sexualität
- Statomotorische und sprachliche Entwicklung, Sauberkeitsentwicklung
- Psychosoziale Entwicklung

Bei der psychosozialen Entwicklung ist neben der sozialen Einbindung (Gestaltung von Freundschaften, soziale Stellung der Familie) besonders das Verhalten des Kindes in Schwellen- und Krisensituationen bedeutsam. Dazu zählen die Geburt von Geschwisterkindern, Eingewöhnung in den Kindergarten, Einschulung, Schulverlauf (Leistungen, Problemfächer), Hobbys und Freizeitgestaltung. Bei Jugendlichen sollte auch über den Konsum von legalen und illegalen Drogen sowie über Sexualität gesprochen werden. Letztere Punkte sollten ggf. auch zusätzlich mit den Jugendlichen allein thematisiert werden.

Weitere anamnestische Quellen sind das kinderärztliche Vorsorgeheft (U-Heft), Berichte von Kindergarten, Schule, Jugendamt oder Gericht oder bereits bestehende Krankenhausakten.

Während des Gesprächs wird die Interaktion zwischen Eltern und Kind beobachtet: Wie ist die Stimmung der Eltern? Sind sie aufmerksam dem Kind gegenüber? Können sie auf ihr Kind eingehen und seine Anregungen kreativ aufgreifen? Können sie ihm Grenzen setzen und seine Grenzen achten? Können sie mit ihm spielen?

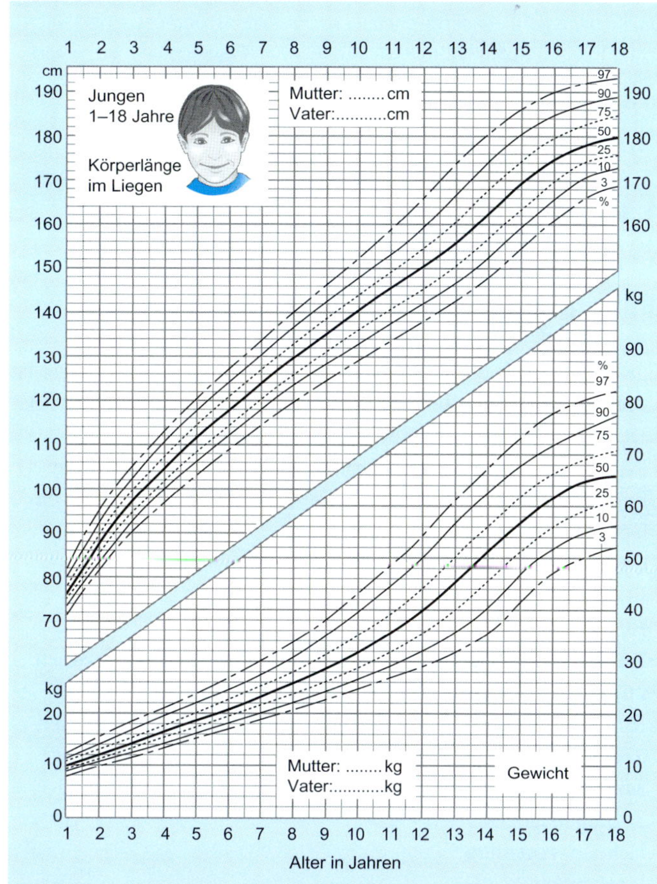

Abb. 21.6 Somatogramm zur Beurteilung von Körpergröße und Körpergewicht bei Kindern. Liegt z. B. die Körpergröße eines Kindes auf der 50-%-Kurve (50 %-Perzentile), so bedeutet dies, dass die Hälfte aller Kinder dieses Alters größer und die andere Hälfte kleiner ist. Als abnorm werden Werte oberhalb der 97-%- und unterhalb der 3-%-Perzentile angesehen. [L157]

Körperliche Untersuchung des Kindes

Bei der allgemeinkörperlichen und neurologischen Untersuchung werden Körperlänge, Gewicht, Grob- und Feinmotorik, Geschlechtsentwicklung und Organbefund beurteilt. Oft ist zusätzlich eine Untersuchung des Gehörs (Audiometrie) und des Sehvermögens notwendig. Darüber hinaus werden anhand von Somatogrammen (➤ Abb. 21.6) Körpergröße und Gewicht im Vergleich zum durchschnittlichen kindlichen Entwicklungsstand beurteilt. Außerdem werden Kopf- und Halsumfang gemessen und ggf. die Handwurzelknochen geröntgt, um das Wachstumsstadium des Skeletts beurteilen zu können.

Je nach Indikation werden außerdem durchgeführt:

- Chromosomenanalyse
- Stoffwechseluntersuchungen (z. B. Aminosäurenscreening)
- EEG und EMG (➤ Kap. 1.7.4)
- Röntgennativaufnahmen, CT und MRT (➤ Kap. 1.7.3)
- Liquoranalyse (➤ Kap. 1.7.2)
- NLG (➤ Kap. 1.7.4)

Psychologische Anamnese des Kindes

Der **psychopathologische Befund** wird wie beim Erwachsenen erhoben (➤ Kap. 14.6). Bei seiner Beurteilung wird auch der Entwicklungsstand beachtet. Beispielsweise sind das Anschmiegen von Kindern an die Eltern und das Verstecken des Gesichts beim 3-Jährigen normal, beim 14-Jährigen hingegen sehr auffällig.

Sofern erforderlich, kommen psychologische Untersuchungen zur Feststellung des Entwicklungsstands, der allgemeinen Lern- und Leistungsmöglichkeiten und spezieller Teilleistungsstörungen sowie zum Erfassen der Persönlichkeitsentwicklung hinzu. Eine testpsychologische Basisdiagnostik (Intelligenz, Persönlichkeit, Emotionalität) ist sinnvoll und sollte ergänzend durchgeführt werden. Bei Auffälligkeiten in den testpsychologischen Befunden sollten weitergehende Testungen erfolgen, um z. B. Teilleistungsstörungen, die Bedeutung bei der Entwicklung von psychischen Belastungen und Störungen haben könnten, ausschließen oder bestätigen zu können.

Um Kinder oder Jugendliche genauer kennenzulernen, gibt es je nach Alter und Entwicklungsstand unterschiedliche Möglichkeiten, z. B. Verhaltensbeobachtung, gemeinsames Spielen, Gespräche und gezielte psychologische Untersuchungen.

21.3.4 Therapieformen bei Kindern und Jugendlichen

Multiprofessionelles Vorgehen

Typisch für die Therapie in der Kinder- und Jugendpsychiatrie ist das **multiprofessionelle Vorgehen.** Vertreter aus folgenden Berufsgruppen werden in die Therapie mit einbezogen:

- Kinder- und Jugendpsychiaterinnen, die zusätzlich über eine kinder- und jugendpsychotherapeutische Ausbildung verfügen
- Gesundheits- und Krankenpfleger
- Gesundheits- und Kinderkrankenpflegerinnen
- Erzieher
- Heilerziehungspflegerinnen
- Spezialisierte Psychotherapeuten (in der Regel Psychologinnen mit psychotherapeutischer Zusatzausbildung)
- Kinder- und Jugendlichenpsychotherapeuten (Psychologinnen und Pädagogen mit psychotherapeutischer Zusatzausbildung)
- Kinderärztinnen
- Sozialpädagogen
- Heilpädagoginnen
- Pädagogen
- Logopädinnen
- Motopäden, Physiotherapeutinnen
- Reit-, Musik-, Kunst-, Tanz-, Theatertherapeuten
- Ergotherapeutinnen

Außerhalb des medizinischen Versorgungssystems stehen als Anlaufstellen noch Erziehungsberatungsstellen, Jugendämter und Drogenberatungen zur Verfügung. Eventuell muss ein „Case-Manager" (engl. „case" = Fall) benannt werden, der die Therapien in Zusammenarbeit mit den Eltern koordiniert und Widersprüche zwischen einzelnen Therapeuten abklärt.

Ziele einer Therapie

Wenn möglich, erfolgt die **Therapie** ambulant, da Klinikaufenthalte das Kind durch Deprivation (➤ Kap. 21.6.1) zusätzlich schädigen können. In schwerwiegenden Fällen und bei akuter Gefährdung ist die stationäre Aufnahme auch bei kleinen Kindern indiziert (➤ Kap. 21.3.2).

Ein Ziel der Therapie ist, das Kind und sein psychosoziales Umfeld zu verändern. Durch Psychotherapien und Übungsbehandlungen werden die individuellen Fähigkeiten des Kindes beeinflusst. Medikamente kommen bei Indikation ergänzend zur Anwendung.

Eine stationäre Behandlung in der Kinder- und Jugendpsychiatrie dauert in der Regel länger als ein Aufenthalt in der Erwachsenenpsychiatrie. Die durchschnittliche Verweildauer liegt bei 2–3 Monaten, längere Behandlungen kommen aber auch regelmäßig vor.

Elterngespräch und Elternberatung

Grundsätzlich werden **Elterngespräche/Familiengespräche** gemeinsam mit dem Kind/Jugendlichen und den behandelnden Therapeutinnen durchgeführt. Bei Indikation können am Behandlungsprozess beteiligte Personen (Bezugspflegende/Bezugspädagoge) einbezogen werden.

Eltern fühlen sich durch die psychische Störung ihres Kindes verunsichert und in ihrer elterlichen Kompetenz angegriffen. Sie verstehen ihr Kind nicht mehr. Oft reagieren sie daher ängstlich, gekränkt, misstrauisch oder aggressiv. Besonders schwierig ist die Situation, wenn die Behandlung des Kindes nicht von ihnen, sondern von der Schule oder der Behörde eingeleitet wird. Darum muss von Beginn an auch ein therapeutisches Bündnis mit den Eltern gesucht werden, ohne sich dabei gegen das Kind zu wenden. Eine ressourcenorientierte, wertschätzende und empathische Haltung ist erforderlich. Die ganze Familie muss den Umgang mit psychischen Problemen erst lernen. Die Eltern werden, falls möglich, von Schuldgefühlen entlastet, ohne dass problematisches Verhalten gutgeheißen wird.

Im Gespräch wird die Situation zunächst aus Sicht der Eltern erfasst. Dabei kommt auch zur Sprache, was die Eltern über die kindliche Entwicklung wissen und was sie von ihrem Kind erwarten. Oft sind ihre Laienkonzepte falsch. Einnässen oder Einkoten ist z. B. nicht als gezielte Provokation gegen die Eltern zu werten. Bei der Aufnahme gerade von Jugendlichen ist oft auch schon ein Gesprächsbeginn über die Vorstellungen der Betroffenen möglich, was auch zu einer Entlastung der Eltern führen kann.

Sollte deutlich werden, dass Eltern selbst professionelle Hilfe benötigen, sollten sie bei der Suche nach geeigneten Psychotherapeutinnen/Psychiatern unterstützt werden. Es sollte verdeutlicht werden, dass Selbsthilfe auch Hilfe für das Kind ist. Spezielle Literatur zum Thema „Kinder psychisch kranker Eltern" sollte für Eltern und Kind vorgehalten werden.

Das Team achtet darauf, die Eltern nicht zu verunsichern, auch nicht z. B. durch Andeutungen, Anspielungen oder „schiefe Blicke". Unsicherheit macht Angst und führt zu Spannungen und Aggressionen, unter denen letztlich v. a. das Kind leidet. Immer wertschätzend, empathisch und ressourcenorientiert auftreten!

Aus den Elterngesprächen ergeben sich Perspektiven für das weitere Vorgehen:

- Spontane Entwicklung des Kindes abwarten
- Pädagogisch sinnvolle Veränderungen planen
- Weitere Therapien einleiten
- Geeignete (sonder-)pädagogische Einrichtungen suchen
- Therapie für die Eltern einleiten (Psychotherapie, Paartherapie usw.).

Aufklärung des Kindes

Mit den betroffenen Kindern oder Jugendlichen wird offen über die Gründe des Arztbesuchs oder der stationären Aufnahme gesprochen. Sie sollen sich in ihren Wünschen und Befürchtungen angenommen fühlen und die Möglichkeit haben, ihrem Entwicklungsstand gemäß die Behandlung mitzubestimmen.

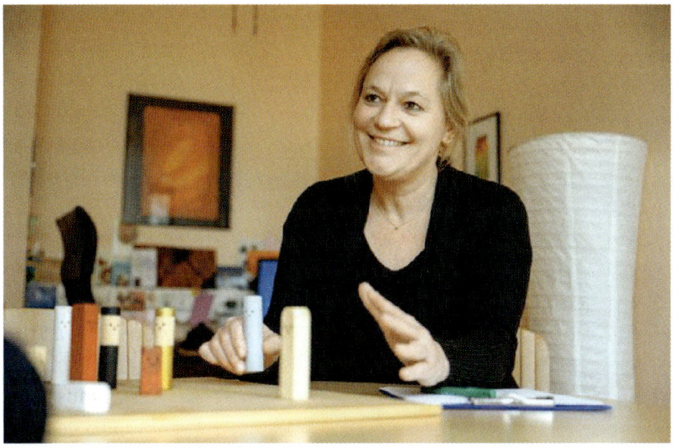

Abb. 21.7 Bis zum Jugendalter erfolgt die therapeutische Kommunikation in erster Linie über das Spiel. Das Kind hat zusammen mit der Therapeutin sich selbst und sein soziales Umfeld mit Spielfiguren nachgestellt. Das Kind erklärt der Therapeutin die einzelnen Figuren und ihre Beziehungen zueinander. Dies gibt Aufschluss über die Bedeutung der einzelnen Bezugspersonen für das Kind. [vgl. 3] [W1395]

Psychotherapie

Voraussetzung für jede **Psychotherapie** ist das therapeutische Bündnis. Es kann besonders bei Jugendlichen schwierig werden, ein solches Bündnis aufzubauen, weil diese der Welt der Erwachsenen oft insgesamt ablehnend gegenüberstehen und nach Unabhängigkeit streben. Hier sollten pubertätstypische Dynamiken beachtet und nicht pathologisiert werden. Die Jugendlichen befürchten, dass ihre mühsam errungene Eigenständigkeit durch das Eindringen eines Psychotherapeuten oder Bezugspflegenden gefährdet werden könnte. Hierbei ist besonders wichtig, den Jugendlichen in seinen bereits erreichten Erfolgen und Ängsten ernst zu nehmen.

Die therapeutische Kommunikation findet im Kindesalter v. a. über das Spiel *(Spieltherapie)* statt (➤ Abb. 21.7), bei Jugendlichen über Gespräche. Jede Psychotherapie mit Kindern wird parallel durch beratende Elternarbeit begleitet. Manchmal ist es auch erforderlich, die Eltern zu einer eigenen Therapie zu bewegen.

- **Tiefenpsychologische Verfahren** und **Gesprächstherapien** (➤ Kap. 14.7.3): Diese Verfahren sind indiziert bei emotionalen Störungen, Schulproblemen, Anpassungsstörungen und zur Bewältigung belastender familiärer Entwicklungen. Kontraindiziert sind tiefenpsychologische Verfahren bei frühkindlichem Autismus und Psychosen.
- **Kognitive Therapien** (➤ Kap. 14.7.3): Sie helfen Kindern, systematisch Problemlösungen, Selbstinstruktionen und Selbstkontrolle zu üben. Die Gedankengänge werden zunächst besprochen, anschließend wird das „innere Sprechen" trainiert. Indikationen sind z. B. das hyperkinetische Syndrom, aggressive Verhaltensauffälligkeiten, depressive Störungen, Schulschwierigkeiten und mangelnde Compliance bei chronischen Erkrankungen und Essstörungen.
- **Verhaltenstherapien** (➤ Kap. 14.7.3): Für diese Therapieform gibt es zahlreiche Indikationen. Sie lässt sich gut in den Erziehungsalltag einbinden und zeigt auch bei lern- oder geistig behinderten Kindern Erfolg. Ältere Kinder können mit ihren Eltern einen sog. *Therapievertrag* abschließen, der von beiden Seiten genau eingehalten werden muss. Eltern dürfen z. B. Belohnungen, die bei Erfüllen einer bestimmten Aufgabe versprochen wurden, auch dann nicht verweigern, wenn sie sich aus anderen Gründen über ihr Kind geärgert haben. Andererseits darf das Kind seine Belohnung nicht erhalten, ohne seinen Vertragsteil vollständig erfüllt zu haben, z. B., weil „es sich doch schon sehr angestrengt hat". Gegebenenfalls müssen die Anforderungen neu formuliert werden, wenn das Kind nicht mit ihnen zurechtkommt.
- **Systemische Therapie** (➤ Kap. 14.7.3): Hier ist Ziel, eine Störung im Kontext eines Systems (z. B. der Familie) zu betrachten, v. a. aber dabei Ressourcen und Lösungen zu sehen. Ein systemischer familientherapeutischer Ansatz sollte in der Kinder- und Jugendpsychiatrie in allen Fällen einbezogen werden; er ist besonders hilfreich bei Interaktionsstörungen. Familientherapeutische Interventionen sollen das familiäre Gesamtgefüge ressourcenorientiert verändern, um so positive Veränderungen zu bewirken. Hier kommen verschiedene Familienmitglieder zu Wort. Therapeutische Instrumente wie das Familienbrett oder die Familienaufstellung können ebenfalls zum Einsatz kommen.

Bei stationären Behandlungen kommt in der Regel eine Kombination verschiedener Richtungen zur Anwendung. Insofern ist es folgerichtig, die verschiedenen, psychotherapeutischen Ansätze zu kombinieren und „schulenübergreifend" zu arbeiten. Auch körperorientierte und erfahrungsorientierte Verfahren **(körperorientierte Gestalttherapie, Psychodrama, Snoezelen)** sind in der Kinder- und Jugendpsychotherapie sinnvoll. Kunsttherapie, Musiktherapie oder tiergestützte Therapie (z. B. Pferd/Hund, ➤ Kap. 21.2.2) sind als alternative Zugangs- und Expressionswege gerade im Kindes- und Jugendalter sinnvolle Therapieverfahren.

Erwünschtes Verhalten

Durch kontrollierte Lernprozesse wird beim Kind **erwünschtes Verhalten** auf- und unerwünschtes Verhalten abgebaut. Indikationen können z. B. Defizite in Spracherwerb, Selbstversorgung oder Sauberkeitsentwicklung, Ängste, Zwangsverhalten und Phobien sein. Für den Aufbau eines erwünschten Verhaltens bieten sich verschiedene Strategien an:

- **Verhaltensformung:** Schrittweises Annähern an das Wunschverhalten, z. B. wird bei dissozialen Kindern jede positive Hinwendung zu anderen Menschen verstärkt.
- **Verhaltensverkettung:** Einüben einzelner Verhaltenselemente, anschließend Verkettung, z. B. wird mit geistig behinderten Kindern zuerst jeder Einzelschritt des Toilettengangs eingeübt. Erst wenn das Kind damit zurechtkommt, werden sie zu einer Sequenz zusammengebaut.
- **Verstärker:** Bei Kindern eignen sich neben Lob z. B. auch gemeinsames Spielen, Geld, Gutscheine, Sammelbilder, Lieblingsessen.
- **Konsequentes Verhalten:** Es setzt psychisch auffälligen Kindern einen beschützenden Rahmen, der ihnen Sicherheit zum Handeln gibt.

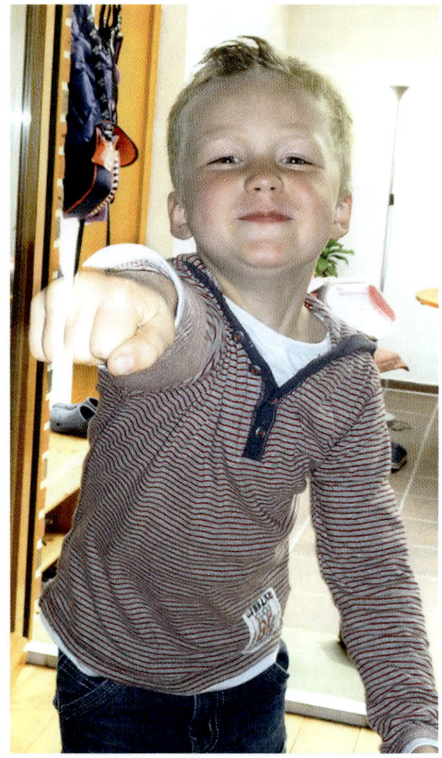

Abb. 21.8 Kinder können ebenso wie Erwachsene unter starken Aggressionen leiden. Dennoch verfügen sie oft über weniger Strategien, diese Aggressionen gezielt abzubauen. Solche Strategien können im Rahmen einer Therapie trainiert werden. [M322]

Ergänzende Therapien

Funktionelle Therapien

Die **funktionellen Therapien** nutzen den Zusammenhang zwischen Sinneswahrnehmung, psychischem Erleben und motorischem Ausdruck. Behandelt werden Störungen wie Langsamkeit, Ungeschicklichkeit, Koordinationsschwierigkeiten, Wahrnehmungs- und Lernstörungen.

Zu den funktionellen Therapien gehören die Ergotherapie (z. T. auch mit arbeitstherapeutischen Inhalten), die Logopädie, die sensomotorische und psychomotorische Übungsbehandlung, die sensorisch-integrative Therapie sowie das *Wahrnehmungstraining nach Marianne Frostig.*

Heilpädagogik

Ziel der **Heilpädagogik** ist es, selbsttätige Aktivität herauszufordern. Im Jugendalter geht es in erster Linie um eine selbstständige Bewältigung des Alltags und der Lebenspraxis. Heranwachsende mit Entwicklungsrückständen oder -hemmnissen werden so weit gefördert, dass sie die Anforderungen bewältigen können, die sich ihnen bei der Entwicklung zu ausgebildeten, kulturell und sozial integrierten Menschen stellen.

Entwicklungsförderndes Spielen

Im Kindesalter liegt der Schwerpunkt auf **entwicklungsförderndem Spielen.** Auf diese Weise werden bei geistig oder körperlich behinderten oder emotional gestörten Kindern kognitive und emotionale Entwicklungsprozesse angeregt.

Psychopharmaka in der Kinder- und Jugendpsychiatrie

Der Einsatz von **Psychopharmaka** bei Kindern sollte als gut abgewogener Teil eines Gesamtbehandlungsplans erfolgen. Bei einigen Störungen, z. B. beim ausgeprägten hyperkinetischen Syndrom (HKS, ➤ Kap. 21.4.5), bei Manien, schweren Depressionen und bipolaren Störungen (➤ Kap. 21.4.10), Psychosen oder Schizophrenien (➤ Kap. 21.4.9), sind Psychopharmaka allerdings in der Regel ein wichtiger Bestandteil des Behandlungskonzepts. Aber auch Störungen der Impulssteuerung (➤ Abb. 21.8) und dissoziative Störungen (➤ Kap. 19.5) können effektiv begleitend psychopharmakologisch behandelt werden. Im Rahmen eines Suchtmittelentzugs (➤ Kap. 21.4.12) kommen Psychopharmaka zur Linderung von Entzugserscheinungen oder zur Krampfprophylaxe zum Einsatz.

Psychopharmaka (➤ Kap. 14.7.1) werden bei Kindern und Jugendlichen nach strenger Indikation verabreicht. Wichtig ist immer, vor einer längeren Medikation eine fundierte Diagnostik vorzunehmen und immer auch alterstypisches Verhalten zu beachten und nicht als Symptom fehlzudeuten. In der Regel benötigen minderjährige Patienten geringere Dosierungen als Erwachsene, bezogen auf das Körpergewicht, ggf. aber auch höhere aufgrund einer anderen Stoffwechselrate. Sie entwickeln oft auch bei geringeren Dosierungen bereits Nebenwirkungen.

Immer ist durch den Arzt eine genaue Aufklärung der Patientinnen und auch der Eltern über den möglichen Nutzen und die Risiken einer Medikamentengabe sowie den Stellenwert der Medikation im Gesamtbehandlungsplan notwendig, um den Sorgeberechtigten und Betroffenen eine verantwortungsvolle Entscheidung über die Medikation zu ermöglichen. Nur im unmittelbaren Notfall darf vorher bereits gehandelt werden.

Kinder fühlen sich manchmal durch die Medikamenteneinnahme stigmatisiert. Die Pflegenden betonen darum die Normalität von Krankheit und Medikamenteneinnahme („Jeder kann mal krank werden, und dann braucht er vielleicht auch Tabletten"). Auch bei Kindern muss die Compliance systematisch und dem Alter entsprechend durch Informationen und Einnahmeübungen gefördert werden.

Problematisch ist bei der Medikation, dass einige Medikamente nicht für Personen unter 18 Jahren zugelassen sind, aber im Vergleich zu zugelassenen Medikamenten eine bessere Verträglichkeit und Wirkung zeigen. In diesen Fällen sollte eine Gabe im Rahmen eines individuellen Heilversuchs erwogen werden und wird mittlerweile häufig in den Kliniken durchgeführt.

Familienberatung

Bei Kindern und Jugendlichen, die Psychopharmaka erhalten, versuchen die Pflegenden, auf die Ängste der Familie vor Nebenwirkungen oder Suchtentwicklung einzugehen.

21.4 Häufige Krankheitsbilder im Kindes- und Jugendalter

Im Folgenden werden häufige **Krankheitsbilder** vorgestellt, die zur Einweisung von Jugendlichen und Kindern in psychiatrische Kliniken führen können. Bei leichteren Störungen sollten der stationären Behandlung zunächst ambulante oder teilstationäre Optionen vorgezogen werden. Auch gravierende Störungen des Sozialverhaltens können Grund für eine stationäre psychiatrische Behandlung sein, wobei hier intensive Jugendhilfemaßnahmen vorrangig indiziert sein können, die auch im Rahmen stationärer Jugendhilfe erfolgen können.

Steht bei einer gravierenden kombinierten Störung des Sozialverhaltens und der Emotionen die emotionale Störung im Vordergrund, ist eine stationäre kinder- und jugendpsychiatrische Behandlung sinnvoll. Bei Kindern und Jugendlichen geht in leichteren Fällen der stationären Einweisung ein ambulantes Gespräch voraus. Nachdem das Kind/der Jugendliche die Station kennengelernt hat, mag es ihm leichter fallen, sich für einen stationären Aufenthalt zu entscheiden bzw. mögen zumindest vorhandene Ängste reduziert sein.

21.4.1 Frühkindlicher Autismus

DEFINITION

Frühkindlicher Autismus: Nach *Leo Kanner* (1896–1981) schwere, durch die Unfähigkeit zum Aufbau sozialer Beziehungen gekennzeichnete Störung mit Sprachretardierung, gemindertem Sprachverständnis und gestörter Wortwiedergabe *(Echolalie)* sowie Ritualen und zwanghaften Phänomenen. Zusätzlich Störung der Intelligenzentwicklung.

Krankheitsentstehung

Als **Ursache** wird eine Funktionsschwäche des ZNS angenommen, bei der die Wahrnehmungen zwischen den einzelnen Sinnesbereichen nicht richtig verknüpft werden können. Die Betroffenen leiden unter einer besonderen Sensibilität gegenüber Sinneswahrnehmungen und haben Probleme, diese zu filtern. So kommt es häufig zu einer Reizüberflutung und damit einhergehenden Stresssituationen.

Symptome

Babys reagieren kaum auf visuelle oder akustische Reize, obwohl Gehör und Sehvermögen intakt sind. Das soziale Lächeln nach dem dritten Monat bleibt aus. Andere Menschen werden nicht nachgeahmt. Oft sind die Babys sehr ruhig, manchmal haben sie auch lange und unerklärliche Schreiphasen.

Leitsymptome etwas älterer Kinder sind:

- Unfähigkeit zum Aufbau sozialer Beziehungen (Patientinnen sind stark in sich gekehrt)
- Vermeidung von Blickkontakt
- Mangelhafte Mimik
- Abkehr von den eigenen Eltern
- Verbale Kommunikationsprobleme, z. B. gestörtes Sprachverständnis, Wortwiederholungen und -neuschöpfungen, Verwendung von „du" statt „ich"
- Erkundung der nahen Umwelt durch Schmecken, Riechen und Betasten mit Händen und Mund
- Desinteresse an der ferneren Umwelt

Auf jegliche Veränderungen reagieren die Kinder oft panisch bzw. mit autoaggressivem Verhalten. Sie schlagen sich z. B. selbst oder rammen wiederholt den Kopf gegen die Wand.

Bei autistischen Patienten sind häufig ritualisiertes Verhalten, wiederholte gleichförmige Bewegungen und sehr eng umrissene, isoliert stehende Interessen zu beobachten.

Oft liegen begleitend geistige Entwicklungsstörungen vor. Ausnahmebegabungen und außergewöhnliche Spitzenleistungen in einzelnen Gebieten sind ebenfalls möglich.

Behandlungsstrategie

Die Behandlungsstrategie erfolgt **interdisziplinär** unter Einsatz von Verhaltenstherapie, Heilpädagogik, sensomotorischer Übungsbehandlung, Musiktherapie und Familienbetreuung. Auch Psychopharmaka (z. B. Neuroleptika, ➤ Pharma-Info 15.1) können eine sinnvolle Ergänzung darstellen, z. B. zur besseren Impulskontrolle und Spannungsreduktion. Schwerpunkte der Behandlung liegen in der Förderung sozialer Kontakte und sprachlicher Fähigkeiten. Viele Patientinnen bleiben aber dauerhaft auf Hilfe angewiesen.

21.4.2 Asperger-Syndrom

DEFINITION

Asperger-Syndrom (nach dem Wiener Kinderarzt *Hans Asperger,* 1906–1980): schwere Kontaktbehinderung im Kindesalter gegenüber der Umwelt; im Gegensatz zum frühkindlichen Autismus jedoch bei meist normaler Sprachentwicklung und durchschnittlicher, teilweise sogar überdurchschnittlicher Intelligenz

Symptome

Bei diesen Kindern steht die **Kontaktstörung zur Umwelt** im Vordergrund. Sie erscheinen extrem introvertiert, können sich ihrer Umwelt nicht emotional zuwenden, sind in sich zurückgezogen. Statistisch gesehen sind mehr Jungen als Mädchen betroffen. Die Grauziffer von betroffenen Mädchen ist jedoch als sehr hoch einzuschätzen, da im Erwachsenenalter immer mehr Frauen auffallen, die bisher undiagnostiziert waren. Es wird davon ausgegangen, dass Mädchen sozial anpassungsfähiger sind und weniger durch externalisierende Verhaltensweisen auffallen. Häufig kommen sie erst durch komorbide Störungen ins System und haben einen langen Leidensweg hinter sich, was eine gründliche Diagnostik im Kindesalter unabdingbar macht.

Erste Symptome treten meist im 2. bis 3. Lebensjahr auf. Mitmenschen werden von den Patienten als Störung empfunden, Blickkontakt wird meist gar nicht aufgenommen. Insgesamt ist die motorische Entwicklung verzögert. Das betroffene Kind spricht, bevor es läuft.

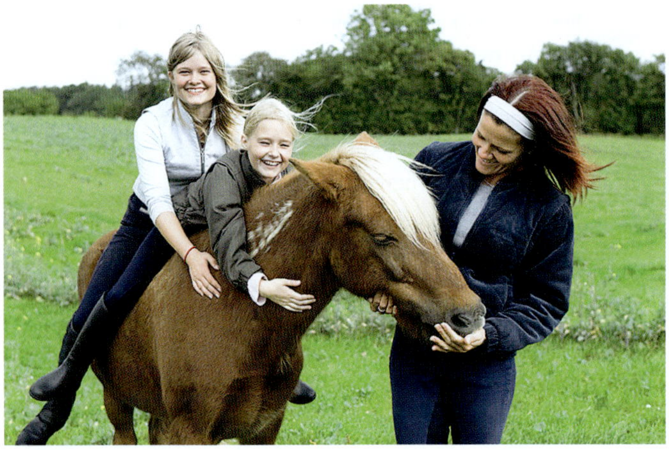

Abb. 21.9 Die **Reittherapie** ist eine Möglichkeit, autistische Kinder aus ihrer emotionalen Isolation herauszulösen. [J787]

Häufig fallen diese Kinder durch besondere Interessen auf, beschäftigen sich z. B. weit über das Interesse eines gesunden, gleichaltrigen Kindes hinaus mit technischen Dingen. Dieses besondere Wissen wird gespeichert und im Gespräch oft wiederholt. Eine logische Verknüpfung des Spezialwissens findet dabei nicht statt, es werden nur Informationen gesammelt. Deshalb ist eine Regelbeschulung dieser Kinder – trotz normaler Intelligenz – häufig herausfordernd und bedarf z. B. der Unterstützung durch Assistenzkräfte. Auch beim Spielen können sich diese Kinder in auffälliger Weise stundenlang einseitig beschäftigen, z. B. ordnen und sammeln sie Bauklötzchen, ohne etwas daraus zu bauen.

Behandlungsstrategie

Eine allgemein anerkannte **Therapie** für autistische Kinder gibt es nicht. Grundsätzlich hat eine Therapie zum Ziel, autistische Kinder in ihrer sozialen Teilhabe zu stärken. Alle Berufsgruppen einer Station müssen daran beteiligt sein. Aus heilpädagogischer Sicht empfiehlt sich ein Beziehungsaufbau über Musik oder Bewegung. Reittherapie (> Abb. 21.9) hat sich in letzter Zeit als gute Therapieform herausgestellt, da autistische Kinder zu einem Tier besser den Kontakt halten können als zu Menschen (> Kap. 21.2.2).

Die Eltern müssen unbedingt in die Therapie einbezogen werden, damit sie emotional Zugang zu ihrem Kind bekommen. Es sollten möglichst wenige Wechsel bei den Bezugspersonen erfolgen. Veränderungen werden nur in kleinen Schritten versucht. Auch Psychopharmaka (z. B. Neuroleptika, > Pharma-Info 15.1) können eine sinnvolle Ergänzung darstellen, z. B. zur Impulskontrolle und Spannungsreduktion.

Pflege und Erziehung

Zielsetzungen in der **Pflege- und Erziehungsplanung** sind insbesondere die Förderung der Selbstständigkeit im lebenspraktischen Alltagsbereich, die Verbesserung der sozialen Fertigkeiten sowie der Kommunikationsfähigkeiten. Dies stellt eine große Herausforderung für die Mitarbeitenden des PED dar. Bei Kindern mit Asperger-Syndrom geht es nicht darum, so mit ihnen umzugehen, wie sie es vermeintlich wünschen, da sie dann kaum aus ihrem autistischen Verhalten herauskommen. Eine feste Bezugsperson ist unerlässlich, da die Patienten große Schwierigkeiten mit Veränderungen haben. Um eine Beziehung aufzubauen, ist es wichtig, auf zaghafte Kontaktversuche der Kinder wie Riechen, ein kurzer Blick oder eine Berührung einzugehen. Sollte keine Reaktion der Bezugsperson erfolgen, geben die autistischen Kinder ihre Versuche zur Kontaktaufnahme sehr schnell wieder auf.

Die Kommunikation sollte klar und einfach sein. Ironie oder Spaß verstehen autistische Kinder in der Regel nicht.

Um lebenspraktische Fähigkeiten zu erlernen, muss die Alltagsstruktur auf der Station für die Patientinnen klar und überschaubar sein. Die Kinder benötigen deutliche Rückmeldungen zu ihrem Verhalten, um etwas zu verändern. Ein Verstärkersystem in sehr kleinen Schritten kann hilfreich sein, um Veränderungen zu erreichen.

Bei der Pflege und Betreuung von Kindern mit Asperger-Syndrom ist es wichtig zu bedenken, dass bei einem begrenzten Klinikaufenthalt nur kleine Erfolge erzielt werden können. Eine langfristige Verbesserung ist meist nur über Jahre zu erreichen.

Auf der Basis wissenschaftlicher Erkenntnisse aus zahlreichen internationalen Forschungen zum Thema Autismus wurde der Begriff „Autismus-Spektrum-Störungen" eingeführt. Auf eine Unterteilung in die uns bisher geläufigen Autismus-Formen wird zukünftig (ICD-11) verzichtet. Eine valide Abgrenzung der einzelnen Formen ist schwierig und im Kontext der unterschiedlichen Entwicklungsphasen und Veränderungen von Symptomen nicht aussagekräftig. Es soll eine Perspektive der Dimensionalität geschaffen werden.

21.4.3 Enuresis

DEFINITION

Enuresis: unwillkürliches Einnässen ohne organische Ursache nach dem abgeschlossenen 4. Lebensjahr. Bei der primären Enuresis war das Kind nie trocken, bei der sekundären Enuresis nässt es erneut ein, nachdem es mindestens 6 Monate trocken war. Meist tritt eine Enuresis im 5. oder 6. Lebensjahr auf.
Enuresis nocturna: nächtliches Einnässen, häufigste Form
Enuresis diurna: Einnässen am Tag

Krankheitsentstehung

Die **primäre Enuresis** geht oft auf eine genetisch bedingte verzögerte Reifung des ZNS zurück. Sehr viel seltener ist eine zu frühe Reinlichkeitserziehung die Ursache. Versuchen die Eltern, dem Kind z. B. schon im 1. Lebensjahr die Windeln abzugewöhnen, macht das Kind möglicherweise die einschneidende Erfahrung, dass es seine Blase nicht wie verlangt kontrollieren kann. Auch belastende Lebensbedingungen, allgemeine und emotionale Retardierung können zur primären Enuresis führen.

Die **sekundäre Enuresis** ist meist ein Zeichen für regressive Tendenzen in aktuellen Konflikten, z. B. bei Geburt eines Geschwisterkindes oder Ehescheidung der Eltern. Sie kann auch Symptom

21

neurotischer Entwicklungen, depressiver Störungen oder einer Traumafolgestörung sein.

Diagnostik und Differenzialdiagnose

Häufiges oder regelmäßiges Einnässen findet sich auch bei Diabetes mellitus und Diabetes insipidus, neurologischen oder urogenitalen Fehlbildungen sowie einer Fehlsteuerung der Blasenmuskulatur. Gelegentliches nächtliches Einnässen findet sich bei nächtlichen epileptischen Anfällen. Die Diagnose stützt sich daher auf die angemessene Anamnese und den Ausschluss körperlicher Störungen.

Behandlungsstrategie und Prognose

In vielen Fällen kann die Behandlung ambulant erfolgen. Wichtig ist in erster Linie, die Eltern über den richtigen Umgang mit dem Einnässen zu beraten. Die Eltern dürfen das Kind weder bestrafen noch nachts planlos für einen vorbeugenden Toilettengang wecken. Auf keinen Fall dürfen dem Kind abends Getränke verweigert werden, denn Flüssigkeitsentzug bessert die Symptomatik nicht und kann zu organischen Schäden führen.

Die typischen Sonnen-Wolken-Kalender, auf denen die Kinder täglich Erfolg oder Misserfolg eintragen müssen, sind als erzieherische Maßnahme nur bedingt geeignet. Sie können die Insuffizienzgefühle des Kindes bei defizitorientierter Wahrnehmung verstärken, können bei ressourcenorientierter Wahrnehmung aber als Verstärker wirken. Es nützt sicher nichts, über das Problem zu schweigen. Am besten ist eine sachliche, emotional neutrale Haltung. Gehen mit der Enuresis emotionale Störungen oder Verhaltensauffälligkeiten einher, werden zunächst diese psychotherapeutisch behandelt.

Bei monosymptomatischem nächtlichem Einnässen ist ab dem 6./7. Lebensjahr bei motivierten Kindern und Eltern eine verhaltenstherapeutische apparative Konditionierung indiziert. Das Kind erhält hierbei einen Weckapparat, bei dem durch Befeuchtung der Kontaktzone im Augenblick des Einnässens ein Klingelton ausgelöst wird (sog. **Klingelhose** oder -matte). So wird das Kind frühzeitig auf die Blasenentleerung aufmerksam und ist meist schon im 2. Behandlungsmonat „trocken".

Des Weiteren ist eine medikamentöse Therapie mit dem ADH-Analogon Desmopressin möglich (z. B. Minirin®), da bei mehr als 70 % der betroffenen Kinder ein Mangel an antidiuretischem Hormon (ADH) festzustellen ist, das die Harnproduktion hemmt. Bei der Mehrzahl der Patienten kann mit der Behandlung eine Reduktion der Enuresis erreicht werden. Nach Absetzen erleiden die meisten jedoch einen Rückfall.

VORSICHT

Bei Überdosierung von Desmopressin kann es zu **Wasserretention** kommen, d. h., der Harn wird nicht in ausreichendem Maße ausgeschieden!

Als Mittel der 2. Wahl sind trizyklische Antidepressiva (➤ Pharma-Info 16.1) zu nennen, deren Wirkmechanismus noch nicht restlos geklärt ist und die nur unter ärztlicher Überwachung verschrieben werden dürfen, da kardiale Nebenwirkungen auftreten können. Die Besserungsraten liegen hierbei zwar zwischen 53 und 100 %, die Rückfallrate nach Absetzen des Medikaments ist jedoch ebenfalls hoch.

Auch ohne Behandlung remittiert die Enuresis mit zunehmendem Lebensalter. Die jährliche Spontanheilungsquote liegt durchschnittlich bei etwa 10–15 %.

In besonderen Situationen wie Klassenfahrten kann die Enuresis zumindest kurzfristig mit Desmopressin behandelt werden, was die Symptomatik vorübergehend bessert.

21.4.4 Enkopresis

DEFINITION

Enkopresis: regelmäßige, nicht organisch bedingte Stuhlentleerung in die Kleidung oder an andere, nicht dafür vorgesehene Orte bei Kindern ab 4 Jahren. Jungen sind häufiger betroffen als Mädchen. **Primäre** und **sekundäre** Enkopresis (Kriterien wie bei *Enuresis*) treten im Verhältnis 1 : 1 auf.

Krankheitsentstehung

Psychische Ursachen für eine Enkopresis sind z. B. zwanghafte Reinlichkeitserziehung, intrafamiliäre Beziehungsstörungen, sozioökonomische Deprivation (➤ Kap. 21.6.1), Trennungserfahrungen oder unzureichendes Toilettentraining. Oft ist eine Enkopresis Ausdruck verdeckter Aggressionen.

Diagnostik und Differenzialdiagnose

Die Diagnose wird wie bei der Enuresis durch Anamnese und Ausschluss organischer Erkrankungen wie Sphinkterschwäche, Wurmbefall, Analfissuren oder neurologischer Erkrankungen gestellt. Oft leiden die Kinder an weiteren emotionalen Auffälligkeiten, Verhaltensstörungen oder geistigen Entwicklungsstörungen, nach denen bei der Diagnosefindung systematisch gesucht wird.

Behandlungsstrategie

Bei chronifizierter Enkopresis wird das Kind zumeist stationär aufgenommen und psychotherapeutisch, verhaltenstherapeutisch mit Toilettentraining sowie heilpädagogisch betreut. Begleitend erfolgt die Elternberatung. Die zusätzlich oft bestehende Obstipation wird symptomatisch durch ballaststoffreiche Ernährung, ausreichende Trinkmenge, im Bedarfsfall auch kurzzeitig medikamentös behandelt.

Prognose

Obwohl die Enkopresis in der Regel bis zur Pubertät spontan ausheilt, ist sie eine schwerwiegende Erkrankung mit hohem Leidensdruck für die Kinder, die später oft in eine depressive Störung mündet oder zu sozialer Isolation führt.

21.4.5 Aufmerksamkeitsdefizit-/Hyperaktivitätsstörung (ADHS)

Aufmerksamkeitsdefizit-Hyperaktivitäts-Syndrom (ADHS, „Zappelphilipp"), auch **hyperkinetisches Syndrom** (HKS, engl.: „attention deficit hyperactivity disorder", ADHD): Krankheitsbild bestehend aus Aufmerksamkeits- und Konzentrationsstörungen, verbunden mit Hyperaktivität, Impulsivität und leichter Erregbarkeit. Beginnt meist vor dem 6. Lebensjahr und betrifft überwiegend Jungen. Davon abgegrenzt wird das einfache Aufmerksamkeitsdefizit-Syndrom (ohne Hyperaktivität, ADS, „Träumer"), das eher Mädchen aufweisen.

Häufig sind diese Störungsbilder ambulant behandelbar. Eine stationäre Aufnahme kann bei schwieriger diagnostischer Einschätzung, v. a. aber bei bereits eingetretener sekundärer Neurotisierung mit Depressivität und/oder einer Störung des Sozialverhaltens notwendig werden. Oft werden Betroffene mit Hyperaktivität schneller vorgestellt und diagnostiziert als die Kinder/Jugendlichen mit einer reinen Aufmerksamkeitsstörung (ADS), da diese nicht expansiv in Erscheinung treten, sondern eher „träumen", uninteressiert oder faul wirken.

Krankheitsentstehung

Die **Ursache** des hyperkinetischen Syndroms ist vermutlich multikausal; diskutiert werden insbesondere leichte frühkindliche Hirnschädigungen (z. B. durch Geburtstraumen), eine genetische Veranlagung sowie Nahrungsmittelallergien, toxische Einflüsse und Milieufaktoren. Neurobiochemisch wird am ehesten ein Dopaminmangel im ZNS vermutet; auch das noradrenerge Transmittersystem scheint beteiligt zu sein. Wichtig ist, dass die Symptomatik des ADHS unspezifisch ist. Das bedeutet, dass eine Vielzahl an möglichen Ursachen zur Symptomatik führen kann, ohne dass ein ADHS vorliegt (z. B. emotionale Genese). Daher sollten andere infrage kommende Ursachen im Vorfeld einer Medikation und Diagnosefestlegung ausgeschlossen werden.

Symptome

Die Kinder zeigen folgende **Verhaltensauffälligkeiten:**
- Ziellose motorische Überaktivität
- Schnelle Ablenkbarkeit bei reduzierter Konzentration und Aufmerksamkeit
- Geringe Frustrationstoleranz
- Impulsivität aufgrund mangelnder Selbstkontrolle
- Distanzminderung
- Rasche Stimmungswechsel
- Wutanfälle

Da die Kinder Gefahren nicht rechtzeitig erkennen oder nicht angemessen darauf reagieren, werden sie leicht in Unfälle verwickelt. Bei ihnen besteht eine höhere Gefährdung, körperlich misshandelt oder missbraucht zu werden. Auch eine höhere Gefährdung für eine spätere Suchtentwicklung scheint bei Nichtbehandlung vorhanden zu sein.

Es liegt auf der Hand, dass sich die Betroffenen in Kindergarten und Schule sehr schwertun und den Ablauf stören. Sie werden häufig sozial isoliert und dadurch weiter in ihrer Entwicklung und ihrem Verhalten geschädigt. Nicht selten kommt es sekundär zu emotionalen Störungen und intrafamiliären Beziehungsstörungen.

Diagnostik und Differenzialdiagnose

Die Diagnostik eines ADHS ist immer eine Ausschlussdiagnostik, d. h., alternative Erkrankungen sollten ausgeschlossen werden. Basis für die Diagnose ist die Verhaltensbeobachtung durch Therapeuten, Pflegende, Eltern und Lehrer.

Eine wichtige Bedeutung bei der Diagnostik haben **Beurteilungsskalen,** in denen die Kriterien für das Vorliegen eines ADHS nach Schweregrad beurteilt und ausgewertet werden, wie z. B. die *Conners-Skalen.*

Beim **Conners-Index** bzw. den Conners-Skalen handelt es sich um Selbst- und Fremdeinschätzungsfragebögen zur Beschreibung und Abklärung eines ADHS und möglicher komorbider Störungen. Es werden typische Symptome des ADHS abgefragt, wobei man den Schweregrad beurteilen soll. Anhand einer Skala beurteilen die Eltern, Lehrkräfte oder Betroffenen, wie stark jede Aussage ihrer Meinung nach zutrifft: überhaupt nicht (0 Punkte), ein wenig (1 Punkt), ziemlich (2 Punkte) oder sehr stark (3 Punkte). Das Verfahren ist für Kinder und Jugendliche von 6 bis 18 Jahren einsetzbar. Es gibt eine Lang- und Kurzversion jeweils für Eltern, Lehrerinnen und die Betroffenen selbst (Kinder und Jugendliche von 8 bis 18 Jahren).

Ein entsprechendes Formular wird 2 Wochen lang täglich zweimal von den Pflegenden ausgefüllt und danach von einer Psychologin ausgewertet. Das Ergebnis gibt einen Hinweis, ob ein HKS vorliegt. Erkrankungen mit ähnlicher Symptomatik (hirnorganische Psychosyndrome, Intoxikationen, einige Oligophrenien, aber auch depressive Störungen im Kindesalter) werden ausgeschlossen. Eine ergänzende testpsychologische Diagnostik (Leistungsprofil, Konzentrationsverlaufstestung, Persönlichkeit, Emotionalität) ist sinnvoll. Auch die **soziale Situation** muss geprüft werden:
- Hat das Kind zu Hause so viel Bewegungsraum, dass es seinen kindlichen Bewegungsdrang austoben kann?
- Wird motorische Bewegung angemessen gefördert?
- Liegen der Hyperaktivität vielleicht emotionale Spannungen, chronische Konflikte, fehlende Anregung von außen oder Depressionen zugrunde?
- Sind die Eltern vielleicht überbesorgt und halten ihr temperamentvolles und aktives Kind nur für überaktiv?

Behandlungsstrategie

Die **Behandlung** des HKS verläuft stets multimodal. Sowohl Eltern als auch Lehrer werden über die Krankheit umfassend beraten. In Verhaltenstherapien werden Konzentration und ruhiges Arbeiten systematisch verstärkt, auch Gesprächstherapien und das Erlernen von Entspannungstechniken helfen vielen Kindern.

In schweren Fällen, etwa wenn trotz der oben genannten Therapien die Symptome und damit verbundene Schulschwierigkeiten und sekundäre Probleme persistieren oder sogar zunehmen, werden zusätzlich Stimulanzien wie etwa **Methylphenidat** (z. B. Ritalin®, Medikinet®, Equasym®, ➤ Pharma-Info 21.1) oder Lisdexamphetamin (Elvanse®) gegeben. Methylphenidat steigert die Dopaminfreisetzung im Gehirn und führt bei Kindern mit HKS zu einer Verminderung der Unruhe und Besserung der Konzentrationsfähigkeit. Häufige Nebenwirkungen sind (v. a. zu Therapiebeginn) Appetitminderung und Schlafstörungen.

Bei üblicher Dosierung macht Methylphenidat nicht abhängig. Auf Auslassphasen (in den Schulferien oder am Nachmittag) sollte zunächst verzichtet werden, da durch die Symptomatik auch das soziale Lernen beeinträchtigt ist. Im Verlauf kann, wenn die Gesamtsituation sich stabilisiert hat und therapeutische Strategien greifen oder das Kind in die Pubertät kommt, ein Auslassversuch klären, ob die medikamentöse Behandlung evtl. beendet werden kann. Wichtig ist allerdings eine erneute testpsychologische Beurteilung der Konzentrations- und Aufmerksamkeitsleistung ohne Medikation. Nicht selten reduziert sich in der Pubertät lediglich die motorische Unruhe, die Konzentrationsstörung verbleibt, sodass ohne Testpsychologie eine Fehlbeurteilung resultieren kann.

Ob Methylphenidat zu Langzeitveränderungen des Gehirns führt, ist umstritten. Es wird diskutiert, ob das Medikament insbesondere bei Kindern, die zwar „zappelig" sind, aber nicht an einem HKS leiden, durch Hemmung der Entwicklung bestimmter Axone das Risiko für ein späteres Parkinson-Syndrom erhöhen könnte. Vor diesem Hintergrund erscheinen eine korrekte Diagnostik des HKS und eine strenge Indikationsstellung für den Einsatz von Methylphenidat umso wichtiger, wobei aber beachtet werden sollte, dass ein nichtbehandeltes ADHS fatale Folgen für die Entwicklung des Kindes haben kann.

Als Alternative zu Stimulanzien steht der Wirkstoff **Atomoxetin** (Strattera®) zur Verfügung. Die Hauptwirkung wird hier über den Neurotransmitter Noradrenalin vermittelt. Hier ist zu beachten, dass bei regelmäßiger Einnahme die Wirkung erst nach mehreren Wochen eintritt. Häufige Nebenwirkungen in den ersten Tagen bzw. Wochen sind Magen-Darm-Beschwerden. Darüber hinaus sollte auf das Auftreten von Suizidgedanken geachtet und das Medikament ggf. abgesetzt werden.

Eine weitere Alternative ist der Wirkstoff **Guanfacin** (Intuniv®), der seit Januar 2016 in Deutschland zur Behandlung des ADHS eingeführt wurde. Er findet Anwendung, wenn eine Behandlung mit Stimulanzien (Methylphenidat, Amphetamin) nicht infrage kommt oder sich als unverträglich oder unwirksam erweist. Guanfacin ist ein neuer Ansatz für die Behandlung von Kindern und Jugendlichen mit ADHS, da es das erste ADHS-Präparat ist, das primär postsynaptisch wirkt. Durch das Schließen der hyperpolarisationsaktivierten und durch zyklische Nukleotide modulierten Kanäle wird eine bessere Signalübertragung erreicht. Es gibt keinen Eingriff in die Neurotransmitterexprimierung. Mit einer Wirkung ist innerhalb von 3 Wochen zu rechnen. In den USA ist das Medikament auch für Erwachsene zugelassen. Sehr häufige Nebenwirkungen sind Benommenheit, Ermüdung, Kopf- und Bauchschmerzen. Guanfacin ist nicht BtM-pflichtig.

Pharma-Info 21.1

Methylphenidat

Methylphenidat ist nur unter strengen Voraussetzungen als Arzneimittel zugelassen!

Kinder und Jugendliche, die hyperaktiv sind und sich schlecht konzentrieren können, werden in Deutschland häufig falsch behandelt. Ein Drittel der Kinder und Jugendlichen, bei denen ADHS diagnostiziert wird, erhält keine spezifische Behandlung: über 40 % werden ausschließlich mit Stimulanzien wie z. B. Methylphenidat behandelt.

Das Bundesinstitut für Arzneimittel und Medizinprodukte (BfArM) hat zum 1. September 2009 die Bedingungen für den Einsatz von Methylphenidat verschärft, da es im Zuge der Behandlung zu schweren unerwünschten Nebenwirkungen (z. B. Herzinfarkt, Schlaganfall, Depression) gekommen ist. Nach den geänderten Zulassungsbedingungen ist Methylphenidat nur noch im Rahmen einer therapeutischen Gesamtstrategie bei der Behandlung von ADHS indiziert. Es darf erst dann verordnet werden, wenn sich andere therapeutische Maßnahmen allein als unzureichend erwiesen haben.

Pflege und Erziehung

Zu Beginn der Therapie steht eine genaue **Verhaltensbeobachtung** im Vordergrund (➤ Abb. 21.10). Die verschiedenen Verhaltensauffälligkeiten wie motorische Unruhe, geringe Aufmerksamkeitsspanne, Konzentrationsstörungen, mangelnde Frustrationstoleranz, Distanzminderung und starke Impulsivität bis hin zu massiven Wutausbrüchen bereiten den Kindern häufig große Probleme in der Schule und mit Gleichaltrigen. Auch die Beziehung zu den Eltern und Geschwistern leidet in der Regel darunter. Dies sollte aufseiten des PED große Beachtung finden.

Für Kinder mit ADHS sind **klare Regeln** für jede Situation, besonders in Gruppen, und zeitnahe Konsequenzen für unangemessenes Verhalten sehr wichtig. Da die Patienten häufig nicht wissen, was von ihnen erwartet wird und was angemessen ist, werden sie durch unbekannte Situationen stark verunsichert. Klare Regeln geben ihnen Sicherheit und verhindern Eskalationen.

Sollte es aufgrund der Impulskontrollstörung der Kinder trotzdem zu einer Eskalation kommen, empfiehlt es sich, eine Time-out-Situation herzustellen. Diese sollte dem erhöhten Bewegungsdrang der Patientinnen entgegenkommen. Als ungünstig haben sich das Festhalten der Kinder oder Zimmerarrest erwiesen, da das die Symptomatik noch verstärkt. Aufgrund der geringen Aufmerksamkeitsspanne stellen die Schule und die Erledigung der Hausaufgaben ebenfalls ein großes Problem dar. Wichtig ist dabei, in erster Linie auf die motorische Unruhe und die geringe Aufmerksamkeitsspanne einzugehen. Oft können sich die Kinder zu Beginn nicht länger als ca. 20 min konzentrieren. Um Eskalationen zu verhindern, empfiehlt es sich, den Kindern immer

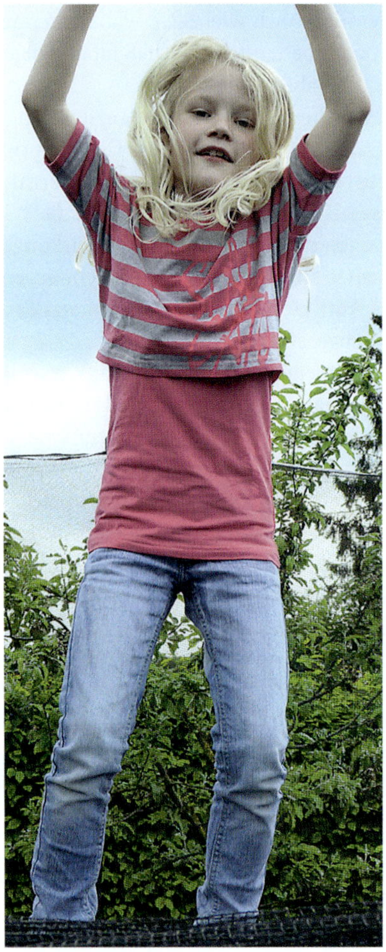

Abb. 21.10 Haben Kinder ein besonders großes Bedürfnis an Bewegung, gibt eine Verhaltensbeobachtung die ersten Hinweise auf ein möglicherweise vorliegendes hyperkinetisches Syndrom. Sicherheit gibt die diagnostische Auswertung der Conners-Skalen. [M322]

wieder Zeit für **Bewegung** zu ermöglichen. Eine gute Maßnahme sind z. B. „Laufdiktate", oder „Laufhausaufgaben". Dabei wird die zu erledigende Aufgabe an die Tür geklebt, und das Kind muss jedes Mal vom Schreibtisch zur Tür laufen, um etwas dort abzulesen oder abzuschreiben. Hilfreich kann es auch sein, das Kind, wenn es unruhig wird, mit einem kleinen Auftrag (z. B. etwas aus dem Dienstzimmer holen) wegzuschicken, damit es sich unterwegs austoben kann. Danach kann es sich erfahrungsgemäß wieder besser konzentrieren. Auch in der Schule lassen sich solche Maßnahmen einbinden.

Im Alltag ist es ebenfalls empfehlenswert, auf den Bewegungsdrang der Kinder einzugehen. Dies können geplante Aktivitäten oder auch spontane Spiele wie z. B. ein kurzes „Fangenspiel" („Ich krieg dich!") sein, um die Situation zu entspannen.

Familienberatung

Eltern, deren Kinder ADHS haben, sind häufig ebenfalls in einer sehr schwierigen Situation, da ihnen von vielen Seiten Erziehungsfehler unterstellt werden. Auf der Station sollten sie verständnisvolle Zuhörer und Berater finden, die sie unterstützen. Außerdem sollten sie über die Erkrankung ihres Kindes ausführlich informiert werden.

Tab. 21.1 Typische Angststörungen bei Kindern und Jugendlichen

Alter	Art der Angststörung
Baby- und Kleinkindalter	Trennungsangst, „Achtmonatsangst"
Vorschul- und Grundschulalter	Tierphobie, Dunkelangst
Mittlere Kindheit, frühe Adoleszenz	Schulphobie (Trennungsangst)
Adoleszenz	Generalisierte Angststörung, Panikstörung

21.4.6 Angstsyndrome

Neurotische Störungen ➤ Kap. 19.2
Posttraumatische Belastungsreaktionen ➤ Kap. 19.3

Angstsyndrome sind Angstzustände, die zwar prinzipiell zur normalen Entwicklung gehören (kleine Kinder haben z. B. Angst vor Schmerzen, Gewitter oder Dunkelheit), aber übermäßig stark ausgeprägt sind und bei denen ein ausgeprägtes Vermeidungsverhalten vorliegt (➤ Tab. 21.1).

Bei **Phobien** wird die Angstreaktion durch bestimmte Objekte oder Situationen hervorgerufen. So beginnen z. B. **Tierphobien** im Vorschulalter und verschwinden meist spontan. **Soziale Phobien** (Angst unter Menschen zu gehen, öffentlich zu sprechen, ➤ Kap. 19.2.2) beginnen in der frühen, **Agoraphobien** (➤ Kap. 19.2.3) mit schlechterer Prognose in der späteren Adoleszenz.

Als **generalisierte Angststörung** *(Angstneurose)* bezeichnet man eine unspezifische, generalisierte, anhaltende, frei flottierende Angst. Bei der **Panikstörung** kommt es zu plötzlich auftretenden Panikattacken, die nicht an besondere Umstände oder Situationen gebunden sind. Betroffene klagen in einem solchen Fall über Atemnot, Beklemmungsgefühle, Schweißausbrüche und Herzrasen bis zur Todesangst.

Angst kann aber auch Anzeichen für Psychosen, Autismus, geistige Entwicklungsstörungen oder schwer gestörte familiäre Verhältnisse sein. Auch kann Angst Teil einer unbewussten dysfunktionalen Konfliktlösestrategie sein, z. B. wenn das Kind Sorge um ein Elternteil hat und glaubt, zu Hause bleiben zu müssen, damit es dem Elternteil gut ergeht. Wenn sich das Kind dieser Dynamik nicht bewusst ist, kann ihm die Angstsymptomatik ein „Alibi" geben, aufgrund dessen es zu Hause bleiben muss.

Symptome

Die **Symptome** der Phobien entsprechen weitgehend dem Störungsbild im Erwachsenenalter (➤ Kap. 19.2), d. h., die Angst richtet sich auf einen Auslöser, der dann vermieden wird.

Ein häufiges Störungsbild ist unter dem Namen **Schulphobie** bekannt. Dabei ist die beängstigende Situation weniger der Schulunterricht selbst als vielmehr die tägliche Trennung von den Eltern, in der Regel von der Mutter. Die Betroffenen sind typischerweise morgens zu müde, um aufzustehen, und leiden unter körperlichen Symptomen, die den Besuch der Schule oder Ausbildungsstätte unmöglich machen.

Die **Angstneurose** äußert sich als diffuse innere Spannung und Unruhe, die von vegetativen Symptomen begleitet wird (Tachykardie, Schwitzen). Vermeidungsstrategien stehen bei beiden Formen im Vordergrund.

Behandlungsstrategie

Eine ausreichende Einbeziehung und Stärkung der Eltern ist bedeutsam, da Patientinnen mit einer Angststörung oft von der Sicherheit des Gegenübers profitieren können. Vor allem ängstliche Eltern benötigen deshalb oft selbst Unterstützung in der Begleitung ihres Kindes. Für den Verlauf sind das Verhalten und die Kooperationsbereitschaft der Bezugspersonen äußerst wichtig.

Oft ist es Teil der Behandlung, angstauslösende Situationen mit Unterstützung und wohldosiert zu bewältigen und darüber zunehmende Erfolgserlebnisse zu erfahren (Angstexposition in aufsteigender Reihenfolge einer Angsthierarchie).

Bei Trennungsangststörungen ist insgesamt auf eine altersentsprechende Autonomieentwicklung zu achten.

Gleichzeitig wird eine Stärkung der Familie oft als entlastend für die Betroffenen wahrgenommen, weil sie einen Abbau von unangemessenen Parentifizierungen der Patienten (Übernahme von Erwachsenenfunktionen oder Verantwortung in der Familie) ermöglicht. Eine Einbeziehung des Jugendamtes ist in einigen Fällen hilfreich.

Bei schweren Krankheitsbildern kann eine medikamentöse Behandlung mit einem selektiven Serotonin-Wiederaufnahmehemmer (SSRI) sinnvoll sein (➤ Pharma-Info 16.1), sollte aber immer mit einer effektiven Psychotherapie kombiniert werden.

Pflege und Erziehung

Zu Beginn der Behandlung ist meist eine engmaschige Begleitung durch die Bezugsperson notwendig. Sie hilft dem Kind/Jugendlichen, sich in die Gruppe zu integrieren, bietet Gespräche an und arbeitet einen Hilfeplan mit ihm aus. Angstauslösende Faktoren werden gemeinsam mit der Patientin dokumentiert. Psychosomatische Beschwerden sollten zuerst von einem Arzt abgeklärt werden, bevor entschieden wird, wie mit der Problematik umgegangen wird. Das Kind bzw. der Jugendliche kann mit seiner Bezugsperson eine „Angsttabelle/-hierarchie" erstellen, in der bestehende Ängste aufgezählt und nach Schweregrad von „klein" nach „groß" bearbeitet werden. Hierbei wird die Patientin zu Anfang begleitet, und die Angstsituationen werden mit ihm reflektiert.

Dem Kind/Jugendlichen sollten Entscheidungen auf keinen Fall abgenommen werden. Nach einer Zeit der Eingewöhnung, in der sehr viel Rücksicht auf die Ängste des Patienten genommen wird, werden langsam Anforderungen gestellt, die immer mehr gesteigert werden. Bei der **Schulphobie** oder Trennungsangst beispielsweise begleitet die Bezugsperson das Kind oder den Jugendlichen zu Beginn bis ins Klassenzimmer. Bei erfolgreichen Schulbesuchen zieht sich die Bezugsperson immer mehr zurück, bis es der Patientin gelingt, wieder allein zur Schule zu gehen.

Gerade bei der **Trennungsangst** spielt die intensive Zusammenarbeit mit den Eltern eine große Rolle. Oft gelingt es den Patienten nach einer gewissen Zeit in der Klinik recht gut, den Schulbesuch zu meistern, da sie aufgrund des stationären Aufenthalts schon von den Eltern getrennt sind. Um den Erfolg auch zu Hause aufrechterhalten zu können, sollten die Eltern ihrem Kind signalisieren, dass es ebenfalls ihr Wunsch ist, dass es zur Schule geht. Häufig hat die Patientin das Gefühl, ein Elternteil nicht allein lassen zu können. Dies sollte offen thematisiert werden. Nur so kann das Kind die Erfahrung machen, dass es nicht für die Eltern verantwortlich ist.

21.4.7 Zwangsstörungen

Zwangsstörungen (s. auch ➤ Kap. 19.3) treten gehäuft in der Pubertät auf. Sie sind insbesondere dann stationär behandlungsbedürftig, wenn Zwangsgedanken oder -handlungen einen regulären Schulbesuch unmöglich machen und das tägliche Leben stark einschränken. Häufig sind andere Familienmitglieder in fantasievolle bis groteske Zwangshandlungen eingebunden, was eine enorme Belastung bedeuten und nicht selten zum Auseinanderbrechen der Familien führen kann. In den meisten Fällen sind Zwangshandlungen Vermeidungsstrategien, mit deren Hilfe Betroffene einer angsteinflößenden Situation aus dem Weg gehen, d. h. Ängste gebannt werden können. Zwänge können aber auch Prodromalsymptome einer Psychose sein und sind dann verzweifelter Strukturierungsversuch.

Behandlungsstrategie

Zunächst werden evtl. begleitende Störungen therapiert. Eine verhaltenstherapeutische **Behandlung** zielt darauf ab, dem Patienten einen gedanklichen Umgang und später ein möglichst angstfreies Erleben einer zuvor zwanghaft gemiedenen Situation zu ermöglichen. Zwangsgedanken sind in der Regel schwerer zu behandeln als Zwangshandlungen.

Neben der klassischen Verhaltenstherapie hat sich neuerdings auch EMDR, ein in der Traumatherapie eingesetztes Verfahren (➤ Kap. 21.6.3), als erfolgreiche Methode bei Zwangsstörungen erwiesen.

Medikamentös kann mit dem Antidepressivum Clomipramin (z. B. Anafranil®) oder mit Antidepressiva aus der Gruppe der SSRI wie etwa Fluvoxamin (z. B. Fevarin®) therapiert werden (➤ Pharma-Info 16.1).

Bei der Medikation ist wichtig zu beachten, dass bei Zwangsstörungen häufig im hohen Bereich dosiert werden muss (SSRI) und auch bis zu 8 Wochen gewartet werden sollte, um die Wirksamkeit beurteilen zu können.

Ein wichtiger Bestandteil der Behandlung liegt in der Aufklärung der Eltern. Sollte der Zwang im Rahmen einer psychotischen Entwicklung auftreten, ist eine typische verhaltenstherapeutische Behandlung des Zwangs mit Reaktionsverhinderung (Unterbindung des Zwangs) kontraindiziert, da hier das Zwangsverhalten als Strukturierungsversuch der Patientin verstanden werden sollte. Hier steht dann eine antipsychotische Behandlung im Vordergrund.

Pflege und Erziehung

Auch für den PED ist es von Bedeutung, welche Ursache die Zwänge ihres jungen Patienten haben. Sollte es sich nicht um eine psychotische Entwicklung handeln, ist es ihre Aufgabe, die Probleme der Patientin, die sie im Alltag durch ihre Zwangserkrankung hat, zu erfassen, um Hilfestellung und Unterstützung geben zu können. Die Ressourcen des Kindes/Jugendlichen spielen hier eine wesentliche Rolle, denn die Patienten können hiermit positiv in Alltagssituationen motiviert und auch von Zwangshandlungen abgelenkt werden.

Die Zwangshandlungen werden zu Beginn der stationären Behandlung zugelassen und dokumentiert. Die Bezugsperson ermutigt die Patientin, Zwangsgedanken und Ängste zu äußern. So können Pflege und Therapie auf die individuellen Probleme des Kindes/Jugendlichen abgestimmt werden. Es ist wichtig, dass die Kontakte mit den Patienten in freundlicher, wertschätzender Haltung erfolgen und die Zwangsstörungen keinesfalls belächelt oder kritisiert werden.

Im weiteren Verlauf des Klinikaufenthalts werden in Absprache mit dem Team Zwangsgedanken und -handlungen unterbrochen, und es wird mit dem Kind/Jugendlichen nach alternativen Lösungsmöglichkeiten gesucht. Entscheidend ist dabei, dass Ängste, die durch das Verhindern der ritualisierten Handlung entstehen, entsprechend aufgefangen werden.

Entspannungstraining und Trainingsübungen zur Steigerung des Selbstwertgefühls sind wichtige Bausteine der pflegerisch-erzieherischen Maßnahmen bei den jungen Patientinnen. Es ist jedoch wichtig, darauf zu achten, den Patienten nicht mit zu hohen Ansprüchen zu überfordern.

21.4.8 Dissoziative und somatoforme Störungen

Dissoziative Störungen zeichnen sich dadurch aus, dass verschiedene Bereiche wie das Gedächtnis, das Bewusstsein über die eigene Identität, die Wahrnehmung und die Kontrolle über Körperbewegungen nicht mehr normal zusammenarbeiten. Das führt zu Gedächtnisproblemen (dissoziative Amnesie) und zu belastenden Erfahrungen wie dem Gefühl der Entfremdung von sich selbst (Depersonalisation) oder der Umwelt (Derealisierung). Es kann zu dissoziativen Krampfanfällen kommen. Bei **somatoformen Störungen** treten wiederholt körperliche Symptome auf, die wie eine somatische Erkrankung aussehen, aber es kann keine ausreichende medizinische Erklärung dafür gefunden werden. Häufig liegen innere Konflikte, Ängste oder traumatische Erfahrungen zugrunde, die die Betroffenen selbst verdrängen.

21

Behandlungsstrategie und Pflege

Je nach Ausprägung der Störungen sind verschiedene stationäre Psychotherapien erfolgversprechend. Zur Vorbeugung von Kontrakturen und Haltungsschäden kann krankengymnastisch behandelt werden. In der Therapie wird versucht, die auslösende Konfliktsituation zu bearbeiten. Der Patient hat somit auch Gelegenheit, ohne „Gesichtsverlust" seine körperlichen Symptome abzulegen. Sinnvoll ist es, Betroffenen „Brücken" zu bauen und mit ihnen alternative Konfliktlösestrategien zu entwickeln. Die Mitarbeitenden aus dem PED akzeptieren die Symptome als bewusstseinsfern und unterstellen den Patientinnen weder, dass sie mit Absicht handeln, noch, dass sie simulieren. Der Mensch wird mit seiner Symptomatik ernst genommen und empathisch behandelt. Wichtig ist allerdings, dass ihm nicht signalisiert wird, dass er unter einer somatischen Erkrankung leidet.

21.4.9 Schizophrenie

Erkrankungen des schizophrenen Formenkreises ➤ Kap. 15

Symptome

Der Hauptteil der Erstmanifestationen liegt zwischen dem 20. und 30. Lebensjahr. Schizophrenien können jedoch auch schon im Kindesalter auftreten. Dies ist sehr selten und kann sich dann in der Ausprägung sehr von den Erkrankungen Erwachsener unterscheiden. Häufiger beginnt die Krankheit in der kritischen Zeit der Adoleszenz. Die Prodromalphase (Zeit vom Auftreten erster unspezifischer Anzeichen oder negativer Symptome wie Leistungsstörungen bis zum Auftreten erster Positivsymptome wie Wahn oder Halluzinationen) dauert durchschnittlich 5 Jahre. Die psychotische Vorphase, in der die Psychose vorhanden ist, aber noch nicht als solche erkannt wurde, kann zusätzlich etliche Monate dauern.

Kinder

Typisch ist bei Kindern das Auftreten von **Vorläufererscheinungen.** Die jungen Patientinnen sind verstimmt, regredieren im Verhalten, wirken ängstlich, aggressiv oder mutistisch (stumm). Die Symptomatik bei Kindern unterscheidet sich von der bei Erwachsenen dadurch, dass selten produktive Symptome wie Wahn oder Halluzinationen auftreten, sondern eher Störungen des Antriebs, der Emotionalität und der Motorik.

Jugendliche

Erst in der Adoleszenz nähert sich das Symptombild der Schizophrenie dem der Erwachsenen. Im Jugendalter kommt es zu Leistungseinbrüchen, Verlust von Interesse an Hobbys und Schule, Antriebsverminderung und depressiven Verstimmungen. Häufig tritt Drogenmissbrauch auf, entweder als Versuch der Selbstmedikation oder auch als Auslöser für die Entwicklung einer Psychose. Ein soziales Abrutschen, verbunden mit dem Wechsel der Clique (engl. „peer group"), und Verwahrlosung sind oft die Folge. Häufig kommt es dabei auch zu einer Verzögerung der pubertären Entwicklung.

Diagnostik und Differenzialdiagnose

Die **Diagnose** ist nur im Verlauf möglich. Es gibt viele Krankheiten, die differenzialdiagnostisch abgegrenzt werden müssen, u. a. entzündliche und degenerative ZNS-Erkrankungen (➤ Kap. 5), Autismus (➤ Kap. 21.4.1), eine akute vorübergehende psychotische Störung, Borderline-Störungen (➤ Kap. 18.2.7), affektive Störungen

(➤ Kap. 21.4.10), Zwangsstörungen (➤ Kap. 21.4.7) und die häufig drogeninduzierten psychotischen Störungen.

Behandlungsstrategie

Die **Behandlungsstrategie** ist mehrdimensional und umfasst u. a. Tagesstrukturierung, Reizabschirmung, Pharmakotherapie, Heilpädagogik, stützende Psychotherapie und Elternberatung (auch Psychoedukation im Mehrfamilienkontext), Heranführen an das Alltagsleben sowie Fördermaßnahmen bei kognitiven Defiziten und Problemen in der Schule.

Pflege und Erziehung

In den meisten Fällen werden Jugendliche mit einer Schizophrenie im akuten Krankheitsschub stationär in der Kinder- und Jugendpsychiatrie aufgenommen. Sie sind häufig nicht vollständig orientiert, leiden unter Wahnvorstellungen und Halluzinationen und haben starke Ängste. Aufgrund dessen benötigen sie zu Beginn der Therapie eine intensive und schützende Begleitung durch eine oder zwei feste Bezugspersonen. Allerdings steht hier die Beziehung nicht im Vordergrund. Mit intensiver Beziehungsarbeit sind schizophrene Jugendliche häufig überfordert.

Zu Beginn der Therapie sollten keinerlei Anforderungen an die Patientinnen gestellt werden, um eine Verschlimmerung der Symptomatik zu verhindern. Gleichzeitig ist es wichtig, nicht mit den Jugendlichen in den „Wahn zu gehen", da dies die Symptomatik ebenfalls verstärken kann. Eine sanfte und vorsichtige Überprüfung der Realität mit den Patienten kann diese dabei unterstützen, sich besser zu orientieren und Ängste abzubauen. Erst nach einer Besserung der Symptomatik durch die Therapie können leichte Anforderungen, die mit der Zeit gesteigert werden, an die Patientinnen gestellt werden.

Wichtig ist natürlich auch hier ein intensives Einbeziehen der Angehörigen und des sozialen Umfelds des Jugendlichen. Besonders die Eltern sollten genau über die Erkrankung und Therapiemöglichkeiten ihres Kindes informiert werden.

Nach einem schizophrenen Krankheitsschub benötigen die Patienten häufig sehr lange, um im Alltag und im Umgang mit Gleichaltrigen wieder zurechtzukommen. Sie sind verwirrt über das, was während ihrer Erkrankung passiert ist, und müssen sich erst wieder zurechtfinden. Auch hier kommt der Bezugsperson des PED eine große Bedeutung zu, da sie den Alltag mit den Jugendlichen gestaltet und sie unterstützt, soziale Fähigkeiten wieder zu erlernen.

Patienten- und Elternberatung

Die Aufklärung über Wirkungen und Nebenwirkungen der Medikamente, der Umgang mit den Medikamenten, die Wichtigkeit der regelmäßigen und pünktlichen Einnahme der Medikation sind ein wichtiger Baustein der Therapie.

VORSICHT

Bei Jugendlichen treten die **Nebenwirkungen** von Neuroleptika oft viel stärker auf als bei Erwachsenen! Die Pflegenden achten besonders auf Schlund- und Blickkrämpfe.

21.4.10 Affektive Störungen

Affektive Störungen ➤ Kap. 16

Symptome

Affektive Störungen können bei Kindern auftreten, werden aber selten diagnostiziert. Auch bei Kindern verlaufen affektive Störungen mono- oder bipolar, wobei depressive Phasen deutlich häufiger sind als manische. Insbesondere manische Episoden werden im Zusammenhang mit der Pubertät und den in diesem Alter typischen Gedankenwelten oft nicht erkannt. Kleine Kinder sind oft noch nicht in der Lage, ihre depressive Verstimmung wahrzunehmen und mitzuteilen, weshalb sie bei ihnen für Außenstehende oft schwer erkennbar ist.
Hinweise auf eine **depressive Störung** sind:

- Traurigkeit, Freudlosigkeit und Unsicherheit
- Nachlassen der Eigeninitiative
- Kontaktabbrüche zu Freunden, Rückzug
- Häufiges Weinen
- Angst
- Gereiztheit, Aggressivität
- Verzweiflung
- Schulprobleme, Leistungseinbrüche

Kleinkinder können nicht mehr spielen, manchmal entwickeln sie motorische Stereotypien (z. B. schlagen sie ihren Kopf gegen die Wand). *Schulkinder* haben aufgrund von Konzentrationsstörungen, Lernhemmungen, geringer Ausdauer und Interessenlosigkeit oft Schwierigkeiten im Unterricht. Schnell werden sie als faul abgestempelt. Auch dissoziale Verhaltensauffälligkeiten wie Aggressivität, motorische Unruhe oder Zündeln können Ausdruck einer Depression sein. *Ältere Kinder und Jugendliche* beginnen, ständig an ihrem Selbstwert und dem Sinn des Lebens zu zweifeln. Typische Symptome depressiver Störungen des Erwachsenenalters – Niedergeschlagenheit, Minderwertigkeitsgefühle, Grübeln, Leistungsabfall in der Schule (bzw. bei der Arbeit) und suizidale Impulse – treten neben aggressiver Anspannung, Reizbarkeit und einer Veränderung der alterstypischen Entwicklung auf.
Typische Anzeichen einer **Manie** im Jugendalter sind:

- Deutlich grenzüberschreitende freche Sprüche, regelbrechendes Verhalten
- Promiskuität (sexuelle Kontakte mit relativ häufig wechselnden verschiedenen Partnern oder parallel mit mehreren Partnern)
- Überheblichkeit
- Selbstüberschätzung
- Auffälliger Drang zur Selbstbestimmung
- Vermehrter Antrieb, Umtriebigkeit
- Gedankensprünge
- Verbale oder tätliche Aggressionen
- Schlaf- und Essstörungen (manche Kinder haben einen so ausgeprägten Heißhunger, dass sie Essen klauen, andere verhalten sich anorektisch)

Die genannten typischen Anzeichen der Manie sollten stets mit dem alterstypischen Verhalten der Betroffenen abgeglichen werden, und auch dynamische Gründe, die sich z. B. aus dem Stationsalltag ergeben können, sollten beachtet werden. Auch Drogen können zu pseudomanischer Symptomatik führen.

Der Wechsel zwischen depressiven und manischen Phasen sowie symptomfreien Intervallen ist häufig.

Krankheitsentstehung

Die **Ursachen** für emotionale Störungen sind dieselben wie bei Erwachsenen. Neben diesen allgemeinen Ursachen kann auch die Identifikation eines Kleinkinds mit einer depressiven Mutter zum Ausbruch der Erkrankung führen. Eine genetische Prädisposition sollte hier ebenfalls Beachtung finden.

Als auslösende Faktoren finden sich bei Jugendlichen typischerweise psychische Belastungen durch Beginn oder Auflösung von Freundschaften, Prüfungen, Berufsfindung oder Ablösung vom Elternhaus. Auch überstandene Infektionen oder forcierte Diäten können Krankheitsphasen auslösen.

Diagnostik und Differenzialdiagnose

Die **Diagnose** ist problematisch, da die Symptome unspezifisch sind und z. T. auch in der normalen Entwicklung auftreten. Auch gesunde Jugendliche leiden oft unter „depressiven Symptomen" wie ausgeprägten Stimmungsschwankungen und -einbrüchen oder Selbstwertproblemen. Pubertätsbedingte affektive Schwankungen müssen von affektiven Schwankungen mit Krankheitswert abgegrenzt werden. Die Diagnose sollte nur nach fundierter Diagnostik und nicht leichtfertig gestellt werden (➤ Abb. 21.11).

VORSICHT

Schon Kinder, besonders aber Jugendliche sind in depressiven Phasen suizidgefährdet! Suizid ist nach Verkehrsunfällen die zweithäufigste Todesursache im Jugendalter (➤ Kap. 24). [vgl. 4]

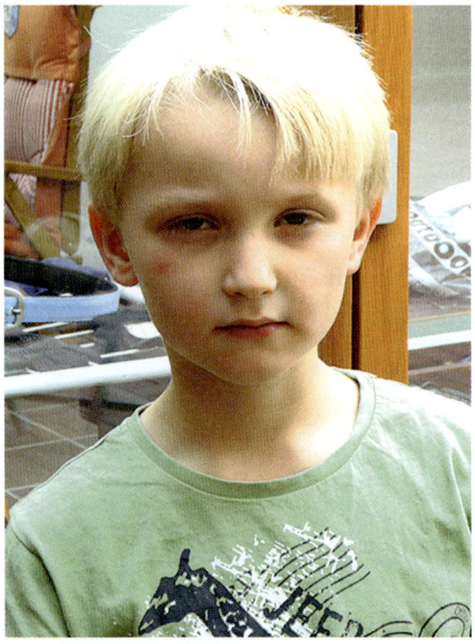

Abb. 21.11 Auch Kinder (sogar auch Kleinkinder) können unter schweren **Depressionen** leiden. Im Gegensatz zu Erwachsenen sind sie jedoch noch nicht in der Lage, dies zu verbalisieren. Somit kommt der Verhaltensbeobachtung bei der Diagnose große Bedeutung zu. [M322]

Behandlungsstrategie

Bei akuter Selbstgefährdung oder unbefriedigendem ambulantem Behandlungsversuch ist ein stationärer Aufenthalt unumgänglich, ansonsten sollte mit Rücksicht auf das Alter des Kindes möglichst ambulant behandelt werden.

Eine stationäre **Behandlung** ist insbesondere bei Jugendlichen notwendig, da in depressiven Phasen eine hohe Selbstgefährdung besteht und den Patienten in manischen Episoden jegliche Krankheitseinsicht fehlt.

Neben Psychotherapie, Musik- und Ergotherapie kann unterstützend mit Antidepressiva behandelt werden. Das Ziel der psychotherapeutischen Behandlung ist es, sich selbst akzeptierend anzunehmen (dies ist spielerisch auch Kindern vermittelbar), die soziale Kompetenz und Beziehungsfähigkeit zu verbessern und das Selbstwertgefühl zu stärken. Dabei lernen die jugendlichen Patientinnen insbesondere Techniken wie Selbstkontrolle und systematische Planung von Aktivitäten.

Eine medikamentöse Behandlung mit einem Antidepressivum (➤ Pharma-Info 16.1) kann bei ausgeprägten Störungsbildern unterstützend wirksam sein. Auch der Einsatz von Neuroleptika (➤ Pharma-Info 15.1) kann, insbesondere in Kombination mit Antidepressiva, sinnvoll sein.

Als Rezidivprophylaxe haben sich bei Jugendlichen neben Lithium (➤ Pharma-Info 16.2) zunehmend Carbamazepin und Valproinsäure (➤ Pharma-Info 9.1) bewährt. Lithium erfordert eine hohe Einnahmedisziplin, die oft durch Bezugspersonen unterstützt werden muss. Zudem kann auch mit Atypika (Antipsychotika) medikamentös behandelt werden. Die Prognose ist überschattet durch das Rezidivrisiko von ungefähr 50 % und das erhöhte Suizidrisiko.

Pflege und Erziehung

Den Bezugspflegenden kommt im Umgang mit depressiven und manischen Jugendlichen eine besondere Rolle zu. Depressive Kinder und Jugendliche sind nicht träge oder faul, sondern krank, und hinter dem oft überdrehten oder destruktiven Verhalten manischer Patienten steht ebenfalls eine psychiatrische Erkrankung und kein übersteigertes (pubertäres) Verhalten.

Eine besondere Herausforderung stellt der Umgang mit Suizidalität bei depressiven Kindern und Jugendlichen dar. Aufgrund des oft demonstrativen Verhaltens der Patienten besteht die Gefahr, suizidale Äußerungen nicht ernst zu nehmen, nach dem Motto: „Wer über Suizid spricht, tut es nicht." Das ist ein Mythos. Suizidale Äußerungen müssen immer ernst genommen und mit der Ärztin abgeklärt werden.

21.4.11 Essstörungen

Anorexia nervosa ➤ Kap. 20.2.1
Bulimia nervosa ➤ Kap. 20.2.2

Adipositas *(Fettleibigkeit)* im Kindes- und Jugendalter ist je nach Land unterschiedlich weitverbreitet. Der englische Begriff der *Binge-Eating-Disorder* (engl. „binge" = [ver-]schlingen) ist mit Adipositas in Zusammenhang zu bringen und beschreibt Heißhungerattacken, nach denen aber – im Gegensatz zur Bulimie – nicht erbrochen wird.

In Deutschland sind etwa 20 % aller Kinder wesentlich dicker als der Durchschnitt in ihrer Altersgruppe. Die Tendenz ist steigend. Abgesehen von gesundheitlichen Problemen haben gerade junge adipöse Patienten mit sozialer Stigmatisierung zu kämpfen. Sie werden vielfach als willensschwach dargestellt, gehänselt und rangieren in der Beliebtheitsskala unter Gleichaltrigen noch hinter körperlich behinderten Kindern.

Neben familiärer Belastung kommt als Ursache für die Fettleibigkeit auch unangemessenes Zufüttern im Babyalter infrage. Letzteres führt beim Säugling zu einer Störung der Wahrnehmung von Hunger und Sättigung.

Verhaltenstherapeutische Maßnahmen haben die Gewichtsabnahme zum Ziel. Dabei werden sowohl Kinder als auch Eltern über gesunde Ernährung aufgeklärt mit dem Ziel, das Essverhalten langfristig zu ändern. Gleichzeitig werden für die Art der Essensaufnahme bestimmte Regeln festgelegt (z. B. Vereinbarungen über Ort und Zeitpunkt der Mahlzeiten, richtige Benutzung von Besteck und ausreichendes Kauen).

21.4.12 Abhängigkeitserkrankungen

Abhängigkeitserkrankungen ➤ Kap. 23

Abhängigkeitsstörungen werden in stoffgebunden (z. B. Alkohol, Cannabis, Heroin) und nichtstoffgebunden (Glücksspiel, Onlinesucht) unterteilt. In der Altersgruppe der Jugendlichen, die unter Suchtstörungen leiden, finden sich etwa 60–70 %, die zusätzlich unter einer behandlungsbedürftigen komorbiden jugendpsychiatrischen Störung leiden. Häufig zu beobachten sind Störungen des Sozialverhaltens und der Emotionen, depressive Störungen, ADHS, Angststörungen, posttraumatische Belastungsstörungen, beginnende psychotische Störungen und beginnende Persönlichkeitsentwicklungsstörungen. Schulvermeidung, Delinquenz und Prostitution treten bei länger anhaltendem, chronifiziertem Konsum auf. Alkohol und Nikotin spielen im Jugendalter als Einstiegssubstanzen eine Rolle bei der Entstehung von Abhängigkeitsstörungen.

Zu beachten ist, dass die Adoleszenz wie kein anderer Lebensabschnitt mit Risikobereitschaft und Experimentierfreude verbunden ist. Die Mehrzahl der Suchtmittel konsumierenden Adoleszenten versucht, mit dem Konsum zur Lösung typischer Entwicklungsaufgaben in dieser Lebensphase beizutragen (z. B. Lösung von den Eltern, Sexualität, Entwicklung eigener Moral- und Wertvorstellungen, Stellung in der Peergroup). Häufig wird daher nach erfolgreicher Bewältigung der genannten Entwicklungsaufgaben der Konsum illegaler psychotroper Substanzen eingestellt. Können aufgrund diverser Belastungen diese Entwicklungsaufgaben aber *nicht* erfolgreich bewältigt werden, kann daraus eine dauerhafte Abhängigkeitsentwicklung resultieren, die wiederum ungünstig und sich gegenseitig verstärkend mit psychischen Störungen interagiert. Auch Schulleistungsstörungen, delinquente Entwicklungen und psychosoziales Abgleiten sind häufig zu beobachten [vgl. 5]. Die sog. Onlinesucht oder Mediensucht spielt zunehmend eine Rolle.

Diagnostik

Zur **Diagnostik** gehört eine umfassende Anamnese und Familienanamnese inklusive der Suchtanamnese und der psychiatrischen Anamnese. Häufig finden sich Abhängigkeitsstörungen generationenübergreifend. Ein Drogenscreening gehört zum Standard und sollte während der Behandlung regelmäßig wiederholt werden (Kontrolle zur Erfassung von Rückfällen). Augenmerk sollte immer auf komorbide psychiatrische Störungen und Belastungen gelegt werden.

Behandlungsstrategie

Bei der **Behandlung** von Abhängigkeitserkrankungen im Jugendalter stehen psychotherapeutische, jugendpsychiatrische und pädagogische Behandlungsoptionen im Vordergrund. Von der psychiatrischen Störung entkoppelt ist die Abhängigkeit häufig nicht effektiv behandelbar, sodass beide Störungen im Fokus der Behandlung stehen müssen. Die Integration von Jugendhilfe ist zur Planung von Perspektiven in vielen Fällen notwendig.

Die Behandlung ist multimodal und umfasst zu Beginn eine qualifizierte Entzugsbehandlung (➤ Kap. 23.4). Da im Jugendalter polyvalenter Konsum häufig ist, kann eine abrupte Suchtmittelabstinenz mehrgipflige Entzugsverläufe mit stark schwankenden Symptomen zur Folge haben. Häufig sind die Entzüge im Jugendalter im Vergleich zu Entzügen bei Erwachsenen jedoch somatisch mit wenigen Komplikationen verbunden. Liegen komorbide Störungen vor, wird der Jugendliche zur Weiterbehandlung motiviert.

In der Behandlung kommen einzel- und gruppentherapeutische Psychotherapie (➤ Kap. 14.7.3), adjuvante, psychopharmakologische Entzugssymptomtherapie (z. B. Neuroleptika, Doxepin, aber auch Phytopharmaka) und soziales Kompetenztraining sowie psychomotorische, ergo- und arbeitstherapeutische Maßnahmen (➤ Kap. 14.7.7) zur Anwendung. Entspannungstechniken (➤ Kap. 14.7.4) und Akupunktur können ergänzende Optionen sein.

Eine Abschirmung von suchtdruckauslösenden Triggern kann im Rahmen des Entzugs sinnvoll sein. Beschulung sollte im Verlauf der Therapie in Kleingruppen angeboten werden, um einen Wiedereinstieg in den Schulalltag anzubahnen.

Im Anschluss an den Entzug sollte eine weitergehende Diagnostik von komorbiden Störungen stattfinden, die dann nach Möglichkeit im Rahmen eines spezialisierten Settings störungsspezifisch behandelt werden. Hier können weitere Therapieangebote (z. B. Musiktherapie ➤ Kap. 14.7.5, Reittherapie) zum Einsatz kommen. Alternativ, insbesondere bei Ausschluss gravierender und akuter psychischer Störungen, oder im Anschluss bietet sich eine Entwöhnungsbehandlung mit Fokus auf pädagogischen und psychosozialen Maßnahmen an, um die Wiedereingliederung in ein drogenfreies Leben zu ermöglichen. Spezialisierte Nachsorgeangebote können für die Anschlussperspektive sinnvoll sein und werden über die Jugendhilfe finanziert.

Die Begriffe **„Mediensucht"**, „Medienabhängigkeit" und „Medienmissbrauch" sind in den letzten Jahren zu einem bedeutenden Forschungsgegenstand der Kinder- und Jugendpsychiatrie geworden. Mit dem Inkrafttreten der ICD-11 ist die Diagnose „Onlinespielsucht" oder auch „Gaming Disorder" offiziell aufgenommen worden. Unter der Kategorie „Sonstige nicht näher bezeichnete Störungen aufgrund von Verhaltenssüchten" sind außerdem weitere Phänomene, wie z. B. der Gebrauch von Social Media mit typischen Abhängigkeitsmustern möglich zu diagnostizieren. Häufig finden sich hier komorbid depressive und Angsterkrankungen (Sozialphobie), aber auch schizotype oder psychotische Störungsbilder.
Laut Suchtbericht 2016 gelten mehr als ½ Mio. Menschen in Deutschland als onlinesüchtig und eine größere Zahl an Menschen als diesbezüglich gefährdet. [vgl. 6]
Problematisch bei dieser Störung sind insbesondere der soziale Rückzug mit Abbruch üblicher Sozialkontakte, Schulversagen und das Abgleiten in künstliche Realitäten. Ein spezielles Behandlungssetting mit bifokalem Ansatz *(Abhängigkeitsstörung und komorbide, jugendpsychiatrische Störung)* bietet sich an, wird aber bisher im teilstationären oder stationären Rahmen nicht ausreichend angeboten. Hier bleibt zu hoffen, dass sich – durch Forschungsergebnisse vorangetrieben – entsprechende Behandlungsangebote entwickeln.

21.5 Intelligenzstörungen

DEFINITION

Intelligenzstörung *(geistige Behinderung, Oligophrenie):* Störung der Entwicklung geistiger Fähigkeiten (z. B. Sprache, Kognition, motorische und soziale Fertigkeiten) und dadurch gemindertes Intelligenzniveau sowie geminderte soziale Anpassungsfähigkeit

Geistige Entwicklungsstörungen (➤ Tab. 21.2) führen zu Beeinträchtigungen von Verhalten, Problemlösefertigkeiten und sozialen Fertigkeiten. Eine Lebensbewältigung ohne fremde Hilfe, für die u. a. ein gewisses Maß an Intelligenz erforderlich ist, ist geistig Behinderten in vielen Fällen nicht möglich.

Intelligenzquotient

Intelligenz setzt sich aus einer Vielzahl verschiedener psychischer Fähigkeiten zusammen, z. B. Konzentration, Vorstellungskraft, Gedächtnis, schlussfolgerndes Denkvermögen, Lernfähigkeit, sprachlicher Ausdruck sowie Umgang mit Zahlen und Symbolen. Eine Möglichkeit, das Maß der Intelligenz zu beurteilen, bieten Intelligenztests.
Als Ergebnis dieser Tests wird der **Intelligenzquotient (IQ)** bestimmt. Er vergleicht die Leistung des Probanden mit anderen seiner Altersgruppe. Man unterscheidet bei einigen Intelligenztests einen verbalen und einen handlungsorientierten Teil. Aus der Summe beider Testergebnisse wird der IQ errechnet.

Tab. 21.2 Einteilung geistiger Entwicklungsstörungen (nach ICD-10: Intelligenzminderung)

Intelligenzminderung		Entwicklungsstand der geistigen Fähigkeiten
Leicht	(IQ 50–69)	Geistige Fähigkeiten bei Abschluss der geistigen Entwicklung entsprechen denen bei einem 8- bis 12-jährigen Kind
Mittelgradig	(IQ 35–49)	Entsprechend einem 5- bis 7-jährigen Kind
Schwer	(IQ 20–34)	Entsprechend einem 3- bis 5-jährigen Kind
Schwerst	(IQ 0–19)	Entsprechend einem Säugling

Intelligenzminderung kommt nicht nur bei geistigen Entwicklungsbeeinträchtigungen, sondern auch bei Demenzen (➤ Kap. 22.4) vor. Klinisch sind die Patientinnen aber leicht zu unterscheiden, z. B. anhand des Lebenslaufs, ihrer Sprache und anderen Hinweisen auf früher vorhandene geistige Fähigkeiten.

Bei mittelgradigen und schweren Beeinträchtigungen bestehen oft, bei schwersten eigentlich immer auch körperliche Behinderungen und/oder epileptische Tendenzen. Auch begleitende psychische Erkrankungen sind häufig, besonders organische Psychosyndrome, Psychosen, Unruhezustände, Stereotypien, hyperkinetische Störungen (➤ Kap. 21.4.5) und Autismus (➤ Kap. 21.4.1).

Ursachen

Es wird angenommen, dass Intelligenz polygen vererbt wird und zusätzlich Milieufaktoren bei ihrer Entwicklung eine Rolle spielen. Insgesamt entspricht die Intelligenzverteilung in der Bevölkerung in etwa einer Gauß-Kurve mit Normalverteilung, d. h., niedrige und hohe Werte verteilen sich bergförmig um einen „Gipfel", der bei einem IQ von 100 liegt. Leichte Intelligenzminderungen sind also zu einem gewissen Prozentsatz auch ohne sonstige schädigende Einflüsse zu erwarten und als Normvariante aufzufassen. Typischerweise haben die Betroffenen keine weiteren Auffälligkeiten wie etwa Fehlbildungen.

Epidemiologie

Der Anteil geistig Behinderter an der Gesamtbevölkerung liegt bei 1–3 %, wobei die Häufung auf dem Land und in der Unterschicht größer ist als in der Stadt und in der Mittelschicht. Jungen sind häufiger betroffen als Mädchen. Leichte Formen der Behinderung kommen wesentlich öfter vor als schwere.

Ansonsten können geistige Entwicklungsstörungen die verschiedensten prä-, peri- und postnatalen Ursachen haben. Oft sind sie genetisch bedingt, etwa bei Chromosomenanomalien (z. B. *Trisomie 21*), anderen Fehlbildungssyndromen oder zahlreichen Stoffwechselstörungen (z. B. Phenylketonurie und einem Teil der angeborenen Hypothyreosen). Auch pränatale Infektionen (z. B. Röteln, Toxoplasmose, Zytomegalie), toxische Einflüsse (z. B. Alkohol oder Strahleneinwirkung) können zu einer angeborenen Intelligenzminderung führen. Perinatal sind z. B. ein Sauerstoffmangel unter der Geburt oder Hirnblutungen mögliche Ursachen, postnatal z. B. frühe ZNS-Infektionen oder Traumen. Im Einzelfall bleibt die Ursache aber häufig unklar.

Das **Down-Syndrom** *(Trisomie 21, Mongolismus)* gehört zu den genetisch bedingten geistigen Entwicklungsstörungen (Chromosom 21 ist dreimal anstatt nur zweimal vorhanden). Neben der geistigen Behinderung sind beim Down-Syndrom auch charakteristische äußere Merkmale wie z. B. Kurzschädel, breiter Nacken, schräge Lidachsen, flache Nasenwurzel, große Zunge sowie eine Deformierung der Ohrmuschel feststellbar.

Symptome

Die **Symptome** variieren je nach Schwere der geistigen Behinderung und Art der körperlichen Begleiterkrankungen.

21

Abstraktionsvermögen Geistig Behinderte haben Schwierigkeiten, abstrakt zu denken. Sie wissen z. B. vielleicht, was ein Haus und eine Kirche ist, den Begriff „Gebäude“ verstehen sie aber nicht mehr. Sie können Wichtiges von Unwichtigem nicht unterscheiden. Erlerntes kann nicht auf neue Situationen übertragen werden. Eine Patientin hat z. B. gelernt, warum sie nicht über eine befahrene Straße gehen darf. Trotzdem hindert sie ein kleines Kind nicht daran, auf die Straße zu laufen. Ihr ist nicht klar, dass auch andere Menschen auf Straßen gefährdet sind.

Wahrnehmung und Gedächtnis Die Wahrnehmung geistig Behinderter ist langsam und lückenhaft, beim Spaziergang wird z. B. eine Katze bemerkt, die sich nähernde Straßenbahn aber nicht.

Auch Aufmerksamkeit und Konzentration sind oft beeinträchtigt, viele Patienten sind leicht ablenkbar. Der Erfahrungsschatz ist klein und reicht meist nicht, um die Anforderungen des täglichen Lebens zu bewältigen. Allerdings können geistig Behinderte manchmal ein sehr gutes Gedächtnis haben. Wie andere Menschen auch können sie sich aber Dinge, die sie nicht interessieren oder die sie nicht richtig verstanden haben, nicht merken.

Orientierung Viele Patientinnen können sich gut in Raum und Zeit orientieren, manchmal haben die Patienten aber auch keinen Zeitbegriff. Schwierig ist die Orientierung in neuen Situationen, die sie oft nicht durchschauen. Das kann z. B. dazu führen, dass sie im Krankenhaus zunächst jegliche Mitarbeit verweigern.

Emotionen und Sexualität Die Gefühle geistig Behinderter können flach, aber auch intensiv sein. Ihre Stimmung wechselt häufig, und sie sind leicht zu verärgern. Dabei sind ihre Möglichkeiten zur Affektkontrolle oft eingeschränkt, was sich in Wutausbrüchen oder Kurzschlusshandlungen äußert. Allerdings sind geistig Behinderte gut über ihre Emotionen erreichbar.

Störungen im Antrieb zeigen sich als Apathie oder als übermäßige, oft aggressive Erregung *(Erethie)*. Erethische Patienten sind unruhig und neigen u. U. zu Gewalttaten oder sexueller Hemmungslosigkeit.

Sexuelle Triebe und Gefühle können schwach, aber auch stark ausgeprägt sein. Viele Patientinnen haben keine Möglichkeit, auf geeignetem Wege Partner kennenzulernen und ihre Sexualität zu entwickeln. Dann kann es z. B. zu dem Versuch kommen, durch Exhibitionismus einen Partner zu gewinnen (➤ Kap. 18.3.1), und u. U. auch zu Gewalttätigkeiten.

Alltagsbewältigung in Abhängigkeit vom Schweregrad der Behinderung

Bei **leichter geistiger Behinderung** ist der Spracherwerb zwar verzögert, das erreichte Sprachniveau aber so gut, dass Unterhaltungen über Alltägliches möglich sind. Die meisten Kinder sind imstande, eine Förderschule mit dem Schwerpunkt „Lernen“ zu besuchen. Wenngleich sie sich insgesamt langsamer entwickeln, können sie sich in vielen Fällen letztendlich selbst versorgen, ihren Haushalt führen, einfache Berufe ausüben und soziale Kontakte aufbauen.

Mittelgradige geistige Behinderungen lassen nur eine eingeschränkte Sprachentwicklung zu. Einfache Bedürfnisse können aber formuliert werden. Die Patientinnen sind imstande, sich ein Stück weit selbst zu versorgen. Sie sind „praktisch bildbar“ (engl. „trainable“) und können durch gute Betreuung größere Selbstständigkeit erlangen. Trotzdem bleiben sie zumeist von familiärer oder institutioneller Versorgung abhängig.

Patienten mit **schwerer geistiger Behinderung** erlernen in der Regel die Sprache nicht oder nur in ganz geringem Umfang. Sie können aber oft über Gesten kommunizieren. Die Kontrolle einfacher Körperfunktionen (z. B. Ausscheidung) kann in manchen Fällen durch gezieltes Training verbessert werden. Meist bestehen zusätzlich ausgeprägte motorische Behinderungen und psychische Begleiterkrankungen wie Autismus (➤ Kap. 21.4.2) oder Stereotypien (➤ Kap. 14.6.11).

Schwerste geistige Entwicklungsstörungen führen zu umfassender Pflegebedürftigkeit. Die Patientinnen können nicht sprechen. Im günstigsten Fall verstehen sie einfache Aufforderungen und Gesten. Meist sind sie inkontinent, müssen gewaschen werden und benötigen Hilfe bei der Nahrungsaufnahme. Aufgrund begleitender körperlicher Behinderungen sind sie zumeist immobil. Auch bei diesen Patienten tritt oft zusätzlich Autismus (➤ Kap. 21.4.2) auf.

Geistige Entwicklungsstörungen werden durch soziale Ablehnung, innerfamiliäre Störungen, Störungen der sozialen Beziehung und institutionelle Deprivation (➤ Kap. 21.6.1) verschlimmert.

Diagnostik und Differenzialdiagnose

Zur **Diagnose** führen (familiäre) Anamnese, körperliche Untersuchung, psychologische Tests, Laboruntersuchungen auf entzündliche und Stoffwechselkrankheiten sowie apparative Diagnostik mit kranieller CT und MRT (➤ Kap. 1.7.3) sowie EEG (➤ Kap. 1.7.4).

Geistige Behinderungen können mit Lernbehinderungen (IQ 70–85), frühkindlichem Autismus, Hörbehinderungen und schweren Sprachentwicklungsstörungen verwechselt werden.

Behandlungsstrategie

Eine kausale **Therapie** ist nur selten möglich, z. B. bei einigen Stoffwechselerkrankungen. Entscheidend ist daher die optimale sonderpädagogische und therapeutische Entwicklungsförderung.

Entwicklungsförderung

Die pädagogisch-therapeutische **Entwicklungsförderung** (➤ Abb. 21.12) beginnt als Frühförderung in den ersten Lebensjahren. An Zentren für Frühförderung werden die Kinder von einem Therapeutenteam betreut, das meist aus Heilpädagoginnen, Ergo- und Physiotherapeuten sowie Psychologinnen besteht.

Wichtig ist später die **sonderpädagogische Betreuung** in geeigneten Kindergärten und Schulen. Dabei gehen die Meinungen über die Strukturierung dieser Einrichtungen auseinander. Hochspezialisierte Einrichtungen erscheinen auf der einen Seite als besonders geeignet, führen allerdings zwangsläufig zu Isolation. Kommen andererseits geistig behinderte mit nicht behinderten Kindern in **integrativen Kindergärten** und Schulen zusammen, können beide Seiten voneinander

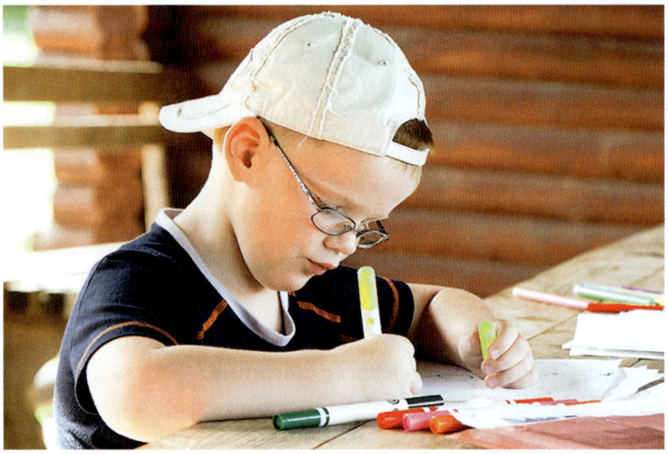

Abb. 21.12 Die **Förderung geistig behinderter Kinder** muss individuell auf das Entwicklungsniveau abgestellt sein. Sowohl eine Über- als auch eine Unterforderung sollten vermieden werden. [J787]

profitieren. Die einen kommen in Kontakt mit gesunden Gleichaltrigen, von denen sie oft besser lernen als von Erwachsenen. Die anderen lernen auf spielerische Weise, was die Begriffe Toleranz und Rücksicht bedeuten. Besuchen geistig behinderte Kinder normale Schulen, besteht allerdings auch die Gefahr, dass sie überfordert werden. Zudem sind die meisten Lehrer nicht sonderpädagogisch ausgebildet.

Verhaltenstherapien

Verhaltenstherapien können eingesetzt werden, um sog. Verhaltensexzesse (z. B. Aggressionen, Selbstverstümmelungen) abzubauen. In der Therapie kann auch schrittweise an der Bewältigung von Aufgaben des täglichen Lebens gearbeitet werden. Oft sind weitere Spezialtherapien wie Logopädie, Physiotherapie, Reittherapie notwendig.

Bei aggressiven Impulsdurchbrüchen ist **pharmakologisch** durch den Einsatz atypischer Neuroleptika (➤ Pharma-Info 15.1) als Ergänzung weiterer Therapieansätze oft eine deutliche Besserung zu erreichen.

Betreuung der Familien

Die meisten Eltern ahnen schon lange vor der Diagnose, dass mit ihrem Kind „etwas nicht stimmt". Trotzdem ist die Diagnose einer geistigen Behinderung ein Schock. Die Eltern brauchen Hilfe, um mit Trauer, Zorn und Verzweiflung zurechtzukommen. Viele Eltern machen sich auch Vorwürfe und fragen sich, ob sie irgendwie an der Behinderung schuld sein könnten.

Während die körperliche Versorgung zumeist gut gelingt, brauchen die Eltern oft Ideen, wie sie mit ihrem Kind spielen oder es geistig anregen können. Für die spezielle Sauberkeitserziehung, Körperpflege, selbstständiges Essen und für den Spracherwerb gibt es verhaltenstherapeutisch orientierte Manuale mit genauen Erläuterungen.

Die familiäre Belastung wirkt sich auch auf die gesunden Geschwister aus, die in vielen Bereichen zurückstecken müssen. Im Vergleich zu den Problemen des entwicklungsgestörten Kindes wirken deren Sorgen gering, und den Eltern fehlt es an Kraft, auch darauf noch einzugehen. Oft haben die Eltern deshalb Schuldgefühle, was die Situation weiter verschlechtert. Um dem vorzubeugen, ist es wichtig, dass auch das behinderte Kind lernt, sich in die Familie einzuordnen und Rücksicht auf die anderen zu nehmen. Größere Akzeptanz und damit mehr Zuwendung vonseiten der Geschwister ist die Belohnung für diesen manchmal schwierigen Anpassungsprozess.

Neben Familienberatung und Elterngesprächen sind Selbsthilfegruppen von großer Bedeutung für die Eltern.

Besonderheiten in der Pflege und Erziehung geistig behinderter Kinder

Grundsätzlich gilt, dass es keine allgemeinen Handlungsempfehlungen für den Umgang mit geistig behinderten Kindern und Jugendlichen gibt und auch nicht geben kann. Pflege und Erziehung müssen sich noch stärker als im Umgang mit nicht geistig behinderten Patienten auf die Fähigkeiten und Bedürfnisse der Betroffenen einstellen. Nur die individuelle und auf jede einzelne Patientin neu abgestimmte Förderung ermöglicht eine optimale Betreuung.

Aufnahmesituation

Geistig behinderte Kinder brauchen vielfältige Hilfen. Ihre Behinderung allein ist jedoch noch kein Grund für eine stationäre Behandlung. Ist die Aufnahme jedoch dringend notwendig, sind der schnelle Aufbau einer vertrauensvollen Beziehung, aber auch eine möglichst baldige Rückkehr des Patienten in seine gewohnte Umgebung oberste Gebote.

Gerade geistig Behinderte fühlen sich durch Ortsveränderungen stark verunsichert und durch die vielen unbekannten Menschen überfordert. Vor Untersuchungen, Apparaten und ihnen nicht verständlichen Erklärungen haben sie genauso Angst wie vor einer langen Trennung von zu Hause. Verbote und Anordnungen können sie oft nicht nachvollziehen, mit den Emotionen ihnen unbekannter fremder Menschen können sie nicht umgehen.

Beziehungsaufbau

Zur Unterstützung des **Beziehungsaufbaus** erkundigen sich die Mitarbeitenden des PED bei den Angehörigen, welche Hilfestellungen das Kind gewohnt ist, welche Eigenarten und Angewohnheiten es hat sowie über Besonderheiten der verbalen und nonverbalen Kommunikation. Wichtig sind Fürsorge, Geborgenheit und ein strukturierter Tagesablauf. Der Beziehungsaufbau ist bei nur leicht geistig behinderten Patientinnen, die oft anhänglich und voll Vertrauen auf die Mitarbeitenden zugehen, relativ einfach. Probleme können bei aggressiven und schwer lenkbaren Patienten entstehen. Wichtig für den PED ist es, die Aggressionen nicht auf sich persönlich zu beziehen, sondern sie durch das Handicap des Kindes oder Jugendlichen bedingt anzusehen.

Spezielle Förderung

Die **gezielte Pflege und Förderung** orientiert sich am individuellen Entwicklungsniveau des Kindes/Jugendlichen. Mögliche Ziele sind:

- Sauberkeitsentwicklung

- Selbstständige Körperpflege
- Selbstständiges Essen
- Sprachentwicklung
- Lebenspraktisches Training (z. B. hauswirtschaftliche Tätigkeiten)

Zur **Sprachanregung** werden z. B. alle Lautäußerungen der Patientin belohnt. Die wichtigsten alltäglichen Gegenstände, besonders solche, die für die Betroffenen wichtig sind, werden immer wieder deutlich benannt.

Handlungsabläufe können in einzelne Teile zerlegt und mit dem Patienten Schritt für Schritt trainiert werden. Mitarbeitende des PED können das gewünschte Verhalten vormachen und es die Patientin imitieren lassen (z. B. das Anziehen von Gummistiefeln). Sie können die Hand des Patienten zunächst führen und dann nach und nach die Hilfestellung reduzieren. Manche geistig behinderte Menschen können auch Selbstinstruktionen lernen. Dies sind Anweisungen, die sie sich zunächst laut und dann leise vorsagen, während sie die entsprechenden Handlungen durchführen (z. B.: „Tasse und Teller holen – Löffel holen – Brot in den Korb legen – Milch holen – Milch einschenken").

Besonders wichtig ist es, den Betroffenen **angemessene Beschäftigung** zu bieten, damit sie sich nicht langweilen. Gut geeignet sind gemeinsame Spiele, Sport, Spaziergänge, gemeinsames Musizieren mit Orff-Instrumenten, Tanzen usw. Auch leicht verständliche Fernsehsendungen wie Kinder- und Sportsendungen oder Tierfilme können gezeigt werden. Da es den Patientinnen schwerfällt, schnelle Handlungsfolgen nachzuvollziehen, sollte nach Möglichkeit über die Filme gesprochen werden. Geeignete Filme können in kurzen Abständen mehrmals hintereinander angesehen werden.

Lob motiviert

Auch wenn Patienten nicht sichtbar auf Worte reagieren, sollten die Pflegenden sie z. B. bei jedem Fortschritt und jeder Anstrengung verbal loben.

21.6 Gewalt gegen Kinder und ihre Folgen

DEFINITION

Deprivation *(Kindesvernachlässigung):* Verhaltensweise der Eltern, die wesentliche Bedürfnisse des Kindes nicht befriedigt
Kindesmisshandlung: mutwillige körperliche Verletzungen oder Zufügen von Gesundheitsschäden
Sexueller Kindesmissbrauch: Sonderform der Kindesmisshandlung, bei der sexuelles Verhalten zwischen einem Kind und einem bedeutend älteren Menschen erzwungen wird. Hieraus können sich verschiedene Traumafolgestörungen entwickeln:
- Akute Belastungsreaktion (➤ Kap. 19.4.1)
- Posttraumatische Belastungsstörung (➤ Kap. 19.4.1)
- Persönlichkeitsänderung nach anhaltender Traumatisierung (➤ Kap. 18.4)

„Kinder haben ein Recht auf gewaltfreie Erziehung. Körperliche Bestrafungen, seelische Verletzungen und andere entwürdigende Maßnahmen sind unzulässig."

§ 1631 Abs. 2 BGB

21.6.1 Deprivation

Als **Deprivation** *(Vernachlässigung)* wird das Fehlen beständiger Zuwendung bezeichnet. Kinder sind in ihrer Entwicklung besonders während der ersten Jahre auf einen zuverlässigen, ständigen liebevollen Kontakt zu Erwachsenen, in erster Linie zu ihren Eltern, angewiesen. Deprivation kann z. B. auftreten, wenn das Kind ohne seine Eltern ins Krankenhaus aufgenommen wird, wenn es in ein Heim kommt, aber auch, wenn es von seinen Eltern zu Hause vernachlässigt oder misshandelt wird.

Deprivierte Kinder sind uninteressiert an ihrer Umwelt, zeigen wenig Initiative und entwickeln sich verzögert. Babys schreien bei Beginn der Deprivation viel und verzweifelt, dauert sie länger an, werden sie apathisch und gedeihen schlecht. Größere Kinder verfallen in kleinkindliche Verhaltensweisen (sie regredieren), nässen und koten vielleicht wieder ein (➤ Kap. 21.4.3 und ➤ Kap. 21.4.4). Sie verlieren das Vertrauen in die Zuverlässigkeit zwischenmenschlicher Beziehungen und damit die Voraussetzung für soziales Lernen. Diese Störungen sind reversibel, wenn die deprivierende Situation rechtzeitig geändert wird.

Schutz vor Deprivation im Krankenhaus

Die Aufnahme eines Kindes im **Krankenhaus** sollte vom PED gut vorbereitet und mit den Eltern (wenn möglich) besprochen werden:
- Die Bezugsperson zeigt dem Kind (und den Eltern) die Station, erklärt den Stationsablauf, geht auf das Kind offen und empathisch zu und versucht, durch regelmäßige gezielte Kontakte ein Vertrauensverhältnis aufzubauen.
- Das Kind darf vertrautes Spielzeug, Kleidung, Kuschel- und Schmusetiere u. Ä. mitbringen.
- Das Besuchsrecht wird für das Kind individuell besprochen, so können z. B. ein uneingeschränkter Besuchskontakt oder Hospitationstage durch die Eltern sinnvoll sein.

21.6.2 Kindesmisshandlung

Laut polizeilicher Kriminalstatistik wurden im Jahr 2023 in Deutschland 4.336 Kinder Opfer von körperlicher Misshandlung (54,5 % Jungen, 45,5 % Mädchen). [vgl. 7, 8]

Warum misshandeln manche Eltern ihre Kinder?

Nicht „erziehungserfahrene" Menschen können sich oft gar nicht vorstellen, wie anstrengend die Erziehung von Kindern sein kann. Schlafstörungen der Babys, provokantes Verhalten von Kleinkindern in der Trotzphase, Belastung durch mehrere Kinder und psychosoziale Probleme wie Armut, Arbeitslosigkeit oder Spannungen in der Partnerschaft – oft sind es viele Gründe, die zusammenkommen, wenn Eltern ihr Kind schlagen, schütteln oder auf andere Weise misshandeln (➤ Abb. 21.13). Solchen Eltern fehlt die erzieherische

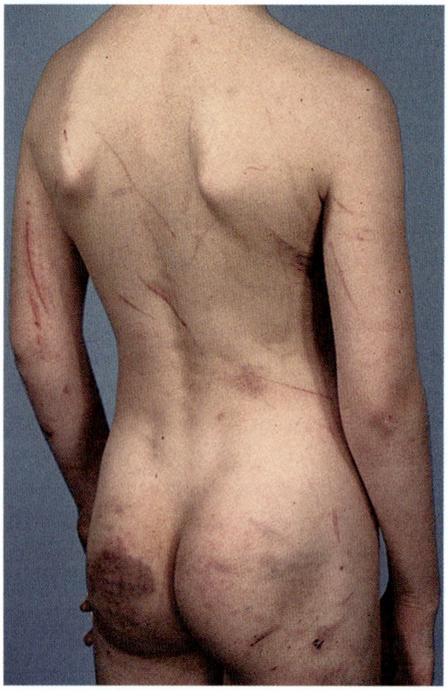

Abb. 21.13 Neben den körperlichen Spuren zeigen misshandelte Kinder auch starke Verhaltensauffälligkeiten, z. B. Überängstlichkeit, Schüchternheit, Unfähigkeit zu spielen oder auch Enkopresis. Oft treten dann mehrere dieser Verhaltensauffälligkeiten kombiniert auf. [T112]

Kompetenz, z. B., weil sie selbst aus Problemfamilien stammen, misshandelt wurden und keine anderen Verhaltensmuster kennen.

Neben körperlicher Misshandlung gibt es auch seelische oder emotionale Misshandlung, die z. B. durch Überforderung, unangemessene Zurückweisung oder Parentifizierung entstehen kann.

Von **Parentifizierung** spricht man, wenn es zwischen Eltern und Kind zu einer Rollenumkehr kommt: Die Eltern erfüllen ihre Elternfunktion unzureichend und weisen dem Kind eine nicht kindgerechte „Elternrolle" zu, die das Kind überfordert und in seiner angemessenen Entwicklung hemmt.

Manchmal werden Kinder durch Partner der alleinerziehenden Mutter misshandelt, die zum Kind keine emotionale Bindung haben, es als störend und geeignetes Opfer für brutale Impulse erleben.

Viele misshandelnde Eltern leiden unter psychischen Störungen, z. B. Persönlichkeitsstörungen oder Suchtkrankheiten. Es gibt aber auch kalte, grausame Menschen, denen das Quälen von Kindern einfach „Spaß" macht.

Trotz aller denkbaren und begründbaren Ursachen für Gewalt an Kindern gibt es keine Entschuldigung für dieses Verhalten und keine Situation, in der sie zu rechtfertigen wäre.

Symptome und Untersuchungsbefunde

Je nach Schwere der Misshandlung finden sich als **körperliche Indizien:**

- Narben
- Schwellungen
- Hämatome, evtl. in Form einer Hand, eines Riemens, Gürtels oder Stocks
- Fingerabdrücke nach Kniffen
- Bisswunden, Bissabdrücke
- Kreisförmige Verbrennungsmale durch Zigaretten
- Verbrennungen in Handflächen und Gesäß (durch Pressen auf eine heiße Herdplatte)
- Frakturen in unterschiedlichen Heilungsstadien
- Augenverletzungen
- Störungen in der Beziehungsgestaltung zu den Eltern

Die Kinder sind in ihrem Verhalten häufig auffällig. Sie sind ängstlich, überangepasst und verschüchtert. Sie suchen bei ihren Eltern keinen Schutz in kritischen Situationen. Säuglinge zeigen keine Trennungsangst. Kleinkinder können meist nicht richtig spielen. Häufig bestehen weitere Auffälligkeiten wie Enkopresis (➤ Kap. 21.4.4) oder aggressives Verhalten.

Im Kontakt mit den Kindern fällt oft auf, dass sie schnell Freundschaften schließen, wenn man sich ihnen liebevoll nähert. Manchmal sind sie jedoch auch übermäßig misstrauisch und verschlossen, in jedem Fall besteht kein adäquates Maß für Nähe und Vertrauen.

Diagnostik

Die **Diagnose** stützt sich auf die körperliche Untersuchung und Widersprüche in der Anamnese:

- Unerklärliche Pause, bevor der Arzt aufgesucht wird.
- Der geschilderte Unfallmechanismus erklärt die Verletzung(en) nicht.
- Zahlreiche „Unfälle" zu verschiedenen Zeitpunkten.
- Unwahrscheinliche Beschuldigungen von Geschwistern oder Dritten.

Es ist wichtig, auch die Geschwister zu untersuchen, denn oft werden in einer Familie mehrere Kinder misshandelt.

Behandlungsstrategie

Der erste Impuls des Teams ist, Kinder solchen Eltern zu entreißen. Aber Kinder lieben auch misshandelnde Eltern. Deshalb ist eine Entfernung aus der Familie nur bei hoher Gefährdung des Kindes indiziert.

Die **Therapie** zielt darauf ab, das familiäre Umfeld zu stabilisieren. Grundpfeiler sind Elternarbeit mit Krisenintervention, Aufwertung des Selbstvertrauens der Eltern, die Analyse kritischer Situationen, die zum „Ausrasten" führen, sowie Erziehungsberatung einschließlich der Frage „Wann und wie strafe ich mein Kind in angemessener Weise?". Oft müssen die Eltern grundlegend über die kindliche Entwicklung informiert werden. Bei den Kindern werden ggf. Schlafstörungen behandelt, damit dauernde Störungen der Nachtruhe als Stressoren entfallen.

Gut geeignet sind Spieltherapien für Eltern und Kinder: Sie lernen ihr Kind besser kennen und können eine neue Art von Beziehung entwickeln.

Liegt bei den Eltern eine psychische Störung vor, muss eine diesbezügliche Therapie eingeleitet werden. Das Kind wird bei entsprechender Indikation psychotherapeutisch, heilpädagogisch oder sonderpädagogisch betreut. Sinnvoll kann es sein, das Jugendhilfesystem konstruktiv zu integrieren, z. B. durch Installation einer sozialpädagogischen Familienhilfe.

Pflege und Erziehung

Im Umgang mit den Eltern sollte kein vorschneller Verdacht geäußert werden, denn falls sich dieser als haltlos erweist, können Fragen oder Andeutungen seitens der Mitarbeitenden die therapeutische Bindung und das Vertrauensverhältnis empfindlich stören. Bestätigt sich allerdings der Verdacht, besteht die Gefahr, dass die Eltern versuchen, das Kind der Behandlung zu entziehen. Daher sollte das Team sich aktiv um ein gutes Verhältnis zu den Eltern bemühen und versuchen, die Beziehung zwischen ihnen und dem Kind zu verbessern. Das ist schwer, weil die meisten Menschen sich automatisch mit dem Kind identifizieren und den Eltern gegenüber negative Gefühle empfinden. Letztlich hängt aber die Prognose davon ab, ob es gelingt, Eltern *und* Kind in der Behandlung zu erreichen.

Sollte eine Zusammenarbeit mit den Eltern, die verständlicherweise Angst vor strafrechtlicher Verfolgung haben, nicht möglich sein, steht evtl. eine Fremdunterbringung des Kindes an.

Wie schon beschrieben, lieben Kinder ihre Eltern auch, wenn sie sie nicht adäquat behandeln. Der PED muss sich daher darauf einstellen, dass das Kind sich trotz der Misshandlung auf die Seite der Eltern stellt und Aussagen über die körperlichen Misshandlungen wieder zurücknimmt. Die Erfahrung hat gezeigt, dass es in einer solchen Situation wenig sinnvoll ist, das Kind davon zu überzeugen, die Wahrheit zu sagen. Viel hilfreicher ist es, auf die Ängste der jungen Patientinnen vor dem Verlust der Familie und der Unterbringung in einer fremden Umgebung einzugehen.

21.6.3 Sexueller Kindesmissbrauch

Sexuelle Übergriffe auf Kinder können die unterschiedlichsten Formen haben:

- Vorführen pornografischer Abbildungen und Filme
- Exhibitionismus vor dem Kind
- Berührungen der Genitalien oder Masturbation
- Vaginaler, oraler oder analer Sexualverkehr
- „Sonstige" Handlungen; dies umfasst alle nicht fest definierten Handlungen, bei denen sich Betroffene sexuell missbraucht fühlen, auch wenn kein Körperkontakt oder Exhibitionismus vorliegt. Dies können z. B. das unter Gewaltandrohung erzwungene Entkleiden der Opfer, aber auch verbale sexuelle Belästigungen sein.

Für sexuellen Missbrauch gibt es keine Definition. Kein Fall ist wie der andere und lässt sich einfach in eine Schublade stecken.

Im Grundsatz gilt: Als Missbrauch ist jegliche sexuelle Handlung anzusehen, die gegen den Willen des Betroffenen vollzogen wird, vom Betroffenen als Missbrauch empfunden wird oder – falls der Betroffene seinen Willen (noch) nicht äußern kann (z. B. Kinder oder geistig behinderte Menschen) – gegen als allgemeingültig anerkannte gesellschaftliche Normen und Moralvorstellungen verstößt.

Missbrauch kommt in allen Altersstufen vor, am häufigsten in der Zeit der Vorpubertät. Wie weit sexueller Kindesmissbrauch wirklich verbreitet ist, ist unklar. Die polizeiliche Kriminalitätsstatistik des Bundeskriminalamtes für das Jahr 2023 weist 16.375 bekannt gewordene Fälle von sexuellem Missbrauch an Kindern aus. [vgl. 7, 8] Wie viele Fälle im Verborgenen bleiben, ist jedoch ungewiss. Täter und Opfer können beiderlei Geschlechts sein. Der Missbrauch durch weibliche Täter wird häufig noch unterschätzt. [vgl. 9, 10, 11]

Sexueller Missbrauch von Kindern und Jugendlichen unter 18 Jahren ist u. a. in §§ 174, 176 und 176a StGB unter Strafe gestellt und wird mit einer Freiheitsstrafe von bis zu 10 Jahren Gefängnis geahndet.

Umstände von sexuellem Missbrauch

Die Täter kommen zumeist aus der Familie oder dem näheren familiären Umfeld. Pädophilie ist eine sexuelle Devianz, die schwer zu behandeln und häufig mit auslösend für sexuellen Missbrauch von Kindern ist. Aber auch das Thema Macht und Machtmissbrauch kann bei sexuellem Missbrauch eine Rolle spielen. Chronischer Missbrauch ist häufig bei deutlich gestörten Familienverhältnissen möglich. Die Täterinnen leiden häufig selbst an psychischen Störungen wie Beziehungsschwierigkeiten oder Persönlichkeitsstörungen. Oft hatten sie eine schwierige Kindheit und leben aktuell in einer problematischen Partnerschaft.

Ort des Missbrauchs

Meistens wird das Kind in der elterlichen Wohnung missbraucht. Die Opfer werden bedroht, belohnt oder gewaltsam gezwungen. In vielen Fällen droht ihnen der Täter auch für den Fall, dass sie etwas über den Missbrauch erzählen („Dann bring ich dich um!", oder: „Dann merken sie, dass du eine kleine Nutte bist, und du kommst ins Heim!", oder: „Dann zerstörst *du* deine Familie!").

Zwar ist es unmöglich, kleinere Kinder zu konsequentem Lügen zu bewegen, da ihr Verstand noch nicht weit genug entwickelt ist und sie ungefiltert einfach erzählen, was sie erlebt haben. Allerdings sind missbrauchte Kinder in ihrem Verhalten oft stark eingeschüchtert, haben keine neutralen Ansprechpartner außerhalb der Familie und können sich auf diese Weise keine Hilfe holen. Ältere Kinder und Jugendliche sind durch Drohungen und Anschuldigungen erpressbar.

Besonders belastend ist es für Kinder, wenn andere Familienmitglieder, meist die Mutter, zwar von den sexuellen Übergriffen wissen, aber nichts dagegen unternehmen, hilfesuchende Äußerungen des Kindes nicht ernst nehmen oder nicht hören wollen („Das glaube ich nicht, das hast du dir nur eingebildet").

Symptome

Körperliche **Symptome** sind genitale/rektale/orale Verletzungen, Hämatome an Oberschenkel, Gesäß oder Brust, aber auch Infektionen

21

(sexuell übertragbare Krankheiten, genitale Pilzinfektionen, rezidivierende Harnwegsinfekte) und selten Schwangerschaften.

Missbrauchte Kinder sind in vielen Fällen verhaltensauffällig, allerdings gibt es keine „spezifischen" Störungen. Gehäuft tritt depressives, regressives (z. B. Enuresis ➤ Kap. 21.4.3, Enkopresis ➤ Kap. 21.4.4) oder ängstliches Verhalten auf. Daneben kommt es zu Schlafschwierigkeiten, Beziehungsstörungen, altersunangemessener Trennungsangst (möglicherweise auch gegenüber dem Täter), zu suizidalen Impulsen und Essstörungen. Manche Kinder versuchen, von zu Hause wegzulaufen oder sich möglichst viel außerhalb des Elternhauses aufzuhalten. Oft haben sie keine Freunde, weil sie Kontakte zu anderen Kindern vermeiden. Häufig besteht bei betroffenen Kindern eine unangemessene Nähe-Distanz-Regulierung, sie tragen Reizwäsche und verhalten sich in altersuntypisch erotischer Weise. Jugendliche verhalten sich z. T. promiskuitiv, d. h., sie haben häufig wechselnde sexuelle Partner – hier besteht zusätzlich die Gefahr der Infektion mit Geschlechtskrankheiten. Teilweise kommt es zu Substanzkonsum (z. B. Drogen, Alkohol), um die belastenden Erlebnisse zu „vergessen". Manche Betroffenen sind auch auffällig verschlossen, misstrauisch und abweisend. Auffällig sind auch ungeklärte Geldquellen des Kindes oder die Verweigerung der körperlichen Untersuchung des Kindes durch die Eltern.

Vernachlässigung, Misshandlung und sexueller Missbrauch sind schreckliche Geschehnisse, die in der Gesellschaft immer wieder vorkommen. Sie sind aber keine psychischen Erkrankungen, sondern Gesetzesverstöße! Um die Opfer nicht auch noch vonseiten der Sozialberufe unangemessen zu stigmatisieren, muss hier sorgfältig unterschieden werden.

Posttraumatische Belastungsstörung (PTBS)

Nach einem traumatisierenden Ereignis wie einem Missbrauch kann eine psychische Störung entstehen: Bis zu 40–50 % der missbrauchten Kinder/Jugendlichen entwickeln nach erlittenem sexuellem Missbrauch Symptome einer PTBS. Das bedeutet aber auch: Nach erlittenem sexuellem Missbrauch bleibt die Hälfte der Opfer psychisch gesund und sollte jede notwendige Hilfe bekommen, aber sich nicht automatisch dem Vorurteil der psychischen Krankheit aussetzen müssen.

Im Einzelfall ist jede Störung als Folge einer subjektiv als Belastung oder Trauma erlebten Situation möglich, unabhängig vom objektiven Geschehen. **Traumafolgestörungen** können insofern unterschiedliche Ausprägungen erreichen:

- Die **akute Belastungsreaktion** ist ein oft gemischtes, wechselndes, akut mit oder nach der Belastung entstehendes Bild mit Depression, Ärger, Angst, Verzweiflung, Hyperaktivität und Rückzug. Wenn eine Entfernung aus der belastenden Situation möglich ist, klingen die Symptome in der Regel innerhalb von Stunden oder wenigen Tagen ab.
- Die **posttraumatische Belastungsstörung** (PTBS) (➤ Kap. 19.4.1) entsteht in der Regel innerhalb von 6 Monaten nach einem als erheblich traumatisch erlebten Ereignis mit wiederholtem unausweichlichem Wiedererleben des Erlebnisses in Gedächtnis, Tagträumen, Träumen und oftmals szenischem Wiedererleben von verschiedenen Sinnesqualitäten und Emotionen (*Flashbacks*, dissoziatives Erleben)
- Vermeidung von auslösenden Reizen (Triggern)
- Emotionaler Rückzug, Gefühlsabstumpfung, Veränderung der Stimmung
- Übererregung des autonomen Nervensystems (Hyperarousal)
- Häufig treten bei schweren posttraumatischen Belastungsstörungen, v. a. bei Jugendlichen (auch bei Erwachsenen, weniger bei Kindern), selbstverletzendes Verhalten und/oder Suizidalität auf (➤ Kap. 24.2).
- In schweren Fällen, insbesondere nach fortgesetztem traumatischem Erleben, kann die Symptomatik chronifizieren und zu einer **anhaltenden Veränderung der Persönlichkeitsentwicklung** führen. Diskutiert wird ein Zusammenhang zwischen Traumatisierungen und der Entstehung einer Borderline-Persönlichkeit (➤ Kap. 18.2.7). Auch regelmäßiger Drogen- oder Alkoholkonsum, um die Symptome der PTBS selbst zu „behandeln", kann eine Folge sein.
- Von einer **Anpassungsstörung** spricht man bei emotionalem Leid und subjektiver Beeinträchtigung, welche die Lebensgestaltung beeinträchtigen und während des Anpassungsprozesses an eine entscheidende Lebensveränderung auftreten. Die Störung kann die Emotionalität (vor allem Angst und Depression) sowie das Sozialverhalten betreffen. Je nach Ausprägung werden entsprechende Untergruppen unterschieden.

Einflüsse auf die Schwere der Traumatisierung

Ob beim einzelnen Menschen nach einem traumatischen Erlebnis eine der genannten psychischen Störungen entsteht, hängt von unterschiedlichen Faktoren ab.

Positiv auf den Betroffenen wirken sich u. a. aus:

- Verständnisvolle und sensible Reaktionen der Umgebung
- Bestehen von stabilen und stützenden Beziehungen
- Vollständige Entfernung der Belastung
- Vorherige stabile Umfeldfaktoren
- Resilienzfaktoren (die Widerstandsfähigkeit des Betroffenen gegenüber Belastungen)

Negativ wirken sich u. a. aus:

- Zusätzliche Stigmatisierung
- Bereits bestehende andere psychische Störungen
- Mehrfache Traumatisierungen

Diagnostik

Die **Diagnose** kann am ehesten ein erfahrener Kinder- und Jugendpsychiater oder eine Psychiaterin stellen. Sie stützt sich auf Angaben zu den Belastungen sowie die Beobachtung und das Gespräch mit den betroffenen Patienten sowie Gespräche mit den Angehörigen. Wichtig dabei ist die Erfassung von Veränderungen im Vergleich zur Situation *vor* der Traumatisierung. Vor allem Aussagen von kleineren Kindern sollten im Gespräch nicht durch suggestives Fragen beeinträchtigt werden.

VORSICHT

Im Gespräch mit betroffenen Kindern/Jugendlichen muss immer daran gedacht werden, dass ungeschütztes Reaktualisieren der Erinnerungen eine erneute Traumatisierung hervorrufen kann. Die Anleitung zur Stabilisierung ist oft wichtiger als das Erfragen von Details!

Behandlungsstrategie

Die **Behandlungsstrategie** richtet sich nach Art und Ausmaß der Störung. Die Kinder und Jugendlichen werden psychotherapeutisch behandelt. Weiterhin werden Elternberatung und Familientherapie angestrebt. Bei Indikation erfolgt eine Medikation. Bei Fällen von intrafamiliärer Gewalt werden, falls möglich und sinnvoll, die Eltern zu einer Behandlung motiviert. Bei mangelnder Motivation der Familie sollte eine Herausnahme des betroffenen Kindes erwogen werden (Einschaltung der Jugendhilfe erforderlich).

In der stationären Kinder- und Jugendpsychiatrie werden auch Patientinnen mit einer posttraumatischen Belastungsstörung behandelt. Die Therapie posttraumatischer Belastungsstörungen ist eine spezielle Behandlungsmethode und setzt eine entsprechende Ausbildung voraus, da übliche Psychotherapiemethoden häufig unzureichend sind. Bei der akuten Belastungsreaktion, die innerhalb von Stunden oder Tagen abklingt, ist oft eine stützende Begleitung notwendig. In der Regel ist hier v. a. eine Beratung der Bezugspersonen zu einem Setting in der Familie mit tragender Normalität sinnvoll, denn oft sind auch die Angehörigen stark verunsichert.

Zur Behandlung von dissoziativen Anteilen (Flashbacks) kann eine Medikation mit einem atypischen Neuroleptikum (➤ Pharma-Info 15.1) unterstützend sinnvoll sein. Zur Stimmungsstabilisierung können in schweren Fällen Antidepressiva (➤ Pharma-Info 16.1) eingesetzt werden.

Als erfolgversprechende Methode, insbesondere bei Monotraumatisierung, hat sich **EMDR** („Eye Movement Desensitization and Reprocessing", auf Deutsch etwa „Desensibilisierung und Neuverarbeitung mithilfe von Augenbewegungen") etabliert. Die Methode des EMDR ist eine spezielle Therapieform, die sich auch bei kleineren Kindern mit entsprechenden Anpassungen durchführen lässt und zügig zu Symptomverbesserungen führen kann. Klassische Traumatherapie kann mit EMDR kombiniert werden. Bei chronischer/serieller Traumatisierung ist eine Stabilisierungsphase sinnvoll, die aber allein auf Dauer nicht reicht, sondern eher als Vorbereitung für z. B. eine EMDR-Behandlung gesehen werden sollte. Ein Fehler, der hier gemacht werden kann und z. T. auch mit Unsicherheiten des Behandlers zu tun hat, ist ein „Steckenbleiben" in der Stabilisierungsphase.

Zu **Komplikationen** führt in der stationären Behandlung oft das Auftreten von massiven Dissoziationen, Selbstverletzungen oder Suizidgedanken/-absichten/-handlungen. Selbstverletzungen dienen dabei aus Sicht der Betroffenen dem Aufbrechen der Abgestumpftheit („sich wieder spüren") oder der Beendigung von dissoziativem Erleben („wieder zu sich kommen"). Erhebliche Selbstgefährdungen müssen z. T. durch Ausübung von Zwang verhindert werden. Dabei ist unbedingt darauf zu achten, dass erneute Traumatisierungen so weit wie möglich vermieden werden. Oftmals erfolgt in der Übertragung eine Reinszenierung des traumatischen Erlebnisses, die immer professionell gehandhabt werden muss. Supervision der Betreuenden ist hier sinnvoll und hilfreich.

Wenn das Bezugssystem die Betreuung und Förderung der Patientinnen nicht ausreichend gewährleisten kann und dabei Hilfe benötigt, wird mit Einverständnis der Sorgeberechtigten das zuständige Jugendamt hinzugezogen, um eine tragfähige Perspektive für die Betroffenen sicherzustellen. Bei einer Gefährdung des Kindeswohls kann das Jugendamt auch ohne Einverständnis der Sorgeberechtigten einbezogen werden. In diesen Fällen wird man das Vorgehen gegenüber den Betroffenen und den Sorgeberechtigten transparent machen, was sehr behutsam geschehen muss.

Prognose

Bei vielen Traumafolgestörungen ist eine effektive Behandlung möglich, die zumindest zu einer deutlichen Verbesserung der Symptomatik und der Lebensqualität führt. Oftmals werden die Betroffenen frei von psychischer Störung. Wenn auch die objektive Vergangenheit nicht verändert werden kann, so kann doch eine Verarbeitung der belastenden Emotionen erfolgen und das Geschehene in die eigene Lebensgeschichte integriert werden, sodass die Erinnerungen nicht mehr traumatisierend erlebt werden oder sich zumindest kontrollieren lassen.

Sexueller Missbrauch ist besonders traumatisch, wenn er mit Gewalt oder Beischlaf verbunden ist, in frühem Alter beginnt, lange andauert und wenn der Täter der Vater oder Stiefvater ist. Viele Betroffene haben ihr Leben lang mit den Folgen der Ereignisse zu kämpfen.

Vermutlich gibt es keine spezifischen psychischen Störungen von Erwachsenen, die durch sexuellen Kindesmissbrauch entstehen. Ein erhöhtes Risiko für die Entwicklung von Verhaltensauffälligkeiten (z. B. Kontaktstörungen), Angstsyndromen, Depressionen, Drogenabhängigkeit und Persönlichkeitsfehlentwicklungen besteht dennoch. Sexueller Missbrauch ist häufig in der Anamnese von Patientinnen mit **Borderline-Persönlichkeitsstörung** (➤ Kap. 18.2.7) und **Bulimie** (➤ Kap. 20.2.2) zu finden.

Pflege und Erziehung

Oft tritt erst im Laufe der Therapie zutage, dass ein Kind oder Jugendlicher im Vorfeld sexuell missbraucht wurde. Anzeichen für sexuellen Missbrauch in der Vorgeschichte können sein:

- Depressivität
- Mangelndes Selbstwertgefühl
- Weglauftendenzen
- Verwahrlosung
- Mangelnde Körperpflege
- Drogenkonsum
- Sexualisiertes Verhalten oder übertriebene Schamhaftigkeit
- Dissoziationen
- Flashbacks
- Albträume
- Schlafstörungen
- Essstörungen

Sollte im Verlauf der Therapie der Verdacht auf sexuellen Kindesmissbrauch aufkommen, ist es für die Mitarbeitenden wichtig, damit vorsichtig und professionell umzugehen. Jedem Verdacht sollte nachgegangen werden, gleichzeitig sollte aber auch nicht bei jeder Verhaltensauffälligkeit *nur* darauf geschlossen werden. Erhärtet sich der Verdacht oder wird er konkret vom Kind oder Jugendlichen geäußert, muss das sehr ernst genommen werden.

Oft versuchen die Patienten auch, einen Mitarbeitenden ins Vertrauen zu ziehen mit der Option, es niemandem zu erzählen. Darauf darf sich der PED auf keinen Fall einlassen! Besser ist es, dem Kind oder Jugendlichen zu signalisieren, dass sie verstehen, in welcher Zwickmühle es sich befindet, und alles, was weiter geschieht, mit ihm besprochen wird. Verpflichtungen zur Geheimhaltung wären nur eine Fortsetzung der Situation zu Hause und würden aus dem sexuellen Missbrauch wieder ein „Tabuthema" machen.

Gleichzeitig neigen einige sexuell missbrauchte Patientinnen dazu, mit jedem über ihre traumatischen Erfahrungen zu sprechen. Da dies sowohl zu einer Retraumatisierung als auch zu einer Identifizierung über den Missbrauch führen kann, empfiehlt es sich, Absprachen zu treffen, mit wem die Kinder oder Jugendlichen den Missbrauch thematisieren. Dies sind in erster Linie der Therapeut und die Bezugsperson des PED.

Bei der Pflege und Betreuung von sexuell missbrauchten Kindern oder Jugendlichen neigen die Mitarbeitenden des PED häufig dazu, die Patientinnen nur als Opfer zu sehen und sie entsprechend zu behandeln. Ein Mensch sollte aber keinesfalls nur darüber identifiziert werden.

Ein weiteres Problem besteht oft darin, dass Opfer zu Tätern werden. Dies kann so weit gehen, dass Jugendliche Mitarbeitende oder Patientinnen sexuell belästigen oder sich ihnen gegenüber aggressiv verhalten. In solchen Situationen muss der PED trotz allem Verständnis für die Situation des Patienten klare Grenzen setzen.

> Nicht selten kommt es vor, dass auf ein und derselben Station Täter und Opfer behandelt werden. Dies ist eine sehr ungünstige Konstellation und sollte auf jeden Fall vermieden werden. Besonders wenn Täter und Opfer sich kennen, müssen sie getrennt untergebracht werden.

In der Arbeit mit Kindern und Jugendlichen, die Gewalt, Vernachlässigung oder andere Belastungen erfahren haben, ist ein berechenbarer, gut überschaubarer Tagesablauf mit festen Eckpunkten (z. B. gemeinsame Mahlzeiten, Gesprächs- und Gruppenrunden, Schule) ebenso wichtig wie transparente Regeln und Grenzen, die zur Orientierung für den Umgang unter- und miteinander hilfreich sein können. Der strukturierte Stationsalltag wird so zu einem verlässlichen Routinealltag, in dem die Patienten, aber auch die Erwachsenen (PED) sich Regeln und Grenzen stellen müssen.

Am Anfang ist durch die Bezugsperson eine engmaschige Begleitung und Beobachtung notwendig, diese sollte durch eine wertschätzende Grundhaltung gekennzeichnet sein. Im weiteren Verlauf sollte eine Tages- und Situationsreflexion mit dem Jugendlichen (z. B. die Patientin zieht sich oft aus Gruppenaktionen zurück) durch den PED erfolgen.

Zur Unterstützung bei Flashbacks haben sich Imaginationsübungen (z. B. der „innere sichere Ort"), die in der Therapie erlernt werden, als positiv erwiesen. Um Albträume zu verhindern oder zu durchbrechen, kann es hilfreich sein, die Patienten zu einer bestimmten Zeit aufzuwecken und mit Spielen oder Vorlesen abzulenken.

Hilfreich können während der Therapie individuelle „Wohlfühlprogramme" (Körperwahrnehmung, z. B. Berührung mit Igelbällen auf der Hand, am Arm etc.) sein. Dies sollte allerdings nur in Absprache

LITERATUR UND KONTAKTADRESSEN

Literaturnachweis

1. Kuchenbecker A. Pädagogisch-pflegerische Praxis in der Kinder- und Jugendpsychiatrie. 3. A. Books on demand 2011.
2. Schick A, Cierpka M. FAUSTLOS – Ein Gewaltpräventions-Curriculum für Grundschulen und Kindergärten – Praktische Anwendung und Effektivität. Verfügbar unter: www.roth-programmierung.de/red_upload/8053/documents/epd-Dokumentation.pdf
3. Gauda G. Theorie und Praxis des therapeutischen Puppenspiels. Lebendige Psychologie C. G. Jungs. Books on demand 2007.
4. Pattin GC, et al. Global patterns of mortality in young people: a systematic analysis of population health data. Lancet 2009; 374: 881–892.
5. Klein M. Kinder und Suchtgefahren. Stuttgart: Schattauer 2008.
6. Drogen- und Suchtbericht 2016. Herausgegeben von der Drogenbeauftragten der Bundesregierung (www.drogenbeauftragte.de).
7. www.bka.de
8. https://www.bka.de/DE/Presse/Listenseite_Pressemitteilungen/2024/Presse2024/240708_PM_PK_SexualdeliktezNvKinderuJugendlichen.html
9. Steinhage R, Sexueller Mißbrauch an Mädchen. Ein Handbuch für Beratung und Therapie. Reinbek b. Hamburg: Rowohlt 2002.
10. Elliot M (Hrsg.). Frauen als Täterinnen. Sexueller Missbrauch an Mädchen und Jungen. Köln: Mebes & Noack 1995.
11. Bange D, Enders U. Auch Indianer kennen Schmerz. Sexuelle Gewalt gegen Jungen. Köln: Kiepenheuer & Witsch 1995.
12. Remschmidt H. Kinder- und Jugendpsychiatrie. Eine praktische Einführung. 6. A. Stuttgart: Thieme 2011.
13. dg.pflegewissenschaft.de. Subjektive Theorien professionell Pflegender zur pflegerischen Beziehungsarbeit in der Kinder- und Jugendpsychiatrie; Folker Früchtel (Prof. Dr. Latteck); FH Bielefeld.
14. Pädagogischer Umgang mit aggressivem Verhalten. SCHILF Chemnitz 2012; http://fzbed.de/intern/images/pdf/umgangmitaggressivemverhalten.pdf.
15. Gensichen S. Anpfiff: sexuelle Gewalt an Jungen und Mädchen. Ein Aufklärungsbuch für Jugendliche und Erwachsene. Hamburg: Ellert & Richter 2014.
16. Lempp T. Basics Kinder- und Jugendpsychiatrie. 5. A. München: Elsevier, 2023.
17. Lohmann-Falkner R. Wut ablassen ohne Wehtun. Spiele zum Umgang mit Aggression und Zorn. München: Don Bosco, 2018.
18. Hohmann K, Wollny L. Gemeinsam durch die Wut: Wie ein achtsamer Umgang mit kindlicher Aggression die Beziehung stärkt. 5. A. Limbach-Oberforhna: Edition Claus, 2024.

Kontaktadressen

„Die Nummer gegen Kummer", (kostenfreie Beratung für Kinder und Jugendliche); Tel.: 0800/1 11 03 33; www.nummergegenkummer.de

Die Kinderschutz-Zentren, Bonner Str. 145, 50968 Köln; Tel.: 0221/56 97 53; www.kinderschutz-zentren.de

Bundesvereinigung Lebenshilfe für Menschen mit geistiger Behinderung e.V., Raiffeisenstraße 18, 35043 Marburg; Tel.: 06421/49 10; www.lebenshilfe.de

Autismus Deutschland e.V., Bebelallee 141, 22297 Hamburg; Tel.: 040/5 11 56 04; www.autismus.de

Bundesverband Arbeitskreis Überaktives Kind e. V., Postfach 410724, 12117 Berlin; Tel.: 030/85 60 59 02; www.adhs-deutschland.de

Kindernetzwerk e.V. für kranke und behinderte Kinder und Jugendliche in der Gesellschaft, Hanauer Str. 8, 63739 Aschaffenburg; Telefon: 06021/1 20 30; www.kindernetzwerk.de

Zartbitter e.V., Kontakt- und Informationsstelle gegen sexuellen Missbrauch an Mädchen und Jungen, Sachsenring 2–4, 50677 Köln; Tel.: 0221/31 20 55

KAPITEL

22 Pflege in der Gerontopsychiatrie

Pflegesituation

Hintergründe zur Pflegesituation

Pflegerisches Setting: stationäre Langzeitpflege, gerontopsychiatrischer Wohnbereich
Patient: Herr Waldemar Smirnov, 82 Jahre
Diagnose: Alzheimer-Demenz

Ich muss nach Hause!

Waldemar Smirnov ist 82 Jahre alt und lebt seit Kurzem im gerontopsychiatrischen Wohnbereich eines Pflegeheims. Geboren in Russland, kam er als Jugendlicher nach Deutschland. Bis zum Tod seiner Ehefrau lebte er in der eigenen Wohnung, wo sie ihn umfassend versorgte. Nach ihrem Tod war ein Verbleib zu Hause nicht mehr möglich, da Herr Smirnov rund um die Uhr Pflege und Betreuung benötigt. Seine beiden Töchter sind berufstätig und konnten die häusliche Versorgung nicht übernehmen, sie besuchen ihn jedoch regelmäßig im Heim.

Bei Herrn Smirnov wurde eine Alzheimer-Demenz diagnostiziert. Die ersten Anzeichen zeigten sich schleichend und wurden von der Familie zunächst als normale Altersvergesslichkeit eingeordnet. Die Töchter berichten: *„Papa erledigte mehrfach denselben Einkauf, plötzlich standen mehrere Packungen Mehl oder Zucker in der Küche. Eines Tages fanden wir seine Schuhe ordentlich nebeneinandergestellt im Garten. Er verlegte alltägliche Dinge, wie den Haustürschlüssel, den wir einmal im Kühlschrank wiederfanden. Gespräche wiederholte er im Minutentakt, stellte dieselbe Frage mehrfach und konnte sich später nicht mehr daran erinnern, dass Besuch dagewesen war."*

Mit dem Fortschreiten der Erkrankung nahm auch die Desorientierung zu. Herr Smirnov stand nachts auf, zog sich an und wartete an der Wohnungstür, in dem festen Glauben, zur Arbeit zu müssen. Nach dem Tod seiner Frau, die ihm lange Sicherheit und Struktur gegeben hatte, verstärkten sich diese Symptome deutlich. Es kam vermehrt zu Verwirrtheitszuständen, Unruhe und Ängsten. Die selbstständige Versorgung war schließlich nicht mehr möglich.

Seit dem Einzug ins Pflegeheim zeigt Herr Smirnov Verhaltensweisen, die für das Pflegepersonal zum Teil sehr herausfordernd sind. Besonders in den Abend- und Nachtstunden ruft er permanent und laut, teils unverständlich, teils mit Worten wie *„Nein!"*, *„Ich muss nach Hause!"* oder in russischer Sprache. Er wirkt getrieben, läuft ziellos im Wohnbereich umher und öffnet ständig fremde Zimmertüren. Pflegerischen Maßnahmen wie Körperpflege oder Ankleiden begegnet er regelmäßig mit Widerstand.

Trotz der fortschreitenden kognitiven Einschränkungen sind bei Herrn Smirnov emotionale und soziale Ressourcen erkennbar. Besonders bei Besuchen seiner Töchter und Enkelkinder zeigt er sich offener, lächelt oder wirkt zumindest beruhigt. Auch Musik wie russische Volkslieder und alte Schlager wecken Erinnerungen und führen zu kurzen Phasen innerer Ruhe. Einfache Tätigkeiten wie das Falten von Handtüchern oder das Blättern in Bildbänden beschäftigen ihn zeitweise. Besonders das Handtuchfalten scheint beruhigend auf ihn zu wirken. Früher arbeitete er in einer großen Wäscherei, sodass diese Tätigkeit vermutlich an vertraute Routinen anknüpft. Während der Mahlzeiten wirkt er ebenfalls deutlich ruhiger.

Emma da Silva, Auszubildende zur Pflegefachfrau im dritten Lehrjahr, wird auf dem gerontopsychiatrischen Wohnbereich von ihrem Praxisanleiter Mirko Ketteler begleitet. Gemeinsam möchten sie eine individuelle Pflegeplanung für Herrn Smirnov erstellen. Für Emma da Silva bietet diese Situation die Möglichkeit, wichtige Kompetenzen im Umgang mit demenziell veränderten Menschen zu entwickeln. Die Aufgabe der Pflegenden ist es, die aktuelle Situation von Herrn Smirnov mit seinen Ressourcen und Defiziten zu erfassen und sich ein Gesamtbild einschließlich Biografie, prägender Erfahrungen und besonderer Vorlieben zu machen. Ziel ist es, einen strukturierten, möglichst an den individuellen Bedürfnissen abgestimmten Tagesablauf einzurichten. In der engen Begleitung und Reflexion mit ihrem Praxisanleiter wächst Emma da Silva Schritt für Schritt in die verantwortungsvolle Rolle einer professionellen Pflegefachkraft hinein, mit dem Anspruch, Menschen wie Herrn Smirnov nicht nur zu versorgen, sondern ihnen im Rahmen ihrer Möglichkeiten Lebensqualität und Würde zu erhalten.

Lernaufgaben:

1. Mirko Ketteler erklärt Emma da Silva, dass in der gerontopsychiatrischen Versorgung die Umsetzung der ganzheitlich orientierten und aktivierenden Pflege besonders wichtig ist.
   a) Erläutern Sie Emma anstelle von Mirko, was ganzheitlich orientierte und aktivierende Pflege bedeutet und wie sie umgesetzt wird.
   b) Zählen Sie wichtige Kompetenzen auf, die Pflegekräfte benötigen, um ganzheitlich orientierte und aktivierende Pflege erfolgreich umzusetzen.
2. Emma da Silva möchte ihr pflegerisches Handeln im Umgang mit Herrn Smirnov fundierter begründen können. Fassen Sie zentrale Informationen zur Krankheitsentstehung und typische Symptome der Alzheimer-Demenz in Stichpunkten zusammen.
3. Um die Pflege individueller gestalten zu können, benötigt Emma da Silva ein umfassendes Bild von Herrn Smirnov. Stellen Sie zentrale Ressourcen sowie beobachtbare Verhaltensweisen von Herrn Smirnov auf Grundlage der Pflegesituation übersichtlich dar.
4. Herr Smirnov zeigt typische Beispiele für „herausforderndes Verhalten bei Demenz".
   a) Erklären Sie, was darunter verstanden wird und benennen Sie geeignete pflegerische Interventionen.
   b) Beschreiben Sie, wie Emma da Silva im Team und mit anderen Berufsgruppen zusammenarbeiten kann, um professionell auf dieses Verhalten zu reagieren.
5. Beschreiben Sie, wie Emma da Silva im Umgang mit Herrn Smirnov person-zentrierte Kommunikation gestalten kann. Begründen Sie, warum bestimmte Kommunikationsformen bei Menschen mit Alzheimer-Demenz besonders wichtig sind.

DEFINITION

Gerontopsychiatrie: Teilgebiet der Psychiatrie, das sich mit seelischen Krankheiten älterer Menschen (> 60 J.) beschäftigt und dabei wissenschaftliche Ergebnisse aus Gerontologie und Geriatrie für eigene Strategien in Diagnostik, Therapie, Prävention und Rehabilitation nutzt.

Gerontologie (*Alternsforschung,* von griech. „geron" = Alter, Greis und griech. „logos" = Lehre): Wissenschaft von den körperlichen, psychischen und sozialen Vorgängen des Alterns.

Geriatrie *(Altersheilkunde):* Lehre von den Krankheiten des alternden und des alten Menschen. Zweig der Gerontologie, der sich unter umfangreicher Berücksichtigung klinischer und therapeutischer, aber auch sozialer, psychologischer, präventiver und rehabilitativer Besonderheiten des alternden Menschen mit bekannten Krankheitsbildern aus den Bereichen innere Medizin, Orthopädie, Neurologie und Psychiatrie (Gerontopsychiatrie) medizinisch befasst.

22.1 Psychische Störungen im Alter

Die Geriatrie berührt *viele* medizinische Fachgebiete, in besonderem Maße jedoch neben der Inneren Medizin auch die Psychiatrie. Daher benötigen Pflegende, die in der Psychiatrie tätig sind, nähere Kenntnisse von den sozialen, psychischen und körperlichen Problemen älterer Menschen. Ein solches Wissen nimmt an Bedeutung zu, denn **Gerontologie, Geriatrie** und **Gerontopsychiatrie** werden in Zukunft aufgrund der veränderten demografischen Entwicklung und zunehmenden Lebenserwartung eine immer größere Rolle spielen: Zu Beginn des 20. Jahrhunderts entsprach der Altersaufbau der deutschen Bevölkerung einer Pyramide, wobei die zahlreichen Kinder und Jugendlichen die Basis und die wenigen alten Menschen die Spitze der Pyramide bildeten. Waren damals nur 5 % der Deutschen über 65 Jahre alt, sind es heute mehr als 18 %, und ihr Anteil wird bis 2050 auf über 30 % ansteigen (➤ Abb. 22.1).

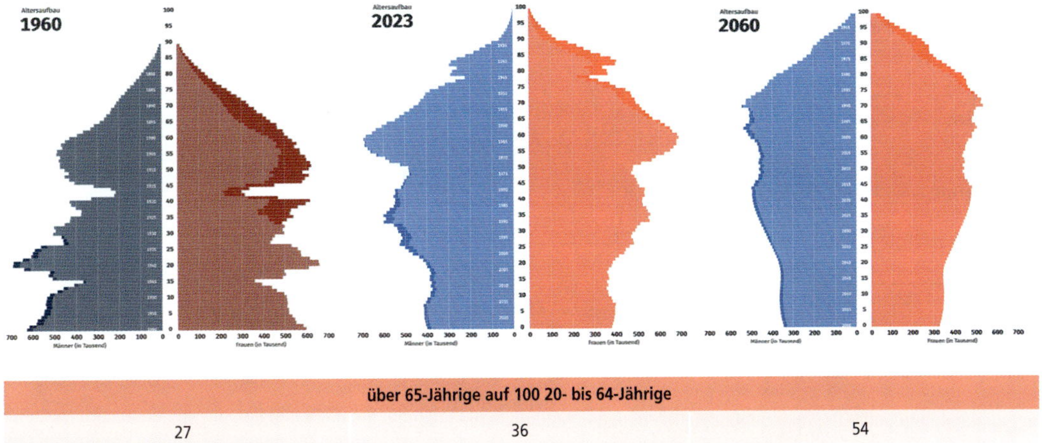

Abb. 22.1 Veränderungen in der Alterspyramide. Es wird geschätzt, dass der Anteil der Kinder und Jugendlichen bis 2050 stetig zurückgehen und sich der Anteil der über 60-Jährigen erhöhen wird. [W193]

Die meisten chronischen psychischen Krankheiten, die bei einem Menschen schon früher aufgetreten sind, bestehen im Alter fort, z. B. Angsterkrankungen, Zwangsstörungen, somatoforme Störungen, posttraumatische Belastungsstörungen, Persönlichkeitsstörungen sowie chronifizierte psychotische Störungen. Oft lassen psychische Störungen allerdings in der Symptomatik nach, so z. B. bei der Schizophrenie, die im Alter oft keine akut-wahnhafte Symptomen mehr aufweist, sondern in ein Residuum (➤ Kap. 15.1.8) mündet. Umgekehrt kann es aber auch zu einer Verschärfung, einer sog. Akzentuierung einzelner problematischer Charakterzüge oder Symptome kommen.

Einige psychische Störungen und Phänomene treten im Alter gehäuft und in besonderer Ausprägung auf. Hier sind v. a. zu nennen:

- Demenz (➤ Kap. 22.4)
- Depressive Episoden (➤ Kap. 22.6, ➤ Kap. 16.2)
- Schlafstörungen (➤ Kap. 20.1.4)
- Pathologische Trauerreaktion (*Anpassungsstörungen,* ➤ Kap. 19.4.2)
- Schmerzsyndrome (➤ Kap. 12)
- Delirien, akute organische affektive Störungen (Depression, Manie) und organisch wahnhafte Störungen (➤ Kap. 17.2)
- Suizidalität (➤ Kap. 24)

Mehr als zwei Drittel der Menschen sind auch im Alter von > 65 Jahren psychisch gesund, nur bei einer – wenn auch großen – Minderheit liegen psychische Störungen im weitesten Sinne vor. Die häufigsten psychischen Krankheiten bei älteren Menschen sind Depressionen und Demenzen.

22.2 Einführung in die Pflege von alten Menschen

Altern ist keinesfalls immer gleichzusetzen mit geistigem Abbau oder Pflegebedürftigkeit; die Mehrzahl der alten Menschen ist mit ihrer Gesundheit und Lebensqualität zufrieden (➤ Abb. 22.2).

Dennoch sind bei vielen älteren Menschen infolge natürlicher oder krankhaft beschleunigter Alterungsvorgängen nicht nur *ein,* sondern

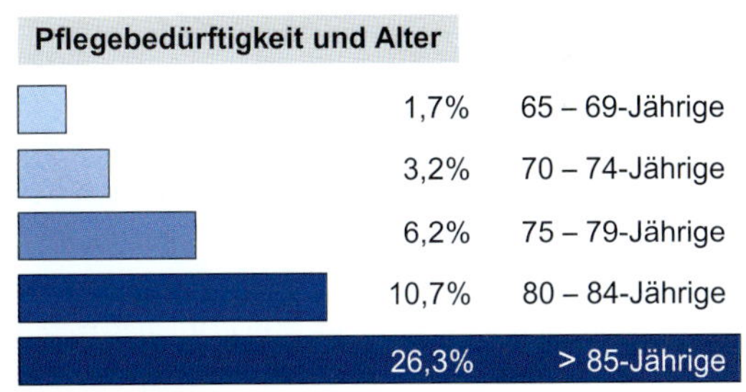

Abb. 22.2 Pflegebedürftigkeit und Alter stehen in einem Zusammenhang. Der Anteil der Pflegebedürftigen im Alter nimmt zu. [A400]

viele Organe in ihrer Leistung oder Leistungsreserve eingeschränkt (sog. *Multimorbidität*). So leidet ein typischer multimorbider Patient gleichzeitig an Herzinsuffizienz, Bluthochdruck, Niereninsuffizienz, Diabetes mellitus und Gelenkbeschwerden, z. B. durch eine Arthrose (➤ Abb. 22.3).

Diese **Multimorbidität** kann die Behandlung der Patientinnen erheblich erschweren. Beispielsweise können einige Arzneimittel nur in niedriger Dosierung oder überhaupt nicht gegeben werden, wenn die Nieren der Patienten nicht mehr ausreichend arbeiten. Oder ein Arzneimittel kann zwar die eine Erkrankung verbessern (z. B. Hypertonie), dafür aber eine andere verschlechtern, z. B. eine gleichzeitige arterielle Durchblutungsstörung. Nicht selten erhalten Patientinnen in diesem Altersspektrum mehrere Medikamente, sodass es zu ungünstigen Wechselwirkungen kommen kann. Manche Medikamente können auch psychische Symptome als unerwünschte Begleitwirkungen auslösen.

22.2.1 Ganzheitlich orientierte und aktivierende Pflege

Altern, Gesundheit und Krankheit erfassen den Menschen in der Ganzheit seines Daseins. Der betroffene Mensch wird nicht auf seine

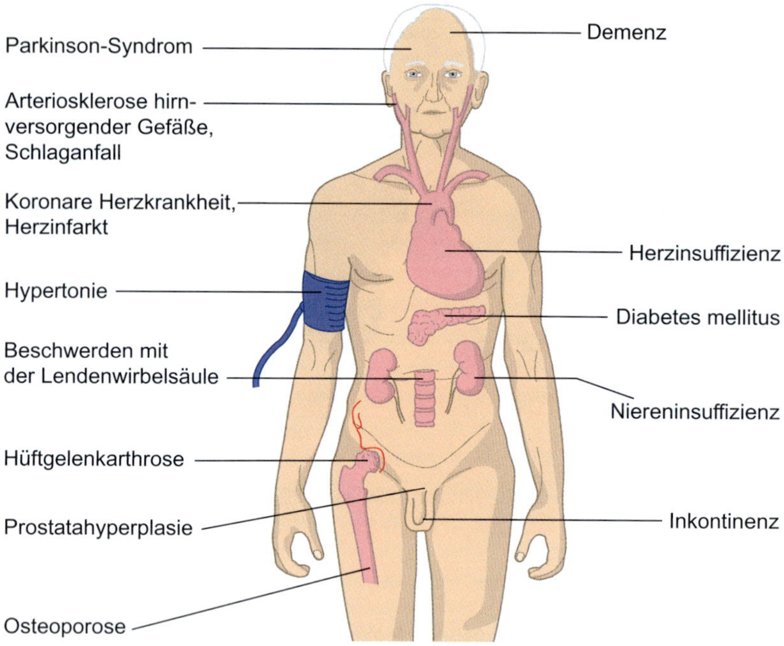

Abb. 22.3 Häufige medizinische Probleme des älteren Menschen, von denen oft mehrere gleichzeitig vorliegen *(Multimorbidität)* [L190]

Erkrankung, bestimmte Symptome oder Verhaltensweisen reduziert. Die Veränderungen und Auswirkungen in den einzelnen Bereichen können von den Patienten unterschiedlich wahrgenommen und erlebt werden. Um einen Menschen als *ganzheitliches Wesen* und als *gewordene Persönlichkeit* kennenzulernen, werden Informationen über seine Biografie, über besondere Lebensereignisse und soziale Beziehungen sowie über das persönliche Erleben und den Umgang damit benötigt. [vgl. 1]

Die *ganzheitliche Unterstützung* bei alltäglichen pflegerischen Verrichtungen stellt die Hauptaufgabe in der Pflege dar. Gleichzeitig berücksichtigt sie die zunehmende Multimorbidität der alten Menschen. Oft treten bei älteren Patientinnen gleichzeitig mehrere Pflegediagnosen auf. Bereits 1985 ermittelte Hallal in einer Untersuchung durchschnittlich 5,06 Pflegediagnosen, von denen die häufigsten in aufgeführt sind.

Ganzheitlich orientierte und aktivierende Pflege umfasst:

- Anleitung zur oder Ermöglichung von Selbstpflege, z. B. durch Schaffung günstiger Bedingungen, Begleitung bei den alltäglichen Verrichtungen
- Beratung und Betreuung
- Unterstützung bei eingeschränkter Selbstpflege, z. B. Aktivierung von Ressourcen und gesunden Anteilen, rehabilitative Maßnahmen, Anleitung zur Pflege
- Übernahme der Pflege bei alters- oder krankheitsbedingt ausgefallener Selbstpflege – Überwachung der Vitalfunktionen, Durchführung von Prophylaxen, Übernahme von Pflegehandlungen
- Zuwendung, Anteilnahme und Verständnis bei einsamen, leidenden oder ängstlichen Patienten
- Begleitung der sterbenden oder unheilbar kranken Patientinnen – menschliche Nähe und Zuwendung, Förderung von Ressourcen (Glaube, soziale Beziehungen), palliative Maßnahmen

22

Pflegende von älteren Menschen benötigen **besondere Kompetenzen.** Diese umfassen folgende Kenntnisse:

- Physiologischer Alterungsprozess
- Gerontopsychiatrische Krankheitsbilder
- Vielschichtigkeit der Probleme bei Erkrankungen im Alter (Multimorbidität)
- Psychische und soziale Einflüsse bei der Entstehung und Bewältigung von Krankheit und Behinderung im Alter
- Spezielle Probleme, z. B. Immobilität, Stürze, Verwirrtheit
- Besonderheiten diagnostischer und therapeutischer Maßnahmen bei älteren Menschen (➤ Kap. 22.3)
- Soziale und rechtliche Aspekte im Alter

22.2.2 Zentralnervöse und psychische Veränderungen im Alter

Das Gehirn ist ein gutes Beispiel dafür, wie Training das Altern beeinflusst: Ein geistig aktiver und geübter alter Mensch kann ein besseres Gedächtnis haben als ein durchschnittlich trainierter junger Mensch, und auch im hohen Alter ist Lernen (etwa das Neuerlernen einer Fremdsprache) noch möglich.

Alterungsvorgänge des Gehirns

Die Zahl der Nervenzellen im Gehirnnimmt während des ganzen Lebens ab. Doch dieser Schwund führt in der Regel nicht zu einem deutlichen Abfall *messbarer* intellektueller Leistungen, da das Gehirn eine große „Reservekapazität" besitzt.

Es finden sich vielfältige feingewebliche **Veränderungen im Gehirn:**

- Abnahme von Ganglienzellen und Astrozyten
- Einlagerung des „Alterspigments" Lipofuszin

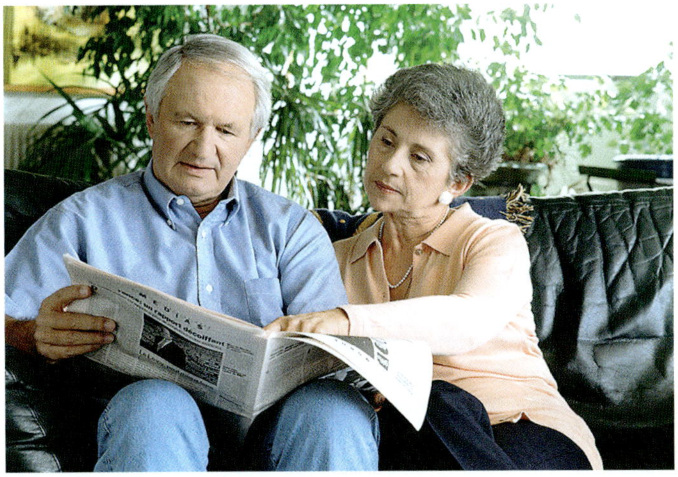

Abb. 22.4 Das regelmäßige Lesen der örtlichen Tageszeitung trainiert die kognitiven Funktionen und wirkt dem sozialen Altern durch Teilnahme am Geschehen in der Gesellschaft entgegen. [J787]

- Verschmälerung der Hirnwindungen
- Verdickung der Hirnhäute

Kognitive Funktionen

Nach heutigem Kenntnisstand lassen sich bei den **kognitiven Funktionen** (*Kognition* = Sammelbegriff für Wahrnehmen, Denken, Erkennen und Erinnern) zwei Gruppen bilden, die sich im Alter unterschiedlich verändern: die kristallinen und die flüssigen Funktionen:

- **Kristalline Funktionen** *(kristalline Intelligenz):* beinhalten bildungs- und übungsabhängige Leistungen wie Allgemeinwissen oder Sprachschatz. Sie nehmen mit dem biologischen Alter kaum ab und lassen sich durch Aktivität und Training sogar steigern.
- **Flüssige Funktionen** *(fluide Intelligenz):* umfassen die Fähigkeit des Menschen, neue Situationen zu erfassen und auf Probleme auch ohne vorherige Lernerfahrungen adäquat zu reagieren. Diese Funktionen hängen von einer flexiblen und raschen Informationsverarbeitung und einem guten Arbeitsgedächtnis ab und nehmen im Rahmen eines natürlichen Alterungsprozesses v. a. in ihrer Geschwindigkeit kontinuierlich ab. Die Betroffenen klagen insbesondere über eine nachlassende Gedächtnisbildung, also zunehmende Schwierigkeiten, neue Informationen aufzunehmen und zu behalten (➤ Abb. 22.4).

Informationsmenge pro Zeiteinheit reduzieren

Die Verlangsamung aller informationsverarbeitenden Prozesse im Alter hat Auswirkungen auf die Pflege: In allen Verständnis- und Anleitungssituationen reduzieren die Pflegenden die Informationsmenge pro Zeiteinheit, auch wenn dies viele ältere Patienten aus Stolz nie von sich aus erbitten.

Veränderungen der Emotionalität

Mit **Emotionalität** werden sowohl kurzfristige Gefühle wie Ärger oder Freude als auch längerfristige Stimmungen und Eigenschaften wie Wohlbefinden und Lebenszufriedenheit bezeichnet.

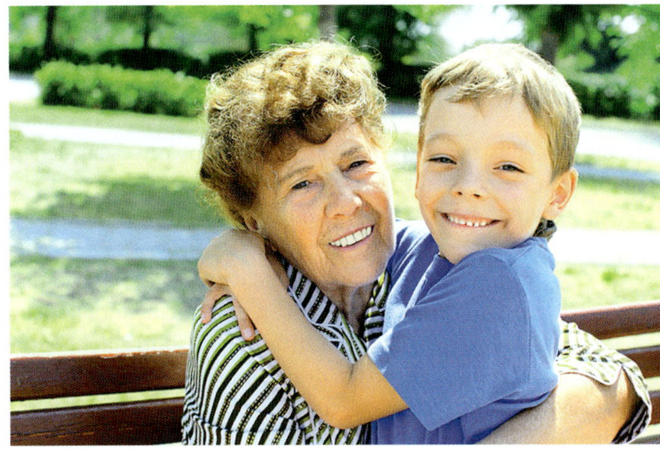

Abb. 22.5 Enkel sind für viele ältere Menschen eine Quelle der Lebenszufriedenheit. Auch die Enkelkinder profitieren von der Zeit und Zuwendung, die ihnen ihre Großeltern schenken. [J787]

Die Annahme, dass alte Menschen wesentlich häufiger traurig, depressiv oder (lebens-)unzufrieden sind, konnte in Untersuchungen nicht bestätigt werden. Allenfalls lässt sich eine geringere „Auslenkbarkeit" emotionaler Reaktionen im Alter nachweisen – also keine Schwankungen zwischen „himmelhoch jauchzend und zu Tode betrübt" innerhalb kurzer Zeit.

Für die *Emotionalität* der alten Menschen sind Faktoren wie Gesundheit, Aktivitätsniveau und sozialer Status von größerer Bedeutung als das biografische Alter (➤ Abb. 22.5). Mit zunehmender kognitiver Einschränkung nehmen die Emotionalität und der emotionale Gehalt von Aussagen eine zentrale Rolle ein.

Veränderungen der Persönlichkeit

Persönlichkeitsmerkmale *(Charaktereigenschaften)* sind Eigenschaften, die sich bis ins hohe Alter kaum ändern. Allerdings nimmt extrovertiertes (offenes, entgegenkommendes) Verhalten eher ab, während introvertiertes (sich abschirmendes, zögernd-abwartendes) Verhalten zunimmt. Bei vielen älteren Menschen verstärken sich auch diejenigen Charaktereigenschaften, die sie schon vorher auszeichneten. Beispielsweise kann aus einem sparsamen Menschen ein geiziger, aus einem leicht Unzufriedenen ein ständig nörgelnder „Querulant" werden.

Verwirrtheit

DEFINITION

Verwirrtheit: Bei Verwirrtheit stehen Störungen der Aufmerksamkeit, des qualitativen Bewusstseins, der Wahrnehmung, der Erinnerung, des Affekts, des Verhaltens, Orientierungsstörungen (*räumlich:* Wo bin ich?; *zeitlich:* Welcher Tag ist heute?; *zur eigenen Person:* Wer bin ich?; *situativ:* Was passiert hier?) und Denkstörungen (inkohärentes, zusammenhangloses Denken) im Vordergrund.

Verwirrtheitszustände können für ältere Patientinnen zu einem erheblichen Problem werden, aber auch für An- und Zugehörige

22

und die an der Therapie beteiligten Berufsgruppen. Die Verwirrtheit ist nicht als eigenständiges Krankheitsbild, sondern als Symptomkomplex zu betrachten. Verwirrtheitszustände treten zumeist akut im Rahmen eines Delirs auf, können aber auch subakut bei einer schweren psychotischen Störung oder chronisch im fortgeschrittenen Stadium einer Demenz auftreten.

Leicht verwirrte Personen sind auf den ersten Blick unauffällig, zeigen erst im Gespräch, dass ihr Denkinhalt, der Prozess des Denkens an sich (formaler Gedankengang) und die Orientierung gestört sind. Schwer Erkrankte dagegen erkennen u. U. nicht einmal mehr die nächsten Angehörigen, laufen rast- und ziellos durch den Raum und zeigen ausgeprägte Störungen des Schlaf-Wach-Rhythmus mit nächtlicher Wachheit und langen Schlafperioden über Tag. Verwirrte Menschen sind durch das ungesteuerte Verhalten ohne Begleitung und Versorgung oft in ihrer Sicherheit und Gesundheit gefährdet (Eigengefährdung).

Besondere Aufmerksamkeit und Einfühlungsvermögen werden von den Pflegenden verlangt, wenn die verwirrten Patienten, z. B. aus Angst oder Wahnvorstellungen heraus, aggressiv werden und ihre Mitmenschen wiederholt beleidigen oder sogar tätlich bedrohen (Fremdgefährdung).

Leicht werden Patientinnen aber auch zu Unrecht als verwirrt bezeichnet, etwa wenn sie sich nicht immer der Situation erkennbar angemessen verhalten, sich nicht in den Krankenhausalltag einfügen oder aufgrund einer Hörstörung unverständlich reagieren.

Akute Verwirrtheit/Delir

DEFINITION

Delir (von lat. „delirare"; entstanden aus dem ursprünglich landwirtschaftlich gemeinten „de lira ire": „von der geraden Furche abweichen" bzw. „aus der Spur geraten"): ein plötzlich einsetzender, **akuter Verwirrtheitszustand.** Es müssen leichte bis schwere Störungen in **allen** folgenden Bereichen vorliegen: Störungen des Bewusstseins (qualitativ > quantitativ), der Aufmerksamkeit, der Orientierung und kognitiver Funktionen.
Es bestehen inhaltliche Denkstörungen (wahnhafte Inhalte), formale Denkstörungen, Wahrnehmungsstörungen und Störungen der Psychomotorik (Über- oder Unteraktivität, starker Wechsel möglich), weitere Symptome sind ein gestörter Tag-Nacht-Rhythmus sowie affektive Störungen (Depression, Angst, Reizbarkeit, Euphorie, Apathie).

Ein Delir dauert oft nur Stunden bis wenige Tage (selten mehrere Wochen) und wird meist durch ein Zusammenspiel mehrerer ungünstiger Faktoren hervorgerufen.
Risikofaktoren für das Entstehen eines Delirs sind:

- Lebensalter (v. a. ältere Menschen und Kleinkinder)
- Vorbestehende Hirnschädigung (Demenzen, Erkrankungen der Hirngefäße)
- Alkohol-, Medikamenten- und Drogenabhängigkeit
- Störungen des Flüssigkeitshaushalts (z. B. zu wenig trinken bei großer Hitze) und Fehlernährungen
- Diabetes mellitus, Krebserkrankungen, andere schwere körperliche Erkrankungen, chronische Schmerzen
- (Große) operative Eingriffe und lange Narkosedauer
- Allgemein Multimorbidität und Polypharmazie
- Fieber und Schlafentzug
- Große Veränderungen des sozialen Umfelds (meist bei zusätzlich anderen Risikofaktoren)
- Bereits früher aufgetretenes Delir

Die wichtigsten **Ursachen** eines Delirs lassen sich in vier große Gruppen einteilen:

- Intoxikationen mit oder Entzug von zentral wirksamen Substanzen
- Erkrankungen des zentralen Nervensystems (ZNS)
- Systemische Erkrankungen
- Andere Ursachen

Bezüglich **Intoxikationen** müssen nicht nur Substanzen bedacht werden, die in ihrer Hauptwirkung bereits auf das ZNS wirken (z. B. Benzodiazepine, Narkosemittel), sondern auch Substanzen, die bei normaler oder zu hoher Dosierung ein Delir als Nebenwirkung zur Folge haben können (z. B. Antibiotika, Antidepressiva, Epilepsie- und Parkinsonmedikamente, Schmerzmittel, Kortison, Digitalis). Durch die reduzierte Stoffwechselaktivität des älteren Menschen oder Erkrankungen der entgiftenden Organe (Leber, Niere) können bereits normale Dosierungen ein Delir hervorrufen, da durch die Systemstörung faktisch eine Überdosierung entsteht (➤ Kap. 22.3.2). Intoxikationen können auch durch Arzneimittelunverträglichkeiten entstehen.

Entzüge einer zentral wirksamen Substanz haben weiträumige Auswirkungen auf die Funktion des Gehirns unterschiedlicher Ursache.

Bei den **ZNS-Erkrankungen** sind Epilepsie, Schädel-Hirn-Traumata, Alzheimer-Demenz, Tumore und Hirnödeme zu nennen, aber auch Erkrankungen der Hirngefäße wie Hirnblutungen oder Gefäßverschlüsse (Schlaganfall).

Zu den **systemischen Ursachen** zählen Anämien, Stoffwechselerkrankungen (Leber- und Nierenerkrankungen, Diabetes mellitus, Hypoglykämien), Störungen des Wasser- und Elektrolythaushaltes (Dehydratation, Hyponatriämie), kardiovaskuläre Erkrankungen (Herzrhythmusstörungen, Herzschwäche, Hypotonie, Hypertonie mit Schädigung der Hirngefäße), Vitaminmangel, Hormonstörungen sowie Infektionen (Harnwegsinfekt, Lungenentzündung, Enzephalitis, Lues, AIDS)

Andere Ursachen können beispielsweise schwere Schmerzen, schwerwiegende soziale Veränderungen oder Schlafentzug sein.

Ein akutes Delir ist immer ein **Notfall!**

Diese Faktoren gilt es durch eine sorgfältige Anamnese (meist Fremdanamnese) sowie körperliche und technische Untersuchungen herauszufinden. Können die Ursachen beseitigt werden, verschwindet die akute Störung oftmals. Allerdings beruht ein großer Teil der akuten Verwirrtheitszustände auf einer bis dahin maskierten Demenz.

VORSICHT

Menschen mit akuten Verwirrtheitszuständen sind Notfallpatienten!

Akute Verwirrtheitszustände sind medizinische Notfälle, die sorgfältiger Klärung, Überwachung und Betreuung bedürfen. Nahrungsverweigerung, Unfähigkeit zur Kooperation, Weglauftendenzen und aggressive Handlungen sind hierbei häufig und gefährden die Patientinnen und andere (Eigen- und Fremdgefährdung). Sie begründen ggf. eine Zwangseinweisung und -behandlung.

Akute Verwirrtheit als Folge einer Krankenhauseinweisung

Vielen älteren Menschen bereitet v. a. die unvorbereitete **Einweisung in ein Krankenhaus** große Probleme. Als Reaktion auf die zur Einweisung führende Grundkrankheit *und* den Umgebungswechsel kommt es zu einer Phase akuter Verwirrtheit. Zur Vorbeugung empfehlen sich daher folgende **Pflegemaßnahmen:**

- Achten Sie auf wenige, aber konstante Bezugspersonen. Zimmer- bzw. Bezugspflege ist der Funktionspflege in jedem Fall vorzuziehen. Die Pflegenden stellen sich den Patientinnen nicht nur namentlich vor, sondern tragen auch ein Namensschild (auf ausreichend große Schrift achten) und schreiben ihren Namen auf einen Zettel, damit die Patienten ihn sich bei Abwesenheit der Pflegenden in Erinnerung rufen können.
- Unter Umständen ist die stationäre Mitaufnahme einer Bezugsperson (Ehepartner z. B.) angezeigt; eine Kostenübernahme kann vor elektiven Eingriffen vorher mit der Krankenkasse abgesprochen werden.
- Je unruhiger die Umgebung, desto höher der Stress für die Patientinnen, verbunden mit dem Risiko, dass eine gerade noch kompensierte Verwirrtheit manifest wird. Die Pflegemaßnahmen werden aus diesem Grund gut geplant, um die Ruhephasen der Patienten nicht durch häufige und kurze Pflegetätigkeiten zu unterbrechen.
- Ältere Patientinnen tragen ihre Brille oder ihr Hörgerät immer bei sich, da ein Umgebungswechsel bei unzureichendem Seh- oder Hörvermögen noch schwerer zu verkraften ist.

Chronische Verwirrtheit

Im Verlauf einer demenziellen Entwicklung kann es in einem fortgeschrittenen Stadium zu einer chronischen Verwirrtheit des Patienten kommen. Diese ist als nicht mehr reversibel zu betrachten. Die Behandlung der chronischen Verwirrtheit erfolgt symptomorientiert.

22.3 Diagnostik und Therapie bei alten Menschen

22.3.1 Diagnostik

Bei der **Diagnostik** psychischer Krankheiten im Alter muss angesichts der Multimorbidität alter Menschen besonderer Wert auf eine umfassende Abklärung körperlicher Beschwerden gelegt werden, um mögliche organische Ursachen psychischer Veränderungen nicht zu übersehen.

Anamneseerhebung und Untersuchung erfordern bei älteren Patientinnen aufgrund der evtl. zahlreichen Vorerkrankungen und der eingeschränkten geistigen und körperlichen Fähigkeiten oftmals mehr Zeit.

Schwerhörige Patienten sollten ihr Hörgerät tragen. Wichtig ist, sich der Patientin namentlich vorzustellen (Namen evtl. aufschreiben) und ihr zu erklären, was gerade passiert und warum so viele Fragen nötig sind. Mangelnde Konzentrationsfähigkeit des Kranken darf nicht zu Ungeduld verleiten. Es ist besser, sich zunächst auf die aktuelle Anamnese zu beschränken und die frühere Anamnese später zu erheben oder einer alten Krankenakte zu entnehmen. Ausschweifende Erzählungen können taktvoll durch genaue Fragen beendet werden. Häufig wird die *Eigenanamnese* durch eine *Fremdanamnese* ergänzt. Wichtige **Inhalte der Anamnese** bei älteren Patienten sind:

- Körperlicher Zustand *vor* der aktuellen Erkrankung (Hat die Person sich noch selbst versorgt, oder war sie schon längere Zeit kaum noch in der Lage zu gehen?)
- Soziale Situation (Wohnt sie allein oder bei Angehörigen? Ist jemand da, der sich um sie kümmert? Lebt er in einer seniorengerechten Wohnung? Wurde ein Pflegegrad anerkannt? Gibt es bereits ambulante Hilfen?)
- Bestehen Vorsorgevollmacht, Patientenverfügung und/oder eine gesetzliche Betreuung? Wer soll im Notfall Ansprechpartner sein?
- Bisher eingenommene Arzneimittel (am besten mitbringen lassen)
- Gibt es Hilfsmittel (z. B. Geh-, Seh- oder Hörhilfen)?

Bei gerontopsychiatrischen Patientinnen stößt man zudem in der Anamnese gehäuft auf einschneidende Veränderungen der Lebenssituation und des privaten Umfelds:

- Veränderung der sozialen Stellung, z. B. durch Pensionierung
- Verlust von Freunden und Bekannten durch Tod
- Verlust der Lebenspartnerin
- Verlassen des eigenen Heims

Die **körperliche Untersuchung** entspricht den üblichen Richtlinien.

Technische Untersuchungen und insbesondere auch invasive Untersuchungen werden bei einem älteren Patienten nur angeordnet, wenn die Untersuchung für ihn zumutbar ist und angesichts der Gesamtsituation des Kranken Konsequenzen hat.

An- und Zugehörige bei der Aufklärung einbeziehen

Auch wenn insbesondere verwirrte ältere Patientinnen ärztlichen und pflegerischen Informationen sowie Aufklärungsgesprächen kaum zu folgen scheinen, ist bei ihnen genauso die Einwilligung zu invasiven Maßnahmen einzuholen wie bei anderen Patienten. Hier ist es sinnvoll, zur Aufklärung **An- und Zugehörige** hinzuzubitten, die den Patientinnen später unklare Sachverhalte noch einmal erklären können. Auch die Pflegenden können durch gezieltes Nachfragen überprüfen, ob Unsicherheiten bestehen. Bestehen begründete Zweifel daran, dass der Patient seine Entscheidungen selbst überblicken und beurteilen kann, und liegen keine entsprechenden Vollmachten vor, muss die behandelnde Ärztin ggf. einen Antrag beim Betreuungsgericht auf Genehmigung einer geplanten und notwendigen medizinischen Maßnahme stellen (Betreuungsgesetz).

22.3.2 Medikamentöse Therapie

Die **medikamentöse Therapie** psychischer Störungen ist häufig durch die potenziellen Wechselwirkungen mit anderen notwendigen Medikamenten erschwert. In der gerontopsychiatrischen Therapie liegen die Schwerpunkte deshalb neben der medikamentösen Therapie zusätzlich im Bereich somato-, sozio- und immer häufiger auch psychotherapeutischer Verfahren jeglicher Art.

Aufgrund ihrer höheren Erkrankungshäufigkeit und Multimorbidität nehmen alte Menschen durchschnittlich mehr Arzneimittel als jüngere ein und nicht selten mehrere Präparate nebeneinander

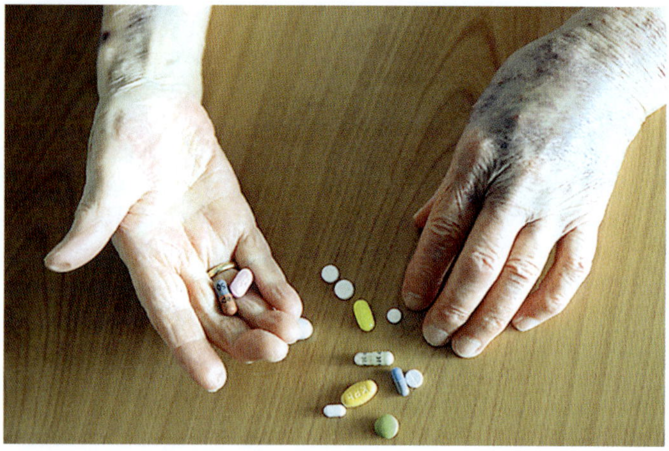

Abb. 22.6 Zum Alltag vieler alter Menschen gehört die regelmäßige Einnahme verschiedener Arzneimittel. [K115]

(➤ Abb. 22.6). Gleichzeitig ist bei älteren Menschen eine veränderte Reaktion auf bestimmte Arzneimittel zu beachten. Neben unerwünschten Nebenwirkungen kann es gerade bei einer Polypharmazie (regelmäßige Einnahme von 5 und/oder mehr Arzneimitteln) zu *Arzneimittelinteraktionen* (-wechselwirkungen) kommen.

Letztlich kommt es auch bei älteren Menschen vermehrt zu einer Abnahme der Therapietreue (Adhärenz, früher auch Compliance). Gründe dafür sind u. U. Einschränkungen der Hör- und Sehfähigkeit sowie der Mobilität, aber auch Gedächtnis- oder Orientierungsstörungen. Auch die Über- oder Unterdosierung einer Arznei ist hierbei möglich. Einige Patienten verändern auch aus Angst vor unerwünschten Nebenwirkungen eigenständig die Dosis oder verzichten ganz auf die Einnahme der Medikamente. Das Risiko einer unzureichenden Adhärenz steigt mit der Anzahl der verordneten Präparate.

Physiologische Einflüsse auf die Pharmakotherapie im Alter

Der Stoffwechsel des alten Menschen verlangsamt sich. So werden auch Medikamente langsamer verstoffwechselt und müssen daher häufig niedriger dosiert werden als bei jüngeren Patientinnen (➤ Abb. 22.7).

Bei den meisten alten Menschen ist der Anteil des Körperfetts höher und der Anteil des Körperwassers sowie der Muskelmasse niedriger als bei jüngeren Menschen vergleichbaren Körpergewichts. Arzneimittel mit ungleichmäßiger Verteilung in den Körpergeweben können also im Alter anders verteilt sein als in jungen Jahren und somit stärker oder schwächer wirken.

Viele Arzneimittel werden im Blut an Eiweiße gebunden. Bei alten Menschen sind weniger Eiweiße vorhanden als bei jüngeren. Deshalb kann es bei gleichzeitiger Gabe mehrerer Arzneimittel durch die „verschärfte" Konkurrenz um diese Eiweiße zu Wirkungserhöhungen (mehr freier, nicht gebundener, also aktiver Wirkstoff) kommen. Besonders typisch ist die Wirkungsverstärkung von bestimmten oralen Antidiabetika wie Glibenclamid® mit nachfolgender Hypoglykämiegefahr.

Durch die Alterungsvorgänge der Nieren, die zumeist mit einem Rückgang der Anzahl der Glomeruli einhergehen, werden nierengängige Arzneimittel verzögert ausgeschieden. Bei diesen Arzneimitteln ist die Gefahr einer Anreicherung *(Kumulation)* mit Nebenwirkungen bis hin zur Arzneimittelvergiftung erhöht.

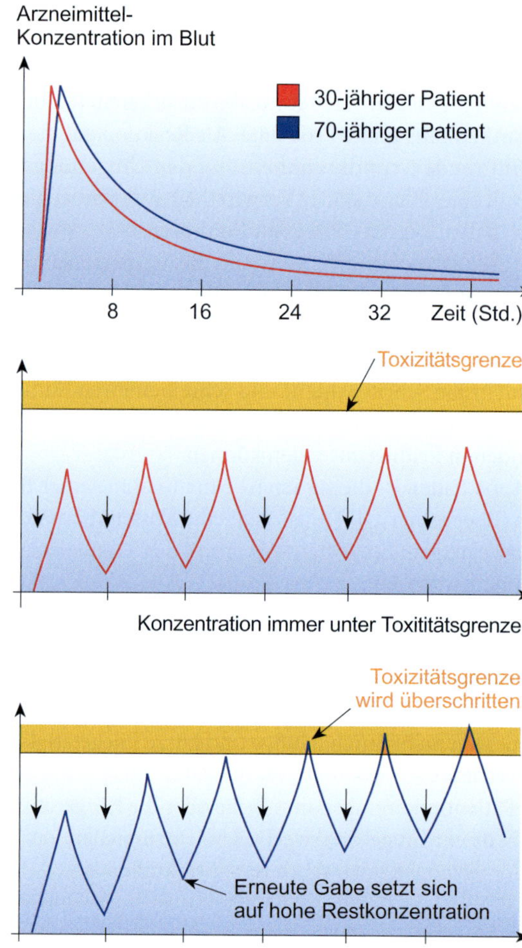

Abb. 22.7 Die verlängerte Ausscheidungszeit von Arzneimitteln bei älteren Menschen ist bei der einmaligen Gabe eines Arzneimittels nur selten gravierend. Gefährlich ist jedoch die Anreicherung (Akkumulation) des Arzneimittels, wenn regelmäßig Einzeldosen gegeben werden. Anders als beim jüngeren Menschen reicht das z. B. 8-stündige Intervall, um die Substanz weitgehend abzubauen (Mitte), bei älteren Menschen nicht aus (unten). [A400]

Auch die Elimination von Arzneimitteln durch die Leber ist im Verlauf des Lebens individuellen Alterungsprozessen unterworfen. Bei einer Abnahme des Lebergewichts und der Leberdurchblutung kann es zu einer Verminderung der Enzymfunktion (Entgiftungsleistung) und der Albuminproduktion (Eiweißbindung, s. o.) kommen.

Verzögerte Arzneimittelausscheidung

Die Pharmakokinetik ist beim älteren Menschen sowohl in Bezug auf die **Arzneimittelausscheidung** *(Elimination)* als auch in Bezug auf die erzielte klinische Wirkung (abgeschwächt oder – weitaus häufiger – verstärkt) verändert (➤ Abb. 22.7).

Neben der beschriebenen Pharmakokinetik kann auch die Pharmakodynamik verändert sein. Ursache dafür können die Zu- oder Abnah-

22

me von Rezeptoren, aber auch der zunehmende Verlust von funktionell wichtigen Zellen sein. Ein Beispiel ist das verminderte Ansprechen von Parkinsonpatienten auf Levodopa. Durch den Verlust dopaminerger Zellen kann Levodopa nicht zu Dopamin umgewandelt werden.

Manche Arzneimittel (z. B. Beruhigungsmittel) wirken nicht nur *stärker*, sondern bei einigen alten Menschen auch *qualitativ* anders. Es kann durchaus sein, dass die Gabe eines Schlafmittels (z. B. einer Diazepamtablette) nicht zum Einschlafen, sondern zu Erregungszuständen führt (paradoxe Wirkung).

Einige Arzneimittel führen zu Elektrolytentgleisungen. Diuretika und insbesondere Antidepressiva (SSRI) können Elektrolytentgleisungen wie Hyponatriämien verursachen. Hyponatriämien sind eine häufige Delirursache.

Anticholinerg wirksame Medikamente (z. B. Amitriptylin, Pethidin, Atropin) können zu Verwirrtheitszuständen führen.

Benzodiazepine und Opiate bzw. Opioide können eine Verschlechterung von Gedächtnis und Kognition bewirken. Bei Benzodiazepinen kann sich durch Akkumulation eine gefährliche Atemdepression entwickeln.

Praktische Konsequenz: besondere Vorsicht

Durch einige praktische **Vorsichtsmaßnahmen** kann meist verhindert werden, dass Arzneimittel den älteren Patientinnen mehr schaden als nützen:

- Vor Verordnung eines Medikaments wird die Indikation kritisch geprüft. Patientinnen werden ausreichend, aber nicht übermäßig mit Arzneimitteln behandelt. Studien haben gezeigt, dass die Verabreichung von Antidepressiva hingegen oft zu niedrig dosiert und zu selten erfolgt.
- Für die Dosisfestlegung gilt: „Start low, go slow."
- Bei vielen Arzneimitteln lässt sich die Blutkonzentration laborchemisch messen (Drug-Monitoring).
- Werden einem Patienten Hypnotika (Schlafmittel), Sedativa („Beruhigungsmittel") oder andere das ZNS beeinflussende Präparate abends gegeben (z. B. gegen Erbrechen), darf er nachts nicht allein aufstehen, da die Sturzgefahr durch die Arzneimittelwirkung erheblich erhöht ist.
- Die Fähigkeit der Patientinnen zur korrekten Medikamenteneinnahme wird regelmäßig geprüft; ggf. muss die Vergabe der Medikamente möglichst einfach und durch Dritte erfolgen (➤ Abb. 22.8).
- Wenn nicht unbedingt notwendig, wird auf die Verordnung von Medikamenten mit geringer therapeutischer Breite (z. B. Digitalis, Lithium etc.) verzichtet.

Faustregel für den Medikamenten-Tagesplan

Möglichst wenige Arzneimittel zu möglichst wenigen Tageszeiten (➤ Abb. 22.8).

VORSICHT

Hochbetagte psychisch Kranke brauchen häufig weniger Medikamente! In der Regel kommen sie mit der Hälfte oder weniger der Vergleichsdosis eines jüngeren Patienten aus.

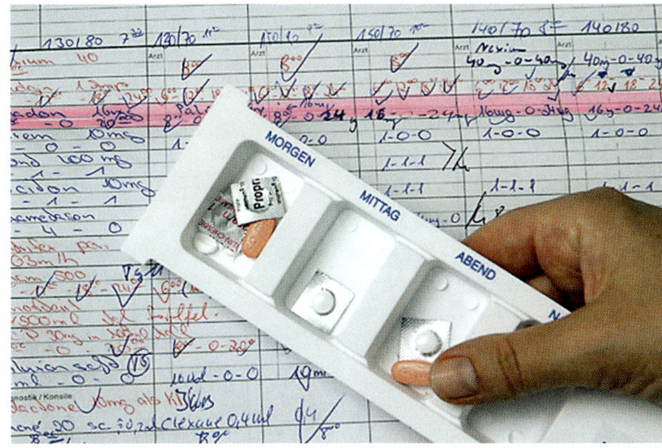

Abb. 22.8 Vor der Entlassung wird geklärt, wie sich eine zuverlässige Arzneimitteleinnahme zu Hause erreichen lässt. Evtl. werden die Angehörigen des Kranken auf dieses Problem angesprochen. Mobile Hilfsdienste können z. B. morgens den Tagesbedarf in Dosierhilfen bereitstellen. Auch Dosierhilfen, die einen kompletten Wochenbedarf enthalten, können – bei entsprechend selbstständigen Patienten – eine Hilfe sein. Auf jeden Fall wird ein schriftlicher Arzneimittelplan bei der Entlassung mitgegeben. [K115]

22.4 Demenz

DEFINITION

Demenz: organisch bedingte, erworbene, über Monate bis Jahre zunehmende degenerative Veränderungen des Gehirns mit Abnahme des Gedächtnisses, Verlust kognitiver Fähigkeiten sowie Verhaltensdefiziten und Einschränkung der Alltagskompetenz. In Deutschland waren Ende 2023 etwa 8,6 % bzw. 1,8 Mio. Menschen über 65 J. betroffen [vgl. 16]. Für die Diagnose Demenz sollten die vorhandenen Einschränkungen ein bestimmtes Ausmaß erreicht haben. Sind die alltagspraktischen Fähigkeiten noch nicht oder kaum beeinträchtigt, spricht man eher von einer **leichten kognitiven Störung** (Mild Cognitive Impairment, MCI).

Die Wahrscheinlichkeit für eine Demenz steigt mit zunehmendem Alter (➤ Abb. 22.9). Bei 60-Jährigen beträgt sie 1 %, bei 90-Jährigen über 40 % [vgl. 18]. Trotzdem ist die Demenz keine „normale Alterserscheinung", sondern eine spezifische Erkrankung.

22.4.1 Formen und Einteilung

- Etwa 50–60 % der Betroffenen leiden an einer **Alzheimer-Demenz,** der häufigsten Form der **primär degenerativen Demenzen.**
- Etwa 15–20 % der Demenzen sind **vaskuläre Demenzen.** Sie werden teils als eigene Gruppe geführt, teils zu den **sekundären Demenzen,** d. h. zu den durch andere Grunderkrankungen bedingten Demenzen, gezählt.
- Weitere 15 % sind **Mischformen** aus Alzheimer- und vaskulärer Demenz.
- Die übrigen verteilen sich auf zahlreiche eher seltene Ursachen (➤ Tab. 22.1).
- Die **Lewy-Körperchen-Demenz** tritt bei Morbus Parkinson oft innerhalb eines Jahres nach Beginn der Parkinson-Symptomatik

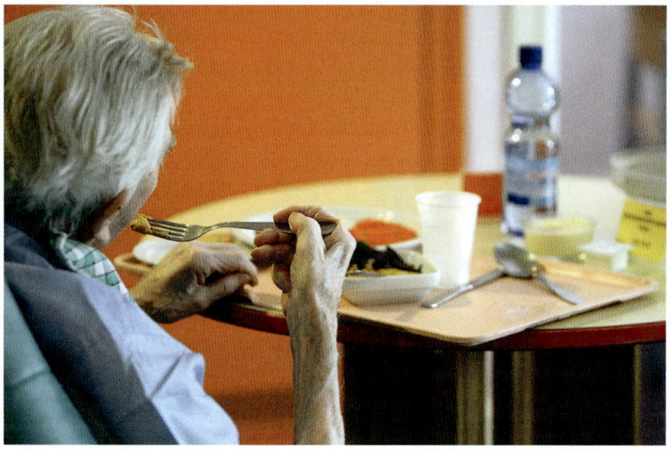

Abb. 22.9 Die **Demenz** ist ein häufiges Krankheitsbild: In der Gruppe der über 65-Jährigen sind ca. 8,6 % betroffen. [J787]

Tab. 22.1 Überblick über Erkrankungen, die zu den Symptomen einer Demenz führen können

Primär degenerative Erkrankungen
• Alzheimer-Demenz ➤ Kap. 22.4.3 • Chorea Huntington ➤ Kap. 5.2.4 • Parkinson-Demenz-Komplex ➤ Kap. 5.2.1 • Pick-Krankheit ➤ Kap. 17.3.7 • Lewy-Körperchen-Demenz ➤ Kap. 22.4.5
Sekundäre Demenzen
Kardiovaskuläre Erkrankungen
• Vaskuläre Demenz ➤ Kap. 22.4.4
Hormonelle, Stoffwechsel- und Ernährungsstörungen
• Enzephalopathie bei schweren Leber- oder Nierenfunktionsstörungen • Schilddrüsen- und Nebenschilddrüsenfunktionsstörungen • Unterfunktion des Hypophysenvorderlappens • Speicherkrankheiten (z. B. Morbus Wilson) • Vitaminmangelsyndrome (z. B. Vit.-B-Mangel)
Infektionen und Entzündungen
• HIV-Infektion/Aids ➤ Kap. 6.5 • Creutzfeldt-Jakob-Erkrankung ➤ Kap. 6.10.2 • Neurolues ➤ Kap. 6.8 • Meningoenzephalitiden anderer Ursache ➤ Kap. 6.2
Toxische Schädigungen
• Alkoholabusus (Korsakow-Syndrom, ➤ Kap. 17.2.2) • Drogen ➤ Kap. 23.4.5 • Medikamente ➤ Kap. 23.4.4 • Kohlenmonoxid • Organische Lösungsmittel • Schwermetalle (z. B. Blei, Aluminium, Quecksilber)
Liquorzirkulationsstörungen
• Hydrocephalus communicans (Normaldruckhydrozephalus) ➤ Kap. 10.3.1
Traumata
• Subduralhämatom ➤ Kap. 8.4 • Schwere oder rezidivierende Hirntraumata ➤ Kap. 8.2
Tumoren
• Frontobasale Hirntumoren ➤ Kap. 7.1
Sonstige Ursachen
• Zerebrale Hypoxie

22

auf (sekundäre Demenz). Sie ist möglicherweise für bis zu 25 % aller Demenzen verantwortlich.

Die ICD-10 codiert die Demenz unter den „organischen, einschließlich symptomatischen psychischen Störungen" (➤ Kap. 17) und unterscheidet folgende Formen: Demenz bei Alzheimer-Krankheit, vaskuläre Demenz, Demenz bei sonstigen andernorts klassifizierten Krankheiten und die nicht näher bezeichnete Demenz.

22.4.2 Typische Symptome einer Demenz

Während sich Ursache und Verlauf der Demenzerkrankungen sowie auch die jeweilige Zusammenstellung und Intensität der Symptome zwischen den Formen unterscheiden, sind die Symptome an sich – falls sie auftreten – gleichförmig:

- **Gedächtnisstörungen:** Oft tritt zuerst eine abnehmende Lernfähigkeit für Neues auf **(Störung der Merkfähigkeit),** später wird auch das Altgedächtnis **(Gedächtnisstörung)** beeinträchtigt. Die zeitliche Einordnung vergangener Ereignisse fällt dem Kranken zunehmend schwerer **(Zeitgitterstörungen),** später kommt es zu ausgeprägten **Orientierungsstörungen,** zunächst bezogen auf die Zeit, später auf Situation und Ort und schließlich auf die eigene Person.
- **Denkstörungen:** Informationsverarbeitung und Konzentration sind zunehmend gestört. Darunter leiden besonders Abstraktions- und Urteilsvermögen. Das Denken wird langsam und haftend, Wiederholungen **(Perseverationen)** treten auf, kritisches Abwägen wird zunehmend schwieriger. Schließlich schwinden **Kritik- und Urteilsfähigkeit.**
- **Affektive Störungen:** Viele Patienten sind initial **depressiv,** manche auch mürrisch-dysphorisch. Die **Euphorie** des Demenzkranken wirkt manchmal oberflächlich, leer und nicht ansteckend, ganz im Gegensatz zur Manie (➤ Kap. 16.3), deren Heiterkeit oft mitreißt. Der Affekt kann vom Demenzkranken insbesondere bei vaskulären Erkrankungen oder bei den frontotemporalen Demenzen nicht mehr ausreichend gesteuert werden und schwankt hin und her **(Affektlabilität).** Man spricht von **Affektinkontinenz,** wenn bereits kleinste Anlässe genügen, um die Patientin z. B. in unangemessenes Weinen ausbrechen zu lassen.
- **Antriebsstörungen:** Eigeninitiative und Spontaneität lassen nach, der Lebensraum engt sich ein, soziale Kontakte werden nicht mehr gepflegt. Insgesamt ist eine **Antriebsverarmung** zu beobachten.
- **Psychomotorische Störungen:** insbesondere bei vaskulären Demenzen. Gestik und Mimik sind eingeschränkt **(Hypokinese, Hypomimie)** und die Lebhaftigkeit sowie deren Ausdruck insgesamt nachlassend. Die Sprache wird modulationsarm und eintönig. Reaktionszeiten im Gespräch verlängern sich, die Bewegungen sind langsam und schwunglos.
- **Neuropsychologische Symptome:** Bei diesen **„Werkzeugstörungen"** sind Handlungsabläufe gestört, typischerweise treten sie bei Demenzerkrankungen auf. **Apraxie** beschreibt die Unfähigkeit zu bestimmten Bewegungsfolgen (z. B. das Zuknöpfen eines Hemdes), **Akalkulie** die Unfähigkeit zum Rechnen. **Alexie** und **Agrafie** sind Lese- bzw. Schreibunfähigkeit. Bei fortgeschrit-

tener Demenz können die Sprache **(Aphasie)** und das Erkennen von Personen oder Gegenständen **(Agnosie)** verloren gehen.

22.4.3 Alzheimer-Demenz

DEFINITION

Alzheimer-Demenz *(Demenz vom Alzheimer-Typ):* 1907 beschrieb der deutsche Psychiater Alois Alzheimer (1864–1915) als Erster die klinische Symptomatik und die charakteristischen Hirnveränderungen dieser Krankheit. Ursache ist eine fortschreitende degenerative Veränderung des Hirngewebes aufgrund von pathologischen Eiweißablagerungen im Gehirn.

Die ICD-10 unterscheidet eine *Alzheimer-Demenz mit frühem Beginn* (vor dem 65. Lebensjahr) von der *Alzheimer-Demenz mit spätem Beginn* (nach dem 65. Lebensjahr). Erstere ist seltener und weist im Verlauf häufig eine rasche Verschlechterung auf. Zumeist bestehen deutliche und vielfältige Beeinträchtigungen.

Krankheitsentstehung

Die eigentliche Krankheitsursache und ihre genauen Pathomechanismen sind noch unbekannt. Es werden unterschiedliche Faktoren diskutiert. Nur in ca. 5–10 % der Fälle tritt die Alzheimer-Demenz familiär gehäuft auf. Selten liegt eine autosomal-dominant vererbbare Form vor, dann liegt der Erkrankungsbeginn häufig vor dem 65. Lebensjahr. Mikroskopisch typisch kommt es intrazellulär zur Entstehung von **Alzheimer-Fibrillen:** Dabei handelt sich um veränderte Eiweiße (hyperphosphorylierte Tau-Proteine), die in der Zelle Aggregate bilden und den Zellstoffwechsel behindern. Außerhalb der Zelle kommt es zur pathologischen Bildung von verklumpten Eiweißmolekülen, den **Amyloid-Plaques.** Es folgt der Untergang von Neuronen und hierdurch eine *Hirnatrophie,* klassisch in Bereichen für Gedächtnis, visuell-räumliche Wahrnehmung und das Benennen. Pathobiochemisch ist eine Verminderung des Neurotransmitters Acetylcholin, einem Botenstoff für den Informationsaustausch der Neurone, am auffälligsten. Dieser ist in den Hirnstrukturen Kortex und Hippocampus wichtig für Aufmerksamkeitsprozesse und Gedächtnisleistung.

Als Hauptrisikofaktor für die Entwicklung einer Demenz gilt das Alter. Weitere Faktoren sind: familiäre Häufung, Parkinson-Krankheit, Down-Syndrom, Schädel-Hirn-Trauma, vaskuläre Risiken (Diabetes mellitus, Hypertonus, Übergewicht), Alkoholmissbrauch, Inaktivität, geringe Schulbildung.

Symptome und Untersuchungsbefund

Typisch für die Alzheimer-Demenz ist ein langsamer, schleichender Beginn mit fortschreitenden Gedächtnisstörungen bei relativ lange gut erhaltener Persönlichkeit ohne neurologische Herdsymptome.

Nach uncharakteristischen Anfangssymptomen wie etwa Konzentrationsschwäche und Schwindel treten als erstes richtungweisendes Symptom Merkfähigkeitsstörungen auf. Sie sind zunächst kaum wahrnehmbar und werden oft als altersbedingte Vergesslichkeit fehlgedeutet, schreiten jedoch immer weiter fort und übersteigen das Maß „normaler" Vergesslichkeit deutlich. Als Erstes ist das Kurzzeitgedächtnis betroffen (der Patient weiß z. B. nicht mehr, was genau tags zuvor geschehen ist); erst später werden auch lange zurückliegende Ereignisse vergessen. Häufig treten in der Frühphase einer Demenz auch depressive Symptome auf, einhergehend mit zunehmender Interesselosigkeit, sozialem Rückzug und Inaktivität. Typischerweise bleibt die Persönlichkeit lange erhalten *(soziale Fassade).* Wortfindungsstörungen häufen sich. Nicht selten spitzen sich frühere Charaktereigenschaften zu.

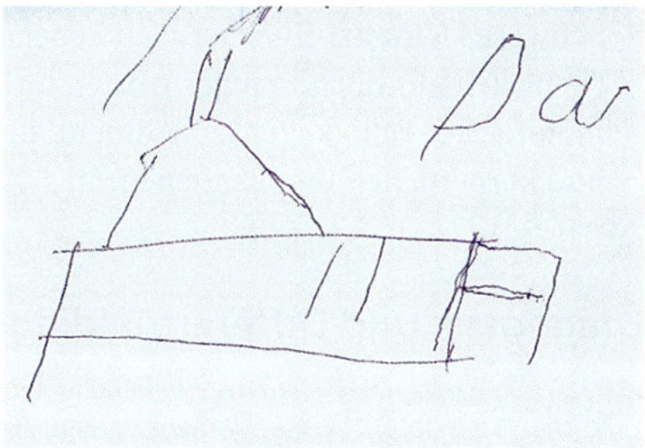

Abb. 22.10 Zeichnung einer Alzheimer-Patientin, die aufgefordert wurde, ein Haus zu zeichnen [K183]

Die Reaktion der Kranken auf ihren Zustand ist sehr unterschiedlich. Im Anfangsstadium bemerken viele Betroffene ihre Defizite und versuchen, sie z. B. durch „Merkzettelchen" zu kaschieren. Andere verleugnen die Krankheitssymptome sowohl vor sich selbst als auch anderen gegenüber. Antriebsmangel kommt ebenso häufig vor wie Unruhe.

Zunehmend wird der Kranke auch zu Ort, Zeit und Personen desorientiert, sprachliche Fähigkeiten gehen verloren. Rechnen, Lesen und Schreiben fallen immer schwerer und werden schließlich unmöglich (➤ Abb. 22.10). Hinzu kommt, dass auch Alltagstätigkeiten wie etwa Einkaufen, Ankleiden oder Waschen Schwierigkeiten bereiten. Ratlosigkeit, Unruhe (evtl. gepaart mit aggressiv-abwehrenden Tendenzen) und Wahnvorstellungen können sich entwickeln. Im Prinzip können alle neuropsychologischen Symptome vorkommen. Im Endstadium ist die Patientin oft völlig hilflos. In Abhängigkeit von Symptomausprägung und Hilfsbedürftigkeit des Patienten werden meist drei Demenzstadien unterschieden.

Schweregrade einer Demenz

- **Leichte Demenz:** Störungen des Kurzzeitgedächtnisses, Wortfindungsstörungen, Unmöglichkeit anspruchsvoller Tätigkeiten. Beginnende Schwierigkeiten in fremder Umgebung und eingeschränktes Urteilsvermögen. Vielfach Stimmungsschwankungen. Die meisten Alltagstätigkeiten sind in vertrauter Umgebung aber noch möglich.
- **Mittelgradige Demenz:** Störungen auch des Langzeitgedächtnisses, Orientierungsstörungen auch in vertrauter Umgebung und Verkennen vertrauter Personen, zunehmender Verlust von Alltagskompetenzen. Unruhe und ungerichtete Umtriebigkeit. Beginnende Hilfs- und Aufsichtsbedürftigkeit. Die Krankheit kann nach außen nicht mehr verleugnet werden.

22

- **Schwere Demenz:** Hilfe bei allen Lebensaktivitäten nötig, Sprechen allenfalls noch weniger Wörter, fortschreitender Verlust motorischer Fähigkeiten, zunehmend neurologische Symptome und körperliche Komplikationen.

Diagnostik und Differenzialdiagnose

Die Diagnose der Alzheimer-Demenz ist eine **Ausschlussdiagnose!**

Gedächtniseinschränkungen sowie kognitive Defizite werden durch eine neuropsychologische Testung objektivierbar gemacht und helfen, die Schwere der Demenz festzustellen und ihren Verlauf zu beobachten. In psychometrischen Tests (z. B. MMST, DemTect) werden Patientinnen z. B. zu Orientierung, Erinnerungs- und Rechenfähigkeit geprüft. Die dabei erzielte Punktzahl gibt eine orientierende Auskunft über mögliche Defizite. Gerade frühe Krankheitsstadien oder jüngere Patienten benötigen hingegen oft eine ausführlichere Testung (CERAD). Häufig zeigen gut ausgebildete Menschen aufgrund einer guten kognitiven Reserve trotz einer beginnenden Demenzerkrankung noch gute Testergebnisse, da sie ihre Einschränkungen gut kompensieren können.

Wesentlich für die Demenzdiagnostik ist das Erheben einer gründlichen Anamnese, insbesondere auch einer Fremdanamnese. Wichtig ist hierbei, den bisherigen Krankheitsverlauf sowie die Einschränkungen der Alltagskompetenz abzuschätzen. Unverzichtbar ist ferner auch die Erhebung einer vollständigen Medikamentenanamnese und der bisherigen körperlichen Krankheiten.

Durch Blutuntersuchungen und technische Untersuchungen müssen behandelbare Demenzursachen stets ausgeschlossen werden. Neben einer ausführlichen körperlichen Untersuchung gehören eine Blutanalyse und eine zerebrale Bildgebung (cCT oder cMRT) zu einer umfassenden Diagnostik. Eine erweiterte Diagnostik beinhaltet eine Liquorpunktion, die in Gedächtnisambulanzen (spezialisierte Krankenhausstationen und Ambulanzen) schon zum Standard gehört. Hierbei können im ZNS entzündliche oder neoplastische Prozesse ausgeschlossen werden; bestimmte Parameter wie z. B. Beta-Amyloid und Tau-Proteine können die Diagnose einer Alzheimer-Demenz oder einer frontotemporalen Demenz untermauern.

Sicher kann man eine Alzheimer-Demenz mit all diesen Untersuchungen aber *nicht* nachweisen; es handelt sich vielmehr um eine **klinische Diagnose,** also eine Diagnose, die aus der klinischen Beobachtung heraus gestellt wird. Definitiv gestellt werden kann die Diagnose Alzheimer-Demenz erst postmortal durch Nachweis der Eiweißablagerungen im Gehirn.

22

Oftmals sehr schwierig ist die Abgrenzung zur Depression (➤ Kap. 16.2), in deren Rahmen gerade bei alten Menschen das Bild einer *Pseudodemenz* entstehen kann. Hinweise auf eine eher depressive Erkrankung sind z. B. intensives Beklagen der kognitiven Defizite, rascher Verlauf, erhaltene Orientierung sowie ausreichende Alltagsleistung und Selbstversorgungsfähigkeit. Die messbaren kognitiven Fähigkeiten verbessern sich hier oft bei Gabe einer antidepressiven Medikation.

Behandlungsstrategie

Eine kausale **Therapie** für die Alzheimer-Demenz steht bislang nicht zur Verfügung. Im Vordergrund stehen die *Milieu- und Umfeldgestaltung* (➤ Kap. 22.5.2), *psychotherapeutische Verfahren, kognitives Training* („Gehirnjogging"), *Musik-, Tanz-* und *Bewegungstherapie* (➤ Kap. 14.7.5) sowie *Ergotherapien* (➤ Kap. 14.7.7). Ziel dieser Behandlungsstrategien ist es, die Patientinnen zu geistigen und körperlichen Anstrengungen zu motivieren, sie kognitiv zu stimulieren und ihre intellektuellen und sozialen Fähigkeiten zu fördern, um ein Mindestmaß an alltagspraktischen Fähigkeiten möglichst lange zu erhalten. Alle Angebote müssen dabei individuell auf den Patienten zugeschnitten sein, um ihm seine Defizite nicht durch Überforderung immer wieder vor Augen zu führen und seine Lage so zu verschlimmern.

Grundsätzlich sollten ältere Menschen regelmäßig körperlich aktiv sein. Schon mäßige körperliche Aktivität im Alter schützt vor kognitiven Leistungseinbußen. Sie schützt ältere Menschen vor einem Abbau der geistigen Fähigkeiten. In den letzten Jahren wurden spannende Arbeiten publiziert, in denen nachgewiesen wurde, dass körperliche Aktivität bei Mäusen die Stammzellproduktion anregt und die kognitive Leistungsfähigkeit verbessert. Nun gibt es erste Befunde, dass auch beim Menschen vermehrte körperliche Aktivität zu besserem Erhalt der Kognition im Alter führen kann.

Da die meisten Menschen mit Demenz zu Hause von ihren An- und Zugehörigen versorgt werden, gilt es, auch diese gut mitzubetreuen, ihnen Möglichkeiten und Grenzen einer Behandlung aufzuzeigen, Strategien mit ihnen abzustimmen und ihnen Möglichkeiten der Entlastung aufzuzeigen (z. B. Inanspruchnahme einer Kurzzeitpflege etc.).

Hauptaugenmerk sollte auf die suffiziente und adäquate Behandlung anderer körperlicher Erkrankungen gelegt werden, insbesondere von Stoffwechselerkrankungen und Erkrankungen, welche die Eliminationsfähigkeit von ausscheidungspflichtigen Stoffen und den Elektrolythaushalt betreffen. Bei der Behandlung sollte immer die mögliche Beeinträchtigung von kognitiven Funktionen beachtet werden.

Medikamentöse Therapie

Zur Verbesserung der Hirnleistung sollten Antidementiva versucht werden (➤ Pharma-Info 22.1), die v. a. in frühen Krankheitsstadien wirken. Zudem können symptomorientiert weitere Medikamente eingesetzt werden, die zwar nicht die Hirnleistung verbessern, aber den Leidensdruck für die Patientin und ihre Angehörigen vermindern und so die Lebensqualität steigern können.

Ein wichtiges Ziel bei der Behandlung von Menschen mit Demenzen besteht in der Therapie der demenzassoziierten Verhaltensstörungen. Depressive Verstimmungen und andere psychische Störungen liegen bei 70 % der Patienten im Verlauf einer Alzheimer-Demenz vor:

- Bei Unruhe und psychotischen Symptomen Neuroleptika, insbesondere niederpotente Neuroleptika/Antipsychotika. Niederpotente Neuroleptika insbesondere bei Unruhe und Ängsten (z. B. Melperon, Pipamperon), bei Aggressivität und/oder psychosenahen Symptomen atypische Antipsychotika (z. B. Risperidon, Aripiprazol, ➤ Pharma-Info 15.1).

- Bei Störungen des Tag-Nacht-Rhythmus und Schlafstörungen sedierende Antidepressiva (z. B. Mirtazapin), Non-Benzodiazepin-Hypnotika (z. B. Zolpidem) und bei ausbleibender Wirksamkeit auch Benzodiazepine (➤ Pharma-Info 16.3), wobei beim Einsatz von Benzodiazepinen der negative Einfluss auf die Kognition und eine zunehmende Sturzgefährdung unbedingt berücksichtigt werden müssen.
- Bei depressiven Symptomen Antidepressiva, nach heutigem Kenntnisstand am besten SSRI, da diese keine anticholinergen Nebenwirkungen entfalten (➤ Pharma-Info 16.1).
- Es gibt auch Hinweise auf die Wirksamkeit von Antidementiva (➤ Pharma-Info 22.1) bei demenzassoziierten Verhaltensstörungen.

Pharma-Info 22.1

Antidementiva

Den wissenschaftlich fundiertesten Nachweis einer kleinen bis mittleren Effektstärke auf Kognition und Alltagsfunktion hat man für **Cholinesterasehemmer** wie z. B. Donepezil (Aricept®), Rivastigmin (Exelon®) oder Galantamin (Reminyl®) gefunden. Sie greifen in den Acetylcholinhaushalt ein und suchen ein Defizit dieses Neurotransmitters an den *Synapsen* (Nervenendigungen) auszugleichen. Aufgrund ihres Wirkmechanismus können sie cholinerge Nebenwirkungen, insbesondere auf den Magen-Darm-Trakt (Übelkeit, Erbrechen, Diarrhö), hervorrufen. Sie sind für leichte bis mittelschwere Demenzen vom Alzheimer-Typ zugelassen. **NMDA-Rezeptor-Antagonisten** (Memantin, z. B. Ebixa®) werden ebenfalls allein oder in Kombination mit Cholinesterasehemmern bei mäßigen bis schweren Demenzen eingesetzt.

Ginkgo biloba ist zur Behandlung leichter bis mittelschwerer Demenzen vom Alzheimer-Typ und vaskulärer Genese und nichtpsychotischen Verhaltenssymptomen zugelassen.

Als verzichtbar gelten Piracetam, Dihydroergotoxin, Nicergolin und Kalziumantagonisten.

Keines der genannten Präparate vermag das Fortschreiten einer Demenz zu stoppen oder sie gar zu heilen, und auch nicht alle Patientinnen sprechen auf ein bestimmtes Präparat an. Realistisch scheint aber ein Erhalt der zerebralen Funktionen und damit letztlich auch der Alltagskompetenzen für ca. 6–12 Monate sowie eine Verlangsamung der Krankheitsprogredienz insbesondere bei leichter bis mäßiger Demenz. Bei einem Teil der Patienten ist sogar eine (temporäre) Zustandsverbesserung zu beobachten.

Da die zerebrale Leistungsfähigkeit der Betroffenen auch ohne medikamentöse Therapie fluktuieren kann, wird ein Präparat 3–6 Monate gegeben und dann erst über Erfolg oder Fehlschlagen der Therapie geurteilt. Auch eine Kombinationstherapie kann versucht werden.

Prognose

Die Alzheimer-Demenz schreitet letztlich immer weiter fort. Zwischen Diagnosestellung und Tod vergehen durchschnittlich 7–9 Jahre.

22.4.4 Vaskuläre Demenzen

DEFINITION

Vaskuläre Demenzen: Sammelbegriff für demenzielle Erkrankungen, deren Ursache in Veränderungen der Gefäße besteht; nach der Alzheimer-Erkrankung zweithäufigste Form der Demenz

Krankheitsentstehung

Charakteristisch für die Gruppe der vaskulären Demenzen sind folgende klinische Merkmale:

- Bekannte generalisierte Atherosklerose, ggf. mit zusätzlichen anderen Ausprägungen (z. B. KHK, Herzinfarkt, Darminfarkt).
- Vaskuläre Risikofaktoren in der Vorgeschichte: arterielle Hypertonie, Nikotinabhängigkeit, Hypercholesterinämie, Adipositas, Diabetes mellitus.
- Bekannte Schlaganfälle.
- Meist plötzlicher Beginn und eine im Verlauf stufenweise Verschlechterung.
- Begleitend andere neurologische Defizite.
- Ungleiche Verteilung der kognitiven Defizite, da die Stelle der Hirnschädigung bestimmte „ausgestanzte" Defizite nach sich trägt.

Folgende Formen können unterschieden werden:

- Die **vaskuläre Demenz mit akutem Beginn,** meist nach einer Reihe von vorangegangenen Schlaganfällen (thrombotisch, embolisch, durch Blutung) rasch und plötzlich einsetzend.
- Die **Multiinfarktdemenz** infolge vieler kleiner Schlaganfälle *(multiple Territorialinfarkte)* hat ihre Ursache oft in einer ausgeprägten Arteriosklerose mit Makroangiopathie. Auch können Herzkrankheiten mit embolischen Ereignissen (z. B. bei Vorhofflimmern) nach und nach zu einer solchen Demenz führen. Symptomatisch stehen häufig Gedächtnisstörungen im Vordergrund.
- Die **subkortikale vaskuläre Demenz** wird oft durch eine Mikroangiopathie (kleinste Gefäßverschlüsse in den Kapillargebieten), meist bei lang dauernder arterieller Hypertonie, hervorgerufen. Diese sind oft eindeutig im cMRT zu identifizieren, während das klinische Bild an eine Alzheimer-Demenz erinnert. Geht durch die Mikroangiopathie die weiße Substanz im Gehirn zugrunde, spricht man von einer **subkortikalen arteriosklerotischen Enzephalopathie** (SAE, Morbus Binswanger). Kennzeichnend ist hier eine Störung von Aufmerksamkeit und Wachheit; die Patientinnen sind verlangsamt, haftend und zeigen wenig Eigeninitiative. Des Weiteren fallen ein oft tapsig-breitbasiges Gangbild, Inkontinenz sowie extrapyramidal-motorische Störungen

(Hypokinese, Rigor) auf. Gedächtnisstörungen sind geringer ausgeprägt.

Symptome und Untersuchungsbefund

Aufgrund der verschiedenen Ursachen sind **Symptomatik** und Verlauf der vaskulären Demenzen nicht einheitlich. Generell kann aber folgendes Bild gezeichnet werden:

- Störungen von Merkfähigkeit, Aufmerksamkeit und Konzentration, wobei die Gedächtnisstörung meist nicht so im Vordergrund steht wie bei Anfangsstadien der Alzheimer-Demenz
- Im Untersuchungsbefund neurologische Auffälligkeiten, insbesondere Gangstörungen und Zeichen eines Parkinson-Syndroms
- Bereits im Anfangsstadium Verhaltensauffälligkeiten und affektive Veränderungen mit Affektlabilität, oft depressive Grundstimmung und Reizbarkeit
- Später nächtliche Verwirrtheitszustände und Delire
- Oft schubweise Verschlechterung (z. B. durch wiederholte embolische Ereignisse)

Diagnostik und Differenzialdiagnose

Bei entsprechendem Verdacht wird durch Doppler- und Duplexsonografie (➤ Kap. 1.7.5) nach Zeichen einer zerebrovaskulären Erkrankung gesucht. Außerdem wird durch entsprechende kardiologische Diagnostik (Langzeit-EKG, Echokardiografie) geklärt, ob die zerebrale Minderdurchblutung durch Herzrhythmusstörungen mit unzureichendem Herzzeitvolumen oder kardiale Embolien bedingt sein kann. Anamnese und Blutuntersuchungen decken kardiovaskuläre Risikofaktoren auf. Eine cCT und/oder MRT (➤ Kap. 1.7.3) kann Aufschluss über Art und Ausmaß der Schädigung geben.

Behandlungsstrategie

Therapeutisch steht die Behandlung der Risikofaktoren im Vordergrund:

- Behandlung einer Herzrhythmusstörung und – besonders wichtig – einer arteriellen Hypertonie, jedoch nur langsame und mäßige Blutdrucksenkung zur Vermeidung von Hypotonien mit nachfolgender Minderdurchblutung des Gehirns.
- Gabe von Thrombozytenaggregationshemmern (z. B. ASS, etwa in Aspirin 100®) im Rahmen der Sekundärprophylaxe von ischämischen Insulten, um eine Thromben-/Emboliebildung in den hirnversorgenden Arterien zu verhindern. Marcumar® bzw. neuere Antikoagulanzien (z. B. Rivaroxaban) sind bei hoher Emboliegefahr (z. B. Vorhofflimmern) indiziert.
- Grundsätzlich sollten beeinflussbare Risikofaktoren (Nikotinabhängigkeit, Übergewicht, Alkohol, fehlende Bewegung) verändert werden. Sekundärpräventiv müssen Risikoerkrankungen wie Diabetes mellitus, Hypercholesterinämie, Hyperlipidämie bestmöglich behandelt werden.
- Zur Gabe von Antidementiva liegen mittlerweile einige wissenschaftliche Untersuchungen vor, die eine Wirksamkeit der Cholinesterasehemmer und Memantin auch bei vaskulären Demenzen nahelegen, es besteht jedoch keine Zulassung.

Wie bei der Alzheimer-Demenz erfolgt außerdem eine symptomorientierte medikamentöse Behandlung z. B. depressiver oder paranoider Begleitsymptome.

Prognose

Die vaskuläre Demenz schreitet im Gegensatz zur Alzheimer-Demenz nicht zwangsläufig immer weiter fort.

22.4.5 Lewy-Körper-Demenz

DEFINITION

Lewy-Körper-Demenz (LKD, engl. „dementia with Lewy bodies"): In den letzten Jahren zunehmend diskutierte Demenzform, bei der pathologische Eiweißverklumpung in den Nervenzellen, sog. Lewy-Körper, gefunden werden. Der Anteil der LKD an den Demenzen insgesamt wird auf 15–35 % geschätzt.

Krankheitsentstehung

Die Ursache der pathologischen Eiweißverklumpung in den Nervenzellen ist bisher unbekannt. Die Lewy-Körper sind mikroskopisch nachweisbar. Die Lewy-Körperchen-Demenz tritt assoziiert mit Morbus Parkinson auf. Der Beginn der demenziellen Symptome liegt zumeist innerhalb eines Jahres nach erstem Auftreten der Parkinson-Symptomatik.

Symptome und Untersuchungsbefund

Im Vordergrund steht eine **Symptomtrias** von Demenz mit fluktuierenden kognitiven Beeinträchtigungen, komplexen optischen Halluzinationen und Parkinsonismus. Die Aufmerksamkeit, Vigilanz und demenziellen Defizite sind schwankend und äußern sich oft als episodische Verwirrtheit mit orientierten Intervallen und wechselnder Bewältigungsfähigkeit im Alltagsleben. Visuelle Halluzinationen kommen häufig vor, ebenso extrapyramidalmotorische Störungen im Sinne einer Parkinson-Symptomatik. Letztere tritt besonders nach Gabe klassischer Neuroleptika (➤ Pharma-Info 15.1) wie z. B. Haloperidol oder Fluphenazin auf *(neuroleptisches Hypersensitivitätssyndrom* bei LKD). Stürze oder vorübergehende quantitative Bewusstseinsstörungen (Bewusstseinsverlust) und Wahnvorstellung gehören ebenfalls zu diesem Krankheitsbild.

Diagnostik und Differenzialdiagnose

Die **Diagnose** wird v. a. aufgrund der klinischen Beobachtung gestellt, oft ist die Abgrenzung zu anderen Demenzformen, besonders der Alzheimer-Demenz und der Demenz bei Morbus Parkinson schwierig.

Behandlungsstrategie und Prognose

Die LKD spricht z. T. auf cholinesterasehemmende Antidementiva (➤ Pharma-Info 22.1) an; eine Behandlung erfolgt jedoch off-label, d. h. ohne Zulassung. Die Beeinflussbarkeit einer parkinsonähnlichen Symptomatik mit L-Dopa ist sehr variabel. Wichtig in der medikamentösen Behandlung ist die rasche Entwicklung extrapyramidalmotorischer Nebenwirkungen unter den typischen Neuroleptika/Antipsychotika, die ein bedrohliches Ausmaß erreichen können. Daher sollte bei paranoid-halluzinatorischer Symptomatik nur ein atypisches Antipsychotikum wie Clozapin oder Quetiapin gegeben werden.

22.5 Pflege von Menschen mit Demenz

Der **Umgang mit Patienten mit Demenz** erfordert viel *Geduld* und *Einfühlungsvermögen* und ist eine große Herausforderung für alle Pflegenden. Die Pflegenden versuchen der Patientin zu vermitteln, dass sie angenommen und wertgeschätzt wird. Dies geschieht durch eine ruhige Atmosphäre und einen freundlich zugewandten Umgang. Durch regelmäßige Gespräche, Verlässlichkeit und feste Bezugspersonen soll eine Vertrauensbasis zum Patienten aufgebaut werden, die ihm hilft, sich auf die neue Umgebung und auf mögliche Veränderungen einzulassen. Gerontopsychiatrische Pflege beinhaltet *Beziehungspflege* (➤ Kap. 14.5.5), die sich besonders mit der Steuerung und Begleitung von Lebensprozessen beschäftigt. Dies geschieht im multiprofessionellen Team. Alle therapeutischen und pflegerischen Bemühungen richten sich auf eine Verlangsamung der Progredienz, auf eine Verminderung der Begleitsymptome, auf eine Entlastung des Menschen mit Demenz und auf die Unterstützung An- und Zugehöriger durch die Sicherung von Hilfesystemen. Das Behandlungskonzept muss multiprofessionell abgestimmt sein und bedarf einer engmaschigen Zusammenarbeit und eines stetigen Austauschs.

Die Aufgabe der Pflegenden ist es, die aktuelle Situation der Patientin mit ihren Ressourcen und Defiziten zu erfassen und sich ein *Gesamtbild* einschließlich Biografie, prägenden Erfahrungen und besonderen Vorlieben zu machen. Die Pflege richtet sich nach dem aktuellen Befinden und dem Krankheitsstadium des Patienten. Ziel ist es, einen strukturierten, möglichst an den individuellen Bedürfnissen der Patientin abgestimmten Tagesablauf einzurichten. Als wichtigste Elemente innerhalb des Tagesablaufs sind die pflegetherapeutischen Angebote zu sehen (Einzel- bzw. Gruppenangebote, Gespräche, Gedächtnistraining, Einzelbetreuung etc.). Die verbliebenen Fähigkeiten und Ressourcen der Betroffenen werden gestärkt und sie erhalten Unterstützung in notwendigen Bereichen erhalten. Durch die damit verbundene Vermeidung von Über- und Unterforderung werden Frustrationserleben und Langeweile beim Patienten vorgebeugt.

Sehr oft wird die *geistige Leistungsfähigkeit* von Patientinnen mit Demenz von ihrer Umwelt falsch eingeschätzt. An- und Zugehörige und auch Bezugspersonen verfälschen das „Nicht-mehr-Können" eines alten Menschen in ein „Nicht-mehr-Wollen". Hier kommt der Pflege eine entscheidende Rolle bei der Bewertung zu. Durch Hirnleistungsstörungen geht das erworbene Wissen, das im Laufe des Lebens gespeichert wurde, verloren. Die emotionale Ebene, die Gefühle, bleiben erhalten. Daher sind für einen Menschen mit Demenz Gefühle wichtiger als Fakten, die gefühlsmäßigen Erinnerungen sind anders als die realen Erinnerungen gespeichert. Menschen mit Demenz besitzen eine ausgeprägte Wahrnehmung auf der emotionalen Ebene.

Ein Mensch mit Demenz reagiert auf seine Umwelt mit Unsicherheit und Angst

- Weil er Dinge verkennt, die ihm Angst machen
- Weil er glaubt, sich in Gefahr zu befinden und sich nicht wehren zu können
- Weil er Informationen bekommt, die er nicht einordnen kann
- Weil er Vergangenheit und Gegenwart durcheinanderbringt
- Weil er sich schnell überfordert fühlt
- Weil er sich bestimmter Dinge beraubt fühlt
- Weil er von Reizen überflutet wird, die er nicht versteht

Pflegende haben die Aufgabe, eine Brücke zur emotionalen Erlebniswelt der erkrankten Menschen aufzubauen, Gefühle ernst zu nehmen und sie wertschätzend zu begleiten. Gleichzeitig sehen sie sich im Alltag mit herausforderndem Verhalten konfrontiert. Herausforderndes Verhalten bei Demenz meint ein Verhalten, auf das Menschen aus der Umgebung reagieren. Der Blickwinkel liegt hier auf der Reaktion der Menschen aus der Umgebung auf das Verhalten des Betroffenen (Patienten). Bestimmte Verhaltensweisen sind nicht von vornherein als herausfordernd zu definieren.

Beispiele für herausforderndes Verhalten

- Zielloses Herumwandern
- Verbal und tätlich abwehrendes Verhalten
- Schreien und permanentes Rufen
- Schlafstörungen
- Apathie

Bei herausforderndem Verhalten können verschiedene Pflegeinterventionen hilfreich sein (➤ Kap. 22.5.3).

Die Demenz ist eine Krankheit, die nicht nur die einzelne Patientin betrifft, sondern das gesamte psychosoziale Umfeld des alten Menschen, v. a. aber seine nächsten An- und Zugehörigen und Bezugspersonen. Sie wird auch als *„Krankheit der Angehörigen"* bezeichnet. Daher ist die Einbeziehung der Angehörigen in die gesamte Therapie und Betreuung des Patienten unerlässlich.

Die Pflege bei Demenz verfolgt folgende **Ziele:**
Der Mensch mit Demenz …

- fühlt sich in seiner Person wertgeschätzt und angenommen.
- erfährt Akzeptanz seiner Person und auch seines Verhaltens.
- hat aufbauende Erlebnisse und ein positives Selbstwertgefühl.
- kann seine lebenspraktischen Fähigkeiten so lange wie möglich erhalten.
- findet angemessene Beschäftigung (➤ Abb. 22.11).
- ist so lange wie möglich in sein psychosoziales Umfeld integriert.
- hat eine sichere Umgebung und kommt zumindest phasenweise zur Ruhe.

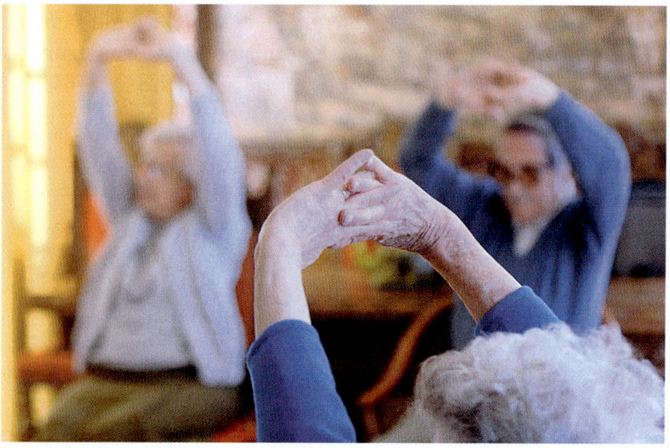

Abb. 22.11 Die Förderung des Demenzpatienten durch **aktivierende Maßnahmen** wie z. B. Bewegungsübungen kann den Verlauf der Erkrankung u. U. verlangsamen. [J787]

22.5.1 Bezugspflege

Bezugspflege ➤ Kap. 14.5.3

Wichtig für desorientierte Patientinnen ist eine feste **Bezugsperson,** um auf dieser Ebene Kontinuität zu schaffen. Je besser die Pflegenden die Gewohnheiten, Ängste, Einschränkungen und Fähigkeiten der Patienten kennen, desto ruhiger verläuft deren Alltag und desto ausgeglichener sind sie. Zudem hat sich gezeigt, dass Pflegende in der Bezugspflege ihren Blick weniger auf die Defizite der Patientinnen und mehr auf deren Stärken richten als bei funktionsorientierten Pflegesystemen. Die Bezugspflegeperson ist für die gesamte Zeit des Aufenthalts, von der Aufnahme bis zur Entlassung, für den Patienten mit Demenz zuständig. Sie begleitet ihn im Alltag und führt die pflegerischen Interventionen durch. Daneben ist sie für die Steuerung des Pflegeprozesses zuständig und „Sprachrohr" der Patientin gegenüber den Angehörigen und den Kollegen des multiprofessionellen Teams.

Die Bezugspflegeperson versucht, eine *vertrauensvolle Beziehung* zum Patienten mit Demenz aufzubauen. Dies geschieht durch eine ruhige, zugewandte und geduldige Haltung. Tragende Säulen in der Beziehungsarbeit sind Empathie und Einfühlungsvermögen: Sie beinhalten die Bereitschaft und die Fähigkeit, sich in die Patientin einzufühlen, ihre Gefühle wahrzunehmen und auch mitzuteilen. Gleichzeitig wird durch Echtheit und Ehrlichkeit das Vertrauensverhältnis gestärkt. Die Bezugspflegeperson begleitet den Patienten wertschätzend, nimmt den Menschen so an, wie er ist, und stärkt und fördert dadurch sein Selbstwertgefühl. Sie erkennt die Patientin mit ihren Prägungen und Eigenarten an und nimmt Anschuldigungen und Beschimpfungen nicht persönlich, sondern sieht sie als das, was sie sind: nämlich Teil des Krankheitsbildes. Unterstützt wird die vertrauensvolle Beziehung durch einen individuellen, auf die Bedürfnisse des Patienten ausgerichteten *Tagesablauf,* der auf die kognitiven Fähigkeiten und Vorlieben Rücksicht nimmt.

22.5.2 Milieutherapie und Milieugestaltung

Die Patientin wird durch ihre Verlegung in das Krankenhaus oder in eine andere stationäre Einrichtung aus ihrer *gewohnten Umgebung* herausgerissen. Dies verunsichert sie, ruft Ängste hervor und führt zu verschiedenen psychoreaktiven Störungen. Auf der einen Seite können sich Orientierungseinschränkung und Reizbarkeit steigern. Andererseits kann sie sich zunehmend in sich zurückziehen.

Die **Milieutherapie** verfolgt das Ziel, das zwischenmenschliche und situative Milieu den kognitiven Einschränkungen und noch vorhandenen Fähigkeiten des Patienten mit Demenz anzupassen. Dabei wird die Lebensgeschichte mit den prägenden Erfahrungen und Vorlieben einbezogen. Die **Milieugestaltung** versucht, Patientinnen eine Umgebung zu bieten, in der sie sich sicher und wohlfühlen können. Die Umgebung ist deshalb wohnlich eingerichtet, private Gegenstände können als Orientierungshilfe dienen.

Die *Wohnlichkeit* einer Station oder eines Patientenzimmers ist nicht immer leicht zu gestalten. Neben geeigneten, angenehmen Farben, Bildern und Pflanzen ist darauf zu achten, im Zimmer (zumindest auf dem Nachtschränkchen) private Gegenstände aufzustellen. Die Maßnahmen zur Herstellung einer sicheren Umgebung haben sowohl strukturellen als auch individuellen Charakter. Dabei sollte jedoch der Freiraum des Patienten aufgrund des Sicherheitsdenkens nicht zu sehr beschnitten werden.

Die Milieugestaltung berücksichtigt, dass die Patientin möglichst viele Aspekte ihres bisherigen Alltags und häuslichen Umfelds weiterführen kann (z. B. Spaziergänge, Mittagsschlaf, gewohnter Tagesablauf). Sämtliche Hilfestellung und Unterstützung bei alltäglichen Verrichtungen, die Gestaltung des Wohn- und Lebensumfelds, die Erstellung eines strukturierten Tagesablaufs sowie die Durchführung von Beschäftigungsangeboten fallen in den Bereich der Milieutherapie.

22.5.3 Pflegekonzepte

Der person-zentrierte Ansatz nach Kitwood

Tom Kitwood (1937–1998) war englischer Psychogerontologe und Inhaber der Alois-Alzheimer-Professur für Psychogerontologie an der Universität Bradford. Er entwickelte Mitte der 1980er-Jahre zusammen mit *Kathleen Bredin* einen person-zentrierten Ansatz zum Umgang mit Menschen mit Demenz. Dieser Ansatz stellt die Person in den Mittelpunkt aller Betrachtungen und nicht seine Erkrankung. Daher spricht er bewusst von einer „PERSON mit Demenz" anstatt einer „Person mit DEMENZ". Er unterstreicht besonders die Haltung, die Pflegende und Bezugspersonen den Betroffenen gegenüber einnehmen, als bedeutsam für deren Wohlbefinden und Krankheitsverlauf. Erst wenn Pflegende eine Grundhaltung entwickeln, die den erkrankten Menschen so akzeptiert, wie er ist, können sie sein Verhalten verstehen und sein **„Person-Sein"** akzeptieren. Zum Person-Sein gehören nicht nur kognitive Fähigkeiten. [vgl. 2]

Kitwood sieht jedoch bei Pflegenden entpersonalisierende Tendenzen, welche die Person des Menschen mit Demenz untergraben. Diese Verhaltensweisen implizieren kein bewusst böswilliges Verhalten seitens der Pflegenden: Verhalten, so Kitwood, ist Teil eines kulturellen Erbes, einer ererbten Pflegetradition, die den an Demenz erkrankten Menschen ausgrenzt und ihn seines „Person-Seins" beraubt. Kitwood beschreibt insgesamt 17 entpersonalisierende Verhaltensweisen von

Pflegenden gegenüber an Demenz erkrankten Menschen. Hier einige Beispiele:

- **Betrug:** Durch Täuschung wird der Mensch mit Demenz abgelenkt, manipuliert oder zum Mittun gezwungen.
- **Zwang:** Der Mensch mit Demenz wird zu einer Handlung gezwungen, ohne seine Anliegen zu berücksichtigen bzw. ihm Wahlmöglichkeiten offenzuhalten.
- **Entwerten:** Das subjektiv Erlebte und die Gefühle des Menschen mit Demenz werden nicht anerkannt.
- **Zur Machtlosigkeit verurteilen:** Der Mensch mit Demenz darf seine vorhandenen Fähigkeiten und Ressourcen nicht nutzen.
- **Infantilisieren:** Der Mensch mit Demenz wird väterlich bzw. mütterlich autoritär behandelt.
- **Einschüchtern:** Durch Drohung und körperliche Gewalt wird der Mensch mit Demenz verängstigt.
- **Etikettieren:** Der Einsatz der Kategorie „Demenz" bildet die Hauptgrundlage für Verhaltenserklärungen und Interaktionen mit Menschen mit Demenz.
- **Stigmatisieren:** Der Mensch mit Demenz wird wie ein Ausgestoßener behandelt.
- **Überholen:** Der Mensch mit Demenz wird mit Informationen und Wahlalternativen in einem Tempo konfrontiert, das er nicht angemessen nachvollziehen kann.
- **Zum Objekt erklären:** Der Mensch mit Demenz wird wie ein totes Objekt behandelt, das angestoßen, angehoben und gereinigt wird.

Gerade für Menschen mit einer Demenzerkrankung, die emotionalen Erlebnisinhalten immer mehr Bedeutung zusprechen als Gesunde, spielt das personale Wohlbefinden eine entscheidende Rolle. Menschen mit Demenz sind von sich aus nicht in der Lage, gezielt Kontakt zu anderen aufzunehmen, um so ihr Wohlbefinden und das Gefühl des eigenen „Person-Seins" zu stärken.

Person-zentrierte Pflege

Die person-zentrierte Pflege möchte die Bedürfnisse des Demenzkranken nach dem „Person-Sein" befriedigen. Die Pflegenden nehmen dabei eine wohlwollende und wertschätzende Grundhaltung ein, die auch die eigenen Ängste vor einer Demenz wahrnimmt und daraus resultierende Abwehrmechanismen abbauen hilft.

Kitwood spricht von **fünf Grundbedürfnissen,** die sich im zentralen Bedürfnis nach Liebe vereinen. Diese Grundbedürfnisse sind bei allen Menschen vorhanden, jedoch nicht immer sichtbar. Bei Menschen mit Demenz, die weniger in der Lage sind, ihre Bedürfnisse zu befriedigen und die dazu nötigen Initiativen zu ergreifen, sind diese Bedürfnisse deutlicher sichtbar.

Grundbedürfnisse nach Kitwood

- **Trost:** Dieses Gefühl ist bei Menschen mit Demenz besonders hoch, da sie mit vielfältigen Verlusterfahrungen umgehen müssen (Verlust von geliebten Menschen, Fähigkeiten).
- **Primäre Bindung:** Aufgrund des Verlusts von Sicherheit und Vertrautheit in der Gegenwart spielen bei Menschen mit Demenz primäre Bindungen (ähnlich wie in der Kindheit) eine starke Rolle.
- **Einbeziehung:** Der Wunsch nach einer Einbeziehung in einer Gruppe stellt für den Menschen mit Demenz ein großes Bedürfnis dar, das im Gegensatz zu seiner zunehmenden Isolation steht.
- **Beschäftigung:** Das Bedürfnis nach Beschäftigung hilft dem Menschen mit Demenz, seine Fähigkeiten zu erhalten und sein Selbstwertgefühl zu stärken (➤ Abb. 22.12). Beschäftigung als Brücke zur Vergangenheit kann zu einer Quelle tiefer Befriedigung werden (Anknüpfung an frühere lieb gewordene Tätigkeiten).
- **Identität:** Das Wissen um die Lebensgeschichte des Menschen mit Demenz und der empathische Umgang seitens der Pflegenden helfen dem Erkrankten, seine Identität zu bewahren.

Wird eines dieser Hauptbedürfnisse befriedigt, so hat dies auch positive Auswirkungen auf die anderen Bedürfnisse.

Die Hauptaufgabe der person-zentrierten Pflege liegt in der Erhaltung des „Person-Seins", durch die dem Menschen mit Demenz Wertschätzung und Achtung entgegengebracht und sein Selbstwertgefühl und sein Wohlbefinden gesteigert werden. Den Bedürfnissen der Erkrankten wird durch gezielt angewendete positive Interaktionsformen Rechnung getragen.

Das psychobiografische Pflegemodell nach Böhm

Der österreichische Pflegewissenschaftler *Erwin Böhm* (*1940) ist der Begründer des psychobiografischen Pflegemodells und der sich daraus ergebenden **„reaktivierenden und thymopsychischen Pflege".** Gleichzeitig begründete er die „Übergangspflege" im geriatrischen Bereich. Er hat mit seinem psychobiografischen Pflegemodell einen **ganzheitlichen Ansatz** für die Pflege und Betreuung von Patienten mit Demenz geschaffen, der sich intensiv mit der Biografie der Betroffenen befasst. Das Modell wurde von anderen Wissenschaften beeinflusst. Böhm verwendete für sein Pflegemodell Anteile der Tiefenpsychologie von Freud (➤ Kap. 14.7.3), der Individualpsychologie von Adler und der Verhaltens- und Sozialtherapie. [vgl. 3]

Böhms Pflegemodell ist kein Modell im klassischen Sinne, da es nicht auf wissenschaftlich-empirischen Untersuchungen aufbaut, sondern aus den jahrzehntelangen Erfahrungen des Autors entstanden ist und sich weiterentwickeln darf und soll. Schon 1965 begann Böhm, einen rehabilitativen Pflegeansatz zu entwickeln. Statt der damals verbreiteten defizitorientierten Versorgungspflege entwarf er ein Reaktivierungsmodell, das es Menschen mit Demenz ermöglichen sollte, Alltagshandlungen eigenständig durchzuführen. Über die Biografiearbeit sollen Aktivitäten ermittelt werden, die der Patientin von früher bekannt sind und sie motivieren, aktiv zu werden (➤ Abb. 22.12). Hierdurch möchte Böhm für die Erkrankten ein Höchstmaß an Normalität herstellen, das zu ihrer psychischen Stabilisierung, zur Förderung vorhandener Ressourcen und zur Anerkennung ihrer psychobiografisch gewachsenen Identität führt.

Thymopsychische Biografie

Die Pflegenden erheben zunächst eine **thymopsychische Biografie** des Patienten, in der prägende Faktoren und Erfahrungen erfasst und beschrieben werden. Dies können gewohnte Umgangsformen und Verhaltensweisen sein, vertraute Abläufe im Alltagsgeschehen,

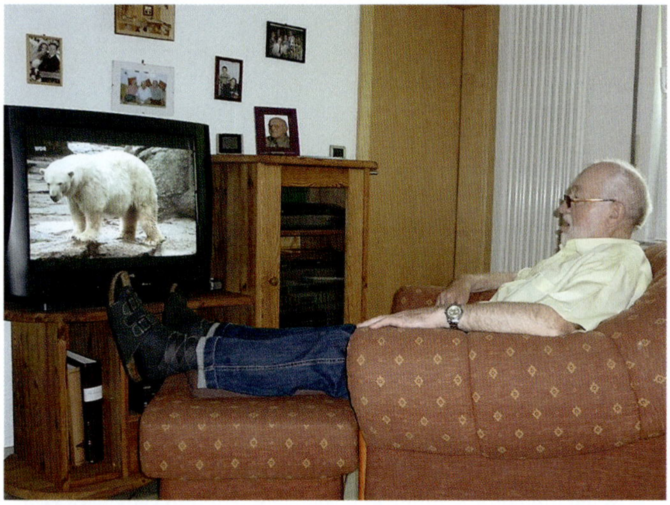

Abb. 22.12 Menschen mit Demenz haben ebenso wie Gesunde ein Bedürfnis nach Beschäftigung. Passives Herumsitzen fördert weder die Ressourcen des alten Menschen, noch befriedigt es sein Bedürfnis nach menschlicher Interaktion. [M322]

Redewendungen, Dialekte, persönliche Lebensanschauungen und Bewältigungsstrategien.

DEFINITION

Thymopsyche: Darunter versteht Böhm jenen Anteil der Seele, der vorwiegend mit den Gefühlen zu tun hat. Sie betrifft die Bereiche Emotionen, Befindlichkeiten und Triebe und hilft dem Menschen zu entscheiden, was für ihn intuitiv-emotional angemessen und richtig ist.

Eine Prägung des Menschen findet nach Böhm v. a. in den ersten 25–30 Lebensjahren statt: Alle Erlebnisse und Erfahrungen, die für einen Menschen hier bedeutungsvoll waren und ihn, sein Verhalten sowie seine Gefühlswelt geprägt haben, haben im Alter wieder einen stärkeren Einfluss auf sein Verhalten. Normalität ist für Patientinnen mit Demenz das, was sie in diesen Lebensjahren als normal erlebt haben und was sie geprägt hat.

Pflegeziel seines Modells ist die *„Wiederbelebung der Altersseele"*, die für ihn den Ursprung des Lebendigen und der menschlichen Motivation darstellt. Aktivierung und körperliche Mobilisierung sind für Böhm erst in zweiter Linie wichtig.

Sieben Erreichbarkeitsstufen

Böhm unterscheidet in seinem Modell **sieben Erreichbarkeits- bzw. Interaktionsstufen** (➤ Tab. 22.2). Er will damit der Tatsache Rechnung tragen, dass sich die Patienten im fortschreitenden Krankheitsverlauf in unterschiedliche frühere Entwicklungsstufen zurückentwickeln. Dies hat Auswirkungen auf die erlebte Gefühlswelt der Patientinnen und auf die Zugangsweisen bzw. die Erreichbarkeit der Patienten durch Kommunikation mit außenstehenden Bezugspersonen.

Erinnerungspflege und Biografiearbeit

„Die Erinnerung ist das einzige Paradies, aus dem man nicht vertrieben wird."

Jean Paul (1763–1825)

Nur wer sich an sein Leben erinnern kann, weiß, wer er ist. Erinnerungspflege und Biografiearbeit haben bei der Begleitung und Betreuung von Menschen mit Demenz eine zentrale Bedeutung. Beide Begriffe werden oft synonym verwendet.

Tab. 22.2 Erreichbarkeits- bzw. Interaktionsstufen nach Böhm [vgl. 3]

Erreichbarkeitsstufe		Beschreibung
1	**Tertiäre Sozialisation**	Jeder Mensch durchläuft in seinem Sozialisationsprozess verschiedene Entwicklungsstufen. Sozialisation als lebenslanger Prozess des Erlernens von Normen und Verhaltensweisen findet primär durch Familie, Milieu und nähere Umgebung statt. Später sind gleichaltrige Freundinnen im Kindergarten oder in der Schule, dann Arbeitskollegen und Vorgesetzte im beruflichen Alltag prägend für die Entwicklung. Die Stufe der tertiären Sozialisation entspricht der eines Erwachsenen. Der Patient kann noch kognitiv ausgerichtete Gespräche auf der Inhalts- und Beziehungsebene führen. Gleichzeitig ist er noch zugänglich für eine aktivierende Pflege. Für die Kommunikation mit der Patientin sind hierbei Kenntnisse über individuelle Verhaltensmuster und Motive sowie über emotional prägende Lieblingsthemen von Bedeutung
2	**Mutterwitz**	Mutterwitz ist eine Form des Volkstums, in der offen gesprochen wird, „wie einem der Schnabel gewachsen ist". Von den Müttern und Frauen haben die Kinder den emotionalen, fröhlich-humorvollen Anteil erworben. In einer Zeit, in der viele Väter im Krieg oder in der Gefangenschaft waren, sind es die Mütter, die den „Hauswitz" und emotionale Erfahrungen weitergaben und damit die rationalen Anteile im Leben mitprägten. Oft werden vom Patienten Strategien entwickelt, um dem Gefühl des Älterwerdens zu entkommen: Dies kann durch Scheinanpassung (Rückzug) oder durch Überkompensation geschehen. In dieser Entwicklungsstufe ist der Patient durch humorvolle Redewendungen, mit Witz, Einfallsreichtum und Fantasie zu erreichen, aber auch durch vertrauten regionalen Dialekt
3	**Seelische und soziale Grundbedürfnisse**	Während Patientinnen in Stufe 1 und 2 durch das gesprochene Wort erreicht und mithilfe der aktivierenden Pflege betreut werden können, erhalten sie auf dieser Stufe Sicherheit durch reaktivierende Pflege. Sie finden sich oft in Situationen wieder, die sie nicht verstehen können, die ungewohnt oder beängstigend sind und Unsicherheiten auslösen. Gefühle spielen ab dieser Phase für die Patienten eine zentrale Rolle: Oft sind starke Stimmungsschwankungen zu beobachten, Patientinnen werden ängstlich und unsicher. Die reaktivierende Pflege setzt hier auf die Befriedigung der seelischen und sozialen Grundbedürfnisse. Unterschieden wird zwischen primären Bedürfnissen wie Hunger, Durst und Schlaf und den sekundären oder reaktiven Bedürfnissen, die sich auf eine erlernte Situation (z. B. sich zu Hause fühlen) beziehen

Tab. 22.2 Erreichbarkeits- bzw. Interaktionsstufen nach Böhm [vgl. 3] (*Forts.*)

Erreichbarkeitsstufe		Beschreibung
4	**Prägung**	Unter Prägungen versteht Böhm v. a. sich wiederholende, eingespielte Verhaltensnormen, die als Rituale dem Menschen Sicherheit vermitteln. Diese Verhaltensweisen sind in einer Volksgruppe tief verwurzelt und nicht änderbar: Sie umfassen alle prägenden Rituale, Eigenarten und Ereignisse, die im Kinderalter erlernt und ritualisiert wurden. Die Rituale kommen z. T. aus der christlichen Religion und Mythologie (Weihnachten, Ostern etc.) oder sind Zeremonien des Alltags (die Art, zu essen, zu schlafen, sich zu kleiden, zu grüßen, zu kommunizieren usw.). Ein Mensch mit Demenz agiert wieder mit den ihm vertrauten Mechanismen und Ritualen, die er in der Kindheit erlernt hat und die ihm durch wiederholtes Tun das Gefühl von Sicherheit vermitteln. In dieser Phase kommt es zur Zunahme der depressiven Grundstimmung. Für Patienten werden altbewährte Weisen der Alltagsbewältigung zunehmend wichtiger: Jegliche Veränderung empfinden sie als bedrohlich. Die Aufgabe der Pflegenden ist das Anerkennen und Zulassen dieser stabilisierenden Verhaltensweisen, auch wenn ihnen deren Sinn unverständlich erscheint
5	**Höhere Antriebe**	Auf dieser Stufe sind die Triebe, Tagträume und Fantasien entscheidend für die Motivation und das Verhalten der Patientin. Als Trieb beschreibt Böhm Antriebserlebnisse, die auf etwas Bestimmtes gerichtet sind. Er unterscheidet zwischen allgemeinen, leiblichen (Nahrung, Sexualität, Schlaf, Bewegung) und seelischen Trieben (Macht, Geltung, Schönheit). Ein Patient in dieser Phase ist kognitiv stärker eingeschränkt. Kommunikation ist nur noch in kurzen Sätzen möglich. Die Patientin handelt eher ohne Reflexion und richtet sein Handeln auf das Befriedigen von Bedürfnissen aus. Gleichzeitig treten in dieser Phase agitiertes, unruhiges Verhalten oder Antriebsminderung auf
6	**Intuition**	Der Patient weist in dieser Phase schwere kognitive Einbußen auf, die nonverbale Kontaktaufnahme steht im Vordergrund. Er läuft ziellos umher und verwendet stereotype Bewegungen. Intuition ist nach Böhm die Fähigkeit, sich in den Menschen und seine Situation hineinzuversetzen, diese in einer Gesamtheit zu erfassen und entsprechend zu reagieren. Rationale Verhaltensweisen spielen hier keine Rolle. Auch der Mensch mit Demenz kann seine Umwelt intuitiv erfassen und entsprechend reagieren. Er erlebt sich und seine Umgebung intuitiv und reagiert gefühlsmäßig auf sie, ohne dieses Erleben zu reflektieren. Pflegende sollten hier im Umgang und Kontakt Symbole und Rituale verwenden, z. B. Gebete, Gesänge
7	**Urkommunikation**	Bei der Urkommunikation geht es nach Böhm um Basisstimulation. Kommunikationsformen laufen in dieser Phase nur noch nonverbal über Geräusche, Stimmen, Gerüche, Mimik, Gestik und Berührung. Die Patientin ist in dieser letzten Lebensphase oft immobil und bedarf vermehrter Reizanflutung, da es sonst zu einem seelischen Stillstand kommt, der zerstörend auf die letzten Lebenskräfte wirkt. Über die Haut können Pflegende einen ersten Kontakt zum Patienten aufbauen. Die Urkommunikation sollte nicht nur während anderer Pflegeverrichtungen ausgeübt werden, sondern zu einer eigenständigen Pflegeintervention werden, die das Wohlbefinden des Patienten entscheidend fördert

- **Biografiearbeit** bedeutet Beschäftigung mit der Lebensgeschichte und ist grundsätzlich in jedem Lebensalter möglich. In der gesprächsorientierten Biografiearbeit finden Einzel- und Gruppengespräche zu vorgegebenen Themen statt. Die aktivitätsorientierte Biografiearbeit zeichnet sich durch aktive Tätigkeit aus: Neben Singen und kreativem Tätigsein gehört hierzu u. a. das Ausführen von Alltagshandlungen, z. B. Tisch decken. [vgl. 4]
- **Erinnerungspflege** ist eine Arbeits- und Kommunikationsweise, die versucht, an die Lebenserfahrungen und Erinnerungen des alten Menschen anzuknüpfen. Die Menschen werden in Kontakt mit ihren Erinnerungen gebracht. Dies geschieht durch sog. Trigger (dt. „Anstoß", „Auslöser"); darunter ist alles zu verstehen, was unmittelbar hilft, vergangene Gefühle und Erinnerungen zu vergegenwärtigen. Dieses können u. a. Bilder, Gegenstände, Gerüche, Geräusche sein (➤ Abb. 22.13).

Erinnerungspflege und Biografiearbeit ermöglichen einen neuen Zugang zur eigenen Lebensgeschichte und stärken dadurch das Selbstvertrauen und die Individualität. Wenn alte Menschen wegen nachlassender kognitiver Fähigkeiten und abnehmender körperlicher Ressourcen auf fremde Hilfe angewiesen sind, brauchen sie Unterstützung, um sich der eigenen Identität vergewissern zu können.

Je kleiner der Aktivitätsradius der Patientinnen ist, umso wichtiger wird für sie die Vergangenheit und umso mehr benötigen sie Anknüpfungspunkte für ein Gespräch über die Vergangenheit. Beide Vorgehensweisen stellen als **ganzheitliche Begleitungs- und Kommunikationsansätze** den einzelnen Menschen mit seinen Erfahrungen, Erlebnissen und Prägungen in den Mittelpunkt und bringen ihm dadurch Wertschätzung entgegen. Mit zunehmendem Verlust der Gedächtnisleistungen spielen der emotionale Gehalt einer Aussage und die Gefühle eine entscheidende Rolle. Erleben und Erinnern als

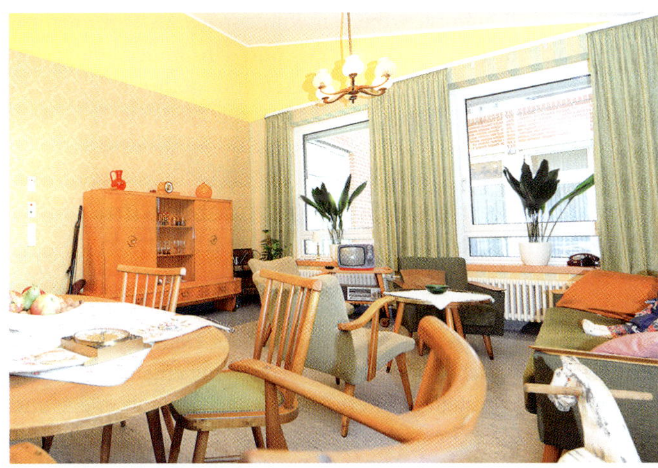

Abb. 22.13 Viele Einrichtungen haben sog. **Erinnerungszimmer** eingerichtet: Sie sind z. B. wie dieses hier ganz im Stil der 1960er-Jahre und im Zeichen von Wirtschaft und Aufschwung eingerichtet: mit alten Polstermöbeln, Schränken, Vitrinen, Bildern und einer Fülle von Alltagsgegenständen, die zum Erinnern und Erzählen anregen. [K387]

grundlegende menschliche Fähigkeiten bleiben auch bei Menschen mit Demenz erhalten und bilden die Grundlage für eine persönliche Orientierung.

Grundsätzlich sind Erinnerungspflege und Biografiearbeit nicht defizitorientiert, sondern berücksichtigen die Fähigkeiten und Eigenschaften, über die ein Mensch noch verfügt. Ziel ist nicht primär ein perfektes Ergebnis, sondern das gemeinsame Tun und Erleben.

Ziele von Biografiearbeit

- Selbstvertrauen stärken und den alten Menschen in seiner Persönlichkeit respektieren
- Seine biografischen Erlebnisse und Prägungen wertschätzen
- Kommunikationsfähigkeit und Eigeninitiative verbessern
- Isolation und Vereinsamung vorbeugen durch in der Gruppe erlebtes Gemeinschaftsgefühl
- Kognitive Fähigkeiten aktivieren und fördern
- Durch Beschäftigung mit der Vergangenheit positive Emotionen erleben

Reminiszenztherapie

Das Konzept der „Life Reviews" (dt. „Lebensrückschau") wurde in den 1970er-Jahren von dem amerikanischen Psychiater *Robert N. Butler* (1927–2010) für Menschen mit psychiatrischen Störungen entwickelt. Butler bezieht in seine medizinische Anamneseerhebung biografische Daten ein. Menschen schauen am Ende ihres Lebens auf ihre Vergangenheit zurück und bilanzieren ihre Lebenserinnerungen. Diese Grundannahme wird in der **Reminiszenztherapie** (*Reminiszenz,* lat. „reminisci", sich erinnern) genutzt. Das Konzept der „Life Reviews" hat zum Ziel, in einer strukturierten Form des Erinnerns (reminiszieren) diesen Akt oder Prozess psychotherapeutisch nutzbar zu machen. Die Reminiszenztherapie wurde später als Therapieform für Menschen mit Demenz entwickelt und wird in der Begleitung von Menschen mit Demenz in einfacheren und weniger belastenden Situationen eingesetzt.

Pflegetherapeutische Gruppenangebote im Rahmen eines strukturierten Tagesablaufs

Im Rahmen eines milieutherapeutischen Pflegekonzepts nimmt die *psychosoziale Betreuung* von Patienten mit Demenz neben der körperlichen und der medizinischen Versorgung einen sehr hohen Stellenwert ein. Sie stellt ein Kernstück der stationären Pflege und Betreuung von Menschen mit Demenz dar.

Patientinnen werden durch die Strukturierung des Tages, orientiert an festen Zeiten für die Mahlzeiten, durch ausgewogene Ruhe- und Aktivitätsphasen und durch **pflegetherapeutische Gruppenangebote** Sicherheit, Vertrautheit und Kontinuität vermittelt. [vgl. 5]

In einer Atmosphäre der Offenheit hat der Patient die Möglichkeit, sich mit seinen Ressourcen, Erfahrungen und der ihm eigenen Biografie einzubringen. Die abwechslungsreichen Angebote sollen alle Sinne sowie die geistigen und sozialen Fähigkeiten ansprechen und auch die körperliche Aktivität fördern. Durch die gleichzeitige Vermittlung von Freude, Bestätigung, Humor und Geselligkeit tragen die pflegetherapeutischen Gruppenangebote zum *physischen* und *psychischen* Wohlbefinden der Patientinnen bei und bieten vielseitige Kommunikationsmöglichkeiten. Es bietet sich an, die Angebote thematisch und auch jahreszeitlich orientiert zu gestalten.

Inhalte pflegetherapeutischer Gruppenangebote

- Übungen und Spiele zum Gedächtnis- und Konzentrationstraining
- Biografiearbeit
- Gymnastik
- Ball- und Kegelspiele
- Gesellschaftsspiele
- Musik, Gesang und Tanz
- Lesen und Erzählen, Zeitungsrunde
- Kreatives Arbeiten und Gestalten
- Hauswirtschaftliche Tätigkeiten

Die regelmäßige Durchführung eines festen *pflegetherapeutischen* Angebots im stationären Rahmen führt bei vielen Patienten zu Ruhe und Ausgeglichenheit, da es zu einer Fokussierung der Aufmerksamkeit führt.

Eine Herausforderung für die inhaltliche Gestaltung und Durchführung von pflegetherapeutischen Gruppenangeboten ist die – insbesondere in Bezug auf den Grad der demenziellen Erkrankung und der damit verbundenen Defizite – oft heterogene Zusammensetzung der Patientengruppen. Zudem gibt es immer Patientinnen, die aufgrund ihrer ausgeprägten, herausfordernden Symptomatik nicht in Gruppen begleitet werden können. Daher ist im stationären Rahmen neben den Gruppenangeboten immer auch eine Einzelbeschäftigung und Einzelbetreuung von Patienten nötig.

Seit mehreren Jahren wird der Fokus der Angebote auch auf männliche Patienten gelegt. Männer definieren sich häufig über ihren Beruf und die damit verbundenen Tätigkeiten. Mögliche Themen für männliche Patienten können sein: Beruf (Handwerk, Landwirtschaft), Film und Fernsehen, Sport (alte Fußballzeitschriften), Politik und Geschichte, jahreszeitlich orientierte Feste und Feiern (Weihnachten, Schützenfest), Freizeit (Musik, Autos, Kartenspiel, Urlaube).

ROT (Realitätsorientierungstraining)

Das **ROT** *(Realitätsorientierungstraining)* ist ein 24-h-Konzept, das Patienten mit kognitiven Einschränkungen helfen soll, sich in Bezug auf Ort, Zeit, Situation und Person zu orientieren, also zu erinnern. Voraussetzung ist, dass die Betroffenen sich (noch) an der Realität orientieren möchten, und am Jetzt interessiert sind. Gleichzeitig werden Selbstständigkeit, Wohlbefinden, Kommunikation, Gedächtnisleistung und der Erhalt der persönlichen Identität gefördert. [vgl. 6]

Wichtigster Grundsatz ist ein wertschätzender, freundlicher und einfühlsamer Umgang mit den Patientinnen. Es darf kein Leistungsdruck entstehen. Notwendig ist auch eine besondere Ausstattung der Räumlichkeiten. Zum ROT gehören:

- In der Umgebung des Patienten befinden sich ausreichend Uhren und Kalender, an denen er sich zeitlich orientieren kann.
- Ein gleichbleibender Tagesablauf und sich wiederholende Abläufe bieten ebenfalls zeitliche Orientierung und geben dadurch Sicherheit.

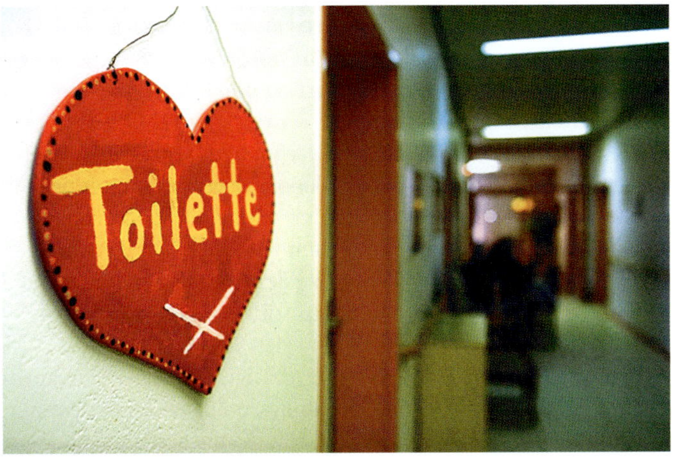

Abb. 22.14 Zum ROT gehören als Orientierungshilfen auch gut erkennbare Schilder. [K157]

- Namensschilder an den Türen erleichtern das Wiederfinden des eigenen Zimmers.
- Gut lesbare Namensschilder an der Kleidung aller Mitglieder des Teams helfen bei der Erinnerung an Personen.
- Farbliche oder piktografische Markierungen (z. B. für den Weg zwischen Zimmer, WC und Speisesaal) helfen Patientinnen mit Leseschwierigkeiten, sich zurechtzufinden (> Abb. 22.14).
- Der Patient erhält bei jedem Kontakt Informationen über Zeit, Ort und seine Person.
- Desorientierte Äußerungen werden taktvoll korrigiert, orientiertes Verhalten wird positiv verstärkt.
- Wann immer möglich, nutzen die Pflegenden die Vergangenheit als Brücke zur Gegenwart.
- Sprachlich sind einfache, kurze Sätze für das Verständnis am besten geeignet.

Validation

Die aus den USA übernommene Methode der **Validation,** die von *Naomi Feil* (1932–2023) begründet wurde, bezeichnet eine grundsätzliche Haltung im Umgang mit Menschen mit Demenz. Sie verbindet therapeutische Ansätze aus der Tiefenpsychologie, der Gesprächs-, Gestalt- und Familientherapie sowie dem Neurolinguistischen Programmieren (NLP) praxisnah zu einem wertschätzenden lösungsorientierten Umgang mit demenzkranken alten Menschen. Naomi Feil benutzt für die validierende Kommunikation das Bild „In den Schuhen des anderen gehen": Der emotionale Gehalt einer Aussage wird aufgegriffen und *validiert* (für gültig erklärt), ohne zu analysieren, zu bewerten oder zu korrigieren. Wer die Validation anwendet, akzeptiert die innere Realität von Menschen mit Demenz mit all ihren gefühlsmäßigen Anteilen als deren ganz persönliche Sicht- und Erlebnisebene. [vgl. 7, 8]

Die betroffenen alten Menschen müssen nicht mehr „verbessert" und die Symptome nicht behoben werden. Vielmehr kommt es darauf an, den Menschen mit Demenz in seiner gerade aktuellen Gefühlswelt und seinen Lösungsversuchen wertschätzend zu begleiten.

Validationsziele (nach Naomi Feil)

- Wiederherstellen des Selbstwertgefühls
- Reduktion von Stress
- Rechtfertigung des gelebten Lebens
- Lösen unausgetragener Konflikte aus der Vergangenheit
- Reduktion chemischer und physikalischer Zwangsmittel
- Verbesserung der verbalen und nonverbalen Kommunikation
- Verhindern eines Rückzugs in das Vegetieren
- Verbesserung des Gehvermögens und des körperlichen Wohlbefindens

Basis der Validation

Die Validation nach Naomi Feil hat eine ihrer Grundlagen in der **Theorie der Lebensstadien und -aufgaben** des Psychologen *Erik Erikson* (1902–1994). Hiernach gliedert sich das menschliche Leben in acht Zeitphasen, in denen im optimalen Fall jeweils spezifische Aufgaben bewältigt werden. Gelingt dies nicht oder – was meistens der Fall ist – nicht vollständig, so taucht die unvollendete Aufgabe im späteren Leben ein zweites und evtl. ein drittes Mal auf und kann dann gewissermaßen „nachgeholt" werden.

Naomi Feil fügte Eriksons Phasen noch eine weitere hinzu, die des *hohen Alters* (ab ca. 80 Jahren). Im hohen Alter häufen sich körperliche wie soziale Verluste (z. B. Nachlassen von Seh- und Hörvermögen, Einschränkung des Kurzzeitgedächtnisses, Tod des Partners), und die Kontrolle des Menschen über sich selbst lässt nach. Menschen mit Demenz durchlaufen nach Feil **vier Aufarbeitungsphasen des Lebens,** denen sie jeweils einige der weiter unten aufgeführten Validationstechniken als besonders angemessen und hilfreich zuordnet:

- Stadium der mangelhaften oder unglücklichen Orientierung
- Stadium der Zeitverwirrtheit
- Stadium der sich wiederholenden Bewegungen
- Stadium des Vegetierens/Vor-sich-hin-Dämmerns

Bei der Aufarbeitung der Vergangenheit spielen **Symbole** eine ganz besondere Rolle. Der sehr alte, zunehmend desorientierte Mensch benutzt Symbole, um Gefühle und Bedürfnisse aus der Vergangenheit auszudrücken. Naomi Feil bezeichnet diese Symbole deshalb als „Fahrkarten in die Vergangenheit". Symbole können Personen, Gegenstände oder Verhaltensweisen sein.

Zielgruppen der Validation

Nach Naomi Feils Erfahrungen profitieren sehr alte Menschen spät einsetzender Alzheimer-Demenz am meisten von Validation. Validation kann aber auch bei jüngeren Menschen mit (Alzheimer-)Demenz angewandt werden und zeigt über eine gewisse Zeit vielfach positive Effekte. Sehr alte, jedoch im Wesentlichen orientierte Menschen benötigen hingegen keine Validation.

Validationstechniken

Validation ist nicht an eine bestimmte Berufsgruppe gebunden. Neben unmittelbaren Bezugspersonen (Pflegenden und Angehörigen) können alle, die mit dem alten Menschen Kontakt haben, Validation anwenden. Im Folgenden wird vom **Validationsanwender** oder *Validierenden* gesprochen. Der alte Mensch wird meist als **Klient** bezeichnet. Die Validation wird individuell auf den alten Menschen angewandt. Es haben sich aber aus der Erfahrung gewisse Techniken herauskristallisiert, die sich in bestimmten Stadien als zumeist erfolgreich erwiesen haben:

1. Mangelhaft oder unglücklich orientierte Menschen

Von Naomi Feil als mangelhaft oder unglücklich orientiert bezeichnete Menschen sind weitgehend orientiert. In ihrer Orientierung sind diese Menschen aber unglücklich, da sie die im hohen Alter zwangsläufigen Verluste nicht akzeptieren, viele Gefühle nicht eingestehen können und wichtige Lebensaufgaben nicht vollendet haben. Die kognitiven Fähigkeiten sind weitgehend erhalten. Allenfalls treten gelegentliche Lücken im Kurzzeitgedächtnis auf, die dem Betroffenen bewusst sind und zu Scham, Verleugnung und Konfabulationen (➤ Kap. 17.2.2) führen. Sie können ihre verleugneten Gefühle und Konflikte nur als Symbole äußern. Typischerweise geschieht dies, indem sie andere beschuldigen und anklagen, sich ständig beschweren oder Gegenstände horten. Gefühle und Berührungen sind dem mangelhaft oder unglücklich orientierten Menschen in aller Regel unangenehm. Deshalb hält der Validationsanwender einen Abstand von ca. 50 cm ein und beschränkt Berührungen auf das gesellschaftlich bei Fremden übliche Maß (also z. B. Händeschütteln zum Abschied). Die folgenden Validationstechniken können in Kombination angewendet werden, wobei in einem Gespräch nicht alle Techniken zum Einsatz kommen müssen. Gleichzeitig können in diesem Stadium auch noch Methoden des ROT (s. o.) angewendet werden.

- **Zentrieren:** Zentrieren nach Naomi Feil bezeichnet eine bestimmte Art des Validationsanwenders, sich auf seine Atmung zu konzentrieren, um sich von den eigenen Gefühlen zu distanzieren und für die Gefühle des Gegenübers zu öffnen. Er ist der erste Schritt jeder Validation.
- **Verwenden eindeutiger Wörter:** Menschen mit Demenz interessieren sich nicht für das „Warum" ihrer Gefühle und ihres Verhaltens. Daher können Fragen nach dem „Warum" zu einem Rückzug der Patientin führen. Günstig sind Fragen nach Tatsachen in einem sachlichen Sprachstil (*Wer* klopft ständig gegen die Wand? *Was* haben Sie gesehen? *Wo* hat er gestanden? *Wann* ist das passiert? *Wie* sieht die Frau aus, die da kommt?). Dies vermittelt am ehesten das Gefühl von Respekt und Ernstgenommen-Werden und erhält die Kommunikation.
- **Umformulieren/Wiederholen:** Der Validationsanwender wiederholt mit eigenen Worten, was der Klient gesagt hat. Das Wiederholen erfolgt dabei mit ehrlichem Mitgefühl.
- **Ansprechen des bevorzugten Sinnesorgans:** Die meisten Menschen bevorzugen ein bestimmtes Sinnesorgan: Augen, Ohren, Nase oder Haut. Dies lässt sich aus der Wortwahl, wie der Klient erzählt, erschließen. Erzählt z. B. ein Mensch von einem Spaziergang über eine Blumenwiese am Wald und beschreibt, wie schön das war, spricht ein visuell orientierter Mensch (Auge) z. B. vom „farbigen Blumenmeer", der auditiv orientierte (Ohren) vom „leisen Rauschen der Blätter im Wind", und wer den Geruchssinn bevorzugt (olfaktorische Orientierung), erinnert sich an die eindrücklichen Düfte auf der Wiese. Der Validationsanwender benutzt vermehrt Schlüsselwörter des bevorzugten Sinnesorgans.
- **Polarität – Fragen nach dem Extrem:** Die Frage nach dem Extrem („Wo war es am schlimmsten?") soll dazu führen, dass der Klient seine Gefühle stärker ausdrückt und dadurch Erleichterung erfährt.
- **Sich das Gegenteil vorstellen:** Beschuldigt, klagt oder jammert der Patient, so fragt ihn der Validationsanwender ganz gezielt, ob und wann die schlimmen Ereignisse einmal nicht eintreten. Beschwert sich eine Patientin z. B. immer wieder über das miserable Essen, so fragt er nach Zeiten, zu denen das Essen besser war. Dies kann evtl. Lösungsansätze aus früheren Zeiten andeuten, die dem Patienten auch in der aktuellen Situation helfen.
- **Erinnern:** Diese Technik dient sowohl dem Vertrauensaufbau als auch dem Aufdecken früherer Lösungsstrategien der Patientin. Erinnerungen können erfahrungsgemäß am ehesten durch Fragen mit „nie" und „immer" provoziert werden („War das schon immer so?")

2. Menschen im Stadium der Zeitverwirrtheit

Zeitverwirrte Menschen leben in der Vergangenheit, sie können z. B. mit der Uhrzeit nichts mehr anfangen und verwechseln Personen der Gegenwart mit solchen aus der Vergangenheit. Kommunikationsfähigkeit, Kontrolle, Sprache und sprachnahe Leistungen lassen deutlich nach, die Betroffenen können sich nicht mehr an soziale Konventionen halten und möchten eine sofortige Befriedigung ihrer Bedürfnisse. Gefühle spielen bei Menschen im Stadium der Zeitverwirrtheit eine große Rolle; sie kehren zu den Gefühlen der Vergangenheit zurück. Neben den oben genannten sind folgende Techniken besonders hilfreich:

- **Mehrdeutigkeit:** Häufig kommt es vor, dass Außenstehende die Wortschöpfungen des Patienten nicht verstehen und daher Probleme haben zu antworten. Hier ist es sinnvoll, Fürwörter (er, sie, es, jemand) anstelle der nicht verstandenen Wörter zu benutzen – eine Technik, die Feil als „Mehrdeutigkeit" bezeichnet.
- **Berührung:** Im Gegensatz zum ersten Stadium reagieren zeitverwirrte Menschen sehr gut auf Berührung. Oft weckt Berührung, zusammen mit Augenkontakt und einer einfühlsamen, liebevollen Stimme, angenehme Erinnerungen. Bemerkt der Validationsanwender jedoch, dass der Betroffene Berührung nicht mag, respektiert er dies.
- **Anpassen an die Gefühle des Klienten:** Der Validationsanwender beobachtet u. a. Haltung, Mimik, Augen und Extremitäten des Klienten und passt sich diesen an. So fühlt der alte Mensch sich sicherer, und viele Validationsanwender können sich besser in den Klienten hineinversetzen.
- **Verbindung Verhalten – Bedürfnis:** Feil geht davon aus, dass sich auffällige Verhaltensweisen von Menschen mit Demenz zu drei menschlichen Grundbedürfnissen in Beziehung setzen lassen: dem Bedürfnis nach Liebe, dem Bedürfnis, nützlich zu sein, und dem Bedürfnis, eigene Gefühle auszudrücken. Diese Bedürfnisse äußern sich oft in einem Verhalten, das dem orientierten, in der Gegenwart lebenden Außenstehenden zunächst sinnlos erscheint, sich aber häufig bei Kenntnis der Biografie des Zeitverwirrten erschließt.
- **Musik:** Zeitverwirrte Menschen können trotz Nachlassens der übrigen sprachlichen Fähigkeiten oft gut altbekannte Lieder singen. Das gemeinsame Singen alter Lieder ist eine Möglichkeit, Kommunikation aufrechtzuerhalten.

3. Menschen im Stadium sich wiederholender Bewegungen

Im Stadium der sich wiederholenden Bewegungen haben die sprachlichen Fähigkeiten so weit nachgelassen, dass der Betroffene keine für einen Außenstehenden sinnvollen Sätze mehr spricht, sondern nur noch einzelne oder sogar unverständliche Wörter. Mittel zum Gefühlsausdruck, aber auch zur Eigenstimulation sind nunmehr v. a. Klänge, Laute und Bewegungen aus der Vergangenheit, die evtl. über Stunden und bis zur Selbstschädigung wiederholt werden. In diesem Stadium gelten im Wesentlichen die Grundsätze der Validation bei zeitverwirrten Menschen. Verbale Techniken können benutzt werden, solange der Betroffene noch spricht. Entsprechend dem Zustand des Betroffenen nehmen aber Berührungen einen noch größeren Raum ein. Sinnvoll ist es, ihm Gegenstände zur Verfügung zu stellen, die in Bezug zu seinem früheren Leben stehen und mit denen er „arbeiten" kann. Eine weitere Technik ist das Spiegeln, bei dem die Pflegende die Bewegungen des alten Menschen einschließlich z. B. seiner Mimik und Atmung wiederholt, um sich besser in den alten Menschen hineinversetzen und Kontakt zu ihm aufnehmen zu können. Der Validationsanwender kann dem Betroffenen dann seine Gefühle mitteilen („Das ist sehr mühsam") und so auf dessen Bedürfnisse eingehen.

4. Menschen im Stadium des Vegetierens

Im Stadium des Vegetierens liegen die alten Menschen typischerweise fast regungslos mit geschlossenen Augen im Bett; von außen ist nicht erkennbar, was sie noch wahrnehmen und empfinden. Validation in diesem Stadium setzt v. a. Berührungen und von früher bekannte Musik ein.

Gruppenvalidation

Validation ist auch in Gruppen möglich, wobei sich die **Gruppenvalidation** für zeitverwirrte Menschen und Menschen im Stadium der sich wiederholenden Bewegungen eignet. Bei den regelmäßigen Treffen werden verschiedene Aktivitäten (z. B. Singen, Gespräch, Bewegung) in immer gleicher Reihenfolge und eingebettet in ein Begrüßungs- und Abschiedsritual angeboten. Der Validationsanwender findet dabei möglichst für jede Person eine feste Rolle, die zu ihrem früheren Leben passt und in der sie sich glücklich und geachtet fühlt. Gruppenvalidation schafft ein Gemeinschaftsgefühl und regt die Betroffenen zur Kommunikation an.

Positive Interaktionen nach Tom Kitwood

Von *Tom Kitwood* (1937–1998) wurden **zwölf verschiedene Arten von positiver Interaktion** entwickelt und benannt, die auf den Grundannahmen seines person-zentrierten Ansatzes basieren (s. o.). Sie bilden den Hintergrund für die pflegerische Intervention. [vgl. 2]

1. **Anerkennen:** Der Mensch mit Demenz wird als Person anerkannt, geachtet und in seiner Einzigartigkeit wertgeschätzt. Pflegende können dies durch einen einfachen Akt des Grüßens (mit Namen und Handschlag), durch zugewandtes Zuhören oder durch das Erzählen von prägenden Lebensereignissen erreichen. Anerkennen geschieht nicht nur verbal, auch die innere Haltung und die zugewandte äußere Haltung (Blickkontakt) sind wichtig.
2. **Verhandeln:** Der Mensch mit Demenz wird nach seinen Vorlieben, Wünschen und Bedürfnissen gefragt. Pflegende verhandeln dabei sowohl die einfachen Angelegenheiten des Alltags (Kleidungswünsche, Lieblingsspeisen) als auch Fähigkeiten und Fertigkeiten („Können Sie allein aufstehen?" „Möchten Sie nach draußen gehen?"). Dabei werden die Unsicherheiten und Ängste der Person berücksichtigt und die Informationen in einem angemessenen, langsamen Tempo weitergegeben. Hierdurch entwickelt auch ein Mensch mit fortgeschrittener Demenz eine Kontrolle und gewinnt damit eine gewisse Macht über seine Alltagshandlungen zurück.
3. **Zusammenarbeiten:** Der Mensch mit Demenz wird in alle Tätigkeiten aktiv eingebunden und nicht als Objekt behandelt. Er wird in seiner Eigeninitiative und in seinen Fähigkeiten gestärkt. Dies kann durch gemeinsames hauswirtschaftliches und kreatives Tun sowie durch aktives Einbeziehen in die Pflege geschehen. Pflegende räumen dem erkrankten Menschen einen Handlungsspielraum ein und beziehen ihn ohne Druck aktiv mit ein.
4. **Spielen:** Der Mensch mit Demenz lernt wieder, zweckungebunden, kreativ und spielerisch zu sein. Pflegende agieren frei und spontan, ohne bestimmte Ziele zu verfolgen.
5. **Timalation:** Der Demenzkranke wird primär sinnbezogen oder sensorisch angesprochen und erfährt so Vergnügen, Kontakt und Sicherheit, ohne dass er intellektuell gefordert wird.
   Der Begriff setzt sich zusammen aus griech. „timao" (= ich halte in Ehre, ich würdige) und lat. „stimulatio" (= Anregung, Reiz). Pflegende können dies z. B. durch eine Aromatherapie oder Massagen erreichen.
6. **Feiern:** Der Mensch mit Demenz erfährt Freude und Geselligkeit durch gemeinsame Feiern, die von den Pflegenden angeboten werden. Dabei verschwinden oft die Grenzen zwischen den Erkrankten und den Pflegenden im gemeinsamen Erfahren einer stimmungsvollen Atmosphäre.
7. **Entspannen:** Der Mensch mit Demenz kann in der Nähe anderer Menschen gut entspannen. Pflegende helfen dabei, das Tempo zu drosseln (Ruhe, Reizabschirmung) und evtl. durch unmittelbaren Körperkontakt (Hand halten, Berührung) Entspannung zu ermöglichen.
8. **Validieren:** Der Mensch mit Demenz wird in seinen Erfahrungen und in seiner subjektiven Wirklichkeit bestärkt und wertgeschätzt. Die Pflegenden nehmen seine Emotionen wahr, antworten auf der Gefühlsebene und stärken dadurch seine Identität und sein Selbstwertgefühl.
9. **Halten:** Der Mensch mit Demenz fühlt sich auch in schweren und emotional belasteten Situationen gehalten. Die Pflegenden halten die Gefühle (Wut, Trauer) aus und vermitteln durch ihre zugewandte Präsenz Sicherheit.
10. **Erleichtern:** Der Mensch mit Demenz wird in die Lage versetzt, etwas zu tun, was er eigentlich nicht machen könnte. Pflegende übernehmen diskret teil- oder vollkompensatorisch einzelne Handlungsabläufe, sodass der Mensch Erleichterung in seinem Tun erfährt. Durch die Erleichterung kann eine Entwicklung noch vorhandener Fähigkeiten stattfinden.
11. **Schöpferisch-Sein:** Der Mensch mit Demenz bietet durch spontane Impulse und Fertigkeiten eine Möglichkeit zu gemein-

samem schöpferischem Tun. Pflegende greifen diese spontanen Impulse auf und bestärken sie (Singen, Tanzen).

12. **Geben:** Der Mensch mit Demenz bringt Freude, Dankbarkeit oder Besorgnis gegenüber den Pflegenden zum Ausdruck. Vielleicht macht er auch ein Geschenk (Süßigkeit) oder bietet Hilfe an. Pflegende können dies dankbar annehmen.

Kitwood stellt heraus, dass im alltäglichen Umgang mit Menschen mit Demenz die verschiedenen Interaktionsarten miteinander verschmelzen und ineinander übergehen.

10-Minuten-Aktivierung nach Schmidt-Hackenberg

Dieses von *Ute Schmidt-Hackenberg* entwickelte Konzept möchte Menschen mit Demenz im Tagesverlauf aktivieren und auf verschiedenen Ebenen ansprechen. Hierbei orientiert sie sich an der Biografie und an früheren Lebens- oder Alltagserfahrungen der Betroffenen, die sich oft nur kurzzeitig konzentrieren und auch nur kurzzeitigen Beschäftigungen nachgehen können. [vgl. 9]

Die **10-Minuten-Aktivierung** möchte Leben in den Alltag bringen und verschiedene Bereiche fördern (z. B. Feinmotorik und Mobilität, Stärkung des Selbstbewusstseins und der Kommunikation, ➤ Abb. 22.15).

Das Angebot wird in *kleinen homogenen Gruppen* im Tagesverlauf, am besten regelmäßig zu einem festen Zeitpunkt, durchgeführt. Es kann aber auch im Tagesverlauf spontan eingebaut werden, wenn sich Zeitkorridore ergeben, ohne dass es einer großen Vorbereitung bedarf.

Die Pflegenden orientieren sich an der Biografie sowie den Erfahrungen und Interessen der Patientinnen und versuchen, möglichst viele Sinne anzusprechen. Dabei werden alle Beiträge der teilnehmenden Patienten wertschätzend gewürdigt und aufgegriffen. Es bietet sich an, mit Alltagsgegenständen und Materialien zu arbeiten, die den dementen Patientinnen von früher bekannt sind. Durch diese **„Türöffner"**, welche die Patienten anfassen oder ausprobieren können, werden längst verschüttete Erinnerungen, aber auch Handlungsabläufe des Alltags aktiviert und vergegenwärtigt. Gleichzeitig werden die Patientinnen angeregt, sich in der Gruppe auszutauschen. Mögliche „Türöffner" können sein:

- Alte Haushaltsgegenstände (z. B. Bügeleisen, Waschbrett, Fleischwolf, Milchkanne, Sammeltasse)
- Handwerksgegenstände (z. B. Bohrer, Hammer, Holzschuh)
- Verschiedene Wäschestücke, Hüte, Schuhe
- Bilder, Bücher, alte Zeitungen

Es bietet sich an, **Erinnerungs- oder Themenkisten** zu erstellen. In einem Karton werden thematisch zusammengehörige Materialien gesammelt, z. B. eine Kiste mit Haushaltsgegenständen, mit Tüchern, mit alten Bildern, mit Handwerkszeug, mit Kleinkram zum Nähen oder Stricken, z. B. Wollresten. Gleichzeitig befindet sich im Deckel der Kiste eine kurze Anleitung für eine mögliche 10-Minuten-Aktivierung mit Vorschlägen zu Handlungsabläufen, Fragen oder Gruppenanregungen und Übungen. Neben wiederverwertbaren Gegenständen kommen auch jahreszeitlich bedingte Materialien zum Einsatz (z. B. Heu, Maiskolben, Kastanien).

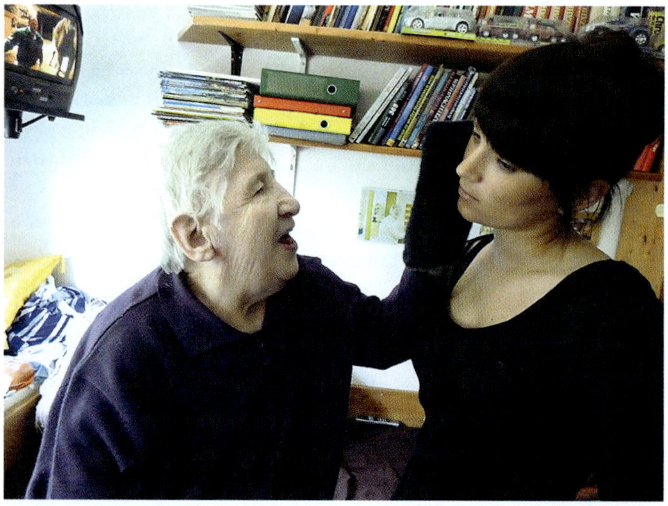

Abb. 22.15 Zusammenarbeiten: Der Mensch mit Demenz wird in alle Aktivitäten aktiv eingebunden. Warum nicht einmal im Rollentausch herausfinden, wie es sich anfühlt, jemanden zu waschen und gewaschen zu werden? [M322]

Kreative therapeutische Ansätze

Sprache, Musik und Kunst sind die Grundkommunikationsinstrumente des Menschen. Da bei vielen Menschen mit Demenz die sprachliche Ausdrucksfähigkeit zunehmend nachlässt, sind kreative Ansätze, die sich mit Musik oder Kunst beschäftigen, umso wichtiger.

Musikalische Fähigkeiten und Erinnerungen bleiben deutlich länger erhalten. In der Musiktherapie wird hier bewusst angeknüpft: Selbst bei sprachverarmten Patienten werden durch das Singen alter Lieder oder Gedichte Erinnerungen geweckt, und das Sprachvermögen wird aktiviert. Dabei haben ältere Menschen einen guten Zugang zur Musik. Das aktive Musizieren und Singen hatte in der ersten Hälfte des 20. Jahrhunderts einen deutlich höheren Stellenwert als heute.

Daneben können sich Menschen mit Demenz in der Kunsttherapie unter Anleitung kreativ betätigen und eine andere Form der Kommunikations- und Ausdrucksfähigkeit wahrnehmen.

Umgang mit den verschiedenen Pflegeinterventionen und -konzepten

Es ist deutlich geworden, dass es heute eine Vielzahl von Pflegeinterventionen und -konzepten für den Umgang mit Menschen mit Demenz gibt. Im Pflegealltag geht es primär aber nicht darum, „irgendwelche Techniken" anzuwenden oder sich zu fragen, welche Technik besser geeignet ist. Vielmehr stellt sich die Frage, ob es dem einzelnen Pflegenden gelingt, in Kontakt zu kommen und an die Welt des demenzkranken Menschen „anzudocken".

Die **Grundhaltung der Akzeptanz** dieser Erkrankung mit allen ihren Ausprägungen ist eine wichtige Einstellung im pflegerischen Umgang mit Menschen mit Demenz. Das Verhalten der Pflegenden kann, wenn es durch Empathie, Ehrlichkeit und Echtheit geprägt ist, beim Erkrankten das Gefühl der Wertschätzung und des Angenommen-Seins auslösen. Die Pflegenden wählen hierzu je nach Situation und Patientin individuell die gewünschten Angebote und Strategien passend aus.

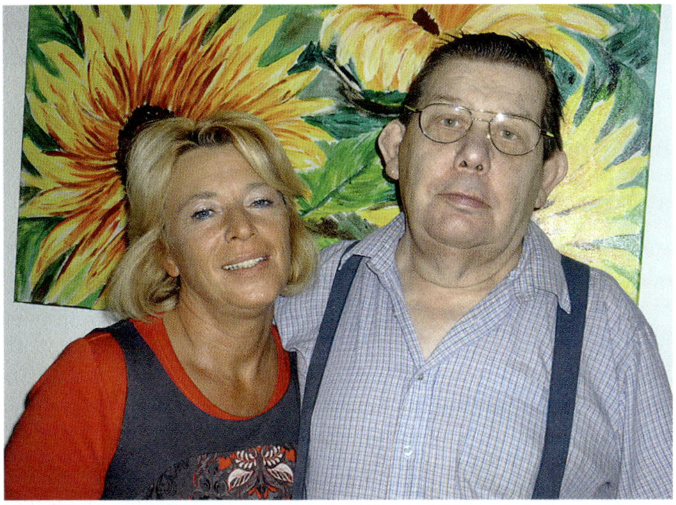

Abb. 22.16 Angehörige, wie hier die Tochter, stellen eine der wichtigsten Ressourcen bei der Pflege und Betreuung von dementen Patienten dar. [M322]

22.5.4 Angehörigenarbeit

Die Einbeziehung von **An- und Zugehörigen** in die Pflege und Betreuung von Patienten mit Demenz ist unerlässlich, da sich Betroffene vielfach nicht adäquat äußern können (➤ Abb. 22.16).

Angehörige sind auf der einen Seite eine wichtige Informationsquelle, v. a. im Hinblick auf Gewohnheiten, biografisch prägende Erfahrungen oder die Ressourcen der Patientinnen. Auf der anderen Seite leiden die Angehörigen mitunter viel stärker unter der Krankheit als die Betroffenen selbst. Die Demenzerkrankung stellt einen Prozess des langsamen geistigen Verfalls dar und bedeutet letztlich nichts anderes als einen nicht aufhaltbaren Beziehungstod. Es ist für die An- und Zugehörigen sehr schmerzhaft mitzuerleben, wie ein vertrauter und geliebter Mensch immer weniger derjenige ist, den sie einmal kannten.

Fast 70 % der Menschen mit Demenz werden von An- und Zugehörigen betreut und gepflegt. Dies bedeutet eine große Belastung für sie. Viele fühlen sich schuldig oder meinen, versagt zu haben, wenn sie fremde Hilfe in Anspruch nehmen müssen. Sie geben ihre Angehörigen meist erst in professionelle Hände, wenn sie mit ihren eigenen Kräften völlig am Ende sind.

Ziele von Angehörigenarbeit

- Aufbau eines Vertrauensverhältnisses zu den Angehörigen durch regelmäßige Gespräche
- Vermeidung von Überforderung
- Entlastung anbieten (Motivation zur Selbstpflege)
- Würdigung der erbrachten Leistung der Angehörigen
- Verbesserung des Wissens von Angehörigen über die Krankheit
- Stärkung und Förderung der Hilfsbereitschaft und Ressourcen von Angehörigen
- Einbeziehen der Angehörigen in die Betreuung und Pflege der Patienten
- Einbeziehen in weitere Perspektivenplanung (Einsatz professioneller Dienste)
- Anbieten weiterer Hilfs- und Entlastungsangebote (z. B. Tagespflege, Angehörigengruppen)

Ein gutes **Angehörigenkonzept** mit festen Gesprächszeiten und Möglichkeiten des gegenseitigen Austauschs wirkt entlastend auf die An- und zugehörigen und ist bereichernd für die pflegerische Betreuung der Patientinnen.

22.5.5 Beobachten, Beurteilen und Intervenieren

Die **Pflege** des an Demenz erkrankten Menschen ist weniger vom Typ der Demenz als vielmehr vom jeweiligen Stadium abhängig, da sich die Verläufe sehr ähneln. Je fortgeschrittener die Demenz ist, desto mehr Unterstützung benötigt der Patient bei den alltäglichen Verrichtungen (z. B. Waschen, Essen anreichen, künstliche Ernährung, Positionierung). Hier gelten alle Maßnahmen der Grundpflege sowie der Prophylaxe, z. B. von Dekubitus, Pneumonie, Thrombose, Soor und Parotitis, Intertrigo, Obstipation und Sturz. Die Übergänge zwischen den Schweregraden sind fließend: Es gibt nicht *die* Pflege bei schwerer, mittelgradiger oder leichter Demenz. [vgl. 10–15]

Körper- und Kleiderpflege und Körpertemperatur

Die **Körper- und Kleiderpflege** sollte zur Unterstützung des Selbstwertgefühls so lange wie möglich von der Patientin allein ausgeführt werden. Wichtigste Aufgabe der Pflegenden ist die geduldige Anleitung und Hilfestellung zur Erhaltung der Selbstständigkeit. Sie begleiten den Patienten zu den Pflegehandlungen, legen die benötigten Utensilien in der richtigen Reihenfolge bereit. Bei fortgeschrittener Erkrankung geben sie konkrete verbale Anleitung, die von der Patientin umgesetzt werden kann. Bei zunehmender Einschränkung werden einzelne Pflegehandlungen, später die gesamte Pflege teil- bzw. vollkompensatorisch übernommen.

Kleidungsstücke mit Gummizug und Schuhe mit Klettverschluss können z. B. länger vom Patienten selbst gehandhabt werden als solche mit Knöpfen bzw. Schnürsenkeln. Es wird immer auf ein gepflegtes Äußeres und den Kleidungsstil der Patientin Rücksicht genommen.

Das Nachlassen der Fähigkeit, die **Körpertemperatur** zu regulieren, führt dazu, dass die Patienten zeitweise unangemessen gekleidet sind. Durch die Situationsverkennung bei fortgeschrittener Demenz können sie nicht mehr auf eine der Temperatur angemessene Kleidung achten. Dies kann dazu führen, dass sich die Patientinnen unbekleidet oder nur leicht bekleidet im stationären Bereich aufhalten. Regelmäßige Kontrollen sind notwendig, um einer Unterkühlung vorzubeugen.

Ernährung

Viele Menschen mit Demenz haben ein gestörtes **Ess- und Trinkverhalten.** Gründe dafür können sein:

- Verweigerung der Nahrungsaufnahme (z. B. infolge des Verkennens der Situation)
- Vergessen der Essenszeiten

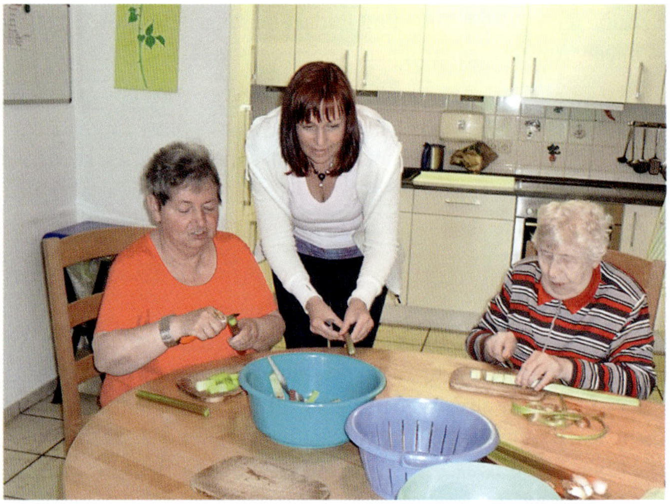

Abb. 22.17 In der **Ernährung** des älteren Menschen sind ausreichend frisches Obst und Gemüse von großer Bedeutung. Besonders sinnvoll ist es, wenn die Betroffenen im Rahmen der aktivierenden Pflege selbst bei der Zubereitung helfen. [M322]

- Antriebsmangel (z. B. aufgrund einer Depression)
- Vergessen, *wie* man isst oder trinkt (Apraxie)

Trinkt oder isst ein Patient zu wenig, fragen die Pflegenden ihn nach den Gründen für sein Verhalten, denn Flüssigkeitsmangel und schlechte Ernährung verschlimmern die Symptome der Demenz. Hilfreich ist es, die Angehörigen zu bitten, die Lieblingsgetränke oder -speisen der Patientin beim nächsten Besuch mitzubringen, und der Patientin im Tagesverlauf häufiger Getränke anzubieten, um eine ausreichende Flüssigkeitszufuhr zu gewährleisten.

Die Pflegenden gewährleisten einen übersichtlichen Ablauf der Mahlzeit. Ihre Aufgabe ist es, die Nahrungsmittel- und Getränkeaufnahme zu kontrollieren, ggf. die Nahrung mundgerecht vorzubereiten und das Essen und die Getränke anzureichen. Eine ruhige Atmosphäre bei der Mahlzeit und auch das Essen in Gemeinschaft können sich förderlich auf das Essverhalten auswirken (> Abb. 22.17).

Ist der Patient nicht mehr in der Lage, adäquat mit Messer und Gabel umzugehen, kann die selbstständige Nahrungsaufnahme durch Umstellung auf **Fingerfood** noch länger aufrechterhalten werden. Hierbei werden warme Speisen so zubereitet, dass der Patient sie in kleinen Häppchen mit den Fingern zum Mund führen kann.

Ausscheidung

Mit fortschreitender Erkrankung kann es zu **Harninkontinenz** kommen (Stuhlinkontinenz ist eher selten), wobei jedoch geprüft werden muss, ob diese nicht durch äußere Umstände gebessert werden kann (z. B. ein konsequentes Toilettentraining/Kontinenztraining).

Neben den bekannten Ursachen der verschiedenen Inkontinenzformen (Stress-, Urge-, Reflexinkontinenz etc.) spielen gerade bei Menschen mit Demenz folgende Faktoren eine Rolle:

- Die Patientinnen vergessen, zur Toilette zu gehen.
- Der Weg zur Toilette ist zu weit.
- Die Geschwindigkeit, mit der sich der Patient zur Toilette begibt, ist zu gering.

Diese Faktoren lassen sich durch eine aktivierende Pflege gut beeinflussen, sodass eine drohende Inkontinenz lange kompensiert werden kann.

Bewegung

Körperliche Betätigung und **Bewegung** sind wichtig zur Prophylaxe von Komplikationen wie z. B. Thrombose, Pneumonie, Kontrakturen oder Obstipation. Sie sind deshalb ein relevanter Bestandteil der Pflege.

Die Pflegenden gewährleisten jederzeit die **Sicherheit,** damit die Patientin keinen Schaden erleidet. Menschen mit Demenz leiden oft unter Stand- und Gangunsicherheit und laufen ständig Gefahr zu stürzen. Hier ist ein differenziertes **Sturzmanagement** wichtig. Bei der Anamneseerhebung sollte eine Risikoerfassung erfolgen. Entsprechend den erhobenen intrinsischen und extrinsischen Sturzrisikofaktoren werden individuelle Interventionen zur Sturzprophylaxe durchgeführt. Patienten mit einem erhöhten Sturzrisiko erhalten eine individuelle Sturzprophylaxe, die Stürze verhindern oder Sturzfolgen minimieren soll.

Darüber hinaus sollten z. B. die Böden rutschfest und die Wände mit Handläufen versehen sein. In der Praxis hat sich außerdem häufig gezeigt, dass Bodenbeläge mit unterschiedlichen Farben wenig geeignet sind. Die Patientinnen halten die Bereiche, an denen zwei verschiedene Farben aufeinandertreffen, für hohe Kanten und stürzen bei dem Versuch, diese zu überwinden. Auf Teppichläufer sollte – wegen der Rutschgefahr – nach Möglichkeit ebenfalls verzichtet werden.

Gleichzeitig ist bei der Medikamentengabe eine intensive Patientenbeobachtung nötig, da der Patient als Nebenwirkung von Neuroleptika und Psychopharmaka verstärkte Gangunsicherheit zeigen kann. Der Einsatz von Niedrigbetten, Klingelmatten und Bewegungssensoren hilft dabei, das Sturzrisiko zu verringern.

Ein Unfallrisiko besteht außerdem durch scharfe Gegenstände, Streichhölzer, Feuerzeuge und Haushaltschemikalien, die daher am besten in abschließbaren Schränken aufbewahrt werden. Elektrogeräte werden mit speziellen Sicherungen versehen.

Unruhe und Agitiertheit

Als Begleitsymptomatik einer Demenzerkrankung können **Unruhe-** und **Agitiertheitszustände** auftreten. Die Patientin ist aufgeregt, verbal und tätlich abwehrend, sie schimpft. Dazu kommt oft psychomotorische Unruhe mit dem quälenden Drang davonzulaufen. Verstärkt wird dieses Verhalten durch mangelnde örtliche, zeitliche und autopsychische Orientierung. Der Patient weiß nicht, in welcher Zeit er lebt, wo er sich befindet und was die Betreuungspersonen von ihm möchten. Den Patientinnen fehlt während eines Impulsdurchbruchs jegliches Gefühl für das Ausmaß ihres Verhaltens.

In diesen Situationen gilt der Grundsatz, dass man Unruhe nur mit Ruhe und Unsicherheit nur mit Sicherheit begegnen kann. Pflegende versuchen, den Patienten zu beruhigen. Entscheidend ist dabei, ob es gelingt, eine ruhige, entspannte und damit Geborgenheit vermittelnde Atmosphäre zu schaffen. Oft ist es hilfreich, die Patientin in diesen Phasen einzeln zu betreuen und aus der Gemeinschaft zu separieren.

Bei Unruhezuständen besteht die Möglichkeit in der Umlenkung der Energien, etwa durch Spaziergänge. In immer mehr Einrichtungen werden heute sog. Demenzgärten integriert, die dem Patienten

22

durch Endloswege die Möglichkeit zu langen Spaziergängen bieten und gleichzeitig seine Sicherheit gewährleisten.

Soll die Patientin mithilfe von Medikamenten zur Ruhe kommen, wird dies zuvor mit ihr oder ihren An- oder Zugehörigen besprochen.

Apraktische Störungen

Aktivitäten des täglichen Lebens (z. B. sich waschen und ankleiden) können Patienten in fortgeschrittenem Stadium der Demenz nicht mehr oder nur noch langsam bzw. unvollständig ausführen. Sie können keine räumliche Beziehung mehr zwischen einem Objekt und ihrem Körper herstellen. Hierbei gilt:

- Geduld bewahren und die Patientin keinesfalls drängen
- Nur so viel Hilfestellung geben wie gerade eben nötig
- Dem Patienten Gegenstände praktisch zeigen und Bewegungsabläufe verdeutlichen
- Bei praktischen Dingen die Patientin „machen lassen"
- An- bzw. Zugehörige zu Hilfestellungen anleiten

Kommunikation

Jeder kommunikative Austausch erfolgt in einfachen, kurzen Sätzen, ist aber unbedingt an die kognitiven Fähigkeiten des einzelnen Patienten anzupassen. Wenn möglich, sollten die Worte der Patientin mit benutzt werden. Dabei beschränken die Pflegenden sich auf die konkreten und gegenwärtigen Situationen und versuchen nicht, Dinge zu erklären, die erst zu einem späteren Zeitpunkt relevant sind. Vielfach wirkt körperlicher Kontakt unterstützend. Menschen mit Demenz brauchen feste Regeln und Orientierungshilfen, die den Tagesablauf strukturieren helfen. Versprechungen der Pflegenden werden selbstverständlich immer eingehalten (Verlässlichkeit, Vertrauen).

Kommunikation mit Menschen mit Demenz

- Den Menschen immer ernst nehmen, ihm mit Würde und Respekt begegnen – sprachliches Niveau beachten.
- Stets persönliche Ansprache – Namen benutzen.
- Sich viel Zeit nehmen – damit Gesprochenes verstanden und darauf reagiert werden kann.
- Körpersprache bewusst einsetzen – Blickkontakt, Berührungen, eindeutige Gesten, Mimik, sicht- und spürbar bleiben.
- Eine vereinfachte Sprache verwenden, die keine oder nur wenige Nebensätze enthält und keine mehrschrittigen Kommandos nutzt.
- „W-Fragen" stellen – um Fakten zu erfahren: wer, was, wann, wie; aber niemals warum.
- Melodie der Sprache beachten – Stimmungen können eher erfasst werden.
- Langsam, laut und deutlich sprechen – aber nicht zu laut.
- Zum besseren Verständnis Botschaften auf der Beziehungsebene und weniger auf der inhaltlichen Ebene verwenden.
- Mit Sprichwörtern arbeiten, bildliche Ausdrucksweise wählen – Brücken bauen.
- Vornehmlich über erlebbare und vertraute Gedächtniseindrücke sprechen (emotional positiv Erlebtes).
- Ganz viel Geduld aufbringen.

Bei allen Beschäftigungsangeboten wird darauf geachtet, dass der Patient weder über- noch unterfordert wird (sorgfältige Einschätzung der **Ressourcen**). Der Patientin werden verschiedene Angebote gemacht, die evtl. mehrmals wiederholt werden. Immer erhält sie dabei genügend Bedenkzeit. Kleine Schritte und Ziele lassen schnell erkennen, in welchen Bereichen die Grenzen und Fähigkeiten des Patienten liegen.

Es gilt, die Kompetenzen des Menschen zu erhalten oder zu reaktivieren.

Sprachstörungen

Sprachstörungen gehören bei vielen Demenzerkrankungen zu den typischen Symptomen. Bei der Alzheimer-Demenz (➤ Kap. 22.4.3) treten sie schon in einem frühen Stadium auf. Es kommt zur Verarmung der Sprache und des Wortschatzes sowie zu Störungen des Sprach- und Begriffsverständnisses. Die Pflegenden sollten mit dem Patienten generell langsam sprechen und ihn auf falsch verwendete Wörter respektvoll hinweisen. Findet die Patientin nicht das richtige Wort, ist es hilfreich, ihr mehrere Wortmöglichkeiten anzubieten. Beispiel: Ein Patient zeigt in Richtung Stuhl und Tisch, kommt aber nicht auf die richtige Bezeichnung. Die Pflegenden helfen ihm und fragen z. B.: „Meinen Sie den Tisch oder den Stuhl?" oder reagieren auf das vom Patienten zuvor Gesagte und fragen gezielt nach dem Tisch oder nach dem Stuhl.

Mnestische Störungen

Merkfähigkeitsstörungen **(mnestische Störungen)** betreffen das Kurz-, aber auch das Langzeitgedächtnis und sind die üblichen Erstsymptome einer beginnenden Alzheimer-Demenz (➤ Kap. 22.4.3). Auch bei vaskulärer Demenz (➤ Kap. 22.4.4) gehören Merkfähigkeits- und Aufmerksamkeitsstörungen sowie mangelnde Konzentration zu den typischen Symptomen des Anfangsstadiums. Die Patienten sind vergesslich, können sich nicht an Namen, Begebenheiten oder Lebensumstände erinnern. In einigen Fällen ersetzen sie Wörter, die sie nicht mehr präsent haben, durch Umschreibungen, Ersatzwörter („Ding") oder Floskeln („Sie wissen schon").

Die Pflegenden begegnen Patientinnen mit viel Geduld und wiederholen Gesagtes, damit diese es sich einprägen können. Gleichzeitig fallen sie ihnen nicht ins Wort, sondern geben ihnen die notwendige Zeit, den Begriff selbst zu finden.

Die Vergesslichkeit lässt sich bis zu einem bestimmten Schweregrad durch einen Tagesplan und ein Notizbuch kompensieren, die der Patient bei sich tragen kann. Eine gute Möglichkeit ist es auch, Notizzettel dort anzubringen, wo sie benötigt werden (z. B. am Badezimmerspiegel).

Kognitives Training kann helfen, vorhandene Ressourcen zu erhalten. Gerade hier ist es ganz wichtig, die Patientin nicht zu überfordern oder Leistungen von ihr zu verlangen, die sie mit ihrer Erkrankung einfach nicht mehr erbringen kann und die ihr nur aufs Neue ihre Defizite vor Augen führen.

Formale Denkstörungen

Viele Menschen mit Demenz haben **Denkstörungen,** z. B. Probleme, bestimmte Gegenstände oder Situationen zu präzisieren. Sie denken

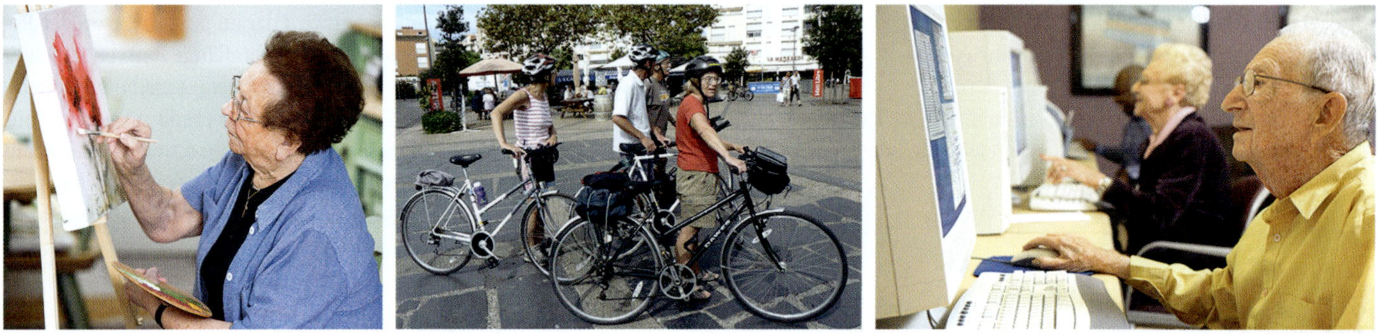

Abb. 22.18 Ob Malen, (mäßiger) Sport in einer Gruppe oder Seniorenakademie – wichtiger noch als die Art der Aktivität ist, dass der ältere Mensch überhaupt Interessen hat und aktiv bleibt. In jedem Fall können Angehörige und Pflegende versuchen, lenkend einzugreifen, damit sowohl Körper als auch Geist beweglich bleiben. [J787]

umständlich, handeln wenig praxisorientiert und können sich kaum verständlich ausdrücken. Im Gespräch verlieren sie häufig den Faden und wissen nicht mehr, was sie eigentlich sagen wollten. Hier hilft:

- Ruhig zuhören, den Patienten nicht drängen
- Ausreden lassen
- Zum besseren Verständnis freundlich nachfragen, das Gesagte ggf. wiederholen und vom Patienten bestätigen lassen

Fördern durch Fordern – gemäß diesem Pflegegrundsatz wird jede sinnvolle selbstständige Aktivität des Menschen mit Demenz unterstützt.

Pflege bei Antriebsstörung

Eine antriebsgestörte Patientin verliert jegliche Eigeninitiative, hat kaum Interesse an ihrer Umwelt und zieht sich in sich zurück. Zwischenzeitlich erlebt sie aber auch unruhige, geschäftige Phasen.

Um die *Teilnahmslosigkeit* des Patienten zu durchbrechen, können die Pflegenden ihn z. B. bei der täglichen Körperpflege gut in ein Gespräch einbeziehen und zu eigenen Erzählungen ermuntern. Gemeinsames Singen oder bekannte Karten- und Gesellschaftsspiele fördern die Aktivität der Patientinnen und gehören zum Stationsprogramm (➤ Abb. 22.18).

Schlaf

Charakteristisch für Menschen mit Demenz ist eine vermehrte Schlafneigung am Tage, verbunden mit Unruhezuständen gegen Abend. Dies führt vielfach zu einer Tag-Nacht-Umkehr und einem gestörten Schlafrhythmus. Die Patientinnen stehen nachts immer wieder auf, rufen laut nach den Pflegenden, sprechen schlafende Mitpatienten an oder legen sich zu ihnen ins Bett. Tagsüber schlafen sie immer wieder kurz ein, wenn sie keine Ansprache erfahren.

Eine Korrektur des gestörten Tag-Nacht-Rhythmus ist schwierig und im stationären Bereich personalintensiv. Hilfreich sind hier eine Strukturierung des Tagesablaufs und eine Beschränkung des Tagschlafs.

Leichte Unruhezustände lassen sich gut durch Einschlafrituale wie z. B. eine ruhige Atmosphäre, ein beruhigendes Gespräch oder ein späteres Zu-Bett-Gehen auffangen. Bei starken Unruhezuständen und Schlaflosigkeit wird nicht auf das Einhalten der Bettruhe bestanden. Vielmehr wird der Patientin die Gelegenheit gegeben, ihren Bewegungsdrang auszuleben. Die Einrichtung von Beschäftigungsangeboten in den Abendstunden hat sich als sinnvoll erwiesen.

Unsicherheit und Ängstlichkeit können durch erhöhte persönliche Zuwendung (ruhiges Gespräch, Halten der Hand) gemindert werden. Erst wenn alle genannten Maßnahmen nicht zu einer Besserung führen und der Patient nicht aus dem belastenden Zustand gelöst werden kann, ist die Gabe von Schlafmitteln (nach Rücksprache mit der Ärztin) sinnvoll.

Schlafmittel sind die letzte Wahl

Mit der Gabe von **Schlafmitteln** äußerst zurückhaltend sein! Bei älteren Menschen werden die Wirksubstanzen nur sehr langsam abgebaut, der Schlaf-Wach-Rhythmus wird bei regelmäßigem Gebrauch nachhaltig gestört oder er führt schlimmstenfalls zu Abhängigkeiten. Schlafmittel können zur Gangunsicherheit und in der Folge zu Stürzen führen. Bei Überdosierungen (Benzodiazepine) kann die Folge auch eine Atemdepression sein, die lebensgefährlich werden kann – insbesondere dann, wenn bereits eine Lungenerkrankung besteht.

Atemwege

Ältere Menschen sind anfälliger für Erkrankungen der Atemwege als jüngere. Daher sind Maßnahmen der Pneumonieprophylaxe und ein angemessenes Raumklima von besonderer Bedeutung. Aufkeimende Infekte bedürfen einer raschen Behandlung durch Inhalationen, sekretlösende Arzneimittel und evtl. Antibiotika, da die Häufigkeit schwerer Komplikationen im Alter stark zunimmt.

22.6 Depressive Zustände im Alter

DEFINITION

Depression im Alter (früher auch als *Involutionsdepression* bezeichnet): in höherem Lebensalter auftretende Depression. Sie kann, muss aber nicht mit einer beginnenden Demenz vergesellschaftet sein. Frauen sind häufiger betroffen als Männer (➤ Abb. 22.19).

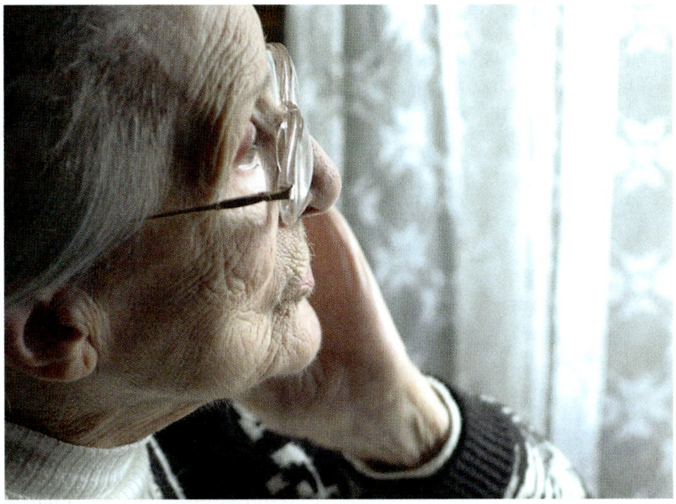

Abb. 22.19 Die **Spätdepression** betrifft wesentlich häufiger Frauen als Männer. Bei der Entstehung dieser Depression können die für dieses Alter typischen körperlichen Faktoren ebenso wie einschneidende Veränderungen der Lebenssituation krankheitsauslösend sein. [J787]

22.6.1 Krankheitsentstehung

Die typische Depression im Alter scheint multifaktoriell durch genetische und exogene Faktoren bedingt zu sein. Eine beginnende Demenz kann hier ebenso Grund für die depressive Symptomatik sein wie eine erneute Phase einer schon länger bestehenden und wiederkehrenden Depression. Darüber hinaus wirken oft typische psychosoziale und körperliche Umstände auslösend (➤ Abb. 22.19):

- Verlust von Ehepartner und Freunden
- Isolierung, Vereinsamung, Auszug aus dem gewohnten Umfeld
- Pensionierung mit materiellen Einbußen, Verlust von gesellschaftlichem Status
- Nachlassen der körperlichen Leistungsfähigkeit

22.6.2 Symptome

Die **Hauptsymptome** einer Depression– gedrückte Stimmung, Interessenverlust/Freudlosigkeit, Antriebsmangel/verstärkte Erschöpfbarkeit – äußern sich bei der Depression im Alter oft in besonders akzentuierten Konstellationen und Ausprägungen. So stehen oft ein sozialer Rückzug und Schwierigkeiten, neue soziale Beziehungen einzugehen, im Vordergrund. Oder die Depressivität äußert sich in ausgeprägten körperlichen (psychovegetativen) Symptomen (z. B. Magen-Darm-Störungen, diffuse Schmerzen, Schwindel, Kopfschmerz) oder starken Schlafstörungen bei schwerer Grübelneigung und Gedankenkreisen. Formen mit ängstlich-unruhiger Erregtheit (Agitation) als ein eher alterstypisches Leitsymptom sind ebenso möglich wie Formen mit demenzähnlichen Bildern (sog. Pseudodemenz).

Die **Pseudodemenz** ähnelt dabei bei unbekannten Patientinnen so oft einer Demenz, dass nur der Verlauf, ein gewissenhafter klinischer Eindruck und das Ansprechen auf eine antidepressive Behandlung (Besserung der mess- und sichtbaren Gedächtnis- und Orientierungsstörungen) auf die depressive Erkrankung hinweisen (➤ Tab. 22.3).

22.6.3 Diagnostik und Differenzialdiagnose

Die **Diagnose** wird durch Anamnese und Erhebung des psychopathologischen Befunds gestellt. Körperliche Untersuchung, Blutuntersuchungen und bei Bedarf technische Untersuchungen sollen körperliche Erkrankungen wie eine Schilddrüsenunterfunktion ausschließen. Psychometrische Demenztestung und aufmerksame klinische Beobachtung (➤ Tab. 22.3) können zur Differenzialdiagnose beitragen.

22.6.4 Behandlungsstrategie

Zunächst wird eine **medikamentöse Therapie** mit Antidepressiva (➤ Pharma-Info 16.1) durchgeführt. Moderne nebenwirkungsarme Medikamente wie SSRI (z. B. Escitalopram) stehen dabei im Vordergrund. Bei fehlender Wirksamkeit kann ein Therapieversuch mit SSNRI (z. B. Duloxetin) unter Überprüfung der kardiovaskulären Verträglichkeit unternommen werden. Die alte Substanzklasse der trizyklischen Antidepressiva (z. B. Amitriptylin) sollte aufgrund des ungünstigen Nebenwirkungsprofils (z. B. anticholinerge Wirkung, die kognitive Defizite verstärkt) nur als letztes Mittel eingesetzt werden.

Zur Behandlung von Störungen des Tag-Nacht-Rhythmus können moderne Antidepressiva wie Agomelatin (Valdoxan®) oder aber auch sedierend wirkende niederpotente Neuroleptika (➤ Pharma-Info 15.1, z. B. Dipiperon®) eingesetzt werden. Bei Wirkungslosigkeit kann kurzfristig auf Schlafmittel wie Zopiclon® zurückgegriffen werden, das Abhängigkeitspotenzial ist hierbei zu beachten. Auf Benzodiazepine (➤ Pharma-Info 16.3) sollte aufgrund des starken Abhängigkeitspotenzials und der möglichen Gangstörung mit Sturz-

Tab. 22.3 Abgrenzung einer demenziellen Erkrankung von einer „depressiven Pseudodemenz" [19]

	Demenzielle Erkrankung	Depressive Pseudodemenz
Ärztliches Gespräch	Patienten versuchen zu dissimulieren	Patienten beklagen die „Vergesslichkeit"
Standardisierter Test	Testleistung und Alltagsleistung entsprechen sich	Alltagsleistung besser als Testleistung
Verlauf	Schleichend progredient	Über Tage/Wochen
Orientierung	Gestört	Verhältnismäßig intakt
Sexuelle Bedürfnisse	Eher ungestört	Eher gestört
Hygiene	Gestört	Eher unauffällig
Ansprechen auf antidepressive Therapie	Keine Verbesserung der kognitiven Leistung	Verbesserung der kognitiven Leistung

gefahr weitestgehend verzichtet und diese nur in Notfällen starker psychomotorischer Erregung eingesetzt werden.

Ebenso wichtig ist eine **milieutherapeutische Behandlung** (➤ Kap. 22.5.2) mit einem festen, strukturierenden Tagesablauf. **Soziotherapeutische Maßnahmen** (➤ Kap. 14.7.8) bezüglich der Wohnsituation und erforderlicher Hilfen (z. B. ambulante Pflege, Essen auf Rädern) ergänzen das Programm.

In der Klinik können neben Gruppen-, Ergo- und Arbeitstherapie auch Elektrokrampfbehandlungen, Wachtherapie und Lichttherapie zum Einsatz kommen (➤ Kap. 14.7).

Ambulant ist auch bei Menschen in höherem Lebensalter eine ambulante Psychotherapie Mittel der Wahl zur langfristigen und erfolgreichen Behandlung der Depression.

22.6.5 Pflege

Für den Umgang speziell mit spätdepressiven Patientinnen ist die Kenntnis folgender Zusammenhänge sehr hilfreich:

- Die depressive Stimmung ist zumeist morgens am stärksten ausgeprägt und nimmt im Laufe des Tages ab. Die Pflegenden ermuntern die Patienten, sich selbst auf tageszeitabhängige Stimmungsschwankungen hin zu beobachten. Ihnen soll bewusst gemacht werden, dass sie nicht durchgehend depressiv sind, sondern noch Freude empfinden können.
- Depressive Patientinnen unterschätzen in ihrem negativen Selbstwertgefühl ihre tatsächlichen Fähigkeiten. Die Pflegenden ermöglichen den Patienten kleine Erfolgserlebnisse (z. B. durch Aktivitäten, die an frühere Fähigkeiten des Patienten anknüpfen, ➤ Abb. 22.20). In diesem Punkt ist die Zusammenarbeit mit An- und Zugehörigen besonders wichtig.
- Depressive Patientinnen neigen dazu, übermäßig viel von sich zu fordern. Deshalb schaffen die Pflegenden Möglichkeiten, in denen die Patienten überhöhte Ansprüche an sich selbst auf ihren Realitätsgehalt prüfen können.

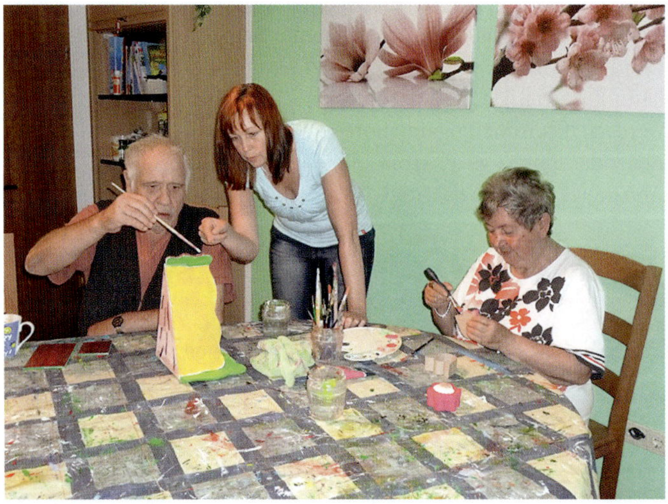

Abb. 22.20 Spätdepressiven Patienten zeigen die Pflegenden Möglichkeiten auf, Freude zu empfinden. Dies können z. B. neu oder wieder entdeckte Hobbys oder der Aufbau neuer Kontakte sein. [M322]

- Depressive Patienten wollen es häufig unbedingt jedem recht machen und passen sich uneingeschränkt an. Deshalb ermuntern die Pflegenden sie dazu, ihre eigenen Rechte wahrzunehmen und – ggf. auch gegen Widerstand – das zu tun, was sie selbst gern möchten.
- Die Pflegenden versuchen, den Patientinnen Möglichkeiten aufzuzeigen, wie sie ihre Zeit sinnvoll nutzen können, und helfen ihnen, neue und v. a. eigene Ziele zu finden.

22.7 Paranoide Symptomatik

22.7.1 Krankheitsentstehung

Zu unterscheiden sind tatsächlich **psychotische Erkrankungen** im höheren Lebensalter und eine **paranoid wirkende Symptomatik.**

Erstere ist bei Erstmanifestation im Alter häufig organisch begründet im Sinne einer **organisch wahnhaften (schizophreniformen) Störung.** Menschen mit Demenz können ebenso eine organisch wahnhafte Störung aufgrund der degenerativen Prozesse im Gehirn entwickeln wie Patienten mit Hirntumoren, anderen ZNS-Erkrankungen (Temporal- oder Frontallappenschädigung, Epilepsie, zerebrovaskuläre Erkrankungen), zerebral wirksamen Infektionen (z. B. Herpes-Enzephalitis), metabolischen Erkrankungen (z. B. Vitaminmangel, Eisenspeicher-Störungen), Medikamentennebenwirkungen (z. B. L-Dopa-Therapie bei Parkinson, Anticholinergika, Benzodiazepine) oder Intoxikationen (Schwermetalle). Eine besondere Form der organisch psychotischen Störungen ist die **chronisch taktile Halluzinose** („Dermatozoenwahn"), bei der die Patientinnen der wahnhaften Überzeugung sind, von Hautparasiten/Ungeziefer befallen zu sein und krabbelnde, beißende, sich bewegende Berührungen auf oder unter der Haut wahrnehmen.

Psychotische Symptome im Alter können immer auch Teil einer schweren affektiven Störung (z. B. schwere Depression mit einem Schuld- oder Verarmungswahn) sein.

Die **paranoid wirkende Symptomatik** hingegen erfüllt nur in stärkster Ausprägung die Kriterien einer Schizophrenie. Zumeist sind auch hier organische Störungen die Grundlage. Eine zunehmende *Schwerhörigkeit* kann zu Orientierungs- und Kommunikationsstörungen führen und damit zur Fehlinterpretation der Realität. Es kann dabei die Überzeugung entstehen, es werde über den Patienten geredet oder gelacht. Diese Überzeugungen können sich bis zu einem unbeeinflussbaren Wahn steigern.

Auch die Orientierungsstörung, situative Verkennung und die Verschlechterung der Alltagsfähigkeiten können bei Menschen mit Demenz zunächst zur Verunsicherung, im Verlauf zu paranoider Symptomatik werden: Eine ältere Frau vergisst den Ablageort der Geldbörse immer wieder und beschuldigt letztlich andere, diese gestohlen zu haben.

22.7.2 Behandlungsstrategie

Das Vorgehen hängt von der Schwere der paranoiden Symptome, vom Alter und geistigen Zustand des Patienten sowie von möglichen körperlichen Grunderkrankungen ab:

22

- Der Diagnostik zu möglichen körperlichen Grunderkrankungen kommt bei der Erstmanifestation psychotischer Störungen im Alter die höchste Bedeutung zu. Unerlässlich sind nach Notwendigkeit gestuft:
  - Ausführliche körperliche Untersuchung
  - Ausführliche Medikamentenanamnese
  - Umfangreiche Labordiagnostik
  - Ggf. zerebrale Bildgebung durch cCT oder cMRT
  - Liquorpunktion
- Liegt eine Grunderkrankung vor, so wird diese zunächst behandelt (z. B. Herpes-Enzephalitis bei systemischer Herpesinfektion unter reduziertem Immunsystem im Alter, Vitaminmangel durch Fehlernährung oder vaskuläre Demenz, ➤ Kap. 22.4.4).
- Gleichzeitig ist auf möglichst optimale Versorgung z. B. mit Hörgeräten bzw. Sehhilfen zu achten.
- Zur medikamentösen Therapie in schweren Fällen eignen sich hochpotente atypische Antipsychotika (z. B. Aripiprazol, Risperidon, ➤ Pharma-Info 15.1).
- Wichtig zur Förderung der sozialen Fähigkeiten ist in jedem Fall ein Ausbau der ambulanten Betreuungs- und Beschäftigungsangebote wie z. B. eine Ergo- oder Arbeitstherapie (➤ Kap. 14.7.7), die Teilnahme an niederschwelligen Betreuungsangeboten oder der regelmäßige Besuch einer Tagespflegeeinrichtung.

22.7.3 Pflege

Wenn Patientinnen Geräusche wie Rufen, Hupen, Schritte und Autolärm nicht mehr hören, schrecken sie oft durch eine unerwartete Aktion in ihrer Umgebung zusammen und werden vor Gefahren nicht gewarnt. Schon beim Aufwachen vermissen sie die gewohnten Hintergrundgeräusche, die ihnen zeigen, wo sie sich befinden und dass alles in Ordnung ist. Im Gespräch mit anderen entgeht ihnen nicht nur der reine Wortlaut des Gesagten. Auch Gefühle, die sich im Tonfall ausdrücken, dringen nicht zu ihnen durch. Die Patienten verlieren das Vertrauen in die Umwelt. Es ist Aufgabe der Pflegenden, ihnen im täglichen Leben Sicherheit zu geben:

- Immer von vorn auf die Patientin zugehen, um ein Erschrecken zu vermeiden; nicht plötzlich von hinten anfassen (➤ Abb. 22.21)
- Im Gespräch immer vor dem Patienten stehen/sitzen und auf gute Beleuchtung des eigenen Gesichts achten, damit der Betroffene leichter vom Mund ablesen kann
- Langsam und deutlich kurze, klare Sätze formulieren
- Über alle Maßnahmen informieren, im Zweifel wiederholen
- Fragen stellen, die erkennen lassen, ob alles verstanden wurde
- Soziale Kontakte durch gemeinsame Aktivitäten fördern
- Bei wahnhaften Äußerungen deutlich machen, dass man seine Ansicht akzeptiert, selbst aber anderer Meinung ist
- Angehörige aufklären und einbinden
- Anbindung an Selbsthilfegruppen anregen

Nicht jeder alte Mensch ist schwerhörig: Nicht mit jedem alten Menschen muss also laut gesprochen werden!

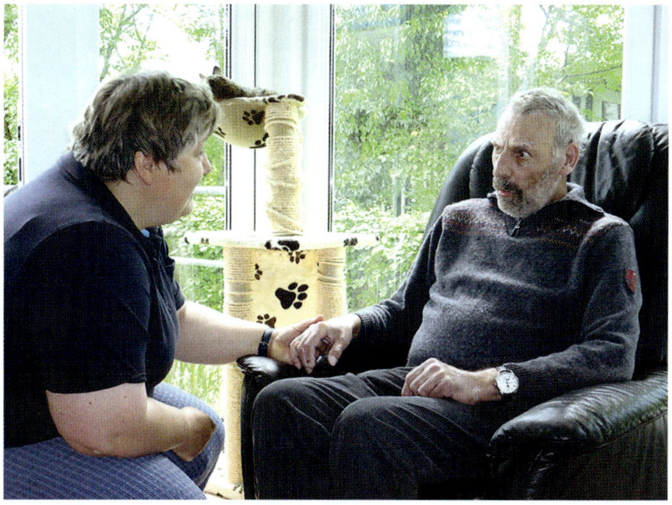

Abb. 22.21 Schwerhörigen oder blinden Menschen nähert man sich am besten von vorn und stellt mit einer kleinen Berührung den nötigen Kontakt her. Gespräche hinter ihrem Rücken sind zu unterlassen, da dies zu Verunsicherung und paranoiden Gefühlen führen kann. [M322]

LITERATUR UND KONTAKTADRESSEN

Literaturnachweis

1. Lindner E (Hrsg.). Aktivierung in der Altenpflege. Arbeitsmaterialien für die Praxis (mit Gedichte-Hörbuch). 2.A. München: Elsevier Urban & Fischer 2013.
2. Brooker D, Müller-Hergl C, Güther H. Demenz. Der person-zentrierte Ansatz im Umgang mit verwirrten kognitiv beinträchtigten Menschen. 9. A. Bern: Hogrefe 2022.
3. Böhm E. Psychobiografisches Pflegemodell nach Böhm. Bd. 1: Grundlagen. 4. A. Wien: Maudrich 2009.
4. Neulist A, Moll W (Hrsg.). Die Jugend alter Menschen. Gesprächsanregungen für die Altenpflege. München: Elsevier Urban & Fischer 2005.
5. Gold K, Gühne M (Hrsg.). Einzel- und Gruppenaktivitäten in der psychiatrischen Pflege. München: Elsevier Urban & Fischer 2008.
6. Maier V. Kognitiv aktivierende Methoden bei Alzheimer Demenz: Gedächtnistraining, Realitätsorientierungstraining, Erinnerungstherapie, Selbst-Erhaltungs-Therapie & Validationstherapie. Saarbrücken: Verlag Dr. Müller 2008.
7. Feil N, de Klerk-Rubin V. Validation – Ein Weg zum Verständnis verwirrter alter Menschen. München: Reinhardt 2017.
8. Schmidt-Hackenberg U. 10-Minuten-Aktivierung als Methode: ergänzt um die Körpersprache der Dementen (Altenpflege). Hannover: Vincentz 2013.
9. Grond E. Pflege Demenzkranker. 5. A. Hannover: Schlütersche Verlagsgesellschaft 2014.
10. Grond E. Die Pflege verwirrter und dementer alter Menschen: Demenzkranke und ihre Helfer im menschlichen Miteinander. 10. A. Freiburg: Lambertus 2008.
11. Kastner U, Löbach R. Handbuch Demenz. 5. A. München: Elsevier Urban & Fischer 2022.
12. Gümmer M, Döring J. Im Labyrinth des Vergessens. Hilfen für Altersverwirrte und Alzheimer-Kranke. Bonn: Psychiatrie-Verlag 2007.
13. Perrar K-M, Sirsch E, Kutschke A (Hrsg.). Gerontopsychiatrie für Pflegeberufe. 3. A. Stuttgart: Thieme 2021.
14. James IA. Herausforderndes Verhalten bei Menschen mit Demenz. Deutschsprachige Ausgabe hrsg. von Detlef Rüsing. 2. A. Bern: Hogrefe 2019.
15. Charlier S. Fachpflege Gerontopsychiatrie. München: Elsevier Urban & Fischer 2012.
16. Schloffel H, Gabriel I. Stundenkonzepte für Menschen mit Demenz in der Pflege: Werteorientierte Gruppenarbeit – Validierende Aktivierung. 2. A. Berlin, Heidelberg: Springer 2016.

17. Weiland A. Aktives Zuhören: Kleine Geschichten in Reimen zum Vervollständigen für Menschen mit Demenz. Books on Demand 2013.
18. Alzheimer Europe. Dementia in Europe. Yearbook 2019. Estimating the prevalence of dementia in Europe. Luxemburg.
19. Lieb K et al. Intensivkurs Psychiatrie und Psychotherapie. 10. A. München: Elsevier Urban & Fischer, 2023.
20. Stemmler M, Kornhuber J. Demenzdiagnostik, 1. A. Göttingen: Hogrefe 2018.

Kontaktadressen

Deutsche Alzheimer Gesellschaft e. V., Selbsthilfe Demenz, Keithstraße 41, 10787 Berlin, Tel.: 0 30/2 59 37 95 0; www.deutsche-alzheimer.de; www.agm-online.de

Kuratorium Deutsche Altershilfe (KDA), Geschäftsstelle Berlin, Michaelkirchstr. 17, 10179 Berlin; www.kda.de

22

KAPITEL

23 Pflege von Menschen mit Abhängigkeitserkrankungen

Pflegesituation

Hintergründe zur Pflegesituation

Pflegerisches Setting: stationäre Akutpflege, Psychiatrie
Patientin: Frau Lenja Bentermann, 26 Jahre
Diagnose: Alkoholabhängigkeit

Für meinen Sohn!

Amelia Santos, Pflegefachfrau auf der Station für Suchtmedizin, wirft einen Blick auf die heutige Aufnahmeliste. Sie erwartet die 26-jährige Lenja Bentermann zurück, die derzeit noch auf einer chirurgischen Station des Akutkrankenhauses behandelt wird. Dort wurde sie in den vergangenen Tagen nach einem Sturz versorgt, bei dem sie sich eine Fraktur am linken Unterarm zugezogen hatte. Heute soll Frau Bentermann zur weiteren Behandlung auf die Suchtstation rückverlegt werden.

Amelia erinnert sich gut an die Erstaufnahme der jungen Frau. Lenja Bentermann war vom Rettungsdienst in die psychiatrische Notaufnahme gebracht worden. Ihr Bruder, bei dem sie seit der Trennung von ihrem Partner vorübergehend wohnte, hatte den Notruf gewählt. Als er nach Hause kam, lief Frau Bentermann unruhig und fahrig in der Wohnunge umher. Als sie ihren Bruder an jenem Tag sah, schrie sie plötzlich laut auf, rannte zur Kellertreppe und stürzte diese hinunter. *„Komm nicht näher!"*, rief sie noch, bevor sie fiel.

Frau Bentermann wurde daraufhin stationär in der psychiatrischen Abteilung aufgenommen. Im Aufnahmegespräch offenbarte Frau Bentermann ihre Lebensgeschichte. Sie war 14 Jahre alt, als ihre Mutter bei einem Unfall verstarb. Das war der erste Schicksalsschlag. Der Vater habe sie und ihren Bruder weiter großgezogen. Mit 17 lernte sie ihren späteren Partner kennen und zog mit ihm zusammen. Sie begann eine Ausbildung zur Bäckereifachverkäuferin, die Arbeit erfüllte sie mit Freude. Doch der häusliche Alltag war von Konflikten geprägt, vor allem wegen des Alkoholkonsums ihres Partners und daraus resultierenden Geldforderungen zur Beschaffung von Alkoholika.

In einem Moment der Verzweiflung griff Frau Bentermann in die Kasse der Bäckerei. Sie wurde dabei erwischt und fristlos entlassen. Der Verlust ihrer Ausbildungsstelle traf sie hart, aus Frust griff auch sie zunehmend zum Alkohol. Wenig später wurde sie ungeplant schwanger und brachte ihren inzwischen 5-jährigen Sohn zur Welt. Als das Kind ein Jahr alt war, stand plötzlich das Jugendamt vor der Tür, ein anonymer Hinweis hatte eine mögliche Kindeswohlgefährdung gemeldet. Ihr Sohn wurde schlussendlich in eine Pflegefamilie vermittelt, ohne derzeitige Möglichkeit auf Umgangsrecht.

„Ich war so verzweifelt, ich sah keinen Ausweg mehr", erklärt Frau Bentermann rückblickend. Sie begann, regelmäßig zu trinken. Immer wieder versuchte sie, abstinent zu bleiben, denn sie wusste, nur wenn sie nüchtern bliebe, hätte sie eine Chance, ihren Sohn eines Tages wiederzusehen. Doch sie wurde immer wieder rückfällig.

Amelia Santos wird aus ihren Gedanken gerissen, als Frau Bentermann im Sitzwagen, begleitet vom Krankentransport, auf Station ankommt. Die junge Frau wirkt unruhig, ihre Hände zittern, sie berichtet von starkem Schwitzen. Während Frau Bentermann ins Untersuchungszimmer begleitet wird, erhält Amelia Santos vom Mitarbeiter des Krankentransports folgende Informationen: *„Frau Bentermann war sehr reizbar während der Fahrt. Sie sah Spinnen auf der Straße und hat uns vorgeworfen, nicht sicher genug zu fahren.“* Amelia Santos nickt, bedankt sich für die Informationen und betritt anschließend das Untersuchungszimmer, wo sie nach einem kurzen Gespräch Frau Bentermanns Vitalzeichen erhebt. Der Blutdruck liegt bei 95/60 mmHg, der Puls bei 94 Schlägen pro Minute. Zur Überwachung und Beurteilung der medikamentösen Behandlung wendet Amelia Santos die Hamburger Alkoholentzugsskala (HAES) an und überträgt die ermittelten Vitalzeichen und subjektiven Beobachtungen in das Dokument. Nach der körperlichen Untersuchung begleitet sie Frau Bentermann auf ihr Zimmer, versorgt sie mit einer Mahlzeit und einer Flasche Wasser und informiert die behandelnde Psychiaterin. Ihr Ziel ist klar: Frau Bentermann soll die bestmögliche Unterstützung erhalten auf ihrem Weg zur Linderung, Stabilisierung und Abstinenz. Und vielleicht, eines Tages, wird sie ihrem Sohn wiederbegegnen können.

Lernaufgaben:

1. Analysieren Sie, welche Faktoren aus Lenja Bentermanns Lebensgeschichte nach dem multifaktoriellen Modell zur Entstehung ihrer Alkoholabhängigkeit beigetragen haben. Berücksichtigen Sie dabei die Lebens- und Lerngeschichte sowie Umweltfaktoren.
2. Im Rahmen der Entzugsbehandlung bei Frau Bentermann können Komplikationen wie Krampfanfälle und Delirien auftreten. Nennen Sie weitere Erkrankungen oder Situationen, bei denen diese Komplikationen ebenfalls häufig vorkommen.
3. Lenja Bentermann zeigte bereits zu Hause beim Bruder erste Verhaltensauffälligkeiten. Heute, auf dem Transport und auf der Station der Suchtmedizin, treten Symptome auf, die auf ein Delir hinweisen. Beschreiben Sie diese Symptome und ergänzen Sie Ihre Antwort um weitere mögliche Anzeichen eines Delirs.
4. Lenja Bentermann erhält zur Behandlung ihrer Entzugssymptome Lorazepam nach festem Schema. Amelia Santos entscheidet, die anstehende Medikamentengabe vorerst auszusetzen und zunächst Rücksprache mit der behandelnden Psychiaterin zu halten. Erläutern Sie fachlich fundiert mögliche Gründe für diese Entscheidung.
5. Eine mehrmonatige Entwöhnungstherapie steht bevor. Amelia Santos möchte Frau Bentermann über begleitende Unterstützungsangebote während und nach der Entwöhnung informieren und ihre Motivation zur Abstinenz stärken. Listen Sie auf, welche therapeutischen und pflegerisch unterstützenden Maßnahmen infrage kommen und wie die Motivation gestärkt werden kann.

23.1 Terminologie

DEFINITION

Abhängigkeitserkrankung: der starke, gelegentlich übermächtige Wunsch oder eine Art Zwang, psychotrope Substanzen zu konsumieren. Dieser Konsum hat für die betroffene Person Vorrang vor anderen Verhaltensweisen, die früher von ihr höher bewertet wurden (Definition gemäß ICD-10).

23.1.1 Psychotrope Substanzen

Psychotrope Substanzen („-trop“ = auf etwas einwirkend) sind Stoffe mit zentralnervöser Wirkung, welche die psychischen Funktionen (Denken, Fühlen, Wahrnehmen) von Organismen beeinflussen. Das können z. B. antipsychotisch oder antidepressiv wirkende Medikamente sein, aber auch Stoffe wie Alkohol, Nikotin, Opioide, Cannabinoide, Sedativa, Hypnotika, Kokain und Halluzinogene. Bei diesen Stoffen handelt es sich um Substanzen, bei denen der Organismus nach längerem Konsum eine *Toleranz* entwickelt, d. h., dass die Dosierung erhöht werden muss, um die Wirkung zu erhalten.

23

23.1.2 Drogen

Stoffe mit hohem *Abhängigkeitspotenzial,* d. h. Stoffe, die zu Toleranzentwicklung und Dosissteigerung führen, werden als **Droge** bezeichnet (ursprünglich Bezeichnung für getrocknete Heilpflanzen; im Plattdeutschen „dröge“ = trocken). Im klinischen und suchttherapeutischen Alltag wird die Bezeichnung Droge meist auf Stoffe wie Heroin, Kokain, Cannabis und Designerdrogen bezogen, weniger auf Alkohol, Nikotin und Medikamente. Entsprechend wird auch in diesem Kapitel verfahren.

DEFINITION

Abhängigkeitserkrankt ist eine Person nach der ICD-10 (*International Classification of Diseases and Related Health Problems),* wenn mindestens drei der folgenden Kriterien im Zeitraum eines Jahres erfüllt wurden:

- Ein starker Wunsch, eine Art Zwang, psychotrope Substanzen zu konsumieren.
- Verminderte Kontrollfähigkeit bezüglich Beginn, Beendigung und Menge des Konsums.
- Ein körperliches Entzugssyndrom bei Beendigung oder Reduktion des Konsums.
- Nachweis einer Toleranz: Um die ursprünglich durch niedrigere Dosen erreichten Wirkungen der psychotropen Substanz hervorzurufen, sind zunehmend höhere Dosen erforderlich.
- Fortschreitende Vernachlässigung anderer Vergnügungen oder Interessen zugunsten des Substanzkonsums, erhöhter Zeitaufwand, um die Substanz zu beschaffen, zu konsumieren oder sich von den Folgen des Konsums zu erholen.
- Anhaltender Substanzkonsum trotz des Nachweises eindeutig schädlicher psychischer, physischer und sozialer Folgen und u. U. trotz des Wissens um die Folgen.

In dem im englischen Sprachraum verwendeten Diagnosemanual DSM-5 *(Diagnostic and Statistical Manual of Mental Disorders)* gibt es zwei wesentliche Änderungen, die den Suchtbereich betreffen: Zum einen wurde – bezogen auf die stoffbezogenen Suchterkrankungen die Unterscheidung zwischen „schädlichem Gebrauch“ und „Abhängigkeitserkrankung“ aufgehoben. Zum anderen wird das pathologische Glücksspiel jetzt erstmals unter die Suchterkrankungen gerechnet. Es sind daher auch Änderungen in der ICD-11 zu erwarten.

23.1.3 Sucht

Der Begriff **Sucht** leitet sich aus dem Althochdeutschen „siech" ab und bedeutet Krankheit wie z. B. im Englischen „sick(ness)" (entgegen vielen Annahmen kommt der Begriff „Sucht" nicht von „suchen"!). Aufgrund der negativen Assoziationen ist der Begriff Sucht nicht mehr alleinstehend zu verwenden.

23.1.4 Krankheit

Die Menschen haben mit dem Wort „Sucht" oder „süchtig" die Symptome, die wir bei einer Abhängigkeitserkrankung beobachten, bereits zu einem Zeitpunkt als krank bezeichnet, als diese Symptomatik sozialrechtlich noch gar nicht als Krankheit anerkannt war. Erst Ende der 1960er-Jahre wurde nach Rechtsprechung des Bundessozialgerichts (BSG 1968) „die Sucht" als „ein regelwidriger Körper- und Geisteszustand" angesehen. Damit wurde die Abhängigkeitserkrankung zu einer **Krankheit** im Sinne des Sozialgesetzbuches. Seit dieser Entscheidung steht den erkrankten Personen die Behandlung in einem Krankenhaus oder einem Rehabilitationszentrum mittels Finanzierung der Krankenkassen oder der Rentenversicherungsträger zu, was zuvor nicht der Fall war.

Ein wichtiges Kriterium dieser Krankheit ist es, dass ab einem gewissen Zeitpunkt der Konsum nicht mehr der willentlichen Kontrolle unterliegt (engl. „point of no return"), obwohl Betroffene um die schädigenden Folgen wissen oder diese erahnen (Kontrollverlust). Wie eine Art Zwang unterliegen sie dem Druck zum Konsum – einem Zwang, der umso stärker werden kann, je mehr sie versuchen, sich diesem zu widersetzen. Wissen und Wille der Betroffenen allein genügen ab diesem Zeitpunkt nicht mehr, um die Symptomatik unter Kontrolle zu bekommen; sie brauchen Hilfe, um die Sucht kontrollieren zu können.

Ein weiteres Merkmal von Abhängigkeiten ist, dass über Zeiten und Nationalitäten hinweg ähnliche Verläufe und Ähnlichkeiten in der Erscheinung des langjährig Erkrankten zu beobachten sind – so z. B. beim alkoholerkrankten oder opiatabhängigen Menschen.

Wissenschaftliche Hinweise auf eine typische prämorbide Persönlichkeit, die aufgrund bestimmter Charakterzüge abhängig werden kann, gibt es nicht.

DEFINITION
Eine **Abhängigkeitserkrankung** ist eine chronische Krankheit, sie heilt nicht aus, kann aber durch Abstinenz zum Stillstand gebracht werden.

23.1.5 Schädlicher Gebrauch

Neben der Abhängigkeit von einem Stoff kann auch dessen schädlicher Gebrauch **(Missbrauch)** diagnostiziert werden. Der schädliche Gebrauch eines Stoffes liegt nach der ICD-10 dann vor, wenn es durch den Konsum zu körperlichen oder psychischen Schäden kommt, die stärker als z. B. ein einmaliger „Kater" sind. Die genaue Abgrenzung gegen „Abhängigkeit" ist schwierig, da die Übergänge mitunter fließend sind. Im Grunde muss man beim schädlichen Gebrauch eines Stoffes davon ausgehen, dass ein kontrollierter Umgang damit durchaus noch möglich sein kann, dass bei weiterem Missbrauch jedoch die Gefahr einer Abhängigkeitsentwicklung besteht.

Schädlicher Gebrauch kann z. B. vorliegen, wenn eine Person in einer depressiven Phase immer mehr Alkohol trinkt, sich die Depression so aber nicht bessert, weil aufgrund des verstärkten Konsums von Alkohol weder die medikamentösen noch die verbal-therapeutischen Maßnahmen wirken können. Grundsätzlich müsste man in einem solchen Missbrauchsfall davon ausgehen, dass die Person nach Besserung der depressiven Symptomatik den Alkoholkonsum wieder unter Kontrolle bekommt.

Schädlicher Gebrauch wird im klinischen Alltag auch diagnostiziert, wenn keine körperlichen oder psychischen Schäden vorhanden sind und es aufgrund eines übermäßigen Substanzkonsums zu sozialen Schwierigkeiten kommt (z. B. Ärger am Arbeitsplatz wegen Verspätung nach Alkohol-, Medikamenten- oder Drogenkonsum am Vorabend).

23.2 Entstehung von Abhängigkeitserkrankungen

Verschiedene Faktoren können die Entstehung einer Abhängigkeitserkrankung beeinflussen.

- **Biologische Faktoren:**
  - Veränderungen im Belohnungssystem des Gehirns: Suchtmittel oder süchtiges Verhalten (z. B. Drogen, Alkohol, Glücksspiel) aktivieren das Belohnungssystem im Gehirn, insbesondere die Ausschüttung von Dopamin. Dadurch wird ein starkes Verlangen nach wiederholtem Konsum erzeugt.
  - Genetische Veranlagung: Bestimmte genetische Faktoren können die Wahrscheinlichkeit erhöhen, eine Abhängigkeitserkrankung zu entwickeln. Beispielsweise haben manche Menschen ein höheres Risiko für Abhängigkeit aufgrund einer vererbten Sensibilität für Belohnungsreize.
  - Toleranzentwicklung: Wiederholter Konsum führt oft dazu, dass der Körper höhere Dosen benötigt, um die gleiche Wirkung zu erzielen.
- **Psychologische Faktoren:**
  - Stress und negative Emotionen: Menschen nutzen oft Suchtmittel oder süchtiges Verhalten, um Stress, Angst oder Depressionen zu bewältigen („Selbstmedikation").
  - Traumatische Erfahrungen: Erlebnisse wie Missbrauch, Vernachlässigung oder Verlust können die Wahrscheinlichkeit erhöhen, dass jemand suchtanfällig wird.
  - Persönlichkeitsmerkmale: Impulsivität, ein geringes Selbstwertgefühl oder Schwierigkeiten bei der Emotionsregulation können Risikofaktoren sein.

- **Soziale und Umweltfaktoren:**
  - Verfügbarkeit von Suchtmitteln: Wenn Substanzen leicht zugänglich sind (z. B. Alkohol), steigt die Wahrscheinlichkeit des Konsums und einer möglichen Abhängigkeit.
  - Soziale Einflüsse: Freunde, Familie oder das soziale Umfeld können das Konsumverhalten beeinflussen. Gruppenzwang oder ein Umfeld, das Suchtmittelkonsum normalisiert, verstärken das Risiko.
  - Kulturelle Normen: Gesellschaften, in denen bestimmtes Verhalten (z. B. Alkoholkonsum bei traditionellen Festen) akzeptiert oder gefördert wird, haben oft höhere Abhängigkeitsraten.
- **Neuroplastizität des Gehirns:** Abhängigkeit verändert die Struktur und Funktion des Gehirns, insbesondere in Bereichen, die für Entscheidungen, Impulskontrolle und emotionale Regulation zuständig sind. Diese Veränderungen machen es schwer, die Abhängigkeit zu überwinden.

Je nach Abhängigkeitspotenzial eines Suchtmittels verläuft dieser Erkrankungsprozess schneller (z. B. bei Opiaten, ➤ Kap. 23.4.5) oder langsamer (wie z. B. beim Alkohol, ➤ Kap. 23.4.3). [vgl. 1] Anfänglich gelingt es den Betroffenen noch, den Anforderungen des täglichen Lebens gerecht zu werden; irgendwann schaffen sie es weder mit noch ohne Suchtmittel.

Von therapeutischem Interesse ist, *warum* ein Suchtmittel über längere Zeit für eine Person verstärkend wirkt. Es ist die Frage nach der Lebens- und Lerngeschichte, der genetischen Anlage und der Umwelt (➤ Abb. 23.1):

- Lebte die Betroffene zur Zeit des Konsums in einer Krise?
- Verträgt er aufgrund konstitutioneller Gegebenheiten mehr Alkohol als andere?
- Hatte sie Schmerzen und benötigte Schmerzmittel?
- Befand sich der Betroffene in der Pubertät?
- Hatte sie nicht die nötigen Fähigkeiten und Fertigkeiten, um Probleme anders als durch Drogenkonsum zu regeln?
- Hat er Alkohol- und Drogenkonsum zu Hause modellhaft erlebt?
- Unterlag sie einem Gruppendruck?
- Hatte er keine anderen Freunde als diejenigen, die Drogen oder Alkohol konsumierten?
- Konnte sie nur durch Substanzen Verstärkung erhalten?
- Hat er das Suchtmittel als so verstärkend erlebt, weil er keine vergleichbaren Gefühle kannte, d. h., weil er nie etwas Positiveres erlebt hat? (➤ Abb. 23.2)
- Versuchte die Betroffene, Symptome anderer psychischer Erkrankungen (Psychose, Depression) durch den Konsum psychotroper Substanzen zu unterdrücken?

Aus therapeutischer Sicht ist es für Betroffene, Angehörige und die Therapeutinnen wichtig, über ein **Modell der Krankheitsentstehung** zu verfügen, um zum einen therapeutische Schritte daraus abzuleiten, zum anderen jedoch auch, weil gerade bei den stoffgebundenen Abhängigkeitserkrankungen potenziell entstandene Schuldgefühle der Patienten eine große Rolle spielen. Viele glauben, selbst an der Er-

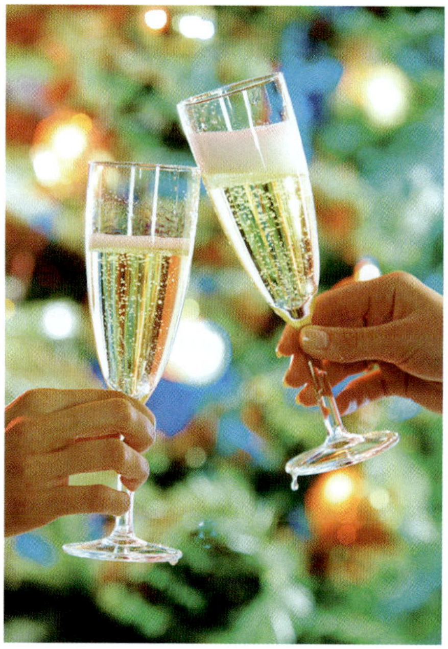

Abb. 23.2 Alkoholkonsum ist in den meisten westlichen Ländern Bestandteil des sozialen Lebens. [J787]

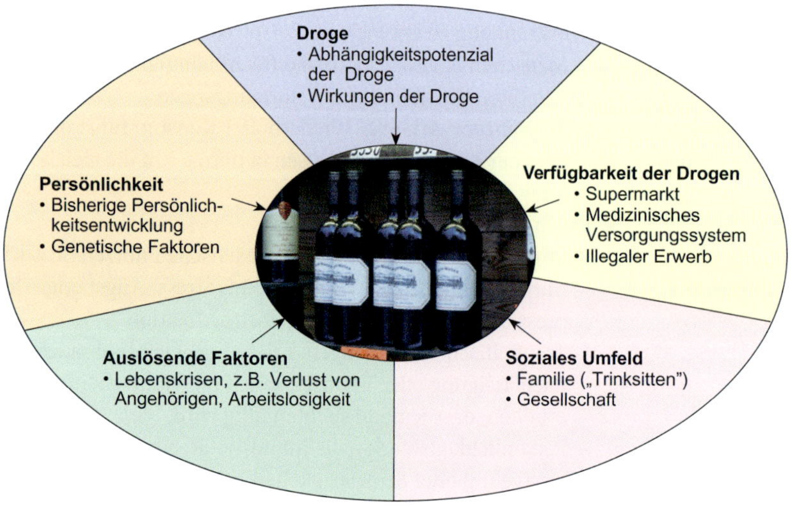

Abb. 23.1 Ob und welche Abhängigkeit sich entwickelt, hängt von vielen Faktoren ab. [Foto: J787]

krankung schuld zu sein, weil es sich bei den Substanzen meist um Genussmittel handelt, deren Konsum man in unserer Gesellschaft nach gängiger Meinung eigentlich als „willensstarker Mensch" kontrollieren können müsste. Manche Betroffene sprechen jedoch auch von Eigenverschulden, weil ihnen dieses Genussmittel nicht von außen aufgezwungen wurde, sondern sie es sich selbst zugeführt haben.

Die Annahme von der Schuld der Betroffenen an der Erkrankung spiegelt sich mitunter auch in der Haltung von Behandlerinnen, Kostenträgern, Arbeitgeberinnen oder Mitmenschen wider. Dies wurde lange Zeit noch dadurch verstärkt, dass sogar manch „ältere" therapeutische Strategie Abhängigkeitserkrankte als willensschwach, labil oder charakterlos ansah, die mehr pädagogischer als psychotherapeutischer Hilfe bedurften.

Die heutigen Theorien der **Suchtforschung** sollen die Betroffenen von Schuldgefühlen befreien und wollen die Entstehung der Krankheit in den großen Gesamtkontext ihrer Lebens- und Lerngeschichte setzen. Für seine Lebensgeschichte ist ein Mensch bei Weitem nicht immer allein verantwortlich. Niemand kann sich aussuchen, wo er geboren wird und welche Schicksalsschläge ihn im Leben treffen. Wichtig ist die Behandlungseinsicht der Betroffenen und dass sie sich auf das Suchthilfesystem einlassen. Beachtet werden sollte zudem, dass vor oder zu Beginn der Suchtentwicklung nicht selten ein psychisches Problem oder eine psychische Erkrankung stand, der Suchtmittelkonsum dann als dysfunktionale Coping-Strategie verstanden werden sollte. Ohne effektive Behandlung der zugrunde liegenden Problematik kann in einem solchen Fall die Abhängigkeitsbehandlung häufig nicht gelingen.

Schädlicher Gebrauch von nicht abhängigkeitserzeugenden Substanzen

Stoffe, die eigentlich kein abhängigkeitserzeugendes Potenzial haben (z. B. Antidepressiva, Naturheilmittel, Diuretika), aber missbraucht werden, sind in der ICD-10 in Kapitel F55 „schädlicher Gebrauch von nicht abhängigkeitserzeugenden Substanzen" eingeordnet. Die Therapie dieses Missbrauchs oder einer sich entwickelnden Abhängigkeit orientiert sich an den Therapien, die bei Alkohol-, Medikamenten- und Drogenabhängigkeit durchgeführt werden.

Zudem gibt es nichtstoffgebundene Süchte, z. B. Internetsucht oder Spielsucht. Diese Süchte werden in der ICD-10 im Kapitel F63 „Abnorme Gewohnheiten und Störungen der Impulskontrolle" (➤ Kap. 18.5) codiert. In der ICD-11 werden sie voraussichtlich den Suchtstörungen zugeordnet werden.

Epidemiologie

Auszug aus dem Bundesgesundheitsministerium, Stand 26.09.2024: *Nach repräsentativen Studien (insbesondere Epidemiologischer Suchtsurvey 2021) rauchen 11,6 Millionen Menschen, 1,6 Millionen Menschen sind alkoholabhängig und Schätzungen legen nahe, dass bei 2,9 Millionen Menschen ein problematischer Medikamentenkonsum vorliegt. Rund 1,3 Millionen Menschen weisen einen problematischen Konsum von Cannabis und illegalen Drogen auf. Etwa 1,3 Millionen Menschen haben eine glücksspielbezogene Störung.* [8]

Diese Zahlen sind grobe Anhaltspunkte, die Dunkelziffer ist schwer zu erfassen. Wichtig ist in jedem Fall, dass es sich bei Abhängigkeitserkrankungen nicht um ein seltenes Phänomen handelt.

23.3 Behandlung von Abhängigkeitserkrankungen

23.3.1 Suchthilfesystem

Im Laufe der letzten Jahrzehnte hat sich in Deutschland ein umfangreiches **Suchthilfesystem** mit Beratungsstellen, Selbsthilfegruppen, ambulanten und vollstationären Therapien sowie tages- und nachtklinischen Angeboten entwickelt.

Suchtberatungsstellen

Die Mitarbeitenden von **Suchtberatungsstellen** sind in der Regel Sozialarbeitende mit suchttherapeutischer Zusatzausbildung. Sie erstellen Sozialberichte zum Beantragen von Entwöhnungstherapien oder betreuten Wohnformen. Sie müssen Betroffene in sozialrechtlichen Fragen unterstützen, da aus krankheitsbedingten Gründen behördliche und finanzielle Angelegenheiten in den meisten Fällen nicht mehr ausreichend geregelt werden können. Sie begleiten sie und ihre Angehörigen oft über Jahre, führen suchttherapeutische Gespräche, führen suchtprophylaktische Maßnahmen an Schulen und in Städten und Gemeinden durch oder vermitteln im Bedarfsfall zwischen Betroffenen und Arbeitgebern.

Selbsthilfegruppen

Selbsthilfegruppen sind insbesondere im Rahmen der Alkoholabhängigkeit von großer Bedeutung. Sie haben eine lange Tradition, so z. B. die Anonymen Alkoholiker (AA), die in den 1930er-Jahren gegründet wurden, also einer Zeit, als Alkoholismus noch nicht als Krankheit anerkannt war und die Betroffenen auf ehrenamtliche Hilfe und Selbsthilfe angewiesen waren.

Weitere wichtige Selbsthilfegruppen sind u. a.: Blaues Kreuz in Deutschland e. V., Freundeskreise für Suchtkrankenhilfe e. V., Frau. Sucht. Hilfe. Bundesverband e. V. und das Deutsche Rote Kreuz.

Hausarzt

Viele Betroffene konsultieren ihren **Hausarzt,** jedoch nicht primär wegen der Abhängigkeitserkrankung, sondern wegen der physischen und psychischen Folgeerscheinungen (z. B. Schlaflosigkeit, Depressionen, familiäre Konflikte, Schmerzen im Bereich der Leber, Bluthochdruck, Unruhe). Die Hausärztinnen sind dann eine wichtige Stelle, um die Abhängigkeit anzusprechen und die notwendigen medizinischen und therapeutischen Schritte einzuleiten.

23.3.2 Entwöhnungstherapie

Nach abgeschlossener *Entgiftung/Entzugsbehandlung* (➤ Kap. 23.4) folgen entweder ambulante Behandlungsmaßnahmen durch Suchtberatung, Psychotherapeuten oder Selbsthilfegruppen oder aber auch stationäre, in der Regel von der Rentenversicherung finanzierte Maßnahmen zur Rehabilitation, die sog. **Entwöhnungstherapien.**

Die Entwöhnung von Alkohol und Medikamenten dauert in der Regel 4, die Entwöhnung von Drogen 6 Monate. Der Faktor Zeit spielt eine große Rolle, weil nach Wochen und Monaten der Abstinenz „wie von selbst" vergessen geglaubte Fertigkeiten, Interessen und Gefühle wieder auftreten können, ohne dass es eines eigentlich therapeutischen Eingreifens bedurfte. Darüber hinaus stellt der Abstand vom Konsum einen bedeutenden Faktor für eine zukünftige Abstinenz dar.

In der Therapie wird bezüglich der Krankheitsentstehung nach dem Verstärkerpotenzial des Suchtstoffs gesucht: Warum hat ein bestimmter Stoff zu einer bestimmten Zeit so verstärkend gewirkt, und welche Schlüsse lassen sich daraus für die Therapie ziehen? Wer mutiger durch Alkohol wurde, muss z. B. ohne Alkohol mutiger und kompetenter werden. Dazu kann z. B. die Teilnahme an einem sozialen Kompetenztraining dienen oder das Üben des offenen Gesprächs in der Gruppe. Viele Suchttherapien arbeiten im Sinne einer therapeutischen Gemeinschaft. Es wird zusammen gegessen, gearbeitet und die Freizeit gestaltet. Der Schwerpunkt der Behandlung liegt auf Gruppen- und Einzelgesprächen. Zum Standard gehören neben bewegungstherapeutischen und sportlichen Angeboten gleichermaßen ergotherapeutische Maßnahmen sowie Freizeitaktivitäten.

In **Gruppengesprächen** lernen die Betroffenen, über ihre Erkrankung zu sprechen. Ziele gruppentherapeutischer Angebote sind zudem die Entlastung des Einzelnen durch den Austausch mit anderen Betroffenen, die Entwicklung individueller Konfliktlösungsstrategien sowie die Aufklärung und Information über die Erkrankung. Durch die Gruppe wird im übertragenen Sinn eine Art Öffentlichkeit hergestellt. Dies stellt für viele Betroffene ein großes Problem dar, da die meisten von ihnen die Abhängigkeitserkrankung entweder lange Zeit verheimlicht oder als solche gar nicht wahrgenommen und akzeptiert haben. Das „offen zur Krankheit stehen" kostet viele Betroffene Überwindung und verlangt respektablen Mut.

Die Patienten leben und arbeiten miteinander, damit sie sich in verschiedenen Situationen des täglichen Lebens gut kennenlernen und so gegenseitige Rückmeldung geben können.

Die meisten Therapien fordern eine anfängliche Kontaktsperre zu Angehörigen und Freundinnen, damit sich Betroffene richtig einleben und auf die therapeutischen Maßnahmen einlassen können. Nicht selten ist nach einer konfliktreichen Krankheitsgeschichte der Abstand für alle Beteiligten erholsam. Später werden in der Regel Angehörigengespräche oder Seminare für Angehörige angeboten.

Die **Sozialarbeit** (➤ Kap. 14.7.8) spielt wie in der Entgiftung/Entzugsbehandlung auch in der Entwöhnung eine große Rolle, da behördliche oder finanzielle Probleme sowie Fragen der Nachsorge in der Regel von Sozialarbeitern fachkundiger geregelt werden können. Meist arbeiten Vertreterinnen dieser Berufsgruppe mit entsprechender Zusatzausbildung neben ärztlichen und psychologischen Psychotherapeuten auch als Therapeutinnen in der Entwöhnung.

23

23.3.3 Adaptations- und Übergangseinrichtungen

Das therapeutische Konzept von Entwöhnungstherapien wird umgangssprachlich oft als „Käseglocke" bezeichnet, da es zu wenig Realitäts- und Alltagsnähe berücksichtige. Um diesem z. T. begründeten Vorwurf zu begegnen, wurden in den letzten Jahren immer mehr **Übergangseinrichtungen** für abhängigkeitskranke Menschen eingerichtet. Diese Einrichtungen bieten auf der einen Seite noch einen gewissen regelmäßigen Kontakt zu professionellen Mitarbeitenden oder auch bestimmte Kontrollmaßnahmen zur Überprüfung von Suchtmittelkonsum (z. B. stichprobenartige Atemalkoholtests oder Drogen- und Medikamentenscreenings). Andererseits wird den Bewohnern schrittweise wieder zu mehr Eigenverantwortung und Alltagskompetenz verholfen, indem sie z. B. individuell bei der Arbeitssuche oder aber der Freizeitgestaltung (Beitritt zu einem Sportverein, öffentliche oder kirchliche Aktivitäten) unterstützt werden.

23.4 Entzugsbehandlung (Entgiftung)

23.4.1 Terminologie

Ein Großteil der **Entzugsbehandlungen** findet in Allgemeinkrankenhäusern statt, manchmal geplant, manchmal zufällig – zufällig insofern, als vielfach zunächst andere somatische Erkrankungen behandelt werden sollten und dabei eine beginnende Entzugssymptomatik erkennbar wurde, die einer systematischen Entzugsbehandlung bedurfte. Der Schwerpunkt liegt in der Regel auf der körperlichen Entgiftung bzw. auf der Behandlung der Entzugssymptome, wobei auch in somatischen Häusern über Sucht und mögliche Lösungswege gesprochen werden sollte.

Heutzutage spricht man eher von Entzugsbehandlung; der Begriff „Entgiftung" ist veraltet und vermittelt einen falschen Eindruck von der Entzugsbehandlung, da tatsächlich die Behandlung der Entzugssymptome im Vordergrund steht und eine Entgiftung wie z. B. bei der Dialyse nicht wirklich stattfindet. Im Folgenden wird somit nur noch der Begriff „Entzug" verwendet, auch wenn der Begriff „Entgiftung" oftmals noch gebräuchlich ist.

Qualifizierte Entzugsbehandlung

Entzugsbehandlungen finden zunehmend in psychiatrischen Kliniken statt. Sie bieten aufgrund ihrer bestehenden Strukturen bessere Möglichkeiten, neben dem körperlichen Entzug ein mehrdimensionales Behandlungsprogramm anzubieten. Im Rahmen einer solchen Behandlung kann über die Erkrankung gesprochen werden, und es können die organisatorischen Schritte zur Weiterbehandlung initiiert und organisiert werden. Bei Entzugsbehandlungen, die ein solches multiprofessionelles Behandlungsprogramm anbieten, spricht man auch von einem **qualifizierten Entzug.**

Es gibt qualifizierte Entzugsbehandlungen sowohl für alkohol- und medikamentenabhängige als auch für drogenabhängige Betroffene. Das Programm umfasst neben der medizinisch-pflegerischen

Grundversorgung Gruppen-, Einzel- und Angehörigengespräche, Sozialarbeit, Ergo- und Bewegungstherapie (➤ Kap. 14.7). In der Regel werden alkohol- und medikamentenabhängige Menschen zusammen auf derselben Station behandelt, da sie sich hinsichtlich ihres Durchschnittsalters (zwischen 35 und 55 Jahren) und sozialen Status (Beruf, Familie) ähneln. Von diesen Patientinnen unterscheiden sich die drogenabhängigen Patienten aufgrund der schnellen Abhängigkeitsentwicklung von Heroin und Kokain. Sie sind im Durchschnitt jünger (20–30 Jahre) und haben meist einen anderen sozialen Status (keine abgeschlossene Berufsausbildung, ledig, keine Kinder). Auch bestehen aufgrund der Illegalität des Suchtstoffs Besonderheiten, die beim Entzug berücksichtigt werden müssen.

Zum Standardprogramm der Entzugsbehandlung gehören neben den bereits genannten therapeutischen Maßnahmen regelmäßige Kontrollen auf Suchtmittel durch Alkoholtests sowie Drogen- und Medikamentenscreenings. Entzugsstationen sollten einen suchtmittelfreien Behandlungsrahmen ermöglichen. Dazu ist die korrekte Durchführung dieser Tests von Bedeutung. Bei Rückfällen sollten Konsequenzen folgen, die dem Patienten bekannt sind.

Zu Beginn der Entzugsbehandlung ist die **Rückfallgefahr** *bei* und *aufgrund* mangelnder Kontrolle sehr hoch. Patientinnen können unter starkem Suchtdruck leiden und rückfällig werden, obwohl sie es eigentlich nicht wollten. Betroffene übertragen die Kontrollfunktion oftmals auf das Behandlungsteam. Mögliche Konsequenzen bei Rückfällen dienen nie der Bestrafung der Patienten, sondern der Eingrenzung der Sucht, die sich gegen den Willen der Patienten und wider besseres Wissen „wie eine Art Zwang" durchsetzen kann. Über Rückfälle muss gesprochen und es sollten Erkenntnisse daraus gewonnen werden – sie gehören zur Suchterkrankung und sind als ein Symptom zu verstehen. Durch Rückfälle werden die Chronizität und die Schwere der Erkrankung deutlich.

Es gilt zu unterscheiden: Nicht die Patientin ist schwach, sondern die Krankheit ist so stark!

Wichtige Ziele der Behandlung sind, neben der physischen und psychischen Stabilisierung auch die Krankheitseinsicht und Behandlungsmotivation zu fördern und diese – falls vorhanden – nicht zu verlieren. Der Ort der Entzugsbehandlung kann somit auch der Ort sein, an dem ein Patient nach längerer Abhängigkeit bei klarem Bewusstsein seine (Lebens-)Situation überdenken und ggf. sogar neu planen kann.

23.4.2 Pflegerischer Umgang mit Patientinnen in der Entzugsbehandlung

Beziehungen gestalten

Ein wichtiges Ziel einer pflegerischen Beziehungsgestaltung ist es, das **Vertrauen** der Patienten zu gewinnen. Viele Betroffene schämen sich wegen ihrer Abhängigkeit, besonders wenn es zu einer wiederholten stationären Aufnahme kommt. [vgl. 3]

Die pflegerische Grundhaltung im Umgang mit Abhängigkeitserkrankten sieht vor, den Betroffenen vorurteilsfrei und empathisch zu begegnen und ihr Selbstwertgefühl zu kräftigen. Der Patientin wird das Gefühl vermittelt, als der Mensch angenommen zu werden, der sie mit all ihren Facetten ist. Hierzu gehört z. B., dass die Pflegenden sich Zeit für die Betroffenen nehmen, auf sie und ihre Probleme eingehen und sie respektvoll und wertschätzend behandeln. Pflegende müssen oft von sich aus das Gespräch suchen und sollten dabei auch über Themen abseits von Krankheit, Abhängigkeit und Problemen in Kontakt treten.

Die pflegerische Beziehungsgestaltung erweist sich durch häufige Wiederaufnahmen oft als ein prozesshaftes Geschehen, das bei wiederholten Behandlungen an Vertrauen und Tiefe noch gewinnen kann. Das System der **Bezugspflege** (➤ Kap. 14.5.3) eignet sich daher auch für die pflegerische Begleitung in der Entzugsbehandlung besonders gut. Idealerweise werden auch bei Wiederaufnahmen dieselben Bezugspflegepersonen wie schon beim Voraufenthalt eingesetzt. Die Einhaltung der pflegerischen **Schweigepflicht** gegenüber sämtlichen außenstehenden Personen (darunter auch gegenüber Polizei und Justiz) ist selbstverständlich und den Betroffenen im Bedarfsfall so zu vermitteln.

Pflegende sorgen für ein angemessenes und professionelles **Nähe-Distanz-Verhältnis.** Patienten sind es häufig gewohnt, von Mitarbeitenden der Entzugsbehandlung oder der Suchthilfe geduzt zu werden. Der Vorteil darin wird vielfach in einer größeren Nähe zur Patientin gesehen, da sie sich persönlicher angesprochen fühle. Immer mehr Einrichtungen sind jedoch zum gegenseitigen Siezen übergegangen, v. a. um den Betroffenen den ihnen zustehenden Respekt zu signalisieren.

Der Umgangston kann in der Entzugsbehandlung schroff und gereizt sein. Die Pflegenden lassen sich weder auf unfreundliches, anmaßendes oder provozierendes Verhalten ein, noch zu abschätzigen Bewertungen hinreißen, sondern bringen verbale Entgleisungen oder Fehlverhalten auf einer sachlichen Ebene zur Sprache.

„Heimliche" Absprachen mit einzelnen Patienten sind unbedingt zu vermeiden. Innerhalb eines Pflege- oder Behandlungsteams sind Kongruenz und Transparenz daher unerlässlich. Ein nachvollziehbares Regelwerk und Absprachen für den Umgang mit Betroffenen und ihren individuellen Verhaltensweisen werden im Team besprochen und kommuniziert. Sie sind von allen Beteiligten konsequent mitzutragen und einzuhalten. Die **Kommunikation** mit den Betroffenen ist klar, zugewandt und verständlich; lange Erklärungen und Diskussionen sind in der Regel nicht förderlich (➤ Kap. 14.5.5).

Krankheitseinsicht und Motivation schaffen

Mit den Betroffenen wird zu Beginn oder während der Behandlung ein individuelles Behandlungsziel festgelegt. Dabei stellt dauerhafte Abstinenz für viele Patientinnen zwar ein Fernziel dar, sollte jedoch nicht zwangsläufig und in jedem Fall den alleinigen pflegerischen oder therapeutischen Interventionsschwerpunkt ausmachen. Weitaus wichtiger ist es, sie zu einer aktiven Auseinandersetzung mit ihrer aktuellen Lebenssituation zu motivieren und ihre **Krankheitseinsicht** zu schärfen. Dazu gehört es auch, ihnen die Vorteile eines abstinenten Lebens zu veranschaulichen, nicht jedoch, sie durch zu hoch gesteckte Ziele zu desillusionieren oder zu demotivieren. Zuversicht und Hoffnung zu vermitteln ist unabdingbar in der Motivation Betroffener. Zunächst sollte deshalb neben der körperlichen Entgiftung auch die

Motivation zu weiteren poststationären Maßnahmen der Suchthilfe wie eine Entwöhnungstherapie im Mittelpunkt stehen. Pflegende sollten sich daher stets der Prognose des Patienten, also der realistischen Perspektivenplanung unter Berücksichtigung seiner familiären, sozialen, beruflichen, finanziellen, juristischen und gesundheitlichen Situation, bewusst sein und eine entsprechend individuelle Planung mit ihm besprechen.

Poststationäre Perspektiven werden individuell mit der Patientin besprochen. Zuvor werden innerhalb des multiprofessionellen Teams die persönlichen und sozialen Möglichkeiten und Bedürfnisse des Patienten sorgfältig abgewogen. Hier spielt v. a. der Sozialdienst der Station eine große Rolle. Zu den Aufgaben der (Bezugs-)Pflegenden gehört es dann z. B. auch, die Betroffenen dabei zu unterstützen, Kontakt zur Therapieeinrichtung aufzunehmen oder sie zur Teilnahme an einem längerfristig orientierten Entwöhnungsprogramm zu motivieren.

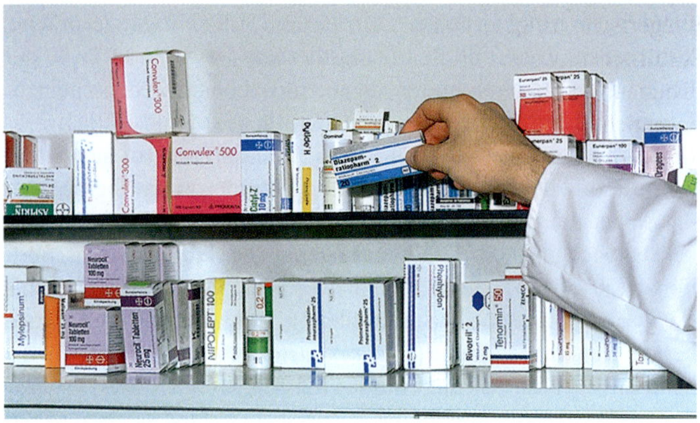

Abb. 23.3 Die genaue Kontrolle des Medikamentenschranks sowie ein angemessener Umgang mit Bedarfsmedikation sind zwei wichtige Aspekte in der Pflege abhängigkeitserkrankter Menschen. [K183]

Rückfall und Behandlungsabbruch vermeiden

Abhängigkeit ist eine chronische Erkrankung mit hohem **Rezidivrisiko.** Rückfälle sind daher ein Krankheitssymptom und sollten keinesfalls als therapeutischer oder gar persönlicher Misserfolg angesehen werden. Da die Gefahr eines Rückfalls während der Entzugsphase besonders hoch ist, bedarf es der **kontinuierlichen Beobachtung** der Betroffenen auf Auffälligkeiten (Intoxikationsanzeichen, plötzliche Verhaltensänderungen). Ein Rückfall oder Rückfallverdacht muss immer offen angesprochen werden. Für den Fall, dass sich ein solcher Verdacht bestätigt, werden Konsequenzen gezogen, über die Betroffene in der Regel zu Beginn der Behandlung informiert wurde. Dazu kann neben verschiedenen Einzelfallentscheidungen auch die unmittelbare disziplinarische Entlassung gehören.

In Einzel- und Gruppengesprächen können mit Patientinnen individuelle Möglichkeiten zur Rückfallprophylaxe nach der stationären Entlassung erarbeitet werden, z. B. die Erstellung eines „Notfallplans" mit Telefonnummern von im Krisenfall erreichbaren Personen oder geeigneten Ablenkungsstrategien.

Die regelmäßige **Kontrolle** der Patienten durch Atemalkoholtests und Urin-Drogenscreenings (Urinabgabe unter Aufsicht, um Manipulationen und Vertauschen der Urinproben zu vermeiden) und die Schaffung eines **suchtmittelfreien Raums** innerhalb des Krankenhauses bzw. auf der Station sind unverzichtbar und stellen in der Entzugsbehandlung eine der wichtigsten pflegerischen Aufgaben dar (➤ Abb. 23.3). Die Schaffung des suchtmittelfreien Raums wird in den verschiedenen Kliniken sehr unterschiedlich umgesetzt. Je nach Konzept können Entzugsstationen zum Schutz der Patientinnen geschlossen („geschützt") geführt werden, damit möglichst keine Suchtmittel auf die Station gelangen können. Darüber hinaus variieren die entsprechenden Maßnahmen zwischen allgemeiner Beobachtung, engmaschigen und zeitaufwendigen Maßnahmen wie z. B. Leibesvisitationen („Filzen"), intensiven Kontrollen des Patienteneigentums auf Suchtstoffe oder Zubehör für den Suchtmittelkonsum, Ausgangseinschränkungen und Kontaktsperren zu Freundinnen und Angehörigen.

Das aktuelle Befinden ist für entzügige Patienten manchmal wesentlich wichtiger als die Vergangenheit oder Zukunft. Vor allem beim Auftreten körperlicher Entzugssymptome kann der **„Suchtdruck"** (stark ausgeprägtes Verlangen nach dem Suchtstoff) besonders groß werden. Demzufolge brechen viele Patientinnen die Entgiftungsbehandlung im Verlauf ab, da es ihnen situativ schlecht geht und das Fernziel „Abstinenz" für sie aufgrund ihres momentanen körperlichen und psychischen Befindens eine geringere Bedeutung bekommen hat. Bei Abbruchgedanken weisen die Pflegenden immer wieder auf das individuelle Ziel des Patienten und die Konsequenzen eines Abbruchs hin. Es gilt, schon von vornherein auf Anzeichen eines Behandlungsabbruchs zu achten. Dazu zählen z. B. plötzliche Änderungen im Verhalten (z. B. starke Gereiztheit oder auffällige Heiterkeit), eine auffällig zunehmende Kleingruppendynamik (Cliquenbildung, die oft zum gleichzeitigen Abbruch mehrerer Patienten führt) oder aber offensichtliche Motivationseinbußen. Bei solchen Auffälligkeiten wird die Patientin konkret auf Abbruchgedanken angesprochen, und es erfolgt, sofern möglich, eine entsprechende pflegerische Intervention in Form von motivierenden Gesprächen oder individuellen Ablenkungsmöglichkeiten. Bei besonders starkem Suchtdruck greifen Maßnahmen dieser Art jedoch meist nicht.

Steht der Entschluss des Patienten zum Behandlungsabbruch erst einmal fest, sollten Pflegende nach Möglichkeit (Ausbleiben von Eigen- und/oder Fremdgefährdung) nicht versuchen, ihn zum Bleiben zu überreden. Die Patientin ist in dieser Situation für sachliche Argumente meist nicht mehr zugänglich, sodass „gut gemeinte" Motivationsversuche eher in einem Vertrauensbruch oder zunehmender Gereiztheit des Patienten enden. Pflegende akzeptieren grundsätzlich die Entscheidung der Patientin und sorgen für eine rasche und reibungslose Entlassung, auch um das Risiko für Abbruchgedanken bei Mitpatienten zu verringern. Statt der abbrechenden Patientin Vorwürfe zu machen, signalisieren Pflegende aufrichtig die Möglichkeit der Wiederaufnahme.

Entzugsbeschwerden lindern

Während der Entzugsbehandlung treten in aller Regel verschiedene **psychische** und **körperliche Entzugssymptome** auf, die in ihrem Ausmaß individuell unterschiedlich stark ausgeprägt sein können.

Pflegerische Aufgabe ist es, den Betroffenen zur **grundlegenden Stabilisierung** zu verhelfen. Eine gute Patientenbeobachtung, individuelle Unterstützung und Ermutigung sind während des Entzugs unverzichtbar. Je nach Beschwerdebild werden der Patientin symptombezogene pflegerische **Linderungsmaßnahmen** angeboten. Es werden dabei auch alternative bzw. naturheilkundliche Maßnahmen eingesetzt. Dazu gehören z. B. Ohrakupunktur (nach Erwerb entsprechender fachlicher Kenntnisse), Entspannungsbäder bei Unruhe und Verspannungen, beruhigende Kräutertees bei Schlafstörungen oder Einreibungen mit unterschiedlichen Salben, Cremes oder Ölen bei verschiedenen Schmerzformen. Hier haben sich v. a. Pfefferminzöl bei Kopf- und Nelkenöl bei Zahnschmerzen bewährt.

Um Anspannungsmomenten und Triggern (Reize, die eine starke emotionale oder körperliche Reaktion auslösen) konstruktiv begegnen zu können, bietet es sich an, Skills zu trainieren, um diese krisenbehafteten Situationen erfolgreich zu bewältigen, und damit Rezidivrisiko zu verringern.

Der Therapieplan der Patienten bietet ihnen **Tagesstruktur und Beschäftigung.** Viele Suchtstationen beginnen den Tagesablauf mit einer morgendlichen Gruppenrunde, in der das aktuelle Befinden, Aspekte des Zusammenlebens und Organisatorisches für den Tag oder die Woche besprochen werden können. Das Therapieprogramm kann in den verschiedenen Einrichtungen sehr unterschiedlich ausfallen und wird neben Gesprächsgruppen, Ergo- und Bewegungstherapie häufig durch pflegerische Gruppen- und Einzelangebote (z. B. Freizeitgruppen und lebenspraktisches Training) ergänzt (➤ Kap. 14.5.5). Weitere Ablenkungsstrategien werden individuell mit der Patientin erarbeitet und je nach Bedarf in Form von entlastenden Gesprächen, Spaziergängen, Sport- oder Freizeitangeboten durch Pflegende begleitet.

Komplikationen

Um entzugsbedingte **Komplikationen** zu vermeiden, müssen die Patienten engmaschig begleitet werden. Dazu gehört neben der regelmäßigen Messung der Vitalparameter auch die sorgfältige Verhaltensbeobachtung, die z. B. Rückschlüsse auf das Orientierungsvermögen der Betroffenen und ihrer Bewusstseinslage zulässt.

VORSICHT

Notfall!

Stark erhöhte Vitalwerte trotz Verabreichung der ärztlich verordneten Bedarfsmedikation und ein **veränderter Bewusstseinszustand** bis hin zur Somnolenz (Benommenheit) stellen immer einen Notfall dar! Es muss unverzüglich ärztliche Unterstützung hinzugezogen werden, damit entsprechende Hilfsmaßnahmen eingeleitet werden können.

Körperliches Wohlbefinden wiederherstellen

Als Folgeerscheinung übermäßigen Substanzmittelmissbrauchs, krankheitsbedingter Antriebsstörungen oder auch aufgrund bestehender Obdachlosigkeit befinden sich einige Patientinnen zum Aufnahmezeitpunkt in einem **schlechten (körperlichen) Allgemeinzustand.** Meist ist er auf mangelhafte Körperpflege und nicht ausreichende oder nur unregelmäßige Ernährung zurückzuführen. Pflegende motivieren Patienten unter Berücksichtigung ihres Schamgefühls dazu, ihrer Körper- und Kleiderpflege (wieder) nachzukommen, unterstützen sie dabei und geben bei Bedarf teilkompensatorische oder sogar komplette Hilfestellung.

Neben den regelmäßigen Mahlzeiten ist es wichtig, den Betroffenen zusätzlich verschiedene gesunde Zwischenmahlzeiten (z. B. Obst, Joghurt) anzubieten. Zudem ist während des Entzugs in besonderem Maße auf ausreichende Flüssigkeitszufuhr zu achten, weshalb Pflegende die Patientinnen regelmäßig zum Trinken anhalten. So sollten dem Patienten jederzeit Mineralwasser und verschiedene Teesorten (idealerweise Kräutertees wegen der besseren Magenverträglichkeit) in ausreichendem Maße zur Verfügung stehen. Zudem ist es sinnvoll, über eine ausgewogene und vitaminreiche Ernährung aufzuklären. In der Regel werden in den ersten Tagen der Behandlung Vitamine substituiert, die möglichen Mangelerscheinungen Einhalt gebieten sollen. Das können u. a. Multivitaminkomplexe, Folsäure und Vitamin B6 sein.

Sozialverhalten fördern

Die Behandlung dieser Patientenklientel erfordert ein **nachvollziehbares Regelwerk,** das optimalerweise schriftlich festgehalten ist. Die Einhaltung der Regeln durch das gesamte Team ist unverzichtbar, wobei berechtigte Ausnahmen nach Absprache im Team mit Nennung der Gründe für die jeweilige Ausnahme möglich sein müssen und aus verschiedenen Gründen auch sinnvoll sein können. Wenn Patientinnen gegen bestimmte Regeln verstoßen, sollten zuvor besprochene **Konsequenzen** gezogen werden. Diese können je nach Regelverstoß zwischen individuellen einschränkenden Maßnahmen und Sanktionen, Verwarnungen, bis hin zu disziplinarischen Entlassungen variieren.

Szenetypisches Vokabular, sogenannter Drogenjargon, grenzt drogenabhängige Menschen oftmals von der Außenwelt ab. Dieses Vokabular ergänzt im Drogenmilieu die Umgangssprache. Pflegende sollten es unbedingt vermeiden, diesen Jargon ebenfalls zu verwenden. Sie achten stattdessen darauf, dass das von ihnen vorgelebte Stationsmilieu und v. a. auch das Stationsklima von den Patienten mitgetragen wird. Die Pflegenden übernehmen hier eine Vorbildfunktion, tragen damit die Verantwortung für die Einhaltung bestimmter Stationsregeln und unterstützen die Patienten dabei. Dazu zählt auch die Einhaltung bestimmter **Kommunikations- und Verhaltensregeln.** Konkret bedeutet dies: Pflegende achten darauf, dass der Umgang untereinander respektvoll und wertschätzend ist, dass ein Mindestmaß an Ordnung und Sauberkeit auf der Station eingehalten wird oder dass z. B. eine bestimmte Tischkultur gepflegt wird.

Im Rahmen des **lebenspraktischen Trainings,** das durch Pflegende begleitet wird, übernehmen Betroffene oft bestimmte Hauswirtschafts- oder Reinigungstätigkeiten (z. B. Ordnungs-, oder Küchendienst). Weiterhin können dazu Tätigkeiten wie Einkaufen, Kochen und Backen gehören. Viele Abhängige sind einen geregelten Tagesablauf nicht (mehr) gewohnt. Während der Entzugsbehandlung ist es umso wichtiger, darauf zu achten, dass die durch Therapien und

Mahlzeiten vorgegebene Tagesstruktur eingehalten wird und die Patienten pünktlich sind. Auch die (sinnvolle) Nutzung zeitlicher Freiräume, die Motivation zu gemeinsamen **Freizeitaktivitäten** und deren Begleitung ist eine wichtige Aufgabe für Pflegende in der Entzugsbehandlung.

Im Entzug reagieren abhängigkeitserkrankte Menschen häufig mit Angst und depressiven Verstimmungen bis hin zu suizidalen Gedanken. Auch Gereiztheit und Unruhegefühle sind keine Seltenheit. Dies kann sich beim Einzelnen z. B. in verbaler Aggressivität und innerhalb der bestehenden Patientengruppe möglicherweise sogar in einer erhöhten körperlichen Gewaltbereitschaft äußern. Alternative Strategien zur **Konfliktbewältigung** müssen oft erst erarbeitet werden. Pflegekräfte geben Betroffenen bei der Konfliktlösung entsprechende Ratschläge und Hilfestellungen. Im Einzelkontakt spiegeln die Pflegenden der Patientin Fehlverhalten, während sie bei Konflikten innerhalb der Patientengruppe in erster Linie eine moderierende Rolle einnehmen und der Gruppe dabei helfen, eigene Lösungen und Kompromisse zu finden. Körperliche Gewalt ist zu jedem Zeitpunkt indiskutabel.

Konsequent handeln

Der Gesprächston bleibt auch in kritischen Momenten ruhig, sachlich und erklärend. Aus Gründen der Glaubwürdigkeit müssen Warnungen oder bereits bekannte **Konsequenzen** im Bedarfsfall immer auch in die Tat umgesetzt werden. Dies setzt seitens der Pflegenden ein hohes Maß an Konfliktfähigkeit und Belastbarkeit voraus.

Häufig entdecken Betroffene im Entzug auch andere Emotionen (wieder), z. B. Verliebtsein und sexuelle Bedürfnisse. Das Thema **Sexualität** ist in der Pflege noch immer tabuisiert. Aufgrund mangelnder Schulung in der Ausbildung entstehen Berührungsängste, insbesondere im professionellen Kontext zwischen Patienten und Pflege. Viele Pflegekräfte fühlen sich unwohl mit der Thematik und häufig fehlen klare Konzepte zum Umgang mit sexuellen Bedürfnissen der Patientinnen. Umso wichtiger ist es zu wissen, dass unerfüllte sexuelle Bedürfnisse zusätzlich zu Frustration, Depression oder Aggression führen können. Lösungsansätze für mehr Offenheit sind in den Punkten Kommunikation, Unterstützungsmöglichkeiten (z. B. Sexualberatung), Richtlinien für das jeweilige Setting und Sensibilisierung der Pflege wichtig. Wichtig ist es, mit diesem Thema offen, sensibel und selbstverständlich umzugehen sowie Gespräche darüber keinesfalls zu unterbinden. Sexuelle Belästigung (verbal oder gar tätlich) gegenüber anderen ist strikt zu unterbinden. Dabei sind insbesondere weibliche Patienten, die Erfahrungen mit Prostitution oder Missbrauch gemacht haben, zu schützen. Es ist zudem von allen ein angemessenes Vokabular zu wählen. In vielen Kliniken sind zudem Pärchenbildung und sexuelle Handlungen unter Patienten verboten. Dieses Verbot gilt grundsätzlich auch zwischen Patientinnen und Mitarbeitenden eines Behandlungsteams. Deshalb müssen Pflegende bei Bedarf deutliche Grenzen setzen, den Balanceakt zwischen Nähe und Distanz halten und selbst keinesfalls der Patientin Signale von Verliebtsein oder sexuellem Begehren senden.

Gewalt in der Psychiatrie ➤ Kap. 14.5.7
Kommunikation in der Beziehungsgestaltung ➤ Kap. 14.5.5

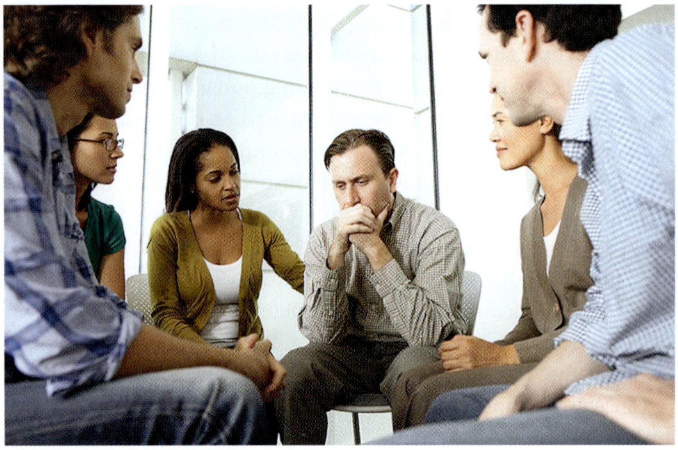

Abb. 23.4 In Selbsthilfegruppen finden Betroffene Halt, Orientierung und Hilfe. [J787]

Angehörige begleiten und beraten

Angehörigenarbeit nimmt in der Behandlung abhängiger Menschen einen unterschiedlich hohen Stellenwert ein. Kommt es zu einem Gesprächskontakt zwischen den Angehörigen eines Patienten und einem Mitglied des multiprofessionellen Teams, muss vorher unbedingt die Zustimmung der Patientin eingeholt werden, inwieweit Einzelheiten über seinen Zustand, den genauen Suchtmittelkonsum und damit verbundene Probleme oder die konkrete Behandlung weitergegeben werden dürfen oder nicht. Unbedingt ist auch eine mögliche Ablehnung zu akzeptieren und dem Wunsch des Patienten nach Einhaltung der **Schweigepflicht** Rechnung zu tragen.

Angehörige suchen in ihrer Verzweiflung und Sorge um den Patienten oftmals professionellen Rat und Hilfestellung bei den Pflegenden. Pflegende bringen grundsätzlich Verständnis für die Situation der hilfesuchenden Angehörigen auf und geben ihnen allgemeine praktische Tipps im Umgang mit der Suchterkrankung oder nennen ihnen Anlaufstellen für Angehörige Betroffener (z. B. Selbsthilfegruppen, Beratungsstellen, ➤ Abb. 23.4).

Umgang mit Angehörigen ➤ Kap. 14.5.5

23.4.3 Alkoholentzug

Bei der **Alkoholentzugsbehandlung** gilt es in erster Linie, mögliche vitalitätsbedrohende Entzugssymptome wie z. B. ein Delir oder einen Krampfanfall zu verhindern.

Delir

Grobschlägiger Tremor der Hände, quälende Unruhe, Reizbarkeit, Schweißausbrüche, Verkennung der Realität sowie Halluzinationen (kleine Tierchen oder szenische Halluzinationen) können Symptome eines Delirs sein. In diesem Stadium ist die *Suggestibilität* (Beeinflussbarkeit) der Patientinnen bemerkenswert. Beispielsweise bindet der Patient Knoten in eine nicht vorhandene Schnur, wenn man ihn dazu auffordert. Verlässt die Patientin das Bett, besteht Gangunsicherheit, der Gleichgewichtssinn ist gestört, und es drohen Stürze. Manchmal beginnt das **Delir** innerhalb von 24 h nach abruptem Alkoholentzug, manchmal erst 3–6 (und bis zu 14) Tage nach Ende der Alkoholzufuhr.

Zur Verhinderung eines Delirs wird bei drohender psychischer und physischer Dekompensation im Alkoholentzug z. B. Lorazepam (Tavor®) verschrieben (➤ Kap. 17.2.1). Die Halluzinationen hingegen werden mit Antipsychotika behandelt. Leichte Unruhe kann mit niederpotenten oder atypischen Neuroleptika gelindert werden (➤ Pharma-Info 15.1).

VORSICHT

Vor jeder sedierenden Medikamentengabe mit Benzodiazepinen müssen zwingend die Vitalwerte gemessen werden, denn bei hypotonen Blutdruckwerten ist die Gabe dieses Präparats kontraindiziert. Die korrekte Einnahme der Medikamente muss von den Pflegenden gut überwacht werden.

Eine weitere Komplikation im Alkoholentzug stellt der Krampfanfall dar. Betroffene können während eines Krampfanfalls schwer stürzen und sich verletzen. Zur Verhinderung von Krampfanfällen verordnet man Antikonvulsiva wie z. B. Levetiracetam (Carbamazepin seltener Standard) (➤ Pharma-Info 9.1) oder ein antikonvulsiv wirkendes Benzodiazepin (➤ Pharma-Info 16.3). Die Medikation muss nach Abklingen der akuten Krampfgefährdung (ca. 3–5 Tage) schrittweise reduziert und abgesetzt werden.

In der Regel wird Vitamin B substituiert, um einer Wernicke-Enzephalopathie mit Augenmuskellähmungen, Gangunsicherheit, Reflex- und Bewusstseinsstörungen vorzubeugen.

Während des Alkoholentzugs schwitzen die Patienten stark, sodass auf eine entsprechende Flüssigkeitszufuhr geachtet werden muss, um den Elektrolythaushalt zu stabilisieren.

Abhängigkeitsphasen nach Jellinek

Mäßiger, z. T. auch regelmäßiger Alkoholkonsum gilt in breiten Teilen unserer Gesellschaft als normal. Umso schwerer fällt es vielen, bei sich selbst oder anderen die Zeichen einer (beginnenden) Alkoholkrankheit zu erkennen und einzugestehen.

- **Präalkoholische Phase:** Die meisten alkoholabhängigen Menschen trinken täglich Alkohol, wobei die Menge langsam, aber kontinuierlich gesteigert wird. Phasen absoluter Alkoholkarenz kommen nicht mehr vor.
- **Prodromalphase:** Auf ihren Alkoholkonsum angesprochen, beteuern viele Kranke, sie hätten alles unter Kontrolle und könnten jederzeit aufhören. Andere wiederum reagieren gereizt oder aggressiv. Die meisten trinken heimlich und verstecken ihre Alkoholika.
- **Kritische Phase:** Scheinbar grundlose Verhaltensänderungen und -schwankungen (z. B. Depressivität, nachlassendes Verantwortungsgefühl) können auf eine Alkoholabhängigkeit hinweisen. Es kommt zu Kontrollverlust und sozialen Konflikten. Durch den Alkoholkonsum treten Probleme am Arbeitsplatz auf, die zu Arbeitslosigkeit führen können.
- **Chronische Phase:** In fortgeschrittenen Krankheitsstadien wechseln viele zu höherprozentigen Alkoholika und/oder trinken regelmäßig schon am Vormittag, z. B. zum Frühstück. Morgendliches Zittern, verlängerter Rausch, allgemeiner geistiger und körperlicher Abbau und Abnahme der Alkoholtoleranz sind weitere Kennzeichen dieser Phase.

Viele Alkoholiker sind äußerlich und bei nur flüchtigem Kontakt völlig unauffällig, und häufig bleibt die Fassade der Normalität bis kurz vor dem Zusammenbruch erhalten.

Alkoholkrank ist, wer länger als 1 Jahr größere Mengen an Alkohol konsumiert, die Kontrolle über den Alkoholkonsum verloren hat und dadurch körperlich, psychisch und in seiner sozialen Stellung geschädigt ist. [vgl. 4]

Einteilung der Trinkmuster nach Jellinek

- **Alpha-Trinker** *(Erleichterungstrinkerin)* trinken, um zu entspannen, um Angst oder Verstimmungen zu beseitigen oder Ärger hinunterzuspülen. Sie bauen so Hemmungen ab. Es besteht durchaus eine psychische Abhängigkeit vom Alkohol, die Betroffenen können aber noch jederzeit aufhören. Alpha-Trinker sind nicht alkoholkrank, aber gefährdet.
- Das Trinkverhalten von **Beta-Trinkerinnen** *(Gelegenheitstrinker)* wird oft vom sozialen Umfeld mitbestimmt. Anlass sind Familienfeiern, Jubiläen, Verabredungen. Das Trinken wird so zur Gewohnheit. Beta-Trinkerinnen haben einen alkoholnahen Lebensstil: Beliebt ist z. B. das Trinken beim Fernsehen. Beta-Trinker bekommen selten Organschädigungen. Sie sind weder körperlich noch psychisch abhängig, aber gefährdet.
- **Gamma-Alkoholiker** *(Rauschtrinkerin)* können ihren Alkoholkonsum nicht mehr steuern. Sie erleiden einen Kontrollverlust, das eigentliche Merkmal der Alkoholkrankheit. Sie müssen trinken, weil ihr Körper nach Alkohol verlangt. Zwischendurch haben sie allerdings auch völlig alkoholfreie Perioden (bis hin zu mehreren Monaten).
- **Delta-Alkoholikerinnen** *(Spiegeltrinker)* entwickeln sich von Gelegenheits-(Beta-Trinkern) zu Spiegeltrinkerinnen: Sie müssen ständig einen bestimmten Blutalkoholspiegel aufrechterhalten, um sich wohlzufühlen und sozial unauffällig zu sein. Delta-Trinker sind nicht abstinenzfähig und deshalb krank.
- **Epsilon-Trinker** *(Quartalstrinkerin)* verspüren in zeitlichen Abständen einen unwiderstehlichen Drang nach Alkohol, der sich tagelang vorher durch Ruhelosigkeit und Reizbarkeit ankündigt. Sie veranstalten dann regelrechte Trinkexzesse und leben oft tagelang im Rauschzustand. In dieser Trinkphase erleiden sie einen Kontrollverlust: Sie trinken hemmungslos und haben Gedächtnislücken. Zwischen diesen Trinkphasen leben sie oft wochenlang ohne Alkohol und haben auch kein Bedürfnis danach.

Langfristige körperliche und psychische Folgeerkrankungen

Alkohol ist Gift für die Zellen. Es verhindert zum einen den Sauerstofftransport im Organismus, zum anderen entstehen beim Abbau von Alkohol durch die Leber Gifte, die ihrerseits wieder toxisch auf den Organismus einwirken.

Leber Zur Ausbildung einer Fettleber mit gestörtem Fettstoffwechsel kann es bei Männern schon durch einen täglichen Alkoholkonsum von > 60 g (≈ 1,5 l Bier) kommen. Bei Frauen reichen bereits > 25 g (≈ 0,6 l Bier). In 30 % der Fälle geht die Fettleber in eine Alkoholhepatitis über. Auslöser ist oft ein Alkoholexzess bei chronischem Alkoholkonsum (➤ Abb. 23.5).

Endstadium der Alkoholabhängigkeit ist die **Leberzirrhose** mit Übelkeit, Fettintoleranz, Gelbsucht und Spidernävi, den typischen Hautzeichen (➤ Tab. 23.1, ➤ Abb. 23.6).

Speiseröhre Als Folge der Leberzirrhose kann es – lange unbemerkt – zu **Ösophagusvarizen** kommen. Erbrechen von Blut und Teerstühle weisen auf Varizenblutungen hin, die lebensbedrohlich sind.

Nervensystem Abgesehen vom Entzugsdelir mit den Symptomen einer akuten Psychose (➤ Kap. 17.2) leiden manche chronischen Alkoholiker nach langjährigem Alkoholkonsum am **amnestischen Syndrom** mit alkoholbedingter **Demenz** (➤ Kap. 17.2.2). Akut

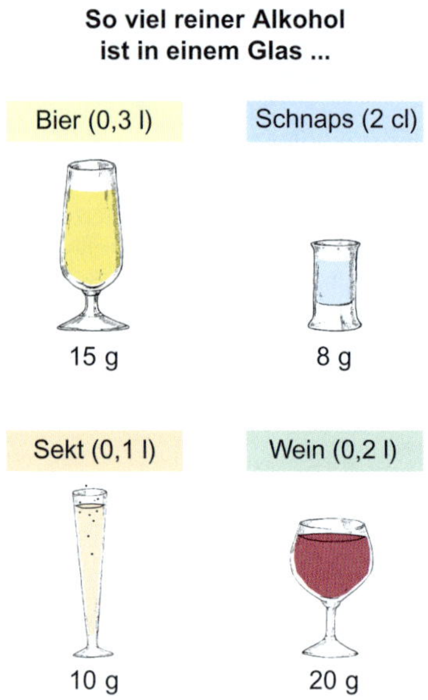
So viel reiner Alkohol
ist in einem Glas ...
Bier (0,3 l)
15 g
Schnaps (2 cl)
8 g
Sekt (0,1 l)
10 g
Wein (0,2 l)
20 g

Abb. 23.5 Durchschnittlicher Alkoholgehalt verschiedener Getränke. [A400]

kann es auch zu einer **Wernicke-Enzephalopathie** (Schädigung des Gehirns, auch Korsakow-Syndrom genannt) mit Augenmuskellähmungen, Gangunsicherheit, Reflex- und Bewusstseinsstörungen kommen. Ein häufiges Krankheitsbild stellt die sich langsam entwickelnde Polyneuropathie (➤ Kap. 4.4) dar, die sich in einem typischen, ataktischen Gangbild widerspiegelt.

Tab. 23.1 Stadien der Leberschädigung durch Alkohol. Stoppt der Betroffene die Alkoholzufuhr nicht, schreitet die Leberschädigung bis zum Tod fort.

Stadium	Leberveränderung	Reversibel
0	Leberzellverfettung	ja
I	Fettleber	ja
II	Alkoholhepatitis	ja
III	Alkoholbedingte Leberzirrhose	nein
Komplikationen der Zirrhose: Aszites, Ösophagusvarizenblutung, Enzephalopathie		

Blutbildung Viele Alkoholikerinnen leiden unter einer makrozytären **Anämie** und **Gerinnungsstörungen** Wichtige Laborparameter: GOT, GGT, GPT, Bilirubin, MCV, Amylase und Lipase, Glukose, Thrombozyten.

Herz Lebensbegrenzend kann auch eine irreversible **Herzinsuffizienz** infolge alkoholbedingter dilatativer Kardiomyopathie sein, die durch eine toxische Schädigung der Herzmuskelfasern durch Alkohol („Münchener Bierfahrerherz") ausgelöst wird. Zudem leiden viele Patienten infolge der alkoholbedingten Gefäßveränderungen unter Bluthochdruck.

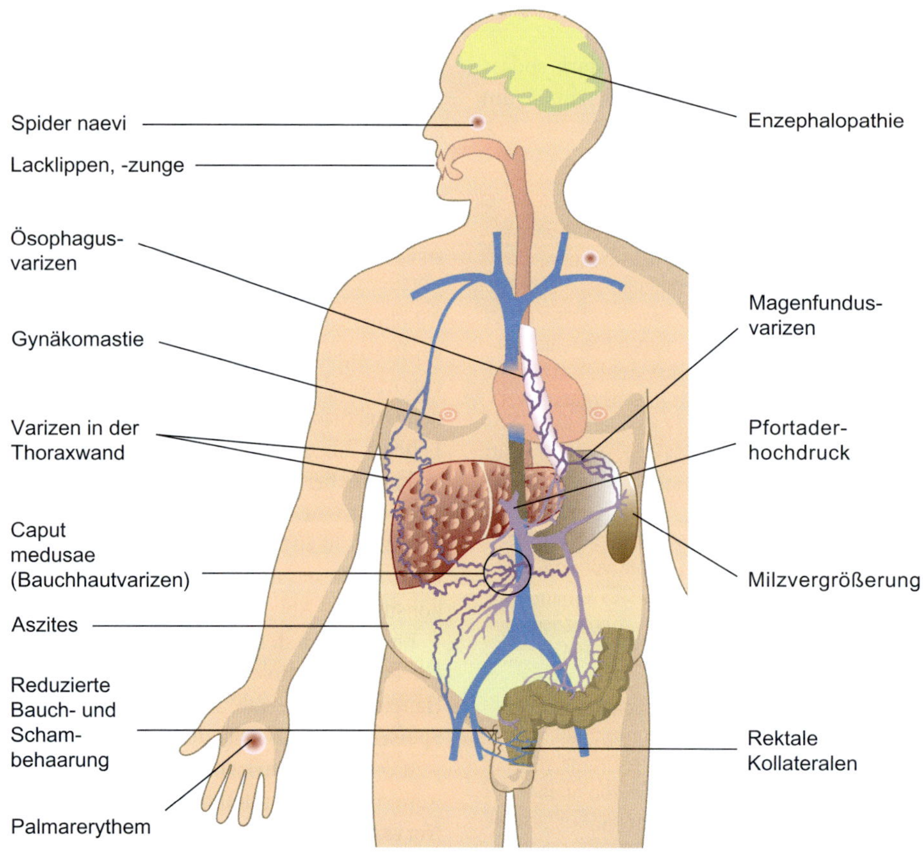

Abb. 23.6 Typische Symptome eines Patienten mit Leberzirrhose. Durch den Pfortaderhochdruck entwickeln sich Ösophagusvarizen, es kommt zu Milzvergrößerung, Aszites und Bauchhautvarizen. An der Haut sieht man Spidernävi, Palmarerytheme (gerötete Handinnenflächen) und verminderte Achsel-, Scham- und Bauchbehaarung. Beim Mann kann sich die Brust vergrößern (Gynäkomastie). [L138]

Stoffwechsel Alkohol zerstört die Pankreaszellen. Bei hochgradiger Pankreaszerstörung kann es zu einer exokrinen **Pankreasinsuffizienz** und zu einem **Diabetes mellitus** kommen. Gefährlich ist auch die Neigung zu Hypoglykämien, die bei alleinstehenden Alkoholikern eine nicht seltene Todesursache darstellt.

Immunsystem Es besteht ein stark erhöhtes Risiko für **Pilzerkrankungen, Tuberkulose, Pneumonien** und **Meningitiden** (➤ Kap. 6.2).

Pflegerische Begleitung und Patientenberatung

Während des Alkoholentzugs spielt die körperliche Gesunderhaltung und Genesung eine große Rolle. Noch alkoholisierte Patientinnen müssen engmaschig begleitet werden. Die **Vitalzeichen** werden laut Arztanordnung und der Atemalkoholgehalt bis zu einem Promillegehalt von 0,00 engmaschig (und danach auch weiterhin in regelmäßigen Abständen) gemessen und dokumentiert.

Da die **Sturzgefahr** minimiert werden muss, werden Patienten im Bedarfsfall auch zu Toilettengängen u. a. begleitet. Sie werden immer wieder zur **Flüssigkeitsaufnahme** (vorzugsweise Mineralwasser und Kräutertee) aufgefordert, um den Elektrolythaushalt stabil zu halten. Zudem erfolgt eine kontinuierliche Beobachtung der Betroffenen auf akute körperliche Beschwerden wie z. B. Übelkeit und Erbrechen. Ein Händetremor kann Patientinnen in ihrer Feinmotorik so stark beeinträchtigen, dass sie in der akuten Entzugsphase mitunter pflegerischer Unterstützung bedürfen (z. B. beim Essen und Trinken oder Ankleiden).

Je nach Behandlungsstandard der Einrichtung, in der sich Betroffene befinden, wird es notwendig, die Vitalparameter in sehr regelmäßigen Abständen (zweistündlicher Turnus bei Anwendung der „Hamburger Alkohol Entzugsskala“) zu messen. Dies muss dann auch in den Nachtstunden verfolgt werden, womit die Gefahr eines Krampfanfalls und Delirs gesenkt wird. Das Motto „den Rausch ausschlafen“ kann mit Unterbrechungen zur Vitalzeichenerfassung erfüllt werden. In manchen Fällen ist es notwendig, Patienten wegen möglicher Fremd- oder Eigengefährdung (z. B. akute Sturzgefahr) nach ärztlicher Anordnung zu fixieren (➤ Kap. 14.5.8). Die **Kommunikation** mit alkoholisierten Patientinnen erfolgt durch klare und gut verständliche Erklärungen und Anleitungen; sie bleibt immer freundlich, beruhigend und mit dem notwendigen Respekt vor der Person.

Im weiteren Behandlungsverlauf sind die Vermeidung von Komplikationen und die **gesundheitliche Aufklärung** sowie die Psychoedukation zur Selbstermächtigung von großer Bedeutung. Patienten werden über die erhöhte Gefahr eines Krampfanfalls oder Delirs und das entsprechende Verhalten informiert und kontinuierlich auf diesbezügliche Anzeichen und Auffälligkeiten hin visuell und anhand der Vitalparameter beobachtet.

VORSICHT

Notfall!

Krampfanfall und **Delir** stellen Notfallsituationen dar; es muss unter Hinzuziehen ärztlicher Unterstützung eine sofortige Intervention erfolgen (➤ Kap. 9.3.4).

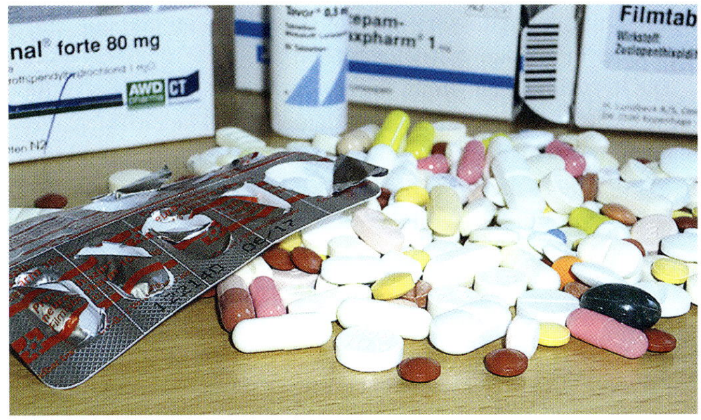

Abb. 23.7 Medikamentenabhängigkeit [M322]

Pflege von Menschen mit einem Delir ➤ Kap. 17.2.1

23.4.4 Medikamentenentzug

Die Medikamentenabhängigkeit gehört zu den unauffälligsten Süchten. Im Gegensatz zur Drogenabhängigkeit merkt man den Betroffenen auch äußerlich nichts an (➤ Abb. 23.7).

Benzodiazepine

Die häufigste Medikamentenabhängigkeit in Mitteleuropa ist die **Benzodiazepinabhängigkeit.** Benzodiazepine (➤ Pharma-Info 16.3) wirken angstlösend und entspannend. Sie werden verschrieben bei Angst- und Spannungszuständen, Schlafstörungen, zur Prophylaxe von Krampfanfällen, in der Anästhesie zur Prämedikation und Muskelrelaxation. Aufgrund ihres Abhängigkeitspotenzials dürfen sie eigentlich nur gezielt für einen bestimmten Zeitraum und auch nur bei Patienten ohne Abhängigkeitsproblematik in der Vorgeschichte verordnet werden. Ausnahmen von der strengen Indikationsstellung sind z. B. Psychosen (➤ Kap. 15), insbesondere im akuten Stadium im Alkoholentzug, oder mit starken Ängsten verbundene schwere Depressionen (➤ Kap. 16.2).

Beim Entzug von Benzodiazepinen ist es (ähnlich wie beim Alkoholentzug) wichtig, zerebrale Krampfanfälle zu vermeiden, die infolge eines zu schnell sinkenden Benzodiazepin-Spiegels auftreten können. Daher wird meist zu Beginn des Entzugs weiterhin ein Benzodiazepin-Präparat verordnet und vorsichtig ausschleichend reduziert.

Es besteht jedoch auch die Möglichkeit, sofort nach stationärer Aufnahme die Benzodiazepine abzusetzen und einen Krampfschutz mit einem Antikonvulsivum (Levetiracetam, Valproinsäure) zu geben (➤ Pharma-Info 9.1), bis das Benzodiazepin-Screening unauffällig ist. Dann wird der Krampfschutz ausschleichend abgesetzt. Krampfanfälle können bis zu 2–3 Wochen nach Absetzen des Benzodiazepins auftreten.

Benzodiazepine sind, je nach Präparat und Einnahmedauer, noch Wochen (selten Monate) nach dem Absetzen im Urin nachweisbar. Daher müssen regelmäßige Medikamentenscreenings durchgeführt werden, um die Reduktion des Stoffes beobachten und ggf. einen Neu- oder Beikonsum feststellen zu können.

Die Betroffenen leiden im Entzug an vegetativen Entzugssymptomen wie Schwitzen und Kälteschauern, an Magen-Darm-Problemen und Schlaflosigkeit sowie Ängsten und Niedergeschlagenheit. Zur Linderung der Schlaflosigkeit kann ein Antidepressivum (➤ Pharma-Info 16.1) oder ein niederpotentes oder atypisches Neuroleptikum (➤ Pharma-Info 15.1) gegeben werden.

Pflegerische Begleitung

Die pflegerische Begleitung im Benzodiazepinentzug ist ähnlich wie im Alkoholentzug. Bei stark intoxizierten Patientinnen gilt es in erster Linie, die Vitalparameter zu erfassen und die Sturzgefahr z. B. durch einen „verordneten" Bettaufenthalt zu minimieren. Auch die Vermeidung eines Krampfanfalls hat hohe Priorität und kann nur durch kontinuierliche Beobachtung des Patienten erreicht werden. Besonders beim Auftreten von Ängsten und gedrückter Stimmung sind die pflegerische Begleitung und beruhigende Einwirkung wichtig.

Schmerzmittel

Primär wirken **Schmerzmittel** *(Analgetika)* schmerzlindernd, davon abgesehen aber auch stimulierend oder sogar euphorisierend. Ein besonderes Abhängigkeitspotenzial besteht bei Opioiden, Tilidin, Mischungen mit Codein oder Koffein sowie Paracetamol.

Bei chronischer Einnahme können Analgetika die Schmerzen sogar verstärken. Je nach Wirkstoff (Acetylsalicylsäure, Pyrazolone, Phenacetin, Paracetamol) besteht die zusätzliche Gefahr von Gastritis, Ulkus oder Spasmen. Der Nachweis im Urin ist aufgrund der kurzen Halbwertszeit nur schwer möglich.

Der Entzug kann je nach Befinden des Patienten sowohl durch sofortiges Absetzen als auch durch ein schrittweises Ausschleichen des Präparats erfolgen. Krampfanfälle sind im Entzug bei Opioiden und Opiaten nicht bekannt, wohl aber bei einer zu schnellen Einnahme einer sehr hohen Dosis Tilidin. Blutdruckveränderungen müssen beobachtet werden; insbesondere bei der Entgiftung von Opioiden ist neben einer stark vegetativen Symptomatik, verbunden mit Schlafproblemen, auch mit Stimmungsschwankungen zu rechnen. Zur Linderung dieser Symptome können niederpotente oder atypische Neuroleptika (➤ Pharma-Info 15.1) oder Antidepressiva (➤ Pharma-Info 16.1) gegeben werden.

Pflegerische Begleitung und Patientinnenberatung

Im Entzug ist mit der Bedarfsmedikation von Schmerzmitteln vorsichtig und nur nach Arztanordnung umzugehen. Dem Patienten werden vorzugsweise alternative Maßnahmen wie Einreibungen mit Salben oder ätherischen Ölen angeboten. Beim Auftreten von Schmerzen verschafft oftmals auch Bewegung oder Entspannung Linderung. Aufgabe der Pflegenden ist es, Patientinnen zur entsprechenden Bewegung anzuhalten oder sie zu Entspannungsübungen zu motivieren und bestimmte Angebote anzuleiten. Stützende und entlastende Gespräche helfen bei emotionalen Einbrüchen.

23.4.5 Drogenentzug

Nach § 1 des deutschen Betäubungsmittelgesetzes (BtMG) dürfen Substanzen wie Heroin, LSD und Kokain nicht verschrieben, verabreicht oder zum unmittelbaren Verbrauch überlassen werden. Zuwiderhandlungen werden mit Freiheitsstrafen bis zu 5 Jahren bestraft. Die Beschaffung dieser Stoffe ist illegal. Zudem ist der Preis für die genannten Substanzen sehr hoch. Da den Patienten in der Regel die hohen Beträge (täglich bis zu 100 Euro und mehr) meist nicht zur Verfügung stehen, besorgen sie sich das nötige Geld oft durch Diebstähle oder Drogenhandel (Beschaffungskriminalität). Sie werden durch den Besitz der Drogen und deren Beschaffung justiziell auffällig und entsprechend bestraft.

Die Tatsache, dass eine Krankheit eine wesentliche Rolle bei der Straftat spielt, wird in § 35 BtMG berücksichtigt. Darin heißt es, dass eine Strafe von bis zu 2 Jahren bei betäubungsmittelabhängigen Täterinnen – und wenn diese Tat im Zusammenhang mit dieser Abhängigkeit steht – zugunsten einer Therapie zurückgestellt werden kann. Die Betroffenen müssen Richter und Staatsanwältin regulär abgeschlossene Entzugsbehandlungen und Therapien vorweisen können.

DEFINITION

Der Begriff **polyvalente Abhängigkeit** (oder auch *Polytoxikomanie*, griech. „poly" = viel, zahlreich), der als Diagnose bei Drogenabhängigkeit Verwendung findet, soll verdeutlichen, dass der Drogenkonsum oft nicht auf eine einzige Substanz beschränkt ist, sondern dass unterschiedliche Drogen, die sich in ihrer Wirkung beeinflussen, konsumiert werden. Auch die in der medikamentengestützten Entgiftung eingesetzten Opioide Methadon und Polamidon werden als Drogen missbraucht, in immer höherer Dosierung eingenommen und auf dem Schwarzmarkt verkauft.

Heroin und Methadon

Bei den Opiaten unterscheidet man zwischen den synthetisch hergestellten Substanzen und dem natürlich gewonnenen Opium des Schlafmohns. Eine Ausnahme bildet das halbsynthetisch hergestellte Heroin, das durch Acetylierung aus Rohopium gewonnen wird.

Heroin, von drogenabhängigen Menschen auch „Shore" genannt, wird meist intravenös konsumiert, kann aber auch inhaliert und geraucht werden. Es wurde im 19. Jahrhundert synthetisiert und von der Fa. Bayer unter diesem Namen in den Handel gebracht. Bald stellte sich heraus, dass Heroin ein hohes Abhängigkeitspotenzial besitzt, weshalb es zunächst als verschreibungspflichtiges Betäubungsmittel eingestuft und schließlich in den meisten Ländern verboten wurde. Die Wirkung von Heroin wird als entspannend und euphorisierend beschrieben. Aktuelle Sorgen und Probleme treten in den Hintergrund, es entsteht eine gewisse Leichtigkeit, ein Glücksgefühl.

Der Heroinentzug ist für die meisten Patienten schmerzhaft und mit Schlaflosigkeit, vegetativen Entzugssymptomen wie Schwitzen, Kälteschauern sowie Unruhe und dysphorisch gereizter Stimmung verbunden. Seit Anfang der 1990er-Jahre ist es laut BtMG erlaubt, das Opioid Methadon zur Linderung der Entzugssymptomatik bei Heroinentzug mit Erlaubnis des Bundesgesundheitsamtes als Betäubungsmittel zu verschreiben. Seither wird diese Substanz auf *qualifizierten Entgiftungsstationen* (➤ Kap. 23.4) zur medikamentengestützten Entzugsbehandlung verschrieben.

Methadon wird in der Regel zu Beginn der Behandlung so dosiert, dass die ersten Entzugssymptome abklingen und sich das Befinden der Patientin stabilisiert. Nach erfolgter Stabilisierung wird die Dosis täglich um eine gewisse Menge reduziert. Wenn Methadon, L-Polamidon® oder Subutex® vollständig abgesetzt ist, müssen die Patienten noch einige Tage stationär verbleiben. In der Substitution von Heroinabhängigen werden überwiegend zwei Substanzen verwendet, die im Prinzip gegeneinander austauschbar sind. Am weitesten verbreitet ist das D-L-Methadon. Das hierin enthaltene Methadon bindet am Opiatrezeptor und entfaltet hier eine Wirkung. So können Entzugsbeschwerden vermieden werden, und eine Langzeitsubstitution ist hiermit möglich. Chemisch betrachtet kommen im D-L-Methadon zwei verschiedene Enantiomere desselben Moleküls vor. Enantiomere verhalten sich zueinander wie die linke Hand zur rechten Hand. Die Hände sind nicht deckungsgleich, sondern spiegelbildlich zueinander. Und so gibt es auch vom Methadon-Molekül zwei verschiedene, zueinander spiegelbildliche Moleküle: Das D- (lat. „dexter" = rechtsdrehende) und das L- (lat. „levo" = linksdrehende) Molekül. Das D-L-Methadon enthält sowohl das wirksame L-Enantiomer als auch das nicht wirksame D-Enantiomer. **L-Polamidon**® enthält nur das wirksame L-Enantiomer. Wichtig ist die Unterscheidung der Substanzen bei der Dosierung des Medikaments (Unterschiede in der Wirkstärke).

Subutex® (Buprenorphin) ist ein stark wirksames Schmerzmittel (Analgetikum) aus der Gruppe der Opioide, das zur Behandlung ausgeprägter Schmerzen eingesetzt wird. Es gilt im höheren Alter aufgrund seines guten Sicherheitsprofils als Mittel der 1. Wahl zur Behandlung starker chronischer Schmerzen. Darüber hinaus wird Buprenorphin hochdosiert seit Mitte der 1990er Jahre als Substitutionsmittel in der Therapie der Opioidabhängigkeit angewendet; 2006 wurde es für diese Anwendung in die Liste der unentbehrlichen Arzneimittel der Weltgesundheitsorganisation aufgenommen. In dieser Zeit zeigen sich oft die stärksten Entzugssymptome, insbesondere Schlafprobleme. Ursache der Entzugssymptome sind u. a. die Schmerzrezeptoren, an die die Opiate „andocken". Im Entzug bleiben die Rezeptoren zunehmend unbesetzt und melden infolgedessen dem Gehirn „Schmerz". Im Laufe der Zeit lässt der Funkimpuls nach *(Habituation)*, sodass der Schmerz abklingt. Der Körper hat an vielen Stellen Schmerzrezeptoren, so z. B. auch in den Muskeln, wodurch die typischen Muskelschmerzen beim Heroinentzug zu erklären sind.

Eine mögliche Erklärung der Schlafprobleme und der gereizten Stimmung im Entzug kann u. a. in der verminderten Produktion von Endorphinen im Organismus liegen. Der Körper hat deren Eigenproduktion vermindert oder eingestellt, weil ihm während der Zeit des Heroinkonsums genügend „verwandte" Stoffe (Heroin, Methadon) zugeführt wurden. Die Endorphine sind an vielen Stoffwechselprozessen und auch am Biorhythmus (z. B. dem Schlaf-Wach-Zyklus) beteiligt. Ihre Produktion wird wieder angeregt, wenn die Konzentration von Opiaten oder Opioiden im Körper abnimmt. Zwei bis drei Tage nach Absetzen des Methadons können oft ein verbesserter Schlaf und eine Stimmungsaufhellung festgestellt werden; bei vielen weiblichen Patienten kann nach langer Zeit erstmals die Regelblutung wieder einsetzen. Die vollständige Regulation des Biorhythmus dauert mitunter Monate.

Zur Linderung der Schlafprobleme können niederpotente oder atypische Neuroleptika (➤ Pharma-Info 15.1) oder Antidepressiva (➤ Pharma-Info 16.1) verschrieben werden.

Substitution

Heroinabhängige Patientinnen können ambulant mit Methadon substituiert werden, d. h., sie bekommen täglich eine gleichbleibend hohe Dosis Methadon. Die *Einstellung auf Substitution* erfolgt oft stationär. Die **Substitutionsbehandlung** soll es langjährig abhängigen Patienten ermöglichen, „Ruhe" in ihr Leben zu bekommen. Sie sollen vom Druck des täglichen Heroinkonsums befreit werden und sich so psychisch, physisch und sozial stabilisieren. Grundsätzlich sollten sie während der Substitutionsbehandlung psychosozial betreut werden. Zudem müssen Drogenscreenings durchgeführt werden, um einen Beigebrauch mit anderen Drogen oder Benzodiazepinen feststellen zu können. Ein Beigebrauch mit Alkohol oder Benzodiazepinen kann in Kombination mit Methadon zu Atemlähmung führen und somit einen lebensbedrohlichen Zustand herbeiführen. Nicht selten werden Beigebrauchsentzüge notwendig. Im Rahmen dieser Behandlungen wird das Methadon unverändert weiterverordnet, während das Benzodiazepin und/oder der Alkohol unter Beachtung von Krampfprophylaxe und Delirgefahr (➤ Kap. 23.4.2) abgesetzt werden.

Pflegerische Begleitung

Bei der pflegerischen Begleitung opiatabhängiger und substituierter Patienten stehen v. a. die Linderung und die Behandlung körperlicher Entzugssymptome im Vordergrund. Da die Entzugssymptomatik sehr unterschiedlich ausfallen kann, muss individuell entschieden werden, welche pflegerischen Unterstützungsmöglichkeiten gewählt werden.

Da Schmerz in unterschiedlicher Ausprägung eine typische Begleiterscheinung beim Opiatentzug darstellt, sollten die Pflegenden der Patientin zunächst verschiedene schmerzlindernde (z. B. naturheilkundliche) Angebote machen, bevor sie zur ärztlich verordneten Bedarfsmedikation greifen. Patienten, die bereits zum wiederholten Male von Opiaten entgiften, können mitunter recht gut zwischen „normalen", d. h. dazugehörenden, und unerträglichen, d. h. medikamentös unterstützungsbedürftigen, Schmerzen differenzieren und wissen meist sehr gut, was ihnen helfen kann.

Da auch die als Drogenersatzstoffe eingesetzten Opiate (z. B. Methadon) von vielen Abhängigen als Suchtstoff konsumiert werden, veranlasst der Suchtdruck einzelne Patientinnen mitunter dazu, eine Dosiserhöhung dieses Medikaments zu erzielen. So kann es z. B. vorkommen, dass Patienten nach der Einnahme ein unmittelbares Erbrechen der Medikamente angeben. Pflegende sollten sich daher in jedem Fall das Erbrochene zeigen lassen und sie informieren die behandelnde bzw. diensthabende Ärztin.

Stark intoxizierte Patienten sollten vorübergehend möglichst von den anderen Patientinnen getrennt werden, da sie durch ihren Zustand bei den anderen Patienten einen erhöhten Suchtdruck auslösen können. Pflegende tragen dafür Sorge, dass die Patientinnen kontinuierlich beobachtet werden und stellen sicher, dass sie sich und andere nicht gefährden, indem sie z. B. im intoxizierten Zustand mit brennender Zigarette einschlafen.

Umgang mit Drogenersatzstoffen

Da die Verordnung von **Methadon, L-Polamidon®** und **Subutex®** dem Betäubungsmittelgesetz (BtMG) unterliegt, bedarf es eines besonders sorgfältigen und gewissenhaften Umgangs mit diesen Medikamenten. Dabei ist unbedingt auf eine korrekte Einnahme und Dokumentation zu achten. Jede Bestandsänderung von Medikamenten, die dem BtMG unterliegen, also auch von Drogenersatzstoffen wie Methadon, muss lückenlos in einem **BtM-Buch** oder einer BtM-Kartei mit Unterschrift dokumentiert werden. Diese gesetzliche Regelung bezieht sich sowohl auf Abgänge als auch auf Zugänge, sodass anhand des im BtM-Buch ermittelten Soll-Bestands jederzeit der tatsächliche Ist-Bestand zu ermitteln ist. Die Betäubungsmittel-Verschreibungsverordnung (BtMVV) sieht vor, dass der Name des verschreibenden Arztes dokumentiert wird und dass BtM-Zugänge mit der Nummer des Betäubungsmittelanforderungsscheins zu versehen sind (➤ Abb. 23.8).

Neben den Regelungen zur Dokumentation werden auch bestimmte Anforderungen an die Lagerung solcher Medikamente gestellt. Der BtM-Schrank, der grundsätzlich verschlossen sein muss, ist in der Regel ein besonders gesicherter Schrank oder Tresor. Je nach Krankenhausregelung haben entweder nur bestimmte autorisierte Personen einen Schlüssel zum BtM-Schrank oder aber der Schlüssel ist an einer für nicht berechtigte Personen/Pflegende unzugänglichen Stelle deponiert, da allen examinierten Pflegenden auf Entzugsstationen der Zugang zu diesen Medikamenten jederzeit möglich sein muss.

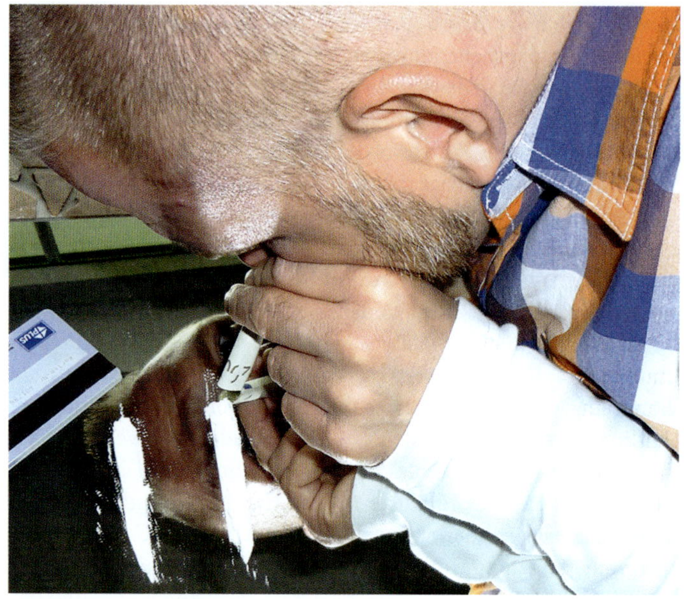

Abb. 23.9 Kokain wird auch als eine „High-Society-Droge" bezeichnet. [K342]

Kokain

Das aus den Blättern der Koka-Pflanze gewonnene weiße Pulver aus der Substanzgruppe der Alkaloide, **Kokain,** wird über die Nase „gesnifft", intravenös konsumiert oder geraucht (➤ Abb. 23.9). Auch über die Drogenszene hinaus ist es unter dem Namen „Koks" bekannt. Es kann euphorisierend wirken und zu einer Aktivitätssteigerung führen.

Den Kokainentzug kennzeichnen keine speziellen körperlichen Entzugssymptome. Vielfach kommt es zu eher allgemeinen körperlichen Entzugserscheinungen wie Kopfschmerzen, Schlafproblemen oder allgemeiner Unruhe. Als sehr quälend empfinden die meisten Betroffenen ihre psychische Erschöpfung. Sie fühlen sich „ausgelaugt" und leiden unter massivem Suchtdruck. Bei langjährig abhängigen Patientinnen kann sowohl im intoxizierten Zustand als auch während des Entzugs paranoides Erleben auftreten (viele Patienten sprechen in diesem Zusammenhang von einer Art „Kopfkino").

Die medikamentöse Begleitung beim Entzug von Kokain erfolgt in der Regel symptombezogen. Je nach Vorerfahrung der Patientin und individueller Symptomatik können auch niederpotente oder atypische Neuroleptika (➤ Pharma-Info 15.1) oder Antidepressiva (➤ Pharma-Info 16.1) verabreicht werden.

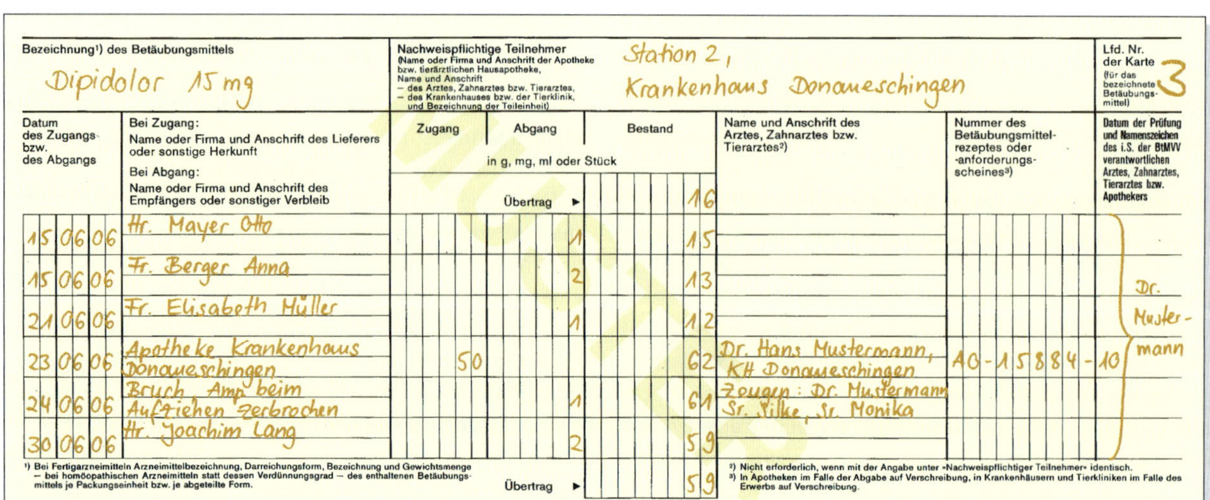

Bezeichnung¹) des Betäubungsmittels: Dipidolor 15 mg

Nachweispflichtige Teilnehmer (Name oder Firma und Anschrift der Apotheke bzw. tierärztlichen Hausapotheke, Name und Anschrift – des Arztes, Zahnarztes bzw. Tierarztes, – des Krankenhauses bzw. der Tierklinik, und Bezeichnung der Teileinheit): Station 2, Krankenhaus Donaueschingen

Lfd. Nr. der Karte (für das bezeichnete Betäubungsmittel): 3

Datum des Zugangs bzw. des Abgangs	Bei Zugang: Name oder Firma und Anschrift des Lieferers oder sonstige Herkunft. Bei Abgang: Name oder Firma und Anschrift des Empfängers oder sonstiger Verbleib	Zugang (in g, mg, ml oder Stück)	Abgang (in g, mg, ml oder Stück)	Bestand (in g, mg, ml oder Stück)	Name und Anschrift des Arztes, Zahnarztes bzw. Tierarztes²)	Nummer des Betäubungsmittelrezeptes oder -anforderungsscheines³)	Datum der Prüfung und Namenszeichen des i.S. der BtMVV verantwortlichen Arztes, Zahnarztes, Tierarztes bzw. Apothekers
			Übertrag ►	16			
15 06 06	Hr. Mayer Otto		1	15			Dr. Mustermann
15 06 06	Fr. Berger Anna		2	13			
21 06 06	Fr. Elisabeth Müller		1	12			
23 06 06	Apotheke Krankenhaus Donaueschingen	50		62	Dr. Hans Mustermann, KH Donaueschingen	A0-15884-10	
24 06 06	Bruch, Amp. beim Aufziehen zerbrochen		1	61	Zeugen: Dr. Mustermann Sr. Silke, Sr. Monika		
30 06 06	Hr. Joachim Lang		2	59			
			Übertrag ►	59			

¹) Bei Fertigarzneimitteln Arzneimittelbezeichnung, Darreichungsform, Bezeichnung und Gewichtsmenge – bei homöopathischen Arzneimitteln statt dessen Verdünnungsgrad – des enthaltenen Betäubungsmittels je Packungseinheit bzw. je abgeteilte Form.

²) Nicht erforderlich, wenn mit der Angabe unter »Nachweispflichtiger Teilnehmer« identisch.

³) In Apotheken im Falle der Abgabe auf Verschreibung, in Krankenhäusern und Tierkliniken im Falle des Erwerbs auf Verschreibung.

Abb. 23.8 BtM-Karte, in die alle durch die Apotheke gelieferten und auf der Station verabreichten (oder verworfenen) Betäubungsmittel eingetragen werden. [W188]

Cannabis

Bei **Cannabis** handelt es sich um aus Teilen des indischen Hanfs *(Cannabis sativa)* hergestellte Substanzen mit dem Wirkstoff Tetrahydrocannabinol (THC), das in der Regel auf unterschiedliche Weise geraucht wird. Weitere Szenebezeichnungen sind „Gras", „Shit" oder „Pot". Man unterscheidet:

- **Haschisch:** getrocknetes, gemahlenes und gepresstes Harz aus den Blättern
- **Marihuana:** getrocknete Blätter, Blüten und Stängel
- **Haschischöl:** aus der Hanfpflanze gewonnenes Öl

Zu den Symptomen des Cannabiskonsums zählen eine gelockerte Stimmung, grundlose Heiterkeit mit „Kicheranfällen", räumliche und zeitliche Desorientierung sowie Verstärkung optischer, akustischer und taktiler Sinneseindrücke. Der Dauergebrauch hingegen kann zum *amotivationalen Syndrom* führen, d. h., die Betroffenen leiden unter zunehmender Antriebslosigkeit.

Physiologisch betrachtet lagern sich Cannabinoide im Fettgewebe an und sind dadurch, dass sie verhältnismäßig lange Zeit im Körper verbleiben, entsprechend lange (bis zu mehreren Wochen) im Urin nachweisbar. Eine spezifische Entzugssymptomatik beim Cannabisentzug gibt es nicht. Relativ häufig treten verschiedene vegetative Symptome, Schlafprobleme und Unruhe auf. Im Bedarfsfall können bei Reizbarkeit, Schlafstörungen oder Angst – ähnlich wie beim Kokainentzug – atypische oder niederpotente Neuroleptika (➤ Pharma-Info 15.1) verordnet werden.

Pflegerische Begleitung und Patientenberatung

Cannabiskonsum wird von den Patientinnen selbst, aber v. a. auch von den Konsumenten „härterer Drogen" oft bagatellisiert und unterschätzt. Hier müssen Pflegende gut aufklären und immer wieder auf die Gefahren und möglichen Folgen des Cannabiskonsums hinweisen und zur Abstinenz motivieren.

Stimulanzien

Stimulanzien gehören zur Stoffgruppe der anregenden bis aufputschenden Substanzen. Das vermutlich bekannteste Stimulans ist „Ecstasy", das zur Gruppe der Amphetamine zählt. Stimulanzien erhöhen die körperliche und geistige Leistungsfähigkeit, steigern kurzfristig die Konzentration und unterdrücken dabei gleichzeitig Müdigkeit und Appetit. Der Konsum erfolgt meist in Tablettenform („Pillen").

Es kommt zu Komplikationen, wenn der Konsument aufgrund erhöhter Leistungsfähigkeit die Grenzen seines Körpers nicht mehr wahrnimmt und sich überfordert. Bekanntestes Beispiel für die körperliche Überforderung ist das nächtelange Durchtanzen auf sog. *Techno-Partys,* bei denen es in der Vergangenheit sogar Todesfälle aufgrund von Herz-Kreislauf-Versagen und Dehydrierung der Konsumenten gegeben hat.

Die häufigsten Symptome im Stimulanzienentzug sind Tachykardie, Tremor und Schlaflosigkeit. Langjähriger Konsum kann zudem zu Persönlichkeitsveränderungen und schlimmstenfalls zu verändertem Denken und Wahrnehmen führen.

Pflegerische Begleitung

Aufgrund der lebensbedrohlichen Komplikationen werden mit Stimulanzien intoxizierte Patientinnen nicht selten somatisch auf der Intensivstation behandelt. Die Pflegenden kontrollieren engmaschig Bewusstseinszustand, Wach- und Schlafphasen, Blutdruck und Puls. Der den körperlichen Zusammenbruch verursachenden Dehydration ist in vielen Fällen nur mit parenteraler Flüssigkeitszufuhr erfolgreich entgegenzuwirken. Dennoch sollten die Pflegenden zunächst versuchen, den Patienten durch wiederholte Aufforderung zu einer eigenständigen Flüssigkeitszufuhr anzuhalten. Bei akuter Intoxikation ist unbedingt für eine reizarme und störungsfreie Umgebung zu sorgen. Unter Berücksichtigung einer evtl. veränderten Wahrnehmung ist die Kommunikation mit der Patientin nachvollziehbar und ruhig zu halten.

Halluzinogene

LSD, Pilze oder auch andere psychedelisch aktive Pflanzen gehören zu den halluzinogenen Substanzen. **Halluzinogene** werden in Tablettenform oder verflüssigt eingenommen. In erster Linie beeinflussen sie die optische Wahrnehmung, es kann jedoch auch zu Veränderungen des Denkens und der Stimmungslage kommen. Auch das Erscheinen von grotesken, bedrohlichen Figuren und das Erleben von schrecklichen Visionen, aber auch Handlungen, die unter Umständen tödlich sein können, kommen vor. In der akuten Entzugsphase fürchten viele Patienten, regelrecht „verrückt" zu werden.

Körperliche Folgeerkrankungen

Drogenabhängige Patientinnen, die ihre Drogen i. v. konsumieren (z. B. Heroin, Kokain, aber auch Benzodiazepine und Methadon), unterliegen dem Risiko, sich mit **HIV** oder **Hepatitis C** zu infizieren (durch Blut-zu-Blut-Übertragung). Die Infektionsprävalenz mit Hepatitis C liegt im Drogenbereich bei ca. 50–75 %, mit HIV ist sie geringer. Zwar haben staatliche Aufklärungsprogramme über „Safer Use" Erfolge aufweisen können, jedoch wurde die „Hartnäckigkeit" des Hepatitis-C-Virus, das sowohl im Spritzbesteck als auch in den Zusatzutensilien (Glas, Filter, Löffel) lange überlebt, massiv unterschätzt. Langfristige Folge der Hepatitis-C-Infektion kann eine **Leberzirrhose** sein. Die Heilungschancen durch eine Therapie mit Interferon und Zusatzpräparaten dürfen heute, je nach Virustyp und bei relativ gesunder Lebensführung, dennoch als recht gut bezeichnet werden.

Die meisten Substanzen wirken schmerzhemmend, sodass die Patienten vielfach keine körperlichen Schmerzen bzw. kein körperliches Unwohlsein empfinden. Heroin wirkt zudem entmineralisierend auf den Zahnschmelz und den Knochenbau, weshalb der Zahnstatus heroinabhängiger Patientinnen meist überaus schlecht ist und mitunter sogar eine **Osteoporose** diagnostiziert wird. Darüber hinaus birgt die Vielzahl an Einstichstellen ein erhöhtes Abszessrisiko. **Abszesse** müssen in der Regel chirurgisch versorgt und antibiotisch behandelt werden. Über- und Fehldosierungen in Kombination mit hohen Dosen Methadon, Alkohol oder Benzodiazepinen führen schlimmstenfalls zu **Atemlähmungen** – nicht selten mit **Todesfolge.**

Pflegerische Begleitung und Patientenberatung

Neben der konsequenten Einhaltung allgemeiner und spezieller Hygienemaßnahmen auf der Station erfolgt eine individuelle Behandlungspflege der jeweiligen Beschwerden oder Kernsymptome. Aufgrund der recht häufig vorkommenden Spritzenabszesse sollten Pflegende über gute Kenntnisse in der Wundbehandlung und des Verbandsmanagements verfügen. Nicht selten ist nach ärztlicher Anordnung auch ein fachärztliches Konsil erforderlich.

In Einzel- und Gruppengesprächen werden Patienten über die Vielzahl mit dem Drogenkonsum einhergehenden Begleiterkrankungen aufgeklärt und über gesundheitsförderndes Verhalten beraten. Einige Kliniken bieten auch ein sog. *Safer-Use-Training* an, bei dem der sichere Gebrauch von Spritzen gelehrt wird. [vgl. 5]

Psychische Erkrankungen und Komorbidität

In Kombination mit Alkohol-, Medikamenten- und Drogenabhängigkeit können Psychosen, Ängste, Depressionen, Panikattacken und eine Vielzahl psychosomatischer Beschwerden auftreten. Erstaunlich häufig kommt es sogar vor, dass insbesondere bei alkohol- und medikamentenabhängigen Patientinnen nicht die Abhängigkeit den Anstoß für die Behandlung gegeben hat, sondern in erster Linie eines der genannten psychischen bzw. psychosomatischen Phänomene.

Als Folge von Kokain-, Amphetamin-, Halluzinogen- oder Cannabiskonsum können zudem psychotische Reaktionen wie paranoide Verkennungen, Wahrnehmungsverzerrungen oder optische und akustische Halluzinationen auftreten. Problematisch wird es, wenn diese nach Absetzen der Drogen bestehen bleiben. In diesen Fällen spricht man von einer drogeninduzierten Psychose. Dabei geht man davon aus, dass die Droge bei einer entsprechend vulnerablen Person im Sinne eines Stressors gewirkt hat und so zum Auslöser der psychischen Erkrankung geworden ist. Ebenso ist jedoch denkbar, dass die betroffene Person bereits vor der Abhängigkeit psychisch erkrankt war und den Suchtstoff in erster Linie als psychotrope Substanz – z. B. zur Symptomlinderung bei Angst, Flashbacks oder Einschlafstörungen– eingesetzt hat. Die differenzialdiagnostische Krankheitserkennung und entsprechende symptomatische Behandlung ist jedoch unabhängig davon, ob eine psychische Erkrankung bereits vor oder erst nach langjährigem Drogenkonsum bestanden hat bzw. diagnostiziert wird.

Der Drogenkonsum bei Patienten mit einer sog. Doppeldiagnose sollte sofort eingestellt werden, da Alkohol-, Medikamenten- oder Drogenkonsum die Effektivität medikamentöser und verbaltherapeutischer Maßnahmen zur Behandlung der psychischen Erkrankung einschränkt. Bei Komorbidität muss die Abhängigkeitserkrankung entweder primär oder doch zumindest gleichwertig mitbehandelt werden. Der differenzialdiagnostische Blick ist daher im suchtmedizinischen Bereich von ebenso großer Bedeutung wie im allgemeinpsychiatrischen Bereich.

Pflegerische Begleitung

Besonders die kontinuierliche Patientenbeobachtung bezüglich Auffälligkeiten und psychischen Veränderungen stellt eine große Aufgabe dar. Beobachtungen werden transparent an das gesamte Team weitergegeben, damit je nach Symptomatik eine entsprechende Behandlung und Pflege erfolgen kann.

LITERATUR UND KONTAKTADRESSEN

Literaturnachweis

1. Feuerlein W, Küfner H, Soyka M. Alkoholismus: Missbrauch und Abhängigkeit. Entstehung – Folgen – Therapie. 5. A. Stuttgart: Thieme, 2008.
2. Jahrbuch Sucht 2009 der Deutschen Hauptstelle für Suchtfragen e. V. (www.dhs.de).
3. Loth Ch, Rutten R, Huson-Anbeek D et al. (Hrsg.). Professionelle Suchtkrankenpflege. Bern: Huber, 2002.
4. Jellinek EM. Phases in the Drinking history of alcoholics: analysis of a survey conducted by the official organ of Alcoholics Anonymous. Quart J Stud Alcohol 1946; 7: 1–88.
5. Heudtlass J-H, Stöver H. „Harm reduction-Strategien" für intravenös applizierende Drogenkonsumenten und Bedienstete – auch im Strafvollzug. Ein safer-use-Trainingsprogramm. Zeitschrift für Strafvollzug und Straffälligenhilfe 1998; 47(3): 155–163.
6. Batra A, Bilke-Hentsch O. Praxisbuch Sucht: Therapie der Suchterkrankungen im Jugend- und Erwachsenenalter. Stuttgart: Thieme, 2016.
7. Walter M, Gouzoulis-Mayfrank E. Psychische Störungen und Suchterkrankungen. 2. A. Stuttgart: Kohlhammer Verlag, 2019.
8. Bundesministerium für Gesundheit. Sucht und Drogen. Aus: https://www.bundesgesundheitsministerium.de/themen/praevention/gesundheitsgefahren/sucht-und-drogen.html (letzter Zugriff: 27.10.2025)

Kontaktadressen

Deutsche Hauptstelle für Suchtfragen e. V., Westenwall 4, 59065 Hamm; Telefon: 02381/90 15–0; www.dhs.de

Bundeszentrale für gesundheitliche Aufklärung, Maarweg 149–161, 50825 Köln; Telefon: 0221/89 92–0; www.bzga.de

KAPITEL

24 Pflege von suizidgefährdeten Menschen

Pflegesituation

Hintergründe zur Pflegesituation

Pflegerisches Setting: psychiatrische Akutpflege, geschlossener Bereich
Patientin: Frau Hannah Steinberger, 35 Jahre
Diagnose: Suizidgefährdung, Z. n. Suizidversuch

Die Dämonen im Kopf

Amina El-Fahmi ist Pflegefachkraft auf einer geschützten psychiatrischen Station. Seit drei Wochen befindet sich dort Frau Hannah Steinberger in Behandlung. Frau Steinberger ist 35 Jahre alt, verheiratet und Mutter von drei Kindern, zwei Jungen (Zwillinge, 8 Jahre) und einem Mädchen (5 Jahre). Aufgenommen wurde sie aufgrund eines Suizidversuchs. Frau Steinberger hatte Tabletten in Kombination mit Alkohol konsumiert und einen Abschiedsbrief hinterlassen. Ihr Mann fand sie gerade noch rechtzeitig. Nach der Behandlung in einer somatischen Klinik ist sie vor drei Wochen auf die Station von Amina gekommen. Amina El-Fahmi hat die Bezugspflege von Hannah Steinberger übernommen und in der letzten Woche eine vertrauensvolle Beziehung aufbauen können. Da sich Hannah Steinberger in den letzten Tagen absprachefähig und reflektiert gezeigt hat, durfte sie ihr Handy wiederhaben und eine Verlegung auf eine offene Station wird für die nächste Woche geplant.

Heute ist für Hannah Steinberger ein besonderer Tag, denn ihr Mann möchte sie endlich mit den Kindern besuchen. Schon den ganzen Tag schaut sie sich Fotos und Videos ihrer Kinder an, die sie sehr vermisst. Frau Steinberger steht vor dem Dienstzimmer und unterhält sich gerade mit Pflegefachkraft Amina, als plötzlich ihr Handy vibriert. Amina beobachtet sie und bemerkt während des Telefonats, wie sich die Körperhaltung von Frau Steinberger verändert: Sie lässt die Schultern sinken, ihre ganze Körpersprache wirkt niedergeschlagen. Schließlich lässt sie das Telefon sinken und zieht sich in ihr Zimmer zurück. Amina El-Fahmi wartet noch einen Moment, dann folgt sie Frau Steinberger. Sie klopft an die Tür und betritt das Zimmer: *„Frau Steinberger, was ist gerade passiert? Sie können mit mir darüber reden, wenn Sie möchten. Vielleicht entlastet Sie das."* Frau Steinberger schaut aus dem Fenster. Dann wendet sie sich an Amina: *„Ich ertrage das alles nicht mehr. Meine Kinder wollen mich nicht sehen, weil ich eine schlechte Mutter bin. Ich habe versagt. Komplett in meinem Leben versagt."* Amina setzt sich zu ihr und Hannah Steinberger spricht weiter: *„Die Gedanken sind wieder so stark. Wenn ich tot bin, dann kann sich mein Mann eine Frau suchen, die eine bessere Mutter ist. Eine geduldigere, liebevollere Mutter. Die auch den Haushalt nebenbei schafft, die arbeiten geht und alles im Griff hat. Gott, wie oft habe ich gedacht, es wäre besser, ich wäre einfach nicht mehr da."* Frau Steinberger vergräbt das Gesicht in ihren Händen. Dann fährt sie fort: *„Unser Nachbar hat sich erhängt, wussten Sie das? Ging in den Keller und kam nicht mehr hoch. Seine Frau hat ihn gefunden. Alle sagten, wie arm die Frau dran sei und dass sie ihn finden musste, wäre einfach grausam. Aber ich war neidisch. Neidisch auf den Mann, weil er den Mut hatte, es durchzuziehen. Er war einfach nicht mehr da. Die ganzen Gedanken, das ganze Leiden; für ihn war das einfach vorbei."*

Pflegefachkraft Amina fragt sie mit ruhiger Stimme: *„Was hat Ihr Mann genau gesagt?"* Hannah blickt auf und überlegt. *„Er hat gesagt, dass die Kinder mich nicht besuchen möchten, weil sie Angst vor der Klinik haben. Ich will sie nicht traumatisieren,* *deswegen habe ich gleich gesagt, dass es ok ist.*" Amina nickt verständnisvoll. *„Also liegt es an der Klinik?"* Frau Steinberger überlegt. *„Ja, das hat er gesagt. Er hat gesagt, die Kinder vermissen mich sehr und sie fragen jeden Tag, wann ich nach Hause komme."* Amina schaut sie an und fragt: *„Haben Sie gehört, was Ihr Mann gesagt hat? Wirklich gehört?"* Frau Steinberger schaut verwirrt. *„Mein Mann hat gesagt, es liegt an der Klinik."* *„Richtig, also nicht an ihnen."* Die Gesichtszüge von Hannah Steinberger entspannen sich etwas: *„Sie haben recht."*

Frau Steinberger schaut wieder aus dem Fenster. Als Amina den Raum verlässt, sagt sie noch: *„Vielen Dank, das hat mir geholfen."*

Lernfragen:

1. Nennen Sie die suizidauslösenden Erlebnisse bei Frau Steinberger, die Sie aus der Pflegesituation herauslesen können.
2. Erläutern Sie, warum eine aufmerksame Beobachtung für Pflegefachkraft Amina El-Fahmi eine der wichtigsten Aufgaben ist.
3. Nennen Sie die drei Stadien der suizidalen Entwicklung nach Pöldinger und schätzen Sie ein, in welchem Stadium sich Frau Steinberger befindet.
4. Nennen Sie die Maßnahmen, welche Pflegefachkraft Amina El-Fahmi bei akuter Eigengefährdung bei Frau Steinberger durchführen sollte.

24.1 Terminologie

DEFINITION

Suizid *(Selbstmord):* Die absichtliche Selbsttötung ist in Deutschland eine der häufigsten Todesursachen. Bei Erwachsenen gehören Suizide zu den zehn häufigsten Todesursachen, bei Jugendlichen und jungen Menschen < 35 Jahren sind sie nach Unfällen sogar *die* häufigste Todesursache.
Um ein Vielfaches höher ist die Zahl der **Suizidversuche** *(Parasuizide):* Auf einen gelungenen oder „vollendeten" Suizid kommen schätzungsweise 100 Suizidversuche.

Von einem **gemeinsamen Suizid** spricht man, wenn mehrere Menschen zusammen Selbstmord begehen.

Bei einem **erweiterten Suizid** tötet der suizidale Mensch zuerst noch andere Personen. Meist handelt es sich hierbei um nahestehende Personen (häufig die eigenen Kinder und/oder den Ehepartner), denen der Betroffene ein Weiterleben „ersparen" will. Auch ein Amoklauf mit anschließendem Suizid oder das absichtliche Herbeiführen eines Suizids unter Einbeziehung von Opfern (z. B. Flugzeugabsturz, Selbstmordanschlag) kann unter den erweiterten Suizid gefasst werden.

Selten handelt es sich bei Suiziden um sog. **Bilanzsuizide,** bei denen der Betroffene nach rationaler Überlegung eine negative Bilanz seines Lebens zieht, die schließlich zur Selbsttötung führt, oder um rituelle Suizide bei Sekten. Da es fraglich ist, ob in einer Krisensituation tatsächlich der freie Wille des Betroffenen zum Suizid führt, ist der Begriff des Bilanzsuizids mittlerweile umstritten.

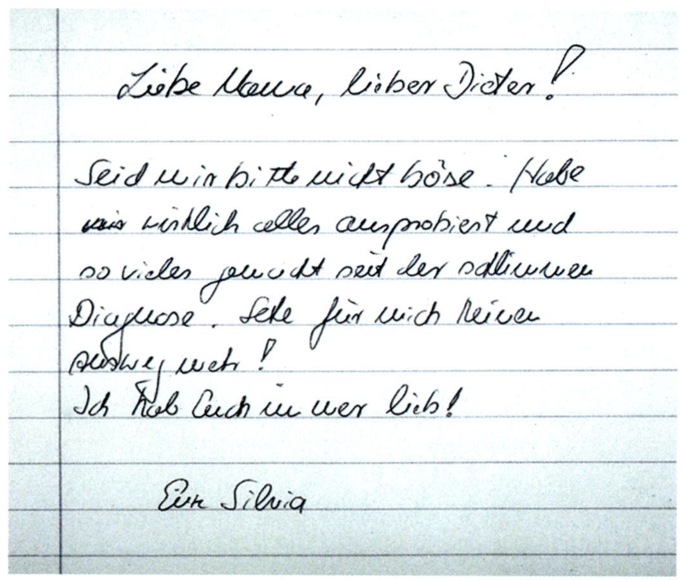
Liebe Mama, lieber Dieter!
Seid mir bitte nicht böse. Habe wirklich alles ausprobiert und so vieles gemacht seit der schlimmen Diagnose. Sehe für mich keinen Ausweg mehr!
Ich hab Euch immer lieb!
Eure Silvia

Abb. 24.1 Ein Großteil der Suizidhandlungen sind Kurzschlussreaktionen: Die Betroffenen befinden sich in einer schwierigen Lebensphase und/oder leiden unter psychischen Störungen: Situationen, aus denen sie in diesem Moment keinen Ausweg mehr sehen. [K183]

Da Suizidversuche häufig ohne genaue Planung unternommen werden, ist in vielen Fällen eine Rettung möglich oder wahrscheinlich. Oftmals entsteht dann in der Umgebung des Patienten der Eindruck, er habe den Suizidversuch nicht wirklich „ernst gemeint". Beispiel: Eine Patientin trinkt einige Gläser Sekt, nimmt fünf Kopfschmerztabletten und ruft sofort danach ihren Freund an, um sich von ihm zu verabschieden (= *parasuizidale Handlung,* die häufig im Zusammenhang mit Lebensschwierigkeiten auftritt). Obwohl solche Selbstmordversuche „harmlos" wirken, darf das Ereignis nicht bagatellisiert, sondern muss zumindest als dringender Hilferuf verstanden werden.

Mit einem Suizidversuch können neben autoaggressiven Tendenzen, einer Flucht aus der Realität oder Aggressionen gegenüber nahestehenden Personen auch dringende Hilferufe an die Umwelt verbunden sein. Hinter einem Suizidversuch (z. B. mit Schlaftabletten) muss aber nicht unbedingt der Wunsch nach Beendigung des Lebens stehen. Dabei kann auch das Bedürfnis, Ruhe zu haben, nicht denken und leiden zu müssen, im Vordergrund stehen.

24.2 Erkennen suizidaler Tendenzen

Menschen können suizidal werden, wenn sie ihre Lebenssituation als unerträglich oder ihre aktuellen Probleme als unlösbar wahrnehmen. Der Betroffene sieht zu diesem Zeitpunkt keinen anderen Ausweg, als sein Leben zu beenden – es kommt zu einem Tunnelblick. Häufig sind Suizidhandlungen daher **Kurzschlussreaktionen** im Rahmen von Lebenskrisen oder psychischen Störungen (besonders Depressionen und Schizophrenien), bei denen die Zeitspanne zwischen ersten Suizidgedanken und Ausführung oft nur wenige Stunden beträgt (➤ Abb. 24.1).

VORSICHT
Jeder Suizidversuch muss unbedingt ernst genommen werden, ebenso jede Ankündigung eines Suizids.

24.2.1 Suizidgefährdete Personen

Untersuchungen haben gezeigt, dass Menschen in bestimmten Lebenssituationen ein erhöhtes **Suizidrisiko** aufweisen:

- Die Geschlechterrelation zeigt bei den Suiziden ein deutliches Überwiegen der Männer, bei den Suizidversuchen dagegen ist der Frauenanteil führend.
- Bei den Suiziden überwiegt der Anteil der über 50-Jährigen, bei den Suizidversuchen der Anteil von Personen zwischen dem 15. und 35. Lebensjahr.
- Menschen mit Suiziden in der Familienanamnese.
- Menschen in biologischen Krisen, z. B. Pubertät, Wechseljahre.
- Ältere (einsame) Menschen.
- Menschen mit schweren körperlichen Erkrankungen, chronisch oder unheilbar Kranke (gerade bei Menschen über 60 Jahre spielen schwere körperliche Erkrankungen häufig eine Rolle).
- Flüchtlinge und aus ethnischen, religiösen oder politischen Gründen Verfolgte.
- Alleinstehende ohne enge Beziehungen, besonders ohne familiäre Bindungen.
- Menschen, die schon einmal mit Suizid gedroht oder einen Suizidversuch unternommen haben – besonders in den ersten Monaten nach einem Suizidversuch ist statistisch gesehen die Wahrscheinlichkeit für einen erneuten Versuch hoch.
- Menschen mit psychischen Krankheiten:
  - Depressive, die noch bzw. wieder genug Antrieb zum Suizid haben.
  - Menschen mit Wahnideen und Halluzinationen. Bei ihnen kann der Suizidversuch z. B. auch durch Stimmen, die den Suizid befehlen, ausgelöst werden.
  - Alkohol-, Medikamenten- und Drogenabhängige.
- Inhaftierte.
- Menschen in schwierigen Lebenssituationen (Arbeitslosigkeit, Verschuldung etc.).

Mehr als die Hälfte aller gelungenen Suizide wird von psychisch Erkrankten verübt.

VORSICHT
Der Versuche, sich das Leben zu nehmen, ist immer ein Ausdruck extremer Verzweiflung. Um diese Krise zu meistern, bedarf es der Hilfe von außen.

24.2.2 Präsuizidales Syndrom

Einem Selbsttötungsversuch nichtpsychotischer Patienten geht häufig ein **präsuizidales Syndrom** voraus. Die Betroffenen fühlen sich einsam und ziehen sich von ihrer Umwelt zurück. Sie entwickeln Aggressionen gegen ihre Mitmenschen, die sie aber nicht äußern können. Schließlich wenden sie ihre aggressiven Gefühle gegen sich selbst. In der Fantasie beschäftigen sie sich mit dem Suizid und mit den Folgen für ihre Angehörigen.

Bei psychotischen Patientinnen kann es dagegen völlig überraschend ohne Vorankündigung zum Suizid kommen.

Suizidauslösende oder -fördernde Erlebnisse

In der Vorgeschichte suizidgefährdeter Patienten finden sich in vielen Fällen einschneidende **Verlust- und Entbehrungserlebnisse,** die ihnen das Leben wertlos erscheinen lassen. Oft liegen die Ereignisse erst kurze Zeit zurück. Aber auch bevorstehende Situationen, mit denen die Patientinnen sich überfordert fühlen, können Auslöser für Suizidgedanken sein:

- Finanzielle Probleme
- Verlust des Arbeitsplatzes oder der Wohnung
- Fehlende Aufgaben und Lebensziele
- Verlust/Fehlen mitmenschlicher Kontakte
- Liebesenttäuschung, Scheidung, Tod des Partners (➤ Abb. 24.2)
- Kränkung
- Vorschnelle Entlassung aus der Klinik bzw. das Gefühl, nicht ausreichend Unterstützung zu bekommen
- Suizide im Umfeld des Betroffenen oder in den Medien *(Modellfunktion).* So kam es z. B. nachweislich zu höheren Suizidraten nach Veröffentlichung von Goethes Buch „Die Leiden des jungen Werthers“ *(Werther-Effekt)* und nach Ausstrahlung der deutschen Fernsehserie „Tod eines Schülers“ im Jahr 1981.

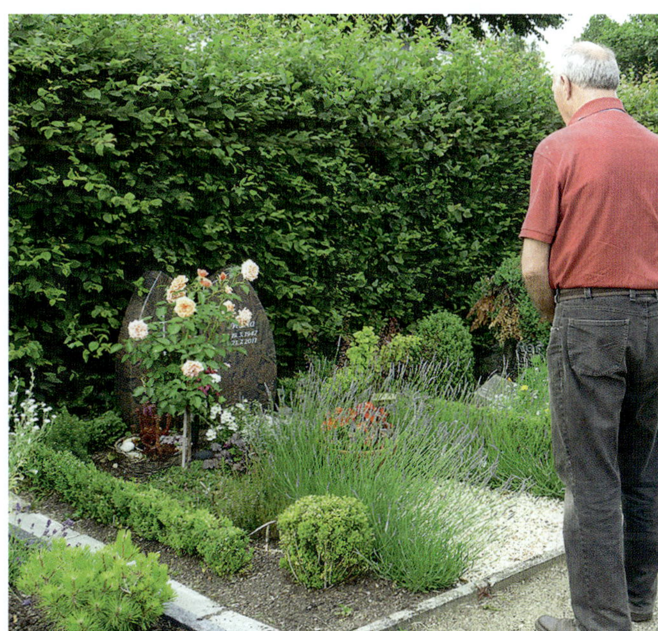

Abb. 24.2 Das Fehlen enger Beziehungen oder familiärer Bindungen sowie der Tod der Partnerin können zu Suizidgedanken führen. [M322]

24.2.3 Beobachten, Beurteilen und Intervenieren

Eine der wichtigsten Aufgaben der Pflegenden auf psychiatrischen Stationen ist das aufmerksame Beobachten und rechtzeitige **Erkennen suizidaler Tendenzen** bei den von ihnen betreuten Patienten. Viele Patientinnen sprechen nicht über ihr Vorhaben, weil sie befürchten, dass dann z. B. eine Ausgangseinschränkung verhängt wird. Besonders gefährliche Krankheitsphasen sind akute Depressionen sowie Schizophrenien in der Rehabilitationsphase, in denen sich die Kranken mit ihren Defiziten und Verlusten auseinandersetzen müssen. [vgl. 1] Nach einem Suizidversuch kommen Probleme durch die oft mangelhafte Compliance des Suizidpatienten hinzu. Manche Patientinnen weigern sich, über den Selbstmordversuch zu sprechen, sie drängen auf sofortige Entlassung. Dies kann bei den Helfern das Gefühl auslösen, abgelehnt zu werden, was wiederum zu einer ungünstigen Dynamik führen kann.

Suizidalität mit den Patientinnen abklären

Wenn Unsicherheit über die **Selbstmordabsichten** eines Patienten besteht oder Anzeichen und Risikofaktoren vorliegen, hält man heute die direkte Ansprache von Suizidgedanken für richtig. Früher wurde das Thema im Gespräch ausgeklammert, um einen möglicherweise suizidalen Menschen nicht in seinem Vorhaben zu bestärken. Ein Gespräch über Todeswünsche und -gedanken entlastet den Patienten in der Regel, wirkt vorübergehend befreiend und vermittelt ihm zudem das Gefühl, in seiner Verzweiflung oder Phase der Ausweglosigkeit ernst genommen zu werden. Es befreit ihn aus seiner Isolation, er traut sich wieder, seine Gedanken und Gefühle mitzuteilen.

Eine bestehende Suizidgefährdung kann mithilfe des Fragenkatalogs von *Professor Dr. Walter Pöldinger* (1929–2002) grob eingeschätzt werden (➤ Abb. 24.3). Im Rahmen eines vertraulichen Gesprächs wird erfragt, wie die Gedanken und Empfindungen hinsichtlich der Selbsttötung aussehen und wie konkret sie sind. Je konkreter eine Antwort ist, desto eher kann man sich in den meisten Fällen auf sie verlassen. Am Ende eines solchen Gesprächs sollte noch folgende Frage stehen: „Können Sie uns versprechen, dass nichts passiert, dass Sie zu uns kommen, wenn die Suizidgedanken Sie quälen?" Die Beantwortung dieser Frage kann zum einen Hinweise auf die Absprachefähigkeit der Patientin geben, zum anderen vermittelt sie der Patientin ein Gefühl von Verbindlichkeit. Wichtig dabei ist auch, dem Patienten die Sorge um ihn zu verdeutlichen. Die Pflegenden (und Therapeuten bzw. Ärztinnen) übertragen dem Patienten die Verantwortung für sein Verhalten, bringen gleichzeitig aber ihre jederzeitige Hilfsbereitschaft zum Ausdruck. Wichtig ist auch, der Patientin zu vermitteln, dass sie sich jederzeit an das Personal wenden *darf* und nicht nur kann, dass sie nicht stört oder belastet.

Je nachdem, wie die Antwort vom Arzt oder von den Pflegenden eingeschätzt wird, müssen Sicherheitsmaßnahmen ergriffen werden. Die Fragen werden sensibel ins Gespräch eingeflochten und dürfen nicht alle hintereinander gestellt werden. Die Patientin empfindet die Situation sonst womöglich als Test und verweigert die Auskunft.

Stadien der suizidalen Entwicklung nach Pöldinger

Bei nichtpsychotischen Patienten muss der Entschluss zur Selbsttötung erst „reifen". Der Suizidgefährdete durchläuft dabei verschie-

Je mehr Fragen im Sinne der angegebenen Antwort beantwortet werden, um so höher muss das Suizidrisiko eingeschätzt werden.

	Ja	Nein
1. Haben Sie in letzter Zeit daran denken müssen, sich das Leben zu nehmen?	X	
2. Haufig?	X	
3. Haben Sie auch daran denken müssen, ohne es zu wollen? Haben sich Selbstmordgedanken aufgedrängt?	X	
4. Haben Sie konkrete Ideen, wie Sie es machen wollen?	X	
5. Haben Sie Vorbereitungen getroffen?	X	
6. Haben Sie schon zu jemandem über Ihre Selbstmordabsichten gesprochen?	X	
7. Haben Sie einmal einen Selbstmordversuch unternommen?	X	
8. Hat sich in Ihrer Familie oder in Ihrem Freundes- und Bekanntenkreis schon jemand das Leben genommen?	X	
9. Halten Sie Ihre Situation für aussichts- und hoffnungslos?	X	
10. Fällt es Ihnen schwer, an etwas anderes als an Ihre Probleme zu denken?	X	
11. Haben Sie in letzter Zeit weniger Kontakte zu Ihren Verwandten, Bekannten und Freunden?	X	
12. Haben Sie noch Interesse daran, was in Ihrem Beruf und in Ihrer Umgebung vorgeht?		X
13. Haben Sie jemanden, mit dem Sie offen und vertraulich über Ihre Probleme sprechen können?		X
14. Wohnen Sie zusammen mit Familienmitgliedern oder Bekannten?		X
15. Fühlen Sie sich unter starken familiären oder beruflichen Verpflichtungen stehend?		X
16. Fühlen Sie sich einer religiösen bzw. weltanschaulichen Gemeinschaft verwurzelt?		X

Anzahl der entsprechend beantworteter Fragen ____ Endzahl maximal 16

Abb. 24.3 Fragenkatalog zur Abschätzung der Suizidalität nach Pöldinger [G048] dene Phasen und verliert immer mehr die Fähigkeit, seine Gedanken und sein Handeln zu steuern. [vgl. 2]

- **Erwägungsstadium:** Distanzierung und Steuerungsfähigkeit sind noch voll erhalten. Der Selbstmord wird in dieser Phase als mögliche Problem- oder Konfliktlösung in Betracht gezogen. Bei der gedanklichen Auseinandersetzung spielen einerseits psychodynamische Faktoren eine Rolle, wie z. B. soziale Isolierung und Aggressionen, die sich gegen die eigene Person wenden, weil sie nicht nach außen geleitet werden können. Andererseits können aber auch Einflüsse von außen den Gedanken an einen Suizid als mögliche Problemlösung anstoßen (Suizide in der Familie oder der Umgebung, Zeitungsmeldungen). Die Pflegenden achten auf Aussprüche wie „Das Leben hat keinen Sinn für mich" oder „Ich wäre lieber tot". Hinter solchen Bemerkungen können ernsthafte Suizidgedanken stecken.
- **Suizidimpulse** *(Ambivalenz):* Im Stadium der Ambivalenz sind Distanzierung und Steuerungsfähigkeit bereits eingeschränkt. Der Patient durchlebt eine Phase, in der selbsterhaltende und selbstzerstörerische Kräfte gegeneinander wirken und er sich nicht sicher ist, was er tun will. So kann es zu direkten oder indirekten Suizidankündigungen kommen (Andeutungen, Drohungen, Voraussagen), die als Hilferufe und Kontaktsuche zu interpretieren sind – jede Ankündigung von Suizidgedanken muss mit Patient und Ärztin besprochen werden. Die Vorstellung „Wer von Selbstmord spricht, tut dies nicht, und wer es tun will, spricht nicht davon" hat sich in der Praxis als falsch erwiesen.
- **Suizidvorbereitung** *(Entschluss):* Distanzierung und Steuerungsfähigkeit sind aufgehoben. Im dritten Stadium kommt es zu einem Entschluss. Entweder entscheiden sich Betroffene für das Weiterleben oder für die Selbstmordhandlung. Letzteres führt zu Suizidvorbereitungen. Den Pflegenden fällt häufig auf, dass sich der Patient scheinbar beruhigt hat und nicht mehr über seine Selbstmordabsichten spricht. Aus diesem Verhalten den Schluss zu ziehen, dass die Selbstmordgefährdung nun nicht mehr bestehe, ist sehr gefährlich, da es sich um die „Ruhe vor dem Sturm" handeln kann. Bei stillen, resignativen Phasen sofort die Ärztin benachrichtigen! Trügerische Ruhe nach Anspannung bzw. Suizidandrohung oder auch kurzzeitige Stimmungsaufhellung deuten meist auf den letzten Entschluss zur Selbsttötung hin! In einem solchen Fall ist es unbedingt notwendig, den Patienten, der vorher von Selbstmord gesprochen hat, zu fragen, warum er jetzt keine Gedanken mehr an einen Suizid hegt, und ihm ein Gespräch über seine derzeitigen Gefühle anzubieten. Möglicherweise stellt sich heraus, dass er wieder Hoffnung geschöpft hat oder dass er kurz davor war bzw. ist, den Suizid auszuführen. In solchen Situationen gehen die Pflegenden mit äußerster Vorsicht vor, um die Mitteilungsbereitschaft des Patienten nicht schon im Ansatz zu ersticken.

VORSICHT

Hinweise auf eine besondere Suizidgefährdung

- Plötzliche, unerklärliche Ruhe und Freude nach vorangegangener Phase der Verzweiflung („präsuizidale Aufhellung", Erleichterung über den Entschluss zur Selbsttötung)
- Plötzliche Besserung von Symptomen
- Verfassen eines Testaments
- Verschenken von persönlichem Eigentum
- Sammeln von Medikamenten (➤ Abb. 24.4)
- Heftige Schuldvorwürfe oder Schuldwahn
- Aussagen über Sinnlosigkeit des Lebens
- Reden über Suizid, besonders bei Angabe konkreter Vorstellungen und Pläne
- Berichte über drängende Impulse, sich umzubringen
- Angabe von imperativen Stimmen, die den Suizid befehlen
- Antriebssteigerung durch Medikamente bei weiterbestehender depressiver Verstimmung
- Frühere Suizidversuche, Suizide in der Familie

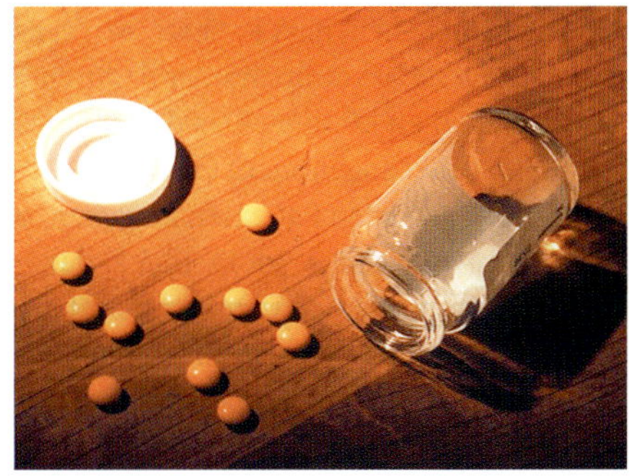

Abb. 24.4 Etwa ⅔ aller Suizidversuche werden mit Tabletten verübt. [K183]

Jede Beobachtung, die auf eine akute Suizidgefahr hinweist, muss schnellstmöglich an das Team und den behandelnden Arzt weitergegeben werden!

Vertrauensaufbau zu Suizidgefährdeten

Die richtigen Worte zu finden, gehört zu den anspruchsvollsten Aufgaben in der Betreuung suizidaler Menschen. Oberstes Gebot ist das Ernstnehmen der geäußerten Suizidgedanken. Ein Herunterspielen der Äußerungen, Vorwürfe (z. B. „Das können Sie Ihrer Familie doch nicht antun") oder verstärkende Worte („In Ihrer Situation würde ich auch daran denken, mir das Leben zu nehmen") sind nicht zielführend; sie verstören und verunsichern den Patienten nur noch mehr. Richtig ist es, empathisch auf seine Sorgen einzugehen, zu versuchen, ihn zu verstehen, und gleichzeitig zu verdeutlichen, dass es für ihn auch andere Lösungen geben kann.

Ebenso kann es vorkommen, dass Patientinnen gereizt und ablehnend auf Gesprächs- oder Hilfsangebote reagieren. Pflegende akzeptieren die Abwehrhaltung des Patienten zunächst, machen ihm aber wiederkehrend Gesprächsangebote und lassen ihn spüren, dass sie im Bedarfsfall jederzeit ansprechbar sind.

Sind suizidale Gedanken von der Patientin deutlich und klar oder vielleicht auch indirekt („So kann das Leben nicht weitergehen") geäußert worden, sollten Pflegende im Gespräch auch abklären, wie konkret die Impulse sind und ob die Patientin sich ausreichend sicher und gut begleitet fühlt. Danach werden entsprechende Sicherheitsmaßnahmen (s. u.) besprochen und begründet.

Im Umgang mit suizidalen Patienten wird den Pflegenden viel Sensibilität abverlangt, und Ankündigungen suizidaler Handlungen lösen bei ihnen unterschiedlichste Reaktionen aus. Es kann sogar der

Eindruck entstehen, dass Patientinnen versuchen, durch Suizidalität Zuwendung zu bekommen oder dadurch bestimmten Anforderungen entgehen zu können. Das darf aber keinesfalls dazu verleiten, suizidale Äußerungen nicht ernst zu nehmen. Pflegende, die regelmäßig mit suizidalen Patienten umgehen, sollten Fallbesprechungen oder Teamsitzungen (➤ Kap. 14.5.3) dazu nutzen, die eigene Arbeit zu reflektieren und den damit verbundenen Gefühlen Ausdruck zu verleihen. Nur so gelingt es ihnen, den Belastungen im Umgang mit diesen Patientinnen dauerhaft standzuhalten.

Soziale Kontakte anbieten

Der Aufbau zwischenmenschlicher Beziehungen sollte für suizidgefährdete Patienten, die oft jeglichen Kontakt zu ihrer Umwelt abgebrochen haben, das primäre Ziel sein. Pflegende suchen aktiv Gespräche und signalisieren deutlich ihre Bereitschaft zum Kontakt. Sie können die Patientinnen motivieren, ermutigen und mit ihnen gemeinsam nach Werten und Zielen suchen, die ihrem Leben einen Sinn geben. Auf Wunsch stellen sie den Kontakt mit einem Seelsorger her.

Enge Verwandte oder Freunde werden informiert und in Absprache mit dem Patienten in den Betreuungsprozess einbezogen. Auch gemeinsame Aktivitäten (Spaziergänge, sportliche Betätigung, kleinere Arbeiten auf der Station) können Betroffene entlasten, ablenken oder auch Erfolgserlebnisse bieten.

Als beste **Suizidprophylaxe** und als noch viel wichtiger als sämtliche Sicherheitsvorkehrungen gilt die Beziehung, die der suizidale Patient zu den Behandelnden eingeht. Deshalb müssen Pflegende auf eine kontinuierlich vertrauensvolle und empathische Beziehungsgestaltung achten, idealerweise im Bezugspflegesystem (➤ Kap. 14.5.3).

24.3 Maßnahmen bei akuter Eigengefährdung

Für akut suizidale oder nicht absprachefähige Patientinnen muss das Team Sicherheit schaffen.

Nach einem Urteil des Bundesgerichtshofes (BGH) muss jedes Krankenhaus, obwohl oder gerade weil es keine einheitlichen medizinischen oder technischen Sicherheitsstandards für die Mindestanforderungen an die Sicherheit suizidaler Patienten gibt, individuelle Sicherheitsvorkehrungen für selbstmordgefährdete Patientinnen treffen (BGH, Urteil vom 20.6.2000, Az. VI ZR 377/99, 3). Zur Einhaltung der allgemeinen Verkehrssicherungspflicht eines jeden Krankenhauses gehört es daher, alle potenziellen Gefahrenquellen auszuschalten. Dazu gehört neben der Einhaltung von Sicherheitsvorkehrungen (s. u.) z. B. auch die Art der Unterbringung eines suizidalen Menschen.

Patienten, die sich im Aufnahmegespräch nicht von den Gedanken an eine Selbsttötung distanzieren können, sollten daher zunächst auf einer geschützten Station aufgenommen werden, da hier die allgemeinen Sicherheitsstandards von vornherein höher sind als auf offenen Stationen. Stimmt die Patientin der Unterbringung auf einer geschützten Station nicht zu, muss zu ihrem Schutze ggf. sogar über eine Einweisung gegen ihren Willen nachgedacht werden (➤ Kap. 14.5.8).

Auch im Verlauf einer Behandlung kann die Verlegung auf eine geschützte Station erforderlich werden. Diese Notwendigkeit muss dem Patienten ausführlich erklärt werden, damit er dies nicht als Strafe empfindet, sondern das höhere Maß an Schutz und Sicherheit in dieser für ihn quälenden Phase als entlastend und haltgebend empfindet und als Verantwortungsübernahme zu seinem Wohle versteht. Für die Pflege-Patient-Beziehung ist es sinnvoll, trotz der Behandlung auf einer anderen Station den Kontakt zur Patientin z. B. durch kurze Besuche zu halten.

Zu den allgemeinen **Sicherheitsmaßnahmen** gehören z. B. folgende Maßnahmen:

- Patienten in Sichtweite des Stationszimmers oder in ein Beobachtungszimmer verlegen.
- Auf Medikamenteneinnahme achten (Sammeln von Medikamenten verhindern).
- Häufig nach der Patientin sehen (bis hin zur 1:1-Betreuung).
- Dem Patienten ständigen Blickkontakt ermöglichen (oft auf eigenen Wunsch).
- Der Patientin durch engmaschige Kontakte Beziehungs- und Gesprächsangebote signalisieren.
- Gefährliche Gegenstände vorübergehend sicher verwahren (z. B. Kabel, Besteck, Gläser, Spiegel, Rasierklingen, Tücher, Schals, Gürtel, Hosenträger, ggf. auch Schnürsenkel u. Ä.), dabei aber individuell vorgehen und dem Patienten die Gründe dafür nennen.
- Ausgang stark einschränken oder ggf. untersagen bzw. nur in Begleitung Pflegender oder fest definierter Personen gewähren.
- Bei hochsuizidalen Patientinnen kann eine (Teil-)Fixierung nötig sein. Dabei jedoch unbedingt die rechtlichen Voraussetzungen beachten (➤ Kap. 14.5.8).

Die **Überwachung** des suizidalen Patienten darf niemals in einer Weise geschehen, die ihn kränkt oder verletzt! Bloße Überwachung ohne weitere vertrauensbildende Maßnahmen ist außerdem kein Weg aus der Suizidalität.

Vielfach schützen Absprachen über einen bestimmten Zeitraum vor einem Selbsttötungsversuch. Die Patientin verspricht, sich während des Klinikaufenthalts (oder auch nur in den nächsten 24 h) nichts anzutun und drängende Impulse sofort mitzuteilen. Hierbei haben sich auch sog. Kontakt- und Meldepläne etabliert. Solche Absprachen sind unbedingt in der Dokumentation festzuhalten. Sie bieten jedoch nur ausreichend Sicherheit, wenn sie mit einem Teammitglied (Pflegende oder Therapeutin/Arzt) besprochen werden, das den Patienten gut kennt und bei dem eine Vertrauensebene besteht (➤ Abb. 24.5). Nur so lassen sich derartige Vereinbarungen auch als verlässlich einstufen. Auch ein vom Patienten und mindestens einem Teammitglied unterzeichneter „Non-Suizid-" oder „Lebensvertrag" ist eine wertvolle und hilfreiche Maßnahme.

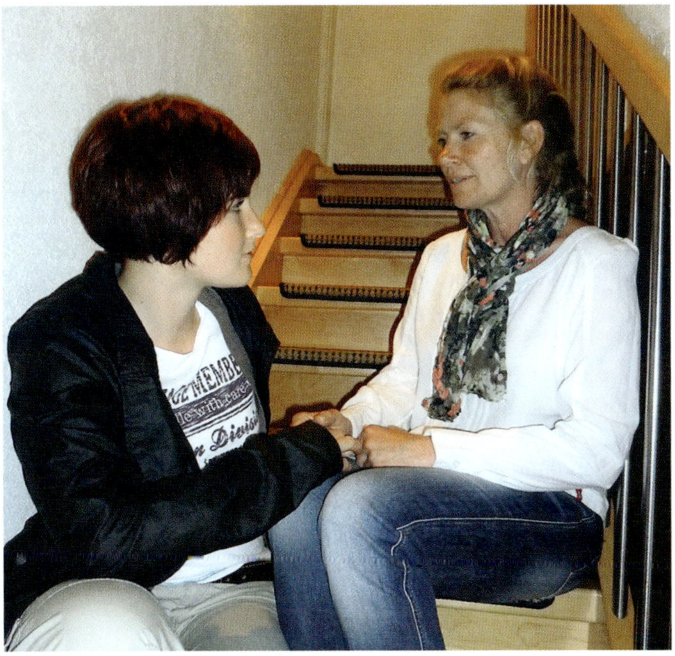

Abb. 24.5 Der Aufbau eines Vertrauensverhältnisses zu einem suizidalen Menschen ist oft ein wichtigerer Schritt zur Verhinderung eines Suizids, als lediglich restriktive Maßnahmen zu ergreifen. [M322]

24.4 Vorgehen nach einem Suizidversuch

24.4.1 Erstversorgung

Nach einem **Suizidversuch** werden die meisten Patientinnen zunächst in somatischen Kliniken behandelt, bis sicher ist, dass keine lebensgefährlichen Organkomplikationen mehr drohen. Die Maßnahmen sind dabei von der gewählten Tötungsmethode abhängig: Bei Vergiftungen ist oft eine Magenspülung oder medikamentöse Entgiftung notwendig, eventuell auch eine Beatmung. Stich- oder Schusswunden müssen chirurgisch versorgt werden. Folgende Punkte sollten nach einem Suizidversuch beachtet werden:

- Herstellen einer Beziehung zum Patienten: effektives Erstgespräch, Vermitteln von Präsenz, Verständnis, Hilfsbereitschaft und Zuversicht, Entängstigung und Beruhigung. Keine verurteilende, vorwurfsvolle Haltung
- Abschätzen des Zustands der Patientin, des Schweregrads der Problematik und der Suizidalität. Offenes Erfragen und Ansprechen
- Klären der eigenen Fähigkeiten und Möglichkeiten, dementsprechend weiterleiten an eine geeignetere Einrichtung (aber kein „Wegschicken"!)
- Erstellen eines Hilfeplans gemeinsam mit dem Patienten, der möglichst viele Kurzetappen umfasst, da die Ziele der Intervention zeitnah umsetzbar und realisierbar sein sollten. Diese Hilfe zur Selbsthilfe wird über verschiedene Wege vermittelt: Der Patient soll vom emotionalen Druck durch Aus- und Besprechen von Ängsten, Schuldgefühlen, Aggressionen und Suizidgedanken entlastet werden. Eine Distanzierung von der Krisensituation kann durch Reflexion des auslösenden Ereignisses sowie der damit verbundenen Gefühle, Vorstellungen und möglichen Konsequenzen angestrebt werden. Es kann versucht werden, eine andere Sicht auf die Dinge zu vermitteln, ohne aber dem Patienten das Gefühl zu geben, man nehme ihn und seine Sichtweise nicht ernst. Die Eigeninitiativen der Patientinnen sollten gefördert werden. Die soziale Reintegration ist zügig anzustreben
- Ein vorbereitender Verhaltensplan für eventuelle neue Krisenanlässe ist auszuarbeiten (Krisenplan/Notfallkoffer).

Psychiatrische Begutachtung

Zur Abschätzung des noch bestehenden Suizidrisikos wird in vielen Fällen ein Psychiater hinzugezogen. Besteht nach einem Suizidversuch der dringende Verdacht, dass die Patientin weiterhin selbstmordgefährdet ist (z. B. aufgrund von Äußerungen wie „Schade, dass es nicht geklappt hat!"), und ist sie nicht bereit, sich freiwillig behandeln zu lassen, so wird der Psychiater im Bedarfsfall eine Unterbringung in einer psychiatrischen Klinik gegen den Willen der Patientin veranlassen (➤ Kap. 14.5.8). Das Gleiche gilt, wenn sich bei der Begutachtung Hinweise für das Vorliegen einer psychiatrischen Erkrankung finden (z. B. depressive oder schizophrene Symptome). Beim Minderjährigen ist auch eine Einweisung gegen den Willen des Patienten auf Antrag der Eltern beim zuständigen Familiengericht möglich (➤ Kap. 14.5.8).

Kann sich der Patient im Gespräch mit der Psychiaterin ausreichend vom Suizidgedanken und von seinem Selbstmordversuch distanzieren, wird diese ihm ggf. zu einer ambulanten psychotherapeutischen Behandlung raten.

Bei vielen Patientinnen bleibt im Gespräch mit dem Psychiater unklar, ob sie weiterhin Suizidgedanken haben. Nach Abklingen der somatischen Beschwerden werden sie entlassen. Es ist ihre freie Entscheidung, ob sie sich in psychotherapeutische Behandlung begeben oder nicht. Rechtlich gibt es keine Grundlage, einen solchen Patienten gegen seinen Willen zu therapieren.

24.4.2 Behandlungsstrategien nach Suizidversuch

Eine Krise tritt ein, wenn ein wichtiges Lebensziel eines Menschen bedroht ist und er ohne fremde Hilfe keinerlei Möglichkeiten zur Bewältigung der Situation sieht.

Nach dem Suizidversuch eines Menschen ohne psychiatrische Erkrankung ist die **psychotherapeutische Krisenintervention** das Mittel der Wahl. Sie ist gekennzeichnet durch schnelles Handeln, großes Engagement der Helfenden, Flexibilität der Maßnahmen und aktives Einbeziehen des Umfelds. Die folgenden Maßnahmen sind in der Regel Bestandteil einer Krisenintervention:

- **Problemanalyse:** Im Rahmen der psychotherapeutischen Krisenintervention wird die Suizidalität offen angesprochen, was den Patienten von möglichen Schuldgefühlen entlastet. Es wird analysiert, was zum Selbstmordversuch geführt hat. War der Auslöser nicht „nur" eine momentane Krise, müssen mit

24

dem Patienten v. a auch die zugrunde liegenden dauerhaft belastenden Probleme bearbeitet werden.

- **Zukunftsperspektiven:** Es sollen Zukunftsperspektiven erarbeitet werden, für deren Umsetzung die Patientin manchmal ihre Lebensgestaltung tiefgreifend ändern muss. Häufig benötigt sie auch sozialpsychiatrische Hilfe (z. B. Unterstützung beim Beantragen von Sozialhilfe). Oft bauen Betroffene nach einem Suizidversuch schnell wieder eine Fassade auf, hinter der sie ihre Probleme vor sich und anderen verbergen. Dadurch wird es unmöglich, langfristige Lösungen zu suchen. Aus diesem Grund sollte die Krise nicht abgeschwächt („Wie gut, dass Sie jetzt alles anders sehen!", „Sehen Sie, eigentlich haben Sie doch alles im Griff!"), sondern mit dem Patienten ausgehalten werden.
- **Konfliktlösungsstrategien:** Für den Fall eines erneuten suizidalen Impulses können mit dem Patienten Konfliktlösungsstrategien besprochen werden.
- **Vertrauensaufbau:** Insbesondere im stationären Bereich wird, wenn nicht schon geschehen, eine enge Anbindung an einzelne Teammitglieder angestrebt, um die Einsamkeit und Isolation der Patientin zu durchbrechen. Wenn die Patientin krankheitsbedingt nicht in der Lage ist, ein therapeutisches Bündnis einzugehen, muss ggf. eine vorübergehende geschützte Unterbringung der Betroffenen erfolgen.
- **Familiäres Umfeld:** Angehörige werden abhängig von der Einwilligung des Patienten über die Situation aufgeklärt und in Paar- oder Familiengespräche einbezogen. Bei der Weiterbetreuung des Patienten spielen sie eine wichtige Rolle.
- **Medikamentöse Behandlung:** Ergänzend zu psychotherapeutischen Maßnahmen kann eine medikamentöse Behandlung erfolgen. Sie hat zum Ziel, dem Patienten Ruhe zu verschaffen, seine Angst zu lösen und ihm zu Entspannung zu verhelfen. Hierzu sind Benzodiazepine (➤ Pharma-Info 16.3) oder niederpotente Neuroleptika (➤ Pharma-Info 15.1) angezeigt. Zudem wirken Lithium (➤ Pharma-Info 16.2) und Clozapin (➤ Pharma-Info 15.1) antisuizidal.

Bei **psychischen Erkrankungen** erfolgt zunächst die Behandlung der Grunderkrankung. Medikamentös kommen dann meist Antidepressiva und Neuroleptika zum Einsatz, vorübergehend sind ebenfalls häufig Benzodiazepine indiziert. Der Versuch, während einer psychotischen Krise auch Lebensprobleme zu bearbeiten, ist kontraindiziert, denn die Patientinnen haben durch die Erkrankung in diesem Augenblick keine ausreichenden Reserven, um ihre Lebensprobleme zu lösen. In diesem Fall ist eine stützende und strukturierende Begleitung des Betroffenen unentbehrlich.

Ein am Anfang der Behandlung mit Antidepressiva stehender antriebssteigender Effekt, der mögliche suizidale Impulse verstärken könnte, wird kontrovers diskutiert. Sicher ist, dass sowohl im Rahmen einer medikamentösen Neueinstellung als auch im gesamten Behandlungsverlauf eine enge Patientenbeobachtung und -begleitung dringend erforderlich ist.

Gibt es ein Recht auf Suizid?

Oft wird diskutiert, ob ärztliches Personal und Pflegende überhaupt das Recht haben, einen suizidalen Menschen an der Selbsttötung zu hindern, da dieser doch seine Entscheidung frei getroffen habe und keine anderen Menschen schädige. Die meisten Psychiater und auch der Gesetzgeber gehen aber sowohl bei psychotischen als auch bei zuvor (scheinbar) gesunden Patientinnen davon aus, dass zumindest im Rahmen der akuten Krise die freie Willensbestimmung der Patientin eingeschränkt ist und deshalb auch Zwangsmaßnahmen (➤ Kap. 14.5.8) gerechtfertigt sind, um das Leben der Betroffenen zu retten. Hierfür spricht auch die Tatsache, dass es nach einem (oder auch mehreren) Suizidversuch(en) nur selten zum vollendeten Suizid kommt und die Betroffenen oftmals ihre Erleichterung über die erfolgte Rettung zum Ausdruck bringen.

24.4.3 Umgang mit Selbsttötungen auf der Station

Der Behandlung suizidaler Menschen sind – wie jeder psychiatrischen Behandlung – Grenzen gesetzt: Nicht jeder Suizid lässt sich verhindern. Auch in der Behandlung psychiatrisch erkrankter Menschen gibt es – wie in der Somatik – Todesfälle.

Aufarbeitung im Team

In der Zeit nach einem erfolgten Suizid braucht das Team Zeit und Raum für Gespräche, in denen es sich mit Trauer, Angst und Schuldgefühlen auseinandersetzen kann; hilfreich ist hier eine Supervision (➤ Kap. 14.5.3). Vor allem die Bezugspflegenden brauchen viel Unterstützung in einem solchen Fall *(Psychohygiene).* Des Weiteren sollte das Team sich selbstkritisch mit der Frage nach der eigenen Aufmerksamkeit in Bezug auf suizidale Patienten auseinandersetzen und nach Verbesserungsmöglichkeiten suchen. Jeder Suizidversuch oder Suizid sollte konstruktiv in einer „Suizidkonferenz" bearbeitet werden, an der das gesamte Team (inkl. Ärztinnen und Psychotherapeuten) teilnehmen sollte (➤ Abb. 24.6).

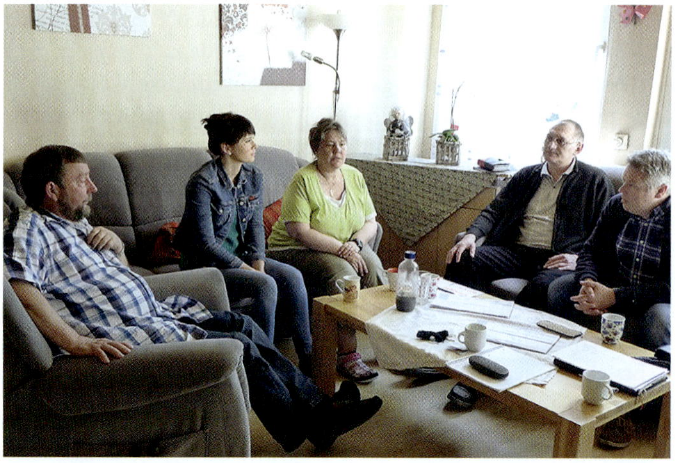

Abb. 24.6 Nicht jeder Suizid lässt sich verhindern. In der Zeit nach einem gelungenen Suizid braucht das Team Zeit und Raum für Gespräche, in dem es sich mit Trauer, Angst und Schuldgefühlen auseinandersetzen kann – wie hier in einer „Suizidkonferenz". [M322]

Aufarbeitung mit der Patientengruppe

Auf der Station lässt sich ein Suizid vor den anderen Patienten nicht verheimlichen. Es kann vorkommen, dass sich einzelne Mitpatientinnen – je nachdem, wie eng sie in Kontakt standen – mitverantwortlich oder sogar schuldig fühlen für den Suizid. Um unnötigen Spekulationen und auch Selbstvorwürfen der übrigen Patienten wenig Raum zu bieten, sollte das Team einen Suizid mit den übrigen Patientinnen offen besprechen. Dies gibt allen die Gelegenheit, ihrer Angst, Unsicherheit und Betroffenheit Ausdruck zu verleihen. Besonders suizidgefährdete Mitpatienten tendieren in solchen Situationen ebenfalls zum Suizid (➤ Kap. 24.2.2). Hier ist oft eine Krisenintervention durch das gesamte Team und speziell durch die Bezugspflegenden nötig, die der Stabilisierung der betroffenen Patientin dient.

Aufarbeitung mit den Angehörigen

In gleicher Weise wichtig wie die Reflexion des Selbstmords innerhalb des Teams und der Patientengruppe ist die **Betreuung der Angehörigen** des Toten. Zu ihren vermutlich schmerzhaftesten Aufgaben gehört es, das Gepäck mit den persönlichen Dingen des Toten auf der Station abzuholen. Aus dieser anfänglichen Verzweiflung und Trauer heraus kann es daher durchaus vorkommen, dass die Schuld für den vollzogenen Suizid beim Team gesucht wird. Pflegende begegnen den trauernden Angehörigen mit sehr viel Rücksicht und Empathie und reagieren auf mögliche Schuldzuweisungen verständnisvoll.

Die Selbsttötung eines Patienten gehört zu den sensibelsten Bereichen der psychiatrischen Pflege. Bei aller persönlichen Betroffenheit sollte man jedoch auch die Tatsache respektieren, dass ein Mensch im Suizid seine ihm eigene Selbsthilfe gefunden hat.

LITERATUR UND KONTAKTADRESSEN

Literaturnachweis

1. Kiehne W. Suizidalität und Umgang mit suizidalen Patienten. Psych Pflege 2005; 11: 17–22.
2. Pöldinger W. Die Abschätzung der Suizidalität. Bern: Huber 1969.
3. Geisler L. Arzt und Patient – Begegnung im Gespräch. 3. erw. A. Frankfurt/M.: Pharma Verlag 1992.
4. Dorrmann W. Suizid. Therapeutische Interventionen bei Selbsttötungsabsichten. 5., erw. A. Stuttgart: Klett-Cotta 2016.
5. Bronisch T. Der Suizid: Ursachen, Warnsignale, Prävention. München: C. H. Beck 2014.

Kontaktadressen

AGUS e. V. (Betreuung für Angehörige und Betroffene von Suizidfällen), Kreuz 40, 95445 Bayreuth, Telefon: 0921/1 50 03 80; www.agus-selbsthilfe.de
Deutsche Gesellschaft für Suizidprävention (DGS); www.suizidprophylaxe.de
Telefonseelsorge (bundesweit einheitliche Nummern):
Evangelisch: 0800/111 0 111
Katholisch: 0800/111 0 222

Anhang

Lösungsvorschläge zu den Lernaufgaben

Kapitel 2: Pflegesituation „Sport ist (manchmal) Mord"

1. Erläutern Sie die Entstehung der Subarachnoidalblutung im Fall von Herrn Kaiser.
Kompetenzbereiche: I
Curriculare Einheiten: CE 07, CE 11
Bei Herrn Kaiser lag wahrscheinlich ein Hirnaneurysma vor, das während seiner sportlichen Aktivität (Squash) aufgrund eines gesteigerten Blutdrucks rupturierte. Dadurch kam es zu einem Blutaustritt in der Umgebung der Hirnbasisarterien, der die Symptomatik auslöste. Diese Art der Ruptur wird als spontan bezeichnet und nicht als traumatisch, da im Vorfeld kein traumatisches Ereignis stattgefunden hat. (➤ Kap. 2.3.1)

2. Nennen Sie die Symptome, die in der Pflegesituation von Herrn Kaiser auf eine Subarachnoidalblutung hindeuten. Ergänzen Sie die Symptome aus dem Kapitel.
Kompetenzbereiche: I
Curriculare Einheiten: CE 07, CE 11
Herr Kaiser zeigt im Fallbeispiel die Symptome plötzlich auftretender starker Kopfschmerz sowie Übelkeit und Erbrechen. Weitere Symptome, die auf eine SAB (Subarachnoidalblutung) hindeuten, sind:
- Bewusstseinseintrübung bis hin zur Bewusstlosigkeit
- Tachy- oder Bradykardie
- Arterielle Hyper- oder Hypotonie
- Ggf. Hirndruckzeichen

(➤ Kap. 2.3.2)

3. Erläutern Sie, welchem Schweregrad nach Hunt und Hess Herrn Kaisers Subarachnoidalblutung zuzuordnen ist.
Kompetenzbereiche: I
Curriculare Einheiten: CE 07, CE 11
Aufgrund der Symptomatik von Herrn Kaiser (schwerste Kopfschmerzen, deutlicher Meningismus) würde man hier den Schweregrad 2 zuweisen. Durch die Hemiparese, die im weiteren Verlauf bei Herrn Kaiser auftritt, wäre auch Schweregrad 3 korrekt.
(➤ Kap. 2.3.2, ➤ Tab. 2.5)

4. Warum ist eine empathische Kommunikation bei Herrn Kaiser unabdingbar ist?
Kompetenzbereiche: II
Curriculare Einheiten: CE 07, CE 11
Herr Kaiser war bisher immer gesund und hat viel Sport getrieben. Nun wird er durch ein plötzliches Ereignis aus seinem gewohnten Leben gerissen, das seine gesamte Zukunft betrifft. Er weiß nicht, ob er sein Studium wie bisher fortführen kann oder weiter seinen geliebten Sport ausüben kann. Sein Leben gleicht einem Scherbenhaufen. Je nachdem, wie sich die Situation weiterentwickelt, steht Herrn Kaiser eine lange Rehabilitation bevor. Das alles führt bei ihm zu Frust, Verunsicherung und Angst. Die Pflegefachkraft sollte Herrn Kaiser in seinen Emotionen ernstnehmen und begleiten. Die Situation darf nicht durch Floskeln schöngeredet werden („das wird schon wieder"), sondern muss realistisch beurteilt werden, ohne Herrn Kaiser zu demotivieren („Das wird ein anstrengender Weg für Sie, aber wir unterstützen Sie dabei.")
(➤ Kap. 1.3.2)

5. Erläutern Sie die Pflegemaßnahmen, die bei Herrn Kaiser auf der Intensivstation durchgeführt werden.
Kompetenzbereiche: I
Curriculare Einheiten: CE 07, CE 11
Postoperativ sind bei der Versorgung von Herrn Kaiser folgende Maßnahmen durchzuführen:
- Engmaschige Überwachung der Vitalparameter und neurologischer Auffälligkeiten nach ärztlicher Anordnung
- Blutdruck- und Blutzuckervorgaben beachten
- Bei Veränderung der Vigilanz: V. a. Liquoraufstau
- Therapeutisch aktivierende Pflege
- Da Herr Kaiser nicht so stark betroffen und das Risiko einer erneuten SAB eher gering ist: frühere Mobilisation und stärkere Belastung
- Wundpflege der Operationswunde (Nahtstelle: alle 1–2 Tage aseptischer Verbandwechsel)
- Schmerzassessment und -management
- Thromboseprophylaxe
- Lagerung (Hirndruckprophylaxe, Oberkörperhochlagerung)
- Reizabschirmung (Licht, Lärm)
- Nach Stabilisierung Verlegung auf Normalstation

(➤ Kap. 2.3.8)

6. Nennen Sie die Berufsgruppen, die in der Therapie von Herrn Kaiser wahrscheinlich mitarbeiten werden.
Kompetenzbereiche: III
Curriculare Einheiten: CE 07, CE 11
Folgende Berufsgruppen sind voraussichtlich an der Therapie beteiligt:
- Ärzte
- Pflegefachkräfte
- Physiotherapeutinnen
- Ergotherapeuten
- Logopädinnen
- Pain Nurse
- Seelsorge/Psychologen

(➤ Kap. 1.3.7)

Kapitel 3: Pflegesituation „Und plötzlich war alles anders"

1. Erklären Sie die Diagnose „inkomplette Querschnittlähmung ab Th6" und zählen Sie die damit verbundenen körperlichen Einschränkungen von Frau Moretti auf.

Kompetenzbereiche: KBI, KBV
Curriculare Einheiten: CE05, CE09

Bei Frau Moretti besteht eine inkomplette Querschnittlähmung ab Höhe des 6. Brustwirbels (Th6). Das bedeutet, dass das Rückenmark an dieser Stelle nicht vollständig, sondern teilweise geschädigt ist. Dadurch kommt es zu eingeschränkten, aber nicht vollständigen Funktionsausfällen unterhalb der Läsionshöhe. Der Begriff **inkomplett** beschreibt, dass bestimmte motorische oder sensible Funktionen unterhalb von Th6 noch erhalten sind, also beispielsweise einzelne Bewegungen oder Empfindungen weiterhin möglich sein können. Die Erkrankung äußert sich bei Frau Moretti durch folgende Symptome:

- Motorische Einschränkungen (Paraparese untere Extremitäten)
- Eingeschränkte Rumpfstabilität
- Sensibilitätsstörung (vermindertes Schmerzempfinden)
- Neurogene Blasenentleerungsstörung

(➤ Kap. 3.1, ➤ Kap. 3.1.1)

2. Beschreiben Sie die Auswirkungen der Diagnose auf die Mobilität und Selbstversorgung von Frau Moretti.

Kompetenzbereiche: KBI, KBII
Curriculare Einheiten: CE04, CE07

Auswirkungen im Zusammenhang mit der **Mobilität:**

- Motorische Restfunktionen in den Beinen zwar vorhanden, dennoch Fortbewegung derzeit nur mit Rollstuhl möglich
- Erhöhtes Risiko für Dekubitus, Thrombose, Kontrakturen und Pneumonie aufgrund der stark eingeschränkten Mobilität und durch vermehrtes Sitzen

  Auswirkungen auf die **Selbstversorgung:**

- Eingeschränkte Rumpfstabilität und Mobilität erschweren die selbstständige Durchführung der Körperpflege, das An- und Auskleiden, das sichere Sitzen während des Toilettengangs sowie die Nahrungsaufnahme.
- Aufgrund der neurogenen Blasenentleerungsstörung braucht Frau Moretti Unterstützung und Anleitung bei der intermittierenden Katheterisierung.

(➤ Kap. 3.1.1, ➤ Kap. 3.1.3)

3. Nennen und erklären Sie, welche rechtlichen Aspekte und ethischen Prinzipien bei dem Wunsch nach weiblichem Pflegepersonal bei der Katheterisierung beachtet werden müssen.

Kompetenzbereiche: KBII, KBIV
Curriculare Einheiten: CE04, CE07

Rechtliche Aspekte:

- Selbstbestimmungsrecht [2]
- Wahrung der Intimsphäre und Menschenwürde [2, 3]

Ethische Prinzipien:

- Autonomieprinzip: Frau Moretti entscheidet über Eingriffe an ihrem Körper.
- Fürsorgeprinzip & Nicht-Schadens-Prinzip: Wohlbefinden fördern durch Wunsch nach gleichgeschlechtlicher Pflegekraft, seelischen Schaden durch Nichteinhaltung abwägen.
- Prinzip der Gerechtigkeit: Wunsch als individuelles Bedürfnis und nicht als diskriminierenden Akt bewerten. [4]

4. Frau Moretti weist am Gesäß einen Dekubitus der Kategorie 2 auf. Erläutern Sie, wie Johanna Kaiser Frau Moretti im Sinne des Expertenstandards „Dekubitusprophylaxe in der Pflege" beraten und zur Selbstbeobachtung der Haut sowie zur Positionierung und Mobilisation anleiten kann, um die Entstehung weiterer Druckstellen zu vermeiden.

Kompetenzbereiche: KBI, KBII
Curriculare Einheiten: CE04, CE05

Johanna Kaiser erklärt Frau Moretti in verständlicher Sprache, wie sie ihre Haut regelmäßig auf Rötungen und Druckstellen kontrollieren kann, z. B. mithilfe eines Handspiegels. Dabei weist sie auf typische Prädilektionsstellen wie Fersen, Zehen, Knöchel, Trochanter major (seitlicher Oberschenkelknochen), Gesäß, Kreuzbein, Dornfortsätze der Wirbelsäule, Schulterblätter, Ellenbogen und Hinterkopf hin. Zudem leitet sie Frau Moretti zur Anwendung des Fingertests an (gerötete Hautstelle bleibt nach Fingerdruck gerötet und blasst nicht ab), der einen Dekubitus der Kategorie 1 erkennen lässt. Sie empfiehlt ihr leicht anzuziehende, nicht zu enge Kleidung.

Zur Druckentlastung instruiert Johanna Kaiser sie in geeignete Lagerungstechniken wie die 30°-Seitenlagerung, die 135°-Lagerung oder bei Bedarf die Bauchlagerung. Diese Maßnahmen entlasten besonders gefährdete Körperstellen wie das Gesäß, den Rücken und die Fersen und tragen zur Dekubitusprophylaxe bei.

Des Weiteren nutzt Johanna Kaiser die Ressource „Motivation" („Ich will nicht einfach nur versorgt werden, ich will mithelfen!") und fördert die Bewegung zusätzlich durch Motivationsanreize (z. B. Musik, Umgebungsgestaltung). Dazu bietet es sich an, Frau Moretti Informationsmaterial auszuhändigen (Quellen z. B.: Deutsches Institut für angewandte Pflegeforschung, Zentrum für Qualität in der Pflege).

(➤ Kap. 1.2.1, ➤ Kap. 3.1.3)

5. Schildern Sie, wie Johanna Kaiser das wissenschaftlich fundierte Konzept der aktivierenden Pflege unter Einbeziehung weiterer Berufsgruppen im Rehabilitationsprozess anwendet und inwiefern dies zur Förderung der Ressourcen von Frau Moretti im Rehabilitationsprozess beiträgt. Nennen Sie konkrete Beispiele aus der Pflegesituation.

Kompetenzbereiche: KBIII, KBV
Curriculare Einheiten: CE04, CE05

Aktivierende Pflege – Umsetzung in der Pflegesituation:

- Begleitung beim Transfer mit dem Rutschbrett statt vollständiger Übernahme (unter Einbeziehung der Physiotherapie)
- Anleitung zur Eigenwahrnehmung und Hautbeobachtung (zur Dekubitusprophylaxe)
- Förderung der Selbstständigkeit bei der Körperpflege (unter Einbeziehung der Physiotherapie)
- Einbezug in pflegerische Entscheidungen, z. B. bei der Katheterisierung

Ressourcen von Frau Moretti:

- Frau Moretti ist motiviert, aktiv am Rehabilitationsprozess teilzunehmen.

- Erste Bewegungsabläufe mithilfe Physiotherapie möglich.
- Wille zur Selbstständigkeit („Ich will nicht einfach nur versorgt werden, ich will mithelfen!").
- Kommunikative Offenheit (Austausch mit Pflegekraft über Ängste und Fortschritte).
- Kognitive Fähigkeit zur Selbstreflexion und Zielorientierung.

(➤ Kap. 3.1.3)

LITERATUR

1. § 630c Bürgerliches Gesetzbuch (BGB). Aus: www.gesetze-im-internet.de/bgb/__630c.html (letzter Zugriff 16.05.2025)
2. Charta der Rechte hilfe- und pflegebedürftiger Menschen. Aus: https://www.bmfsfj.de/bmfsfj/service/publikationen/charta-der-rechte-hilfe-und-pflegebeduerftiger-menschen-77446 (letzter Zugriff 16.05.2025)
3. § 1,2 Grundgesetz (GG). Aus: https://www.gesetze-im-internet.de/gg/art_1.html (letzter Zugriff 16.05.2025)
4. ICN-Ethikkodex für Pflegefachpersonen. Aus: http://efaidnbmnnnibpcajpcglclefindmkaj/https://deutscher-pflegerat.de/wp-content/uploads/2021/11/ICN_Ethikkodex_2021.pdf (letzter Zugriff 16.05.2025)
5. Kottner J, Hahnel E, Lichterfeld-Kottner A. Hautinspektion. In: Deutsches Netzwerk für Qualitätsentwicklung in der Pflege DNQP (Hrsg.), Expertenstandard Dekubitusprophylaxe in der Pflege. 2. Aktualisierung. Hochschule Osnabrück 2017.

Kapitel 4: Pflegesituation „Von 100 auf 0"

1. Erläutern Sie die Krankheitsentstehung des Guillain-Barré-Syndroms (GBS), die bei Frau Florés höchstwahrscheinlich abgelaufen ist.

Kompetenzbereiche: I

Curriculare Einheiten: CE 11

Im Vorfeld des Guillain-Barré-Syndroms steht meistens ein Infekt, der etwa 1–3 Wochen vorher auftritt. Bei Frau Florés war es vermutlich eine Erkältung. Höchstwahrscheinlich wurde diese ausgelöst durch *Mycoplasma pneumoniae,* was dann zu einer Autoimmunreaktion gegen periphere Nerven und Nervenwurzeln führte.

(➤ Kap. 4.5.1)

2. Erläutern Sie, warum eine intensivmedizinische Überwachung bei Frau Florés im akuten Stadium des GBS unabdingbar war.

Kompetenzbereiche: I

Curriculare Einheiten: CE 11

In der Plateauphase von Fr. Florés kam es aufgrund der Lähmungen zu respiratorischen Komplikationen, die eine Intubation nötig machten. Im weiteren Verlauf dieses Krankheitsbildes können auch lebensbedrohliche kardiale Komplikationen auftreten, weshalb eine intensivmedizinische Überwachung notwendig wurde.

(➤ Kap. 4.5.2)

3. Nennen Sie die Schwerpunkte der Patientenbeobachtung bei Menschen mit GBS.

Kompetenzbereiche: I

Curriculare Einheiten: CE 11

Folgende Schwerpunkte in der Patientinnenbeobachtung sind wichtig:

- Atmung (Zyanose/Dyspnoe)
- Messung der Vitalkapazität (bei unter 800 ml Patienten nüchtern lassen, BGA und O_2-Sättigung bestimmen)
- Haut (Schwitzen)
- Vitalzeichen (Hypo-/Hypertonie, Bradykardie)
- Ausscheidung (Stuhl-/Blasenentleerungsstörungen, eventuell Inkontinenz)
- Paresen (bei Aufsteigen der Lähmung Gefahr der Ateminsuffizienz)
- Kontrolle Handkraft (Beurteilung Verlauf)
- Bei Kribbelparästhesien ggf. Analgetikagabe vor Therapie- oder Pflegemaßnahmen

(➤ Kap. 4.5.4)

4. Erläutern Sie, warum das GBS für Frau Florés und ihre Mutter eine enorme psychische Belastung darstellt.

Kompetenzbereiche: II

Curriculare Einheiten: CE 11

Während des gesamten Krankheitsverlaufs war Frau Florés nicht kognitiv eingeschränkt, sondern bei vollem Bewusstsein. Auch ihre Sensibilität war vollständig erhalten. Die Symptome bei vollem Bewusstsein zu spüren, stellt eine enorme psychische Belastung dar. Durch den raschen Krankheitsverlauf wurde sie aus ihrem alltäglichen Leben gerissen. Die Rehabilitation ist langwierig und es bleibt lange Zeit unklar, ob und was an Schäden zurückbleiben wird. Auch für die Mutter von Frau Florés stellt diese Situation eine Belastung dar. Durch ihre Pflegebedürftigkeit fällt Frau Florés wieder in die Rolle des „hilfsbedürftigen Kindes". Dies kann die Kommunikation zwischen Mutter und Tochter beeinflussen. Die Mutter wird sie wahrscheinlich mehr auf dem Kind-Ich ansprechen und aus dem Eltern-Ich agieren. Frau Florés möchte hingegen trotz ihrer hilfsbedürftigen Situation weiterhin als Erwachsene wahrgenommen werden und agiert auch aus dem Erwachsenen-Ich. Dies bietet ein großes Konfliktpotenzial. Aus ihrem Eltern-Ich heraus wird die Mutter vermutlich versuchen, die Verantwortung für den Behandlungsverlauf zu übernehmen, da sie sich, getrieben von Emotionen, Kontrollverlust sowie ihren persönlichen Erwartungen an sich (Rolle als Mutter), in der Verantwortung sieht. Hier ist eine punktierte Begleitung wichtig, die sowohl den Bedürfnissen von Frau Florés gerecht wird, gleichzeitig aber auch die Mutter in ihren Emotionen ernstnimmt.

(➤ Kap. 1.3.2)

5. Nennen Sie die Berufsgruppen, die an der Versorgung von Frau Florés beteiligt sind.

Kompetenzbereiche: III

Curriculare Einheiten: CE 11

Folgende Berufsgruppen sind an der Therapie von Frau Florés beteiligt:

- Ärztinnen
- Pflegefachkräfte
- Physiotherapeuten
- Logopädinnen
- Ergotherapeuten
- Psychologinnen
- Sozialdienst

(➤ Kap. 1.3.7)

Kapitel 5: Pflegesituation „Der Alltag fiel immer schwerer"

1. Identifizieren Sie die typischen Symptome von Morbus Parkinson bei Frau Schulz und nennen Sie zwei weitere.

Kompetenzbereiche: I
Curriculare Einheiten: CE 07

- Monotone Stimme
- Starthemmung, Freezing
- Kleinschrittiger Gang
- Nach vorn gebeugte Haltung
- Bradykinese und Hypokinese
- Die Arme schwingen nicht mit beim Gehen
- Tremor

Weitere Symptome:

- Mikrografie
- Rigor
- Maskengesicht/verminderte Mimik

(➤ Kap. 5.2.1)

2. Bei Frau Schulz wurde im Krankenhaus ein Morbus Parkinson festgestellt. Bitte nennen Sie Möglichkeiten der Diagnostik von Morbus Parkinson.

Kompetenzbereiche: I, III
Curriculare Einheiten: CE 07

Die Diagnose wird hauptsächlich durch die Anamnese und den klinischen Befund gestellt. Zum Ausschluss verschiedener Differenzialdiagnosen werden ein CT und ein MRT angefertigt (z. B. zum Ausschluss eines vaskulär bedingten Parkinson-Syndroms). Des Weiteren kann ein L-Dopa-Test durchgeführt werden: Hierbei wird ein schnellwirksames L-Dopa-Präparat verabreicht. Vor der Einnahme und eine Stunde nach Einnahme wird ein Motoriktest durchgeführt, um die Wirkung des Medikaments zu überprüfen. Nuklearmedizinische Untersuchungen wie ein DatSCan und IBZM-SPECT stellen den Dopaminstoffwechsel dar.

(➤ Kap. 5.2.1)

3. Benennen Sie drei pflegerische Schwerpunkte bei der Versorgung von Frau Schulz.

Kompetenzbereiche: I, II, III
Curriculare Einheiten: CE 07

- Selbstständigkeit fördern: Die betroffene Person sollte alles selbst machen, was sie noch kann.
- Motivieren: Realistische und kurzfristig erreichbare Ziele sorgen für Erfolgserlebnisse und motivieren die Betroffenen.
- Langsamkeit akzeptieren: Menschen mit Parkinson können bei Stress und Hektik völlig blockieren. Deshalb ist es wichtig, Geduld zu haben.
- Bevormundung vermeiden: Parkinson-Patienten wirken durch ihre verlangsamte Bewegung sowie die verminderte Mimik scheinbar teilnahmslos. Sie sind jedoch oft geistig nicht eingeschränkt. Häufige und angemessene Gespräche bessern auch die depressive Verstimmung.
- Körperpflege: Frau Schulz sollte so viel wie möglich allein erledigen und dafür die nötige Zeit erhalten. Aufgrund erhöhter Talgproduktion bedarf es spezieller Waschzusätze und regelmäßiger Haarpflege. Die Kleidung sollten Betroffene selbst an- und ausziehen können. Ein Reißverschluss ist meist besser als Knöpfe, Klettverschlüsse meist besser als Schnürsenkel. Außerdem gibt es verschiedene Hilfsmittel wie z. B. eine Zuknöpfhilfe (➤ Abb. 6.10).
- Ernährung: Auf Schluckstörungen, Zeichen eines Flüssigkeitsmangels und einer Mangelernährung achten.
- Ausscheidung: Viele Parkinson-Patienten leiden unter Obstipation. Es ist wichtig, auf ausreichende Bewegung und Flüssigkeitszufuhr zu achten.

(➤ Kap. 5.2.1)

4. Frau Schulz ist schon einmal gestürzt. Beschreiben Sie mögliche Inhalte eines Beratungsgesprächs sowie Maßnahmen der Sturzprophylaxe von Frau Schulz.

Kompetenzbereiche: I, II, IV
Curriculare Einheiten: CE 07

- Bewegungsübungen für den Erhalt der Selbstständigkeit und Vorbeugung von Sekundärerkrankungen wie Obstipation.
- Gehtraining: auf festes Schuhwerk achten, evtl. Stimmkommandos geben wie „Eins, zwei, eins …"), um die Schrittfolge zu erleichtern.
- Blockaden: auch bekannt als Freezing; können durch gesprochene Kommandos oder Anschauen des Gegenstands überwunden werden. Auch ein „Anti-Freezing-Stock" kann hilfreich sein (➤ Abb. 5.4).

(➤ Kap. 5.2.1)

5. Der Expertenstandard „Sturzprophylaxe" bietet Pflegefachkräften eine Art Leitfaden für eine evidenzbasierte und qualitativ hochwertige Versorgung von Patientinnen. Benennen Sie die Institution, die den Expertenstandard entwickelt, und ein Ziel des Expertenstandards „Sturzprophylaxe".

Kompetenzbereiche: IV, V
Curriculare Einheiten: CE 07

Der Expertenstandard wurde von dem Deutschen Netzwerk für Qualitätsentwicklung in der Pflege entwickelt.

Ziel: „Der Expertenstandard hat zum Ziel, Pflegefachkräfte sowie Pflege- und Gesundheitseinrichtungen dabei zu unterstützen, basierend auf wissenschaftlichen Erkenntnissen, Erfahrungen aus der Praxis und Einschätzungen der Expertinnen und Experten, Stürzen vorzubeugen und Sturzfolgen zu minimieren." [1]

LITERATUR

DNQP, 2022. Aus: https://www.dnqp.de/fileadmin/HSOS/Homepages/DNQP/Dateien/Expertenstandards/Sturzprophylaxe_in_der_Pflege/Sturz_2Akt_Auszug.pdf (letzter Zugriff: 19.05.2025)

Kapitel 6: Pflegesituation „Es fing mit Ohrenschmerzen an"

1. Beschreiben Sie, wie es bei Amaia Gómez zu einer Meningitis gekommen ist.
Kompetenzbereiche: KB01
Curriculare Einheiten: CE06
Da Amaia Gómez seit mehreren Tagen Ohrenschmerzen hatte, ist von einer Otitis media auszugehen. Diese hat unbehandelt zu einer Mastoiditis geführt. Deutlich wird dies durch die einseitigen Kopfschmerzen und die Schwellung hinter dem Ohr. Durch die Mastoiditis konnte sich der Erreger im Kopfbereich ausbreiten und eine Meningitis verursachen. Auslöser sind Pneumokokken.
(➤ Kap. 6.2.1)

2. Der Neurologe Michail Wolkow hat bei Amaia Gómez mit verschiedenen neurologischen Übungen klinische Meningitiszeichen getestet. Benennen Sie diese diagnostischen Mittel und ergänzen Sie ein weiteres.
Kompetenzbereiche: KB01
Curriculare Einheiten: CE06
Klinische Meningitiszeichen bei Amaia Gómez:
- Brudzinski-Zeichen
- Laségue-Zeichen

Weiterer Test:
- Kerning-Zeichen

(➤ Kap. 6.2.1)

3. Die Lumbalpunktion wird von einem Arzt durchgeführt und von einer Pflegekraft begleitet. Isabelle Leka bereitet Amaia Gómez zur Lumbalpunktion vor. Benennen Sie die Aufgaben von Isabelle Leka.
Kompetenzbereiche: KB03
Curriculare Einheiten: CE06
- Sicherstellen, dass Amaia Gómez aufgeklärt wurde und die Einverständniserklärung unterschrieben hat
- Kontrollieren, ob aktuelle Gerinnungswerte vorliegen
- Amaia Gómez vorbereiten:
  - Sie bitten, die Blase zu entleeren
  - Glukose im Blut mitbestimmen lassen oder BZ-Bestimmung vor Entnahme
  - Amaia Gómez bitten, den Rücken freizumachen, ggf. helfen
  - Auf Ängste eingehen
- Materialien zurechtlegen:
  - Sterile Handschuhe, steriles Tuch, sterile Pflaster
  - Punktionsnadel 19 G
  - Blutabnahmesystem mit zwei Serumröhrchen für Laboruntersuchungen
  - Desinfektionsmittel
  - Drei sterile Liquorröhrchen
  - Evtl. graduiertes Queckenstedt-Steigrohr mit Ansatz für Liquordruckmessung
  - Evtl. Material für einen Eiweißschnelltest
- Unterstützung bei der korrekten Lagerung und Nachbeobachtung nach LP (Kopfschmerzen, Liquorleck)

(➤ Kap. 1.7.2)

4. Amaia Gómez leidet unter einer Pneumokokken-Meningitis. Ein weiterer sehr gefürchteter Erreger sind die Meningokokken. Bei diesem Erregertyp müssen dringend alle Kontaktpersonen der erkrankten Person ermittelt werden. Beschreiben Sie, wie mit den ermittelten Kontaktpersonen umgegangen wird.
Kompetenzbereiche: KB03
Curriculare Einheiten: CE06
Für enge Kontaktpersonen von Patientinnen mit Meningokokken besteht ein 200- bis 1.000-fach erhöhtes Risiko, selbst zu erkranken. Zu dieser Gruppe zählen:
- Mitglieder desselben Haushalts
- Personen, die in der Woche vor Krankheitsbeginn täglich mehr als vier Stunden Kontakt zum Patienten hatten
- Krankenhauspersonal, das potenziellen Kontakt zu Sekreten des Respirationstrakts des Patienten vor Therapiebeginn hatte

Eine einmalige Gabe von Ciprofloxacin zur Prophylaxe wird empfohlen, kann aber nicht erzwungen werden.
(➤ Kap. 6.2.3)

5. Die Mitbewohnerin von Amaia Gómez ruft bei Isabell Leka an und fragt, wie es ihrer Freundin geht und was sie hat. Darf Isabelle Leka der Mitbewohnerin Auskunft geben? Nehmen Sie Stellung.
Kompetenzbereiche: KB05
Curriculare Einheiten: CE06
Nein, der Mitbewohnerin von Amaia Gómez darf keine Auskunft gegeben werden, da sie nicht unmittelbar an der Behandlung der Patientin beteiligt ist. Isabelle Leka darf nur ärztlichen und pflegerischen Kolleginnen Auskunft geben, die unmittelbar an der Behandlung von Amaia Gómez beteiligt sind.

Nur der Pflegekunde selbst, also in diesem Fall Amaia Gómez, kann Ärzte und Pflegekräfte von der Schweigepflicht gegenüber einzelnen Personen befreien.

LITERATUR
§ 203 StGB – Einzelnorm. (o. D.). Aus: https://www.gesetze-im-internet.de/stgb/__203.html (letzter Zugriff: 18.11.2025)
Art. 6 DSGVO – Rechtmäßigkeit der Verarbeitung. (2023, 27. Januar). Datenschutz-Grundverordnung (DSGVO). Aus: https://dsgvo-gesetz.de/art-6-dsgvo/ (letzter Zugriff: 18.11.2025)

Kapitel 7: Pflegesituation „Ein Tumor mit vielen Symptomen"

1. Benennen Sie Maßnahmen der speziellen Pflege von Patienten nach einer transsphenoidalen Hypophysentumorexstirpation.
Kompetenzbereiche: I, II, III
Curriculare Einheiten: CE 05
- Bilanzierung mittels Ein- und Ausfuhrbogen
- BVK zur genaueren Bilanzierung belassen
- Spezifisches Gewicht mindestens einmal pro Schicht bestimmen, bei massiver Ausscheidung zusätzlich Elektrolytbestimmung, ggf. ADH substituieren
- Patient beraten, dass er sich bei großem Durstgefühl oder ungewöhnlich starker Ausscheidung melden soll

- Am ersten Tag post OP ein Notfalllabor abnehmen, danach zweimal am Tag Elektrolytbestimmung
- Patientin darauf hinweisen, dass sie sich bei blutigem oder wässrigem Sekretfluss aus der Nase oder häufigem Schlucken melden soll, da es sich um nasalen Liquorfluss handeln kann
- Nachdem die Tamponaden entfernt wurden → dreimal täglich Nasenpflege nach Klinikstandard, ggf. Patient zur selbstständigen Durchführung anleiten und Durchführung überwachen
- Nasenpflegeset richten: Watteträger, je nach Standard Nasensalbe/Nasencreme/Nasentropfen
- Nasenpflege: Nasenvorhof mit Wattestäbchen und Bepanthen reinigen, Nasentropfen bei leicht nach hinten gelegtem Kopf applizieren, Nasenöl in die Nasenlöcher geben, frische Nasenschleuder unter die Nase
- Medikamentöse Versorgung: Patientinnen erhalten in der Regel Hydrocortison
- Zusätzliche Dokumentation: Nasenpflege und Anleitung zur Nasenpflege, Beobachten der Nasenschleuder zweimal pro Schicht, Ein- und Ausfuhrbogen, spez. Gewicht

(➤ Kap. 7.2.4)

2. Hypophysenadenome gehen mit verschiedenen hormonellen Störungen einher. Nennen Sie mögliche hormonelle Störungen.

Kompetenzbereiche: I

Curriculare Einheiten: CE 05

- Schilddrüsenhormonmangel
- Wachstumshormonmangel
- Cortisolmangel
- Mangel an Sexualhormonen
- Akromegalie (GH-Überproduktion im Erwachsenenalter; bei Kindern führt GH-Überschuss zu Riesenwuchs = Gigantismus)
- Morbus Cushing (Tumor mit vermehrter Stimulation der Cortisolproduktion)
- Prolaktinom (prolaktinproduzierender Tumor, geht mit Libidoverlust, Unfruchtbarkeit und Zyklusstörungen einher)

(➤ Kap. 7.2.4)

3. Der Tumor von Frau Luna ist benigne. Benennen Sie wesentliche Unterschiede von benignen und malignen Tumoren in Bezug auf Metastasierung, Wachstumsgeschwindigkeit und Infiltration.

Kompetenzbereiche: I, V

Curriculare Einheiten: CE 05

Unterscheidung von benignen und malignen Tumoren

Kriterien	Benigne Tumore	Maligne Tumore
Metastasierung	Keine Metastasierung	Bösartige Tumore metastasieren, bilden Töchtergeschwülste
Wachstumsgeschwindigkeit	Wachsen langsam	Wachsen oft schnell und aggressiv
Abgrenzung	Wachsen gut abgegrenzt zum Nachbargewebe	Wachsen infiltrativ in Nachbarorgane ein
Verschieblichkeit	Gegen Umgebung gut verschieblich	Gegen Umgebung nicht verschieblich

4. Hypophysenadenome können hormonaktiv oder hormoninaktiv sein. Handelt es sich im vorliegenden Fall um ein hormonaktives oder hormoninaktives Hypophysenadenom? Begründen Sie Ihre Antwort.

Kompetenzbereiche: I

Curriculare Einheiten: CE 05

Frau Luna hat einen hormonaktiven Tumor. Sie leidet unter Morbus Cushing. Dies äußert sich durch die hohen Blutdruckwerte, die erhöhten Blutzuckerwerte und die Gewichtszunahme. Die weiteren Symptome Müdigkeit und Abgeschlagenheit könnten auf einen Schilddrüsenhormonmangel hinweisen.

(➤ Kap. 7.2.4)

Kapitel 8: Pflegesituation „Und dann war alles schwarz"

1. Der zuständige Arzt ordnete für die ersten 48 Stunden bei Youssef das Konzept des „Minimal Handling" an. Ahmed El Fassi wird im Rahmen seiner Anleitung darauf hingewiesen, wie wichtig Zurückhaltung und strukturiertes Arbeiten in dieser Phase sind.

a) Erklären Sie, was unter „Minimal Handling" verstanden wird.

Kompetenzbereiche: KBI, KBV

Curriculare Einheiten: CE04, CE05

Minimal Handling bedeutet, dass bei den betroffenen Personen jede unnötige Bewegung und Stimulation vermieden wird, um einen Anstieg des Hirndrucks zu vermeiden. Es handelt sich um ein Konzept, das insbesondere bei kritisch neurologisch erkrankten Patientinnen und Patienten mit erhöhtem Risiko für Hirndruckanstieg angewendet wird. Ziel ist es, den intrakraniellen Druck (ICP) möglichst konstant und niedrig zu halten, indem Reize reduziert und Bewegungen auf das notwendige Minimum reduziert werden.

(➤ Kap. 8.2.4)

b) Beschreiben Sie, welche pflegerischen Kenntnisse und Verhaltensweisen die Praxisanleiterin Ahmed El Fassi vermitteln muss, damit er diese Anforderungen sicher umsetzen kann.

Kompetenzbereiche: KBI, KBIII

Curriculare Einheiten: CE04, CE05

Ahmed El Fassi muss im Rahmen seiner Anleitung folgende pflegerische Kenntnisse und Verhaltensweisen erlernen, um das Minimal Handling sicher umzusetzen:

- Grundsätzlich muss immer überlegt werden, welche Pflegehandlungen überhaupt durchgeführt werden dürfen, ggf. müssen Pflegemaßnahmen auch unterlassen werden (z. B. Notwendigkeit der Prophylaxen genau überprüfen).
- Pflegehandlungen bündeln, also mehrere Maßnahmen zeitlich zusammenzufassen.
- Vermeidung unnötiger Bewegungen (z. B. beim Positionieren) und Reize (z. B. Licht oder Geräusche), für eine ruhige Umgebung sorgen.
- Behutsames, strukturiertes und geplantes Arbeiten: Jede Handlung muss sorgfältig vorbereitet und bedacht ausgeführt

werden, um den Patienten nicht zu überfordern oder Stress auszulösen.
- Engmaschige Überwachung und Beobachtung: regelmäßige, präzise Kontrolle der Vitalzeichen und neurologischen Parameter (z. B. Pupillenreaktion, Bewusstseinslage), bei Auffälligkeiten sofort das Team informieren.
- Interprofessionelle Zusammenarbeit: Wichtig ist die Abstimmung mit allen beteiligten Berufsgruppen, um eine koordinierte und sichere Pflege zu gewährleisten und Doppelarbeit zu vermeiden.
- Betroffene Personen nicht überfordern, auf Unruhe und Schmerzen reagieren, Ängste ernst nehmen, ruhige, einfühlsame Kommunikation.

(➤ Kap. 8.2.4)

2. Bei einem Schädel-Hirn-Trauma besteht das Risiko einer intrakraniellen Hirndruckerhöhung.

a) Nennen Sie die Anzeichen, anhand derer Ahmed El Fassi eine intrakranielle Druckerhöhung bei Youssef erkennen würde.

Kompetenzbereiche: KBI, KBV
Curriculare Einheiten: CE04, CE05

- Symptome folgen rasch aufeinander
- Bewusstseinstrübung (zunehmende Schläfrigkeit, Verwirrtheit, Somnolenz bis Bewusstlosigkeit)
- Zerebrale Krampfanfälle
- Zunehmende Störungen von Hirnstammreflexen und vegetativen Funktionen durch Hirnstammkompression
- Therapieresistente Hypertonie („Cushing-Reflex")
- Entwicklung eines bradykarden „Druckpulses" (Reizung des N. vagus)
- Atemstörungen bis hin zur Atemlähmung
- Motorische Störungen: Massen- und Wälzbewegungen, Verlust zielgerichteter Bewegungen als Reaktion auf Schmerzen, Beugehaltung der Arme bei Streckhaltung der Beine
- Pupillenveränderungen, insbesondere Pupillenerweiterung mit verminderter oder fehlender Pupillenreaktion
- Lähmungen, Pyramidenbahnzeichen (z. B. Babinski-Zeichen)

(➤ Kap. 10.2)

b) Beschreiben Sie pflegerische Maßnahmen, die er bei Verdacht auf intrakraniellen Druckerhöhung umgehend durchführen muss.

Kompetenzbereiche: KBI, KBV
Curriculare Einheiten: CE05, CE06

- Sofortige Alarmierung des zuständigen Arztes
- 30°-Oberkörperhochlagerung → fördert venösen Rückfluss
- Für ausreichende Oxygenierung (Sauerstoffversorgung) sorgen
- Assistieren bei der Anlage des Tubus zur Beatmung, falls nötig
- Analgosedierung, um Stress und Schmerzen zu minimieren, denn dies steigert den Hirndruck
- Unterstützung der ärztlich angeordneten Hirndruck- und CPP-Therapie
- Vitalzeichenkontrolle & Kreislaufstabilisation:
  - Bei Hypotonie: Infusionsgabe
  - Bei Hypertonie: kann Hirnödem begünstigen, zunächst Behandlung mit Sedativa und Analgetika, wenn dies nicht ausreicht, Gabe von blutdrucksenkenden Medikamenten

(➤ Kap. 10.4.3)

3. Formulieren Sie eine angemessene, empathische und fachlich korrekte Antwort auf die Frage von Youssefs Mutter, ob ihr Sohn wieder gesund wird.

Kompetenzbereiche: KBII, KBIV
Curriculare Einheiten: CE05, CE10

„Ich kann Ihre Sorge gut verstehen. Nach einem Schädel-Hirn-Trauma wie dem von Youssef ist die Genesung oft ein längerer Prozess und hängt von vielen Faktoren ab, etwa von der Schwere des Traumas, der schnellen medizinischen Versorgung und dem weiteren Verlauf. Glücklicherweise wurde ihm bereits am Unfallort sehr schnell geholfen und auch die zeitnahe Operation hier in der Klinik war ein wichtiger Schritt für seine Heilung. Jetzt ist es besonders wichtig, dass er viel Ruhe bekommt und intensiv überwacht wird. Wir tun alles dafür, ihn bestmöglich zu begleiten und stehen auch Ihnen jederzeit zur Seite. Wenn Sie Fragen haben oder etwas unklar ist, können Sie sich jederzeit an uns wenden."

(➤ Kap. 8.2.4, ➤ Kap. 8.3)

4. Erläutern Sie, wie intraprofessionell zusammengearbeitet werden kann, um die Angst und Verunsicherung des jugendlichen Patienten Youssef nach seinem Schädel-Hirn-Trauma zu lindern.

Kompetenzbereiche: KBII, KBIII
Curriculare Einheiten: CE04, CE10

- Das Pflegesystem der Bezugspflege anwenden (Angstreduktion als Pflegeziel festlegen)
- Ängste und Bedürfnisse des Patienten genau erfassen und dokumentieren
- Vertrauensaufbau und Sicherheit vermitteln durch Beziehungsgestaltung (Ahmed El Fassi aktiv einbinden als Pflegefachperson mit interkultureller Kompetenz)
- Einbeziehen von Youssefs Angehörigen
- Konstruktive Kooperation beteiligter Berufsgruppen (gemeinsames und abgestimmtes Auftreten gegenüber Youssef und seiner Familie)
- Sozialdienst, Klinikseelsorge oder psychologischen Dienst bei Bedarf hinzuziehen

(➤ Kap. 1.3.2, ➤ Kap. 1.3.3, ➤ Kap. 1.3.4, ➤ Kap. 1.3.6, ➤ Kap. 1.3.7)

Kapitel 9: Pflegesituation „Plötzlich, unerwartet und überall"

1. Analysieren Sie die Symptome, die Herr Delaney während seines Krampfanfalls zeigt. Ordnen Sie den Anfall anhand dieser Merkmale der entsprechenden Hauptgruppe und dem Anfallstyp der Epilepsien zu.

Kompetenzbereiche: KBI, KBV
Curriculare Einheiten: CE05, CE06

Herr Delaney zeigt folgende Symptome während des Krampfanfalls:

- Initialschrei
- Bewusstlosigkeit und Sturz zu Boden

- Steif gestreckte Gliedmaßen mit weit geöffneten Augen, gefolgt von Zuckungen am ganzen Körper = tonisch-klonische Bewegungen
- Schaum vor dem Mund
- Urinabgang
- Blutung aus dem Mund: Zungenbiss
- Abklingen des Anfalls nach wenigen Minuten
- Fehlende Erinnerung an den Anfall

Die Symptome entsprechen der **Grand-Mal-Epilepsie** (= Anfallstyp), die der Hauptgruppe der **generalisierten Anfälle** zugeordnet wird.
(➤ Kap. 9.3.2)

2. Führen Sie die potenziell anfallsauslösenden Faktoren im Fall von Herrn Delaney auf.

Kompetenzbereiche: KBI, KBV
Curriculare Einheiten: CE04, CE05
Der epileptische Anfall bei Herrn Delaney könnte durch folgende Faktoren begünstigt worden sein:

- Unregelmäßige Einnahme der Antiepileptika (von ihm selbst angegeben)
- Schlafmangel, Stress und körperliche Erschöpfung (infolge der Doppelbelastung durch Arbeit und Hausbau)
- Alkoholkonsum an den vergangenen Wochenenden (wurde von seiner Partnerin berichtet)

Diese Auslöser senken die Anfallsschwelle und sollten im Rahmen der weiteren Therapie berücksichtigt werden.
(➤ Kap. 9.2, ➤ Kap. 9.3.5)

3. Erläutern Sie, warum Vanessa Boker detailliert zum Hergang des Krampfanfalls befragt wurde und welche Informationen dadurch gewonnen werden konnten.

Kompetenzbereiche: KBI, KBII
Curriculare Einheiten: CE04, CE06
Herr Delaney kann sich an den Hergang des Krampfanfalls nicht erinnern (Amnesie). Vanessa Boker wurde daher detailliert zum Hergang des Krampfanfalls befragt, da sie als unmittelbare Zeugin den Verlauf und die Symptome des Anfalls schildern kann. Diese Informationen sind entscheidend, um die Art des Anfalls zu erkennen und mögliche Auslöser zu identifizieren. Durch ihren Bericht konnten wichtige Details wie der Beginn des Anfalls (Schrei und plötzlicher Sturz), die Muskelaktivitäten (erst Steifheit, dann Zuckungen), Begleitsymptome (Schaum vor dem Mund, Urinabgang, Zungenbiss) und das Verhalten nach dem Anfall (Benommenheit, keine Reaktion auf Ansprache) erfasst werden. Diese Angaben helfen, den Anfall korrekt zu klassifizieren, den weiteren Untersuchungs- und Behandlungsplan zu erstellen und geeignete pflegerische Maßnahmen einzuleiten
(➤ Kap. 9.3.3)

4. Vanessa Boker erlebt zum ersten Mal einen epileptischen Anfall bei ihrem Partner.

a) Beurteilen Sie ihr Verhalten während des Krampfanfalls und erläutern Sie mögliche Risiken ihres Handelns.

Kompetenzbereiche: KBI, KBIV
Curriculare Einheiten: CE04, CE05

- Vanessa Boker zeigt die Bereitschaft zu helfen, indem sie eine andere Kundin bittet, sofort den Rettungsdienst zu rufen.
- Sie beobachtet aufmerksam und kann deshalb später wichtige Informationen zum Anfall wiedergeben (Fremdanamnese).
- Sie zeigt aber auch fehlende Kenntnisse über das richtige Verhalten im Fall eines epileptischen Anfalls: Sie hält Herrn Delaney während des Anfalls fest, was eine Verletzungsgefahr für beide birgt. Sie handelt aus Sorge und emotionaler Überforderung, jedoch ohne das notwendige Wissen über die Grenzen zwischen Hilfe und Selbstschutz → eine pflegerische Beratung ist dringend notwendig, um Risiken zukünftig zu vermeiden.

(➤ Kap. 9.3.5)

b) Beschreiben Sie, wie Pflegefachfrau Julia Rütter Vanessa Boker in dieser Situation fachlich beraten kann.

Kompetenzbereiche: KBI, KBIV
Curriculare Einheiten: CE04, CE05
Pflegefachfrau Julia Rütter sollte Frau Boker behutsam auf die Risiken ihres Verhaltens hinweisen und sie über den richtigen Umgang mit epileptischen Anfällen aufklären.

Verhalten während des epileptischen Anfalls:

- Ruhe bewahren, krampfende Person nicht allein lassen
- Einengende Kleidung so weit wie möglich lockern, um eine freie Atmung zu gewährleisten und Verletzungsgefahr auszuschließen
- Sicherheit gewährleisten: scharfkantige Gegenstände entfernen und wenn möglich, Kopf durch Unterlegen von weichem Gegenstand schützen
- Nicht festhalten: Anfallsbewegungen der Arme und Beine dürfen nicht durch Festhalten unterdrückt werden → Verletzungsgefahr!
- Anfall beobachten: Dauer, Anfallstyp, Bewusstseinslage, Pupillenreaktion
- Keine Gegenstände im Mund platzieren, keine Medikamente oder Flüssigkeiten oral verabreichen
- Notruf absetzen, wenn:
  - der Anfall länger als 5 Minuten dauert
  - mehrere Anfälle hintereinander auftreten (Status epilepticus)
  - es sich um den ersten bekannten Anfall handelt

Nach dem Anfall:

- Stabile Seitenlage, um Atemprobleme zu verhindern
- Sobald die Person langsam wach wird → erklären, was passiert ist, bei der Orientierung helfen

(➤ Kap. 9.3.5)

5. Herr Delaney gibt an, seine antiepileptischen Medikamente in letzter Zeit nur unregelmäßig eingenommen zu haben. Erläutern Sie, welche interprofessionellen Maßnahmen sinnvoll sind, um seine Therapieadhärenz zu fördern.

Kompetenzbereiche: KBII, KBIII
Curriculare Einheiten: CE04, CE05
Die unregelmäßige Einnahme antiepileptischer Medikamente stellt ein erhebliches Risiko für erneute Anfälle dar. Um die **Therapieadhärenz** von Herrn Delaney nachhaltig zu verbessern, ist folgender interprofessioneller Ansatz sinnvoll:

- **Ärztliche Maßnahmen:**
  - Aufklärung über die Folgen der Non-Adhärenz
  - Ggf. Therapieanpassung
  - Regelmäßige Verlaufskontrollen
  - Aufklärung über auslösende Faktoren

- Information bezüglich der allgemeinen Lebensführung (z. B. Beruf, Lenken von Kraftfahrzeugen, Familiengründung)
- **Pflegerische Maßnahmen:**
  - Patientenedukation, z. B. zur Strukturierung des Medikamentenmanagements (Tablettenbox, Erinnerungs-App)
  - Anleitung zur Selbstbeobachtung (Führen eines Protokolls zur Dokumentation eines Anfalls bzw. eines Anfall-Tagebuchs)
  - Beratung zur präventiven Methode der Selbstkontrolle epileptischer Anfälle (Verhaltenstraining)
  - Nach Absprache im Behandlungsteam ggf. erweiterte Beratung zur allgemeinen Lebensführung (z. B. Notfallausweis, Reisen, Sport)
- **Pharmazeutische Unterstützung:** Medikationsberatung in der Apotheke mit Aufklärung über Einnahmezeitpunkte, Wechselwirkungen, Bedeutung der Regelmäßigkeit (Medikamenteneinnahmetraining)
- **Psychosoziale Unterstützung:**
  - Teilnahme am Schulungsprogramm (z. B. MOSES)
  - Einbeziehen der Angehörigen (können ebenfalls an Schulungsprogrammen teilnehmen)
  - Selbsthilfegruppen

(➤ Kap. 9.3.5)

Kapitel 10: Pflegesituation „Ein Sturz mit Folgen"

1. Identifizieren Sie die Symptome der intrakraniellen Druckerhöhung von Herrn Dammer.

Kompetenzbereiche: I, II, III

Curriculare Einheiten: CE 06

- Kopfschmerzen
- Übelkeit und Erbrechen
- Orientierungslosigkeit
- Druckgefühl hinter den Augen
- Verwaschene Sprache

(➤ Kap. 10.2)

2. Beschreiben Sie die Ursache der intrakraniellen Druckerhöhung von Herrn Dammer.

Kompetenzbereiche: I

Curriculare Einheiten: CE 06

Es handelt sich um eine traumatische Ursache. Die epidurale Blutung trat infolge eines Sturzes in Kombination mit einer Antikoagulation mit Marcumar auf.

(➤ Kap. 10.4.1)

3. Herr Dammer soll zur Operation in der Neurochirurgie vorgestellt werden. Nennen Sie die Basismaßnahmen bei einer festgestellten akuten intrakraniellen Druckerhöhung.

Kompetenzbereiche: I, III

Curriculare Einheiten: CE 06

- Oberkörper 30° hoch positionieren.
- Ausreichende Oxygenierung und Vermeidung einer Hyperkapnie; Hypoxie und Hyperkapnie steigern den Hirndruck. Eine frühzeitige Intubation ist häufig indiziert.
- Analgosedierung: Stress und Schmerzen steigern den Hirndruck.
- Kreislaufstabilisierung:
  - Pflege: Überwachung von Blutdruck, Herzfrequenz und Kreislaufzeichen; Dokumentation der Vitalwerte; Sicherstellen, dass ausreichend venöser Zugang vorhanden ist; Beobachtung auf Anzeichen von Hypotonie oder Hypertonie.
  - Ärztlich: Festlegung, ob der Patient Infusionslösungen oder Katecholamine benötigt, um den mittleren arteriellen Druck (MAP) und die zerebrale Perfusion (CPP ≥ 70 mmHg) aufrechtzuerhalten; Anpassung der Medikamente bei Hyper- oder Hypotonie.
  - Allgemein: Vor einer medikamentösen Intervention sollte eine adäquate Analgosedierung sichergestellt sein, da Schmerzen und Stress den Hirndruck erhöhen.

(➤ Kap. 10.4.3)

4. Dara Richards spricht von Durchführungsverantwortung. Beschreiben Sie, was sich hinter dem Begriff Durchführungsverantwortung in der Pflege verbirgt. Erklären Sie außerdem den Ausdruck Remonstrationspflicht.

Kompetenzbereiche: IV

Curriculare Einheiten: CE 05

Durchführungsverantwortung: *„Hat ein Mitarbeiter der Pflege die Aufgabe übernommen, ist er zuständig für die korrekte sach- und fachgerechte Ausführung der Aufgabe. Die Person ist auch dann verantwortlich, wenn sie Maßnahmen übernimmt, denen sie nicht gewachsen ist, womit ein sog. ‚Übernahmeverschulden' zum Tragen kommt."* [1]

Remonstrationspflicht: *„Pflegefachpersonen sind verpflichtet, ärztliche Anordnungen auf ihre Durchführbarkeit zu prüfen. Erkennen sie, dass eine Anordnung fachlich fehlerhaft ist oder ihre eigenen Kenntnisse und Fähigkeiten zur sicheren Ausführung nicht ausreichen, müssen sie remonstrieren – also die Anordnung hinterfragen und eine Klärung herbeiführen."* [2]

LITERATUR

1. Stolecki D, Ullrich L. Durchführungsverantwortung. In: Ullrich L, Stolecki D (Hrsg.). Intensivpflege und Anästhesie. 3. A. Stuttgart: Thieme 2015.
2. Riedel M, Mertens W (Hrsg.). Pflege Heute. 8. A. München: Elsevier 2021.

Kapitel 11: Pflegesituation „Die Suche nach der Krankheit"

1. Beschreiben Sie die Pathogenese der Myasthenia gravis.

Kompetenzbereiche: I

Curriculare Einheiten: CE 07, CE 08

Bei Myasthenia gravis bildet der Körper Antikörper gegen Acetylcholinrezeptoren an der postsynaptischen Membran der motorischen Endplatte von Muskelzellen. Die Anzahl der freien Rezeptoren wird vermindert. Das Acetylcholin kann nicht mehr zur Erregungsübertragung anbinden. Durch die verminderte Anzahl funktioneller Acetylcholinrezeptoren ist die neuromuskuläre Erregungsübertragung eingeschränkt. Die Thymusdrüse ist häufig vergrößert.

(➤ Kap. 11.2.1)

2. Identifizieren Sie die typischen Symptome bei Myasthenia gravis.

Kompetenzbereiche: I

Curriculare Einheiten: CE 07, CE 08

Frau Boisseau leidet an Ptosis, Doppelbildern und Dysarthrie. Ebenfalls charakteristisch ist, dass die Symptome nach körperlicher Belastung auftreten und sich nach Ruhepausen bessern. Während der Arbeit fiel ihr das Laufen schwer, nach einer Pause sind die Symptome rückläufig.

(➤ Kap. 11.2.1)

3. Beschreiben Sie, wie ein Tensilon-Test durchgeführt wird.

Kompetenzbereiche: I, III

Curriculare Einheiten: CE 07, CE 08

Tensilon (Edrophonium) ist ein kurz wirksamer Cholinesterasehemmer. Durch die Hemmung des Acetylcholinabbaus steigt die Konzentration von Acetylcholin im synaptischen Spalt, was zu einer vorübergehenden Besserung der muskulären Schwäche führt.

(➤ Kap. 11.2.2)

4. Unterscheiden Sie die myasthene und cholinerge Krise voneinander.

Kompetenzbereiche: I, III

Curriculare Einheiten: CE 06, CE 07, CE 08

	Myasthene Krise	Cholinerge Krise
Definition	Atemlähmung durch Unterdosierung des Cholinesterasehemmers	Muskelkrämpfe durch Überdosierung des Cholinesterasehemmers
Leitsymptome	Muskelschwäche bis Atemlähmung	Muskelzuckungen, Bradykardie, Speichelfluss, Diarrhö, Schwitzen
Medikation	Tensilon i. v.	Atropin i. v.
Pflege	• Oberkörperhochlagerung zur Unterstützung der Atemhilfsmuskulatur • Atemgymnastik je nach körperlicher Verfassung • BGA, ggf. Intubation • Vibrax-Massage, Abklopfen • Unterstützung bei Nahrungsaufnahme (Medikamente zerkleinern, passierte Kost) • Ggf. parenterale Ernährung	

(➤ Kap. 11.2.2)

Kapitel 12: Pflegesituation „Wenn Schmerzen den Alltag einschränken"

1. Bei der Aufnahme in der Schmerzambulanz wird zu Beginn der Behandlung eine Schmerzanamnese durchgeführt. Nennen Sie wichtige Inhalte einer Schmerzanamnese.

Kompetenzbereiche: I

Curriculare Einheiten: CE 07, CE 08

- Lokalisation des Schmerzes
- Art des Schmerzes
- Zeitpunkt und Auslöser des Schmerzes
- Dauer des Schmerzes
- Häufigkeit der Schmerzen
- Begleitsymptome
- Was bessert den Schmerz? (bisherige Therapien/psychosoziale Faktoren/Stimmung der Patientin)

(➤ Kap. 12.2.1)

2. Beschreiben Sie mögliche Beratungsinhalte zu Kälte- und Wärmeanwendungen bei rheumatoider Arthritis.

Kompetenzbereiche: I, II

Curriculare Einheiten: CE 05, CE 07

Wärme:

- Bei Arthrose, ohne akute Entzündung in den Gelenken
- Zwischen den Schüben

Für Wärmeanwendungen eignen sich Kirschkernkissen, Fango, Infrarotbestrahlung oder erwärmte Gelpackungen.

Kälte:

- Bei akuter Arthritis
- Bei Schleimbeutelentzündungen
- Bei aktivierter Arthrose

Kälteanwendungen sollten bei kleinen Gelenken für 5 Minuten und bei großen Gelenken für 15–20 Minuten angewendet werden. Bei Schmerzen Kälteanwendung sofort abbrechen.

3. Frau Busch gibt ihre Schmerzen anhand eines Zahlenwertes auf einer Skala von 0 bis 10 an. Benennen Sie dieses Schmerzassessment.

Kompetenzbereiche: I, IV

Curriculare Einheiten: CE 07, CE 08

Es handelt sich um die numerische Rating-Skala (NRS).

(➤ Kap. 12.2.4)

4. Frau Busch bekommt Arcoxia und Ibuprofen. Bitte ordnen Sie die Medikamente auf dem Stufenschema der WHO ein.

Kompetenzbereiche: I, III, IV

Curriculare Einheiten: CE 07

Bei Arcoxia und Ibuprofen handelt es sich um Nichtopioid-Analgetika zur systemischen Schmerztherapie.

Ibuprofen gehört zu den nichtsteroidalen Antiphlogistika. Diese sind besonders geeignet bei der Therapie von Erkrankungen, die mit Entzündungen einhergehen. Nichtopioid-Analgetika hemmen die Prostaglandinsynthese und wirken analgetisch, antipyretisch und antiphlogistisch. Durch die Hemmung der Prostaglandinsynthese kann es vermehrt zu Magenblutungen und Magenulzera kommen.

Etoricoxib (Arcoxia) ist ein schmerzlindernder und entzündungshemmender Wirkstoff aus der Gruppe der COX-2-Hemmer. Er gehört ebenfalls zu den nichtsteroidalen Antirheumatika.

Beide Medikamente gehören zur ersten Stufe des WHO-Stufenschemas zur Schmerztherapie.

(➤ Kap. 12.4.1, ➤ Abb. 12.5)

LITERATUR

Etoricoxib. Aus: https://www.pharmawiki.ch/wiki/index.php?wiki=Etoricoxib (letzter Zugriff: 20.11.2025)

Kapitel 13: Pflegesituation „Kopfschmerzen, die lange nicht ernst genommen wurden"

1. Frau Schneider soll einen Kopfschmerzkalender führen. Beschreiben Sie das Ziel des Kopfschmerzkalenders.

Kompetenzbereiche: I, III

Curriculare Einheiten: CE 04, CE 05, E 08

Ein Kopfschmerzkalender hilft bei der Feststellung auslösender Faktoren von Migräneattacken und der Beurteilung von Medikamentennebenwirkungen. Außerdem dient er zur Verlaufskontrolle und kann die Grundlage für eine Therapieanpassung bilden. (➤ Abb. 13.2)

2. Der Oberarzt Jason Zachou sagt Frau Schneider, dass sie nicht häufiger als an zehn Tagen pro Monat das Schmerzmittel Dolormin Migräne nehmen soll. Erklären Sie, warum Frau Schneider das Schmerzmittel nicht häufiger nehmen darf.

Kompetenzbereiche: I, III

Curriculare Einheiten: CE 05

Wenn man Analgetika regelmäßig oder zu häufig einnimmt, steigt das Risiko für Analgetika-Kopfschmerz.

(➤ Kap. 13.2.4)

3. Als Nikolas Kella den Raum betritt, erleidet Fau Schneider gerade einen akuten Migräneanfall. Nennen Sie pflegerische Maßnahmen.

Kompetenzbereiche: I

Curriculare Einheiten: CE 05, CE 08

- Reizabschirmung (z. B. im dunklen und ruhigen Raum)
- Vielen Betroffenen hilft Schlaf
- Lokale Kältebehandlung (kalte Umschläge auf Stirn und/oder Nacken)
- Bei Schwindel Kontrolle der Vitalzeichen

(➤ Kap. 13.2.5)

4. Frau Schneider leidet akut unter Kopfschmerzen. Nennen Sie ein mögliches Assessmentinstrument, mit dem Schmerzen erfasst werden können.

Kompetenzbereiche: I, VI

Curriculare Einheiten: CE 05, CE 08

Die Schmerzen können z. B. mit der numerischen Rating-Skala erfasst werden. Dabei wird die Schmerzintensität auf einer Skala von 0 bis 10 abgefragt: 0 steht für „keinen Schmerz" und 10 für „den stärksten Schmerz, den man sich vorstellen kann".

Weitere Möglichkeiten sind die verbale Rating-Skala oder mehrdimensionale Rating-Skalen.

(➤ Kap. 12.2.4)

Kapitel 15: Pflegesituation „Die Stimmen in meinem Kopf"

1. Die Pflege von Personen mit Erkrankungen des schizophrenen Formenkreises braucht viel Verständnis und Geduld. Nehmen Sie Bezug auf Kilians Fall und nennen Sie pflegerische Schwerpunkte.

Kompetenzbereiche: KB01, KB02, KB03

Curriculare Einheiten: CE01, CE08, CE11

- Beziehungsaufbau: Aufbau einer vertrauensvollen Beziehung durch wiederkehrende Bezugsperson, verlässliche Tagesstruktur und klare Kommunikation
- Schutz und Sicherheit: Maßnahmen zur Eigen- und Fremdgefährdung regelmäßig einschätzen, ggf. Deeskalationsstrategien anwenden
- Realitätsorientierung: sanfte Unterstützung zur zeitlichen, örtlichen und situativen Orientierung, ohne Widerspruch zu den Wahninhalten, sondern durch validierendes Verhalten
- Selbstfürsorge: Motivation zur Teilnahme an der Körperpflege, an Gruppenangeboten (z. B. Musiktherapie)
- Medikamentöse Unterstützung: Aufklärung über die Notwendigkeit der Medikation in kleinschrittiger, verständlicher Sprache unter Berücksichtigung von Kilians Ängsten
- Angehörigenarbeit: Einbindung der Mutter als wichtige Bezugsperson im Behandlungsverlauf, sobald dies möglich ist und der Patient sich öffnet
- Ziel: Stabilisierung des psychischen Zustands, Reduktion der psychotischen Symptome durch strukturierte Pflege, Förderung der Compliance und Vorbereitung auf die Weiterbehandlung im ambulanten oder rehabilitativen Setting

2. Erkrankungen des schizophrenen Formenkreises sind vielschichtig. Beschreiben Sie, welche Symptome auftreten können und wie sie den Erkrankten beeinträchtigen können.

Kompetenzbereiche: KB01, KB05

Curriculare Einheiten: CE11

Die Schizophrenie ist eine tiefgreifende psychische Störung, bei der Handeln, Denken, Fühlen und Wollen der Betroffenen sehr stark beeinträchtigt sind. Erkrankte können ihr Erleben nicht mehr mit der „Realität", wie sie die Menschen um sie herum erleben, in Einklang bringen. In der akuten Phase fühlt sich die Person selbst meist nicht krank, ihr fehlt also die Krankheitseinsicht.

3. Schizophrenie wird häufig mit der Persönlichkeitsspaltung verwechselt oder gleichgesetzt. Beschreiben Sie, was unter dem Begriff Schizophrenie verstanden wird.

Kompetenzbereiche: KB01, KB05

Curriculare Einheiten: CE11

Leider wird der Begriff der Schizophrenie heute nicht mehr nur im medizinischen Sinne für eine ganz bestimmte Gruppe psychischer Erkrankungen verwendet. Vor allem die Medien haben diesen Begriff entdeckt und verwenden ihn sehr unkritisch für alles, was schwer verständlich, schlecht nachvollziehbar, widersprüchlich oder auch gewalttätig ist.

Dadurch wird der Begriff Schizophrenie stark belastet. Den Erkrankten und ihren Angehörigen wird durch die Stigmatisierung Unrecht getan und viel Leid zugefügt.

Schizophrenie ist in seiner Einzahl irreführend. Schon Eugen Bleuler (1857–1939) war sich bei seiner Begriffsbildung darüber im Klaren, dass es eigentlich „die Schizophrenien" heißen müsse, da die durch den Begriff bezeichnete Erkrankungsgruppe außerordentlich vielgestaltig ist. Dem wird heutzutage Rechnung getragen, indem von Erkrankungen aus dem schizophrenen Formenkreis gesprochen wird.

Der Ausdruck „Erkrankungen aus dem schizophrenen Formenkreis" ist gleichzeitig auch ein Versuch, den allgemeinsprachlich fehlbenutzten Begriff der Schizophrenie wieder zu verwissenschaftlichen.

4. **Bei Schizophrenien wird von einer multifaktoriellen Genese ausgegangen. Es treffen somit mehrere Faktoren aufeinander. Eine mögliche Erklärungsgrundlage bildet das Vulnerabilitäts-Stress-Modell. Legen Sie dar, was das Modell vorgibt.**

Kompetenzbereiche: KB05
Curriculare Einheiten: CE11

Das Vulnerabilitäts-Stress-Modell gibt Aufschluss über die Verwundbarkeit eines Menschen und die damit zusammenhängende Anfälligkeit, an einer psychischen Krankheit zu erkranken. Es wird in der klinischen Psychologie eingesetzt, um die Vulnerabilität (= Verwundbarkeit, Verletzlichkeit) eines Menschen zu beschreiben. Es gibt verschiedene Arten der Vulnerabilität:

- Biologische Vulnerabilität: angeboren (Schädigung in der Schwangerschaft, genetische Veranlagung)
- Erworbene Vulnerabilität: Geburtskomplikationen, Trauma, Substanzmissbrauch, Erkrankungen
- Psychologische Vulnerabilität: Selbstwertprobleme, Bindungsstörungen
- Umweltbezogene Vulnerabilität: Lebensgeschichte, Status, Belastung in der Familie, Beruf, Bildung, Migration, Flucht

Ergebnisse von Familien- und Zwillingsstudien zeigen, dass Schizophrenien genetisch mitbedingt sind. So erkranken beispielsweise Geschwister oder Kinder einer schizophrenen Person mit einer Wahrscheinlichkeit von 10 % selbst. Vererbung ist aber nicht der einzige ausschlaggebende Faktor, denn bei ca. 60 % der Betroffenen gibt es keine weiteren schizophrenen Erkrankungen in der Familie. Vererbt wird nicht die Krankheit selbst, sondern die Vulnerabilität!

LITERATUR

Hoyer J, Knappe S (Hrsg.). Klinische Psychologie und Psychotherapie. 3. überarb. erw. A. Berlin: Springer, 2020.

Stricker-Jannan D. Psychiatrie für Pflegeberufe. 4. A. Köln: Bildungsverlag EINS, 2015.

I care Krankheitslehre. 2. A. Stuttgart: Thieme, 2020.

Volz A, Holzhüter F. Basics Psychiatrie. 4. A. München: Urban & Fischer, Elsevier, 2019.

Kapitel 16: Pflegesituation „Plötzlich wurde das Leben schwer"

1. **Identifizieren Sie die Symptome der Depression, die bei Herrn Bürger vorliegen.**

Kompetenzbereiche: I
Curriculare Einheiten: CE 11

Affektive Symptome:

- Hat Interesse und Freude an ihm vorher wichtigen Aktivitäten verloren (z. B. Arbeitserfolge)
- Vernachlässigt sein Äußeres (langer und ungepflegter Bart, scheint lange nicht beim Friseur gewesen zu sein; trägt Jogginghose und T-Shirt, obwohl er vorher oft Hemd und Krawatte getragen hat)
- Niedergeschlagenheit
- Fühlt sich „leer"
- Hat das Gefühl, Familie und Arbeit im Stich lassen
- Will so nicht mehr weiterleben (Suizidgedanken?)

Denkstörungen:

- Der Tag fühlt sich endlos lang an (Zeitdehnung, verändertes Zeiterleben)
- Denkt immer wieder darüber nach, „alle im Stich zu lassen"

(➤ Kap. 16.2.2)

2. **Eine Möglichkeit, Depressionen zu behandeln, ist die Anwendung von Antidepressiva. Beschreiben Sie, was Antidepressiva sind, und welche Untergruppen es gibt.**

Kompetenzbereiche: I, III
Curriculare Einheiten: CE 05, CE 11

Antidepressiva sind Medikamente, die stimmungsaufhellend und angstlösend wirken. Manche Antidepressiva wirken zudem antriebssteigernd und beruhigend. Sie erhöhen die Konzentration von Serotonin und Noradrenalin im synaptischen Spalt der Nervenzellen im Gehirn. Sie werden bei mittelschweren und schweren Depressionen, Angststörungen, posttraumatischen Belastungsstörungen und somatoformen Störungen verschrieben.

- Tri- und tetrazyklische Antidepressiva:
  - Älteste Substanzklasse unter den Antidepressiva
  - Beispiele: Amitriptylin, Doxepin
  - Viele unerwünschte Nebenwirkungen durch anticholinerge Wirkung, z. B. Tachykardie, Xerostomie, Obstipation
  - Langfristig häufig Gewichtszunahme
  - Kontraindikationen: Glaukom, Herzrhythmusstörungen, Prostatavergrößerungen
- MAO-Hemmer (Monoaminoxidase-Hemmer):
  - Hemmen selektiv und reversibel einen Untertyp der Monoaminooxidase
  - Dadurch erhöhte Konzentration von Noradrenalin und Serotonin im synaptischen Spalt
  - Weniger Nebenwirkungen, aber bei schweren Depressionen nicht so wirksam
- Selektive Serotonin-Wiederaufnahmehemmer (SSRI):
  - Weniger Nebenwirkungen als trizyklische Antidepressiva bei gleicher Wirksamkeit

  - Nebenwirkungen: Unruhe, Schlafstörungen, gastrointestinale Störungen
  - Beispiele: Sertralin, Fluoxetin, Citalopram, Escitalopram
- Neuere Antidepressiva:
  - Unterschiedliche Wirkmechanismen mit einer insgesamt deutlich besseren Verträglichkeit
  - Beispiele: Venlafaxin, Mirtazapin, Duloxetin

(➤ Pharma-Info 16.1)

3. Herr Bürger soll Antidepressiva einnehmen. Benennen Sie Beratungsinhalte zur Therapie mit Antidepressiva.

Kompetenzbereiche: I, II, III

Curriculare Einheiten: CE 04, CE 11

- Die Medikamente können zunächst den Antrieb steigern. Die stimmungsaufhellende Wirkung setzt dagegen erst nach etwa 10–21 Tagen ein. In dieser ersten Phase kann Herr Schmidt vermehrt Angst und Unruhe verspüren.
- Beratung zur Mundpflege bei eventueller Xerostomie
- Ernährungsberatung zur Obstipationsprophylaxe und um eine starke Gewichtszunahme zu vermeiden

(➤ Pharma-Info 16.1)

4. Benennen Sie pflegerische Schwerpunkte im Umgang mit Herrn Bürger.

Kompetenzbereiche: I

Curriculare Einheiten: CE 11

- Gesunde Balance zwischen aktivierender Pflege und Ruhephasen.
- Gesprächsführung:
  - Kein unangebrachter Trost oder allgemeine Floskeln.
  - Herrn Bürger gut zuhören.
  - Das Gefühl von Ausweglosigkeit akzeptieren und den Bezug zwischen der Gefühlslage und der depressiven Erkrankung erklären.
- Beziehungsgestaltung:
  - Am besten eignet sich die Bezugspflege, um eine persönliche Begleitung zu gewährleisten.
  - Es kann zur Gegenübertragung kommen, Pflegefachkräfte müssen sich dessen bewusst sein.
  - Nicht auffordern, sich „zusammenzureißen“ oder „positiv zu denken“.
  - Motivieren zu Außenaktivitäten wie einem Cafébesuch.
- Sanfte Aktivierung und Hilfe bei Alltagsbewältigung:
  - Zu Beginn der Erkrankung müssen Rückzugsmöglichkeiten geboten und der Patient entlastet werden.
  - Dann aktivierende Maßnahmen; fordern, ohne zu überfordern.
  - Pflegende sollten auf Einhaltung der Tagesstruktur achten.
  - Bei der Körperpflege unterstützen.
  - Auf ausreichende Flüssigkeitszufuhr und Nahrungsaufnahme achten.
  - Patienten zu angemessener Uhrzeit wecken und sich nicht wieder hinlegen lassen.
  - Hilfe so wenig wie möglich und so viel wie nötig.
  - Patient zu Gruppenangeboten und Therapien einladen.
  - Förderung der Konzentration durch Gesellschaftsspiele.
- Suizidgefahr:
  - Herr Bürger hat geäußert, so nicht weiter leben zu wollen.
  - Auf plötzliche Stimmungsaufhellung achten.
  - Ggf. spezielle Überwachungsräume.

(➤ Kap. 16.2.5)

Kapitel 17: Pflegesituation „So kenne ich meine Schwester nicht“

1. Als Pflegefachkraft begleiten Sie Elisa besonders intensiv in dieser sensiblen Übergangsphase. Erläutern Sie Ihre pflegerischen Schwerpunkte bei der Begleitung.

Kompetenzbereiche: KB01, KB02, KB03

Curriculare Einheiten: CE01, CE08, CE11

Beziehungsaufbau und Orientierung:

- Sie gestalten eine ruhige und wertschätzende Beziehung und vermeiden die Konfrontation mit den Wahninhalten.
- Sie bieten emotionale Sicherheit: „Sie sind jetzt an einem Ort, wo wir gut auf Sie aufpassen.“
- Orientierungshilfen: Kalender, klare Tagesstruktur, feste Bezugspersonen.

Umgang mit psychotischen Symptomen:

- Achtsames Verhalten bei paranoidem Erleben: wertfreies Zuhören, aber kein Bestätigen von Stimmen oder Wahn
- Förderung der Realitätsprüfung durch Gespräche in stabileren Momenten
- Dokumentation psychotischer Inhalte und Verhaltensänderungen für das interdisziplinäre Team

Medikamentenadhärenz fördern:

- Aufklärung über Zusammenhang von Epilepsie, Medikamenten und psychischer Stabilität
- Begleitung bei der Wiederaufnahme der Medikamenteneinnahme
- Sensibles Eingehen auf Ängste („Vergiftungsgefühl“) mit validierender Gesprächsführung

Angehörigenarbeit:

- Begleitung und Entlastung von Ronja, der Schwester
- Aufklärung über den Zusammenhang von Epilepsie und psychotischen Symptomen
- Vermittlung ambulanter Nachsorgeangebote und Unterstützung im Umgang mit Rückfällen

2. Die Pflegefachkraft spielt für die zu pflegende Person eine zentrale Rolle. Legen Sie dar, warum das im Fallbeispiel wichtig ist.

Kompetenzbereiche: KB01, KB05

Curriculare Einheiten: CE11

Das Fallbeispiel zeigt eindrücklich, wie wichtig es ist, bei psychotischen Symptomen auch organische Ursachen wie Epilepsie in Betracht zu ziehen. Die Pflegefachkraft spielt hier eine zentrale Rolle, indem sie Orientierung, Sicherheit und Beziehung bietet – besonders in einer Phase, in der der Patientin der Bezug zur Realität zeitweise verloren geht. Mit Empathie, Fachwissen und Struktur trägt sie maßgeblich zur Stabilisierung der Patientin bei.

3. Die Epilepsie bildet ein komplexes Krankheitsbild ab. Beschreiben Sie, wie es zu psychotischen Symptomen im Rahmen einer Epilepsie kommen kann.
Kompetenzbereiche: KB05
Curriculare Einheiten: CE11

Bei einem epileptischen Anfall liegt eine Fehlfunktion des Gehirns vor, bei der Nervenzellen unkoordiniert elektrische Signale abgeben. Diese Fehlfunktion kann unterschiedliche Areale des Gehirns betreffen, so auch jene für die Verarbeitung von Sinneseindrücken und Realitätswahrnehmung.
(➤ Kap. 17.3.3)

4. Benennen Sie, was vor der Entlassung von Elisa und für das Entlassmanagement notwendig sein könnte.
Kompetenzbereiche: KB01
Curriculare Einheiten: CE11

Wenn die Entlassung geplant wird, sollte eine engmaschiger Anbindung an eine neurologisch-psychiatrische Institutsambulanz angedacht werden, um das Wiederauftreten einer solchen Episode zu verhindern. Außerdem kann auch eine ambulante Weiterbehandlung durch die Pflege für das Medikamentenmanagement geplant werden.

LITERATUR
Payk TR, Brüne M. Checkliste Psychiatrie und Psychotherapie. 8. A. Stuttgart: Thieme 2021.
Stricker-Jannan D. Psychiatrie für Pflegeberufe. 4. A. Köln: Bildungsverlag EINS 2015.
Volz A, Holzhüter F. Basics Psychiatrie. 4. A. München: Urban & Fischer, Elsevier 2019.

Kapitel 18: Pflegesituation „Respekt ist erlernbar"

1. Nennen Sie die drei Kriterien einer dissozialen Persönlichkeitsstörung, die bei Maximilian Karlay zutreffen könnten.
Kompetenzbereiche: I
Curriculare Einheiten: CE 11

Laut den Informationen aus der Fallsituation zeigt Herr Karlay in den folgenden drei Kriterien Auffälligkeiten:

- Deutliches und andauerndes verantwortungsloses Verhalten gegenüber Normen, Regeln und Verpflichtungen
- Geringe Frustrationstoleranz, auch aggressives oder gewalttätiges Verhalten
- Fehlendes Schuldbewusstsein oder Lernen aus negativen Konsequenzen oder die Neigung, andere für das eigene Verhalten verantwortlich zu machen oder plausibel zu rationalisieren

(➤ Kap. 18.2.6)

2. Erläutern Sie den Vorgang der Diagnostik, den Herrn Karlay jetzt im stationären Rahmen durchlaufen wird.
Kompetenzbereiche: I, III
Curriculare Einheiten: CE 11

Um bei Herrn Karlay eine Diagnose stellen zu können, muss neben therapeutischen Gesprächen auch eine Beobachtung seines Verhaltens während des stationären Alltags erfolgen, also z. B., wie er in unterschiedlichen Situationen auftritt und welche Reaktionen er zeigt. Außerdem werden Gespräche mit seinem Umfeld geführt, z. B. mit seiner Mutter Sabine Karlay oder anderen Bezugspersonen. Wichtig ist auch, etwaige Differenzialdiagnosen zu berücksichtigen und auszuschließen.
(➤ Kap. 18.2.1)

3. Erläutern Sie, warum mit Herrn Karlay eine Behandlungsvereinbarung geschlossen werden sollte.
Kompetenzbereiche: I
Curriculare Einheiten: CE 11

Bei Herrn Karlay ist aufgrund seines Verhaltens in der Vergangenheit eine klare Grenzsetzung (unter anderem zum Schutz der Mitpatienten) notwendig. Dies kann mit einer Behandlungsvereinbarung erreicht werden. Hierin können Disziplinarmaßnahmen bei Fehlverhalten mit Herrn Karlay zusammen festgelegt werden. So behält er seine Autonomie und fühlt sich nicht – im Falle eines Verstoßes – der „Willkür" des therapeutischen Teams ausgesetzt.
(➤ Kap. 18.2.6, ➤ Kap. 14.5.7)

4. Erläutern Sie, wie Pflegefachmann Mario bei einem Regelverstoß von Herrn Karlay reagieren sollte.
Kompetenzbereiche: I
Curriculare Einheiten: CE 11

Pflegefachmann Mario sollte das Fehlverhalten von Herrn Karlay weder über- noch unterbewerten, sondern es sachlich spiegeln und dem Patienten die Zusammenhänge zwischen Regelerfordernis und -verletzung ausführlich erklären. Sollte aufgrund einer niedrigen Frustrationstoleranz eine konstruktive Auseinandersetzung in der Situation nicht möglich sein, so empfiehlt es sich, Herrn Karlay die Möglichkeit zur sportlichen Betätigung zu geben, um das Thema im Anschluss noch einmal besprechen zu können. Außerdem sollte er die in der Behandlungsvereinbarung festgelegten Disziplinarmaßnahmen entsprechend des Regelverstoßes umsetzen.
(➤ Kap. 18.2.6)

5. Erläutern Sie, woran sich die Behandlung von Herrn Karlay orientieren sollte.
Kompetenzbereiche: I, IV
Curriculare Einheiten: CE 11

Bei Herrn Karlay sollte sich die Behandlung nicht an der Persönlichkeitsstörungen selbst, sondern an den daraus resultierenden Schwierigkeiten orientieren. Das sind in diesem Fall die sozialen Verhaltensweisen, die nicht der gesellschaftlichen Norm entsprechen. Um passende therapeutische Ziele zu entwickeln, muss vorher eine genaue Ursachenforschung betrieben werden. Für die Behandlung von dissozialen Persönlichkeitsstörungen gibt es außerdem evidenzbasierte Behandlungskonzepte, die als Basis genutzt werden können.
(➤ Kap. 18.2.1)

Kapitel 19: Pflegesituation „Ich bin ständig unter Spannung"

1. **Eine Panikattacke stellt eine akute Eskalation der Angstsymptomatik im Rahmen einer generalisierten Angststörung dar. Frau Williams ist psychosozial stark belastet durch ihre familiäre Verantwortung, die emotionale Vereinsamung und eine fehlende therapeutische Anbindung. Ihre Scham über die Panikattacken sowie das lange Warten auf einen Therapieplatz verstärken den Leidensdruck zusätzlich. Beschreiben Sie, welche pflegerischen Maßnahmen in der Krise selbst und im Verlauf unterstützend wirken.**

Kompetenzbereiche: KB02, KB02, KB03
Curriculare Einheiten: CE01, CE04, CE08, CE11
Folgende pflegerischen Maßnahmen bieten sich bei einer Panikattacke als Unterstützung an:
- Entpathologisieren der Attacke (Normalisierung, Entlastung)
- Auffangen der Schamgefühle
- Selbstwirksamkeit stärken
- Konkrete Kriseninterventionsstrategien vermitteln
- Gemeinsame Entwicklung eines Notfallplans

2. **Bei einer generalisierten Angststörung kann die zu pflegende Person auch Medikamente erhalten. Erklären Sie, wann es sinnvoll ist, Medikamente anzuwenden.**

Kompetenzbereiche: KB03, KB04
Curriculare Einheiten: CE08, CE11
Abhängig vom Schweregrad der GAD kann der Einsatz von Medikamenten erforderlich sein. Medikamente werden hauptsächlich zur symptomatischen Therapie eingesetzt, insbesondere bei akuten Kriseninterventionen, schweren Symptomen und chronischen Verläufen. Die pharmakologische Therapie kommt in Betracht, wenn eine alleinige Psychotherapie nicht ausreichend effektiv erscheint oder beispielsweise die Angst eine solche Intervention unmöglich macht. Üblicherweise werden SSRI (selektive Serotonin-Wiederaufnahmehemmer), z. B. Escitalopram, Citalopram, Paroxetin und Sertralin, sowie SNRI (selektive Serotonin- und Noradrenalin-Wiederaufnahmehemmer) wie Venlafaxin angewendet. Möglich wären aber auch Kalziummodulatoren wie Pregabalin, trizyklische Antidepressiva sowie Benzodiazepine. Benzodiazepine sollte allerdings nicht als Dauermedikation, sondern nur über einen kurzen Zeitraum gegeben werden.

3. **Toni Williams zeigt derzeit typische Symptome für eine generalisierte Angststörung. Um welche Symptome handelt es sich? Listen Sie diese auf und ergänzen Sie weitere mögliche Symptome.**

Kompetenzbereiche: KB01, KB03
Curriculare Einheiten: CE11
- Anhaltende Sorgen und übermäßige Ängste
- Gefühl permanenter innerer Anspannung und Getriebensein
- Übertriebene Verantwortungsgefühle und Schuldempfinden (z. B., wenn Frau Williams sich Zeit für sich selbst nimmt)
- Zwanghafte Kontrolltendenzen („ständig auf der Hut sein", drohendes Unheil verhindern wollen)
- Kognitive Überforderung/Gedankenrasen
- Angst vor dem Kontrollverlust/psychischer Zusammenbruch
- Vermeidungstendenzen/Überforderungsgefühl bei Alltagssituationen
- Muskelverspannungen
- Zittern
- Übelkeit
- Schwindel/Schwächegefühl
- Herzrasen/Tachykardie (während der Panikattacke)
- Kurzatmigkeit/Hyperventilation („Ich bekomme keine Luft")
- Blässe und Angstschweiß (während der Panikattacke)
- Schlafstörungen/frühmorgendliches Erwachen
- Erschöpfung bereits am Morgen
- Rückzugstendenzen/Isolation
- Gehetztes, fahriges Verhalten (beim Gespräch mit der Pflegekraft)
- Akute Panikattacken, insbesondere am Morgen
- Vermeidung offener Kommunikation über Symptome (aufgrund von Scham)

4. **Bei Angststörungen liegen die Pflegeschwerpunkte häufig darauf, den Alltag zu strukturieren und die Tagesgestaltung zu unterstützen. Geben Sie Pflegeziele und Maßnahmen für Frau Williams an.**

Kompetenzbereiche: KB01
Curriculare Einheiten: CE01, CE08, CE11
- Beziehungsarbeit & Sicherheit: verlässliche Bezugspflege, regelmäßige Termine zur Vertrauensbildung, Gespräche über Sorgen ohne Wertung
- Psychoedukation: Aufklärung über Angst, Panikattacken, körperliche Symptome und deren harmlosen Verlauf (Entkatastrophisierung)
- Notfallplan: Erstellung eines schriftlichen Paniknotfallplans (z. B. mit Atemtechniken, Telefonnummern, Selbstanweisung „Es ist nur Angst – sie vergeht")
- Tagesstruktur: Unterstützung beim Planen kleiner Tagesziele, Anleitung zur Priorisierung („Was ist heute wirklich wichtig?")
- Netzwerkarbeit: Zusammenarbeit mit Hausärztin, Terminabklärung mit Psychotherapeutin, eventuell Vermittlung in Gruppenangebote (z. B. Angstbewältigungskurs über VHS oder Beratungsstelle)
- Krisenintervention: Rufbereitschaft durch den Dienst in belastenden Phasen, bei Bedarf Vermittlung in tagesklinische Betreuung

LITERATUR

Fritzsche K, Wirsching M (Hrsg.). Basiswissen Psychosomatische Medizin und Psychotherapie. Springer eBooks. Heidelberg: Springer 2020.

Gerlach M, Mehler-Wex C, Romanos M, Walitza S, Wewetzer C. Neuro-/Psychopharmaka im Kindes- und Jugendalter: Grundlagen und Therapie. 4. A. Heidelberg: Springer 2024.

Höwler E. Kinder- und Jugendpsychiatrie für Gesundheitsberufe, Erzieher und Pädagogen. 2. A. Heidelberg: Springer 2020.

Hoyer J, Knappe S (Hrsg.). Klinische Psychologie und Psychotherapie. 3. A. Heidelberg: Springer 2020.

Kipman U. Häufige Störungsbilder bei Kindern und Jugendlichen: Diagnostik und Fördermöglichkeiten. Heidelberg: Springer 2021.

Remschmidt H, Becker K (Hrsg.). Kinder- und Jugendpsychiatrie und Psychotherapie. 3. A. Stuttgart: Thieme 2019.

Kapitel 20: Pflegesituation „Flachbrustbarbie"

1. Nennen Sie die Kriterien für die Diagnose Bulimia nervosa, die Sie bei Lucia Fernandez identifizieren können. Ergänzen Sie weitere Kriterien anhand des Kapitels.

Kompetenzbereiche: I
Curriculare Einheiten: CE 11

Folgende Kriterien sind anhand der Pflegesituation zu identifizieren:

- Essanfälle
- Versuch, einer Gewichtszunahme durch selbstinduziertes Erbrechen entgegenzuwirken
- Selbstwahrnehmung als „zu fett".

In dem Kapitel werden außerdem folgende Kriterien genannt:

- Andauernde Beschäftigung mit Essen, unwiderstehliche Gier oder Zwang, zu essen
- Übertriebene Kontrolle des Körpergewichts
- Verhaltensweisen gegen die Gewichtszunahme (Hungerperioden, Missbrauch von Abführmitteln, Gebrauch von Appetitzüglern)

(➤ Kap. 20.2.3)

2. Erläutern Sie, welche Therapieformen zur Behandlung von Lucia Fernandez zum Einsatz kommen könnten.

Kompetenzbereiche: I
Curriculare Einheiten: CE 11

Zur Therapie bei Lucia Fernandez eignen sich die Psychotherapie in Form von kognitiver Verhaltenstherapie oder dialektisch behaviorale Ansätze. Andere Therapieoptionen wie z. B. tiefenpsychologische Verfahren oder interpersonelle Psychotherapie kommen in diesen Fällen eher weniger zum Einsatz. Des Weiteren kann bei Lucia Fernandez die Teilnahme an evidenzbasierten Selbstmanagementprogrammen unter therapeutischer Anleitung empfohlen werden. Eine medikamentöse Therapie ist eher kontraindiziert, kann aber als Kombinationsbehandlung bei Erwachsenen in Betracht gezogen werden.

(➤ Kap. 20.2.3)

3. Nennen Sie die pflegerischen Schwerpunkte in der Behandlung von Lucia Fernandez.

Kompetenzbereiche: I
Curriculare Einheiten: CE 11

Der Fokus pflegerischer Maßnahmen sollte auf der Nahrungsaufnahme liegen. Das bedeutet:

- Angemessene Portionierung
- Regelmäßige Nahrungsaufnahme
- Vermeiden von Essattacken

Des Weiteren ist die Erstellung eines Essensplans unverzichtbar, um so zu einem adäquaten Essverhalten bzw. Umgang mit Lebensmitteln zurückzufinden. Außerdem muss die Pflegefachkraft, die Lucia Fernandez betreut, diese je nach Ausprägung ihrer Symptomatik während bzw. nach dem Essen beobachten und betreuen. Mithilfe von Esstrainings (z. B. für eine Hauptmahlzeit 30 Minuten) können Auffälligkeiten wie das Schlingen von Essen vermieden werden. Um dem Erbrechensdruck entgegenzuwirken, betreut die Pflegefachkraft Lucia Fernandez besonders nach der Nahrungsaufnahme und bietet Ablenkung oder entlastende Gespräche an. Das oberste Pflegeziel ist die Wiederherstellung der Eigenverantwortung und die Entwicklung einer gesunden Esskultur. Sollte es zu Rückfällen im Therapieverlauf kommen, so werden diese sachlich besprochen und nach Auslösern und Lösungsansätzen gesucht. Auch hier empfiehlt sich eine Behandlungsvereinbarung, die bei Rückfällen greift. Normalisiert sich das Essverhalten zunehmend, schreibt Lucia Fernandez Ernährungsprotokolle, wobei sie von der Pflegefachkraft unterstützt wird. Die Pflegefachkraft führt außerdem regelmäßig Gewichtskontrollen durch. Lucia Fernandez soll mithilfe der Essbegleitung den Genuss am Essen wiederfinden. Die Pflegefachkraft unterstützt dabei. Damit sich die Gedanken der Patientin nicht permanent um das Thema Essen drehen, empfehlen sich Bewegungs- oder Beschäftigungsangebote. Es sollte eine ausgefüllte Tagesstruktur angestrebt werden. Da für viele Betroffene die Identifikation mit der weiblichen Rolle ein Problem darstellt, sollte bei Lucia Fernandez während des Aufenthalts in Erfahrung gebracht werden, ob das auch für sie ein Problem ist.

(➤ Kap. 20.2.3)

4. Erläutern Sie, welche körperlichen Folgesymptome eine Bulimie nach sich ziehen kann.

Kompetenzbereiche: I
Curriculare Einheiten: CE 11

Aufgrund des häufigen Erbrechens kann es durch den sauren Magensaft zu Ösophagusentzündungen und Karies kommen. Bei einer ausgeprägten Symptomatik kann außerdem eine Hypokaliämie auftreten.

(➤ Kap. 20.2.3)

Kapitel 21: Pflegesituation „Wirbel im Kopf"

1. Stellen Sie die Verhaltensweisen von Ben dar, die sowohl im schulischen als auch im häuslichen Umfeld auf eine mögliche ADHS hinweisen.

Kompetenzbereiche: KBI, KBV
Curriculare Einheiten: CE10, CE11

Verhaltensweisen im **schulischen** Kontext:

- Impulsives Verhalten: Ben wirft nach einem Streit einen Stuhl um und verlässt laut schreiend den Klassenraum.
- Geringe Impulskontrolle: reagiert schnell aggressiv oder laut, z. B. bei Konflikten mit Mitschülern.
- Konzentrationsprobleme: kann sich nur wenige Minuten am Stück konzentrieren.
- Unruhe im Unterricht: ruft häufig in den Unterricht hinein und verlässt ohne Erlaubnis seinen Platz.
- Konfliktverhalten: gerät oft in Streit mit anderen Kindern.
- Unstrukturierter Tagesverlauf: Schwierigkeiten, sich an Regeln und Abläufe in der Schule zu halten.

Verhaltensweisen im **häuslichen** Kontext:

- Impulsives Verhalten: Er handelt häufig, ohne nachzudenken und „macht, was er will".
- Wutausbrüche: Ben zeigt zu Hause gelegentlich heftige Wutanfälle und Aggressivität.
- Phasen der Anhänglichkeit: Manchmal ist Ben sehr anhänglich und sucht viel Nähe.
- Regelverstöße: Ben hört oft nicht zu und hält sich nicht an Regeln.

(➤ Kap. 21.4.5)

2. Erklären Sie, warum bei Ben neben ADHS auch andere Differenzialdiagnosen wie Angststörungen, Anpassungsstörungen, Autismus-Spektrum-Störungen oder depressive Entwicklungen in Betracht gezogen werden.

Kompetenzbereiche: KBI, KBV

Curriculare Einheiten: CE10, CE11

Ben zeigt Symptome, die auch einer anderen Diagnose zugeordnet werden könnten.

- **Angststörungen:**
  - Ben fühlt sich in der Schule oft überfordert („zu laut", „alles zu schnell" „Wirbel im Kopf") → mögliches Zeichen von innerer Anspannung oder Angst.
  - Impulsives und aggressives Verhalten kann Ausdruck von Angst oder Stress sein.
  - Belastende Lebensereignisse (Trennung der Eltern, Umzug) können Ängste auslösen.
  - Konzentrationsprobleme und Unruhe können auch bei Angststörungen auftreten.
- **Anpassungsstörungen:**
  - Auftreten bzw. Verstärkung der Symptome nach entscheidenden Lebensveränderungen: Trennung der Eltern vor vier Jahren und Schuleintritt bzw. Schulwechsel.
  - Verhalten könnte Ausdruck einer emotionalen Beeinträchtigung auf die Trennung, den Umzug oder Schulwechsel sein.
  - Ben hat abwechselnd Phasen mit erhöhter Anhänglichkeit und Aggressivität → Anpassungsstörungen verlaufen schwankend.
- **Autismus-Spektrum-Störungen:**
  - Autismus-Spektrum-Störungen können ähnliche Symptome wie ADHS zeigen, z. B. Schwierigkeiten bei sozialen Interaktionen, emotionale Überreaktionen und Probleme mit Veränderungen. [1]
  - Beobachtungen bei Ben: Konflikte mit Mitschülern, Überforderung in lauten Situationen, Schwierigkeiten, sich selbst zu beruhigen, starke Reaktionen auf Umzug und Schulwechsel.
- **Depressive Entwicklungen:**
  - Gefühl von Einsamkeit und Wunsch nach sozialer Verbundenheit: „Ich wünschte, ich hätte einen Bruder oder eine Schwester, dann wäre ich nicht so allein".
  - Aggressives Verhalten und Gereiztheit können Hinweise auf depressive Störungen bei Kindern sein.
  - Schulkinder mit depressiven Störungen können aufgrund von Konzentrationsstörungen, geringer Ausdauer und Interessenlosigkeit oft Schwierigkeiten im Unterricht haben.
  - Belastendes Lebensereignis: Die Trennung der Eltern und der eingeschränkte Kontakt zum Vater könnten Auslöser für depressive Entwicklungen sein.

(➤ Kap. 16.1, ➤ Kap. 19.2.1, ➤ Kap. 19.2.4, ➤ Kap. 19.4.2, ➤ Kap. 21.4.6, ➤ Kap. 21.4.10, ➤ Kap. 21.6.3)

3. Die Behandlung von Ben sollte möglichst ambulant erfolgen, da stationäre Klinikaufenthalte bei Kindern wie ihm durch Deprivation zusätzlich belastend wirken können. Erläutern Sie, was unter dem Begriff „Deprivation" verstanden wird und warum sie bei Kindern wie Ben besonders schädlich sein kann.

Kompetenzbereiche: KBI, KBIV

Curriculare Einheiten: CE04, CE10

Deprivation (→ Vernachlässigung) beschreibt das Fehlen beständiger, liebevoller Zuwendung. Besonders in den ersten Lebensjahren brauchen Kinder verlässlichen, emotionalen Kontakt zu Bezugspersonen (v. a. Eltern)

Mögliche **Ursachen** für Deprivation sind:

- Krankenhausaufenthalt ohne Eltern
- Heimunterbringung
- Vernachlässigung oder Misshandlung im Elternhaus

Folgen von Deprivation:

- Kinder zeigen kein Interesse an der Umwelt
- Geringe Eigeninitiative
- Entwicklungsverzögerungen
- Rückfall in frühkindliche Verhaltensweisen (Regression)
- Mögliches Einnässen und Einkoten
- Vertrauensverlust in zwischenmenschliche Beziehungen
- Gestörte Basis für soziales Lernen

Ein Klinikaufenthalt würde für Ben eine erneute Trennungssituation bedeuten, was seine emotionale Belastung verstärken und einen Vertrauensverlust begünstigen würde. Bestehende Symptome können dadurch weiter verstärkt werden und Ben könnte Rückschritte in seiner Entwicklung machen, daher sollte eine ambulante Therapie möglichst bevorzugt werden.

(➤ Kap. 21.6.1)

4. Der Auszubildende Tom Nelson bietet Ben im Aufnahmegespräch ein Spiel an. Begründen Sie diese Handlung unter Berücksichtigung der kindlichen Entwicklungspsychologie sowie der pflegerischen Beziehungsgestaltung in der Kinder- und Jugendpsychiatrie.

Kompetenzbereiche: KBII, KBV

Curriculare Einheiten: CE09, CE10

Spiel dient als kindgerechter Zugang, um eine erste Beziehung zu Ben aufzubauen. Der Aufbau von persönlichen Beziehungen zu den Kindern und Jugendlichen beginnt bereits am Tag der Aufnahme und ist entscheidend für den Erfolg der Therapie. Das Angebot schafft eine entspannte Atmosphäre, reduziert mögliche Ängste und fördert Vertrauen sowie Sicherheit in der neuen Umgebung. [2]

Kinder verarbeiten Emotionen und Erlebnisse häufig spielerisch, nicht verbal. Außerdem kann der Auszubildende Tom Nelson während des Spielens Bens Verhalten, Konzentration und Impulskontrolle beobachten. [2]

(➤ Kap. 21.2.2, ➤ Kap. 21.3.4)

5. Zeigen Sie auf, welche Informationen Pflegekraft Miriam Hagedorn Bens Mutter zum Beurteilungsbogen „Conners3" geben sollte und welche weiteren Bezugspersonen diesen Bogen ausfüllen sollten, um eine umfassende Diagnostik zu ermöglichen.

Kompetenzbereiche: KBII, KBIII
Curriculare Einheiten: CE10, CE11

Folgende Informationen sollte Miriam Hagedorn Bens Mutter zum Conners3-Beurteilungsbogen geben:

- **Zweck des Bogens:** erfasst Verhaltensauffälligkeiten sowie Aufmerksamkeits- und Aktivitätsstörungen; unterstützt Festlegung des Schweregrads der Erkrankung; Ausschluss alternativer Erkrankungen.
- **Durchführung:** Bens Mutter beobachtet und bewertet das Verhalten ihres Sohns über einen festgelegten Zeitraum hinweg im häuslichen Alltag sowie in typischen familiären Situationen.
- **Wichtigkeit ehrlicher und sorgfältiger Antworten:** Für eine möglichst genaue Diagnostik ist eine sorgfältige Bearbeitung notwendig. Bens Mutter sollte jede Aussage bearbeiten und bei Schwierigkeiten die Antwort wählen, die am ehesten passt.
- **Vertraulichkeit:** Die Daten werden vertraulich behandelt und dienen ausschließlich der Diagnostik und Therapieplanung.

Folgende Personen sollten den Conners3-Bogen ebenfalls ausfüllen:

- **Lehrkräfte:** Sie beobachten Ben im schulischen Umfeld und können sein Verhalten im Unterricht und mit Mitschülern beurteilen.
- **Schulsozialarbeiter oder andere Betreuungspersonen:** falls relevant; können ergänzende Einschätzungen aus weiteren Betreuungssettings liefern.
- **Gegebenenfalls weitere Bezugspersonen:** z. B. Vater, Großeltern, Trainer oder andere Erwachsene, wenn diese regelmäßig Umgang mit Ben haben.

(➤ Kap. 21.4.5)

6. Definieren Sie den Begriff „multimodal" im Zusammenhang mit der Behandlung von ADHS und beschreiben Sie, welche multimodalen Therapieansätze bei Ben angewendet werden könnten.

Kompetenzbereiche: KBIII, KBV
Curriculare Einheiten: CE10, CE11

Im Kontext mit ADHS bedeutet „multimodal" den Einsatz verschiedener Therapiebausteine, die verzahnt und individuell abgestimmt werden. Die Behandlung berücksichtigt sowohl medizinische, psychologische, pädagogische als auch soziale Aspekte. Ziel ist ein ganzheitlicher Ansatz, der den Alltag des Kindes in verschiedenen Lebensbereichen verbessert.

Mögliche multimodale Therapieansätze für Ben sind:

- **Psychoedukation:** Ben und seine Mutter werden über ADHS aufgeklärt.
- **Verhaltenstherapie:** Förderung von Selbstregulation, Impulskontrolle und Konzentration durch ruhiges Arbeiten, Gesprächstherapien und das Erlernen von Entspannungstechniken.
- **Schulische Unterstützung:**
  - Enge Zusammenarbeit mit Lehrkräften und Schulsozialarbeit, Vereinbarung von klaren Regeln und zeitnahen Konsequenzen für unangemessenes Verhalten.
  - Integration von Bewegung (z. B. „Laufdiktate").
- **Medikamentöse Behandlung (falls notwendig):**
  - Einsatz z. B. von Methylphenidat nach ärztlicher Diagnose und Abwägung.
  - Ziel: Verbesserung der Konzentration und Verringerung der Hyperaktivität.
- **Förderung von Freizeitaktivitäten:** Zeit für Bewegung ermöglichen durch Sport oder andere Bewegungsangebote.
- **Familientherapie/Elternberatung:**
  - Unterstützung der Bezugspersonen im Umgang mit Ben, Vereinbarung von klaren Regeln und zeitnahen Konsequenzen für unangemessenes Verhalten.
  - Eltern, deren Kinder ADHS haben, sind häufig ebenfalls in einer sehr schwierigen Situation, da ihnen von vielen Seiten Erziehungsfehler unterstellt werden. Auf der Station sollten sie verständnisvolle Zuhörer und Berater finden, die sie unterstützen. Außerdem sollten sie über die Erkrankung ihres Kindes ausführlich informiert werden.

(➤ Kap. 21.4.5)

LITERATUR

1. Mehr T. ADHS und Autismus: Unterschiede und Gemeinsamkeiten. Aus: https://www.enableme.de/de/artikel/adhs-und-autismus-11455?utm_source=chatgpt.com (letzter Zugriff 13.10.2025)
2. Bundesinstitut für Öffentliche Gesundheit. Wie funktioniert die kindliche Entwicklung? Aus: https://www.kindergesundheit-info.de/themen/entwicklung/entwicklungsschritte/entwicklungsgrundlagen/ (letzter Zugriff 13.10.2025)

Kapitel 22: Pflegesituation „Ich muss nach Hause"

1. Mirko Ketteler erklärt Emma da Silva, dass in der gerontopsychiatrischen Versorgung die Umsetzung der ganzheitlich orientierten und aktivierenden Pflege besonders wichtig ist.

a) Erläutern Sie Emma anstelle von Mirko, was ganzheitlich orientierte und aktivierende Pflege bedeutet und wie sie umgesetzt wird.

Kompetenzbereiche: KBI, KBV
Curriculare Einheiten: CE04, CE11

Bedeutung ganzheitlich orientierter und aktivierender Pflege:

- Altern, Gesundheit und Krankheit erfassen den Menschen ganzheitlich.
- Der Mensch wird nicht nur auf Krankheit oder Verhalten reduziert.
- Veränderungen werden individuell erlebt.
- Ganzheitliches Verständnis braucht Biografie, Lebensereignisse, soziale Beziehungen und persönliches Erleben.
- Pflege unterstützt ganzheitlich bei alltäglichen Verrichtungen (Hauptaufgabe).
- Zunehmende Multimorbidität bei älteren Menschen wird dabei berücksichtigt.

Umsetzung:

- Anleitung und Unterstützung zur Selbstpflege, z. B. durch günstige Bedingungen und Begleitung bei Alltagsverrichtungen.
- Beratung und Betreuung.
- Aktivierung von Ressourcen und gesunden Anteilen sowie rehabilitative Maßnahmen bei eingeschränkter Selbstpflege.
- Übernahme von Pflegehandlungen bei ausgefallener Selbstpflege, inklusive Überwachung und Prophylaxen.
- Zuwendung, Anteilnahme und Verständnis bei einsamen oder ängstlichen Personen.
- Begleitung unheilbar Kranker und Sterbender durch menschliche Nähe, Förderung von Ressourcen (Glaube, soziale Beziehungen) und palliative Maßnahmen.

(➤ Kap. 22.2.1)

b) Zählen Sie wichtige Kompetenzen auf, die Pflegekräfte benötigen, um ganzheitlich orientierte und aktivierende Pflege erfolgreich umzusetzen.

Kompetenzbereiche: KBI, KBV
Curriculare Einheiten: CE04, CE5

Pflegekräfte benötigen insbesondere folgende Kenntnisse:

- Physiologischer Alterungsprozess
- Gerontopsychiatrische Krankheitsbilder
- Vielschichtigkeit der Probleme bei Erkrankungen im Alter (Multimorbidität)
- Psychische und soziale Einflüsse bei der Entstehung und Bewältigung von Krankheit und Behinderung im Alter
- Spezielle Probleme, z. B. Immobilität, Stürze, Verwirrtheit
- Besonderheiten diagnostischer und therapeutischer Maßnahmen bei älteren Menschen
- Soziale und rechtliche Aspekte im Alter

(➤ Kap. 22.2.1)

2. Emma da Silva möchte ihr pflegerisches Handeln im Umgang mit Herrn Smirnov fundierter begründen können. Fassen Sie zentrale Informationen zur Krankheitsentstehung und zu typischen Symptomen der Alzheimer-Demenz in Stichpunkten zusammen.

Kompetenzbereiche: KBI, KBV
Curriculare Einheiten: CE05, CE11

Krankheitsentstehung (Pathophysiologie):

- Degenerative Hirnerkrankung mit fortschreitendem Zelluntergang
- Ursache: pathologische Eiweißablagerungen im Hirngewebe; Tau-Proteine (intrazellulär) → stören Zellstoffwechsel; Amyloid-Plaques (extrazellulär) → schädigen Nervenzellen
- Folgen:
  - Hirnatrophie v. a. in Kortex und Hippocampus (Gedächtnis, Orientierung, Sprache)
  - Acetylcholinmangel → beeinträchtigt Gedächtnis und Aufmerksamkeit
- Risikofaktoren: Alter (Hauptrisikofaktor), genetische Veranlagung, Parkinson-Krankheit, vaskuläre Risiken (z. B. Diabetes, Bluthochdruck, Übergewicht), Alkoholmissbrauch, geringe Schulbildung, Inaktivität

Symptome (klinisches Bild):

- Frühe Phase:
  - Schleichender Beginn, anfangs unauffällig
  - Merkfähigkeitsstörungen (Kurzzeitgedächtnis)
  - Konzentrationsstörungen, evtl. Schwindel
  - Wortfindungsstörungen, depressive Symptome, sozialer Rückzug
  - Persönlichkeit bleibt lange erhalten (soziale Fassade)
- Fortschreitende Phase:
  - Orientierungsstörungen (Zeit, Ort, Person)
  - Verlust von sprachlichen Fähigkeiten und Alltagskompetenzen
  - Rechnen, Lesen, Schreiben zunehmend beeinträchtigt
  - Unruhe, Ratlosigkeit, ggf. aggressives Verhalten, Wahnvorstellungen
  - Deutlicher Verlust der Selbstständigkeit
- Endstadium:
  - Völlige Pflegeabhängigkeit
  - Sprachfähigkeit kaum vorhanden
  - Motorischer Abbau, neurologische Symptome, körperliche Komplikationen

(➤ Kap. 22.4.3)

3. Um seine Pflege individueller gestalten zu können, möchte sich Emma Da Silva ein umfassendes Bild von Herrn Smirnov machen. Stellen Sie zentrale Ressourcen sowie beobachtbare Verhaltensweisen von Herrn Smirnov auf Grundlage der Pflegesituation übersichtlich dar.

Kompetenzbereiche: KBI, KBV
Curriculare Einheiten: CE09, CE11

Ressourcen:

- Positive Reaktion auf Besuche der Töchter und Enkelkinder (→ wirkt offener, lächelt, ist ruhiger)
- Musik (russische Volkslieder und alte Schlager wirken beruhigend)
- Interesse am Handtuchfalten (frühere Tätigkeit in einer Wäscherei) und am Blättern in Bildbänden
- Ruhiges Verhalten während der Mahlzeiten

Beobachtbare Verhaltensweisen

- Permanentes lautes Rufen am Abend bzw. in der Nacht
- Unruhe
- Zielloses Umherlaufen auf dem Wohnbereich
- Öffnen fremder Zimmertüren
- Widerstand bei Körperpflege/Ankleiden

(➤ Kap. 22.5)

4. Herr Smirnov zeigt typische Beispiele für „herausforderndes Verhalten bei Demenz".

a) Erklären Sie, was darunter verstanden wird und benennen Sie geeignete pflegerische Interventionen.

Kompetenzbereiche: KBI, KBIV
Curriculare Einheiten: CE04, CE11

Herausforderndes Verhalten bei Demenz meint ein Verhalten des Betroffenen, auf das Menschen in seiner Umgebung reagieren. Der Fokus richtet sich auf die Reaktion der Menschen auf das Verhalten des Patienten. Bestimmte Verhaltensweisen sind nicht von vornherein als herausfordernd zu definieren. Beispiele für herausforderndes Verhalten sind:

- Zielloses Herumwandern
- Verbal und tätlich abwehrendes Verhalten
- Schreien und permanentes Rufen
- Schlafstörungen
- Apathie

Geeignete **pflegerische Interventionen** sind:

- Bezugspflege
- Milieutherapie und Milieugestaltung

Geeignete **Pflegekonzepte** sind:

- Person-zentrierter Ansatz nach Kitwood
- Psychobiografisches Pflegemodell nach Böhm
- Validation (nach Naomi Feil)
- Erinnerungspflege und Biografiearbeit
- Reminiszenztherapie
- Pflegetherapeutische Gruppenangebote im Rahmen eines strukturierten Tagesablaufs
- ROT (Realitätsorientierungstraining)
- 10-Minuten-Aktivierung nach Schmidt-Hackenberg
- Kreative therapeutische Ansätze (mithilfe von Sprache, Musik, Kunst)

(➢ Kap. 22.5.1, ➢ Kap. 22.5.2, ➢ Kap. 22.5.3)

b) Beschreiben Sie, wie Emma da Silva im Team und mit anderen Berufsgruppen zusammenarbeiten kann, um professionell auf dieses Verhalten zu reagieren.

Kompetenzbereiche: KBII, KBIII
Curriculare Einheiten: CE09, CE11

Zusammenarbeit im Pflegeteam:

- Regelmäßiger Austausch im Rahmen von Übergaben, Fallbesprechungen
- Beobachtungen und Veränderungen dokumentieren
- Erfahrungen und Maßnahmen reflektieren (Was hat gut funktioniert, was nicht?)
- Absprachen treffen, um Kontinuität im Vorgehen sicherzustellen und Missverständnisse zu vermeiden

Zusammenarbeit mit anderen Berufsgruppen:

- Rücksprache mit medizinischem Dienst bzgl. möglicher medikamentöser Unterstützung
- Einbindung von Ergotherapie/Physiotherapie, um gezielte Beschäftigungsangebote zu entwickeln
- Austausch mit dem Sozialdienst oder der Seelsorge bei emotionaler Belastung oder sozialen Fragen
- Angehörige von Herrn Smirnov einbeziehen, um (fortlaufend) biografische Informationen zu erhalten und den Umgang individuell abzustimmen

(➢ Kap. 14.5.3, ➢ Kap. 14.7.8, ➢ Kap. 22.3.2, ➢ Kap. 22.4, ➢ Kap. 22.5, ➢ Kap. 22.5.4)

5. Beschreiben Sie, wie Emma da Silva im Umgang mit Herrn Smirnov person-zentrierte Kommunikation gestalten kann. Begründen Sie, warum bestimmte Kommunikationsformen bei Menschen mit Alzheimer-Demenz besonders wichtig sind.

Kompetenzbereiche: KBII, KBV
Curriculare Einheiten: CE09, CE11
Kommunikationsgestaltung:

- Einfache, kurze Sätze verwenden
- Sprache an kognitive Fähigkeiten anpassen
- Worte von Herrn Smirnov aufgreifen und mitverwenden
- Nur auf gegenwärtige, konkrete Situationen eingehen
- Körpersprache bewusst einsetzen: Mimik, Gestik, Berührungen, Blickkontakt
- Langsam, deutlich, nicht zu laut sprechen
- Geduldig zuhören, Pausen zulassen, Ausreden lassen
- Persönliche Ansprache mit Namen
- „W-Fragen" stellen, um Fakten zu erfahren (wer, was, wann, wie), aber niemals warum
- Melodie der Sprache beachten, emotionale Wirkung nutzen
- Sprichwörter und bildliche Sprache einsetzen
- Bezug auf vertraute, positiv erlebte Erinnerungen nehmen
- Gesprächsinhalte ggf. wiederholen und bestätigen lassen
- Respektvoll auf Sprachstörungen reagieren
- Ansprechen des bevorzugten Sinnesorgans
- Erinnern als Technik

Bedeutung der Kommunikation bei Alzheimer-Demenz:

- Sprach- und Begriffsverständnis sind eingeschränkt → einfache Sprache notwendig
- Gedächtnisprobleme → Wiederholungen, klare Orientierungshilfen
- Emotionen werden besser verstanden als Inhalte
- Geduld vermeidet Frustration und herausforderndes Verhalten
- Struktur und Verlässlichkeit geben Sicherheit
- Biografie-Orientierung stärkt Identität und Selbstwert
- Überforderung vermeiden → Kommunikation dosieren und an Ressourcen anpassen

(➢ Kap. 22.5.3, ➢ Kap. 22.5.4, ➢ Kap. 22.5.5)

Kapitel 23: Pflegesituation „Für meinen Sohn"

1. Analysieren Sie, welche Faktoren aus Lenja Bentermanns Lebensgeschichte nach dem multifaktoriellen Modell zur Entstehung ihrer Alkoholabhängigkeit beigetragen haben. Berücksichtigen Sie dabei die Lebens- und Lerngeschichte sowie Umweltfaktoren.

Kompetenzbereiche: KBI, KBV
Curriculare Einheiten: CE05, CE11

Die Alkoholabhängigkeit von Lenja Bentermann lässt sich nicht auf eine einzelne Ursache zurückführen. Nach dem multifaktoriellen Modell entsteht eine Sucht durch das Zusammenspiel mehrerer Faktoren.

Lebens- und Lerngeschichte:

- Früher Verlust der Mutter mit 14 Jahren → schwere traumatische Erfahrung, die zu Bindungsunsicherheit, Trauer und innerer Leere geführt haben kann
- Konflikte in der Partnerschaft, Erfahrung mit alkoholabhängigem Partner → erlerntes, suchtgeprägtes Beziehungsverhalten, Trinken gehörte zum Alltag
- Verlust der Ausbildung nach Diebstahl → Scham, Schuldgefühle, Verlust des Selbstwerts
- Alkohol als Coping-Strategie, um emotionale Schmerzen und Stress zu lindern → Verstärkung des Suchtverhaltens

Umweltfaktoren:

- Alkoholabhängiger Partner, soziales Umfeld mit Trinkverhalten → Modelllernen: Suchtverhalten wird als normal erlebt
- Arbeitslosigkeit, finanzielle Probleme → sozialer Stress, fehlende Struktur im Alltag
- Eingriff des Jugendamtes, Verlust des Kindes → soziale Isolation, emotionale Belastung, Sinnverlust
- Geringe soziale Unterstützung → erhöhte Rückfallgefahr durch Einsamkeit und wenig Hilfe
- Gesellschaftliche Stigmatisierung („trinkende Mutter“) → Scham und Rückzugstendenz

(➤ Kap. 23.2, ➤ Kap. 23.3, ➤ Kap. 22.4.3)

2. Im Rahmen der Entzugsbehandlung bei Frau Bentermann können Komplikationen wie Krampfanfälle und Delirien auftreten. Nennen Sie weitere Erkrankungen oder Situationen, bei denen diese Komplikationen ebenfalls häufig vorkommen.

Kompetenzbereiche: KB1, KBV

Curriculare Einheiten: CE06, CE11

Krampfanfall:

- Epilepsie (➤ Kap 9.3)
- Hirntumore (➤ Kap. 7.1)
- Gefäßfehlbildung im Gehirn (➤ Kap. 2.2)
- Hirnabszesse (➤ Kap. 6.4)
- Enzephalitis (➤ Kap. 6.3)
- Meningitis (➤ Kap. 6.2)
- Schlaganfall (➤ Kap. 2.1)
- Hirnvenenthrombose (➤ Kap. 2.4)
- Metabolische Entgleisungen (Hypoglykämie, Leber- und Nierenversagen) (➤ Kap. 9.3)
- Hysterische Störungen (→ psychogene Krampfanfälle, ➤ Kap. 21.4.8)

Delir:

- Medikamentenunverträglichkeiten (➤ Kap. 17.2.1)
- Medikamentenüberdosierungen (➤ Kap. 17.2.1)
- Hyperthyreose (➤ Kap. 17.2.1)
- Hochfiebrigen Erkrankungen (➤ Kap. 17.2.1)
- Exsikkose (➤ Kap. 17.2.1)
- Schizophrenie (➤ Kap. 15.1)
- Depression (➤ Kap. 16.2)

3. Lenja Bentermann zeigte bereits zu Hause beim Bruder erste Verhaltensauffälligkeiten. Heute, auf der Station der Suchtmedizin, treten Symptome auf, die auf ein Delir hinweisen. Beschreiben Sie diese Symptome und ergänzen Sie Ihre Antwort um weitere mögliche Anzeichen eines Delirs.

Kompetenzbereiche: KBI, KBV

Curriculare Einheiten: CE05, CE11

Lenja Bentermann zeigt folgende Symptome eines Delirs:

- Unruhe
- Zitternde Hände (Tremor)
- Schweißausbrüche
- Reizbarkeit
- Halluzinationen (Tiere auf der Straße)

Weitere mögliche Symptome für ein Delir sind:

- Bewusstseinsstörung
- Zusammenhangloses Denken
- Desorientiertheit
- Angst
- Ratlosigkeit
- Stimmungsschwankungen
- Wahnvorstellungen
- Wenig bis aufgehobenes Urteilsvermögen
- Motorische Unruhe
- Schlafstörungen
- Fieber
- Amnesie nach Abklingen des Delirs

(➤ Kap. 17.2.1, ➤ Kap. 23.4.3)

4. Lenja Bentermann erhält zur Behandlung ihrer Entzugssymptome Lorazepam nach festem Schema. Amelia Santos entscheidet, die anstehende Medikamentengabe vorerst auszusetzen und zunächst Rücksprache mit der behandelnden Psychiaterin zu halten. Erläutern Sie fachlich fundiert mögliche Gründe für diese Entscheidung.

Kompetenzbereiche: KBIII, KBIV

Curriculare Einheiten: CE04, CE6

Lenja Bentermanns momentaner Blutdruck beträgt 95/60 mmHg: Es liegt eine arterielle Hypotonie vor. Die Gabe von Lorazepam ist hier kontraindiziert und es bedarf der ärztlichen Abklärung (➤ Kap. 23.4.3). [1]

5. Eine mehrmonatige Entwöhnungstherapie steht bevor. Amelia Santos möchte Frau Bentermann über begleitende Unterstützungsangebote während und nach der Entwöhnung informieren und ihre Motivation zur Abstinenz stärken. Listen Sie auf, welche therapeutischen und pflegerisch unterstützenden Maßnahmen infrage kommen und wie die Motivation gestärkt werden kann.

Kompetenzbereiche: KBII, KBIV

Curriculare Einheiten: CE07, CE11

Unterstützungsmöglichkeiten während der Therapie:

- Linderung von Entzugsbeschwerden
- Auf das Entstehen von Sekundärerkrankungen achten (z. B. Depressionen)
- Einzel- und Gruppengespräche
- Ergo- und Bewegungstherapie
- Ernährungsberatung

- Lebenspraktisches Training
- Unterstützung zur Konfliktbewältigung
- Tagesstruktur aufbauen, begleiten, Tagesrhythmus unterstützen

Möglichkeiten der Motivationsförderung:

- Aufbau einer vertrauensvollen Beziehung zwischen Frau Bentermann und dem medizinischen/therapeutischem/pflegerischen Dienst durch Beziehungsgestaltung und Anerkennung der Historie der Patientin
- Realistische Zielsetzung und regelmäßige Reflexion der Fortschritte durch Aufzeigen von Perspektiven und positiven Zukunftsaussichten, z. B. die Hoffnung auf ein Wiedersehen mit ihrem Sohn
- Stärkung der Autonomie, Selbstwirksamkeit hinsichtlich Abstinenzwunsch

Unterstützungsmöglichkeiten nach der Therapie:

- Selbsthilfegruppen
- Suchtberatungsstellen
- Übergangseinrichtungen
- Sozialarbeitende

(➢ Kap. 23.3.1, ➢ Kap. 23.3.2, ➢ Kap. 23.3.3, ➢ Kap. 23.4.1, ➢ Kap. 24.4.2)

LITERATUR

1. Gelbe Liste (2025). Hypotonie. Aus: https://www.gelbe-liste.de/krankheiten/hypotonie (letzter Zugriff: 09.04.2025)

Kapitel 24: Pflegesituation „Die Dämonen im Kopf"

1. Nennen Sie die suizidauslösenden Erlebnisse bei Frau Steinberger, die Sie aus der Pflegesituation herauslesen können.

Kompetenzbereiche: I

Curriculare Einheiten: CE 11

Bei Frau Steinberger haben schon länger die Gedanken bestanden, sich etwas anzutun. Die Überforderung, die sie in ihrem Alltag erlebt, gepaart mit dem Gefühl des Versagens und der Unzulänglichkeit durch das nicht Erfüllen der (vermeintlich) an sie gestellten Ansprüche, haben auf längere Sicht wahrscheinlich zu einer Depression geführt. Der Anstoß zur Durchführung des Suizidversuchs steht mit dem Freitod des Nachbarn in Zusammenhang.

(➢ Kap. 24.2.2)

2. Erläutern Sie, warum eine aufmerksame Beobachtung für Pflegefachkraft Amina El-Fahmi eine der wichtigsten Aufgaben ist.

Kompetenzbereiche: I, III

Curriculare Einheiten: CE 11

Eine aufmerksame Beobachtung von Frau Steinberger ist von essenzieller Bedeutung, um suizidale Tendenzen frühzeitig zu erkennen. Da viele Patienten nicht über ihr Vorhaben sprechen, da sie Maßnahmen wie Ausgangseinschränkungen fürchten, ist eine Beobachtung auf Veränderungen im Verhalten oder in der Stimmung unabdingbar. Die Weitergabe dieser Beobachtungen ist auch in der Teamsitzung von großer Bedeutung, da so alle Mitglieder des Behandlungsteams auf dem gleichen Wissensstand sind.

(➢ Kap. 24.2.3)

3. Nennen Sie die drei Stadien der suizidalen Entwicklung nach Pöldinger und schätzen Sie ein, in welchem Stadium sich Frau Steinberger befindet.

Kompetenzbereiche: I

Curriculare Einheiten: CE 11

Prof. Dr. Walter Pöldinger unterteilte die suizidale Entwicklung in drei Phasen: das Erwägungsstadium, die Phase der Suizidimpulse und die Phase der Suizidvorbereitung. Da bei Frau Steininger die Distanzierung und die Steuerungsfähigkeit noch vorhanden, aber schon eingeschränkt sind, würde man sie in der Phase der Suizidimpulse einordnen.

(➢ Kap. 24.2.3)

4. Nennen Sie die Maßnahmen, welche Pflegefachkraft Amina El-Fahmi bei akuter Eigengefährdung bei Frau Steinberger durchführen sollte.

Kompetenzbereiche: I

Curriculare Einheiten: CE 11

- Aufenthalt in Sichtweite des Stationszimmers oder Verlegung in ein Beobachtungszimmer
- Auf regelmäßige Medikamenteneinnahme achten, um das Sammeln von Medikamenten zu verhindern
- Prüfen der Notwendigkeit einer 1 : 1 Betreuung/häufige Patientenkontakte
- Frau Steininger auf Wunsch ständigen Blickkontakt ermöglichen
- Frau Steininger Gesprächs- und Beziehungsangebote ermöglichen durch engmaschigen Kontakt
- Verwahren von gefährlichen Gegenständen und Frau Steininger über die Gründe informieren
- Ausgang nur in Begleitung einer Pflegefachkraft oder einer zuvor fest definierten Person

Außerdem empfiehlt es sich, dass Amina El-Fahmi mit Frau Steininger eine Absprache über einen bestimmten Zeitraum trifft. Dies bedeutet, dass Frau Steininger verspricht, sich in diesem Zeitraum nichts anzutun.

(➢ Kap. 24.3)

Register

D